经颅磁刺激与神经精神疾病

Transcranial Magnetic Stimulation in Neuropsychiatric Disorder

（第2版）

经颅磁刺激与神经精神疾病

Transcranial Magnetic Stimulation in Neuropsychiatric Disorder

（第2版）

主　　编　王学义　陆　林

副 主 编　郑　重　安翠霞

编　　委　（按姓氏笔画排序）

于鲁璐　王　岚　王化宁　王玉平　王育梅

王学义　王铭维　邓佳慧　尧利书　安翠霞

许　毅　孙洪强　肖　农　时　杰　余　明

张长杰　陆　林　邵　明　郑　重　胡昔权

顾　平　郭田生　黄满丽　程月红　蔡胜安

臧玉峰　廖家华　谭庆荣　鞠海燕

学术秘书　于鲁璐　邓佳慧　尧利书

北京大学医学出版社

JINGLU CICIJI YU SHENJING JINGSHEN JIBING

图书在版编目（CIP）数据

经颅磁刺激与神经精神疾病 / 王学义，陆林主编.
2版. -- 北京 : 北京大学医学出版社，2025. 4（2025. 11重印）.
ISBN 978-7-5659-3385-1

Ⅰ. R740.8

中国国家版本馆CIP数据核字第2025QZ2011号

经颅磁刺激与神经精神疾病（第 2 版）

主　　编：王学义　陆　林
出版发行：北京大学医学出版社
地　　址：(100191) 北京市海淀区学院路 38 号　北京大学医学部院内
电　　话：发行部 010-82802230；图书邮购 010-82802495
网　　址：http://www.pumpress.com.cn
E-mail：booksale@bjmu.edu.cn
印　　刷：北京信彩瑞禾印刷厂
经　　销：新华书店
责任编辑：娄新琳　**责任校对：**靳新强　**责任印制：**李　啸
开　　本：889 mm × 1194 mm　1/16　**印张：**23　**彩插：**4　**字数：**720 千字
版　　次：2025 年 4 月第 2 版　2025 年 11 月第 2 次印刷
书　　号：ISBN 978-7-5659-3385-1
定　　价：135.00 元

主编简介

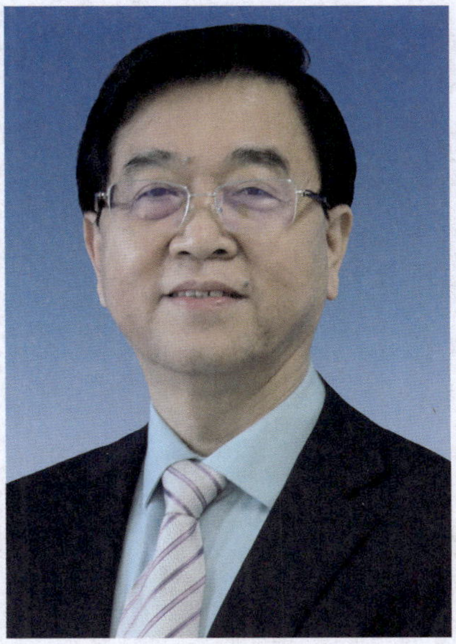

王学义，主任医师，二级教授，博士生导师；享受国务院政府特殊津贴专家，国之名医。现任河北医科大学精神卫生中心名誉主任、河北省精神心理疾病临床医学研究中心主任、中国睡眠研究会睡眠与心理卫生专业委员会常委、中国研究型医院学会心理与精神病学专业委员会常委、北方精神医学论坛副主席、河北省心理卫生学会理事长、河北省医学会精神病学分会主任委员。获河北省科技进步一等奖1项，二等奖2项，三等奖3项。在国内外期刊发表文章380篇，主编合编著作58部。

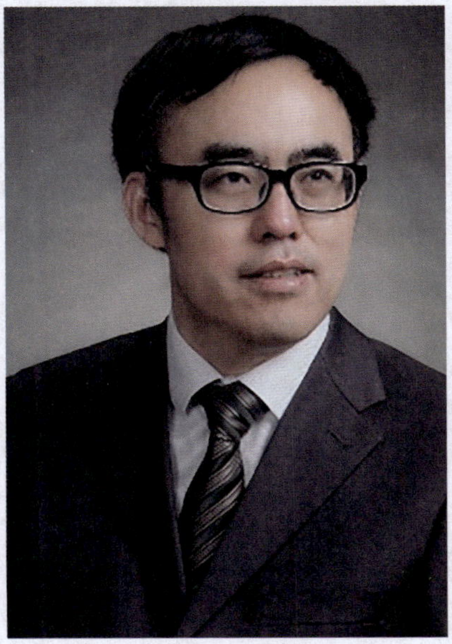

陆林，医学博士，教授，博士生导师，中国科学院院士。现任国际麻醉品管制局委员、北京大学第六医院院长/北京大学精神卫生研究所所长、山东第一医科大学校长/山东省医学科学院院长、国家精神心理疾病临床医学研究中心主任、国家精神疾病医学中心主任、国家卫生健康委员会精神卫生和心理健康专家委员会主任委员、中华医学会精神医学分会主任委员、教育部高等学校临床医学类专业教学指导委员会精神医学专业教学指导分委员会主任委员、海峡两岸医药卫生交流协会副会长等。

长期从事精神心理疾病的临床治疗和科研教学工作，在 *Science*、*Lancet*、*Nat Neurosci*、*JAMA Psychiatry* 等权威国际期刊上发表SCI论文400余篇，总引用4万余次，连续入选Elsevier发布的医学领域中国高被引学者榜单，产生了重要的国际影响。先后获得中国侨界杰出人物、全国创新争先奖、谈家桢生命科学成就奖、教育部高等学校科学研究优秀成果奖（自然科学奖）一等奖、中华医学科技奖二等奖、国家自然科学奖二等奖等荣誉奖励。

前 言

现代经颅磁刺激（transcranial magnetic stimulation，TMS）技术起源于1985年，Anthony Barker和他的同事在英国谢菲尔德研发了第一台现代TMS仪器，至今已经40年。近年来国内也陆续开发了许多新产品。TMS作为一种无创性神经调控技术，在精神、神经科学领域迅速发展。目前，TMS技术已广泛应用于各类神经疾病和精神障碍的诊断、评估和治疗。

2014年8月，我们组织国内在TMS应用领域从事临床和研究工作的专家，首次编写出版了《经颅磁刺激与神经精神疾病》一书。这本书详细阐述了TMS的工作原理、作用机制以及其在神经精神疾病中的应用，在神经调控领域对临床实践和科学研究起到了很大的推动作用。如今，距离第一版出版已经过去十多年的时间。这十多年来，无论是TMS设备、TMS治疗方案还是TMS应用，都有了迅猛发展。TMS已经成为临床和科学研究不可缺少的研究和治疗手段，临床医生与研究者们也在不断探索TMS新的应用与治疗模式，为临床应用提供了越来越多的研究证据，国内外先后发布了很多关于TMS临床应用与操作规范的指南或专家共识。为此，我们组织了国内在TMS研究与应用领域的专家重新修订本书，在第一版的基础上，对十几年来TMS的发展与应用进行更新，以帮助读者更好地将TMS技术应用于临床研究与应用。

在本书编写过程中，我们结合国内外TMS的新进展，特别是TMS的治疗原理，对各种参数设置、不同脑区的定位以及治疗方法的改良进行了广泛而深入的阐述，在神经系统疾病部分扩充了更多的神经疾病应用领域，如在阿尔茨海默病、耳鸣、脊髓损伤和儿童神经康复中的应用。精神障碍部分按照《国际疾病分类第十一次修订本》（ICD-11）的疾病分类标准，将强迫障碍、创伤后应激障碍从焦虑障碍章节分割出来，并增加了进食障碍以及TMS在特殊人群中的临床应用。

本书付梓之际，衷心感谢参与本书编写的各位专家付出的辛勤劳动。我们期待本书能为对TMS感兴趣的科研、教学、临床和康复工作者带来启发或帮助，也期待更多的科研人员和临床科学家加入以TMS为代表的神经调控治疗的队伍中来，更好地为临床服务。本书编写内容难免有不妥之处，恳请各位同仁斧正。

王学义　陆　林

2025年3月

目 录

◎ **第一章 经颅磁刺激的发展与技术概述 …… 1**

第一节 经颅磁刺激的发展史与应用现状 …… 1
第二节 经颅磁刺激的设备和原理 …… 4
第三节 经颅磁刺激的刺激模式与应用参数 …… 9
第四节 经颅磁刺激的定位方法 …… 14
第五节 经颅磁刺激的安全性 …… 17

◎ **第二章 经颅磁刺激的作用机制 …… 37**

第一节 神经生化研究 …… 37
第二节 神经生理学研究 …… 42

◎ **第三章 经颅磁刺激在神经生理学检测评估中的应用 …… 54**

第一节 经颅磁刺激 - 肌电图检测 …… 54
第二节 经颅磁刺激 - 脑电图 …… 64
第三节 经颅磁刺激 - 功能性近红外光谱成像 …… 85
第四节 经颅磁刺激评估技术的临床应用 …… 96

◎ **第四章 经颅磁刺激和脑影像技术的联合应用 …… 145**

第一节 磁共振成像和经颅磁刺激的联合应用 …… 145
第二节 TMS-fMRI 的技术进展 …… 152

◎ **第五章 经颅磁刺激技术在神经系统疾病中的应用 …… 158**

第一节 经颅磁刺激对癫痫的作用 …… 158
第二节 经颅磁刺激对帕金森病的作用 …… 164
第三节 经颅磁刺激对脑卒中的作用 …… 166
第四节 经颅磁刺激对慢性疼痛的作用 …… 171
第五节 经颅磁刺激对耳鸣的作用 …… 177
第六节 经颅磁刺激对儿童神经康复的作用 …… 181
第七节 经颅磁刺激对阿尔茨海默病的作用 …… 188
第八节 经颅磁刺激对脊髓损伤的作用 …… 196

◎ 第六章 经颅磁刺激在精神分裂症中的应用 …… 216
第一节 经颅磁刺激对精神分裂症评估的作用 …… 216
第二节 经颅磁刺激对精神分裂症的作用 …… 218

◎ 第七章 经颅磁刺激在双相障碍中的应用 …… 230
第一节 双相障碍概述 …… 230
第二节 双相障碍的神经生物学机制 …… 231
第三节 经颅磁刺激对双相抑郁发作的作用 …… 235
第四节 经颅磁刺激对双相躁狂发作的作用 …… 237

◎ 第八章 经颅磁刺激在抑郁症中的应用 …… 242
第一节 抑郁症概述 …… 242
第二节 经颅磁刺激治疗抑郁症的作用机制 …… 242
第三节 经颅磁刺激对抑郁症临床治疗的作用 …… 245
第四节 经颅磁刺激对躯体疾病伴发抑郁的作用 …… 254

◎ 第九章 经颅磁刺激在焦虑障碍中的应用 …… 264
第一节 焦虑障碍概述 …… 264
第二节 焦虑障碍的脑机制研究 …… 265
第三节 经颅磁刺激对认知、情绪和行为的作用 …… 266
第四节 经颅磁刺激对躯体焦虑障碍躯体症状的作用 …… 269
第五节 经颅磁刺激对广泛性焦虑障碍的作用 …… 272

◎ 第十章 经颅磁刺激在强迫障碍中的应用 …… 277
第一节 强迫障碍的流行病学 …… 277
第二节 强迫障碍的病理生理学机制 …… 277
第三节 强迫障碍的治疗方法 …… 278
第四节 经颅磁刺激对强迫障碍脑区的作用 …… 279

◎ 第十一章 经颅磁刺激在创伤后应激障碍中的应用 …… 286
第一节 创伤后应激障碍概述 …… 286
第二节 重复经颅磁刺激治疗创伤后应激障碍的治疗原理 …… 289
第三节 经颅磁刺激在创伤后应激障碍中的治疗参数 …… 291
第四节 疗效与安全性 …… 293

◎ 第十二章 经颅磁刺激在进食障碍中的应用 …… 298
第一节 进食障碍的神经生物学机制 …… 298
第二节 经颅磁刺激对神经性厌食症的作用 …… 299
第三节 经颅磁刺激对神经性贪食症的作用 …… 300
第四节 经颅磁刺激对暴食障碍的作用 …… 301

◎ 第十三章 经颅磁刺激在物质使用障碍中的应用 …… 304
第一节 物质使用障碍概述 …… 304
第二节 经颅磁刺激对物质使用障碍的作用与研究 …… 312

◎ 第十四章 经颅磁刺激在睡眠障碍中的应用 …… 324
第一节 经颅磁刺激对失眠的作用 …… 324
第二节 经颅磁刺激对阻塞性睡眠呼吸暂停低通气综合征的作用 …… 326
第三节 经颅磁刺激对不宁腿综合征的作用 …… 329
第四节 经颅磁刺激对发作性睡病的作用 …… 331
第五节 经颅磁刺激对睡眠磨牙症的作用 …… 332
第六节 经颅磁刺激对特殊群体失眠的作用 …… 333

◎ 第十五章 经颅磁刺激在特殊人群中的应用 …… 342
第一节 经颅磁刺激对妊娠期抑郁焦虑的作用 …… 342
第二节 经颅磁刺激对儿童青少年精神障碍的作用 …… 344

◎ 第十六章 经颅磁刺激技术应用前景与展望 …… 350
第一节 阐明经颅磁刺激作用机制 …… 350
第二节 提高经颅磁刺激的疗效 …… 350
第三节 加强物理治疗专业技术人才培养及规范化培训 …… 352

◎ 中英文专业词汇对照 …… 353

◎ 彩图 …… 357

第一章
经颅磁刺激的发展与技术概述

经颅磁刺激（transcranial magnetic stimulation，TMS）技术是一种利用时变的脉冲磁场作用于神经系统（主要是大脑），改变皮质神经细胞的膜电位，使之产生感应电流，影响脑内代谢和神经生物电活动，从而产生一系列生理生化反应的无创神经调控技术。

根据磁脉冲发出的规律不同，TMS 可以呈现不同的刺激模式，磁脉冲以单个或成对出现时，一般作为刺激源，用于检测和研究神经传导功能和完整性，还可以探索皮质内和皮质间的相互影响；如果磁脉冲以一定的规律重复出现，可以实现重复经颅磁刺激（repetitive transcranial magnetic stimulation，rTMS），rTMS 可以对神经产生可塑性影响，实现神经调控的目的。

第一节　经颅磁刺激的发展史与应用现状

一、经颅磁刺激设备的发展简史与现状

实现 TMS 技术的设备称为“经颅磁刺激仪”，但因为该设备除了可用于中枢神经刺激外，还可以用于外周神经刺激，所以也有人去掉“经颅”二字，将其命名为“磁场刺激仪”“磁刺激仪”“磁刺激器”等。

TMS 设备的脉冲磁场虽然和天然磁石的磁场不同，但人类在探索磁场的历史进程中，绕不开早期天然磁石的发现。公元前 650 ~ 前 550 年，古希腊人发现磁石吸铁现象，这种天然磁化的石头被称为“吸铁石”。这种磁铁也被古代航海者用于在海中辨别方向，即“指南针”。

春秋战国时期，扁鹊就曾用磁石入药治病。但在很长的一个时期内，磁石主要被当作一种天然药石内服医治各种疾病。到了唐代，磁石逐渐由内服药发展成为物理治疗方法，这使磁医学的发展跨越了一大步。后唐冯贽所著的《云仙散录》中记述了“益精者，无如磁石，以为益枕，可老而不昏，宁王宫中多用之”，这是全世界第一个用磁疗方法治疗的记录。

随着科学技术的发展，研究者对磁场的认识逐渐加深。英国物理学家、医师吉尔伯特（William Gilbert）是第一个用实验方法探索电磁性质，并从理论上概括的早年科学家，他的研究结论为“同极相斥，异极相吸”，并于 1600 年出版《论磁》，用铁磁体来说明地球的磁现象。

1820 年，丹麦的奥斯特发现电流可使磁针偏转的磁效应，电流只对磁性材料产生作用。1822 年，法国的阿拉戈和盖·吕萨克发现用电流通过绕线的方式可使其中的铁芯磁化；法国的安培提出了安培分子电流假说，即方向相同的两平行电流相吸，方向相反的两平行电流相斥。既然电与磁有密切关系，电能产生磁，那么磁能产生电吗？1831 年，法拉第发现电磁感应现象，奠定了 TMS 设备的物理学基础。1896 年法国医师、生物物理学和电生理学家 D' arsonval 首先用磁场线圈刺激人的头部；1902 年，维也纳精神科医生 Pollacsek 和 Berthold Beer 公开了一种治疗抑郁症的设备；1959 年，Klein 用带有铁芯的交流磁场刺激青蛙坐骨神经引起了腓肠肌的收缩；1965 年，Bickford 和

Fremming 首次对人的神经进行了磁场刺激，由于当时电生理记录设备无法排除磁刺激的干扰，没有记录到肌肉收缩的诱发电位；1970 年，磁刺激仪用来研究光幻觉的产生，这些磁刺激仪的输出强度、刺激频率并不能满足科研的需求。直到 1985 年，英国谢菲尔德大学的 Barker A.T. 等人才真正研制出现代 TMS 设备的样机，用手持式磁刺激线圈刺激受试者大脑皮质运动区，在对侧的手部可记录到清晰的运动诱发电位 [1]，从此掀开了经颅磁刺激技术的历史篇章。1987 年，英国 Magstim 公司首先将这一技术商品化，向市场推出了具有实用价值的 TMS 设备。1988 年，武汉同济医院的廖家华研制出中国首台 TMS 设备，用于临床检测运动诱发电位、运动神经中枢传导时间，诊断与鉴别神经根型颈椎病。

随着对经颅磁刺激技术应用需求的增加和认识的加深，经颅磁刺激设备不断优化创新。1993 年，Kujirai 等人 [2] 采用成对脉冲 TMS 设备发现人的运动皮质存在皮质内抑制，为经颅磁刺激设备双主机联合工作的可能性提供依据。2000 年，Stefan 等人 [3] 采用 TMS 设备搭载电刺激模块，首次提出了外周神经电刺激和中枢神经磁刺激配对的磁电成对关联刺激，为经颅磁刺激技术的变式应用提供了可能。Herwig 等人 [4] 将神经外科基于光学跟踪的神经导航改装成无框架结构，结合磁共振成像数据，实现了刺激线圈在头皮的精准定位，但这种导航经颅磁刺激技术全程需要手动操作，目前多用于科学研究。为了实现更高效、智能化的精准经颅磁刺激技术，市场上出现涵盖导航经颅磁刺激和自动化技术的机器人经颅磁刺激技术，该技术可以锁定靶点，实时监控线圈与靶点状态，一旦靶点偏移，机械臂就会自动推送线圈跟随，这无疑提高了工作效率并保证了全程治疗的精准，也为临床实现精准化磁刺激治疗提供了可能。

经颅磁刺激设备的常用线圈为圆形、8 字形、深部线圈等，相较于前两者，深部线圈的刺激深度更深、刺激范围更广。2022 年我国推出国产深部线圈，为深部经颅磁刺激（deep transcranial magnetic stimulation，dTMS）的应用与推广提供了新的选择。

随着研发技术水平的提高，问世了可诱发出磁休克效应的 TMS 设备。在早期，国外 TMS 设备需要 8 ~ 16 个充电模块或 8 个单台并联工作才能诱发磁休克效应，设备很庞大，而且诱发磁休克效应的成功率不高；另外，基于当时的冷却技术，一次磁休克后再次实现磁休克需等待线圈冷却至少 45 分钟。

随着设备电源、刺激线圈、冷却系统、刺激强度等不断优化，出现了可以稳定诱发磁休克效应的高频率、高强度 TMS 设备。2022 年，我国研发了可以诱发磁休克效应的 TMS 设备（图 1-1-1，彩图 1-1-1），可连续多次行磁休克治疗，为研究和应用磁休克技术提供了更便利的选择。

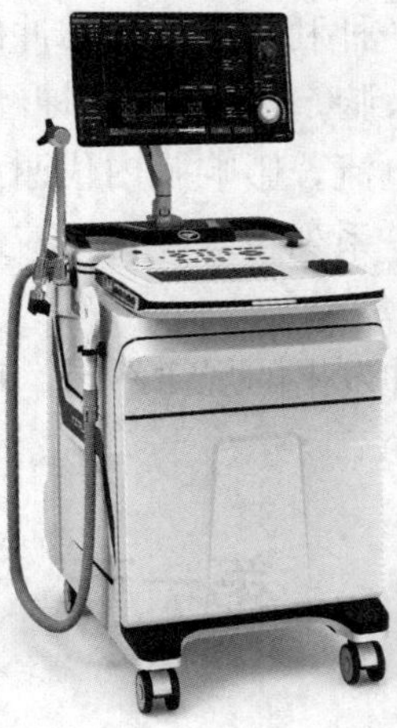

图1-1-1　中国公司生产的TMS设备，可达到磁休克的要求

总之，目前市场上的 TMS 设备与 1985 年最初的样机相比，在性能上已有极大的提高，从以前的单脉冲经颅磁刺激发展到成对脉冲经颅磁刺激、重复经颅磁刺激、模式化重复经颅磁刺激等；刺激频率从 1 赫兹（Hertz，Hz）以下到现在主流设备的 100 Hz，在成对脉冲模式下，其频率最高可达 1000 Hz；刺激线圈方面，从最初的圆形，增加到 100 多种样式；在线圈冷却方面，从自然冷却到现在的风冷、循环液冷等，使刺激线圈能长时间连续工作，更好地满足临床治疗的需要。

二、经颅磁刺激技术的应用简史与现状

自 1985 年 Barker 第一次演示 TMS 后，这项技术至今已有 40 年。TMS 作为一种无创性神经调控技术，在精神、神经科学领域发展迅速，从研究运动诱发电位（motor evoked potential，MEP）检测大脑运动皮质神经传导功能到运动功能调控，从

“虚拟损伤”研究神经网络功能到调控学习、认知功能，这些研究均发现TMS可以诱发神经功能的长时程增强或长时程抑制，从而证明神经功能的可塑性、神经损伤的可逆性、神经功能失调后的可恢复性。目前，TMS技术已广泛应用于各类神经精神疾病的评估、诊断和治疗。

TMS技术应用于神经电生理检测和研究，主要是基于MEP，通过高强度脉冲磁场刺激大脑运动中枢、脊神经根、周围神经等，在对应的靶肌肉上记录复合动作电位，可检测神经功能传导的同步性和完整性，主要观察指标是潜伏期和波幅。MEP可用于累及运动功能的神经性疾病的辅助诊断，并可对疾病的恢复和预后做出客观评估。2012年，国际临床神经生理学联盟（International Federation of Clinical Neurophysiology，IFCN）正式发布了《诊断性TMS使用指南》[5]，并于2023年更新，该指南综述了TMS在皮质脊髓或皮质延髓中枢运动传导障碍诊断中的应用，描述了如何检查患者手部、腿部、躯干和面部肌肉的皮质运动传导，为神经生理学家和相关技术人员的临床工作提供指导。

在治疗应用方面，目前循证医学证据最多的是rTMS模式，其次是θ爆发式刺激（theta burst stimulation，TBS）模式，也称θ短阵快速脉冲刺激。rTMS根据频率不同划分为高频rTMS（>1 Hz）和低频rTMS（$\leqslant 1$ Hz），高频rTMS起到提高皮质兴奋性的作用，低频rTMS起到降低皮质兴奋性的作用。TBS模式根据丛间是否有刺激间隔分为两种效应模式，有间歇的称为间歇性爆发式刺激（intermittent TBS，iTBS），可提高皮质兴奋性；无间歇的称为连续性爆发式刺激（continuous TBS，cTBS），可降低皮质兴奋性。

经过40年的发展，TMS技术治疗各种疾病的有效性和安全性已得到循证医学证据支撑，国内外已出台多份指南及专家共识，在Pubmed以“transcranial magnetic stimulation”为关键词检索，相关文献已达两万多篇且数量逐年递增。

在国际上，2008年，美国食品药品监督管理局（Food and Drug Administration，FDA）首次批准TMS可应用于治疗抑郁症，2013年批准可用于治疗偏头痛。2014年IFCN发布了国际《基于循证医学证据的rTMS治疗指南》[6]，指出rTMS技术可广泛应用于各类神经精神疾病的治疗（如抑郁症、精神分裂症、创伤后应激障碍、神经性疼痛、脑卒中后运动功能障碍、吞咽障碍、失语、帕金森病、癫痫、耳鸣、多发性硬化等），其中rTMS疗效确切（A级，最高级别）的病种有抑郁症和神经性疼痛。2020年，IFCN更新了该治疗指南，很多疾病的推荐级别提高（表1-1-1）。同年，IFCN还发布了《无创性脑刺激技术培训指南》[7]，为TMS技术的规范化培训建立了标准。

表1-1-1 国际《基于循证医学证据的rTMS治疗指南（2020版）》主要推荐级别和方案

推荐等级	适应证		方案推荐
A级（疗效确切）	1. 抑郁症		高频刺激左DLPFC
	2. 神经性疼痛		高频刺激M1区
	3. 亚急性脑卒中（改善手运动功能）		低频刺激健侧M1区
B级（疗效可信）	1. 帕金森病	治疗合并抑郁	高频刺激左DLPFC
		改善运动功能	高频刺激双M1区
	2. 创伤后应激障碍		高频刺激右DLPFC
	3. 慢性脑卒中（改善非流利性失语）		低频刺激右额下回
	4. 抑郁症		低频刺激右DLPFC 低频刺激右DLPFC合并高频刺激左DLPFC cTBS刺激右DLPFC合并iTBS刺激左DLPFC
	5. 纤维肌痛	改善生活质量	高频刺激左M1区
		改善疼痛	高频刺激左DLPFC
	6. 亚急性脑卒中（改善运动功能）		高频刺激患侧M1区
	7. 多发性硬化（下肢痉挛）		iTBS刺激下肢运动区
C级（疗效可能）	1. 复杂区域性疼痛综合征Ⅰ型		高频刺激疼痛对侧M1区
	2. 强迫症		低频刺激右DLPFC
	3. 物质使用障碍（戒烟）		高频刺激左DLPFC
	4. 阿尔茨海默病（轻度认知障碍）		高频刺激多目标靶区
	5. 幻听		低频刺激左TPC
	6. 慢性耳鸣		低频刺激左TPC
	7. 癫痫		低频刺激癫痫病灶
	8. 亚急性脑卒中偏侧忽视		cTBS刺激健侧后顶叶
	9. 精神分裂症（改善阴性症状）		高频刺激左DLPFC
	10. 慢性脑卒中（改善手运动功能）		低频刺激健侧M1区

续表

推荐等级	适应证	方案推荐
可期待	1．意识障碍	高频刺激DLPFC或M1区
	2．运动性失语	高频刺激左额下回
	3．肌张力障碍	cTBS刺激小脑
	4．慢性脑卒中（改善运动功能）	低频刺激小脑

注：DLPFC，背外侧前额叶皮质；M1，初级运动皮质；cTBS，连续性爆发式刺激；iTBS，间歇性爆发式刺激；TPC，颞顶叶。

在TMS安全性方面，1998年，国际经颅磁刺激协会发布了TMS安全指南[8]，并于2009年和2021年进行了更新，对应用参数和安全调节做了限定和规范，为TMS技术的安全应用提供指导。

2011年，国家卫生部下达《三级精神病医院评审标准（2011年版）实施细则》，明确指出经颅磁刺激诊疗项目是各地区三级精神专科医院评审的重要指标。2012年5月4日国家发展改革委、卫生部、国家中医药管理局联合发布的《全国医疗服务价格项目规范（2012版）》中指明TMS相关的收费编码和定义，而且北京、重庆、成都、厦门、贵州、河北等多地已将TMS诊疗纳入医保收费范围。

《中国脑性瘫痪康复指南（2015）》中指出，TMS治疗脑瘫是A级推荐。2018年中国《重复经颅磁刺激治疗专家共识》对各类神经精神疾病的TMS治疗方案作出了推荐[9]。2021年，《中国帕金森病重复经颅磁刺激治疗指南》[10]正式发布，表明rTMS可用于改善帕金森病相关的各类症状。2022年，《儿童脑性瘫痪经颅磁刺激治疗专家共识》[11]正式发布，对TMS治疗脑瘫的各个方面做了详尽的规范和指导。同年，上海发布了《重复经颅磁刺激的临床应用与操作规范上海专家共识》[12]，对TMS治疗抑郁症、脑卒中或脑卒中引起的各类功能障碍进行了指导，其中对疗程的设置具有较大参考价值；江苏发布了《江苏省精神科经颅磁刺激治疗技术管理规范专家共识》[13]，基于江苏省TMS应用临床实践，对TMS治疗技术管理进行了规范。2023年，中国医药教育协会发布了团体标准《重复经颅磁刺激技术在精神障碍临床应用中的操作规范》[14]，内容主要包括场地规范、设备规范、rTMS专业技术人员的能力规范、rTMS的操作流程规范等，并对rTMS治疗各种精神障碍推荐了明确的治疗参数。

在组织机构方面，TMS相关的学术机构也顺势而出，如2010年中国医师协会下设神经调控专业委员会；2018年中国康复医学会下设脑功能检测与调控康复专业委员会等。另外，随着发展需要，TMS相关的神经调控中心也在全国各地逐渐建立，如2020年山东省精神卫生中心成立神经功能检测与调控治疗中心，2021年河北医科大学精神卫生中心建立了神经调控中心，2022年四川大学华西厦门医院建立神经功能检测与调控中心。

TMS技术在各类神经精神疾病中已显示出了一定的临床价值，但TMS治疗各种疾病的作用机制尚不十分明确，临床应用参数也有待优化，如更优线圈的出现，更精准、个体化的治疗参数，更高效的刺激模式开发；还有TMS与药物、心理治疗、其他物理治疗等多种疗法的联合应用也值得探索；另外，TMS与其他神经电生理和影像学技术联合探索大脑的奥秘，也是目前一大研究趋势。相信随着神经科学、认知科学、精神病学等多学科技术的发展，TMS技术的发展将会迎来大的飞跃。

（郑　重　尧利书）

第二节　经颅磁刺激的设备和原理

经颅磁刺激设备不同于一般的弱磁产品（弱磁产品的磁场强度多为几十至几百高斯），经颅磁刺激设备的磁场为脉冲磁场，磁场强度多为特斯拉级，确保能有效“经颅”。2015年，国家食品药品监督管理总局，发布了中国磁刺激设备行业标准[15]，对TMS设备的磁场强度、刺激频率、冷却系统等主要参数进行了标准化，为中国市场的TMS设备规范化指明了方向。

一、经颅磁刺激设备的电磁学原理

电磁感应与电磁转换是经颅磁刺激的基本原理。TMS 刺激线圈内通过的脉冲电流产生强大瞬变的磁场，变化的磁场在附近的导体，包括人体组织、大脑神经元在内，诱导出感应电场，继而产生感应电流，磁场刺激的生物效应都是由这种感应电场与感应电流对神经的刺激作用产生的。因为感应的电场或电流作用于细胞膜，改变电压依赖性的离子通道的通透性，如 Na^+、Ca^{2+} 进入细胞内可引起膜电位绝对值降低，阈电位减小甚至直接产生动作电位。当刺激强度增加、刺激面积增大、刺激神经的数量足够多时就可以引发可视反应，如肌肉抽动、闪光幻视、情感、决策、行为的变化。如果刺激中同时检查脑电图、功能性磁共振、正电子发射计算机断层成像则可检测到 TMS 对脑电活动、脑血流量、脑细胞代谢产生的影响。

图 1-2-1 以最简单的例子演示了电磁感应现象，如果两个回路的导线并置靠拢，回路 1 中变化的初级电流产生的变化磁场，使靠近的次级回路 2 生成电场，从而使诱发的次级电流朝相反的方式流动。在附近导体回路 2 中感应的二次电流通常被称为感应电流或涡流。电场强度是以电动势来衡量的。电动势是描述电源性质的重要物理量，它的单位为伏特（V）。两个线圈组成一个简单的变压器，磁场和电场的方向互相成直角，电场的大小与初级线圈电流的大小和磁场的变化率成正比，其公式如下：

$$E = \frac{-dB}{dt} \quad \text{（公式 1-2-1）}$$

其中，E 是电场，B 是磁通密度，t 是时间。

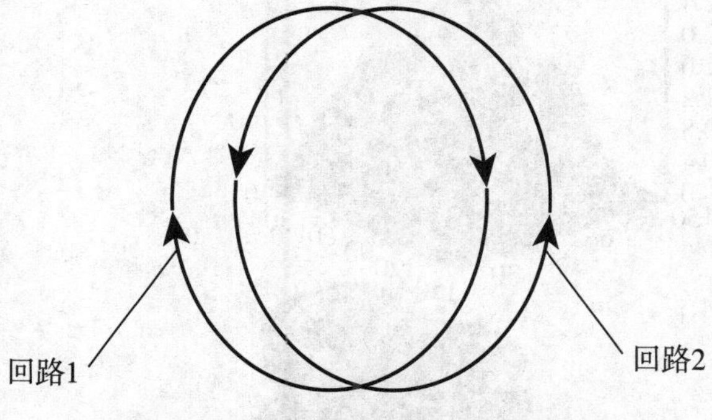

图1-2-1　相邻的线圈组成简单的变压器

注：当初级线圈（磁刺激线圈）通过瞬间脉冲电流时，有导电性的次级线圈（脑脊液、神经元）就可以诱发感应电流，其电流方向与初级线圈的方向相反。

初级电流的流动方向影响感应电动势的方向，由楞次定律可知：闭合回路中感应电流的方向，总是让它所激发的磁场来阻碍引起感应电流的磁通量的变化，即感应电流的方向总是与初级线圈内的电流方向相反。电磁感应的必要条件是磁通量、磁感应强度要发生变化。磁场变化引起的直接结果是产生感应电动势，如果导体是闭合导线，就会在导体内产生感应电流，如果导体不是闭合的，导体两端就会产生感应电动势。脑脊液等效于闭合导体，可产生感应电流而刺激神经。神经元细胞膜由两层绝缘的脂质组成，等效于开路的电容，磁刺激可以在电容两端（细胞膜内外）形成感应电动势，也能影响膜电位产生刺激作用。

在稳恒磁场，或者是磁感应强度变化缓慢（脉冲周期很长）的变化磁场下，由于感应电流太小，大脑神经元得不到有效刺激。TMS 设备的磁场变化率（dB/dt）常用千特斯拉 / 秒（kT/s）表示，一般 TMS 的磁感应强度变化率范围为 30 ～ 80 kT/s。

TMS 的刺激强度与 dB/dt 呈正相关，磁通密度 B 直接与刺激线圈的匝数和输出能量有关。电流越大，线圈匝数越多，变化率越快，刺激强度越大。TMS 的输出能量就是高压电容储存的能量，电容储能的公式为：

$$W_C(t) = \frac{1}{2}Cu^2(t) \quad \text{（公式 1-2-2）}$$

其中，$W_C(t)$ 为电容的能量（单位为焦耳），C 为电容容量，$u(t)$ 为电容两端的电压，t 是时间。

当电容向刺激线圈的电感放电时，忽略导线和电感线圈的电阻，刺激线圈电感上的能量公式为：

$$W_L(t) = \frac{1}{2}Li^2(t) \quad \text{（公式 1-2-3）}$$

其中，$W_L(t)$ 为线圈电感能量（单位为焦耳），L 为电感量，$i(t)$ 为电流，t 是时间。

以上公式表明储能电容越大，电容上的电压越高，或者是刺激线圈电感越大、电流越大，输出的能量越多，磁场强度越大。但是感应电场或电流的强度是单位时间内磁场强度的变化率，无限地增加电容和电感使电容向电感的放电时间延长，即 dt 延长，不能增加 dB/dt，不能增加感应电动势。

图 1-2-2，最简化的 TMS 设备的主电路，电路为电容和电感的并联电路，是一种典型的 LC 振荡电路，其振荡周期公式如下：

$$T = 2\pi\sqrt{LC} \quad \text{（公式 1-2-4）}$$

其中，T 为振荡周期，L 为电感量，C 为电容量。

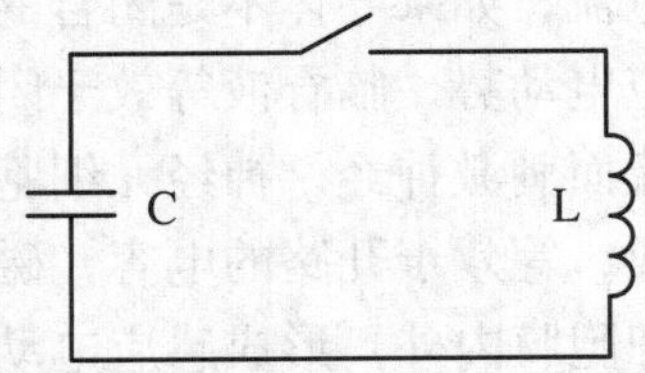

图1-2-2 最简化的TMS设备的主电路，由电容、电感与开关组成

振荡周期决定了 TMS 刺激的每一个脉冲宽度。脉冲宽度与刺激强度也有关系。为了提高磁感应强度的变化率，考虑到细胞膜电容的时间常数，TMS 的脉冲宽度一般为 200 ～ 400 μs。这限制了电容和电感的选择范围，要提高输出功率只有提高电容的充电电压。但是过高的电压使输出电流增加，刺激线圈发热，导致绝缘强度的难度增加、电容充电时间延长、可控硅开关耐压增高、线路损失增加等一系列问题。TMS 的最后方案往往是多因素平衡的结果。

二、经颅磁刺激设备的构成

（一）主机

TMS 设备的主机外形可分为台式或推车式两种，一般台式主机输出功率较小、频率较低，但可以多台集合使用；推车式主机体积大，移动方便，一般输出功率大，单台机就可以到达 50 ～ 100 Hz 的刺激频率。不管外形如何，TMS 设备的主机电路都由充电电路、储能电容、脉冲控制电路以及可控硅开关四部分构成。

（二）刺激线圈

刺激线圈是 TMS 设备的关键部件，TMS 设备的刺激强度、作用深度、刺激范围（聚焦度或精度）与线圈的几何形状、大小、电流方向等密切相关。

目前，市场上 TMS 设备常配置的线圈为圆形、8 字形线圈或深部线圈（图 1-2-3，彩图 1-2-3；图 1-2-4）。临床常规尺寸的圆形和 8 字形线圈用特斯拉计测量线圈表面磁感应强度，范围在 1 ～ 4 T，可在皮质产生感应电场在 130 ～ 200 V/m，刺激深度在 1.5 ～ 3.0 cm。刺激深度、脑区激活面积与刺激强度有关，刺激强度加大，刺激深度和面积在一定程度上会增加。根据研究发现 [16-18]，目前已知的线圈中，8 字形线圈的聚焦度最高，最小 8 字形线圈的刺激面积为 5 cm^2，常规成人 8 字形线圈刺激面积约 15 cm^2；最小圆形线圈（动物微型线圈）刺激面积为 34 cm^2，常规成人圆形线圈刺激面积约 55 cm^2。

深部线圈（如 H 线圈、双锥形线圈）刺激范围比常规的圆形和 8 字形线圈大，超过 100 cm^2，所以大脑接受的磁场能量更多、范围更大，且 H 线圈的刺激深度比圆形、8 字形线圈都要深。

根据现有的理论来看，刺激深度和精准度（也

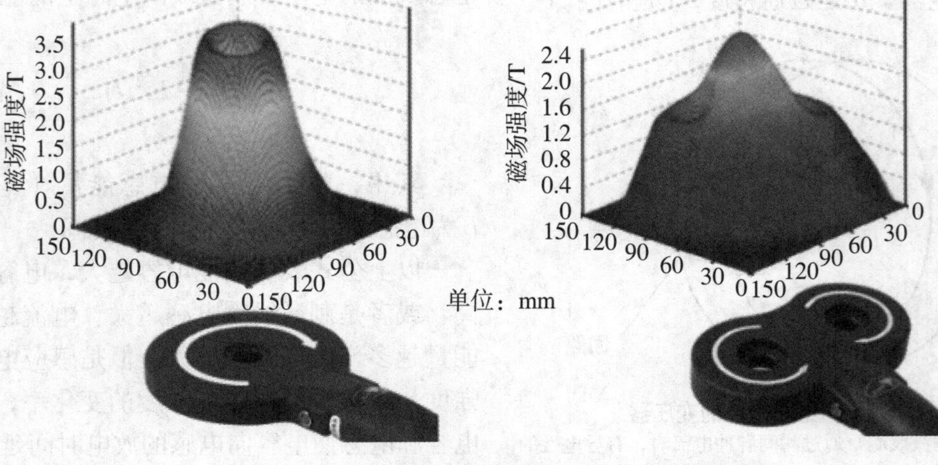

图1-2-3 常用圆形和8字形线圈的磁场强度矢量分布图
左图为圆形线圈，右图为8字形线圈

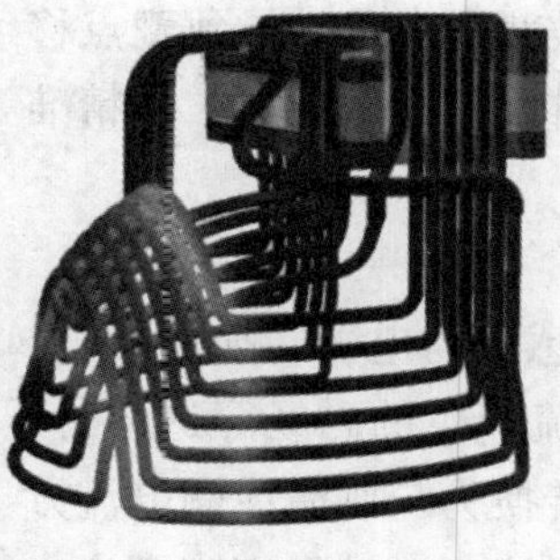

一款深部线圈导线绕制示意图

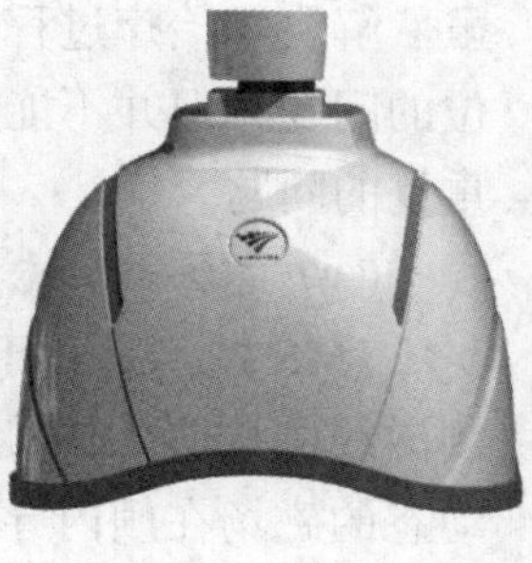

一款深部线圈外观示意图

图1-2-4 一款深部线圈示意图

指刺激范围，刺激范围越大，精准度就越低）这两个刺激线圈关注度最高的参数，存在相互影响的关系。一般来说，刺激深度越深，精准度就越差，所以线圈绕制一般都会在深度和精准度间进行折中（图 1-2-5）。

除了上述常用的线圈，还有一些异形线圈，如多叶形、长方形、椭圆形和带铁芯线圈等。还有为科研设计的伪刺激线圈（图 1-2-6），以便满足对照组的研究需要。

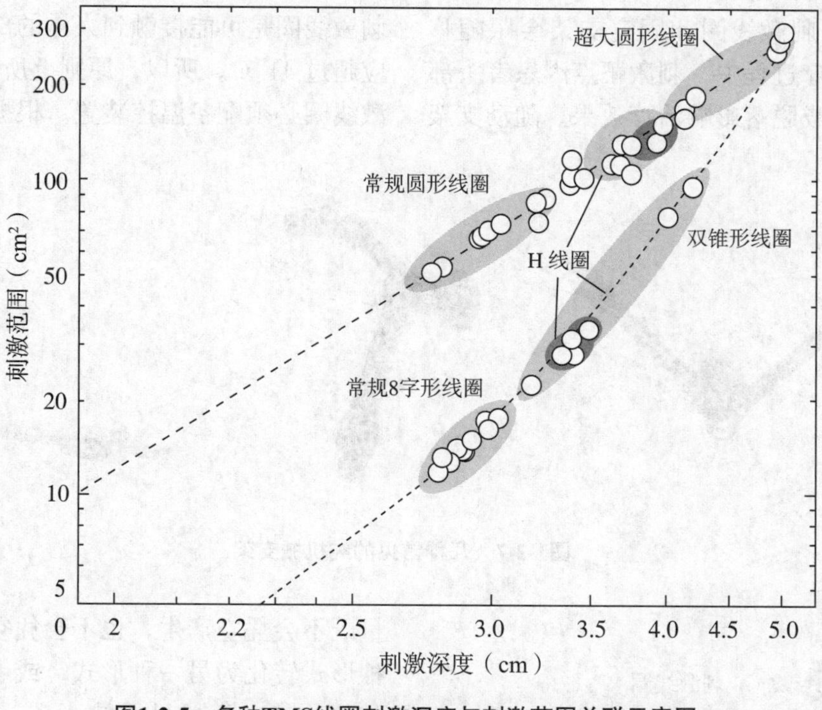

图1-2-5 多种TMS线圈刺激深度与刺激范围关联示意图

[改自Zhi-De Deng等，Brain Stimul. 2013 January；6（1）：1-13.]

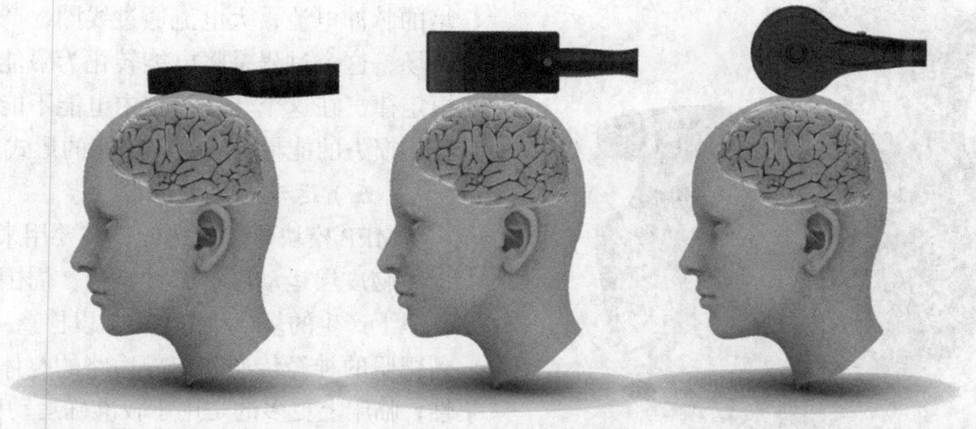

中间电流方向相反的伪8字形线圈　增加厚度的伪刺激线圈　旋转线圈90° 形成的伪刺激

图1-2-6 为8字形和圆形线圈设置的伪刺激

（三）线圈支架

线圈支架的主要功能是在进行 TMS 长时间刺激（如治疗）时固定刺激线圈，防止由于治疗过程中线圈移动影响治疗效果。线圈支架主要分为纯机械支架（图 1-2-7）和随动支架（图 1-2-8）。纯机械式支架多由一个旋钮控制，一旦旋紧，支架和线圈的空间位置就固定不变，但在长时间 rTMS 治疗中，可能会因被刺激者头部移动而出现刺激靶点偏移。

随动支架由固定支架、头面部阻力连接装置和座椅组合而成，通过头面部阻力连接装置将刺激线圈、患者头部、固定支架的相对位置进行固定，一旦患者头部移动，刺激线圈和固定支架会跟随移动，从而避免了治疗过程中，刺激靶点因患者头部移动导致靶点错位或脱落影响治疗效果。随动支架虽然解决了治疗过程中因被刺激者头动导致靶点移位的问题，但并不能解决首次精准定位和二次精准重复的问题。

（四）冷却系统

TMS 技术是基于电磁感应与电磁转换的原理，刺激线圈中强大瞬变的电流产生的磁场穿透颅骨，动态的磁场在颅内导体中转换为与刺激线圈电流方向相反的感应电流，感应电流刺激神经细胞产生一系列的生理生化反应。TMS 是一种可以对大脑皮质神经元进行无创性刺激的技术，其本质是一种颅内的感应电刺激技术。按照医疗设备安全标准，TMS 刺激线圈是可能接触到人体的部件，其表面温度不应超过 41 ℃。所以，原则上所有的 TMS 设备的刺激线圈必须配备温控装置。根据能量守恒定律，能

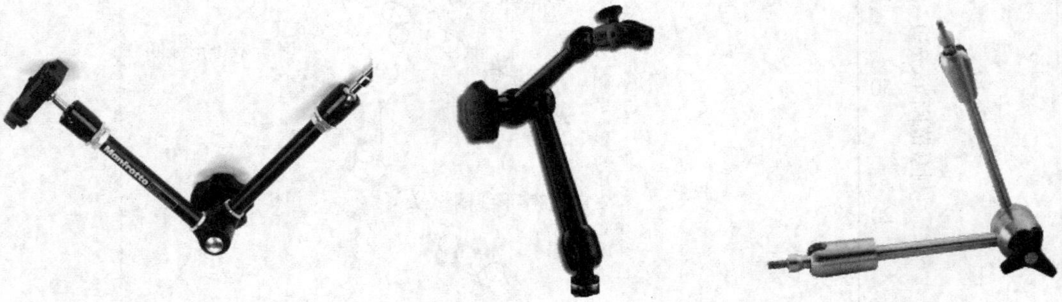

图1-2-7 几种常见的纯机械支架

量既不会凭空产生，也不会凭空消失，它只会从一种形式转化为另一种形式，或者从一个物体转移到其他物体，而总量保持不变。TMS 设备主要是由一组高压大容量的充电电容，用电子开关向磁场刺激线圈放电，不到 0.5 ms 内流过数千甚至上万安培的脉冲电流，大电流通过线圈，产生强大的脉冲磁场。这个过程是将电能转化为磁能，根据能量守恒定律，在这个转化过程中电能不能完全转化成磁能，损失的能量最终是以热能的形式进行释放。

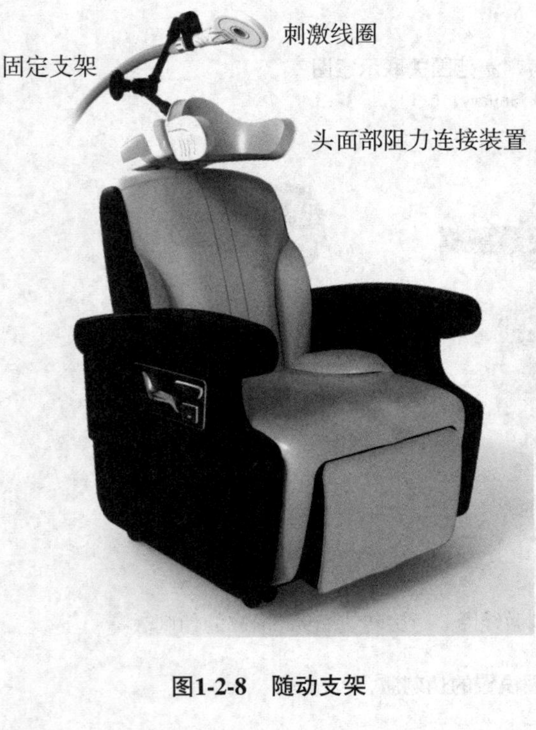

图1-2-8 随动支架

（五）运动诱发电位模块

MEP 模块可以是选配，主要用来记录磁场作用于大脑皮层运动区、脊神经根、周围神经后在相应靶肌上产生的复合动作电位，以检查从皮质或刺激点到靶肌的神经传递和传导通路的整体同步性和完整性，临床上更多的是用于较准确运动阈值的测量。

目前，MEP 功能模块的采样率可达 100 kHz。采样率越大，采样的间隔时间越短，在单位时间内

计算机得到的样本数据就越多，对信号波形的表示也就越精确。TMS 设备上的 MEP 功能模块有无线采集和有线采集两种方式。无线 MEP 可在受检者距离主机有一定距离的情况下进行信号采集，受检者活动度更大，但无线传输的延时通常不稳定，数据信号同步性稍差，对潜伏期的测量容易产生较大误差。有线 MEP 是通过导线将受检者和 TMS 设备联系在一起，会影响一定的灵活性，但抗外界信号的干扰能力和输出稳定性更强，是目前国际主流的一种采集方式。

（廖家华　蔡胜安　尧利书）

第三节　经颅磁刺激的刺激模式与应用参数

一、经颅磁刺激的刺激模式

目前经颅磁刺激主要有 3 种常用刺激模式，即单脉冲经颅磁刺激、成对脉冲经颅磁刺激和重复经颅磁刺激。随着经颅磁刺激技术的应用进展，刺激模式派生出一些模式化 rTMS 和变式。

（一）单脉冲经颅磁刺激

单脉冲经颅磁刺激（single-pulse TMS，sTMS 或 spTMS）是每次输出一个脉冲进行刺激，这种刺激模式一般以手持式操作，是最早期 TMS 的刺激模式，常为单相波输出。单相波的脉冲波形上升快，下降慢，上升期有较大的磁场强度变化率，可以保证电流的上升引起刺激作用。现代高频的双相波经颅磁刺激也可进行单脉冲刺激。

sTMS 主要用于电生理检查，包括 MEP、运动阈值（motor threshold，MT）、静息期（silent period，SP）、中枢传导时间（central motor conduction time，CMCT）、神经传导速度等，还可用于研究大脑被刺激皮质区域（虚拟损伤或虚拟兴奋）与行为之间的因果关系。

（二）成对脉冲经颅磁刺激

成对脉冲经颅磁刺激（paired-pulse TMS，pTMS 或 ppTMS）是一种具有锁时关系的两个脉冲进行刺激的模式，pTMS 两个脉冲的间隔范围为 0 ~ 500 ms。两个脉冲可以输出到同一个刺激线圈，成对刺激同一个部位；也可以分别输出到两个刺激线圈，同步或相继刺激不同的部位。第一个刺激为条件刺激（conditioning stimulus，CS），第二个刺激为实验刺激（test stimulus，TS），通过设置成对脉冲的强度和刺激间隔（inter stimulus interval，ISI），可以诱发出不同的效应。

pTMS 主要用于检测皮质神经的兴奋性与抑制性、皮质之间的传导与功能完整性。可以利用皮质神经功能的可塑性，以及皮质内和皮质间神经元的相互作用，调节目标皮质的神经功能。

1．单部位 pTMS

单部位 pTMS 是指成对脉冲输出于同一个线圈，可用于探索皮质内抑制和易化。在同一皮质内给予 pTMS，会激活两个抑制回路：短间隔皮质内抑制（short-interval intracortical inhibition，SICI）与长间隔皮质内抑制（long-interval intracortical inhibition，LICI）；两个易化回路：皮质内易化（intracortical facilitation，ICF）与短间隔皮质内易化（short-interval intracortical facilitation，SICF）。当 CS 为阈下强度，TS 为阈上强度，两脉冲 ISI 时间足够短（如 2 ms），则 TS 诱发的 MEP 波幅会降低，即产生皮质内抑制；当 ISI 较长时（如 12 ms），则 TS 诱发的 MEP 波幅会增高，即产生皮质内易化（图 1-3-1，彩图 1-3-1）。表 1-3-1 列举了一些研究中几种常见的单部位 pTMS 参数设置。

2．双部位 pTMS

当成对的脉冲输出到两个刺激线圈上，每个线圈中出现一个脉冲，刺激两个部位，称为双部位 pTMS，可以探索两大脑半球间、大脑与小脑、外周与中枢之间的影响。当 pTMS 作用于两侧大脑，称为大脑半球间成对刺激（paired bihemispheric stimulation，PBS）；当 pTMS 作用于两个不同的皮质，称为皮质间成对关联刺激（corticocortical paired associative stimulation，ccPAS）；当 pTMS 作用于外周和中枢时，称为外周中枢成对关联刺激

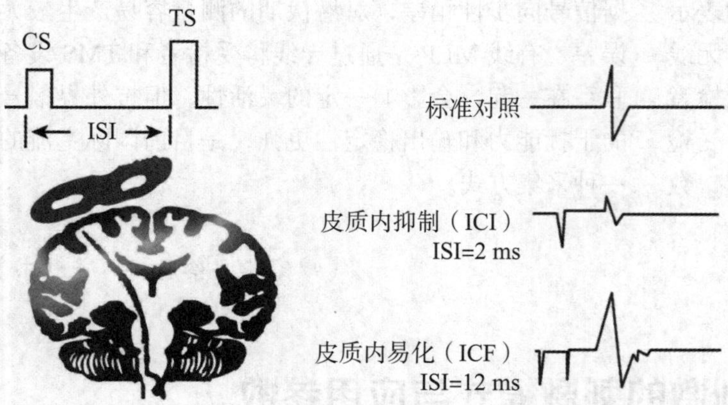

图1-3-1 单部位成对脉冲经颅磁刺激示意图
注：CS为条件刺激，TS为实验刺激，ISI为刺激间隔。

表 1-3-1 几种常见的单部位 pTMS 参数设置表

效应	类型	ISI（ms）	CS	TS
抑制	SICI	1～6	50%～90% RMT（阈下） ＜100%RMT	1 mV（阈上） ＞100%RMT
	LICI	50～200+	1 mV（阈上） 100%～130% RMT	1 mV（阈上） 120%RMT
易化	ICF	8～30	90+%RMT（阈下） ＞80%AMT	0.5～1.5 mV（阈上）
	SICF	1～1.5 2.3～3 4.1～5	＞RMT（阈上或阈值） 1 mV 100%～130% RMT	＜RMT(阈下)

注：SICI 为短间隔皮质内抑制，LICI 为长间隔皮质内抑制，ICF 为皮质内易化，SICF 为短间隔皮质内易化，RMT 为静息运动阈值，AMT 为活动运动阈值。

表 1-3-2 大脑半球间 pTMS 研究参数表

类型		ISI（ms）	CS	TS
运动皮质	抑制	12	130%RMT	1 mV
		6，7，12，15	110%～125% RMT	1.5 mV
		≥11	105%～130% AMT	0.2～0.4 mV
		8～50	45%、60%、75%、90%Mo	1 mV
		6～70	102%～159% RMT	100%～143% RMT
	易化	4～5	105%～110% AMT	0.2～0.4 mV

注：ISI 为刺激间歇，CS 为条件刺激，TS 为实验刺激，RMT 为静息运动阈值，AMT 为活动运动阈值，Mo 为机器最大输出强度。

（magnetic PAS）（图 1-3-2）。

表 1-3-2 列出了已发表研究中几种常见的大脑半球间 pTMS 的参数设置。

（三）重复经颅磁刺激

rTMS 是指每次输出两个以上、有规律的重复脉冲的磁刺激。为了安全以及刺激的适应性，rTMS 通常以序列为单位进行重复，单个序列的时间包括刺激时间和间歇时间，单个序列内的脉冲个数等于频率乘刺激时间，一次 rTMS 治疗通常含有多个序列（即序列的多次重复）。

（四）模式化重复经颅磁刺激

模式化重复经颅磁刺激（patterned rTMS）是 2008 年国际 TMS 研讨会提出的专业术语，模式

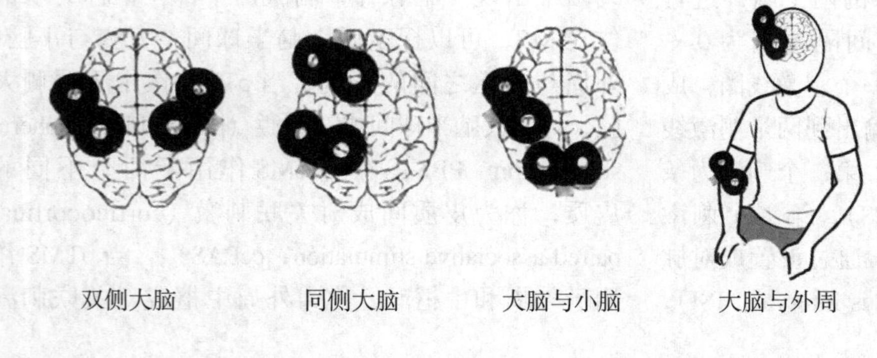

图1-3-2 双部位成对脉冲TMS设备作用的示意图

化 rTMS 是常规 rTMS 的改进。常规 rTMS 是单个脉冲以固定的序列进行重复刺激。改良后的模式化 rTMS 把以前的单个脉冲提升为多脉冲、爆发式脉冲，甚至是数量实时可变的脉冲；刺激强度也不再局限于单个固定强度，而是实时可变的；另外，刺激频率也可能明显超越常规 rTMS，甚至刺激源都不再局限于单纯的磁脉冲，模式化 rTMS 为临床和研究提供了更多的探索空间。

1．爆发式刺激

TBS 是目前应用最多、最常见的模式化 rTMS，这是 2005 年，中国台湾长庚纪念医院黄英儒（Ying-Zu Huang）在神经科学刊物 *Neuron* 提出的一种模拟中枢神经系统生理动作电位爆发式放电的刺激模式 [19]，如海马神经活动常见的 5 Hz 簇状、爆发式动作电位。TBS 不再像常规 rTMS 是单个脉冲的重复，而是一丛（burst）脉冲的重复。标准的 iTBS 参数是丛内频率 50 Hz，3 个脉冲，丛间频率 5 Hz，刺激 2 s，间歇 8 s，重复 20 丛，共 600 个脉冲；标准的 cTBS 参数是丛内频率 50 Hz，3 个脉冲，丛间频率 5 Hz，刺激 40 s，无间歇，共 600 个脉冲。

TBS 比常规 rTMS 需要更小的刺激强度，更少的脉冲总数，更少的刺激时间。TBS 刺激强度一般只需 80% 活动运动阈值，每次只需 600 个脉冲，治疗时间降低到传统刺激的十分之一，TBS 的神经调制效果明显，而且副作用更小，有较高的临床应用价值，且能满足日常大量治疗患者的临床需要，使 TMS 刺激时间大大缩短，提高设备的使用效益。

2018 年，Blumberger 等人在《柳叶刀》报道了一项研究 [20]，该研究显示在治疗难治性抑郁症的疗效方面，600 个脉冲（耗时 3 分 20 秒）的 iTBS 组与 3000 个脉冲 10 Hz 的 rTMS 组（耗时 37.5 分钟）无统计学差异，且不良发应发生率也无统计学差异。该研究在结论中指出，单次 iTBS 治疗时间比 rTMS 缩减明显，可明显提高仪器使用的效率，推荐 iTBS 作为难治性抑郁症患者的治疗首选策略。

2020 年，Cole 等人 [21] 发现一种斯坦福加速智能神经调节疗法（stanford accelerated intelligent neuromodulation therapy，SAINT）（或称斯坦福神经调控疗法，SNT），这是标准 iTBS 参数的一种变式应用，联合了功能性磁共振、磁刺激智能定位机器人等前沿高端技术，实现刺激的精准、智能、个体化。参数为每次 3 组 iTBS（1800 个脉冲），每天 10 次（共 18 000 个脉冲），两次之间间隔 50 分钟，连续 5 天（总共 90 000 个脉冲）。该研究发现重度抑郁症患者的症状应答率为 90.48%，这为 TMS 治疗抑郁症提供了新的思路。

TBS 模式对 TMS 设备的冷却系统有较高的要求，尤其是 SAINT，在短时间内完成大量脉冲刺激，对设备的冷却系统是一个极大的考验。

2．其他模式化 rTMS

除 TBS 这种常见的模式化 rTMS 外，还有很多其他种类。重复成对脉冲经颅磁刺激（repetitive pTMS，rpTMS）就是其中一种，即配对的两个磁脉冲以一定的规律进行重复。这种新的刺激模式，可以通过改变成对脉冲的刺激强度、刺激间歇和频率，实现对皮质兴奋性的长时程调制。单部位 rpTMS 和双部位 rpTMS 在调制单靶点或双靶点皮质兴奋性方面均具有较大潜力。2022 年，Wang 等人研究发现（图 1-3-3），双部位 rpTMS，当配对的两磁脉冲刺激间隔为 100 ms，以 1 Hz 频率进行重复时，可以有效缓解广泛性焦虑障碍 [22]。

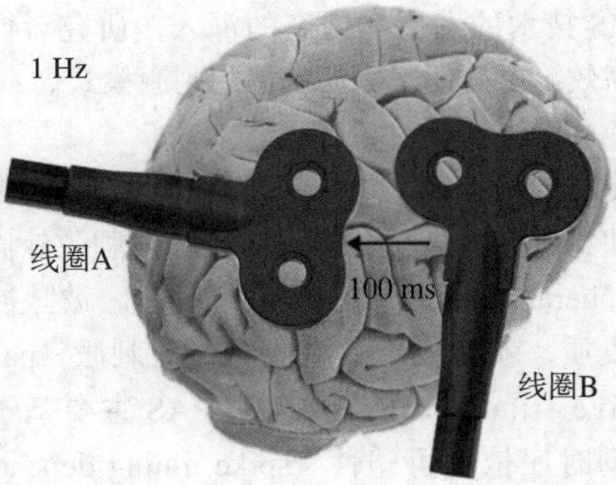

图1-3-3　频率为1 Hz且配对两磁脉冲刺激间隔为100 ms的rpTMS

还有另一种模式化 rTMS 称为四脉冲刺激（quadripulse TMS，qTMS，或 quadripulse stimulation，QPS）。（图 1-3-4）这种刺激模式目前需要 4 台 TMS 设备并联工作实现，以 4 个脉冲为一丛，刺激间歇（ISI）为 1.5 ~ 1250 ms 可调节；每 5 s 发出一丛刺激（0.2 Hz）时，会产生易化效应；当 ISI ≥ 30 ms，则诱导相反的结果。目前市场上还出现可通过音乐节律和强度来控制 TMS 刺激频率和强度的音乐调制刺激模式，还有多种刺激模式的混合刺激等，但这两种模式都还处于应用探索阶段。

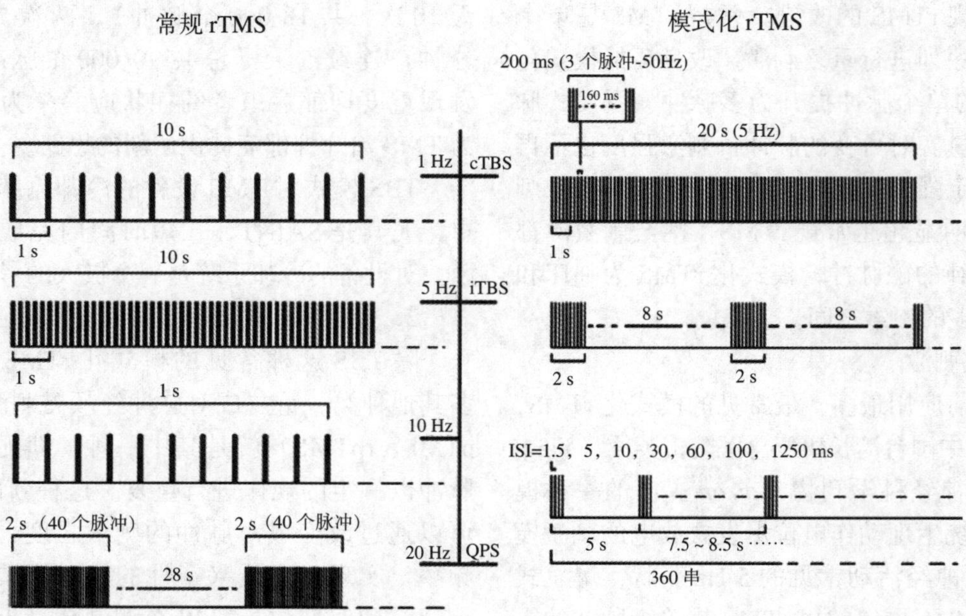

图1-3-4　常规rTMS和部分模式化rTMS的比较

注：rTMS为重复经颅磁刺激，cTBS为连续性爆发式刺激，iTBS为间歇性爆发式刺激，QPS为四脉冲刺激；左图为常规rTMS，由上至下分别为1 Hz、5 Hz、10 Hz和20 Hz，右图为模式化rTMS，从上至下分别为cTBS、iTBS和QPS。

总之，rTMS 刺激模式仍在不断探索和创新，随着 TMS 技术的发展和研究的深入，研究者们会找到更高效、更简便、更易掌握的刺激模式。

（五）磁电成对关联刺激

当配对的两脉冲不再局限于磁脉冲，而是由一个电脉冲和磁脉冲进行配对时，电脉冲刺激外周神经（peripheral nerve stimulation，PNS），磁脉冲刺激大脑皮质，就形成了磁电成对关联刺激（paired associative stimulation，PAS）。PAS 主要基于突触的活动时序依赖可塑性（spike timing dependent plasticity，STDP）原理，在感觉运动回路中，外周感觉的生理信息对中枢运动神经存在精细调节。首先在外周进行电刺激，25 ms 后对运动皮质进行磁刺激，简称为 PAS25，可使运动皮质产生长时程增强（long-term potentiation，LTP）；反之，先在运动皮质进行磁刺激，后对外周神经进行电刺激，或改变刺激间歇（例如把刺激间隙设为 10 ms，简称 PAS10），可使神经兴奋性降低，产生长时程抑制（long-term depression，LTD）。

PAS 是一种新的神经调控方式。研究发现[3]，实验前采集 MEP 数据作为基线，采用 90 对磁电 PAS25 干预，干预后 MEP 幅值显著增大，表现为运动皮质的 LTP；而随燕芳等人研究发现，PAS10 比 1 Hz 的常规 rTMS 对健康受试者的运动皮质即时抑制效应更强[23]。

PAS 可调节脑卒中患者上下肢的皮质投射区的兴奋性。2003 年 Ridding 等人[24]将 PAS（ISI= 35 ms）应用于 9 例脑卒中患者患侧下肢（其中电刺激作用于患侧腓总神经，磁刺激作用于胫骨前肌和腓骨长肌的对侧大脑皮质投射区，即患侧大脑半球皮质运动区），结果表明，个别卒中患者胫骨前肌、腓骨长肌所记录的 MEP 波幅以及最大自主收缩过程中所记录的肌电信号均较治疗前增加，少数脑卒中患者的步频、步长等较治疗前也有改善。

Stinear 等人[25]在 14 例脑卒中患者进行平板步行训练同时给予 PAS 干预，以在胫骨前肌部位记录的 MEP 潜伏期加 5 ms 作为 ISI（ISI=MEP 潜伏时 +5 ms），PAS 干预后发现患者胫骨前肌 MEP 波幅较治疗前增加 21%，在设置 ISI 为 MEP 潜伏时减去 10 ms（即 TMS 先于腓总神经电刺激）组，PAS 干预后发现胫前肌记录的 MEP 波幅较干预前降低了 17%。

PAS 除了可改善脑卒中后运动功能障碍外，还可改善脑卒中、脑外伤、阿尔茨海默病等脑疾病导致的认知损伤、吞咽障碍，以及脊髓不完全性损伤导致的运动感觉障碍等，PAS 还具有评定神经可塑性的潜在用途。

总之，PAS 提供了一种新的无创性神经调控方法。PAS 诱导的神经可塑性本身具有治疗潜力，且可能有助于阐明神经疾病的发病机制，为神经康复提供新的临床诊疗策略。

（六）磁休克疗法

磁休克疗法（magnetic seizure therapy，MST），也称磁惊厥、磁痉挛或磁抽搐疗法，是一种通过使用高频率、高强度的磁脉冲在大脑皮质的目标区域产生感应电流，诱发局灶性抽搐发作，干预脑代谢和神经电活动的非侵入性神经调控技术。MST 刺激频率可高达到 100 Hz，刺激强度也较 rTMS 明显增加，甚至达到机器最大输出强度的 100%。

在 1998 年至 2005 年期间，美国学者 Lisanby 在灵长类恒猴和人体中均用磁休克设备诱发出抽搐发作，但对比发现 MST 疗效不及电休克疗法（electroconvulsive therapy，ECT），可能受当时设备条件所限。

2006 年，随着能量输出更大、频率更高强度的 MST 设备面世，Spellman 和 Lisanby 等人[26]采用高于 6 倍运动阈值的刺激强度，连续刺激 10 s 输出 1000 个脉冲的 MST 治疗抑郁症患者，研究证实了 MST 治疗抑郁症的疗效与安全性，而且接受 MST 干预后的患者，比接受 ECT 干预的意识恢复更快。

随后，国外不断有学者对 MST 治疗重度 / 难治性抑郁症、精神分裂症等进行研究。多项研究结果显示[27-29]，MST 可有效降低重度抑郁症患者的自杀意念、改善抑郁症状。

二、经颅磁刺激的刺激参数

（一）强度

强度（intensity）是指作用于神经的磁场强度。在实际应用中，多以神经的运动阈值作为强度的参考标准，目前 rTMS 最常用的强度为 80% ~ 130% 运动阈值。

运动阈值（motor threshold，MT）是中枢运动神经兴奋性的评价指标，分为静息运动阈值（resting motor threshold，RMT）和活动运动阈值（active motor threshold，AMT）。如果设备配有 MEP 模块，RMT 是指靶肌完全放松的情况下，TMS 刺激头部运动皮质，在靶肌采用表面肌电记录 MEP，10 次中至少有 5 次诱发出波幅超过 50 μV MEP 时所需要的最低刺激强度；AMT 是指靶肌轻微收缩（15% ~ 20% 最大收缩肌力）情况下，10 次中至少有 5 次诱发出波幅超过 200 μv MEP 时所需要的最低刺激强度。如果没有 MEP 模块，可以用目测法，为 10 次检测中至少有 5 次可诱发出靶肌最小运动时的最低刺激强度。通常 AMT 约为 RMT 强度的 70%[30]。MT 检测准确度对疗效、安全性至关重要，所以，TMS 治疗前一定要测 MT。

（二）频率

频率（frequency）是单个序列内每秒可输出的脉冲数，单位为赫兹（Hertz，Hz）。按照国际分类法，分为高频和低频，大于 1 Hz 为高频，可增强皮质兴奋性，临床多用效应比较稳定的 5 Hz 及以上频率；小于等于 1 Hz 为低频，可降低皮质兴奋性。在标准 TBS 模式中，频率分为丛内频率和丛间频率，分别为 50 Hz 和 5 Hz。

（三）刺激时间

刺激时间（duration）是指单个序列中脉冲输出的时间，也称为串时程。在常规 rTMS 模式中，刺激时间是根据频率、刺激强度的不同而设置，刺激频率越高，刺激强度越大，刺激时间越短。在标准 TBS 模式中，iTBS 刺激时间为 2 s，cTBS 刺激时间为 40 s。

（四）间歇时间

间歇时间（inter-train interval，ITI）是指单个序列中没有脉冲输出的时间，也称串间歇。在常规 rTMS 模式中，一般频率越高、刺激强度越大，需要的间歇时间越长。标准 TBS 模式中，iTBS 的间歇时间通常为 8 s，cTBS 没有间歇。

（五）脉冲总数

脉冲总数是指在一次磁刺激治疗中，所有脉冲个数的总和，目前临床应用的常规 rTMS 模式脉冲总数多在 1000 ~ 2000 个。标准 TBS 模式的脉冲总数为 600 个（上述参数来源于 2009 年国际 TMS 安全指南）。

（六）刺激部位

刺激部位指磁脉冲直接作用的脑皮质或神经。不同的疾病，刺激部位往往不同，但也有不同疾病，TMS 刺激部位相同的情况；另外，同一种疾病，不同的频率刺激时，可能刺激部位也不同。刺激部位应依据疾病发病机理、TMS 频率等多因素确定，刺激部位与参数选择、疗效密切相关，所以准确找到刺激部位十分重要。

（七）疗程

针对不同的病症，TMS疗程设置有所区别。常规rTMS推荐每天治疗1次，根据《重复经颅磁刺激的临床应用与操作规范上海专家共识》[12]推荐脑卒中亚急性期每天1次，每周5次，10～20次为1个疗程，根据患者病情和疗效可连续治疗2～3个疗程；慢性期推荐每天1次，每周3～5次。

2016年美国临床经颅磁刺激学会（the Clinical TMS Society）发布的《TMS治疗重性抑郁症的共识》建议[31]：TMS用于抑郁症急性治疗时，每天1次，通常4～6周起效；在治疗6周后仅部分改善，且医生认为有治疗空间的，可适当延长1～2周；对于治疗6周无效，且希望继续治疗者，可延长至10周，患者仍可能受益；TMS复发治疗时应采取每周3～5次直至再次缓解；TMS既可用于急性期治疗，也可用于复发抑郁患者的维持治疗。TMS维持疗程可设置为每周1～2次或每月1～2次，也可根据患者的症状和治疗反应确定次数。

加速经颅磁刺激（accelerated transcranial magnetic stimulation，aTMS）可以一天进行2次或多次TMS治疗，如Sun等人[32]对癫痫患者给予rTMS刺激，参数为0.5 Hz，90% RMT，每次500个序列，每天3次，连续2周，结果发现14例患者在治疗后，癫痫发作时间、发作频率、脑电图放电均明显减少；前文中提到的SAINT疗法，每天进行了10次加速iTBS治疗，对抑郁症的疗效也明显提升。Caulfiel KA等人综述[33]评估了aTMS的安全性和有效性，结果发现aTMS的安全性与每天一次rTMS相当，而aTMS起效更快，因此认为aTMS是一种安全、耐受性良好且有效的治疗方法，值得进一步研究。总之，rTMS的疗效在个体间存在较大的差异，可根据神经环路机制、神经电生理和功能影像学检查结果进行评估，制订一个个体化的治疗方案。

（廖家华　蔡胜安　尧利书）

第四节　经颅磁刺激的定位方法

TMS刺激线圈是产生磁场的装置，对皮质的刺激强度与刺激线圈与皮质之间的距离成反比，即皮质能感受到的磁场强度随着刺激线圈的远离呈指数型衰减。刺激线圈相对于头部的角度也会严重影响皮质接收到的磁场强度。在许多研究报道中，伪刺激对照均采用旋转刺激线圈90°进行设置。所以，在操作时，刺激线圈需与头皮相贴并与头皮保持相切的角度，才能最大效度地在大脑皮质内诱导出感应电流，产生生物学效应。

多项研究表明，刺激线圈偏移靶点5 mm以上，就可能起不到有效的治疗作用[34-35]，因此靶点脱位将会大大降低rTMS对患者治疗的有效性。靶点定位不准，也难以让TMS技术在临床上实现规范化，严重限制该项技术的发展。

经颅磁刺激刺激部位的选定要根据大脑皮质的解剖部位、功能区部位、神经网络连接、健侧与患侧、病情的轻重等多因素确定，这些因素都有个体化差异。同时经颅磁刺激还面临着许多几何学问题，刺激部位的准确性与重复性、线圈的形状与大小、刺激强度与距离、刺激线圈的方向和空间角度等均会对刺激效果产生影响。

经颅磁刺激线圈的定位方法多种多样，包括脑功能区定位、参照脑电图10-20系统定位、光学导航定位和机器人导航定位等。

一、脑功能区定位

脑功能区定位是针对功能明确、易于检测到靶区刺激效果的刺激部位而采用的一种定位方法，可以刺激不同部位的运动皮质，在上肢、下肢、面部很容易看到靶肌的抽动，或者在不同部位的靶肌上记录MEP，根据MEP幅度和阈值能够准确判定刺激部位，如刺激视觉皮质引起光幻觉，或者产生视觉干扰、视觉模糊（虚拟损伤、神经噪声）可以判定刺激到视觉中枢或视觉通路。但是对刺激反应弱的部位，如情绪、学习、记忆、计算、决策等高级功能区以及额叶、顶叶等区域，缺少刺激效果的检测参照，无法根据功能反应进行定位。

手持刺激线圈或用固定支架固定刺激线圈，无法准确感知每次刺激线圈与头皮的贴合度和角度，因此无法实现后续治疗与前一次治疗的精准重复，也无法解决治疗中靶点偏移的问题。

二、脑功能区与解剖相结合定位

背外侧前额叶皮质（dorsolateral prefrontal cortex，DLPFC）是精神科治疗多种疾病的常用刺激部位，可通过 M1 区拇短展肌控制皮质向前移动 5 cm 来确定，即“5 cm 法则”（图 1-4-1），但因为该法没有考虑个体解剖与功能变异等因素，不能实现个体化定位。

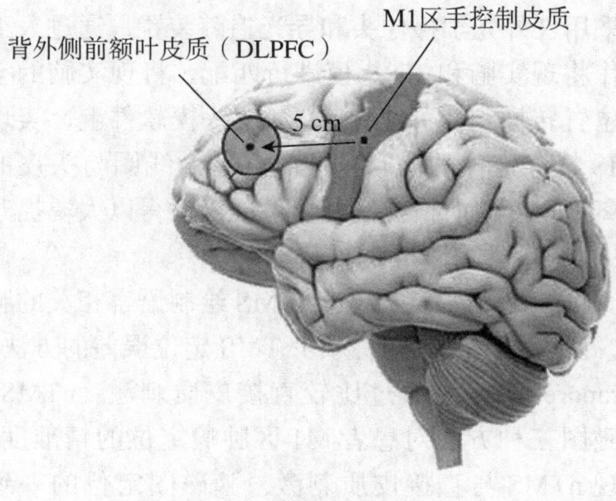

图1-4-1　5 cm法则定位背外侧前额叶皮质

三、参照脑电图 10-20 系统定位

用脑电图 10-20 系统电极放置法定位经颅磁刺激线圈的刺激部位（图 1-4-2），简单易行，方便经济，便于重复，但该方法也会受操作者对解剖知识的了解程度以及定位帽佩戴是否正确的影响，而且个体的头部大小存在差异。参照据 Herwig 等人通过影像学研究发现，依照脑电图 10-20 系统定位的方法可能存在约 20 mm 的定位误差。

四、光学导航定位

导航经颅磁刺激（navigated transcranial magnetic stimulation，nTMS）是一种光学导航经颅磁刺激技

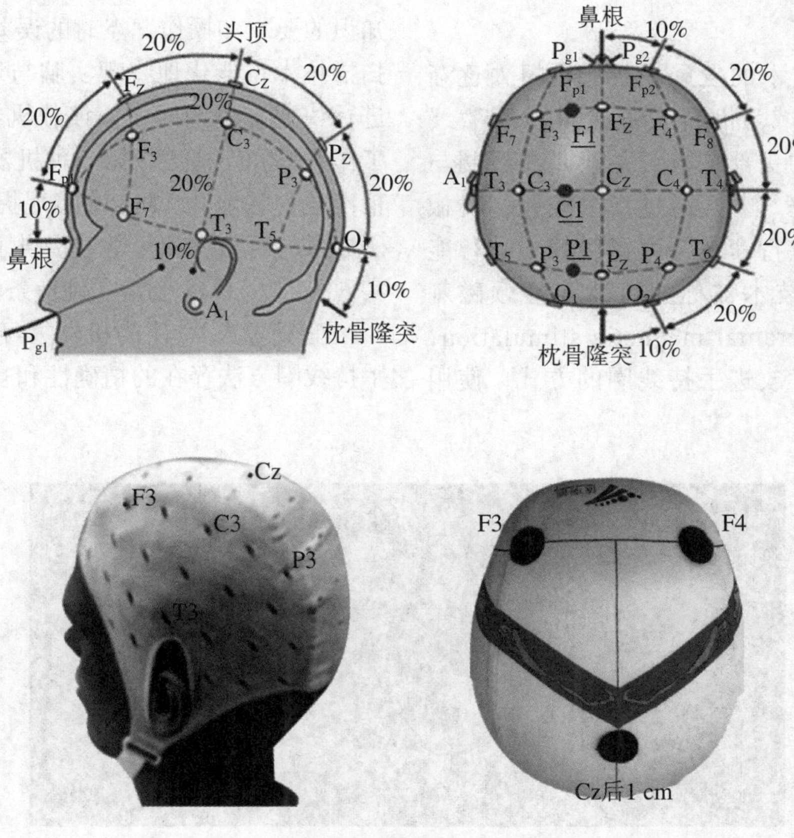

图1-4-2　脑电图10-20系统与TMS定位帽常用定位点

术，可以导入个体的磁共振数据，重建3D头模，再采用红外光学摄像头和导光追踪装置，通过人工操作将现实脑和3D头模进行匹配，将现实脑的空间位置转换到“可视化”的3D头模软件上，实现TMS精准定位的需求，同时对刺激线圈与头皮的距离和角度的严格控制使定位准确性得以大幅提升（图1-4-3，彩图1-4-3）。

Lioumis等人[37]通过nTMS绘制语言相关的脑区，认为nTMS是一种减少TMS定位误差的方法；Tarapore等人[38]通过比较直接皮质刺激、nTMS、脑磁图三种方法对患者M1区肿瘤定位的精准度，发现nTMS与直接皮质刺激、脑磁图定位的一致性较高。Dell' Osso等人[39]研究发现，低频刺激nTMS定位的右侧DLPFC治疗双相抑郁可获得较好的疗效。

nTMS具有定位精度高的优点，但全程仍需要手持刺激线圈，且每次使用都需佩戴导光追踪装置和重新标定，其过程复杂耗时。由于该法耗时、费力且操作复杂，目前尚不适用于临床治疗，但至少可以实现TMS首次精准定位和二次精准重复定位，因此受到科研工作者的支持。

五、机器人导航定位

随着人工智能技术的发展，智能机器人逐渐被引入TMS定位领域，机器人直接将磁刺激线圈自动推送到患者的头部靶点，并让刺激线圈与颅骨保持相切的状态[40-41]。通过指令控制，机械臂会快速、精细地执行命令，可提供精准、智能的TMS定位，这种技术被称为机器人经颅磁刺激（Robotized transcranial magnetic stimulation，Robotized TMS）[42]。改进手持线圈的方式，使用机器人辅助TMS线圈定位的方法对于TMS的临床应用具有现实意义。机器人辅助TMS系统结合了神经导航技术和自动化技术的优势，可以实现精准高效的TMS刺激。可实现Robotized TMS的代表性技术路线有两种：

第一种是在nTMS的光学导航产品基础上，增加智能机械臂，用机械臂代替人工握持刺激线圈，让刺激线圈能在治疗过程中对靶点偏移实时智能跟随，确保治疗中不脱靶。但这种基于光学导航的技术路线，在首次定位的靶点仍需人工寻找确定，因此对操作者解剖专业知识要求较高；另外重建的3D头模与现实脑的匹配也需要繁琐的操作流程，大大降低了工作效率，使其在临床与科研方面使用受限。

第二种是基于机器视觉识别技术的TMS机器人系统（图1-4-4，彩图1-4-4），充分整合个体的头面部信息、大脑头皮外形、被试个体化的磁共振成像（magnetic resonance imaging，MRI）数据三方面的定量信息，并结合刺激靶点与刺激线圈表面中心锁定的距离和角度，除了可实现“可视化”、智能跟随刺激，该系统还可实现智能确定靶点，无需操作者手动探索确定靶点，降低了对操作者解剖知识的要求和操作靶点时的误差；还可以通过点云扫描技术智能化地将现实脑与重建的3D头模之间进行快速准确的匹配。该款机器人的智能化程度、工作效率和便捷性较第一种机器人有明显提高，为精准化、智能化TMS的实现提供了可行性，为科研成果的可信度和科学性提供了保障，为临床应用实现机器人TMS创造了硬性条件。

王贺等人[43]认为机器人经颅磁刺激可以解决手持线圈方法存在的精确性和复杂性问题，并提出

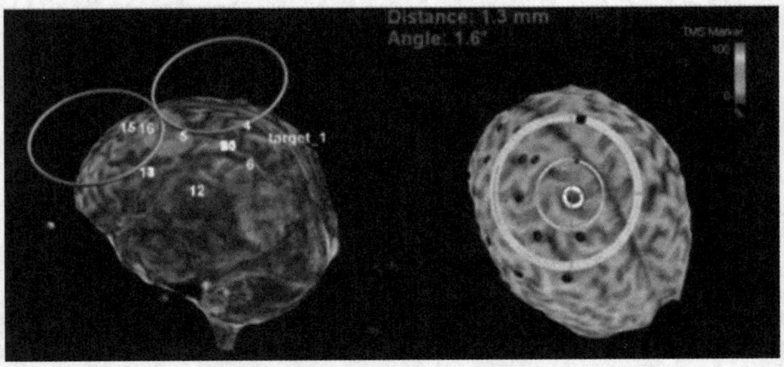

图1-4-3　光学导航系统软件中可看见刺激线圈与皮质的空间位置

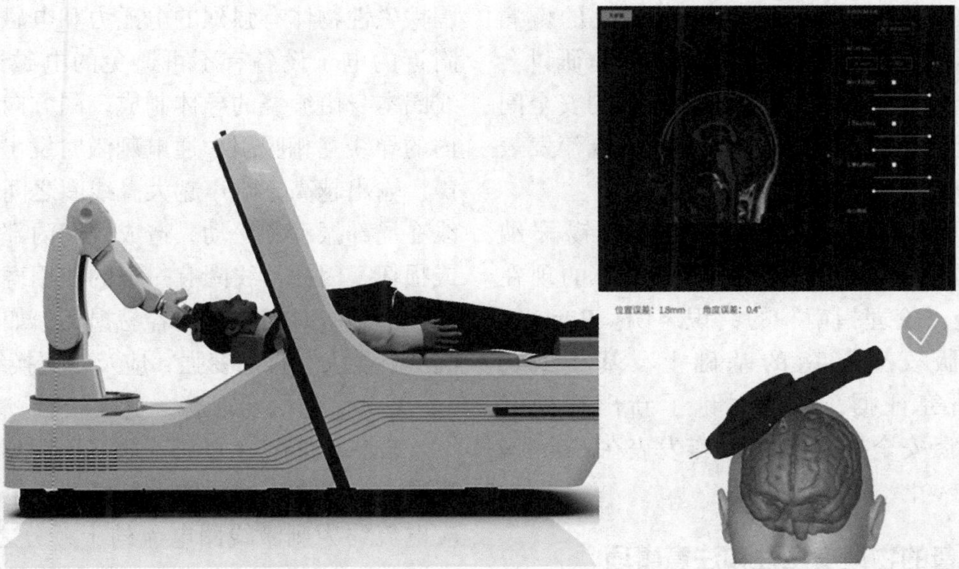

图1-4-4　基于机器视觉识别技术的TMS机器人系统应用场景图

了一种用于TMS机器人导航路径规划与避障的算法，为后续实现TMS辅助机器人系统的自动控制奠定了基础。Zorn等人[44]将头部运动补偿与力控制相结合，认为机器人可以保证TMS过程中的锁定靶点的准确性和治疗的安全性。Ginhoux等人[45]在刺激运动皮质实施检测时，分别利用机器人系统自动定位与光学导航系统手动定位，从舒适性、疲劳感、压力水平以及产品易用性等方面，评估两种定位方法中刺激的准确性、可重复性以及系统操作员和被刺激者的感受，结果发现机器人定位系统可以明显提升定位精度和可重复性，而且操作员更省心，被治疗者感受更好。

Goetz等人[46]通过21例受试者共79次重复经颅磁刺激发现，机器人可以保证TMS刺激线圈距离误差控制在1.34 mm，角度误差在3.48°，认为机器人可以长时间保持刺激线圈精准和稳定的定位。

机器人经颅磁刺激技术显著提高了TMS的定位准确性，确保了刺激线圈定位的可重复性，通过自动操控技术提高了工作效率，也为TMS技术的科学研究提供了更科学、更客观的手段。

综上所述，TMS定位技术的发展，有利于TMS在临床和科研中的应用，提高了工作效率，也促使TMS技术应用的规范化和科学化，为日后实现更加精准化、个体化的TMS提供新思路。

（廖家华　蔡胜安　尧利书）

第五节　经颅磁刺激的安全性

TMS的应用历史与实践表明，sTMS是诊断中枢运动神经功能的一种安全有效的工具；rTMS是一种作用强大并有潜在风险的大脑皮质刺激和调控技术，能产生LTP或LTD的作用[47]。

在对rTMS安全性的探索中，发现TMS可诱发受试者癫痫发作，引起了医疗界和管理层的高度注意。1996年，在美国马里兰州举行的rTMS安全性研讨会上一致通过了由Wassermann起草的TMS安全使用指南[8]，对rTMS刺激强度、频率、刺激时间和间歇提出了指导性意见，并于1998年发表于*Electroencephalography and clinical Neurophysiology*。

随着TMS技术的发展，2008年12月，Rossi等人[48]重新收集了TMS安全性相关资料，统计全世界1985—2008年可能有16例TMS诱发的癫痫发作。2008年3月，第二次国际TMS安全研讨会在意大利召开，根据TMS发展趋势和新的安全问题，更新并提出新的TMS安全指南，2009年发表在 *Clinical Neurophysiology* 上。

2018年10月17日至20日在意大利锡耶纳举行的IFCN研讨会上进行了关于“TMS的现在和未来：安全、伦理指南”的共识声明。Rossi等人[49]在2009版安全指南的基础上，基于2020年4月前的研究证据，详细讨论了新出现的问题，并将新一版安全指南于2021年发表在 *Clinical Neurophysiology* 上。

一、TMS设备的物理安全性和注意事项

（一）TMS设备的安全性

TMS设备的安全性关键在于高电压、大电流、强磁场的特性与温度保护，设备需符合国际和国内安全标准，且具备相关资质。

1．温度保护作用

按照医疗设备安全标准，TMS磁场刺激线圈是有可能接触到人体的部件，其表面温度应该不超过41 ℃，所有的TMS设备都应具有这一保护功能。只要线圈不是超导材料，总是存在一定的电阻，并且电阻随着温度的上升而增加，电阻上的大电流必然消耗功率并产热。高强度输出的每个输出脉冲可使刺激线圈的温度提高0.5 ℃，线圈内设有温度传感器随时监控线圈温度，一旦超过安全温度，马上使设备停止输出，保护头部不会受到高温烫伤。

2．高压绝缘检查

设备本身的耐高压、防潮、漏电指标都有医用设备的安全标准。在设计上，高电压部分都是浮置绝缘的，高压输出与交流电源，与大地都是绝缘的，除非人体两个部位同时接触高压电容输出的两端才会有触电危险。TMS还设计了停电、关机、5 min的待机，这些都会自动泄放高压电容内储存的能量。

值得注意的是，磁场刺激线圈经移动或更换后，要注意连接头接触紧密，特别是液体冷却的连接头，要确认没有液体泄漏和电缆连接头因接触不良造成局部过热而烧损的情况。同时要仔细检查电缆是否有破损，线圈是否有破损，如有损伤及时更换。

3．强电强磁影响

刺激线圈本身瞬间变化的大电流和强磁场对周围铁磁性物体有强烈的电磁力和电磁感应作用，对附近的电子设备有不可避免的电磁干扰[50]。并且线圈本身由缠绕的导体制成，同方向的电流使线圈内的导线互相吸引，通电刺激时发出“啪啪”的响声，输出越高，响声越大。线圈之间的磁力会使导线在局部振动和松动，造成线圈内部绝缘强度下降或损坏。因此，线圈有一定的使用寿命，刺激电流越大、刺激时间越长越容易损坏。如果发现刺激线圈声响变大，振动变强，应及时更换线圈。

（二）电磁物理特征的安全性

TMS线圈产生的强大磁场随距离的增加呈指数衰减，只在靠近线圈的大脑局部产生感应电流，感应电流约为刺激线圈电流的十万分之一，一般小于50 mA，作用时间小于0.5 ms，能量小于0.25 mJ，只有电休克治疗量的百万分之一、大脑基础代谢能量的千分之一。

在常规治疗时，TMS真正给予刺激的时间很短，例如，以10 Hz刺激2 s，间歇8 s，每分钟120个脉冲，30 min发出3600个脉冲，如果脉冲宽度为340 μs，实际脉冲输出的总共时间只有1224 ms，电磁脉冲时间只占整个治疗时间的17/25 000，由此可见，虽然单个脉冲的瞬间能量很大，但平均功率很小。对于植入或不可移动的颅内金属或装置应注意以下方面。

1．发热

电磁感应产生的涡旋电流是有热效应的。单脉冲刺激对脑组织的热作用非常低，估计升温小于0.1 ℃，在血液循环较差的病理性组织，如颅内囊肿、脑卒中也不会有发热的危险，在血液循环丰富的部位就更为安全。

感应电流（涡旋电流）对金属导体的热作用较大，发热的影响因素包括金属物的形状、部位、距离、导电率、周围组织特性和刺激强度、频率等参数，因此头颅表面的电极或埋置在大脑深部的电极都可能在刺激过程中产生高温损伤头皮和脑组织。研究报道55 ℃连续作用10 s或50 ℃连续作用100 s可造成组织烧伤[51]。脑组织温度超过43 ℃会造成不可逆转的损伤[52]。当TMS线圈附近有电极或植入物时，应进行风险分析，以评估过热的可能性。

2．磁力和磁化

TMS的磁脉冲，对铁磁性物体具有吸引力，对非铁磁性导体物体具有排斥力。因此，TMS可能造

成颅内植入物移位。颅骨钛板和不锈钢动脉瘤夹影响较小，不足以产生临床问题[53-54]。人工耳蜗等磁铁性植入物可被移动或消磁。珠宝、项链、耳环、眼镜、手表或头上披戴的磁性物体应该在实施TMS期间移除，避免受磁场的影响。

3．感应电流

TMS线圈发出强磁脉冲，可在相邻导线和电子设备中感应出高电压和电流，如脑电图和经颅电刺激电极就应该考虑将电极特殊处理以使电磁感应电压和电流的回路最小化。电子植入物，无论是打开还是关闭，在TMS传输过程中，都会产生电流，会在中枢或周围神经系统中产生意外刺激。而颅骨上的开口不会显著影响经颅磁刺激传递到大脑的电场，这是因为TMS主要产生一个与头皮表面相切的电场，颅骨的缺口通常不会导致额外的电流注入大脑。

4．电子植入物或装置

TMS磁脉冲可能会使线圈附近的电子植入物损坏或功能故障。人工耳蜗者进行TMS是不安全的，包括植入耳蜗的电极、磁铁、环形导线和头皮下的电子芯片均会受影响。体外研究证明，与TMS线圈的距离为2～10 cm时，可能会导致深部脑刺激植入脉冲发生器（implanted pulse generator，IPG）故障，并且距离2 cm或更小时会导致IPG的永久性损坏[55-56]。

Philip等人[57]汇总了分布于17个医疗中心的20例迷走神经刺激系统植入者使用rTMS的信息，所有的中心都使用了8字形线圈，未发现有患者报告任何独特的不良反应。在装有心脏起搏器的患者中有2例经颅磁刺激的报道，一名患者采用rTMS对左侧DLPFC进行刺激[58]，另一名偏头痛患者接受sTMS刺激枕叶皮质[59]，均无不良反应报告。2021版安全指南建议，如果TMS线圈不在靠近（距离＜10 cm）植入物IPG的位置刺激，那么在心脏起搏器、迷走神经刺激系统和脊髓刺激器的个体中使用8字形线圈被认为是安全的，但应注意避免电子植入物附近的TMS线圈意外放电。对于有植入物的患者而言，如果可以进行MRI，应用TMS的安全性可能更高。

二、TMS在不同人群中应用的安全性

（一）TMS在健康人群中应用的安全性

Pascual-Leone等人[60]对9名健康志愿者进行rTMS安全性试验，在双侧皮质运动区进行不同刺激频率和143%～208% MT的高强度测定，并且每串为10 s的长时程刺激，共4个序列，前后30 min分别进行神经系统检查、心电图、脑电图、激素水平、神经心理测定及听力测定等。结果有1名志愿者在25 Hz刺激时发生癫痫。其他志愿者的血压、脉搏、心电图、脑电图及激素水平均无明显变化。神经系统检查发现，被试握力和行走速度有所下降，可能与试验进行时间较长所致的疲劳有关。神经心理测试显示，被试注意力、语言功能和记忆力均无明显变化，而4名受刺激频率最高、刺激次数最多的被试的反应时间和语词记忆还有所改善。另外还发现2名被试测定时分别主诉有右耳阻塞感和左侧耳鸣，检查发现高频刺激听阈略有提高，但持续时间不到30 min。

Speer等[61]对10名健康受试者进行了不同刺激频率和强度的刺激后，发现瞬时记忆、远期记忆、语言的流利程度、对指动作、催乳素水平及脑电图等均无明显的变化。同时发现20 Hz刺激有改善记忆的趋势，而1 Hz刺激对皮质兴奋性有抑制作用，后者或许有助于减少癫痫发作。

Jahanshahi等人[62]评估了高频rTMS刺激6名健康正常人左侧运动皮质的安全性。rTMS参数为50 ms刺激4个脉冲（即20 Hz频率），间歇时间3.2 s，重复50次，刺激为105%～110%活动运动阈值，监测了脑电图，并评估了rTMS前后的神经系统功能及生命体征（平衡、步态、两点辨别、血压、脉搏率）、认知（注意力、记忆、执行功能）和运动功能（运动启动、执行速度、手灵巧性），也记录了刺激部位对侧的手、前臂和手臂肌肉的肌电图。结果发现受试者未产生任何不良反应。神经、认知和运动功能的测量显示rTMS前后无变化。从肌电图记录来看，有2名受试者的MEP波幅出现增加。研究者认为，在健康受试者中，高频rTMS是一种相对安全的技术。

（二）TMS在神经精神障碍患者中应用的安全性

1．TMS在神经康复患者中的安全性数据

2021版安全指南通过PubMed数据库确定从2008年3月到2019年10月发表的199篇文章，最后纳入了40篇相关论文进行安全性分析，发现rTMS治疗神经系统疾病时发生的严重急性不良反应共10例。在这10例患者中，8例为诱发癫痫发作（均无后遗症及复发报告），2例为强烈口渴。诱发癫痫发作的患者中4例未发现诱发因素，另4例中1例患有颞部癫痫（在rTMS后诱发了运动区癫痫发作），1例在治疗两天前使用100%静息运动阈值（RMT）的高频rTMS刺激过运动区，1例患有脑卒中，1例患有脑卒中和酒精戒断综合征。通过分析认为，其中6例诱发癫痫的可能技术因素有（应用的rTMS参数为10 Hz刺激原始运动皮质）：①刺激强度过高，即100%～110% RMT；②刺激间隔过短，如5～10 s；③使用成角度的8字形线圈。2例报告强烈口渴的是脑卒中失语患者，在低频（1 Hz）rTMS刺激右额下回中突然出现不可控的强烈口渴，在喝水后口渴立即消失，无需医疗干预，并未造成实际的严重不良反应。安全指南还指出在所有多靶点TMS用于阿尔茨海默病患者的研究中，没有严重不良反应的报告。所以，指南认为rTMS用于神经疾病的干预，不良反应发生的风险较低。

2．TMS在精神疾病患者中的安全性数据

rTMS已被许多国家批准用于重度抑郁症的治疗。同样，rTMS治疗其他精神疾病也是当前研究的重点。许多研究在寻求更多、更新的方案，如将刺激参数扩展到以前的限制之外或在共病抑郁症的情况下应用rTMS等。

Brunoni等人[63]对81项（共4233名患者）研究进行了荟萃分析，除rTMS低频和高频方案外，还包括加速TMS、深部TMS、同步TMS和TBS。在一些TBS的研究中，这些方案在临床上似乎是有效的，最初TBS应用的强度是80%AMT，后有研究扩展到将80%RMT的TBS用于健康人，后在抑郁症患者中应用80%RMT强度的iTBS。最近有研究还做出加速的趋势，每天进行5串iTBS，每串1620脉冲，共54个3脉冲串（刺激2 s间歇8 s），还有的研究将刺激强度增加到120%RMT。这些创新方案似乎有临床效应，但因为缺乏iTBS的剂量-效应关系研究，因此不能做出创新TBS方案较标准80%RMT或AMT的TBS参数更优的结论。而从理论上讲，低强度刺激可能安全性更高，但还应进一步深入研究。

与重度抑郁症相比，其他精神疾病中应用rTMS的安全性数据不够全面。有个案表明rTMS和躁狂症之间存在因果关系，但在53项随机对照研究中，总的发生率（13例）似乎较低（真rTMS躁狂症发生率为0.84%，伪rTMS躁狂症发生率为0.73%），甚至低于接受心境稳定剂的双相障碍患者的自然转相率（2.3%～3.45%）[64]。

同样，rTMS治疗期间出现躁动、焦虑、失眠和自杀意念的案例也有报道[65]；然而与潜在疾病的自然病程相比，这种不良事件在rTMS期间是否更突出仍然是未知的。在所有案例中，rTMS诱发的精神症状不良反应均为短暂性的，在TMS停止或参数改变后可迅速自发消退，或通过药物治疗得到迅速控制。在报告自杀行为时，与TMS刺激相关的自杀行为报告可能还需进一步讨论分析。

2021年的安全指南参照精神疾病TMS治疗的大型（病例数大于100）随机对照试验（randomized controlled trial，RCT）的安全性数据，结果发现，精神疾病患者应用TMS的严重不良反应的发生率在1%～5%，但真和伪rTMS刺激组间的发生率没有明显差异。接受rTMS治疗的精神疾病患者应该清楚地了解磁刺激治疗的潜在风险，这些副作用并不少见，但严重程度相对较轻。

另一个关键问题是精神疾病患者出现癫痫发作，可能有各种诱发因素，如药物治疗对癫痫发作阈值的影响、使用物质（如酒精、咖啡因）的影响、不稳定的行为模式（如躁动、睡眠剥夺）等。指南建议，如果rTMS应用于同时接受惊厥药物治疗的患者，虽然到目前为止没有额外的风险记录，但有必要保持警惕。无论进行RCT研究，还是在临床实践中，治疗者必须根据临床实践（GCP）标准对不良事件/严重不良事件进行全面评估和报告。

因此，现有数据表明，在精神疾病患者群体中进行TMS治疗没有发生额外的严重不良反应风险。

（三）TMS在儿童和妊娠期妇女等特殊群体中应用的安全性

在应用TMS时，儿童和孕妇是必须慎重考虑的人群。

自 2009 年以来，已发表的 100 多项研究数据针对约 2000 名 18 岁以下儿童的进行了 TMS 安全性报告。多数研究报告没有严重不良反应，有些研究报告了 TMS 不良反应是轻微的、短暂的，如头痛。大多研究是用单刺激或成对刺激 TMS，未见报道明显副作用，提示单脉冲和成对脉冲 TMS 对儿童的风险性很小[66]。

儿童大脑皮层激活的静息阈值更高，需要更高的刺激强度，这可能导致不适感增加，从而导致运动和肌肉激活相关的协调和合作变差。中枢神经发育期可能对于磁刺激的副作用特别敏感。小儿神经发育的特点与 TMS 风险相关的主要因素有：皮质兴奋性的成熟、囟门的闭合和听觉外耳道的生长。

1．新生儿

新生儿大脑皮质的显著特点是皮质兴奋性增高，由发育因素控制，在新生儿阶段，突触增加，树突棘密度增加，神经元内的氯离子平衡不成熟导致抑制性下降，而受体的钙离子通透性增加也导致皮质兴奋性增加，两者都潜在地增加了兴奋毒素的风险，早产儿多有兴奋与抑制失衡，峰值在 1 岁以前。在兴奋性增高期间也增加了 TMS 诱发癫痫发作的风险。发育期的新生儿运动阈值比较高，需要更强的 TMS 刺激，虽然现在没有这方面的报道，但对新生儿还是要提防诱发癫痫。

2．婴幼儿

从出生到 1 岁半，多数幼儿的囟门是开放的，要格外小心刺激线圈对头颅的机械性损伤，并且要考虑囟门部位磁刺激的输出量和感应电场的分布。

从出生到 2 岁的小儿，外耳道短小，容易与刺激线圈发出的高强度、高频声响产生共振，有潜在的听觉损伤的风险，因此在 TMS 时必须要堵塞住耳朵，保护听力。安全指南谨慎指出，当使用适当的听力保护时，对于 1 岁及以下的儿童，尚无合适的安全数据；单脉冲和双脉冲 TMS 对 2 岁及以上的儿童是安全的。

3．妊娠期妇女

经颅磁刺激的磁场随着距离的增加呈指数衰减。已有研究表明[67-69]，在距离线圈表面 1 cm 处 0.9 T 的磁场在距离增加到 46 cm 时磁场强度衰减到 11×10^{-6} T，当线圈与子宫的距离≥ 60 cm 时，由 8 字形线圈刺激背外侧前额叶皮质产生的 TMS 感应电场约为 100 mV/m，该值远低于国际非电离辐射防护委员会指南中规定的安全阈值（800 mV/m）。

妊娠期行 TMS 对胎儿的主要危险是 TMS 诱发母体癫痫（已证明生殖激素会影响皮质兴奋性），如果没有足够保护措施，妊娠期间的癫痫发作可能会引起一些并发症。在已发表的妊娠期使用 TMS 的 12 篇报道中，所报告的不良事件均是暂时的、轻微的，并且通常局限于头皮疼痛和轻度头痛，且症状均可自行缓解。在长期影响方面，有研究发现与未经治疗的抑郁症母亲所生的婴儿相比，在妊娠期间接受高频 rTMS 治疗的母亲所生的 18 ～ 62 个月大的孩子（*N*=26）没有出现围产期并发症增加，且认知和运动发育等方面均在正常范围内[70]。

安全指南基于现有证据得出结论：使用 8 字形线圈时，sTMS、pTMS 和 rTMS 对孕妇和胎儿的风险均较小。使用 H 线圈或其他神经调控技术在妊娠期的安全性数据尚不充分。刺激线圈所产生的磁场随着距离呈指数衰减，刺激头部的强磁场不可能对胎儿产生直接的作用。综上所述，对孕妇实施 TMS 要个体化，考虑收益 / 风险的平衡，如果必须使用 TMS，尽量使刺激线圈保持与子宫的距离大于 0.7 m。

（四）操作人员实施 TMS 的安全性

2003 年，国际非电离辐射防护委员会提出了《电磁职业环境指南》，明确了人体防护极限值，在磁共振工作场中测量到的电磁辐射量在防护极限值的 100 倍以下，TMS 的脉冲磁场约 2 T，与磁共振的静态磁场强度相近，且 TMS 磁场辐射真正工作时间极短，此外磁场刺激线圈不大，脉冲磁场作用范围随着距离的增加迅速衰减，目前未有 TMS 对操作者不安全的报道。一项研究[71]发现丹麦一款 MagPro 的 8 字形线圈，在 5 Hz 频率 60% ～ 80% 机器最大输出强度下，距离线圈表面约 0.7 m 处的磁场强度超出了磁脉冲的暴露极限值。而另一项研究[72]使用相同设备（磁刺激器和线圈）、刺激参数和测量方法，结果发现为了避免磁场暴露超过极限值，与线圈的距离需要 0.4 m。这些观察结果值得进一步研究，主要需要考虑 TMS 机器和线圈的类型、刺激的频率 / 强度和总暴露时间。此外，rTMS 操作员每天近距离接触（即使是弱电磁场），重复数月甚至数年，潜在风险仍值得关注。从安全方面考虑，如果妊娠期妇女作为操作人员应经常与刺激线圈保持 0.7 m 以上的距离。另外，考虑到噪声影响，建议操作人员戴耳塞。

三、TMS 不同刺激模式的安全性

（一）pTMS 应用的安全性

目前 pTMS 大多应用于检测，探索其生理作用机制，均未出现重大不良反应，rpTMS 有待进一步探索并关注其安全性。

（二）常规 rTMS 参数的安全性

考虑到 rTMS 的安全性和有效性，rTMS 参数的调节需谨慎。根据安全指南显示，rTMS 的频率、强度、刺激时间和间歇时间之间存在密切的关系。常规 rTMS 单个序列最大安全刺激时间可参考表 1-5-1。

常规 rTMS 在临床和科研中应用过的频率、强度及刺激时间的安全范围可参考表 1-5-2。

表 1-5-1　2009 版安全指南的常规 rTMS 最大安全刺激时间（s）

频率（Hz）	强度（%MT）				
	90	100	110	120	130
1	＞1800[a]	＞1800	＞1800	＞360	＞50
5	＞10	＞10	＞10	＞10	＞10
10	＞5	＞5	＞5	4.2	2.9
20	2.05	2.05	1.6	1.0	0.55
25	1.28	1.28	0.84	0.4	0.24

注：表内刺激时间范围内的参数被认为不会诱发癫痫，不会有兴奋扩散和后作用，“＞”符号表示该数据是目前已检验过的最大值。
[a] 日本 Y. Ugawa 报道过最大 5000 个脉冲也是安全的。

常规 rTMS 的强度、频率、刺激时间和间歇时间 4 个参数组合的安全范围可参考表 1-5-3、表 1-5-4。

一般认为运动皮质的兴奋性最高，引起癫痫发

表 1-5-2　1998 版安全指南的 rTMS 频率、强度与刺激时间（s）的安全性组合

频率（Hz）	强度（%MT）												
	100	110	120	130	140	150	160	170	180	190	200	210	220
1	＞800	＞800	360	＞50	＞50	＞50	＞50	27	11	11	8	7	6
5	＞10	＞10	＞10	＞10	7.6	5.2	3.6	2.6	2.4	1.6	1.4	1.6	1.2
10	＞5	＞5	4.2	2.9	1.3	0.8	0.8	0.8	0.5	0.5	0.4	0.3	0.3
20	2.05	1.6	1.0	0.55	0.35	0.25	0.25	0.20	0.20	0.15	0.15	0.1	0.1
25	1.28	0.84	0.4	0.24	0.24	0.2	0.2	0.12	0.12	0.10	0.10	0.08	0.08

注：安全是以不出现后作用和兴奋扩散为标准，“＞”符号表示该数据是当时测试过的最大值。

表 1-5-3　2009 版安全指南的常规 rTMS 强度和间歇时间组合的安全范围

间歇时间（s）	强度（%MT）			
	100	105	110	120
5	安全	安全	安全	资料不足
1	不安全	不安全	不安全	不安全
0.25	不安全	不安全	不安全	不安全

表 1-5-4　2009 版安全指南的常规 rTMS 强度和频率组合的安全范围

频率（Hz）	强度（%MT）							
	100		110		120		130	
	刺激时间（s）	脉冲数	刺激时间（s）	脉冲数	刺激时间（s）	脉冲数	刺激时间（s）	脉冲数
1	＞270	＞270	＞270	＞270	＞180	＞180	50	50
5	10	50	10	50	10	50	10	50
10	5	50	5	50	3.2	32	2.2	22
20	1.5	30	1.2	24	0.8	16	0.4	8
25	1.0	25	0.7	17	0.3	7	0.2	5

注：“＞”表示该数值是当时测试过的最大值。

作的阈值最低，那么 rTMS 运动皮质区的安全范围应该涵盖其他脑区。目前尚未发现 rTMS 刺激非运动区引起的严重不良反应。

（三）爆发式刺激的安全性

安全指南发现大多数 TBS 研究中使用的参数为丛外频率 5 Hz，丛内 3 个 50 Hz 的脉冲，80% AMT 的刺激强度，使用此参数仅报告了 1 例癫痫发作。而报告的其他癫痫发作 TBS 使用参数均超过了这个水平。2009 年第一次报告使用 TBS 诱发癫痫发作的研究中，使用 100% RMT 刺激健康受试者 M1 区，两例发生在使用双锥形线圈 80%RMT（参照胫骨前肌）刺激健康受试者。

根据分析研究数据，指南得出结论：现有应用的 TBS 参数是安全的（表 1-5-5）。

（四）脉冲刺激的安全性

在 500 多名正常受试者和 30 例痴呆患者、30 例帕金森病患者和 10 例癫痫患者进行 QPS，刺激靶区包括 M1 区、辅助运动区、前运动皮质、DLPFC 和感觉皮质。大多数患者遵循常规刺激参数；某些患者使用了一些新刺激参数（如 130% 活动运动阈值），均未观察到不良反应。

基于上述证据，安全指南指出在正常人中，使用 8 字形线圈的 QPS 是安全的，并给出了 QPS 安全参数，见表 1-5-6。

（五）磁休克治疗的安全性

这是 MST 第一次提及在安全指南中，目前世界上仅有少数实验室或医院配备了 MST 设备。MST 通常设置为 TMS 设备最大输出强度的 100%，频率高达 100 Hz，刺激时间长达 10 s。

已在非人灵长类动物的试验证明了 MST 的安全性。发现 MST 明显比 ECT 更安全，与 ECT 诱导的癫痫发作相比，MST 诱导的癫痫发作较弱，生理表现也有所不同。

1．MST 对认知的影响

MST 在临床试验中显示出极好的安全性，有些研究 [73-74] 报道 MST 几乎没有可检测到的认知副作用。多个研究一致发现 MST 在导致认知副作用方面弱于 ECT[75-77]。

2．MST 中麻醉的心血管影响和其他副作用

ECT 是导致心血管问题和死亡的主要原因之一。研究表明 [78]，与 ECT 相比，MST 对心血管的影响较小，MST 的肌肉酸痛、头痛和其他主观副作用均低于 ECT[77]。

3．MST 可能出现躁狂发作

迄今为止，MST 治疗引发了 3 例躁狂症 [79]，因此，治疗期间建议评估躁狂发作症状。

4．MST 的其他并发症

在 MST 期间，耳塞保护听力是必需的，禁止

表 1-5-5 2009 版安全指南的爆发式刺激安全参数组合

出处	爆发式脉冲	脉冲总数	刺激强度	刺激靶点
标准 iTBS（Huang 等人，2005）	3 个脉冲 50 Hz，丛外 5 Hz，刺激 2 s	600	80%AMT	运动皮质，前额叶皮质
标准 cTBS（Huang 等人，2005）	3 个脉冲 50 Hz，丛外 5 Hz	600	80%AMT	运动皮质，前额叶皮质
Silvanto 等人，2007	8 个脉冲 40 Hz，每 1.8 s 重复一次	200	60%Mo	视觉皮质
Nyffeler 等人，2006	3 个脉冲 30 Hz，丛外 10 Hz	200	80%RMT	额眼区域

注：iTBS 为间歇性爆发式刺激，cTBS 为连续性爆发式刺激，AMT 为活动运动阈值，Mo 为机器最大输出强度，RMT 为静息运动阈值。

表 1-5-6 2021 版 TMS 安全指南的 QPS 模式的安全参数

靶点	ISI	强度	IBI（s）	总脉冲数	刺激时间	线圈
M1	1.5，10，30，50，100，200，1250	90% ~ 130%AMT	2.5 ~ 5	1440 ~ 2880	30 min	8 字形
PM	5，50	90%AMT	5	1440	30 min	8 字形
S1	5，50	90%AMT	5	1440	30 min	8 字形
DLPFC	5，50	90%AMT	5	1440	30 min	8 字形

注：M1 为初级运动皮质，PM 为运动前区，S1 为感觉皮质，DLPFC 为背外侧前额叶皮质，AMT 为活动运动阈值。

在颅内有金属植入物、颅骨板或动脉瘤夹的患者中使用。同时，用于监测癫痫发作的脑电图电极必须与 TMS 兼容，以避免使用 TMS 时出现头皮烧伤。迄今为止，只有一份报告称，由于线圈故障导致头皮浅表烧伤[79]。

5. 特殊人群 MST 的应用

到目前为止，大多数报道的 MST 患者都是成年人。只有一份病例报告[80]显示，MST 被安全地用于青少年抑郁症。MST 在儿童、青少年和妊娠期的安全性迄今尚未报道。

四、TMS 联合其他设备使用的安全性

（一）TMS 与光学导航或机器人导航联用的安全性

对于脑结构异常的患者，如脑卒中、肿瘤或多发性硬化症患者，以及刺激运动皮质以外的大脑区域时，应该考虑使用导航来精准定位[81]。尽管癫痫发作的绝对风险很低，但仍有一些案例表明，靠近脑部病变的 TMS 会导致癫痫发作，脑成像技术有助于避开这些病变部位，以提高安全性。神经影像学和神经解剖学的精准性，可以减少靶点外的不良反应并提高 TMS 安全性，因此应推荐使用。

光学导航系统已被用于优化 TMS 线圈在大脑皮质上特定目标的定位，目前已发表的研究[82]证明其在确定皮质靶点位置和精准重复定位方面的可靠性，未报告不良反应。未来还需要从风险 / 收益和治疗效果两个方面进一步评估。

为进一步提高 TMS 线圈定位的可靠性和重复性，研究者提出了采用机器人握持线圈，结合图像导航的方法。到目前为止，有少量研究[83-84]报告了接受机器人 TMS 治疗的患者；大多数研究[85-86]旨在描述使用机器人 TMS 自动化刺激的准确性和舒适度，与手动刺激相比，机器人的使用提高了 TMS 定位和运动映射的准确性和重复性，提升了 TMS 的舒适度。

综上所述，机器人 TMS 简化了线圈在头部的定位，解决了人为偏倚和操作者暴露于磁场中的问题，并允许在执行刺激时对头部运动进行实时补偿，以提高定位的精准度。

（二）TMS 与经颅电刺激联用的安全性

rTMS 与经颅直流电刺激（transcranial direct current stimulation，tDCS）、经颅交流电刺激（transcranial alternating current stimulation，tACS）或经颅随机噪声刺激（transcranial random noise stimulation，tRNS）联用，通过启动机制或可塑性机制来增强疗效，目前此类研究较少，均未报告不良事件。

有研究[87]将 TBS 和 tACS 联用，以增强 TBS 诱导皮质可塑性的调节，由于样本量小，也没有专门评估其安全性的报告，因此证据不足。sTMS 和 tDCS/tACS/tRNS 的组合，也没有报告不良事件[88]。

因此安全指南建议，在排除了电极导热或磁感应电流的前提下，tDCS、tACS、tRNS 与 TMS 联用是安全的。

（三）TMS 与 MRI 联用的安全性

TMS 可以基于 MRI 的多种脑检测方法联合应用。在大多数联合研究中，二者在空间和时间上是严格分开的，不存在额外风险。但 TMS 在 MRI 扫描室进行时，只能使用专用的 TMS 线圈，且线圈不得含有铁磁性材料。

基于安全考虑，目前专用于 MRI 的 TMS 线圈只被批准用于产生 3 T 或更小磁场的 MRI 检查系统，不能用于磁场强度高于 3 T 的系统，该数据同样适用于 TMS-MRI 集成装置。

五、TMS 联合药物治疗的安全性

在临床上很多抗抑郁药、抗精神病药可增加癫痫发作的风险，抗惊厥药可降低癫痫发作的风险。各种药物之间的交互作用可能会增加或抵消癫痫发作的风险，应该加以关注。

服用或停服某些对中枢神经有影响的药物有时会降低癫痫发作的阈值。其实癫痫发作的风险受许多因素的影响，例如药物剂量、剂量的增加或减药的速度、药物之间的相互作用。根据目前研究，还没有证据表明这些药物与 TMS 诱发癫痫发作之间存在量效关系。

表 1-5-7、表 1-5-8、表 1-5-9 列出的药物都有可能降低癫痫发作阈值，因此在联合 rTMS 治疗时有诱发癫痫的潜在风险。若在服用下列药物的情况下接受 TMS 治疗时，应格外注意，尽量减小刺激频率和刺激强度，并加强安全性监测。

表 1-5-7 2009 年安全指南降低癫痫发作阈值可能严重影响 rTMS 安全的药物

imipramine	丙咪嗪（抗抑郁）
doxepin	多塞平
maprotiline	马普替林（抗抑郁）
clozapine	氯氮平（镇静药）
ganciclovir	更昔洛韦
amphetamines	苯丙胺
MDMA，ecstasy	摇头丸
PCP，angel dust	天使粉，麻醉致幻剂
gamma-hydroxybutyrate	γ- 羟基丁酸（GHB）
theophylline	茶碱
amitriptyline	阿米替林（抗抑郁）
nortriptyline	去甲替林
chlorpromazine	氯丙嗪（冬眠灵）
foscarnet	膦甲酸钠
ritonavir	利托那韦
cocaine	可卡因
phencyclidine	苯环已哌啶
ketamine	克他命 麻醉剂
alcohol	乙醇

表 1-5-8 2009 年安全指南降低癫痫发作阈值可能相对影响 rTMS 安全的药物

mianserine	米安色林（米塞林）
fluvoxamine	氟伏沙明
sertraline	舍曲林
reboxetine	瑞波西汀
duloxetine	度洛西汀
mirtazapine	米氮平
pimozide	匹莫齐特
olanzapine	奥氮平
aripiprazole	阿立哌唑
risperidone	利培酮
mefloquine	甲氟喹
penicillin	青霉素
cephalosporins	头孢菌素类
isoniazid	异烟肼
cyclosporin	环孢素
vincristine	长春新碱
cytosine arabinoside	阿糖胞苷
lithium	锂
antihistamines	抗组胺药物
fluoxetine	氟西汀
paroxetine	帕罗西汀
citalopram	西酞普兰
venlafaxine	文拉法辛
bupropion	安非他酮
fluphenazine	氟奋乃静
haloperidol	氟哌啶醇
quetiapine	喹硫平
ziprasidone	齐拉西酮
chloroquine	氯喹
imipenem	亚胺培南
ampicillin	氨苄西林
metronidazole	甲硝唑
levofloxacin	左氧氟沙星
chlorambucil	苯丁酸氮芥
methotrexate	甲氨蝶呤
BCNU	卡莫司汀
anticholinergics	抗胆碱药物
sympathomimetics	拟交感神经药物

表 1-5-9 2009 年安全指南的撤药、停以下药物会降低癫痫发作阈值而导致 rTMS 诱发癫痫发作的风险

alcohol	乙醇
benzodiazepines	苯二氮䓬类（安定）
chloral hydrate	水合氯醛
barbiturates	巴比妥
meprobamate	甲丙氨酯（安宁）

2009 年发布的安全指南建议，在服用已知可降低癫痫阈值药物时，应谨慎使用 TMS。然而，2021 年发布的安全指南指出，目前癫痫发作率低的数据不再支持该建议，但建议在应用 TMS 期间，记录服用药物和其他可能降低癫痫阈值的因素，以便系统收集报告不良反应的数据。

六、TMS安全操作注意事项

在实施TMS前，与TMS相关的人员都应该严格掌握TMS的安全性，尤其是TMS的禁忌症和不良反应；了解接受TMS治疗者的既往史和病情现状；在实施TMS前，对接受TMS治疗者进行知情同意告知；操作者应严格掌握TMS实施操作规范，为接受TMS治疗者选择合适的参数。另外，可在实施TMS过程中，进行安全性监测。

（一）TMS的禁忌证

TMS的绝对禁忌证是靠近线圈刺激部位有金属或电子仪器，例如电子耳蜗、脉冲发生器、医疗泵等体内植入体，这些设备有被损坏的风险。

另外，在有诱导癫痫发作风险、存在风险增加或不确定风险的情况下，应视为相对禁忌证，这种情况应充分评估收益/风险比，可能包括但不限于以下情况：

1．与刺激方案相关的问题

①任何新颖的未经过安全检验的刺激方案，如多线圈、多部位同时刺激。②常规rTMS的刺激参数（强度、频率、时程、刺激间歇）超过安全指南范围。

2．与患者疾病相关的问题

①有癫痫病史者。②脑外伤、脑肿瘤、脑炎、脑血管病、脑代谢性疾病。③服用的药物可降低癫痫发作阈值，未服用抗惊厥药物者以及预防癫痫发作者。④睡眠剥夺、时差未恢复、醉酒、过度疲劳者。⑤严重或近期患心脏病患者。⑥颅内埋置电极者。

3．与患者身体状态相关的问题，如怀孕。

（二）TMS的不良反应

诱发癫痫发作被认为是TMS最大的不良反应，当然，TMS可能还存在其他一些不良反应（表1-5-10）。

表1-5-10　2009版安全指南中TMS不同刺激模式可能诱发的不良反应

不良反应	sTMS	pTMS	低频rTMS	高频rTMS	TBS
诱发癫痫	罕见	无报道	罕见	可能	可能
短暂躁狂	无	无	罕见	左额叶可能	无报道
头皮电极烧伤	无	无	可能	可能	可能
大脑结构改变	无	无	有争议	有争议	无报道
组织毒素	无	无	有争议	有争议	无报道
其他瞬时效应	无报道	无报道	无报道	激素，乳酸变化	无报道

1．听觉影响

TMS强大的电流通过刺激线圈使内部导线受到磁力的作用而互相吸引，产生振动和声响，高输出时有些线圈的声压会达到140 dB，超过了预防听觉损伤的安全范围，有少数人在接受TMS后感到听阈暂时性升高[89]。其中1人在接受H线圈超强刺激时没有戴耳塞引起听阈的长久改变[90]。大多数试验表明TMS对听觉没有显著影响。Collado-Corona[91]报道18名没有戴耳塞保护的儿童进行TMS刺激，未发现听觉受到影响。由于案例样本数量有限，仍然建议戴耳塞。

多数研究均显示，TMS治疗虽然对听力无严重影响，但也要提出听力保护建议。

（1）成人的听力安全问题可以通过以下方式解决：①患者、受试者和TMS操作人员使用听力保护装置（耳塞或耳罩）；②任何在TMS干预后出现听力损害、耳鸣或听力问题者应进行听力评估；③有听力障碍者如存在噪声听力损伤或同时使用耳毒性药物（氨基糖苷类药物、顺铂）时，行TMS前需仔细考虑收益/风险的平衡。

（2）损害听力的风险虽然很低，但对于耳鸣（甚至幻听）患者，在患耳附近应用TMS前应考虑到可能出现听觉高亢的现象。

（3）人工耳蜗植入者不宜接受TMS。

（4）研发出的新线圈需要重新评估TMS脉冲噪声对听力的影响。

（5）儿童的听力安全问题见TMS对儿童安全性的章节。

2．脑电活动的影响

为了研究TMS的作用机制和对脑电图的影响，在进行TMS治疗前、中、后记录脑电图是一种常见的联合检测方法。TMS对脑电图的持续作用有多种多样的表现，如运动区、额叶出现震荡活动，对体感、视觉、认知、运动相关电位等生理参数也有后续作用。据研究报道[92-93]，rTMS对脑电活动的后续效应时间范围是20～70 min。关于

TBS 的脑电图变化的文献较少，Katayama 等人[94]报道 iTBS 后续作用的持续时间与常规 rTMS 相似，Grossheinrich 等人[95]报道 iTBS 的后续作用可持续 50 min。

目前的实验证明 TMS 对脑电图有明显的影响，但缺乏脑电图变化与认知、行为变化之间的关联性系统研究，今后需要做更多的研究工作。

3．癫痫发作

癫痫发作也被称为抽搐或惊厥发作，这是 TMS 可能引发的最严重的急性不良反应。皮质神经元兴奋与抑制功能失衡，突触易化容易引起神经元高度同步放电而引起癫痫发作。癫痫也容易由高频 rTMS 或脉冲串之间的间歇过短引起。理论上癫痫可能在高频刺激时即时发生，也可在刺激停止后发生，即在突触易化的后续作用时发生。

TMS 诱发癫痫发作的危险因素有以下几种。

（1）神经精神疾病：除患有癫痫外，还有多种神经精神疾病会增加 TMS 诱发癫痫发作的风险。通常，所有伴有结构性脑损伤的神经系统疾病都会增加癫痫发作的风险，如脑卒中、多发性硬化、脑外伤、阿尔茨海默病和其他神经退行性疾病，脑膜脑炎或脑脓肿、实质性或软脑膜癌均与癫痫发作的风险增高相关。另有研究表明，一些精神疾病也会增加 TMS 诱发癫痫发作的风险，如重性抑郁症患者行 TMS 有可能诱发癫痫的风险，是伪刺激组的 19 倍；精神分裂症、孤独症、双相障碍也有增加癫痫发作风险的报道。

（2）与 TMS 所致癫痫发作相关的一般因素：许多研究探讨了癫痫患者发作的促发因素，这也可能是 TMS 诱发癫痫发作的易感因素。与 TMS 相关的常见诱发因素，包括睡眠剥夺、压力、抑郁 / 焦虑、饮酒量增加和月经期等，尤其睡眠剥夺应特别注意。

（3）与 TMS 所致癫痫发作相关的医学因素：许多疾病状态会降低癫痫发作的阈值，增加癫痫发作的风险，这些诱发因素很多，特别是以下情况：①代谢异常疾病（低钠血症、低钙血症、低镁血症、低血糖、高血糖、肾功能衰竭 / 尿毒症、肝功能衰竭）；②由于清除率降低导致抗惊厥药物血药浓度升高（如继发于抗生素治疗感染后）；③戒酒；④使用可卡因或二亚甲基双氧苯丙胺等兴奋剂；⑤使用环孢素、他克莫司进行免疫抑制治疗，以及其他可引起可逆性脑后部白质病变综合征；⑥透析；⑦全身感染和发热等。

在 1998 年 TMS 安全指南发布之前有数十例报道（表 1-5-11），对 2020 年 2 月前发表的研究分析发现，有 41 例 TMS 诱发癫痫发作的报道[96]，这种癫痫发作是由 TMS 诱发的，在没有 TMS 刺激后癫痫复发的概率极小（患者本身有癫痫疾病除外）。

表 1-5-11　1996 年 6 月（1998 年发布）TMS 国际研讨会对 rTMS 诱发癫痫的 TMS 刺激参数汇总

资料来源 / 受试者 / 癫痫类型	强度（%MT）	频率（Hz）	串时程（s）	串间歇（s）
Dhuna 1991/ 颞叶癫痫 / 全身发作	≫ 100	16	10	足够长
Pascual-Leone 1993/ 正常受试 / 全身发作	250	25	10	足够长
Wassermann 1996/ 正常受试 / 全身发作	105	15	0.75	0.25
NINDS，未发表 / 正常受试 / 全身发作	110	25	0.8	1
正常受试 / 全身发作	120	15	2.5	足够长
B.Mercuri 未发表 / 正常受试 / 部分运动发作	130	3	7	足够长
Pascual 未发表 / 抑郁症 + 服药 / 全身发作	90	10	10	60

2009 版安全指南指出，TMS 诱发癫痫发作概率很低，但未被量化。为了弥补这一空白，Lerner 等[97]在 2019 年向 2510 个发表 TMS 研究的作者和机构发送了问卷调查表，以了解 2012—2016 年 5 年间 TMS 治疗次数和癫痫发作次数的信息，其中 174 个机构做出了回复，报告了超过 30 万次 TMS 治疗和诱发了 24 次癫痫发作（诱发率为 7/10 万）。这个诱发率可能还存在一定的报告偏倚，其中 19 次诱发癫痫出现在高风险受试者（诱发率为 33/10 万），如存在用药、脑损伤或癫痫。报告的 19 308 次 TMS 治疗参数均超出了 2009 年的建议值，其中 6749 次 TMS 是在高风险受试者中进行的。在高 / 低风险受试者中行 sTMS、pTMS 或低频 rTMS（≤ 1 Hz）时，在 20 万次 TMS 中有 16 次诱发了癫痫发作（诱发率 8/10 万），其中 13 次发生在高

风险受试者中（诱发率27/10万），另3次发生在无相关风险因素的受试者中（诱发率2/10万）。有8次癫痫诱发频率高于1 Hz，其中1次发生于iTBS（诱发率7/10万）；7次发生于高风险受试者（诱发率67/10万），1例发生于无风险因素受的试者中（诱发率1/10万）。

虽然这些数据不能统一比较，但仍能看出，在无高风险因素的情况下，诱发癫痫发作的概率是极低的，但随着频率的增加诱发癫痫的概率也会增加，而低频rTMS诱发癫痫发作的可能性似乎更低。

安全指南还指出，没有接受过TMS的受试者比以往接受过TMS的受试者诱发癫痫发作的风险更高。62%以上的癫痫发作发生在首次接触TMS治疗，75%发生在前三次治疗中。有数据显示，即使存在危险因素，接受过TMS治疗的受试者的风险也比首次治疗的受试者低。表明TMS早期评估和预防是必要的，这也表明TMS诱发癫痫发作是个性化风险，而不是磁刺激剂量累积的结果。

关于新一代H线圈，制造商监测报告了48 252例患者中TMS诱发了46次癫痫和5次假性癫痫发作，按患者人数诱发率为85/10万，按TMS次数诱发率为4/10万[98]，与前面的报告类似。因为没有其他制造商提供定量数据的比较，指南对深部线圈（如H线圈）诱发癫痫的发生率未做出定论。

在健康受试者以及患有各种神经系统疾病的患者中应用单脉冲和双脉冲TMS并未导致脑电图（electroencephalograhpy，EEG）异常。然而，在癫痫患者中，对于癫痫发作风险特别高的患者（如癫痫发作不受控制的患者），建议在TMS治疗期间持续进行EEG监测，并慎重选择刺激参数。

因此，安全指南指出，通过分析常规刺激参数和线圈的大量数据，即使在服用中枢神经系统性药物的患者群体中，rTMS诱发癫痫发作的风险仍较低，但依然有必要预防可能出现的癫痫发作。

4．晕厥

晕厥是由于大脑供血不足引起短暂意识丧失的一种症状，TMS过程中有可能会诱发晕厥[99]，持续时间短，一般不超过1 min。晕厥很难与癫痫相鉴别，有很多症状与癫痫相似，也有僵直、抽搐等现象，约有1/3的晕厥误诊为癫痫。

晕厥是脑血流一过性降低导致脑部缺血性综合征，主要症状是“虚证”而不是刺激症状，意识丧失前常有面色苍白、出冷汗，发作时迅速跌倒，肌张力降低。肢体强直、舌头咬伤、大小便失禁少见。癫痫是神经元异常活动的结果，临床主要表现为刺激症状，强直、阵挛、跌伤、舌头咬伤、大小便失禁比晕厥多见，癫痫发作的时间一般比晕厥长。

脑电图对晕厥与癫痫的鉴别有很大的价值，晕厥患者主要为慢波，间歇期脑电图多为正常，癫痫患者常见棘波和棘慢波综合征。

在TMS实施中出现晕厥时，应立即停止TMS治疗，让患者躺下或者降低患者头部以改善脑部灌注，如有可能，最好侧卧，保持呼吸通畅，提供安慰以缓解恐惧和紧张的情绪状态。如果发病时间超过30 s要进一步做医学评估和治疗。

5．头痛和不适

TMS受试者对单个脉冲刺激一般都能耐受，无明显疼痛和不适。但疼痛是rTMS一种较常见的副作用，每个人疼痛的程度不一样，与个人的耐受性、刺激部位、线圈类型、刺激频率和刺激强度有关，治疗前要事先告诉患者TMS可能会引起的不适感或疼痛[100]。

2008年，Loo等人[101]对TMS治疗抑郁症的安全性做了一篇Meta分析，比较疼痛在真刺激和伪刺激之间的差异，发现真刺激组28%的患者感觉头痛，39%的患者有痛感或不适，伪刺激组的头痛与不适分别是16%和15%。TMS刺激常引起头皮肌肉或面部肌肉抽动，从而引起皮肤感觉不适或疼痛。但是这种症状对于继续治疗以及进行安全性观察或可忽略不计。

根据目前的数据[102]，不到2%的患者因为疼痛而停止治疗，有的研究者用1%利多卡因局麻注射可减少50%的疼痛，用舒适的泡沫枕头可减少7%的疼痛。

TMS引起疼痛或不适可能是刺激了头部三叉神经所致，肌肉随着刺激抽动、线圈对头部的压力和震动、颈部衬垫不稳定都可引起疼痛和不适，但TMS产生疼痛的确切机制还不十分清楚。颈部的疼痛可能与TMS实施中固定姿势和头部固定有关[103]。TMS引起的局部疼痛或头痛多数是轻微的，很快消失，持续性头痛可口服镇痛药。

6. 其他副作用

（1）认知和神经心理变化

安全指南指出，目前在健康受试者的 TMS 临床研究中，似乎没有造成明显持久的知觉或认知损害不良事件。

2006 年，Machii 等人[103]对 1998 年 1 月至 2003 年 12 月发表的 173 篇论文（超过 3000 名受试者 / 患者）的荟萃分析中，报告了 rTMS 在非运动区域的应用，其中与认知相关的副作用包括过度疲劳、注意力集中困难、记忆困难，而这些副作用都是轻微的、短暂的和"非常罕见"的。

2008 年，Loo 等人[101]写了一篇关于抑郁症的长期治疗、真伪刺激对照的综述，包括 39 篇文章 1200 多例患者，其中有 12 篇文章认为 TMS 可提升认知功能，所有的研究都没有发现认知减退的现象。

听觉和体感刺激也可能对认知产生非特异性的影响，例如，听觉阈值变化[104]或由感觉刺激和（或）线圈引起的疼痛症状如轻度头痛，可能在这些症状持续期间影响认知（注意力、记忆力）。任何刺激方案（TMS/rTMS）都可能发生这样的影响，但它们不太会发生后遗问题。

（2）急性精神变化

Xia[105]报道用高频刺激左侧 DLPFC 治疗单相或双相抑郁时，发现可能引起躁狂发作，随后进行对比试验，结果发现躁狂的发生率在真刺激组中为 0.84%、伪刺激组中为 0.73%，双相抑郁自然发生转躁率为 3%，试验结果低于自然转躁发生率。

2009 年，Grossheinrich[106]报道对 24 名健康受试者在左侧 DLPFC 区和前额叶用 TBS 刺激未发现有情绪的变化。

（3）内分泌的变化

TMS 对内分泌的影响关系到安全性以及作用机制，是否会影响到下丘脑 - 垂体轴的激素分泌。Bridgers 等人[107]观察到 TMS 刺激后血浆催乳素水平会下降（无对照组）。George 等人[108]刺激 10 名健康受试者前额叶皮质引起促甲状腺激素增加。Szuba[109]进行了双盲对照研究，刺激受试者是未服药的抑郁症患者，刺激前额叶皮质 10 Hz、100% MT、重复 20 次，超过 10 min，可见促甲状腺激素短暂性增加。Evers 等人[110-111]研究了高频 rTMS 与安慰剂、阈下强度和阈上强度对神经内分泌的影响，发现低强度的阈下刺激，受试者血浆皮质醇和促甲状腺激素水平轻度下降，其他强度的刺激均没有变化，由于皮质醇和促甲状腺激素在紧张的情况下释放，考虑低强度的 TMS 对神经有放松作用。

（4）神经递质的变化

rTMS 确实能影响到许多神经递质的释放。Keck[112]报道用 20 Hz 刺激前额叶明显增加海马部位的多巴胺释放。这一作用又被以后的实验证实，并认为是治疗帕金森病有效的机制之一。

Michael 等人[113]用 20 Hz 高频刺激左侧 DLPFC，每天治疗 20 min，发现不仅刺激部位的谷氨酸 / 谷氨酸盐增加，而且远处的左侧扣带回皮质、右侧 DLPFC 的谷氨酸 / 谷氨酸盐也增加了。Sibon[114]报道用 10 Hz 刺激正常健康受试者的左侧 DLPFC 可见即刻对边缘系统部位的 5- 羟色胺代谢有调节作用。也有数据显示，高频刺激可使顶叶神经元、海马神经元诱导和激活 c-fos 转录因子（神经活性的标志物）[115]。2009 年，Hausmann 等人[116]用圆形线圈在颅顶以高频 20 Hz 和低频 1 Hz、90%RMT、刺激 15 min，发现脑源性乳酸增加，可能与星形细胞的活动有关，其生理作用不清楚。TMS 对神经递质的影响与其作用机制和安全性都有关系，还需要进一步的系统研究。

（5）免疫系统的变化

已有研究表明大脑皮质对免疫功能的影响有偏侧性。左脑刺激会增加血液中淋巴细胞的数量，而右脑刺激则会减少。啮齿动物实验也发现，分别损伤左侧或右侧大脑诱导了相反的作用。Clow 等人[117]采用 TMS 研究大脑对免疫的非对称的作用，表明刺激左侧大脑，唾液中的免疫球蛋白 A（S-IgA）抗体分泌增加，刺激右脑则没有这种效应。

（6）自主神经的变化

自主神经可以影响呼吸、血压、心率等。Foerster 等人[118]用高频 20 Hz、500 ms，70% ~ 90% 的仪器最大输出刺激头皮多个部位，发现短时间血压和心率增高。Vernieri 等人[119]调查了 rTMS 对脑血流动力学的影响，29 名健康受试者被随机分配到真刺激（19 名）或伪刺激，17 Hz 的 rTMS，刺激优势半球的原始运动皮质，所有受试者在 rTMS 前（基线）和后 10 分钟内接受大脑中动脉经颅多普勒检查，以评估平均血流速度和血管运动反应性（vasomotor reactivity，VMR）。4 名受试者在 rTMS

后2 h、5 h和24 h进一步进行VMR评估。作为对照条件，10名受试者在距状裂皮质上进行了真刺激或伪rTMS。此外，5例急性脑卒中患者接受同样的rTMS治疗试验，在患侧脑半球每天进行5次rTMS治疗。在进行了真性rTMS后，原始运动皮质和距状裂皮质的VMR显著下降，而假rTMS组没有观察到这种变化。VMR在5 h内低于基线水平。在患者组中，脑VMR的下降与受刺激侧无关。由此得出结论，rTMS可以降低大脑VMR，这可能是脑血流动力学自主控制的次要效应。在急性脑卒中患者中应用rTMS方案时，应考虑到这一观察结果。

（三）病史调查标准化问卷

根据安全指南推荐，可以对准备接受TMS患者进行调查和筛选，以便排除安全隐患，标准问卷如下。

1．您是否有过癫痫、惊厥或抽搐？

2．您是否有过昏迷、晕厥，如果有，是如何发生的？

3．您是否有过严重的（意识丧失）脑外伤？

4．您是否有听力问题或耳鸣？

5．您是否已经或可能怀孕了？

6．您的颅内是否有金属物体（金属夹、碎片、除开金属钛）？

7．您是否有耳蜗植入体？

8．您是否有植入神经刺激器、心脏起搏器、医疗泵？

9．您是否近期用过药物？如果有请列出。

10．您是否有过脊髓外科手术？

11．您身上是否有脊髓或心室的连接导线？

12．您是否以前做过TMS？

13．您是否以前做过MRI？

（四）知情同意

对患者进行知情同意谈话时，应告知其rTMS技术及实施的大概步骤，以及该项操作可能为其带来的收益和可能出现的风险等。下面提供一个rTMS治疗知情同意书范式（表1-5-12），供大家参考。

（五）测定阈值及选择合适的治疗方案

测定阈值旨在找到安全有效的刺激强度，刺激强度过小，刺激效果不佳，刺激强度过大，患者耐受性、依从性差，且风险增加。

由于个体的神经兴奋阈值存在差异性，在首次进行TMS治疗时，需测定阈值；阈值会随着rTMS的多次调控产生变化，建议新疗程开始时重新测定阈值；另外，不同厂家生产的TMS设备不同，TMS线圈可能输出强度也不同，更换设备或线圈时应重新测定阈值。

在选择治疗方案时，应综合评估患者的情况以及目前要解决的问题等多方面进行确定。

（六）安全性监测

当TMS的刺激参数超过安全指南的范围时，最好对受试者进行有效的神经电生理评估。有两种方法可以有效地探测大脑皮质的兴奋性，探测癫痫发作的前兆。

（1）后作用是癫痫发作的前兆，使用EEG监测TMS刺激是否引起癫痫样棘波的后作用，对检测癫痫发作是方便有效的指标。

（2）用肌电图监测皮质兴奋性的扩散拇短展肌或第一背侧骨间肌的运动阈值最低，在前臂桡侧腕伸肌和上臂三角肌同时接上肌电图，在rTMS治疗中全程监测，头部刺激点在远端肌部位，近端肌不能引发运动诱发电位，如果刺激过程中不但远端肌随着刺激抽动，近端肌也出现同步活动，说明兴奋扩散和兴奋阈值下降，则有可能诱发癫痫。刺激部位如果不在运动区出现手的远端肌同步诱发电位也说明兴奋扩散了，有诱发癫痫的风险。

（廖家华　蔡胜安　尧利书）

参考文献

[1] BARKER A T，JALINOUS R I，FREESTON I L. Noninvasive Magnetic Stimulation of the Human Motor Cortex［J］. The Lancet，1985，1（8437）：1106-1107.

[2] KUJIRAI T，CARAMIA M D，ROTHWELL J C，et al. Corticocortical inhibition in human motor cortex［J］. J Physiol，1993，471：501-519.

[3] STEFAN K，KUNESCH E，COHEN L G，et al. Induction of plasticity in the human motor cortex by paired associative stimulation［J］. Brain，2000，123（Pt 3）：572-84.

[4] HERWIGA U，SCHÖNFELDT-LECUONAA C，WUNDERLICH A P，et al. The navigation of transcranial magnetic stimulation［J］. Psychiatry Research Neuroimaging，2001，108（2）：123-131.

[5] GROPPA S，OLIVIERO A，EISEN A，et al. A practical

表 1-5-12 重复经颅磁刺激（rTMS）治疗知情同意书

重复经颅磁刺激（rTMS）治疗知情同意书			
患者姓名	性别	年龄	病历号
疾病介绍和治疗建议 医生已告知我患有______，需要进行 rTMS 治疗。 rTMS 技术是一种利用脉冲磁场作用于中枢神经系统（主要是大脑），改变皮质神经细胞的膜电位，使之产生感应电流，影响脑内代谢和神经电活动，从而引起一系列生理生化反应的磁刺激技术，这是一种无痛、无创的治疗方法。			
治疗潜在风险和对策 医生告知我经颅磁刺激治疗可能发生的一些风险，具体的治疗方案根据患者及疾病状态有所不同，医生告诉我可与我的医生讨论有关我治疗的具体内容，如果我有特殊的问题可与我的医生讨论。 1．我理解任何治疗都存在风险。 2．我理解在治疗过程中，可能引起治疗部位的颤动、治疗时“啪、啪”的声响。 3．我理解此治疗可能发生的风险和医生的对策： ①轻微头痛； ②听力变化； ③高频率、高强度磁场刺激可能引起抽搐发作等。 特殊风险或主要高危因素 我理解根据我个人的病情，我可能出现未包括在上述所交待并发症以外的风险： ______ ______ 一旦发生上述风险和意外，医生会采取积极应对措施。			
患者知情选择 • 我的医生已经告知我将要进行 TMS 治疗方式、治疗中及治疗后可能发生的并发症和风险，可能存在的其他治疗方法并且解答了我关于此次治疗的相关问题。 • 我同意在治疗过程中，医生可以根据我的病情预定的治疗方案做出调整。 • 我并未得到治疗百分之百成功的许诺。 患者签名______ 签名日期____年____月____日 如果患者无法签署知情同意书，请其授权的亲属在此签名： 患者授权亲属签名 与患者关系 签名日期____年____月____日			
医生陈述 我已经告知患者将要进行的治疗方式、此次治疗中及治疗后可能发生的并发症和风险，可能存在的其他治疗方法并且解答了患者关于此次治疗的相关问题。 医生签名______ 签名日期____年____月____日			

guide to diagnostic transcranial magnetic stimulation：report of an IFCN committee［J］. Clin Neurophysiol，2012，123（5）：858-82.

[6] LEFAUCHEUR JP，ANDRÉ-OBADIA N，ANTAL A，et al. Evidence-based guidelines on the therapeutic use of repetitive transcranial magnetic stimulation（rTMS）［J］. Clin Neurophysiol，2014，125（11）：2150-2206.

[7] FRIED P J，SANTARNECCHI E，ANTAL A，et al. Training in the practice of noninvasive brain stimulation：Recommendations from an IFCN committee［J］. Clin Neurophysiol，2021，132（3）：819-837.

[8] WASSERMANN E M. Risk and safety of repetitive transcranial magnetic stimulation：report and suggested guidelines from the International Workshop on the Safety of Repetitive Transcranial Magnetic Stimulation，June 5-7，1996.［J］. Electroencephalography & Clinical Neurophysiology，1998，108（1）：1-16.

[9] 中国医师协会神经调控专业委员会电休克与神经刺激学组. 重复经颅磁刺激治疗专家共识［J］. 转化医学杂志，2018，7（1）：4-9.

[10] 中国医师协会神经内科医师分会，中华医学会神经病学分会帕金森病及运动障碍学组．中国帕金森病重复经颅磁刺激治疗指南［J］．中国神经精神疾病杂志，2021，47（10）：577-585.

[11] 中华医学会儿科学分会康复学组，中国康复医学会物理治疗专委会．儿童脑性瘫痪经颅磁刺激治疗专家共识［J］．中华实用儿科临床杂志，2022，37（5）：333-337.

[12] 上海市医学会脑电图与临床神经生理专科分会．重复经颅磁刺激的临床应用与操作规范上海专家共识［J］．上海医学，2022，45（2）：65-70.

[13] 汤浩，刘刚，徐健，等．江苏省精神科经颅磁刺激治疗技术管理规范专家共识［J］．临床精神医学杂志，2022，32（S1）：16-19.

[14] 重复经颅磁刺激技术在精神障碍临床应用中的操作规范：T/CMEAS 011-2023［S］．北京：中国医药教育协会，2023.

[15] 全国医用电器标准化技术委员会物理治疗设备分技术委员会．磁刺激设备：YY/T 0994-2015［S］．北京：国家食品药品监督管理总局，2015.

[16] DENG ZHI-DE，LISANBY SARAH H，PETERCHEV ANGEL V，et al. Electric field depth-focality tradeoff in transcranial magnetic stimulation：simulation comparison of 50 coil designs［J］. Brain Stimul，2013，6（1）：1-13.

[17] 夏思萍，徐雅洁，余颖聪，等．经颅磁刺激电场分析研究进展［J］．中国生物医学工程学报，2020，39（6）：727-735.

[18] GOMEZ L J，GOETZ S M，PETERCHEV A V. Design of transcranial magnetic stimulation coils with optimal trade-off between depth，focality，and energy［J］. J Neural Eng，2018，15（4）：046033.

[19] HUANG Y Z，EDWARDS M J，ROUNIS E，et al. Theta Burst Stimulation of the Human Motor Cortex［J］. Neuron，2005，45（2）：201-206.

[20] BLUMBERGER D M，et al. Effectiveness of theta burst versus high-frequency repetitive transcranial magnetic stimulation in patients with depression（THREE-D）：a randomised non-inferiority trial［J］. Lancet，2018，391（10131）：1683-1692.

[21] COLE E J，STIMPSON K H，BENTZLEY B S，et al. Stanford Accelerated Intelligent Neuromodulation Therapy for Treatment-Resistant Depression［J］. Am J Psychiatry. 2020，177（8）：716-726.

[22] Wang L，Zhou Q H，Wang K，et al. Frontoparietal paired associative stimulation versus single-site stimulation for generalized anxiety disorder：a pilot rTMS study［J］. J Psychiatry Neurosci，2022，47（2）：E153-E161.

[23] 随燕芳，宋振华，童良前，等．成对关联刺激与重复经颅磁刺激对大脑皮质兴奋性的调节作用［J］．中华物理医学与康复杂志，2013，35（7）：547-551.

[24] RIDDING M C，UY J. Changes in motor cortical excitability induced by paired associative stimulation［J］. Clin Neurophysiol，2003，114（8）：1437-44.

[25] Stinear J W，Hornby T G. Stimulation-induced changes in lower limb corticomotor excitability during treadmill walking in humans［J］. J Physiol，2005，567（Pt 2）：701-11.

[26] SPELLMAN T，MCCLINTOCK S M，TERRACE H，et al. Differential effects of high-dose magnetic seizure therapy and electroconvulsive shock on cognitive function［J］. Biol Psychiatry，2008，63（12）：1163-1170.

[27] CRETAZ E，BRUNONI A R，LAFER B. Magnetic Seizure Therapy for Unipolar and Bipolar Depression：A Systematic Review［J］. Neural Plast，2015，2015：521398.

[28] WANG J，VILA-RODRIGUEZ F，GE R，et al. Accelerated magnetic seizure therapy（aMST）for treatment of major depressive disorder：A pilot study［J］. J Affect Disord，2020，264：215-220.

[29] CHEN M，YANG X，LIU C，et al. Comparative efficacy and cognitive function of magnetic seizure therapy vs. electroconvulsive therapy for major depressive disorder：a systematic review and meta-analysis［J］. Transl Psychiatry，2021，11（1）：437.

[30] 窦祖林，廖家华，宋为群．经颅磁刺激技术基础与临床应用［M］．北京：人民卫生出版社，2012，52.

[31] PERERA T，GEORGE M S，GRAMMER G，et al. The Clinical TMS Society Consensus Review and Treatment Recommendations for TMS Therapy for Major Depressive Disorder［J］. Brain Stimul，2016，9（3）：336-346.

[32] SUN W，FU W，MAO W，et al. Low-frequeney repetitive transcranial magnetic stimulation for the treatment of refractory partial epilepsy［J］. Clin EEG Neurosei，2011，42（1）：40-44.

[33] CAULFIELD K A，FLEISCHMANN H H，GEORGE M S，et al. A transdiagnostic review of safety，efficacy，and parameter space in accelerated transcranial magnetic stimulation［J］. J Psychiatr Res，2022，152：384-396.

[34] O'SHEA J，WALSH V. Transcranial magnetic stimulation［J］. Curr Biol，2007，17（6）：R196-R199.

[35] DE GOEDE A A，TER BRAACK E M，VAN PUTTEN M J A M. Accurate Coil Positioning is Important for

Single and Paired Pulse TMS on the Subject Level [J]. Brain Topogr，2018，31（6）：917-930.

[36] HERWIG U, SATRAPI P, SCHÖNFELDT-LECUONA C. Using the international 10-20 EEG system for positioning of transcranial magnetic stimulation [J]. Brain Topogr，2003，16（2）：95-99.

[37] LIOUMIS P，ZHDANOV A，MÄKELÄ N，et al. A novel approach for documenting naming errors induced by navigated transcranial magnetic stimulation [J]. J Neuro Methods，2012，204（2）：349-354.

[38] TARAPORE P E，TATE M C，FINDLAY A M et al. Preoperative multimodal motor mapping：a comparison of magnetoencephalography imaging，navigated transcranial magnetic stimulation，and direct cortical stimulation [J]. J Neurosurg，2012，117（2）：354-362.

[39] DELL' OSSO B，MUNDO E，D' URSO N et al. Augmentative repetitive navigated transcranial magnetic stimulation（rTMS）in drug-resistant bipolar depression [J]. Bipolar Disord，2009，11（1）：76-81.

[40] MATTHÄUS L. A robotic assistance system for transcranial magnetic stimulation and its application to motor cortex mapping. Ph.D. thesis. Institute for Robotics and Cognitive Systems，Universität zu Lübeck.2008.

[41] MATTHAEUS L，TRILLENBERG P，BODENSTEINER C et al. Robotized TMS for motion compensated navigated brain stimulation [J]. International Journal of Computer Assisted Radiology and Surgery，2006，1（6）：139-141.

[42] RICHTER L. Robotized transcranial magnetic stimulation [M]. New York：Springer，2013.

[43] 王贺，王欣，靳静娜，等. 机器人辅助经颅磁刺激线圈定位的导航路径规划与避障算法研究 [J]. 医疗卫生装备，2019，40（6）：1-7.

[44] ZORN L，RENAUD P，BAYLE B et al. Design and Evaluation of a Robotic System for Transcranial Magnetic Stimulation [J]. IEEE Trans Biomed Eng，2012，59（3）：805-815.

[45] GINHOUX R，RENAUD P，ZORN L et al. A custom robot for Transcranial Magnetic Stimulation：first assessment on healthy subjects [J]. Conf Proc IEEE Eng Med Biol Soc，2013，2013：5352-5355.

[46] GOETZ S，KOZYRKOV IC，LUBER B et al. Accuracy of robotic coil positioning during transcranial magnetic stimulation [J]. J Neural Eng.2019；16（5）：054003.

[47] BLISS TVP，COOKE SF. Long-term potentiation and long-term depression：a clinical perspective [J]. Clinics，2011，66（Suppl 1）：3-17.

[48] ROSSI S，HALLETT M，ROSSINI PM，PASCUAL-LEONE A；SAFETY OF TMS CONSENSUS GROUP. Safety，ethical considerations，and application guidelines for the use of transcranial magnetic stimulation in clinical practice and research [J]. Clin Neurophysiol，2009，120（12）：2008-2039.

[49] ROSSI S，ANTAL A，BESTMANN S，et al. Safety and recommendations for TMS use in healthy subjects and patient populations，with updates on training，ethical and regulatory issues：Expert Guidelines [J]. Clin Neurophysiol，2021，132（1）：269-306.

[50] STERIADE M，TIMOFEEV I. Neuronal plasticity in thalamocortical networks during sleep and waking oscillations [J]. Neuron，2003，37（4）：563-576.

[51] ROTH BJ，PASCUAL LEONE A，COHEN LG，HALLETT M. The heating of metal-electrodes during rapid-rate magnetic stimulation-a possible safety hazard [J]. Electroenceph Clin Neurophysiol，1992，85（2）：116-123.

[52] MATSUMI N，MATSUMOTO K，MISHIMA N，MORIYAMA E，FURUTA T，NISHIMOTO A，TAGUCHI K. Thermal damage threshold of brain tissue：Histological study of heated normal monkey brains [J]. Neurol Med Chir（Tokyo），1994，34（4）：209-215.

[53] PETROSYAN HA，ALESSI V，SNIFFEN J，et al. Safety of titanium rods used for spinal stabilization during repetitive magnetic stimulation [J]. Clin Neurophysiol，2015，126（12）：2405-2406.

[54] BARKER AT. An introduction to the basic principles of magnetic nerve stimulation [J]. J Clin Neurophysiol，1991，8（1）：26-37.

[55] KUMAR R，CHEN R，ASHBY P. Safety of transcranial magnetic stimulation in patients with implanted deep brain stimulators [J]. Mov Disord，1999，14（1）：157-158.

[56] KÜHN AA，BRANDT SA，KUPSCH A，et al. Comparison of motor effects following subcortical electrical stimulation through electrodes in the globus pallidus internus and cortical transcranial magnetic stimulation. Exp Brain Res，2004，155（1）：48-55.

[57] PHILIP NS，CARPENTER SL，CARPENTER LL. Safe use of repetitive transcranial magnetic stimulation in patients with implanted vagus nerve stimulators [J]. Brain Stimul，2014，7（4）：608-612.

[58] HIZLI SAYAR G，SALÇINI C，TARHAN N. Transcranial Magnetic Stimulation in a Depressive Patient With Cardiac Pacemaker [J]. J ECT，2016，32（3）：e22-e23.

[59] WEI DY，GREENWOOD FS，MURGATROYD FD，GOADSBY PJ. Case Report of the Safety Assessment of Transcranial Magnetic Stimulation Use in a Patient With Cardiac Pacemaker：To Pulse or Not to Pulse? [J]. Headache，2018，58（2）：295-297.
[60] PASCUAL-LEONE A，HOUSER CM，REESE K，et al. Safety of rapid-rate transcranial magnetic stimulation in normal volunteers [J]. Electroencephalogr Clin Neurophysiol，1993，89（2）：120-130.
[61] SPEER AM，WILLIS MW，HERSCOVITCH P，et al. Intensity-dependent regional cerebral blood flow during 1-Hz repetitive transcranial magnetic stimulation（rTMS）in healthy volunteers studied with H215O positron emission tomography：Ⅱ. Effects of prefrontal cortex rTMS [J]. Biol Psychiatry，2003，54（8）：826-832.
[62] JAHANSHAHI M，RIDDING M C，LIMOUSIN P，et al. Rapid rate transcranial magnetic stimulation--a safety study [J]. Electroencephalogr Clin Neurophysiol，1997，105（6）：422-429.
[63] BRUNONI A R，CHAIMANI A，MOFFA A H，et al. Repetitive transcranial magnetic stimulation for the acute treatment of major depressive episodes：a systematic review with network meta-analysis [J]. JAMA Psychiatry，2017，74（2）：143-152.
[64] XIA G，GAJWANI P，MUZINA D J，et al. Treatmentemergent mania in unipolar and bipolar depression：focus on repetitive transcranial magnetic stimulation [J]. Int J Neuropsychopharmacol，2008，11（1）：119-130.
[65] JANICAK P G，O' REARDON J P，SAMPSON S M，et al. Transcranial magnetic stimulation in the treatment of major depressive disorder：a comprehensive summary of safety experience from acute exposure，extended exposure，and during reintroduction treatment [J]. J Clin Psychiatry，2008，69（2）：222-232.
[66] FRYE RE，ROTENBERG A，OUSLEY M，et al. Transcranial magnetic stimulation in child neurology：current and future directions [J]. J Child Neurol，2008，23（1）：79-96.
[67] CLARKE B M，et al. Transcranial magnetic stimulation for migraine：clinical effects [J]. J Headache Pain，2006，7（5）：341-346.
[68] DODICK DW. Transcranial magnetic stimulation for migraine：a safety review [J]. Headache，2010，50（7）：1153-1163.
[69] KNOTH R L，BOLGE S C，KIM E，et al. Effect of inadequate response to treatment in patients with depression [J]. Am J Manag Care，2010，16（8）：e188-e196.
[70] KIM D R，WANG E，MCGEEHAN B，et al. Randomized controlled trial of transcranial magnetic stimulation in pregnant women with major depressive disorder [J]. Brain Stimul，2019，12（1）：96-102.
[71] KARLSTRÖM EF，LUNDSTRÖM R，STENSSON O，et al. Therapeutic staff exposure to magnetic field pulses during TMS/rTMS treatments [J]. Bioelectromagnetics，2006，27（2）：156-158.
[72] MØLLERLØKKEN O J，STAVANG H，HANSSON MILD K. Staff exposure to pulsed magnetic fields during depression treatment with transcranial magnetic stimulation [J]. Int J Occup Saf Ergon，2017，23（1）：139-142.
[73] MCCLINTOCK S M，TIRMIZI O，CHANSARD M，et al. A systematic review of the neurocognitive effects of magnetic seizure therapy [J]. Int Rev Psychiatry，2011，23（5）：413-423.
[74] POLSTER J D，KAYSER S，BEWERNICK B H，et al. Effects of electroconvulsive therapy and magnetic seizure therapy on acute memory retrieval [J]. J ECT，2015，31（1）：13-19.
[75] FITZGERALD P B，HOY K E，HERRING S E，et al. Pilot study of the clinical and cognitive effects of high-frequency magnetic seizure therapy in major depressive disorder [J]. Depress Anxiety，2013，30（2）：129-136.
[76] KAYSER S，BEWERNICK B H，GRUBERT C，et al. Antidepressant effects，of magnetic seizure therapy and electroconvulsive therapy，in treatment-resistant depression [J]. J Psychiatr Res，2011，45（5）：569-576.
[77] LISANBY S H，LUBER B，SCHLAEPFER T E，et al. Safety and feasibility of magnetic seizure therapy（MST）in major depression：randomized within-subject comparison with electroconvulsive therapy [J]. Neuropsychopharmacology，2003，28（10）：1852-1865.
[78] WHITE PF，AMOS Q，ZHANG Y，et al. Anesthetic considerations for magnetic seizure therapy：a novel therapy for severe depression [J]. Eur PMC，2006，103（1）：76-80.
[79] DASKALAKIS ZJ，DIMITROVA J，MCCLINTOCK SM，et al. Magnetic seizure therapy（MST）for major depressive disorder [J]. Neuropsychopharmacol，2020，45（2）：276-282.
[80] NODA Y，DASKALAKIS ZJ，DOWNAR J，et al. Magnetic seizure therapy in an adolescent with refractory bipolar depression：a case report [J]. Neuropsychiatr

Treat, 2014, 10: 2049-2055.

[81] LEFAUCHEUR JP, PICHT T. The value of preoperative functional cortical mapping using navigated TMS [J]. Neurophysiol Clin, 2016, 46 (2): 125-133.

[82] PICHT T, KRIEG SM, SOLLMANN N, et al. A comparison of language mapping by preoperative navigated transcranial magnetic stimulation and direct cortical stimulation during awake surgery [J]. Neurosurgery, 2013, 72 (5): 808-819.

[83] POMMIER B, CRÉAC' H C, BEAUVIEUX V, et al. Robot-guided neuronavigated rTMS as an alternative therapy for central (neuropathic) pain: clinical experience and long-term follow-up [J]. Eur J Pain, 2016, 20 (6): 907-916.

[84] QUESADA C, POMMIER B, FAUCHON C, BRADLEY C, et al. Robot-guided neuronavigated repetitive transcranial magnetic stimulation (rTMS) in central neuropathic pain [J]. Arch Phys Med Rehabil, 2018, 99 (11): 2203-2215.

[85] FINKE M, FADINI T, KANTELHARDT S, GIESE A, MATTHAUS L, SCHWEIKARD A. Brain-mapping using robotized TMS [J]. Conf Proc IEEE, 2008, 2008: 3929-3932.

[86] GRAB JG, ZEWDIE E, CARLSON HL, et al. Robotic TMS mapping of motor cortex in the developing brain [J]. J Neurosci Methods, 2018, 309: 41-54.

[87] GUERRA A, SUPPA A, BOLOGNA M, et al. Boosting the LTP-like plasticity effect of intermittent theta-burst stimulation using gamma transcranial alternating current stimulation [J]. Brain Stimul, 2018, 11 (4): 734-742.

[88] RACO V, BAUER R, NORIM S, GHARABAGHI A. Cumulative effects of single TMS pulses during beta-tACS are stimulation intensity-dependent [J]. Brain Stimul, 2017, 10 (6): 1055-1060.

[89] LOO C, SACHDEV P, ELSAYED H, et al. Effects of a 2-to 4-week course of repetitive transcranial magnetic stimulation (rTMS) on neuropsychologic functioning, electroencephalogram, and auditory threshold in depressed patients [J]. Biol Psychiatry, 2001, 49 (7): 615-623.

[90] ZANGEN A, ROTH Y, V OLLER B, et al. Transcranial magnetic stimulation of deep brain regions: evidence for efficacy of the H-coil [J]. Clin Neurophysiol, 2005, 116 (4): 775-779.

[91] Collado-corona ma, mora-magaña i, cordero gl, et al. Transcranial magnetic stimulation and acoustic trauma or hearing loss in children [J]. Neurol Res, 2001, 23 (4): 343-346.

[92] TSUJI T, ROTHWELL JC. Long lasting effects of rTMS and associated peripheral sensory input on MEPs, SEPs and transcortical reflex excitability in humans [J]. J Physiol, 2002, 540 (Pt 1): 367-376.

[93] ENOMOTO H, UGAWA Y, HANAJIMA R, et al. Decreased sensory cortical excitability after 1 Hz rTMS over the ipsilateral primary motor cortex [J]. Clin Neurophysiol, 2001, 112 (11): 2154-2158.

[94] KATAYAMA T, ROTHWELL JC. Modulation of somatosensory evoked potentials using transcranial magnetic intermittent theta burst stimulation [J]. Clin Neurophysiol, 2007, 118 (11): 2506-2511.

[95] GROSSHEINRICH N, RAU A, POGARELL O, et al. Theta burst stimulation of the prefrontal cortex: safety and impact on cognition, mood, and resting electroencephalogram [J]. Biol Psychiat, 2009, 65 (9): 778-784.

[96] CHOU YH, TON THAT V, CHEN A Y, et al. TMS-induced seizure cases stratified by population, stimulation protocol, and stimulation site: A systematic literature search [J]. Clin Neurophysiol, 2020, 131 (5): 1019-1020.

[97] LERNER AJ, WASSERMANN EM, TAMIR D. Seizures from Transcranial Magnetic Stimulation 2012-2016: Results of a survey [J]. Clin Neurophysiol, 2019, 130 (8): 1409-1416.

[98] ZIBMAN S, PELL GS, BARNEA-YGAEL N, et al. Application of transcranial magnetic stimulation for major depression: Coil design and neuroanatomical variability considerations [J]. Eur Neuropsychopharmacol, 2021, 45: 73-88.

[99] GROSSHEINRICH N, RAU A, POGARELL O, et al. Theta burst stimulation of the prefrontal cortex: safety and impact on cognition, mood, and resting electroencephalogram [J]. Biol Psychiat, 2009, 65 (9): 778-784.

[100] BAE EH, SCHRADER LM, MACHII K, et al. Safety and tolerability of repetitive transcranial magnetic stimulation in patients with epilepsy: a review of the literature [J]. Epilepsy Behav, 2007, 10 (4): 521-528.

[101] LOO CK, MCFARQUHAR TF, MITCHELL PB. A review of the safety of repetitive transcranial magnetic stimulation as a clinical treatment for depression [J]. Int J Neuropsychopharmacol, 2008, 11 (1): 131-147.

[102] BOCKART JJ, SMITH AR, HUTCHESON K,

JOHNSON K，NAHAS Z，ANDRSON B，et al. Reducing pain and unpleasantness during repetitive transcranial magnetic stimulation [J]. J ECT，2008，22（4）：259-264.

[103] MACHII K，COHEN D，RAMOS-ESTEBANEZ C，et al. Safety of rTMS to nonmotor cortical areas in healthy participants and patients [J]. Clin Neurophysiol，2006，117（2）：455-471.

[104] TRINGALI S，PERROT X，COLLET L，MOULIN A. Repetitive transcranial magnetic stimulation noise levels：methodological implications for tinnitus treatment [J]. Brain Stimul，2012，5（4）：655-656.

[105] XIA G，GAJWANI P，MUZINA DJ，et al.Treatment-emergent mania in unipolar and bipolar depression：focus on repetitive transcranial magnetic stimulation [J]. Int J Neuropsychopharmacol，2008，11（1）：119-130.

[106] GROSSHEINRICH N，RAU A，POGARELL O，et al. Theta burst stimulation of the prefrontal cortex：safety and impact on cognition，mood，and resting electroencephalogram [J]. Biol Psychiat，2009，65（9）：778-784.

[107] BRIDGERS SL，DELANEY RC. Transcranial magnetic stimulation：an assessment of cognitive and other cerebral effects [J]. Neurology，1989，39（3）：417-419.

[108] GEORGE MS，WASSERMANNN EM，WILLIAMS WA，et al. Changes in mood and hormone levels after rapid-rate transcranial magnetic stimulation（rTMS）of the prefrontal cortex [J]. J Neuropsychiat Clin Neurosci，1996，8（2）：172-180.

[109] SZUBA MP，O' REARDON JP，RAI AS，et al. Acute mood and thyroid stimulating hormone effects of transcranial magnetic stimulation in major depression [J]. Biol Psychiat，2001，50（1）：22-27.

[110] EVERS S，BÖCKERMANN I，NYHUIS PW. The impact of transcranial magnetic stimulation on cognitive processing：an event-related potential study [J]. Neuroreport，2001，12（13）：2915-2918.

[111] EVERS S，HENGST K，PECUCH PW. The impact of repetitive transcranial magnetic stimulation on pituitary hormone levels and cortisol in healthy subjects [J]. J Affect Disord，2001，66（1）：83-88.

[112] KECK ME，SILLABER I，EBNER K，et al. Acute transcranial magnetic stimulation of frontal brain regions selectively modulates the release of vasopressin，biogenic amines and amino acids in the rat brain [J]. Eur J Neurosci，2000，12（10）：3713-3720.

[113] MICHAEL N，GÖSLING M，REUTEMANN M，et al. Metabolic changes after repetitive transcranial magnetic stimulation（rTMS）of the left prefrontal cortex：a Sham-controlled proton magnetic resonance spectroscopy（1H MRS）study of healthy brain [J]. Eur J Neurosci，2003，17（11）：2462-2468.

[114] SIBON I，STRAFELLA AP，GRAVEL P，et al. Acute prefrontal cortex TMS in healthy volunteers：effects on brain 11C-alphaMtrp trapping [J]. Neuroimage，2007，34（4）：1658-1664.

[115] AYDIN-ABIDIN S，TRIPPE J，FUNKE K，et al. High- and low frequency repetitive transcranial magnetic stimulation differentially activatesc-Fos and zif268 protein expression in the rat brain [J]. Exp Brain Res，2008，188（2）：249-261.

[116] Hausmann a，marksteiner j，hinterhuber h，et al. Magnetic stimulation induces neuronal c-fos via tetrodotoxin-sensitive sodium channels in organctypic cortex brain slices of the rat [J]. Neurosci Lett，2001，310（2-3）：105-108.

[117] CLOW A，LAMBERT S，EVANS P，et al. An investigation into asymmetrical cortical regulation of salivary S-IgA in conscious man using transcranial magnetic stimulation [J]. Int J Psychophysiol，2003，47（1）：57-64.

[118] Foerster a，schmitz jm，nouri s，et al. Safety of rapid-rate transcranial magnetic stimulation：heart rate and blood pressure changes [J]. Electroencephalogr Clin Neurophysiol，1997，104（3）：207-212.

[119] VERNIERI F，MAGGIO P，TIBUZZI F，et al. High frequency repetitive transcranial magnetic stimulation decreases cerebral vasomotor reactivity [J]. Clin Neurophysiol，2009，120（6）：1188-1194.

第二章
经颅磁刺激的作用机制

经颅磁刺激及技术基于法拉第电磁感应原理，刺激线圈通电后会产生瞬时的磁场，磁场可以自由地、无衰减地穿过颅骨而作用于脑部组织，该磁场于脑部又产生一定的电场。研究表明，TMS 的刺激作用依赖于产生的磁场与生成于脑部的电磁场作用所引起的神经生化变化。电流经兴奋的神经元细胞膜，产生跨膜电位，从而影响脑功能，TMS 对脑功能的影响分为即刻效应和延迟效应。即刻效应是指刺激后脑部的神经化学物质即刻发生的变化。延迟效应是指与神经可塑性相关的长期影响。根据神经活动模式的不同，突触传递强度的增强被称为长时程增强（long-term potentiation，LTP），突触传递强度的减弱被称为长时程抑制（long-term depression，LTD）。本章从神经生化、神经保护以及神经电生理等多角度阐述经颅磁刺激的作用机制。

第一节　神经生化研究

一、经颅磁刺激与神经递质

1．单胺类神经递质

单胺类神经递质（monoamine neurotransmitter）是含有芳乙胺结构的神经递质和神经调质，是中枢神经系统和外周神经系统非常重要的神经传递分子。单胺类神经递质主要存贮在神经末梢的囊泡中，当神经元兴奋时，神经冲动传至神经末梢，囊泡破裂，单胺类神经递质被释放进突触间隙，与突触后膜上受体结合，产生神经信息细胞间传递的生物效应；少部分又被突触前膜重摄取，成为囊泡存贮物的一个来源。单胺类神经递质主要包括儿茶酚胺和吲哚胺两类。其中，儿茶酚胺主要包括多巴胺（dopamine，DA）、去甲肾上腺素（norepinephrine，NE）和肾上腺素；吲哚胺主要是 5- 羟色胺（5-hydroxytryptamine，5-HT）。单胺类神经递质参与运动、情绪、注意力、睡眠、体温和痛觉等功能，其合成、代谢或转运过程出现紊乱，往往会增加抑郁障碍[1]、睡眠障碍[2]、精神分裂症[3]、运动性脑瘫或缺血缺氧性脑病[4]等神经精神疾病的患病风险。因此，调控单胺类神经递质可用于临床神经精神疾病的治疗。

黑质及腹侧被盖区与认知功能及情感障碍相关，多巴胺能神经投射至海马、纹状体及伏隔核。伏隔核是奖赏系统神经环路的主要组成部分，伏隔核功能失调与抑郁障碍患者的快感缺失、兴趣减退及精神分裂症患者的阴性症状相关。左侧背外侧前额叶皮质（DLPFC）进行 rTMS 治疗后激活了黑质及腹侧被盖区轴突终末，使得纹状体及伏隔核的 DA 释放增加[5]。抑郁障碍患者的经颅脑超声检查结果表明黑质纹状体 DA 能系统受损，出现帕金森病样中脑异常改变，DA 的释放调节可能与帕金森病的病理生理机制有关。大量研究表明 rTMS 通过调节单胺类神经递质的分泌发挥治疗效果[6]。既往研究表明对左侧 DLPFC 进行高频 rTMS 可有效改善抑郁障碍。功能性磁共振成像研究表明，纹状体、腹外侧前额叶和眶额叶皮层的 DA 水平与抑郁障碍的核心症状（快感缺失）相关[7]，在 rTMS 治疗后纹状体的 DA 释放增加[8]，rTMS 对抑郁障碍的干预效果可能与纹状体 DA 能神经元活性的改变有关[9]。既往研究发现 rTMS 可能参与调节中脑边缘系统和中脑 DA 能通路，在 rTMS 治疗后，抑郁患者的血清中 DA 和 NE 水平升高[10]，也有一些研究表明 rTMS 干预与 DA 无关[11]。动物研究发现，接受 10 Hz 的 rTMS 刺激后，用高效液相色谱法检测大脑局部单胺水平及其转换率，发现额叶皮质 DA 含量减少，纹状体及海马 DA 含量升高。额叶 DA 转换速度加快，而纹状体及海马 DA 转换速度减慢。海马中的 5-HT 和 5- 羟基吲哚乙酸的浓度增加，而 5-HT 转换速度无改变，NE 的浓度也无变化[12]。进一步研究发现，长期反复 rTMS 也增加海马 DA 的释放[13]。

对于可卡因及甲基苯丙胺成瘾，在 DLPFC 给予 rTMS 干预可以有效改善对成瘾物质的渴求，可能与伏隔核中谷氨酸和 DA 浓度改变相关，这可能是由于 rTMS 调控了投射到伏隔核的 DA 能神经元功能[14]。此外，高频 rTMS 还可以有效改善卒中后并发症，对患者患侧脑区进行高频刺激后，颅内 DA 水平升高，并通过作用于 D_2 样受体进而提高谷氨酸水平，促进损伤脑区的神经重塑[15]。帕金森病（Parkinson disease，PD）为皮质下 DA 功能不足引起的[16]，研究表明，rTMS 治疗能改善 PD 症状[17]。影像学研究表明，rTMS 治疗后，大脑同侧背纹状体内源性 DA 释放增加。此外，rTMS 刺激额叶皮质，可以诱导尾状核中的 DA 释放[18]。动物研究表明，rTMS 刺激前额叶可以调节皮质下脑区如纹状体 DA 的释放，DA 的释放调节可能与 PD 的病理生理有关[19]。近年来有研究指出，与低频（1 Hz）的 rTMS 相比，高频（20 Hz）的 rTMS 刺激对阿尔茨海默病的治疗效果更好，这可能是因为后者不仅能促进 DA 的释放，还能诱导多巴胺受体 -4 的上调和脑源性神经营养因子（brain-derived neurotrophic factor，BDNF）的增加[20]。

rTMS 能够引起大鼠纹状体区域明显的 FosB 蛋白表达，尤以腹侧纹状体及尾侧壳核明显，类似的变化在海马区也有出现[21]。研究发现，将 6-羟多巴胺（6-OHDA）注入损毁纹状体后，再予以 rTMS 刺激，损毁侧 FosB 蛋白表达未减少，而尾壳核的背外侧部表达明显上调。对照组动物仅损毁侧有少量的 FosB 表达，纹状体内未见 FosB 阳性标记。这说明 rTMS 能够激活纹状体内神经元，推测 rTMS 可能在增加 DA 释放的同时，又能够激活和上调 DA 受体。

5-HT 和 NE 水平异常已被广泛研究并证明与抑郁障碍的发生有关，rTMS 对 5-HT 及 NE 系统影响的相关研究也有报道。Ben-Shachar 等研究发现，rTMS 治疗 10 天后，前额叶皮质的 β- 肾上腺素受体水平显著增加，但纹状体的 β- 肾上腺素受体水平有所降低，前额叶皮质的 5-HT 受体水平降低，说明神经递质对 rTMS 发挥治疗效果至关重要[22]。研究发现对脑卒中后抑郁症患者进行连续 8 周的 rTMS 治疗，外周血中的 5-HT 和 NE 出现了明显升高[23]。单光子发射计算机断层成像术研究表明，难治性抑郁症患者经过高频 rTMS 治疗后症状有所改善，缓解程度与 DLPFC 皮质的 5-HT 受体上调和海马 5-HT 受体下调相关[24]。有趣的是，rTMS 治疗后前额叶的突触后受体增加，与选择性 5-HT 再摄取抑制剂（selective serotonin reuptake inhibitor，SSRI）和电休克治疗（electroconvulsive therapy，ECT）的反应一致[25,26]。动物研究同样证实，rTMS 刺激前额叶能使海马中的 5-HT 能及去甲肾上腺素能神经元活性持续减弱。相关研究表明在 DLPFC 给予 rTMS 干预可引起前额叶皮质的 5-HT 受体表达上调，同时该干预可能会通过（谷氨酰胺能）锥体神经元影响海马中的 5-HT 受体表达。rTMS 刺激可引起额叶 5-HT_2 受体表达上调，而且高频 rTMS（> 10 Hz）治疗会以不同的方式影响不同脑区中的 5-HT_{2A} 受体结合指数[27]。在活体实验中，给予 10 天 rTMS 后，给予 5-HT_{1A} 受体激动剂或 5-HT_{1B} 受体激动剂，前额叶突触前 5-HT 自主受体活性敏感性下降，这与抗抑郁药物的作用类似。另有研究表明，5-HT_{1A} 受体的多态性影响 rTMS 的治疗反应[28]。Bocchio-Chiavetto 等研究发现，rTMS 可显著改善抑郁症患者的症状严重程度，与抑郁程度改善相应的是 LL 型 5-HT 转运体（5-HTTLPR）纯合子较 S 型显著增多、Val 型脑源性神经营养因子（BDNF）纯合子较 Met 型显著增多[29]。以上研究结果表明，rTMS 在不同水平影响 5-HT 能系统，但 rTMS 如何调控 5-HT 水平仍没有统一的结论，仍需进一步探索。

2．氨基酸类和肽类神经递质

氨基酸类神经递质（amino acid neurotransmitter）

是有神经递质功能的氨基酸，主要包括谷氨酸、乙酰胆碱、γ- 氨基丁酸（gamma-aminobutyric acid，GABA）和甘氨酸等。其中，谷氨酸与乙酰胆碱是兴奋性神经递质；GABA 和甘氨酸是抑制性神经递质。TMS 干预后，血清中谷氨酸、苯丙氨酸和酪氨酸水平降低[30]，甘氨酸及 GABA 含量增高。诱发电位研究发现，TMS 伴随着局部海马抑制回路（GABA 水平）的变化[31]。研究者已经提出了谷氨酰胺能 /GABA 能失衡对重性抑郁症发病的影响，rTMS 对谷氨酰胺能 /GABA 能系统的影响不仅在健康个体中得到证实，还在患有抑郁障碍的青少年中得到证实。Croarkin 等人招募青少年抑郁患者给予 30 天高频 rTMS 治疗，并且在基线、治疗结束和治疗后 6 个月进行质子磁共振波谱扫描，比较治疗前后的皮质谷氨酰胺 / 谷氨酸的变化，研究发现，在 rTMS 治疗后前扣带回皮质和左 DLPFC 皮质中谷氨酰胺 / 谷氨酸比值均增加，这一现象在治疗后 6 个月仍存在，谷氨酰胺 / 谷氨酸比值增加与抑郁障碍症状的改善显著相关[32]。TMS 可通过调控谷氨酸能水平改善抑郁症状。肽类神经递质主要包括内源性阿片肽、P 物质、神经降压素、胆囊收缩素、生长抑素、血管加压素和缩宫素、神经肽 Y。但 TMS 相关的肽类神经递质变化的研究较少，有待进一步研究。

二、经颅磁刺激对神经内分泌的影响

抑郁障碍的另一个病理改变为下丘脑 - 垂体 - 肾上腺轴（hypothalamic-pituitary-adrenal axis，HPA）系统的去抑制，在抗抑郁治疗后 HPA 系统功能恢复正常。大量的研究发现，不同作用机制的抗抑郁药物对 HPA 的作用结果相似，因此这一神经内分泌系统被认为是抗抑郁治疗的一个共同通路。动物研究发现，rTMS 刺激 DLPFC 可减弱压力应激引起的 HPA 的变化，影响促肾上腺皮质激素（adrenocorticotropic hormone，ACTH）及皮质醇浓度的改变，提示 rTMS 治疗还能调节皮质肾上腺素受体的表达[33]。一项研究发现，每天给予连续 2 s 的 25 Hz rTMS 刺激，持续 9 天，皮质肾上腺素能受体表达下调，海马中则没有类似情况发生[34]。而另一研究发现，海马肾上腺素受体无改变，但皮质肾上腺素受体表达上调[22]。这两个研究得出的不同结果可能是由于研究方法的差异所造成的。

研究发现情感障碍患者中糖皮质激素受体及盐皮质激素受体功能下降，皮质醇介导了对促肾上腺皮质激素释放激素（corticotropin releasing hormone，CRH）及抗利尿激素释放的负反馈抑制作用[35,36]。但目前尚不清楚 HPA 系统的亢进是由 CRH/ 抗利尿激素诱导盐皮质激素受体 / 糖皮质激素受体异常导致的，还是由于盐皮质激素受体 / 糖皮质激素受体异常诱导 CRH/ 抗利尿激素分泌过多所致。此外，rTMS 对 HPA 系统的调节作用是由于盐皮质激素和糖皮质激素受体的功能异常，还是通过其他作用机制导致 CRH 及抗利尿激素基因表达减少，目前尚不清楚。rTMS 治疗组及对照组 CRH 激发试验表明，脑垂体 CRH-CRH1 受体的信号转导通路的变化并不能解释应激所致的神经内分泌改变。这一结果表明，rTMS 对神经内分泌的调节可能作用于下丘脑。其他一些研究也发现 rTMS 对 HPA 系统有抑制作用[37]。长期 rTMS 刺激大鼠前额叶脑区，能抑制应激引起的 HPA 功能变化，如影响 CRH 和抗利尿激素的合成和释放。既往研究已证明，来自前额叶的传入神经投射至下丘脑室旁核周围区域，因此，有学者认为 rTMS 可能通过刺激前额叶脑区使前额叶 - 下丘脑环路功能恢复正常，调节下丘脑区 CRH 和抗利尿激素表达，进而调控 HPA 的活动。

三、rTMS 对即早基因表达的影响

即早基因是细胞活化的标记物，研究发现，rTMS 可以增加大脑皮质即早基因 c-fos 基因表达，在近中线结构（纹状体、丘脑、扣带回、室旁核等）尤为显著[38]。Aydin-Abidin 等研究发现，1 Hz 及 10 Hz 的 rTMS 刺激后，在检测的所有脑区均发现 c-fos 表达增加。同时，iTBS 刺激后在所检测脑区均有 zif268（另一种即早基因蛋白）表达的增加，10 Hz 的刺激仅在初级运动区及感觉区有效，1 Hz 刺激对 zif268 表达没有影响[39,40]。还有研究表明，rTMS 会根据所使用的刺激频率改变皮质兴奋性，高频（5 Hz 或更高）会增加兴奋性，而低频（通常 1 Hz 或更低）会降低兴奋性[41]。另有研究表明，rTMS 调节即早基因如 c-fos 和 c-jun，刺激激活转录水平的变化。rTMS 能增加脑室旁核、下丘脑、前额叶及扣带皮质 c-fos mRNA 的转录[42]。有研究发现，连续 2 周 20 Hz 的 rTMS 刺激可增加顶

叶 c-fos mRNA 表达，但未发现 BDNF mRNA 表达增加。然而，近年来也有研究表明，连续 2 周低频（1 Hz）的 rTMS 刺激失眠障碍患者双侧 DLPFC，可以显著增加大脑中的 BDNF 水平并改善患者的失眠症状[43]。由此可见，不同参数的 rTMS 对不同部位、不同基因表达的效应影响不同。

四、经颅磁刺激的神经保护作用

TMS 通过诱导 LTP 和 LTD，造成大脑兴奋性和活动的长期改变，而这一过程可能依赖于神经营养因子[44]。神经营养因子是神经元存活、分化的依赖性因素，可调控成熟神经元细胞的功能，对神经元受损后的存活和再生具有重要作用。神经营养因子对神经元有多种生物效应，包括维持和促进中枢神经元的生长、分化和存活，影响神经元形态等。神经营养因子对细胞存活的作用是通过激活丝裂原激活蛋白（mitogen-activated protein，MAP）激酶而产生。神经营养因子长期作用的机制包括影响神经突的生长（neurite outgrowth）、细胞骨架构建（cytoskeletal remodeling）和细胞存活等。目前发现的神经营养因子有 20 多种，例如神经生长因子（nerve growth factor，NGF）、脑源性神经营养因子（BDNF）、胶质细胞源性神经营养因子（glial cell line-derived neurotrophic factor，GDNF）等。BDNF 是一种与大脑回路中神经元活性相关的神经营养因子，可以发挥急性的突触效应，调节神经递质的释放，参与调节情感、记忆、学习、睡眠和食欲等。有大量的研究关注了 BDNF 与抑郁症之间的关系。Pittenger 和 Duman 提出的“神经营养假说”认为，抑郁症与 BDNF 表达降低及功能下调有关，BDNF 表达降低或功能下调会引起海马、皮质神经元发生形态及功能改变，从而参与抑郁症的发生及发展过程。也有研究表明 BDNF 与中枢神经系统神经元以及多巴胺能、胆碱能、5- 羟色胺能神经元的可塑性密切相关。

TMS 的抗抑郁效果可能与神经营养因子的调节有关，大量研究表明，TMS 可以增加抑郁症患者血清中 BDNF 水平，为患者的慢性应激提供神经保护作用。也有研究表明，TMS 治疗是通过影响儿茶酚胺 3- 甲氧基 -4- 羟基苯二醇（catecholamines 3-methoxy-4-hydroxyphenylglycol，MHPG）和 BDNF 改善难治性抑郁症[45]。尸检研究的结果显示，抑郁症患者的海马和皮质的 BDNF 水平降低。一项荟萃分析显示抑郁症患者抑郁状态时血液中 BDNF 水平下降，而给予抗抑郁药、电休克治疗和 rTMS 等治疗后血液中 BDNF 浓度恢复。从这些研究结果来看，血液（血浆和血清）中 BDNF 的水平可能是抑郁状态的生物标志物，BDNF 也被认为是识别 TMS 治疗有效的主要标志物[46]。有研究表明，BDNF 及其信号下游的调节可以被认为是导致海马受损的应激源，会促进海马的萎缩和突触可塑性损伤，这一结果也支持了尸检研究中观察到的抑郁症患者的海马萎缩。在动物研究中，采用慢性应激的大鼠抑郁模型的研究也发现，慢性应激后大鼠海马的 BDNF 表达明显降低，TMS 治疗能促进大鼠海马的 BDNF 表达上调，从而使 DG 区神经前体细胞数量增加、增殖能力增强，这可能是 TMS 治疗抑郁症的重要机制之一。

TMS 可以有效改善精神分裂症患者的幻听症状、阴性症状，提高认知功能，在精神科临床中已被广泛使用[47]。目前有研究低频 rTMS 对精神分裂症患者血清 BDNF 水平的影响，与 rTMS 治疗前相比，治疗 10 次和 20 次后，患者血清 BDNF 浓度显著升高，治疗 20 次比治疗 10 次 BDNF 水平略有增加，但无显著性差异。相关分析表明，基线期精神分裂症患者血清 BDNF 浓度与患者阳性和阴性精神症状评定量表（Positive and Negative Syndrome Scale，PANSS）总分呈负相关，基线期 BDNF 浓度与治疗结束时临床总体印象严重程度量表（CGI-S）评分呈负相关，精神分裂症的严重程度越高，患者的 BDNF 水平越低，TMS 治疗后，疗效好的患者，其 BDNF 浓度更高。

动物实验表明，rTMS 可能通过 BDNF 以及酪氨酸受体激酶 B（TrKB）发挥作用。研究者发现，给予大鼠 5 天 5 Hz 的 TMS 刺激可以增强大鼠 BDNF-TrKB 信号通路，可使磷酸化 TrKB 水平升高，下游细胞外信号调节激酶（extracellular signal-regulated kinase 2，ERK2）和磷脂酰肌醇 -3（phosphatidylinositol 3 kinase，PI-3K）的活性增强。此外，有研究探索了 BDNF 基因多态性是否可以作为 TMS 治疗的预测因子。结果发现，BDNF 的 Val66Met 基因多态性可以解释 TMS 治疗后的个体差异。TMS 干预左侧额叶皮质后，仅在 Val 或 Val 等位基因携带者中造成记忆表现下降，该基因组的个体在记忆识别过程中额叶的激活显著增强。因此，BDNF 的 Val66Met 基因多态性对神经可塑性有显著影响，可以调节 TMS 治疗在认知相关脑网络的表现 [48]。

BDNF 能促进中枢神经系统中某些细胞再生，抑制细胞凋亡 [49,50]。宋毅军等研究低频 TMS 对颞叶癫痫大鼠颞叶和海马细胞凋亡的影响。结果发现，在慢性期癫痫大鼠的颞叶和海马均可见大量凋亡细胞。在给予适量的低频 TMS 后，相应脑区的凋亡细胞数均明显减少。因此，适量的低频 TMS 能抑制癫痫大鼠颞叶的细胞凋亡，对癫痫所致的脑部损伤有修复作用。这种作用可能与促进 BDNF 和缩胆囊素（cholecystokinin，CCK）的表达有关。Müller 等研究发现，对大鼠额区进行长期 rTMS 后，在海马可观察到 BDNF 和 CCK 的表达增加，特别是在海马 CA3 区、颗粒细胞层及皮质内，BDNF mRNA 及其蛋白质含量有显著性增高 [51]。另有研究发现，经过长期 rTMS 的治疗（以 5 天刺激为一个周期，间隔 2 天，持续 11 周），下丘脑、顶叶及梨状皮质内 BDNF mRNA 显著增加。

研究发现，在大鼠头部予以 1 Hz 的 rTMS，干预 14 天，大鼠海马齿状回及 CAl 区表现出明显增多及染色增强的 ΔFosB 免疫阳性产物，而 CA2、CA3 区则未出现 ΔFosB 免疫阳性产物。空白对照组的动物仅海马齿状回表现出少许淡染的 ΔFosB 免疫阳性产物，CAl、CA2、CA3 区则无 ΔFosB 免疫阳性产物出现。rTMS 可引起 FosB 免疫阳性产物在海马的集聚，提示 rTMS 可能通过影响海马长时程增强和行为可塑性而发挥其治疗作用。不过另有研究表明连续 14 天给予 5 Hz 的 rTMS 刺激，在 CA3 区观察到了 FosB 和 ΔFosB 免疫阳性产物的增加，提示不同的 rTMS 参数对于神经的保护作用可能存在差异 [21]。单次 rTMS 刺激能增加 HT-22 细胞的生存能力，能对抗谷氨酸盐、H_2O_2 等物质等引起的氧化应激，具有神经保护效应。此外，rTMS 能增加分泌型淀粉样前体蛋白（amyloid precursor protein，APP）的释放，APP 可进入 HT-22 细胞表面及脑脊液。APP 是 1 型跨膜蛋白 β- 淀粉样蛋白（amyloid β-protein，Aβ）的前体，Aβ 是阿尔茨海默病特征性病理改变中淀粉样蛋白斑及血管沉积物的主要组成部分。此外，皮质脑区及海马区 BDNF 及 BDNF mRNA 表达增加，也是 rTMS 具有神经保护作用的机制之一 [52]。BDNF 属于神经营养因子，参与中枢神经系统特定区域的细胞存活及分化，并调节神经元连接及突触可塑性。BDNF 也能挽救兴奋性中毒、低血糖及缺血性损伤后的细胞凋亡。5 天的 rTMS 增加了大鼠前额皮质中 BDNF 对 TrkB 的亲和力，并增强了神经元内的 BDNF-TrkB 信号。有趣的是相同的方案也能增加大鼠和人外周血淋巴细胞中的 BDNF-TrkB 信号 [53]。研究发现 rTMS 能激活大鼠大脑，增加长时程增强效应及长时程抑制效应，使海马对缺血损伤的耐受性增强，这表明了前脑的短暂脑缺血后 BDNF 对突触传递的保护作用。长期 rTMS 能增加海马锥体细胞层 CA3 区及齿状回颗粒细胞层 BDNF mRNA 及蛋白水平 [54]。这表明了 rTMS 刺激在一定程度上会影响谷氨酸和 N- 甲基 -D- 天冬氨酸（N-Methyl-D-aspartic acid，NMDA）受体之间的相互作用，NMDA 受体的开启增加了钙的流入，并激活了几个钙敏感信号通路（包括现有 AMPA 受体的磷酸化和合成新的 AMPA 受体），在突触前和突触后神经元中产生长期的变化，最终导致突触强度的增加。关于 TMS 促进海马 BDNF 表达的机制目前尚未明确，可能是磁刺激的生物电效应影响了神经元的代谢及功能，使其细胞内信号通路发生适应性改变，导致 CREB 上调。此外，TMS 刺激可以促进大鼠海马 Bcl-2 蛋白的表达，也支持了 TMS 可以影响神经可塑性这一观点。

研究表明，20 Hz 的 rTMS 能增强大鼠海马神经元存活。另有研究发现，经过 10 ~ 20 个序列 25 Hz 的 rTMS 刺激后，大鼠齿状回神经胶质细胞原纤维酸性蛋白（glial fibrillary acidic protein，GFAP）mRNA 含量升高，而这一效应能被氯胺酮阻断，说明其中可能也涉及 NMDA 相关的机制 [55]。总体来说，有关 rTMS 的分子生物学相关研究目前还较少，也缺乏系统性，有待今后进一步深入研究探讨 rTMS 可能的作用机制。

五、经颅磁刺激的生物 – 物理效应

目前已有研究证实感应磁场在不同情况下对物理、化学以及生物系统的影响，例如量子效应、磁自旋效应、意识的电磁理论等。但现有的理论对 rTMS 的生物物理效应的影响尚未得到证实，不同理论中涉及的因素可能是影响 rTMS 效应的重要因素 [56]。

1．量子效应

物理学家认为量子效应在宏观世界（例如有机生物体）中起到非常重要的作用[57]。对生物系统中量子效应作用的研究逐渐发展成一门学科，即量子生物学，这门学科虽正处于萌芽阶段，但未来可能会取得新进展。生物系统中的电磁场作用于带电粒子和磁性粒子。例如，研究者发现暴露在外部磁场中的鸟类无法区分南北[58]，其原理可概括为鸟类接收磁信号是基于量子纠缠，即粒子在空间分离的情况下可以保持相互连接[59]。鸟类眼睛里有两个特殊的分子，它们有两个电子，形成一对零自旋的纠缠电子。这些电子在分子吸收光量子后分离，但保留了量子纠缠，形成的这种构型对磁场等外部因素的变化非常敏感。倾斜磁场对电子产生不同影响导致不平衡，从而改变分子参与的化学反应。鸟类眼睛中发生的化学反应将这些差异转化为神经脉冲，形成大脑的磁场图像。这表明量子系统在大脑功能中起关键作用，而我们通常认为TMS对大脑的作用可能在微观层面遵循量子定律，因此TMS的效应也可在这一层面加以思索。

2．磁自旋效应

电子的自旋是大脑磁场的潜在作用靶标，rTMS诱导的感应磁场可对细胞产生影响，改变电子自旋系统状态，进而影响相应化合物的活性。有实验表明，磁场影响ATP和DNA的合成[60-63]，可对DNA聚合酶产生影响，例如镁、锌等磁性核离子可在相关化学反应中起到催化作用，称为磁同位素效应。磁场可以控制这些离子的自由基反应机制，因此可能会对TMS的磁场作用有较高的敏感性。另有理论称，化学反应具有自旋选择性，而自旋状态只能通过磁的相互作用来改变，这表明TMS对大脑的磁效应可能是通过影响生化反应中的电子自旋介导的[63-65]。

3．意识的电磁理论

意识的电磁理论最初由McFadden提出[66]，认为大脑感应的电磁场是意识和意识体验的载体。神经元产生动作电位时，会对周围的电磁场产生干扰。在神经元兴奋后，其放电模式所编码的信息可能会影响大脑的电磁场。英国物理学家Penrose从量子角度出发，认为量子测量在意识中起着重要作用，微管是量子信息的载体[67]。但目前在脑损伤和意识状态改变的患者（例如植物人或最低意识状态）中使用rTMS的研究结果并不一致，因此，对该类患者的治疗效果尚缺乏有效证据[68-70]。

除了在上述局部的物理效应之外，基于动力学系统理论，TMS的刺激还可能会产生远距离的效应，即将大脑作为一个整体动力系统受到TMS的影响，例如影响大脑的功能连接或影响刺激靶点对侧脑区[71,72]。由于非线性系统的不可预测性[73]，动力学系统理论很难精确计算或建模，因此或可采用定性方法进行分析。虽然动力学理论有积极的应用前景，但使用动力学系统理论来理解TMS对大脑的效应仍然需要大量的理论支撑和实验工作验证。

（邓佳慧　黄筱琳　沈昊伟　陆　林）

第二节　神经生理学研究

TMS可能通过调节神经肌肉和脑部皮质兴奋性和抑制性、改变神经突触可塑性、通过影响离子通道、静息电位等方式改变细胞膜兴奋性等发挥治疗神经精神疾病的作用。本节主要介绍经颅磁刺激的神经生理学机制。

一、神经电生理机制假说

（一）神经突触可塑性调节的假说

神经可塑性由Richard J. Davidson在1992年提出，指重复性的经验可以改变大脑的结构和功能。脑的神经环路和神经连接始终处于内外环境变化而重新塑造的过程，这一适应性的改变过程被称为神经可塑性[74]。这种可塑性体现在多个不同的脑区及神经网络连接，表现为多种不同形式，如突触数量、形态变化等[74]。中枢神经系统在早期发育过程中具有很高的可塑性，发育成熟后中枢神经系统总体处于稳定状态，但为了适应内外环境变化，神经元、神经回路等依然可发生调整和重塑。神经可塑性参与了中枢神经系统众多的生理及病理过程，对中枢神经系统的发育、损伤修复等过程产生重要影响。神经可塑性经常被分为结构性神经可塑性和功能性神经可塑性。结构神经可塑性是指大脑改变其神经元连接的能力，包括形成新的轴突、树突和（或）新的神经元[74]。神经系统形态学研究证实，这种结构的变化包括众多方式，如大脑体积、脑皮质宽度和长度、大脑新生血管、神经元轴突数目增加、新的突触连接形成[74]。功能性神经可塑性是指大脑改变和适应神经元功能特性的能力[74]。神经突触活动增强可以改变神经突触的传递效率，神经元放电率增加的突触增强称为长时程增强（LTP），神经元放电率减少的突触减弱称为长时程抑制（LTD）。LTP是指在连续高频（100 Hz）刺激突触前纤维后，相同电位刺激所诱发的突触后电位幅度长时间增大现象。LTD是指连续低频刺激突触前纤维后，相同刺激诱发突触后电位幅度长时间减小现象。神经可塑性目前被认为参与了许多精神疾病的病理过程，rTMS作为众多神经调节治疗方法之一，可通过生成感应磁场，间接形成感应电场而刺激皮质，无创地对皮质活动产生影响。

常规的rTMS采用连续5 Hz频率刺激，也有采用1 Hz、5 Hz、10 Hz、25 Hz、100 Hz频率成串（trial）刺激，每个成串刺激中含有多个TMS脉冲（plus），每个成串刺激之间可设定一定间隔。θ爆发式刺激（theta burst stimulation，TBS）也是rTMS的一种刺激模式，是指基本序列为5 Hz，每200 ms施加一串刺激，每串刺激脉冲中含有3个50 Hz的单脉冲。TBS又可以分为间歇性θ爆发式刺激（intermittent theta burst stimulation，iTBS）和连续性θ爆发式刺激（continuous theta burst stimulation，cTBS）。研究表明，神经元具有活动依赖性的可塑性变化，突触传递的可塑性是突触前神经元反复活动导致突触传递效能变化。如在持续高频刺激下，突触后电位增大可强化LTP效应，突触后电位减小可强化LTD效应[74]。因此高频rTMS（刺激频率＞1 Hz）可以通过类似LTP效应来增加皮质兴奋性，低频rTMS（刺激频率≤1 Hz）可以通过类似LTD效应来降低皮质兴奋性。影像学研究表明，rTMS作用可影响脑生理功能，影响皮质活动和皮质功能连接[75]。rTMS刺激不仅对脑皮质活动产生瞬时作用，也可对皮质活动产生持续影响，这种持续作用被认为是类似LTD和（或）LTP的诱导效应。刺激后的调节作用存在一定个体差异。动物实验表明，神经递质变化、基因转录与翻译过程可能与rTMS刺激后持续影响有关，而这种刺激后影响的机制尚需进一步探索[74]。

研究表明[76]，高频rTMS可降低皮质内抑制系统兴奋性，从而提高神经环路活性。另有研究者[77]分别使用20 Hz、1 Hz的rTMS刺激和伪刺激作用于健康人的运动区皮质，发现高频rTMS可提高运动皮质兴奋性（motor cortex excitability，MCE），低频rTMS可降低MCE，刺激脉冲数越多对MCE影响越大，持续时间也越长。一项动物研究[78]报告，对麻醉的猫施加不同频率rTMS，高频刺激可以提高视觉皮质兴奋性，低频刺激可以降低兴奋性。rTMS可调节刺激部位神经元突触可塑性和神经元连接，增加神经元自身修复和改善功能连接的能力。Cooke等认为[74]，rTMS产生的LTD和LTP变化表明，TMS可通过调节神经突触的密集程度影响皮质下活动，其他研究也发现rTMS刺激可导致被刺激部位皮质血流发生改变[79]。关于rTMS对皮质血流影响的具体机制仍然不清楚，但推测可能与rTMS影响神经元代谢活动有关。一项研究[80]发现5 Hz的rTMS刺激靶部位时，对应皮质葡萄糖代谢率增加，葡萄糖代谢率变化通常被认为与大脑皮质兴奋性变化相关。

rTMS对突触可塑性的确切调节机制仍然不明确，有假说认为这可能是通过作用于分子受体来实现的。目前已知NMDA受体的活化可以促进突触后膜的Ca^{2+}内流，从而引起突触后膜可塑性的变化[74]。药物阻断NMDA受体后，iTBS和cTBS诱导的MEP的幅度都明显减弱[81]。研究提示多巴胺受体亚型可能在rTMS影响突触重塑中发挥一定作用。

rTMS对突触可塑性的影响与诱导中枢神经系统BDNF的表达关系密切。BDNF可直接影响细胞内信号转导，调节突触传递。BDNF还与中枢神经系统神经元的活性以及多巴胺能、胆碱酯能、5-HT能神经元的可塑性密切相关。有研究采用免疫组化技术研究rTMS对大鼠脑区BDNF表达的效应，发现与伪刺激对照组相比，大鼠海马CA3、CA3c区颗粒细胞和梨状皮质、顶叶等BDNF mRNA表达显著增高，全脑胆囊收缩素mRNA表达增高，神经肽Y mRNA表达无明显变化，而伪刺激组上述mRNA表达无显著改变。研究者认为这些表达产物的增高与电抽搐、抗抑郁药物所引起的表达反应类似。一项探索低频rTMS对精神分裂症患者血清BDNF水平的影响及其与抗精神病药物关系的研究发现[82]，非典型抗精神病药物联合rTMS治疗10天和20天后血清BDNF水平显著提高，抗精神病药物联合rTMS治疗后，精神分裂症患者血清BDNF水平均显著提高，而单纯抗精神病药物治疗后血清BDNF水平无显著改变。有研究[83]采用tDCS预处理结合cTBS、iTBS干预神经元，研究人类寡核苷酸BDNF Val66Met基因型变异对神经可塑性的影响，发现BDNF Val66Met基因型可影响LTD/LTP样可塑性。不同刺激模式对BDNF表达也有不同影响。有动物实验[75]采用酶联免疫吸附测定法测定不同rTMS刺激模式刺激对大鼠海马BDNF释放的影响，发现5 Hz以上刺激频率能够促进BDNF释放，100 Hz和iTBS模式对BDNF的释放影响最为显著。此外，有研究认为[84]，神经系统的BDNF包括成熟BDNF（mature BDNF，mBDNF）及其前体BDNF（precursor BDNF，pro-BDNF），pro-BDNF经过剪切即可产生BDNF，两者在细胞外呈现出自平衡关系，pro-BDNF出现在LTP的早期及晚期，且能促进神经元树突、轴突的生长，激活再生基因的表达。

（二）离子通道、静息电位或阈电位修饰后改变胞膜兴奋性的假说

突触可塑性并不是rTMS引起兴奋性变化的唯一可能机制。其他可能的机制包括离子通道、静息膜电位或阈电位修饰后而改变胞膜兴奋性的假说[85]。

离子通道是神经元兴奋性的基础。它与神经电信号的产生、神经递质的释放、信息传递、信号转导有关，与维持细胞内环境的稳定有关，与神经系统可塑性的变化也密切相关。离子通道的特点是对某种离子的特异性和对调节的易感性。不同的离子通过不同的通道实现跨膜流动，如钠离子、钾离子通过钠钾离子通道跨膜流动产生动作电位。离子通道的特性可以被各种不同的刺激调节，从而使神经信号的传送具有很大的灵活性。不同频率的刺激产生突触后电位的时空总和效应不同，通过兴奋性神经递质，激活突触后膜的离子通道，特别是改变突触后细胞内的钙离子浓度，钙离子浓度控制着LTP/LTD的转换，诱发LTD的钙浓度阈值低，产生LTP需要的钙离子浓度高。

膜电位是兴奋性的一个重要决定因素。rTMS可以直接调节膜电位变化来诱导兴奋性的改变，这也是rTMS值得考虑的作用机制，不管是在线和离线状态，神经元对TMS脉冲刺激的反应都涉及去极化与超极化。在线反应，即有刺激存在时，rTMS的脉冲在颅内感应的电场与神经几何位置、神经纤维的分布和走向相互作用，同时产生了去极化和超极化，去极化起主导作用。离线反应时，动作电位的反复发放导致电压门控离子通道活性的各种变化，从而使兴奋性不断变化，兴奋性降低（超极化）和兴奋增高（去极化）的不同状态可以长时程维持，此时超极化起主导作用。

神经元对低于阈值水平或超阈值水平的脉冲刺激的反应可导致胞膜兴奋性变化，与轴突膜的去极化和超极化水平的变化有关。rTMS脉冲对神经元群的直接影响结果是引发胞膜去极化或超极化。胞膜兴奋性调节主要的机制是去极化，与LTP/LTD在突触处诱导可塑性相似。这些持续的去极化或超极化周期与tDCS的刺激机制相似，累积的神经调节影响可能驱动持续的胞膜兴奋性调节。

高频rTMS可以使神经元兴奋性提高。高频刺激能够驱使神经元进入一种暂时的增强状态，在突触和细胞膜上触发独特的级联反应。离子通道，特别是慢反应钾离子通道将被超极化激活，并驱动胞膜返回其反转电位，从而更接近放电阈值，这在神经元有选择地对接受的刺激作出反应的能力中起着至关重要的作用。神经元对高频同步峰值刺激反应更灵敏，这可能进一步降低去极化阈值。

学习和记忆过程也由各种各样的非突触机制驱动，这些机制涉及膜成分的调节，如静息电位、电压依赖通道和离子泵[86]。不同的膜成分构成元素不是独立的而是相互作用。rTMS刺激很可能也是由于同样的相互作用机制驱动了皮质兴奋性的调节。

（三）降低静息态皮质兴奋性的假说

rTMS通过不同频率的刺激作用于特定大脑运动皮质，产生兴奋或抑制特定皮质的效应。衡量皮质兴奋性的一项重要指标是静息态皮质兴奋性。单次TMS可能启动了皮质下抑制性中间神经元活动，从而阻断运动皮质持续的下行冲动发放。

有研究显示，接受10 Hz阈下rTMS（共1000

次脉冲）刺激 5 s 后，皮质脊髓兴奋性持续受到抑制[87]。该研究发现长时间高频阈下 rTMS 对直接受刺激的运动皮质和未直接受刺激的运动皮质的皮质兴奋性均产生了持久且一致的抑制作用，这种抑制作用与刺激持续时间相关。该研究推测，高频阈下 rTMS 可能调节皮质内兴奋性和皮质脊髓神经元的传输效率，但与之相关的机制尚不清楚[87]。

一项研究采用 1 Hz 低频 rTMS 刺激正常人和精神分裂症患者的运动皮质，发现低频 rTMS 可降低正常人标准化 MEP 面积（与基线 MEP 比较的变化百分比），而低频刺激反而引起患者 MEP 面积和运动阈值（MT）增高，表明精神分裂症患者的运动皮质存在异常活动，也进一步说明精神分裂症患者 GABA 能神经元活动异常[88]。

有研究将重性抑郁症患者和健康被试随机分组，研究了 1 Hz 低频 rTMS 刺激左侧初级运动皮质对左、右半球兴奋性的交互影响。发现低频 rTMS 在降低正常的左脑兴奋性的同时可提高右脑兴奋性，但低频 rTMS 在降低抑郁症患者左脑兴奋性的同时并没有提高右脑兴奋性，提示抑郁症患者左、右半球可能缺乏这种交互应答效应[89]。

2008 年的一项研究发现，与安慰剂相比，1 Hz 的 rTMS 对皮质脊髓兴奋性的抑制在摄入 D_1/D_2 受体激动剂后更为明显，且持续时间更长。同样，摄入 D_1/D_2 受体激动剂后进行伪刺激时，则观察不到皮质脊髓兴奋性的变化。该研究提示，rTMS 可能诱导多巴胺能神经元活动增强[90]。

另有研究指出，与基线相比，频率为 5 Hz，强度为 10% 阈值，持续 12 s 的 rTMS 干预后 8 sMEP 明显下降，4 s 和 12 s 时 MEP 面积无显著差异，但有下降趋势。MEP 的降低可能表明皮质兴奋性降低[91]。

（四）瓦解皮质抑制性的假说

大脑运动皮质兴奋性评价的另一常用指标是皮质内抑制。已有研究推测 rTMS 可通过不同的刺激频率改变刺激间隔，从而抑制部分皮质内抑制，达到兴奋该皮质的作用。一项研究发现，1 Hz 左右的低频刺激可减少 MEP 的大小，但对皮质抑制作用不大[92]。尽管需要进一步研究 10 Hz 和 20 Hz 的刺激效果，但高频刺激似乎确实能增加兴奋性（MEP 增大）并降低皮质内抑制（ICI）。许多新的刺激方法似乎具有对皮质兴奋性产生更大、可能更持久影响的巨大潜力。这些需要在临床人群中进一步的评估和测试[93]。荟萃分析报告，在 rTMS 影响 ICI 方面，有一项研究表明 0.6 Hz 刺激 ICI 增加，在 6 项 1 Hz 刺激的研究中，有 5 项研究报告没有变化，有一项研究报告间隔 3 ms 时出现下降。相比之下，在高频刺激研究中，10 项研究中有 6 项报告 ICI 下降（4 项研究报告无变化）。在关于对侧脑区影响的研究中，1 项报告 ICI 下降，2 项报告没有变化[93]。

（五）脊髓兴奋性升高的假说

皮质脊髓的兴奋性同样可以影响突触活动，rTMS 通过对皮质施加刺激以改变皮质脊髓兴奋性，从而改变皮质脊髓活动。依赖激活顺序的可塑性（spike-timing dependent plasticity，STDP）与突触前后动作电位的精确顺序相关。成对关联刺激（PAS）基于 STDP 的原理促进皮质脊髓神经元和脊髓运动神经元突触间的长时程变化。突触前动作电位比突触后去极化超前 5 ~ 15 ms，从而导致 LTP；若突触后去极化较突触前的活动早 5 ~ 30 ms 则诱发 LTD。这种可塑性的诱导有一个突出的特征，即依赖于激活的时间顺序，例如突触前和突触后的峰电位时间相距过远或间隔时间过长，则对突触的可塑作用减少。

在一项探索高频 rTMS 对初级运动皮质（M1）皮质脊髓兴奋性影响的实验中，研究者分别对 8 名健康志愿者在两天内施加 150 次或 1800 次 5 Hz 的 rTMS 刺激，评估了 rTMS 前后约 30 分钟内运动诱发电位（MEP）、短间隔皮质内抑制（SICI）、短间隔皮质内易化（SICF）和皮质沉默期（CSP）的幅值。结果指出，对 M1 进行一次阈值以下的 5 Hz rTMS 可以诱导静止皮质脊髓兴奋性的持久性增强，但这种持续的促进作用需要足够数量的条件反射刺激[94]。

有研究通过对两名受试者进行 5 Hz rTMS 的效果评估，发现运动皮质接受超过阈值 5 Hz 的 rTMS 时，rTMS 所诱发的皮质脊髓兴奋电位的大小和数量在逐渐增加[95]。

（六）脑电图 α 波引导的 αTMS 假说

该假说认为，特定刺激模式的 rTMS 可能改善某些精神疾病的特定症状。α 波是指频率在 8 ~ 13 Hz 的波。rTMS 可能通过影响这一特定频率范围的脑电波来干扰大脑皮质活动。脑电图研究表明，α 频率的脑电活动可通过适当的刺激被调整或扰动。除了感官刺激，只要刺激频率足够接近 α

波的固有频率，就能对大脑皮质电生理活动产生影响。有研究提示，α 频率（8 ~ 13 Hz）脑电图活动的降低可能与精神分裂症的阴性症状相关。采用 rTMS 作为干预，通过评估每个受试者接受 α 频率的 rTMS 刺激后阴性症状的变化来验证这种关系。结果提示，接受真刺激的受试者阴性症状有显著改善。此外，这些阴性症状改善被发现与额叶 α 振幅增加高度相关[96]。

二、经颅磁刺激与事件相关电位的研究进展

TMS 可调节脑部皮质兴奋性和抑制性，目前已有研究者对使用 TMS 如何调节个体脑部皮质神经电生理变化进行了相关探索。此外，将 TMS 与脑电图（EEG）相结合并作为一种非侵入性的用于直接评估脑部皮质功能的技术（TMS-EEG），不仅可探索局部皮质内兴奋性和抑制性回路改变，还为调节皮质可塑性、调整脑区间或环路间连接模式提供了可能[97]。越来越多的研究者使用 TMS-EEG 技术探索精神疾病的病理生理学标志物[97]，促进该技术成为未来临床精神疾病的诊断和预测的工具[98]。TMS-EEG 可诱发并记录多种皮质反应，包括 N45、P60 和 N100 成分在内的运动皮质的特征。既往对健康受试者运动皮质刺激的药理学研究表明，服用阿普唑仑和唑吡坦（$GABA_A$ 受体的特异性调节剂）可增加 N45 成分的偏转，这提示 N45 成分与 $GABA_A$ 的抑制活动可能存在关联[99,100]。一项涉及老年人 TMS 诱发电位的研究发现，皮质内易化（ICF）对 P60 和 N100 成分的促进作用越强，则短间隔皮质内抑制（SICI）对 P60 和 N100 成分的抑制程度越弱，表明 P60、N100 成分可能与谷氨酸受体介导的效应有潜在关联[101]。此外，N100 成分是 TMS 脉冲后 80 ~ 120 ms 记录到的一个大的负峰值的振幅，特定的 $GABA_B$ 受体激动剂巴氯芬可增加 N100 成分的振幅[102]。采用 TMS-EEG 技术探索精神疾病的病理生理学标志物，可更加安全高效地从神经生理学维度揭示精神疾病的发生、发展机制。

（一）抑郁症

抑郁症是一种临床常见的精神障碍，高达 40% 的抑郁症患者在接受充分和全疗程的药物治疗后，仍无法达到和维持完全缓解的状态[103,104]。因此，探究抑郁症的神经生理机制、改善抑郁症的治疗方法，对于提高治愈率有重要作用。Sun 等人利用 TMS-EEG 技术测量难治性抑郁症患者的皮质抑制性，发现患者额叶皮质 N100 成分振幅较高，长间隔皮质内抑制（LICI）较低，且患者磁休克治疗（MST）前额叶皮质的 N100 成分和 LICI 可预测治疗后自杀意念能否得到缓解，准确性为 89%，敏感性为 90%，特异性为 89%。上述结果表明皮质抑制可用于识别接受 MST 后最有可能出现自杀意念缓解的难治性抑郁症患者。基线时较强的抑制性神经传递可能反映了神经突触网络的完整性，这对于难治性抑郁症患者制定治疗方案提供了参考[105]。rTMS 最早被批准用于治疗难治性抑郁症，目前有研究者对 rTMS 影响抑郁症患者的神经生理学机制进行了相关探索。Voineskos 和同事对难治性抑郁症患者接受 TMS 治疗后，提供了 DLPFC 抑制性和兴奋性神经传递的神经生理学改变的证据[106]。研究者观察到，左侧 DLPFC 接受 6 周 TMS 治疗的抑郁症患者，其 $GABA_A$ 受体介导的抑制作用有关的 N45 成分振幅减弱，与 $GABA_B$ 受体介导的抑制作用有关的 N100 成分振幅则随着抑郁症状的改善而下降。在接受伪刺激治疗的患者中未发现上述标志物变化。总的平均场功率分析（global mean field analysis，GMFA）没有发现既往与皮质兴奋有关的成分发生变化（P60 成分振幅，GMFA），局部感兴趣区（region of interest，ROI）分析显示，接受经颅磁刺激治疗后，双侧 DLPFC 特有的 TMS-EEG 诱发活动［整体经颅磁刺激诱发电位（TMS-evoked potential，TEP）振幅］发生了变化，而在伪刺激治疗中没有观察到变化。该研究表明，rTMS 诱导的抑郁症患者神经生物学标志物的变化可被 TMS-EEG 测量，且可直接测量 DLPFC 皮质可塑性，特定的抑制性 TMS-EEG 标志物可能与 rTMS 诱导的抑郁症状减轻有关，与 $GABA_B$ 受体介导的抑制作用相关的 N100 成分振幅，可能具有预测难治性抑郁症患者对 rTMS 反应的潜在作用[106]。近期研究发现，相较于健康对照组，使用 TMS-EEG 技术刺激青少年抑郁症患者 DLPFC 部位检测到的 N100 和 P200 成分振幅均较大，源定位分析认为，青少年抑郁症患者 N100 成分振幅增加与额上回和前扣带回皮质的活动增加相关。该结果也得到了另一项研究的支持，即与年龄匹配的健康对照组相比，成年抑郁症患者左侧 DLPFC 的 N100 成分振幅更大[100]。有研究表明，rTMS 可调节 P200 成分[107]，源定位

分析表明，左侧DLPFC刺激后较大的P200成分与青少年抑郁症患者扣带回皮质的活动增大存在关联[108]。该研究进一步发现，接受2周iTBS的青少年抑郁症患者左侧DLPFC的基线N45成分与抑郁症状的减少相关，N45与$GABA_A$神经递质以及$GABA_A$和谷氨酸神经递质间的抑制性和兴奋性平衡有关，上述结果提示，DLPFC中GABA能系统的完整性可能对iTBS的治疗反应至关重要[109]。此外，接受iTBS治疗的青少年抑郁症患者右侧顶内叶（intraparietal lobules，IPL）的N45成分调节的幅度与基线状态右侧IPL和右侧DLPFC的功能连接相关，表明iTBS可以增加远端皮质的兴奋性。这些结果对iTBS治疗青少年抑郁症提供了新的神经生理学证据[109]。

（二）精神分裂症

既往研究使用TMS-EEG技术测量发现，与健康对照组相比，SICI对精神分裂症患者左侧DLPFC上的δ功率的抑制作用降低，对P60成分的抑制作用和ICF对左侧DLPFC的P60成分和N100成分的促进作用均被削弱，且SICI对P60成分的调节作用与患者执行认知任务期间的表现有关，而ICF对N100成分的调节作用与PANSS的总分有关[110]。这些结果为精神分裂症患者存在DLPFC的GABA系统功能障碍提供了证据，这种功能障碍可能与患者的工作记忆损害有关[97]。越来越多的研究者认为，胆碱能系统功能障碍与精神分裂症的病理生理学有关。短潜伏期传入抑制（short-latency afferent inhibition，SAI）是一种可以测定运动皮质的中枢胆碱能活性的TMS范式。研究者采用TMS-EEG技术检测了精神分裂症患者和健康对照者的M1的SAI（M1-SAI）和DLPFC脑区的SAI（DLPFC-SAI），发现相较于健康对照者，患者的DLPFC-SAI对N100成分的调节显著减弱，且这与执行功能障碍相关，而M1-SAI对P180成分的调节显著增强，上述结果表明，精神分裂症患者可能存在前额叶胆碱能系统功能障碍[111]。

（三）注意缺陷多动障碍

注意缺陷多动障碍（attention deficit hyperactivity disorder，ADHD）是儿童常见的精神行为障碍之一。基于运动诱发电位的TMS研究表明，运动抑制减少会导致多动，这是该疾病的核心症状。与健康对照组相比，ADHD患者表现为在静止状态下TMS诱发的N100成分振幅较低，潜伏期较短；在预知运动反应时间任务的反应准备期间，只有健康对照者N100成分振幅下降；在运动执行过程中，ADHD患者N100成分振幅降低的程度较小，表明调节抑制功能的能力受损；所有年龄段的ADHD患者中均观察到N100成分振幅的降低和潜伏期的缩短。该项研究为ADHD患者存在运动皮质抑制性的自上而下控制功能障碍提供了进一步的证据[112]。D' Agati和同事发现相较于健康对照儿童，使用TMS刺激ADHD患者诱发的N100成分振幅未见明显降低，在go/no-go任务中，ADHD患者在go试验中TMS诱发的N100成分振幅的增加较小，在抑制反应后下降较小，较低的TMS诱发N100成分振幅变化与较小的反应时间变异性相关，这表明在ADHD患者TMS诱发的N100成分可能参与了运动输出过程[92]。一项纳入25例ADHD患者的单盲、伪刺激对照研究提示，与基线和伪刺激组相比，在初级运动皮质接受阈下1 Hz rTMS后使用TMS诱发的N100成分振幅降低，并在大约500脉冲后趋于稳定，EEG源分析表明，TMS诱发的N100成分振幅变化反映了刺激运动皮质中的rTMS效应，研究结果表明，1 Hz rTMS后诱发的N100振幅降低可能反映了对TMS脉冲的整体降低的皮质反应，也可能反映了抑制性的特定降低，TMS诱发的N100成分可能是监测rTMS对ADHD儿童皮质兴奋性影响的一个潜在生物学标志物[92]。上述研究结果为TMS-EEG测量的兴奋性改变在ADHD诊断中的潜在应用提供了证据，并为使用rTMS调整皮质兴奋性和抑制性提供了参考价值[97]。

（四）物质使用障碍

长期饮酒会影响认知和神经生理功能以及大脑结构发育。在中枢神经系统中，乙醇的作用由GABA能神经传递的改变介导，TMS诱发的N45和N100成分可反映GABA能系统功能。一项纳入27名青春期酗酒的年轻人和25名以年龄、性别和受教育年限匹配的、不酗酒或很少酗酒的对照者接受了TMS-EEG测量，两组之间的静息运动阈值、TEP潜伏期或神经心理功能无显著差异，研究者观察到在TMS后54 ~ 75 ms的时间窗口内，GMFA增加，并且在有酗酒史的患者中，P60和N100成分的图形差异显著，N45成分振幅显著增加[113]。这些研究结果表明，青春期长期饮酒即使目前无法达到疾病的诊断标准，也可能存在连接性和皮质兴奋性的变化。一项受试者内交叉设计研究报告了 15 名健康饮酒者在饮用酒精或安慰剂饮料之前（PreBev）和之后（PostBev）接受了 DLPFC 部位的 TMS 刺激，比较酒精和安慰剂饮料前后 N100 的振幅，发现酒精可使 N100 成分振幅显著降低，安慰剂饮料对 N100 成分振幅没有影响，这提示急性饮酒可导致 TMS 刺激 DLPFC 部位的 N100 成分振幅降低，而这可能与 $GABA_B$ 受体介导的神经传递减少相关[114]。

（五）睡眠障碍

近期有研究揭示了在青少年肌阵挛性癫痫患者和健康对照者中对初级运动皮质给予局灶性 TMS，识别 TEP 及其在觉醒、睡眠剥夺和睡眠条件下的改变[115]。该项研究在觉醒、睡眠剥夺和睡眠条件下，每 8 ~ 15 s 随机输送至少 150 次 TMS，从 32 个头皮电极同时采集脑电图，发现在睡眠剥夺状态下，所有受试者的晚峰振幅（P100 和 N190 成分）均显著增加，患者的前峰电位显著增加，整体振幅更高。研究表明，青少年肌阵挛性癫痫患者的皮质兴奋性总体较高，尤其是在睡眠剥夺和反弹睡眠后的前皮质变化，这种现象可能与引起肌阵挛性癫痫的皮质 - 丘脑环路功能失调有关，额叶和前额叶区域更容易受到睡眠剥夺的影响[115]。

（孙洪强　倪照军　马梦颖　刘思聪）

参考文献

[1] GRACE A A. Dysregulation of the dopamine system in the pathophysiology of schizophrenia and depression［J］. Nature Reviews Neuroscience，2016，17（8）：524-32.

[2] FINAN P H，SMITH M T. The comorbidity of insomnia，chronic pain，and depression：dopamine as a putative mechanism［J］. Sleep Medicine Reviews，2013，17（3）：173-83.

[3] NESTLER E J，CARLEZON JR W A. The mesolimbic dopamine reward circuit in depression［J］. Biological Psychiatry，2006，59（12）：1151-9.

[4] JOHNSTON M V. Neurotransmitter alterations in a model of perinatal hypoxic-ischemic brain injury［J］. Annals of Neurology：Official Journal of the American Neurological Association and the Child Neurology Society，1983，13（5）：511-8.

[5] KECK M E，WELT T，MüLLER M B，et al. Repetitive transcranial magnetic stimulation increases the release of dopamine in the mesolimbic and mesostriatal system［J］. Neuropharmacology，2002，43（1）：101-9.

[6] KINNEY K R，HANLON C A. Changing Cerebral Blood Flow，Glucose Metabolism，and Dopamine Binding Through Transcranial Magnetic Stimulation：A Systematic Review of Transcranial Magnetic Stimulation-Positron Emission Tomography Literature［J］. Pharmacological Reviews，2022，74（4）：916-30.

[7] TREMBLAY L K，NARANJO C A，GRAHAM S J，et al. Functional neuroanatomical substrates of altered reward processing in major depressive disorder revealed by a dopaminergic probe［J］. Archives of General Psychiatry，2005，62（11）：1228-36.

[8] KECK M，WELT T，MüLLER M，et al. Repetitive transcranial magnetic stimulation increases the release of dopamine in the mesolimbic and mesostriatal system［J］. Neuropharmacology，2002，43（1）：101-9.

[9] POGARELL O，KOCH W，PöPPERL G，et al. Acute prefrontal rTMS increases striatal dopamine to a similar degree as D-amphetamine［J］. Psychiatry Research，2007，156（3）：251-5.

[10] POGARELL O，KOCH W，PöPPERL G，et al. Striatal dopamine release after prefrontal repetitive transcranial magnetic stimulation in major depression：preliminary results of a dynamic［123I］IBZM SPECT study［J］. Journal of Psychiatric Research，2006，40（4）：307-14.

[11] KURODA Y，MOTOHASHI N，ITO H，et al. Effects of repetitive transcranial magnetic stimulation on［11C］raclopride binding and cognitive function in patients with depression［J］. Journal of Affective Disorders，2006，95（1-3）：35-42.

[12] BEN-SHACHAR D，BELMAKER R H，GRISARU N，et al. Transcranial magnetic stimulation induces alterations in brain monoamines［J］. J Neural Transm（Vienna），1997，104（2-3）：191-7.

[13] POH E Z，HAHNE D，MORETTI J，et al. Simultaneous quantification of dopamine，serotonin，their metabolites and amino acids by LC-MS/MS in mouse brain following repetitive transcranial magnetic stimulation［J］. Neurochemistry International，2019，131：104546.

[14] MORETTI J，POH E Z，RODGER J. rTMS-Induced Changes in Glutamatergic and Dopaminergic Systems：Relevance to Cocaine and Methamphetamine Use Disorders［J］. Frontiers in Neuroscience，2020，14.

[15] KIM L, CHUN M H, KIM B R, et al. Effect of repetitive transcranial magnetic stimulation on patients with brain injury and Dysphagia [J]. Ann Rehabil Med, 2011, 35 (6): 765-71.

[16] KISH S J, SHANNAK K, HORNYKIEWICZ O. Uneven pattern of dopamine loss in the striatum of patients with idiopathic Parkinson' s disease. Pathophysiologic and clinical implications [J]. N Engl J Med, 1988, 318 (14): 876-80.

[17] CHENG T C, HUANG S F, WU S Y, et al. Integration of virtual reality into transcranial magnetic stimulation improves cognitive function in patients with parkinson' s disease with cognitive impairment: a proof-of-concept study[J]. Journal of Parkinson' s Disease, 2022, 12(2): 723-36.

[18] STRAFELLA A P, PAUS T, BARRETT J, et al. Repetitive transcranial magnetic stimulation of the human prefrontal cortex induces dopamine release in the caudate nucleus [J]. The Journal of Neuroscience, 2001, 21 (15): RC157.

[19] MURASE S, GRENHOFF J, CHOUVET G, et al. Prefrontal cortex regulates burst firing and transmitter release in rat mesolimbic dopamine neurons studied in vivo [J]. Neuroscience Letters, 1993, 157 (1): 53-6.

[20] CHOUNG J S, KIM J M, KO M H, et al. Therapeutic efficacy of repetitive transcranial magnetic stimulation in an animal model of Alzheimer' s disease [J]. Scientific Reports, 2021, 11 (1): 437.

[21] RAMíREZ-RODRíGUEZ G, JUAN D, GONZáLEZ-OLVERA J. 5 Hz of repetitive transcranial magnetic stimulation improves cognition and induces modifications in hippocampal neurogenesis in adult female Swiss Webster mice [J]. Brain Research Bulletin, 2022, 186: 91-105.

[22] BEN-SHACHAR D, GAZAWI H, RIBOYAD-LEVIN J, et al. Chronic repetitive transcranial magnetic stimulation alters beta-adrenergic and 5-HT2 receptor characteristics in rat brain [J]. Brain Research, 1999, 816 (1): 78-83.

[23] LIU S, WANG X, YU R, et al. Effect of transcranial magnetic stimulation on treatment effect and immune function [J]. Saudi Journal of Biological Sciences, 2022, 29 (1): 379-84.

[24] KANNO M, MATSUMOTO M, TOGASHI H, et al. Effects of acute repetitive transcranial magnetic stimulation on extracellular serotonin concentration in the rat prefrontal cortex [J]. Journal of Pharmacological Sciences, 2003, 93 (4): 451-7.

[25] BURNET P W, SHARP T, LECORRE S M, et al. Expression of 5-HT receptors and the 5-HT transporter in rat brain after electroconvulsive shock [J]. Neuroscience Letters, 1999, 277 (2): 79-82.

[26] ZANARDI R, ARTIGAS F, MORESCO R, et al. Increased 5-hydroxytryptamine-2 receptor binding in the frontal cortex of depressed patients responding to paroxetine treatment: a positron emission tomography scan study [J]. Journal of Clinical Psychopharmacology, 2001, 21 (1): 53-8.

[27] BAEKEN C, DE RAEDT R, BOSSUYT A, et al. The impact of HF-rTMS treatment on serotonin (2A) receptors in unipolar melancholic depression [J]. Brain Stimul, 2011, 4 (2): 104-11.

[28] MALAGUTI A, ROSSINI D, LUCCA A, et al. Role of COMT, 5-HT (1A), and SERT genetic polymorphisms on antidepressant response to transcranial magnetic stimulation [J]. Depress Anxiety, 2011, 28 (7): 568-73.

[29] BOCCHIO-CHIAVETTO L, MINIUSSI C, ZANARDINI R, et al. 5-HTTLPR and BDNF Val66Met polymorphisms and response to rTMS treatment in drug resistant depression [J]. Neuroscience letters, 2008, 437 (2): 130-4.

[30] LEBLHUBER F, GEISLER S, EHRLICH D, et al. Repetitive transcranial magnetic stimulation in the treatment of resistant depression: changes of specific neurotransmitter precursor amino acids [J]. Journal of Neural Transmission, 2021, 128 (8): 1225-31.

[31] CELADA P, PUIG M V, AMARGóS-BOSCH M, et al. The therapeutic role of 5-HT_{1A} and 5-HT_{2A} receptors in depression [J]. Journal of Psychiatry and Neuroscience, 2004, 29 (4): 252-65.

[32] CROARKIN P E, NAKONEZNY P A, WALL C A, et al. Transcranial magnetic stimulation potentiates glutamatergic neurotransmission in depressed adolescents [J]. Psychiatry Research: Neuroimaging, 2016, 247: 25-33.

[33] ZHAO L, REN H, GU S, et al. rTMS ameliorated depressive-like behaviors by restoring HPA axis balance and prohibiting hippocampal neuron apoptosis in a rat model of depression [J]. Psychiatry Research, 2018, 269: 126-33.

[34] FLEISCHMANN A, STERNHEIM A, ETGEN A, et al. Transcranial magnetic stimulation downregulates beta-adrenoreceptors in rat cortex [J]. Journal of Neural Transmission, 1996, 103 (11): 1361-6.

[35] KELLER J，GOMEZ R，WILLIAMS G，et al. HPA axis in major depression：cortisol，clinical symptomatology and genetic variation predict cognition ［J］. Mol Psychiatry，2017，22（4）：527-36.

[36] KECK M E，HOLSBOER F. Hyperactivity of CRH neuronal circuits as a target for therapeutic interventions in affective disorders ［J］. Peptides，2001，22（5）：833-44.

[37] HOLSBOER F. The corticosteroid receptor hypothesis of depression ［J］. Neuropsychopharmacology，2000，23（5）：477-501.

[38] POST A，KECK M E. Transcranial magnetic stimulation as a therapeutic tool in psychiatry what do we know about the neurobiological mechanisms ［J］. Journal of Psychiatric Research，2001，35（4）：193-215.

[39] AYDIN-ABIDIN S，TRIPPE J，FUNKE K，et al. High- and low-frequency repetitive transcranial magnetic stimulation differentially activates c-Fos and zif268 protein expression in the rat brain ［J］. Experimental Brain Research，2008，188（2）：249-61.

[40] POST A，KECK M. Transcranial magnetic stimulation as a therapeutic tool in psychiatry：what do we know about the neurobiological mechanisms? ［J］. Journal of Psychiatric Research，2001，35（4）：193-215.

[41] AYDIN-ABIDIN S，TRIPPE J，FUNKE K，et al. High- and low-frequency repetitive transcranial magnetic stimulation differentially activates c-Fos and zif268 protein expression in the rat brain ［J］. Experimental Brain Research，2008，188（2）：249-61.

[42] HAUSMANN A，WEIS C，MARKSTEINER J，et al. Chronic repetitive transcranial magnetic stimulation enhances c-fos in the parietal cortex and hippocampus ［J］. Brain Research Molecular Brain Research，2000，76（2）：355-62.

[43] FENG J，ZHANG Q，ZHANG C，et al. The Effect of sequential bilateral low-frequency rTMS over dorsolateral prefrontal cortex on serum level of BDNF and GABA in patients with primary insomnia ［J］. Brain and Behavior，2019，9（2）：e01206.

[44] BANDEIRA I D，LINS-SILVA D H，BAROUH J L，et al. Neuroplasticity and non-invasive brain stimulation in the developing brain ［J］. Prog Brain Res，2021，264：57-89.

[45] YOSHIMURA R，HORI H，KATSUKI A，et al. Serum levels of brain-derived neurotrophic factor（BDNF），proBDNF and plasma 3-methoxy-4-hydroxyphenylglycol levels in chronic schizophrenia ［J］. Annals of General Psychiatry，2016，15：1.

[46] FIDALGO T M，MORALES-QUEZADA J L，MUZY G S，et al. Biological markers in noninvasive brain stimulation trials in major depressive disorder：a systematic review ［J］. The Journal of ECT，2014，30（1）：47-61.

[47] WEN N，CHEN L，MIAO X，et al. Effects of High-Frequency rTMS on Negative Symptoms and Cognitive Function in Hospitalized Patients With Chronic Schizophrenia：A Double-Blind，Sham-Controlled Pilot Trial ［J］. Frontiers in Psychiatry，2021，12：736094.

[48] ABELLANEDA-PEREZ K，MARTIN-TRIAS P，CASSE-PERROT C，et al. BDNF Val66Met gene polymorphism modulates brain activity following rTMS-induced memory impairment ［J］. Scientific Reports，2022，12（1）：176.

[49] GORDON T. The role of neurotrophic factors in nerve regeneration ［J］. Neurosurg Focus，2009，26（2）：E3.

[50] INSAUSTI F R，RUIZ-GOLVANO P，GARCíA-OSTA A，et al. Implanted BDNF-producing fibroblasts prevent neurotoxin-induced serotonergic denervation in the rat striatum ［J］. Brain Research Molecular Brain Research，2000，76（2）：306-14.

[51] MÜLLER M，TOSCHI N，KRESSE A，et al. Long-term repetitive transcranial magnetic stimulation increases the expression of brain-derived neurotrophic factor and cholecystokinin mRNA，but not neuropeptide tyrosine mRNA in specific areas of rat brain ［J］. Neuropsychopharmacology，2000，23（2）：205-15.

[52] POST A，MÜLLER M B，ENGELMANN M，et al. Repetitive transcranial magnetic stimulation in rats evidence for a neuroprotective effect in vitro and in vivo ［J］. Eur The Journal of Neuroscience，1999，11（9）：3247-54.

[53] WANG H Y，CRUPI D，LIU J，et al. Repetitive transcranial magnetic stimulation enhances BDNF-TrkB signaling in both brain and lymphocyte ［J］. The Journal of Neuroscience，2011，31（30）：11044-54.

[54] OGIUE-IKEDA M，KAWATO S，UENO S. Acquisition of ischemic tolerance by repetitive transcranial magnetic stimulation in the rat hippocampus ［J］. Brain Research，2005，1037（1-2）：7-11.

[55] FUJIKI M，STEWARD O. High frequency transcranial magnetic stimulation mimics the effects of ECS in upregulating astroglial gene expression in the murine CNS ［J］. Brain Research Molecular Brain Research，1997，44（2）.

[56] CHERVYAKOV A V，CHERNYAVSKY A Y，SINITSYN D O，et al. Possible Mechanisms Underlying

the Therapeutic Effects of Transcranial Magnetic Stimulation [J]. Front Hum Neurosci，2015，9：303.

[57] VEDRAL V. Quantifying entanglement in macroscopic systems [J]. Nature，2008，453（7198）：1004-7.

[58] WILTSCHKO R，WILTSCHKO W，WILTSCHKO R，et al. Avian magnetic compass：Its functional properties and physical basis [J]. Current Zoology，2010（3）：12.

[59] RITZ T，AHMAD M，MOURITSEN H，et al. Photoreceptor-based magnetoreception：optimal design of receptor molecules，cells，and neuronal processing [J]. J R Soc Interface，2010，7 Suppl 2（Suppl 2）：S135-46.

[60] BUCHACHENKO A L，KUZNETSOV D A. Magnesium magnetic isotope effect：a key towards mechanochemistry of phosphorylating enzymes as molecular machines [J]. Mol Biol（Mosk），2006，40（1）：12-9.

[61] BUCHACHENKO A L，KOUZNETSOV D A，ORLOVA M A，et al. Magnetic isotope effect of magnesium in phosphoglycerate kinase phosphorylation [J]. Proc Natl Acad Sci U S A，2005，102（31）：10793-6.

[62] BUCHACHENKO A L，KOUZNETSOV D A，BRESLAVSKAYA N N，et al. Magnesium isotope effects in enzymatic phosphorylation [J]. J Phys Chem B，2008，112（8）：2548-56.

[63] FENG H L，YAN L，CUI L Y. Effects of repetitive transcranial magnetic stimulation on adenosine triphosphate content and microtubule associated protein-2 expression after cerebral ischemia-reperfusion injury in rat brain [J]. Chin Med J（Engl），2008，121（14）：1307-12.

[64] BILLUPS W E，CIUFOLINI M A. Chemical Generation and Reception of Radio-and Microwaves [M]. 1993.

[65] BUCHACHENKO A. Magnetic Isotope Effects in Chemistry and Biochemistry [M]. New York：Nova Science Publishers，2009.

[66] MCFADDEN J. The conscious electromagnetic information（cemi）field theory：the hard problem made easy? [J]. Journal of Consciousness Studies，2002，9（8）：45-60.

[67] PENROSE R，HAMEROFF S. Consciousness in the universe：Neuroscience，quantum space-time geometry and Orch OR theory [J]. Journal of Cosmology，2011，14：1-17.

[68] LOUISE-BENDER PAPE T，ROSENOW J，LEWIS G，et al. Repetitive transcranial magnetic stimulation-associated neurobehavioral gains during coma recovery [J]. Brain Stimul，2009，2（1）：22-35.

[69] MANGANOTTI P，FORMAGGIO E，STORTI S F，et al. Effect of high-frequency repetitive transcranial magnetic stimulation on brain excitability in severely brain-injured patients in minimally conscious or vegetative state [J]. Brain Stimul，2013，6（6）：913-21.

[70] LEFAUCHEUR J P，ANDRé-OBADIA N，ANTAL A，et al. Evidence-based guidelines on the therapeutic use of repetitive transcranial magnetic stimulation（rTMS）[J]. Clinical neurophysiology，2014，125（11）：2150-206.

[71] ELDAIEF M C，HALKO M A，BUCKNER R L，et al. Transcranial magnetic stimulation modulates the brain’s intrinsic activity in a frequency-dependent manner [J]. Proc Natl Acad Sci U S A，2011，108（52）：21229-34.

[72] KOMSSI S，ARONEN H J，HUTTUNEN J，et al. Ipsi-and contralateral EEG reactions to transcranial magnetic stimulation [J]. Clinical neurophysiology，2002，113（2）：175-84.

[73] LORENZ E N. Deterministic nonperiodic flow [J]. J Atoms，1963，20（2）：130-41.

[74] COOKE S F，BLISS T V P. Plasticity in the human central nervous system [J]. Brain，2006，129：1659-73.

[75] BALKOWIEC A，KATZ D M. Cellular mechanisms regulating activity-dependent release of native brain-derived neurotrophic factor from hippocampal neurons [J]. The Journal of Neuroscience，2002，22（23）：10399-407.

[76] 吴涛，李蕴琛，SOMMER M，等. 经颅重复磁刺激对人脑皮层兴奋性的影响 [J]. 中华神经科杂志，2001，（1）：43-5.

[77] 刘运洲，张忠秋. 高频重复经颅磁刺激提高运动皮层兴奋性的研究 [J]. 上海体育学院学报，2010，34（5）：58-63.

[78] AYDIN-ABIDIN S，MOLIADZE V，EYSEL U T，et al. Effects of repetitive TMS on visually evoked potentials and EEG in the anaesthetized cat：dependence on stimulus frequency and train duration [J]. J Physiol-London，2006，574（2）：443-55.

[79] PAUS T. Imaging the brain before，during，and after transcranial magnetic stimulation [J]. Neuropsychologia，1999，37（2）：219-24.

[80] SIEBNER H R，HARTWIGSEN G，KASSUBA T，et al. How does transcranial magnetic stimulation modify

neuronal activity in the brain? Implications for studies of cognition [J]. Cortex, 2009, 45 (9): 1035-42.

[81] HUANG Y Z, CHEN R S, ROTHWELL J C, et al. The after-effect of human theta burst stimulation is NMDA receptor dependent [J]. Clinical neurophysiology, 2007, 118 (5): 1028-32.

[82] 刘晓军. 低频重复经颅磁刺激对精神分裂症患者血清BDNF水平影响的对照研究 [J]. 精神医学杂志, 2011, 24 (3): 196-9.

[83] CHEERAN B, TALELLI P, MORI F, et al. A common polymorphism in the brain-derived neurotrophic factor gene (BDNF) modulates human cortical plasticity and the response to rTMS [J]. The Journal of Physiology, 2008, 586 (23): 5717-25.

[84] BRUNONI A R, LOPES M, FREGNI F. A systematic review and meta-analysis of clinical studies on major depression and BDNF levels: implications for the role of neuroplasticity in depression [J]. The International Journal of Neuropsychopharmacology, 2008, 11 (8): 1169-80.

[85] PELL G S, ROTH Y, ZANGEN A. Modulation of cortical excitability induced by repetitive transcranial magnetic stimulation: influence of timing and geometrical parameters and underlying mechanisms [J]. Progress in Neurobiology, 2011, 93 (1): 59-98.

[86] MOZZACHIODI R, BYRNE J H. More than synaptic plasticity: role of nonsynaptic plasticity in learning and memory [J]. Trends in Neurosciences, 2010, 33 (1): 17-26.

[87] JUNG S H, SHIN J E, JEONG Y S, et al. Changes in motor cortical excitability induced by high-frequency repetitive transcranial magnetic stimulation of different stimulation durations [J]. Clinical Neurophysiology, 2008, 119 (1): 71-9.

[88] FITZGERALD P B, BROWN T L, MARSTON N A, et al. Reduced plastic brain responses in schizophrenia: a transcranial magnetic stimulation study [J]. Schizophrenia Research, 2004, 71 (1): 17-26.

[89] BAJWA S, BERMPOHL F, RIGONATTI S P, et al. Impaired interhemispheric interactions in patients with major depression [J]. The Journal of Nervous and Mental disease, 2008, 196 (9): 671-7.

[90] LANG N, SPECK S, HARMS J, et al. Dopaminergic potentiation of rTMS-induced motor cortex inhibition [J]. Biological Psychiatry, 2008, 63 (2): 231-3.

[91] ROLLNIK J D, SCHUBERT M, DENGLER R. Subthreshold prefrontal repetitive transcranial magnetic stimulation reduces motor cortex excitability [J]. Muscle Nerve, 2000, 23 (1): 112-4.

[92] D'AGATI E, HOEGL T, DIPPEL G, et al. Motor cortical inhibition in ADHD: modulation of the transcranial magnetic stimulation-evoked N100 in a response control task [J]. J Neural Transm (Vienna). 2014, 121 (3): 315-25.

[93] FITZGERALD P B, FOUNTAIN S, DASKALAKIS Z J. A comprehensive review of the effects of rTMS on motor cortical excitability and inhibition [J]. Clinical Neurophysiology, 2006, 117 (12): 2584-96.

[94] PEINEMANN A, REIMER B, LOER C, et al. Long-lasting increase in corticospinal excitability after 1800 pulses of subthreshold 5 Hz repetitive TMS to the primary motor cortex [J]. Clinical Neurophysiology, 2004, 115 (7): 1519-26.

[95] DI LAZZARO V, PROFICE P, PILATO F, et al. The effects of motor cortex rTMS on corticospinal descending activity [J]. Clinical Neurophysiology, 2010, 121 (4): 464-73.

[96] JIN Y, POTKIN S G, KEMP A S, et al. Therapeutic effects of individualized alpha frequency transcranial magnetic stimulation (alpha TMS) on the negative symptoms of schizophrenia [J]. Schizophr Bull, 2006, 32 (3): 556-61.

[97] CAO K X, MA M L, WANG C Z, et al. TMS-EEG: An emerging tool to study the neurophysiologic biomarkers of psychiatric disorders [J]. Neuropharmacology, 2021, 197: 108574.

[98] TREMBLAY S, ROGASCH N C, PREMOLI I, et al. Clinical utility and prospective of TMS-EEG [J]. Clinical Neurophysiology, 2019, 130 (5): 802-44.

[99] PREMOLI I, CASTELLANOS N, RIVOLTA D, et al. TMS-EEG signatures of GABAergic neurotransmission in the human cortex [J]. The Journal of Neuroscience, 2014, 34 (16): 5603-12.

[100] VOINESKOS D, BLUMBERGER D M, ZOMORRODI R, et al. Altered transcranial magnetic stimulation-electroencephalographic markers of inhibition and excitation in the dorsolateral prefrontal cortex in major depressive disorder [J]. Biological Psychiatry, 2019, 85 (6): 477-86.

[101] NODA Y, ZOMORRODI R, CASH R F, et al. Characterization of the influence of age on GABAA and glutamatergic mediated functions in the dorsolateral prefrontal cortex using paired-pulse TMS-EEG [J]. Aging (Albany NY), 2017, 9 (2): 556-72.

[102] BELARDINELLI P, KONIG F, LIANG C, et al. TMS-EEG signatures of glutamatergic neurotransmission in

human cortex [J]. Scientific Reports, 2021, 11 (1): 8159.
[103] BLUMBERGER D M, VILA-RODRIGUEZ F, THORPE K E, et al. Effectiveness of theta burst versus high-frequency repetitive transcranial magnetic stimulation in patients with depression (THREE-D): a randomised non-inferiority trial [J]. Lancet, 2018, 391 (10131): 1683-92.
[104] MCINTYRE R S, FILTEAU M J, MARTIN L, et al. Treatment-resistant depression: definitions, review of the evidence, and algorithmic approach [J]. J Affect Disord, 2014, 156: 1-7.
[105] SUN Y, FARZAN F, MULSANT B H, et al. Indicators for remission of suicidal ideation following magnetic seizure therapy in patients with treatment-resistant depression [J]. JAMA Psychiatry, 2016, 73 (4): 337-45.
[106] VOINESKOS D, BLUMBERGER D M, ROGASCH N C, et al. Neurophysiological effects of repetitive transcranial magnetic stimulation (rTMS) in treatment resistant depression [J]. Clinical Neurophysiology, 2021, 132 (9): 2306-16.
[107] CHUNG S W, LEWIS B P, ROGASCH N C, et al. Demonstration of short-term plasticity in the dorsolateral prefrontal cortex with theta burst stimulation: A TMS-EEG study [J]. Clinical Neurophysiology, 2017, 128 (7): 1117-26.
[108] DHAMI P, ATLURI S, LEE J C, et al. Prefrontal cortical reactivity and connectivity markers distinguish youth depression from healthy youth [J]. Cereb Cortex, 2020, 30 (7): 3884-94.
[109] DHAMI P, ATLURI S, LEE J, et al. Neurophysiological markers of response to theta burst stimulation in youth depression [J]. Depress Anxiety, 2021, 38 (2): 172-84.
[110] NODA Y, BARR M S, ZOMORRODI R, et al. Evaluation of short interval cortical inhibition and intracortical facilitation from the dorsolateral prefrontal cortex in patients with schizophrenia [J]. Scientific Reports, 2017, 7 (1): 17106.
[111] NODA Y, BARR M S, ZOMORRODI R, et al. Reduced short-latency afferent inhibition in prefrontal but not motor cortex and its association with executive function in schizophrenia: a combined TMS-EEG Study [J]. Schizophr Bull, 2018, 44 (1): 193-202.
[112] BRUCKMANN S, HAUK D, ROESSNER V, et al. Cortical inhibition in attention deficit hyperactivity disorder: new insights from the electroencephalographic response to transcranial magnetic stimulation [J]. Brain, 2012, 135 (Pt 7): 2215-30.
[113] KAARRE O, KALLIONIEMI E, KONONEN M, et al. Heavy alcohol use in adolescence is associated with altered cortical activity: a combined TMS-EEG study [J]. Addict Biol, 2018, 23 (1): 268-80.
[114] LOHESWARAN G, BARR M S, ZOMORRODI R, et al. Alcohol impairs n100 response to dorsolateral prefrontal cortex stimulation [J]. Scientific Reports, 2018, 8 (1): 3428.
[115] DEL FELICE A, FIASCHI A, BONGIOVANNI G L, et al. The sleep-deprived brain in normals and patients with juvenile myoclonic epilepsy: a perturbational approach to measuring cortical reactivity [J]. Epilepsy Research, 2011, 96 (1-2): 123-31.

第三章
经颅磁刺激在神经生理学检测评估中的应用

经颅磁刺激（trainscranial magnetic stimulation，TMS）首先是作为一种检测技术应用于临床，是继1980年Merton和Morton创立了电容充-放电式经颅电刺激（trainscranial electric stimulation，TES）及运动诱发电位（motor evoked potential，MEP）以后，Barker等于1985年开创的。TMS技术很大程度上是针对TES的缺陷而发展起来的，它具有很多电刺激所不具有的优点，如无疼痛，可以进行脑深部刺激的优势；可以利用神经组织刺激兴奋后的不应期、超常期和低常期，进行成对刺激以评估皮质兴奋性、抑制性和易化性；可通过多个线圈的成对刺激评估大脑半球之间以及不同脑区之间的联系。近年来，TMS新近出现的与脑电图、功能性近红外光谱成像、功能性磁共振联合应用，为TMS的评估拓展了新的途径。

第一节　经颅磁刺激-肌电图检测

目前，经颅磁刺激有三种主要的刺激模式：单脉冲TMS（single-pulse TMS，sp-TMS）、双脉冲TMS（成对脉冲，paired pulses TMS，pp-TMS）、重复经颅磁刺激（repetitive TMS，rTMS）。sp-TMS和pp-TMS用于临床神经系统功能检查，rTMS则用于神经精神疾病治疗。

TMS联合肌电图（electromyogram，EMG）（TMS-EMG）检测是通过TMS诱发中枢下行冲动并在靶肌产生肌电反应，从而推断中枢神经运动系统功能。TMS-EEG最重要的生理学意义是提出了运动皮质兴奋性（motor cortex excitability，MCE）概念，常用的TMS运动皮质兴奋性（TMS-MCE）检测通过sp-TMS或pp-TMS刺激左、右半球运动皮质，在靶肌测定运动阈值（motor threshold，MT）、皮质静息期（cortical silent period，CSP）、短间隔皮质内抑制（short-interval intracortical inhibition，SICI）、长间隔皮质内抑制（long-interval intracortical inhibition，LICI）、皮质内易化（intracortical facilitation，ICF）和短间隔皮质内易化（short-interval intracortical facilitation）来实现，运动皮质之间的联系可通过同侧静息期（ipsilateral silent period，ISP）、半球间抑制（interhemispheric inhibition，IHI）、半球间易化（interhemispheric facilitation，IHF）等测定[1]（表3-1-1）。

一、单脉冲经颅磁刺激

（一）sp-TMS检测

1．皮质和神经根刺激MEP

（1）皮质磁刺激：环形线圈TMS刺激面积较大，对刺激部位的精确度要求不如8字形线圈高，但刺激能量不及8字形线圈集中，而8字形线圈的刺激位置对MEP波形和波幅影响较大，有时正常人上肢MEP的重复性也不佳。在8字形线圈检测过程中，刺激线圈的平面一般要求与头皮呈切线位，其手柄朝后与两侧乳突连线成45°夹角，有研究证实该刺激方式的TMS可以优先激活皮质间的突触联系（图3-1-1）。

上肢TMS-MEP在鱼际肌、小鱼际肌或第一骨

表 3-1-1　TMS 测定皮质兴奋性、皮质连接及其生理学意义

项目	定义	生理学意义
运动阈值（MT）	静息运动阈值（RMT）：TMS 刺激一侧运动皮质，至少 50% 的刺激能引出对侧上肢静息靶肌的 MEP 且波幅≥ 50 μV 时的最小刺激强度。 活动运动阈值（AMT）：在肌肉轻度收缩时，至少 50% 的 TMS 刺激能引出对侧上肢靶肌的 MEP 且波幅在 200 ~ 300 μV 的最小刺激强度	评价皮质脊髓通路的谷氨酸能神经元兴奋性及初级运动皮质的兴奋状态
皮质静息期（CSP）	单次阈上 TMS 刺激一侧运动皮质，在对侧上肢靶肌处于等张收缩状态下，引出 MEP 后出现的肌电活动短暂静息期	评价皮质内长时程抑制性中间神经元的活性，可能与 $GABA_B$ 受体介导的抑制有关
短间隔皮质内抑制（SICI）	通过一个线圈进行阈下条件（Condition）刺激和阈上测试（Test）刺激的成对模式刺激一侧运动皮质，间隔时间（ISI）为 1 ~ 4 ms，测试刺激在对侧上肢静息靶肌诱发的 MEP 振幅可因条件刺激而降低	Test-MEP 与对照 MEP 波幅变化百分比可评价 $GABA_A$ 受体介导的短时程皮质抑制
短间隔皮质内易化（SICF）	通过一个线圈进行阈下条件（Condition）刺激和阈上测试（Test）刺激的成对模式刺激一侧运动皮质，间隔时间（ISI）为 1.5 ~ 2.3 ms（按 0.2 ms 梯度增加），测试刺激在对侧上肢静息靶肌诱发的 MEP 振幅可因条件刺激而增高，且与 ISI 的变化呈非线性关系	Test-MEP 与对照 MEP 波幅变化百分比与 ISI 的变化呈周期性改变，可能与 GABAB 受体介导的突触前去抑制有关
长间隔皮质内抑制（LICI）	通过同一线圈进行阈下条件刺激（Condition）和阈上测试刺激（Test）的成对模式刺激一侧运动皮质，间隔时间（ISI）为 50 ~ 250 ms，测试刺激在对侧上肢静息靶肌诱发的 MEP 振幅可因条件刺激而降低	Test-MEP 与对照 MEP 波幅变化百分比可评价 $GABA_B$ 受体介导的长时程皮质抑制
皮质内易化（ICF）	通过同一线圈进行阈下条件刺激（Condition）和阈上测试刺激（Test）的成对模式刺激一侧运动皮质，间隔时间（ISI）为 6 ~ 30 ms，测试刺激在对侧上肢静息靶肌诱发的 MEP 振幅可因条件刺激而增高	Test-MEP 与对照 MEP 波幅变化率，评价可能由 NMDA 受体介导的皮质内易化
短潜伏期传入抑制（SAI）	在 TMS 刺激前 20 ~ 24 ms，给予对侧腕部正中神经或食指阈上电刺激（条件刺激），可降低运动皮质兴奋性，降低 TMS（测试刺激）诱发的 MEP 振幅	外周神经传入可抑制 TMS 引起的皮质脊髓束下行抽动排放，与毒蕈碱能（mAChR）和胆碱能大脑回路相关
长潜伏期传入抑制（LAI）	在 TMS 刺激前 50 ~ 100 ms，给予对侧腕部正中神经或食指阈上电刺激（条件刺激），可降低运动皮质兴奋性，降低 TMS（测试刺激）诱发的 MEP 振幅	外周神经传入可抑制 TMS 引起的皮质脊髓束下行抽动排放，与 $GABA_A$ 受体介导的大脑回路抑制有关
同侧静息期（ISP）	阈值 TMS 刺激一侧皮质，使同侧上肢处于等张收缩的靶肌肌电活动短暂静息	评估左、右侧两个同源运动皮质之间（主要为胼胝体）连接功能的完整性
半球间抑制（IHI）	两个线圈进行阈上条件 - 测试成对模式，先后刺激左、右侧运动皮质，测试刺激在对侧上肢静息靶肌诱发的 MEP 振幅可因条件刺激而降低，条件刺激越大 IHI 越明显；ISI 在 6 ~ 11 ms（峰值约 9.6 ms）称为短延迟 IHI（SIHI），ISI 在 20 ~ 50 ms 称为长延迟 IHI（LIHI）	评估两个同源运动皮质之间（主要为胼胝体）连接功能的完整性
半球间易化（IHF）	两个线圈进行阈上条件 - 测试成对模式，先后刺激左、右侧运动皮质，测试刺激在对侧上肢静息靶肌诱发的 MEP 振幅可因阈上条件刺激而增高，测试刺激越大 IHF 越明显；ISI 在 3 ~ 6 ms 称为短延迟 IHF（SIHF），ISI 在 40 ~ 80 ms 时称为长延迟 IHF（LIHF）	评估两个同源运动皮质之间的易化作用及其连接功能的完整性

（整理自 Ferbert，1992；Classen，2003；Steve，2023[1-3]）

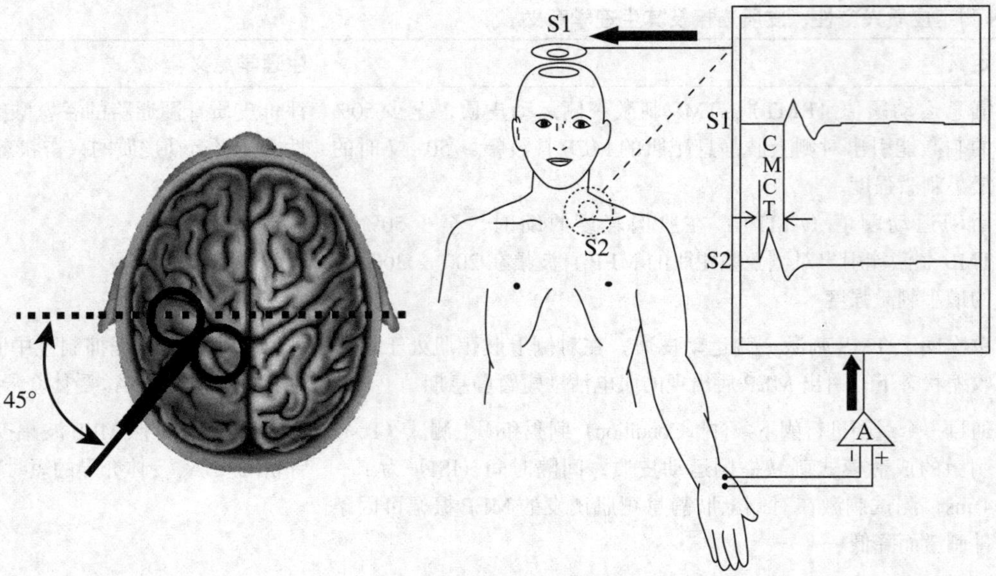

图3-1-1　8字形线圈手柄摆放角度和MEP记录示意

间背侧肌记录头部刺激时，环形线圈或锥形线圈刺激国际脑电图10-20系统Cz部位，8字形线圈中心部位刺激Cc'（记录左上肢MEP刺激C4'，记录右上肢MEP刺激C3'），下肢TMS-MEP在胫前肌、拇展肌或趾短伸肌记录，线圈中心部位刺激Cz前2～6 cm。TMS-MEP刺激部位的个体差异较大，应反复寻找最佳MEP的部位刺激。

刺激皮质相应代表区，在对侧拇短展肌、小指展肌、三角肌、胫前肌和拇展肌等靶肌记录复合肌肉动作电位（compound muscle action potential，CMAP），测定其起始潜伏期，借以了解运动冲动在中枢和外周的传导情况。国内外学者均对TMS-MEP直接潜伏期作了报道（表3-1-2）。

（2）颈神经根刺激：为检测皮质至颈脊髓的皮质脊髓束传导时间，需刺激颈部神经根，即分别刺激颈7～胸1椎棘突或左、右侧锁骨上窝，通过刺激皮质的MEP潜伏期减去刺激神经根的周围性MEP潜伏期，近似于皮质脊髓束的中枢传导时

表3-1-2　国内外主要研究者TMS-MEP正常参考值（$\bar{x} \pm sd$）

研究者	例数	靶肌	直接潜伏期			CMCT
			皮质→靶肌（侧间差）	颈→靶肌（侧间差）	腰→靶肌（侧间差）	
Barker（1987）	27	小指展肌	22.5±1.5	13.1±1.1	—	9.4±1.0
		拇短展肌	22.6±1.2	13.1±1.0	—	9.5±1.1
		拇展肌	43.3±3.0	—	24.5±2.1	18.8±2.0
汤晓芙（1992）	28	小指展肌	19.19±1.80	11.7±1.19	—	8.0±1.55
汤晓芙（1995）	100肢	小指展肌	• 18.8±1.34（0.96±1.01）	11.5±0.98（0.79±0.64）	—	7.24±1.20
		胫前肌	• 26.78±1.69（0.85±0.64）	—	12.91±1.58（0.79±0.64）	13.88±1.35
Opsomer R J（1989）	15	球海绵体肌	28.2±2.6（静息）22.5±2.7（易化）	—	—	—

注：与皮质相关的各项MEP参数均取易化MEP，静息皮质上肢MEP比易化MEP约长1.5 ms，下肢静息皮质MEP有时不易引出。（引自潘映辐，1998[4]）

间，尽管这种中枢传导时间并不太精确，但通过中枢性和外周性 MEP 潜伏期的关系，可以精确计算外周运动传导时间（peripheral motor conduction time，PMCT）。

（3）腰骶神经根刺激：TMS-MEP 检测采用 L4 棘突水平刺激，但约有 50% 的 TMS 不能引出复合肌肉动作电位。采用针电极在 L1 处电刺激腰骶神经根或近脊髓圆锥起源处，则明显提高下肢 CMAP 检出率，以便测量出 MEP 的 PMCT，从而反映了大部分周围运动通路的传导，而在腰骶水平（L5）处刺激则绕过了这一通路椎管内近脊髓段的神经传导时间，将皮质 MEP 潜伏期减去 PMCT 即可测量 CMCT。

2．中枢与外周运动传导时间

尽管 MEP 直接潜伏期测定有很多优点，如检测方便、受试者无需采用特殊体位，但 MEP 潜伏期受身高、肢体长度影响，尤其重要的是，如果患者存在周围神经病变，MEP 直接潜伏期延长无法鉴别是中枢损害还是周围神经损害所引起的，因此，需测试中枢运动传导时间（central motor conduction time，CMCT），以明确损害部位。但 TMS 所测定的 CMTC 并非真正意义的中枢传导时间，而是忽略了 TMS 刺激点以上的近脊髓端神经传导时间。

目前，TMS-MEP 对 CMCT 的测定有多种方法，而无创性检测可采用 MEP 直接潜伏期测定结合 F 波测定：以重复超强度电刺激肘部正中神经或尺神经、腘窝部胫神经或腓总神经，在所支配的远端肌记录动作电位，在每一次刺激中，早成分（M 波）后出现一个晚成分 F 波。F 波与感觉神经无关，是经过周围神经运动纤维逆向传导至前角细胞，后者兴奋后返回到靶肌的电位，是脊髓前角神经元多突触反射（图 3-1-2）。

中枢传导潜伏期是 F 波至 M 波潜伏期之差，代表了由刺激点到脊髓以及返回到刺激点的时间，1 ms 是在神经细胞中传递的时间，再除以 2 就是 PMCT，即：

PMCT =（F 潜伏期 − M 潜伏期 − 1）/2

CMCT = MEP 直接潜伏期 − PMCT

无创性检测除检测 TMS-MEP 直接潜伏期和 F 波以外，还可采用 MEP 直接潜伏期结合 T 反射检测 CMCT，计算方法是[5]：

PMCT =（T 反射潜伏期 +1）/2

CMCT = MEP 直接潜伏期 − PMCT

其中 1 ms 为脊髓运动神经细胞兴奋所消耗的估算时间。

有创性 CMCT 检测通常采用 TMS 记录 MEP 直接潜伏期，再通过针电极经皮电刺激，刺激脊柱棘突（神经根）获得肌电反应潜伏期，两者之差即为 CMCT。

Samii 等[6]对比研究针电极刺激（needle stimulation，NS）、脊柱磁刺激（magnetic stimulation，MS）和 F 反应的三种方法检测 CMCT 的差异，发现三种方法检测的 PMCT 并无显著差异，但 F 波测定的 CMCT 较颈椎 MS 和 NS 测定的 CMCT 短

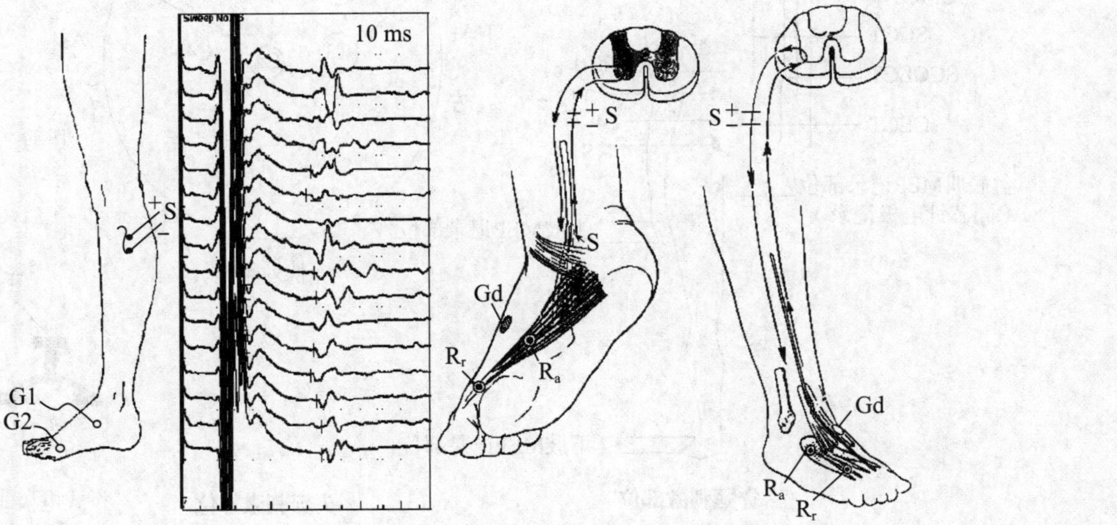

图3-1-2　F波及其反射通路

（$P < 0.01$）（表 3-1-3）。

相对 TMS 而言，TES 检测 CMCT 为直接检测，通过皮质刺激 MEP 潜伏期减去脊柱刺激 MEP 潜伏期即为 CMCT，因为电刺激脊柱可直接兴奋脊髓传导束和前角细胞，并可在脊柱任意部位刺激（图 3-1-3）。

（二）运动阈值

以 8 字形或圆形线圈中心置于受试者一侧颞顶部刺激运动皮质，通过肌电图放大器在对侧处于静息的拇短展肌（APB）、第一骨间背侧肌（FDI）或其他靶肌记录 MEP，记录电极置于肌腹，参考电极置于肌腱。调节刺激部位并降低磁刺激量至 10 次刺激中至少有 5 次诱发的 MEP 波幅大于 50 μV，该刺激量即为 MT（图 3-1-4）。MT 用于评价皮质脊髓谷氨酸（glutamic acid，Glu）能运动神经元兴奋性、初级皮质 - 皮质纤维连接，它代表皮质脊髓束兴奋所需的最低水平，MT 越高则 MCE 越低，反之则 MCE 越高。这种在肌静息时检测的 MT 称为静息运动阈值（rest motor threshold，RMT）。另一种阈值检测是活动运动阈值（active motor threshold，AMT），即肌肉轻度收缩时在 10 次 TMS 刺激时至少 50% 的 MEP 在 200 ~ 300 μV 的最小磁刺激量。

（三）皮质静息期和同侧静息期

皮质静息期（CSP）是源于 α 前角运动神经元缺乏肌电兴奋信号传入的一种静息现象，属运动皮质区的抑制作用。对处于等张收缩的 APB、FDI 或其他靶肌进行连续肌电图描记，给予单次 110% ~ 120% MT 阈上 TMS 刺激对侧皮质，在靶肌引出 MEP 后一段时间内，肌电活动短暂静息，测量值为 MEP 由开始出现到肌电信号再次出现的间期（图

表 3-1-3 皮质 TMS-MEP 和不同方法测定的外周运动传导时间（$\bar{x} \pm sd$）

时间参数	第一骨间背侧肌		小指展肌		拇短展肌	
	右	左	右	左	右	左
皮质 MEP	19.6 ± 0.7	19.9 ± 0.6	19.1 ± 0.8	19.6 ± 1.2	20.0 ± 0.7	20.4 ± 1.5
F 波方法	15.1 ± 0.7	15.3 ± 1.0	14.3 ± 0.8	14.3 ± 1.3	14.9 ± 0.5	14.9 ± 1.0
颈椎 MS	14.0 ± 0.9	13.9 ± 0.8	13.4 ± 1.2	13.7 ± 1.5	14.3 ± 0.7	14.0 ± 1.0
颈椎 NS	14.2 ± 0.4	14.0 ± 0.6	13.7 ± 1.3	13.8 ± 1.3	14.5 ± 0.6	14.2 ± 0.9

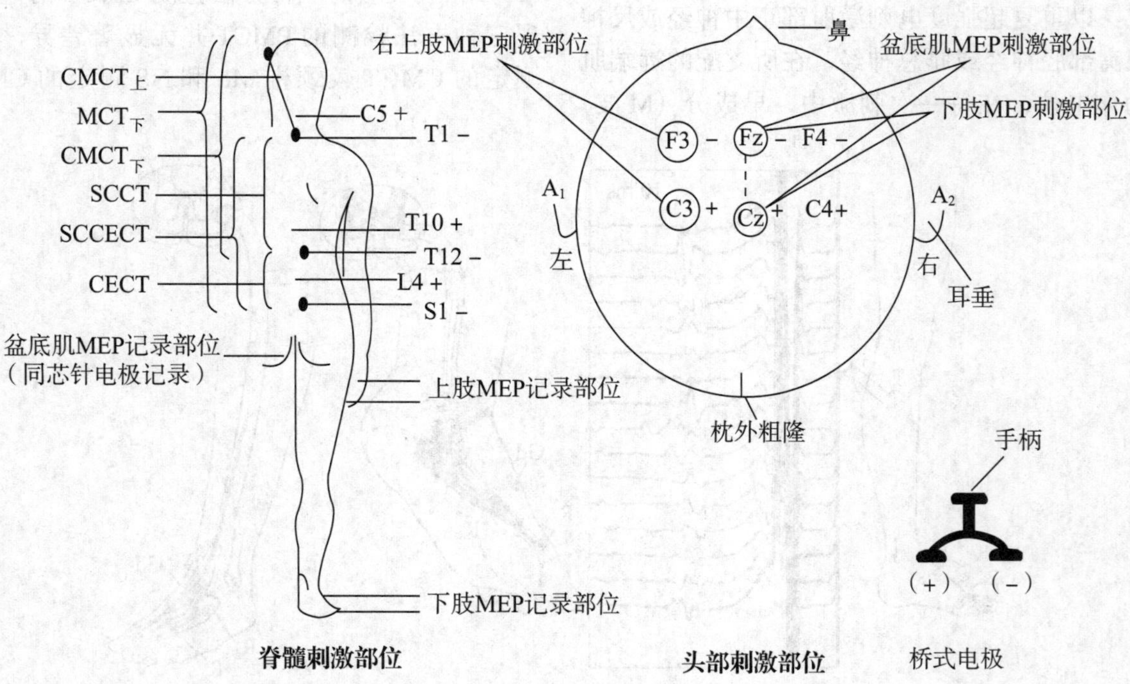

图3-1-3 皮质与脊髓TES-MEP检测示意

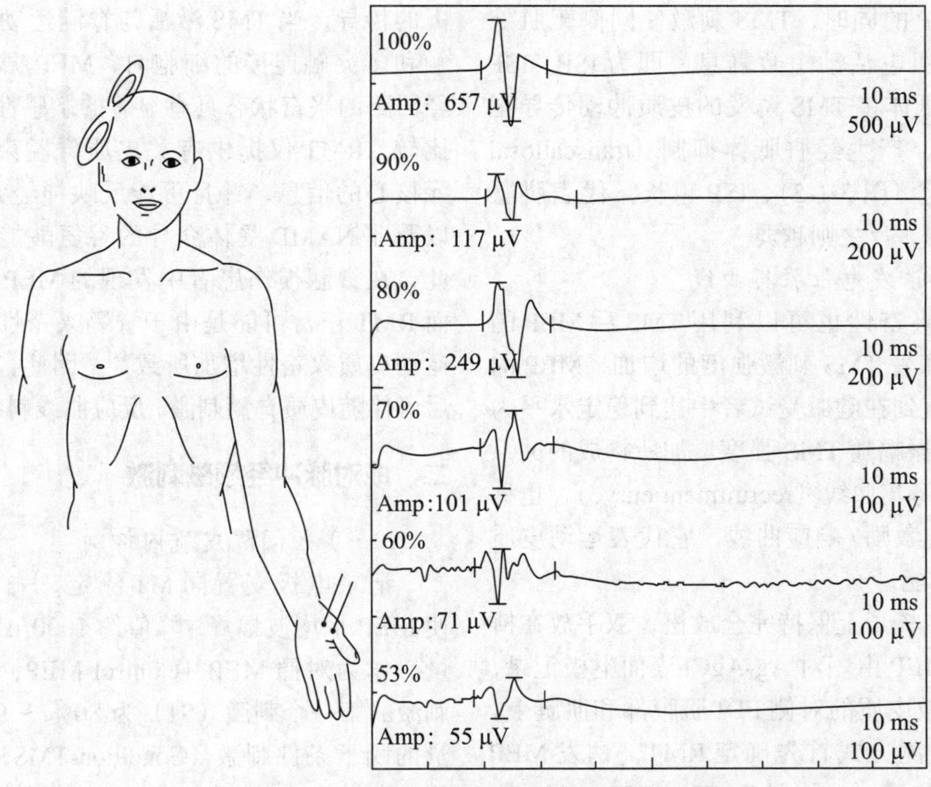

图3-1-4 经颅磁刺激皮质运动阈值测定示意

（引自郑重，2014[7]）

3-1-5），用于评价长持续皮质兴奋性和抑制性中间神经元活性。CSP 是靶肌肉收缩产生 MEP 后的肌电静息，可能主要由脊髓和皮质环路 γ- 氨基丁酸（GABA）B 受体（$GABA_B$-R）介导，单次 TMS 可能启动了皮质下抑制性中间神经元活动，从而阻断了运动皮质持续的下行冲动发放。CSP 越长代表抑制性越强，兴奋性越低；反之，则代表抑制性越低，兴奋性越高，此外，ISP 起始潜伏期（ISPoN）也可反映胼胝体的抑制性，潜伏期远端越长胼胝体抑制越强，反之胼胝体抑制越弱。

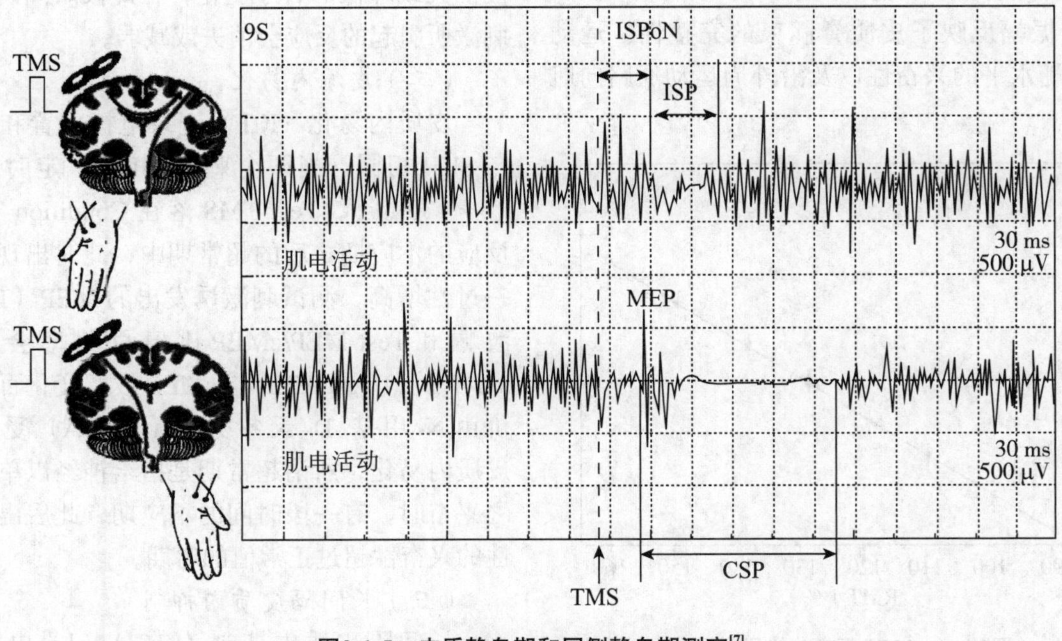

图3-1-5 皮质静息期和同侧静息期测定[7]

在测定CSP的同时，TMS刺激使同侧靶肌处于等张收缩的肌电活动短暂静息，即为ISP。ISP的发生是由胼胝体将TMS诱发的皮质冲动传导至对侧运动皮质，产生经胼胝体抑制（transcallosal inhibition）效应（图3-1-5）。ISP越长，代表胼胝体传导功能越强，反之则越弱。

（四）运动诱发电位募集曲线

运动皮质兴奋性也可以利用TMS后MEP的振幅来估算，随着TMS刺激强度的增加，MEP的振幅会增加，直到在健康受试者中达到稳定水平为止，这种MEP振幅随TMS强度增加所构成的关系曲线成为MEP募集曲线（recruitment curve），也称为输入/输出或激励/响应曲线，它代表运动皮质的输入/输出功能。

受试者坐在椅子上保持完全放松，双手放在椅子的扶手上。MEP由一对Ag-AgCl表面电极记录，电极贴在受刺激皮质的对侧FDI肌腹部和肌腱上，按照RMT的检测方式首先确定RMT，诱发MEP的TMS刺激强度分别是RMT的90%、100%、110%、120%、130%、140%、150%和160%。然后在腕部尺神经进行脉冲电刺激，在FDI获得的最大M波振幅（M-最大），然后通过不同TMS刺激量诱发的MEP振幅计算MEP/M-最大的振幅比（图3-1-6）。不同的生理过程和神经元群可能代表刺激/响应曲线的生理基础。在低强度TMS作用下，皮质脊髓截击（corticospinal volley），即皮质脊髓束下行冲动排放，通常由单一的I1波组成。

MEP振幅反映了皮质脊髓束的完整性、运动皮质、脊髓水平的兴奋性以及沿外周运动通路向肌肉的传导。当TMS激活与脊髓运动神经元有单突触和多突触连接的细胞时，MEP振幅对节段性神经回路的兴奋状态具有显著的敏感性。与募集曲线比较，RMT仅提供有关皮质脊髓束-肌肉的神经元核心的信息，并且可能反映神经元膜的兴奋性，以及非NAMD受体介导的谷氨酸能神经传递。因此，在脊髓损伤患者中发现的MEP募集曲线改变而RMT正常可能是由于脊髓兴奋性增强，而并非运动皮质兴奋性增加所致[8]。因此，在缺血和麻醉后可伴随皮质脊髓刺激/反应曲线斜率的增加[9]。

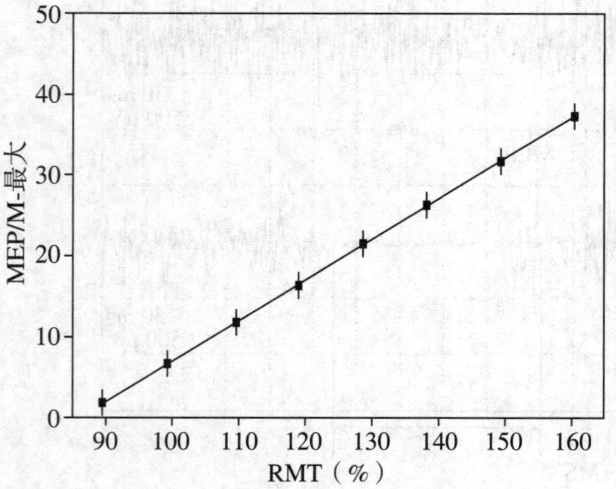

图3-1-6 MEP募集曲线示意

二、成对脉冲经颅磁刺激

（一）短间隔皮质内抑制

记录电极安置同MT测定，先选择单次刺激使MEP平均波幅峰-峰值约1000 μV的TMS刺激量，作为对照MEP（Control-MEP，cMEP）。成对刺激的第一个刺激（S1）为80%～90% RMT刺激量的阈下条件刺激（Condition-TMS），成对刺激的第二个刺激（S2）为等同cMEP刺激量的阈上测试刺激（Test-TMS），当两个刺激间隔（ISI）时间足够短（1～4 ms），Test-TMS落在Condition-TMS引起反应的不应期中，则Test-TMS诱发的MEP（Test-MEP）波幅和Test-MEP/cMEP比值百分率会降低，Test-MEP与cMEP波幅变化百分比可评价由$GABA_B$受体介导的皮质脊髓束抑制（图3-1-7 A）。所谓不应期是指在一次刺激兴奋后的一段时间内，出现兴奋性消失或降低的有序变化，在此段时间内再次给予刺激所引起的反应会消失或减弱。

（二）皮质内易化

皮质内易化（ICF）记录电极安置和测试方式与SICI相同，当两个刺激ISI在一定时间范围内（5～30 ms），Test-TMS落在Condition-TMS引起反应的不应期之后的超常期中，此时出现兴奋性的一过性增高，测试刺激诱发出的MEP（Test-MEP）波幅和Test-MEP/cMEP比值百分率会增高（图3-1-7 B）。Test-MEP与cMEP波幅变化百分比可评价由N-甲基-D-天冬氨酸（NMDA）受体介导的皮质内易化。所谓超常期是指给神经以单一刺激使之兴奋时，有一段时间的不应期，此后出现的一过性的兴奋性超过正常值的时期。

（三）长间隔皮质内抑制

长间隔皮质内抑制（LICI）记录电极安置和

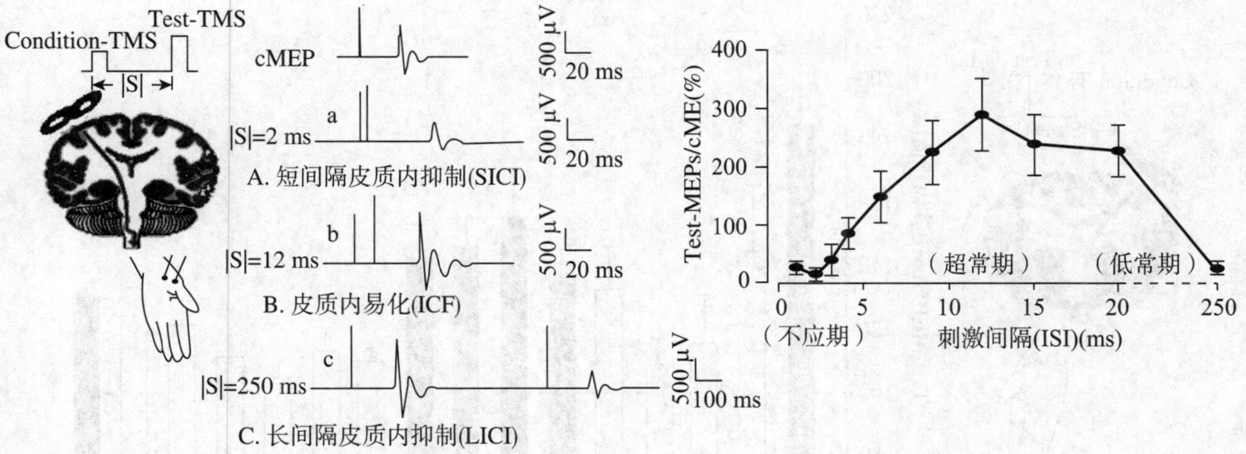

图3-1-7 短间隔皮质内抑制（SICI）、皮质内易化（ICF）和长间隔皮质内抑制（LICI）测定[7]

测试同 SICI 和 ICF，当两个刺激间隔 ISI 足够长（50 ~ 250 ms），Test-TMS 落在 Condition-TMS 引起反应的不应期之后的低常期中，出现 Condition-TMS 刺激后兴奋性降低，诱发出的 MEP 波幅和 Test-MEP/cMEP 比值百分率会降低（图 3-1-7 C），Test-MEP 与 cMEP 波幅变化百分比可评价 $GABA_B$ 受体介导的长时程皮质抑制。所谓低常期是给神经以单一刺激使之兴奋后，出现的一次性兴奋性低于正常值的时期，通常在超常期之后。

（四）短间隔皮质内易化

短间隔皮质内易化（SICF）的记录电极安置与 SICI、ICF 和 LICI 相同。成对刺激的第一个刺激（S1）为 MEP 平均波幅峰 - 峰值约为 1000 μV 时的刺激量的条件刺激，成对刺激的第二个刺激（S2）为 90% RMT 刺激量的测试刺激。以 0.2 ms 为 ISI 的跨度变化测试 16 个 ISI 模块，范围从 1.5 ms 到 4.5 ms。每个模块由 5 个 ISI 刺激条件（S1 + S2）组成，每个 ISI 刺激条件出现 8 次：cMEP（单独给予 S1）和 4 对不同的 ISI 刺激条件。通过计算机程序对模块内不同 ISI 刺激条件的顺序进行伪随机化处理。计算每个 ISI 刺激条件下 Test-MEP 与 cMEP 波幅变化百分比（图 3-1-8）。

随着 ISI 由窄变宽，SICF 与 ISI 呈周期性变化，形成倒“U”型的 ISI-SICF 曲线。目前对 SICF 的解释还缺乏统一认识。有研究提出，两个间隔很短的 TMS 刺激导致皮质脊髓束下行冲动群发（皮质脊髓束截止），由直接波（D 波）和间接波（I 波）组成。I 波是通过皮质神经元间回路和锥体细胞之间的跨突触相互作用产生的。运动皮质内 S1 和 S2 刺激产生的易化 I 波相互作用被认为可能是 SICF 的一种生理机制。进一步的药理学研究表明，$GABA_A$ 和多巴胺激动剂可降低 SICF，表明上述两种神经递质能回路在 SICF 生成中发挥了重要作用。此外，也有研究认为，对介导 I 波产生的神经回路的去抑制可能有助于 SICF 的形成。

（五）半球间抑制和半球间易化

首先采用某一阈上强度 TMS 刺激一侧运动皮质诱发 MEP，以该 MEP 作为对照 MEP（cMEP）。以两个线圈分别进行阈上条件刺激和阈上测试刺激，构成成对模式，先后刺激左、右侧运动皮质。当间隔时间（ISI）在 8 ~ 40 ms 时，测试刺激在对侧上肢静息靶肌诱发的 MEP 振幅可因条件刺激而降低（图 3-1-9，彩图 3-1-9），用于评估左、右侧两个同源运动皮质之间连接（主要为胼胝体）的完整性，即经胼胝体抑制（transcallosal inhibition，TCI）效应。条件刺激强度越强，IHI 效应越大；测试刺激强度越小，IHI 效应越小（图 3-1-9 A）。当 ISI 为 40 ~ 80 ms 时，两个 M1 区之间会出现易化效应，可解释为半球间易化（interhemispheric facilitation，IHF）。诱导 IHF 时，建议测试刺激采用高强度刺激（图 3-1-9 B）。

三、成对关联刺激

（一）周围神经与大脑之间的成对关联刺激

1949 年，心理学家 Donald Hebb 在其著作 *The Organization of Behavior* 中提出了一个重要的神经生理学理论，后来被称为 Hebbian 学习理论。该理论的核心思想是：如果一个神经元 A 经常参与

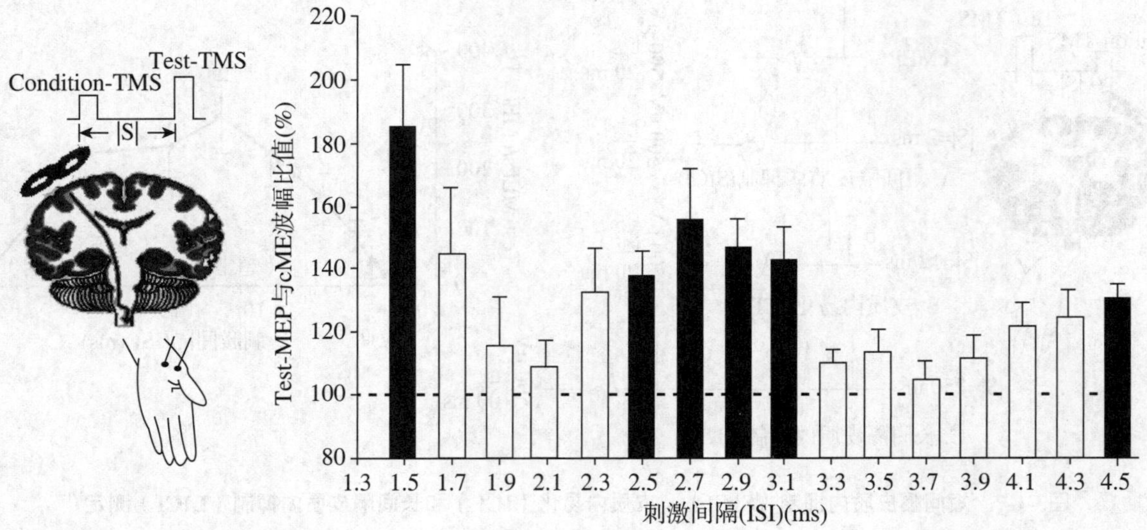

图3-1-8　短间隔皮质内易化测定示意

（修改自Peurala，2008[10]）

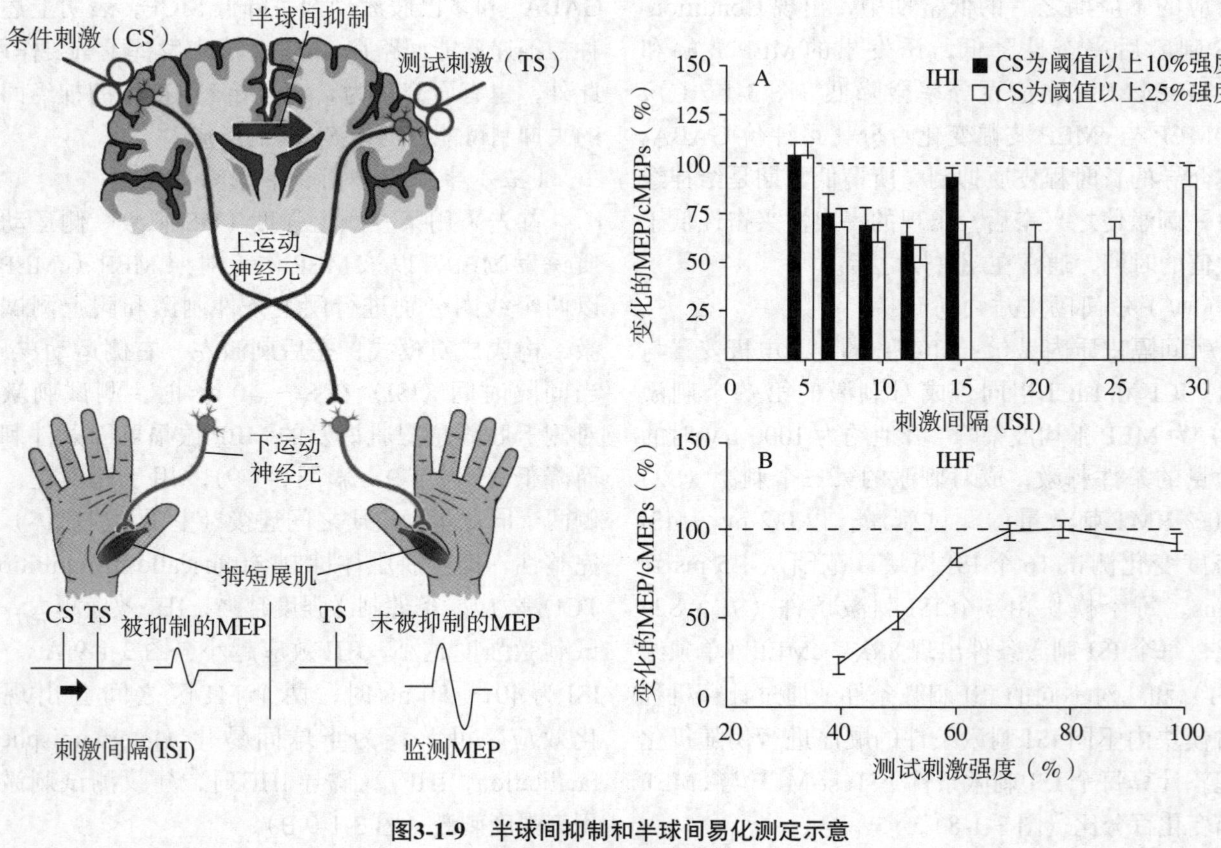

图3-1-9　半球间抑制和半球间易化测定示意

（修改自 Ferbert，1992[2]）

激活另一个神经元B，那么A到B的突触连接将会被增强。尖峰时间依赖的可塑性（spike timing dependent plasticity，STDP）原理则是Hebb规则的延续，提出两个神经元之间的活动，如果其他神经元的信息在本身活动产生之前，则两神经元之间的连接会增强；反之，如果神经元本身产生活动之后才接受其他神经元传来的信息，则两神经元之间的连接会减弱。因此，突触可塑性与刺激顺序密切相关。

成对关联刺激（paired associative stimulation，

PAS）是 Hebbian 学习理论在神经可塑性研究中的重要应用。PAS 将 TMS 与外周神经刺激（peripheral nerve stimulation，PNS）相结合，以间接探测人类运动皮质中的 LTP 样可塑性。通过将外周神经电刺激与 TMS 配对至对侧运动皮质，PAS 可用于诱导 LTP 样可塑性（也称为 PAS-LTP）。这种配对允许外周传入的刺激同步到达并将电磁刺激传递到运动皮质，以时间依赖的方式激活突触前和突触后神经元以诱导 PAS-LTP。

Stefan 等 [11] 首次将 PAS 应用于正常人体，观察到长时程 LTP 或 LTD 可塑性变化。研究者首先检测运动诱发电位（MEP）使其达到 1 mV，以确定 TMS 刺激量，并以 1 mV 的 MEP 作为对照。然后给予右正中神经强度为感觉阈值 300% 的电刺激，并于左侧 M1 区给予该刺激量的 TMS 刺激，使其构成间隔时间为 25 ms 的电 - 磁成对关联刺激（PAS），刺激频率为 0.05 Hz。经过 90 对 PAS 干预后，MEP 波幅平均增加了 55%（图 3-1-10）。反之，当间隔时间为 10 ms 时，则发生逆转，此时外周神经电刺激脉冲在 TMS 刺激之后到达 M1 区，导致与 LTD 相似的效应，即引起 M1 区的兴奋性降低。

Lee 等 [12] 选取 34 名健康青少年，施加与 Stefan 等人研究中相同的 PAS 干预，比较 PAS 前、PAS 后 0 min、15 min 和 30 min 时，单脉冲 TMS 诱发的 MEP 的变化。结果显示，PAS 后 MEP 波幅均较 PAS 前显著增加，同时 PAS 诱导了男性皮质静息期（CSP）显著延长，而对女性无诱导效应。Suppa 等 [13] 采用右正中神经的阈上电刺激与对侧 M1 阈下 rTMS 相结合，间隔时间为 25 ms，构成 5 Hz 重复 PAS 刺激（5 Hz-rPAS 25 ms）。研究发现，5 Hz-rPAS 25 ms 产生 LTP 效应，平均 MEP 波幅增加，短潜伏期传入抑制（SAI）显著降低。但当间隔时间缩短至 10 ms 时，阈下 5 Hz-rPAS 10 ms 对 MEP 振幅没有持久的调节作用。

Rizzo 等 [14] 招募 20 名健康右利手被试，在右侧正中神经和左侧 M1 给予 600 对 5 Hz-rPAS 15 ms 持续干预 2 min，其中电刺激的强度固定为感觉阈值的 2 倍，TMS 强度为 90% 活动运动阈值（AMT）。干预前、干预后即刻、干预后 30 min 和干预后 60 min 记录右侧拇短展肌的 AMT、RMT、静息期 MEP 和强直性收缩时 MEP 平均振幅。结果显示，5 Hz-rPAS 15 ms 干预后静息 MEP 平均幅值显著下降，且至少持续 1 h。

然而，研究表明，PAS 对大脑皮质兴奋性的调节作用在个体之间具有显著的差异性。即使根据每位受试者的正中神经体感诱发电位（somatosensory evoked potential，SEP）N20 波潜伏期（Lat N20）来确定个性化的间隔时间（ISI），其效果也并不一

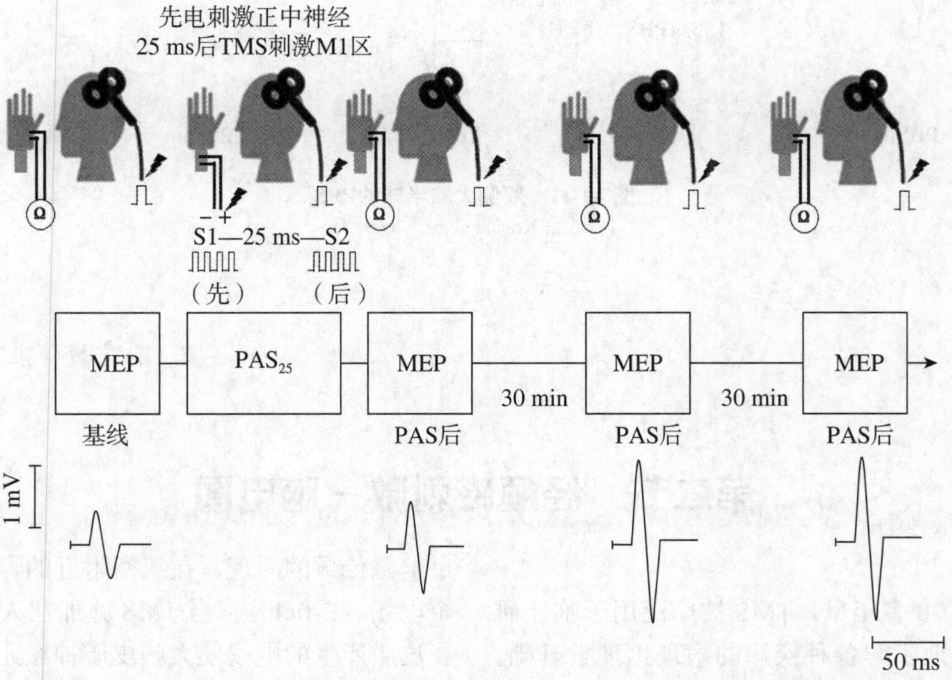

图3-1-10　周围神经与大脑之间PAS对皮质兴奋性的影响

致。Müller-Dahlhaus 等[15]研究通过在 SEPs 的 Lat N20 基础上加 2 ms 确定个性化 ISI（即 ISI = Lat N20 + 2 ms），结果显示，在 27 名健康受试者中，有 14 名记录到拇短展肌的 MEP 波幅增加，而其余 13 名受试者的 MEP 波幅则减小。这表明 PAS 的效应因人而异。

除了常用的 PAS 25（ISI = 25 ms），其他研究也发现不同的 ISI 设置下，PAS 对大脑皮质兴奋性产生的效果各不相同。例如，Weise 等[16]发现，设置 ISI 为 21.5 ms 也可诱导长时程增强（LTP），增加 MEP 波幅。而 Stefan 等人[11]发现，当 ISI 为 35 ms 时，PAS 能增加 MEP 波幅。此外，Ilić 等[17]以健康受试者 Lat N20-5 ms 作为 ISI，结果显示，PAS 干预后会在拇短展肌处记录到 MEP 波幅减小，可能诱导 LTD 样变化。但如果 ISI 设为 Lat N20，PAS 对大脑运动皮质兴奋性则产生易化作用，增加 MEP 波幅，这可能诱导 LTP 样变化。

（二）大脑皮质与皮质之间的成对关联刺激

双线圈刺激大脑不同区域形成皮质 - 皮质关联刺激（corticocortical paired associative stimulation，ccPAS），皮质 - 皮质的双线圈 TMS 也称为双位联动成对 TMS（dual-site pp-TMS，ds-pp-TMS），包括不同线圈刺激同侧大脑皮质、双侧大脑皮质及大脑与小脑皮质之间的成对刺激，例如成对双半球刺激（paired bihemispheric stimulation，PBS）（图 3-1-11），第一个条件刺激在左半球，右侧手指 M1 区，第二个实验刺激在右半球，左侧手指 M1 区；PBS 刺激间的间隔（ISI）为 15 ms，刺激强度为每侧 120% 的 RMT，在 PBS 前测量 MEP，取 10 次刺激的平均值作为对照，PBS 后 0 min、20 min、40 min 重复检测实验侧（左上肢）的 MEP，可见 MEP 幅度明显增加，并能持续 20 min 以上，40 min 后幅度恢复。其他测试参数也有改变，发生 LTP 样的变化，可以作为一种新的检测或治疗刺激模式。

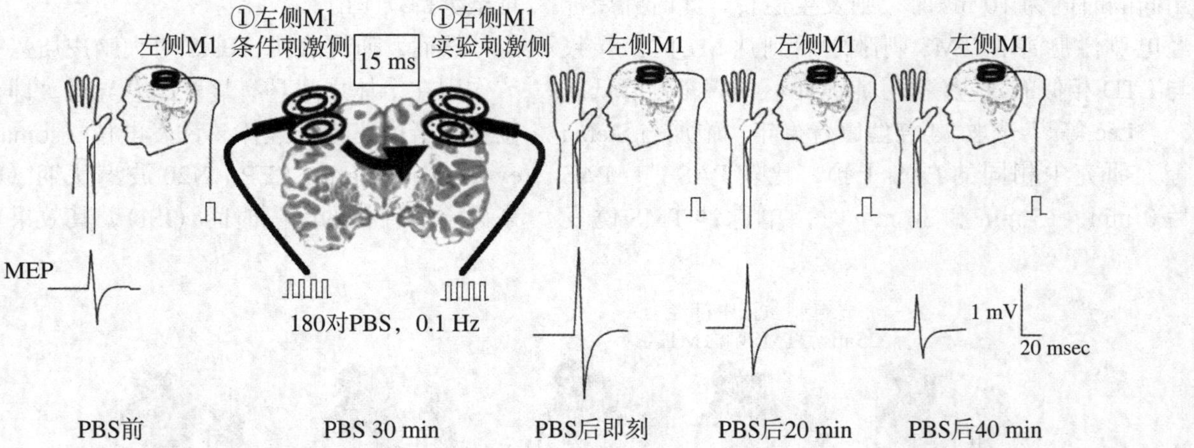

图3-1-11 双侧大脑半球的PBS
（修改自 Koganemaru，2009[18]）

（郑 重 孙宏毅 张 静 李 静）

第二节 经颅磁刺激 - 脑电图

在过去的 30 多年里，TMS 被广泛用于临床研究，以便更好地了解各种疾病的病理生理学基础。TMS 可以产生瞬时的随时间动态变化的磁场，即通过电磁传导的原理，在线圈附近的导体中引导出一个电场（E-field）。当 TMS 施加在人脑上时，TMS 在皮质产生的电场使大脑皮质神经元去极化，导致 TMS 线圈下方区域出现短暂的同步神经放电活动。

当将 TMS 施加在运动皮质上时，阈上 TMS 脉冲可以直接或跨突触地使皮质脊髓神经元去极化，从而激活受刺激皮质区域支配的外周肌肉。这些 TMS 引起的肌肉激活可以通过肌电图（EMG）记录到，被称为运动诱发电位（MEP）。MEP 的振幅可以标志皮质脊髓兴奋性。虽然 TMS-MEP 实验设计在测量皮质性质如兴奋 / 抑制、可塑性和连接性等方面非常有用，但也存在两大局限性。第一，TMS-MEP 范式只能局限于运动系统研究，由于其对运动系统的依赖性，很难运用到非运动区域。第二，MEP 不仅受皮质机制的影响，还受脊髓兴奋性和肌肉特性的影响。因此，这些缺陷阻碍了 TMS-MEP 研究结果的推广、应用和临床转化 [19-21]。

为了克服这些局限性，研究者将 TMS 与其他神经成像技术相结合来更直接地测量脑活动，其中最重要的应用就是与 EEG 结合。经颅磁刺激和脑电图的联合应用（TMS-EEG）是由 Cracco 等 [22] 完成的。此后，Ilmoniemi 等 [23] 采用了多模态方法进行 TMS-EEG 成像研究。TMS 脉冲诱发的皮质活动可以从运动或枕叶皮质激活后的几毫秒开始记录，并且这种活动在 20 ms 左右就可以扩散到对侧半球的同源皮质区域 [23]。当 TMS 脉冲作用于大脑皮质时，可以诱发出神经元的时间同步去极化以及局部和远端皮质网络的跨突触网络激活。这种活动可以通过放置在头皮上的脑电电极记录到。因此，TMS 结合高分辨率脑电可以测量对 TMS 脉冲的初始响应，同时也可以量化和表征诱发神经激活在时间、空间和频率域的传播 [23]。对照 MEP 的原理，TMS 诱发电位（TMS-evoked potential，TEP）是衡量皮质反应性的指标，其振幅和潜伏期的变化反映了刺激区域皮质活动的变化。近年来，TMS 与 EEG 相结合（TMS-EEG）成为神经科学领域基础研究和临床研究的一个重要的前沿工具 [24]。在 TMS-EEG 中，TMS 线圈发出一个强而短的磁脉冲，大脑随之产生感应电场，使皮质神经元去极化，并产生相应大脑活动 [23,25]。其中突触电位的总和产生一系列在脑电信号中可见的正负偏转，这种以 TMS 时间为坐标通过 EEG 记录的 TEP 有助于研究大脑的兴奋性。TMS-EEG 技术的出现使得研究者可以非侵入性地评估大脑状态及其在运动和非运动皮质区的动力学的变化，包括毫秒时间尺度上检查皮质 - 皮质相互作用、正常和异常可塑性机制，以及兴奋和抑制机制之间的相互作用。因此，TMS-EEG 极大地扩展了利用 TMS 结合 EMG 进行研究所能获得的神经生理学信息的范围，使其能够探测跨越几乎所有的皮质区和相关的皮质网络大脑功能，成为研究临床人群的一个强大的新兴工具。

当 TMS 脉冲作用于大脑皮质时，神经元去极化、经突触活动、远近端皮质网络活动将发生与刺激呈“锁时”关系的电活动，可以通过放置在头皮上的脑电图电极记录下来，突触电位的总和在脑电图信号中产生一系列正、负偏转，称为 TMS 诱发电位（TMS-evoked potential，TEP）。与 TMS-MEP 的原理相对应的是，TEP 是反映 TMS 对皮质反应性的测量，其振幅和潜伏期的变化反映了受刺激区域皮质活动的变化。研究表明，TMS 引起的皮质活动在运动皮质或枕部皮质受到刺激后的数毫秒内即可被记录下来，并在大约 20 ms 后扩散到对侧大脑半球的同源皮质区。TMS 与高分辨率 EEG 相结合，不仅可以测量对经颅磁刺激脉冲的初始响应，还可以量化和表征随后在时间、空间和频率域内的激活扩散。虽然 TEP 的确切起源仍有待确定，但它们被认为涉及了兴奋性和抑制性突触后电位起源的时空总和，来自大量皮质锥体神经元和间神经元的活动。这种激活持续超过 200 ms，这与 TEP 的持续时间相一致。体外研究也有证据表明，经颅磁刺激可以激活特定的皮质微环路，如第 5 层的轴突，这些微环路与第 1 层 $GABA_B$ 受体介导的神经元发生突触联系，支持了 TMS-EEG 可以作为 $GABA_B$ 活性指标的假设。经颅磁刺激的生物物理模型也能提供通过脑电图记录的诱发脑信号来源的重要信息。这些研究为理解 TMS 脉冲后 EEG 活动的皮质属性提供了一个框架，表明 TMS 诱发的 EEG 信号可能反映了皮质激活的不同水平。另外，持续的大脑振荡电活动很可能反映了大脑的瞬时状态，已证明大脑振荡可以决定 TMS 诱发的 MEP 波幅。例如，MEP 波幅与 TMS 刺激前的 β 和 γ 频段脑电活动相关。皮质振荡为了解 TMS 可塑化诱导方案对健康受试者大脑活动的影响、临床人群中特定治疗效果以及特定振荡网络在临床疾病病理生理学中的作用提供了重要的前瞻性研究。

然而，TMS 与 EEG 结合并不是简单的技术堆叠，二者的结合需要克服很多技术问题。比如使用现有标准将 EEG 系统与 TMS 结合，TMS 脉冲后几百毫秒内将会在电极处产生很大的电流噪声，使EEG放大器饱和而不能实现对脑电信号的采样。即使过了这段时间，TMS设备的线圈充电同样会在EEG放大器中产生很大的噪声干扰。此外，如果使用标准EEG电极，当TMS线圈与电极接触时，变化的磁场在电极中产生的强大电流回路将会损坏电极；并且电流回路会产生热量，电极迅速升温会灼伤皮肤。因此，TMS下的EEG信号采集需要采用特殊设计的EEG系统和电极。再者，在TMS下采集的EEG信号中不可避免地存在多种噪声，这些噪声信号严重干扰了EEG信号中的节律信息。因此，在TMS与EEG结合中，特殊的噪声处理方法也是关键难点。除此之外，为了能够有效地结合TMS和EEG用于脑功能研究，TMS设备需要提供更为精准的刺激，这对TMS刺激的聚焦性和深度提出了很高的要求。

一、TMS-EEG的硬件问题和解决方案

（一）电极

脑电电极的作用是从头皮上采集电势信号。要在TMS刺激下的恶劣电磁环境中采集到脑电信号，并不是普通脑电电极能够完成的。TMS下的电极必须满足如下条件：具有足够小的直径以保证电极不会过热烫伤皮肤；包裹有合适的表面材料，保证电极不会被变化磁场产生的电流影响。目前有两种方法来减少电极中电流涡流加热：①减少电流回路的面积或者降低电极的传导性。Virtanen等[26]使用了一种带豁口的盘状电极，结果发现电极中产生的热量降低了一个量级。②使用很小的丸状电极，减少电极面积从而达到降低热量的效果。Thut等[27]使用了一种导电塑料电极，电极外包裹有银胶，这样产生Ag/AgCl的表面可保证高质量的电信号记录。目前在商业TMS-EEG系统中使用最多的还是Ag/AgCl材料的丸状电极。

（二）放大器

记录TMS下的脑电反应的第一道门槛就是TMS脉冲在电极回路、放大器回路以及头皮回路中产生的高电势。这种高电势将湮没脑电节律信号，形成大幅值的噪声使得放大器饱和。放大器要经过近1 s才能从TMS诱发的高电势中恢复。为了能够检测到头皮的微弱电位，EEG放大器需要很高的灵敏度。在早期TMS-EEG研究中，通常只选择使用少量的脑电电极，并放置于远离TMS线圈的位置。这种方法避免了TMS诱发噪声对放大器的影响，但是弱化了TMS与EEG结合的功能，所以早期只有少量关于TMS-EEG研究的报道。Iramina等[28]设计了一种包含一个衰减器和一个半导体开关的脑电放大器。放大器使用了采样衰减的策略，在TMS产生了高电位的时间里，放大器衰减整个信号；放大器在TMS脉冲前10 ms时选择关断，在TMS脉冲后1 ms打开，这样放大器只保留了近10 ms的TMS诱发噪声。随后，Virtanen[26]发现了更加有效的方法——于1999年改良的60通道TMS下兼容的EEG系统。该系统采用了增益控制和采样保持电路，阻止了大电势噪声流经放大器回路。采样保持电路使得脑电电极可以采集到TMS脉冲后几毫秒之后的数据，但是靠近刺激线圈的电极依然会在脉冲后30 ms内记录到残留的噪声。此外，Ives等[29]开发了一套限制转换率的放大器，这样TMS脉冲就不会使电子器件饱和。但是这套系统并没有完全去除电势噪声，这种方法的缺点是产生了信号的漂移，不能自动回归到基线。随后，Veniero等[30]研究了BrainAmp放大器中TMS诱发的噪声。这种放大器允许调节灵敏度来匹配不同的TMS脉冲强度，这使不用采样保持电路而实现EEG信号的连续采集成为可能。系统记录的信号显示磁脉冲产生的噪声持续将近5 ms，之后信号趋于回归到基线水平。但是，上述放大器方案都有一个局限性，就是需要设计专用的硬件系统。目前很多改进放大器技术的出现打破了这个局限。比如增加模数转换器的精度以及全带宽设计可以使放大器在TMS脉冲饱和后迅速恢复并记录EEG数据。据报道，使用这种方法EEG在TMS脉冲后的恢复时间可以缩短到6 ms内，并且不受TMS脉冲强度和高频脉冲时间的影响。尽管恢复时间很快，但是TMS刺激时的电极依然可被记录到残留噪声。

（三）线圈

随着科学界出现使用双脉冲TMS评价脑区内功能连接和同半球因果区域研究的热潮，TMS线圈的大小成为一个局限问题。专门为此应用而特别设计的缩小化线圈，已经被用于诸如对同半球背侧运动区和初级运动区的研究中。但是，对现有线圈进行更加科学的改进还是必要的。比如，随着线圈减小，要达到相同的刺激效果，所需要的电流就会增

加。此外，更小的线圈会迅速发热，在很大程度上限制了刺激的时间间隔和频率。而对于标准的70 mm 8字形线圈，在重复刺激过程中的线圈发热通常使用激活冷却系统（水冷或风冷）来降温。

TMS另一个关键技术改进就是要提高刺激的聚焦性和穿透深度。一般来说，更大维度的线圈可以产生更深的刺激，但是更小的线圈可以提高刺激的聚焦性。这种矛盾成了TMS运用于临床研究和基础神经科学研究的短板，因为不聚焦刺激，会影响到非研究脑区的活动；而刺激深度不够，限制了研究脑区的活动。要解决这种矛盾则需要设计更加先进的线圈。对于目前标准的8字形线圈，其聚焦区域有1～2个，有效刺激深度约为2.5 cm，刺激区域的大小取决于线圈的形状和组织分布。TMS诱发的电场强度会随着距离增加迅速衰减，所以对于标准8字形线圈，TMS刺激的最大有效深度局限于皮质、小脑和脊髓组织结构。而对于更深组织的刺激，例如扣带回等则需要更加先进的线圈设计。近年来，TMS线圈的设计工作一直备受关注，其中发展了多种类型的线圈来提高聚焦性和刺激深度，比如锥形线圈、碗状线圈、线圈阵列。Park等[31]发展了一种新的微型磁刺激线圈，开创性地将微型线圈植入脑组织中。这种线圈解决了深部脑刺激器与脑组织兼容性的问题，同时实现了精确刺激。

二、TMS-EEG的噪声问题和去噪方法

（一）TMS-EEG的噪声来源

TMS与EEG同时应用的主要挑战是由TMS线圈电磁场产生的非常大的噪声，它比EEG记录的脑电生理活动大几个数量级，并最初导致EEG放大器饱和。通常包括常见的脑电噪声，如环境噪声（如工频噪声）、生理噪声（如心律、眨眼、头部运动、面部/头皮肌肉活动），以及TMS相关噪声。当刺激特定脑区时，线圈会不可避免地与目标区域周围的电极接触。电磁场和线圈振动，产生脑电信号中的电极运动噪声。线圈施加在电极上的压力也会在信号中产生噪声。此外，施加在电极上的磁场、电极-皮肤界面以及TMS刺激器中的电容充电也将在信号中产生噪声。在众多噪声中，TMS诱发的肌肉噪声是目前最突出的问题。强磁场刺激会引起头皮肌肉兴奋，在EEG信号中能记录到较大振幅的肌肉电位噪声。因此，尽管TMS-EEG能够记录整个皮质表面的大脑活动，但它的应用仅限于相比较来说没有噪声的脑区域。根据受刺激的区域特点，肌肉噪声可以比脑电信号大2～3个数量级并持续几十毫秒。通常情况下被肌肉噪声污染的大脑区域包括Broca区和Wernicke区、M1、背外侧前额叶皮质、颞叶和枕叶区。

有些继发于TMS脉冲的干扰噪声，理论上可以通过采取特殊的应对策略来减少。首先，TMS脉冲产生较大的“咔嗒”噪声（100～120 dB），可引起听觉诱发电位（auditory evoked potential，AEP）。这种诱发电位通常与TEP的N100或者P190具有高度重合性，因而它可能会掩盖TMS诱导的“真实”神经响应电位。在实验过程中，戴保护耳机或者在耳机中播放白噪声通常可以最大限度地减少这种噪声的影响。此外，为防止TMS刺激声音对EEG的影响，需进行两次记录。第一次为伪刺激线圈刺激，伪刺激线圈只发出类似TMS的声音但并无磁场产生，此时刺激可诱发AEP，第二次记录采用真TMS线圈，诱发的波形包含AEP和TEP，将两次记录的波形进行相减（subtract）处理，以消除TMS声响对EEG的影响，从而得到“真实的”TEP。其次，TMS脉冲也可能刺激感觉传入神经纤维，从而在头皮上产生敲击感，从而诱发体感诱发电位（somatosensory evoked potential，SEP），实验过程中可以在线圈下面使用一层薄的泡沫来减弱这种影响。线圈纵轴方向对TEP也有很大影响，通常线圈纵轴应与线圈下电极连接线平行，才能最大限度降低磁场涡流对EEG的影响（图3-2-1）。

（二）TMS-EEG的去噪方法

在TMS-EEG的实验准备和数据采集过程中采用严谨的操作规范，并采用伪刺激对照实验设计，可能有助于减少这些噪声[25,32]。但只有这些实验设计和实验操作处理并不足以完全消除噪声影响。近年来，各种分离、去除或抑制肌肉噪声和其他TMS相关噪声（如TMS脉冲噪声和充电噪声）的方法已经被陆续开发出来[32]。这些方法基于独立成分分析（independent component analysis，ICA）、主成分分析（principal component analysis，PCA）、信号空间投影（signal space projection，SSP）和盲源分离（blind source separation，BSS）等方法。这些方法都被证明能有效地消除或抑制与TMS有关的噪声。

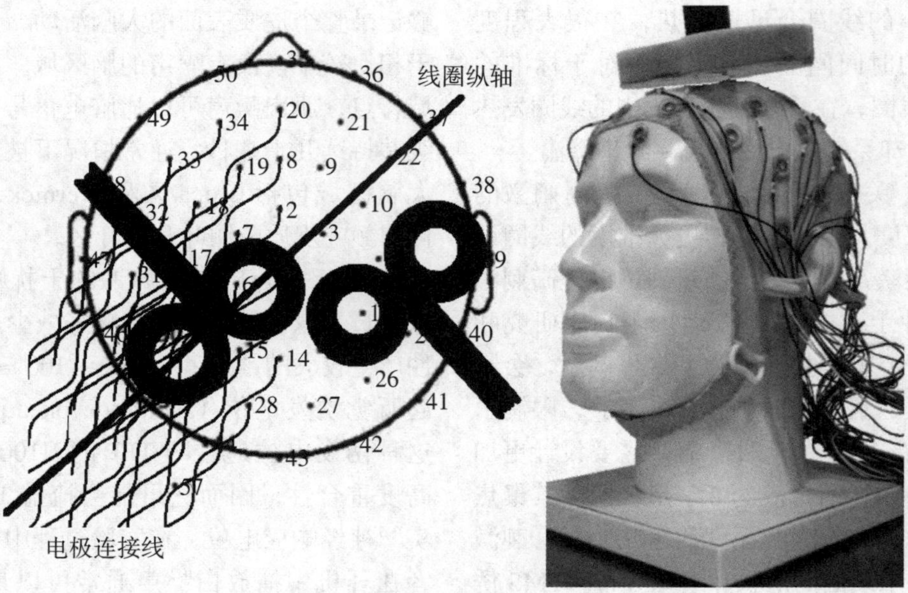

图3-2-1　经颅磁刺激线圈与脑电图电极连接线的位置关系

当然在某些情况下，结合使用不同的方法可以提高去噪的成效。这里我们主要介绍几种被广泛使用的方法：

1．卡尔曼滤波器

卡尔曼滤波器是一种先进的滤波技术，能够对TMS-EEG数据的非平稳轨迹进行建模。卡尔曼滤波器是一种递归线性最小均方误差（LMMSE）估计器[33,34]，可适用于从EEG信号中去除TMS引起的噪声[35]。与传统的维纳滤波器相比，卡尔曼滤波器的主要优点在于适用于非平稳信号。虽然目前对信号和噪声的统计知识足以设计理想的维纳滤波器，但卡尔曼滤波器需要建立一个状态模型，从其原点彻底描述信号的产生机制。因此，需要首先检测和验证描述TEP数据生成的动态模型。Morbidi及其同事[35]首次建立了这种方法来消除TMS产生的肌电噪声。他们通过实验证明，在消除脑电数据中TMS诱发的噪声方面，卡尔曼滤波器比维纳滤波器等平稳滤波器更有效。然而该方法目前尚未在其他TMS-EEG研究中进一步开发或应用。

2．主成分分析

Ter Braack及其同事[36]在使用TMS刺激运动和视觉皮质后，首次使用主成分分析（PCA）方法去除磁脉冲噪声和肌肉噪声。使用特征值分解可以用来寻找主要成分（principal component，PC）。研究通常认为第一个方差较大的PC代表噪声，随后将它们从数据中去除。相比之下，Hernandez-Pavon及其同事[37]提出了一种不同的方法，这些PC可以被抑制或重新缩放到大脑电信号的量级，而不是从信号中移除出去。基本原理是肌肉噪声通常能量太大，可能会使得PCI的数据分离失效，因此，神经信号也会在数据处理中失真。在他们的研究中发现，缩小噪声量级比完全去除它们更有益。

3．独立成分分析

Iwahashi等[38]首次在TMS-EEG领域中使用ICA去除TMS刺激左右M1和左右后顶叶皮质（PPC）后的诱发肌电噪声。在他们的研究中，采用了两轮基于infomax算法的ICA处理方法来确保不太明显的TMS噪声也能被检测和区分出来[39]。他们使用了ICA分析中成分的3个特征，即地形图、时间分布和频谱来识别TMS噪声成分。随后，Korhonen等[40]进一步将ICA与TMS-EEG数据结合使用，并进行了详尽的理论描述和比较。他们发现，在刺激大脑外侧区域和背外侧额叶区后，快速ICA可以去除高强度的肌电噪声。此外，他们还首次引入了基于负熵算法，对噪声进行自动分类。Rogasch等[41]进行的系统性研究中更广泛地应用了两步ICA方法以去除运动和额叶区域的噪声。此外，ICA算法也被用于去除刺激额叶前额叶皮质后混合了肌肉活动和眨眼活动的混合噪声[42]。

尽管ICA在TMS-EEG去噪方面很受欢迎，但并不是所有情况都满足ICA的前提假设，因此ICA的结果有时并不可靠。通常，ICA需要满足以下条件：①各成分应该是独立的，即噪声源与神经元噪声源应该是正交的。②各成分必须满足非高斯分布。③分解出的成分的数量不应该大于数据矩阵的秩，即源的总数不应该高于脑电通道数。

4．信号空间投影

噪声和神经元EEG信号通常在时间或频率上重叠，但它们可能具有明显不同的空间分布（或地形图）。在这种情况下，不能简单通过时域中的滤波或数据挑选来去除噪声，而应该使用空间去噪方法。信号空间投影（SSP）为空间域的数据去噪提供了一个潜在的有用工具[43]。其核心思想是使用主成分分析（PCA）来估计噪声地形图，然后将噪声从数据中投影出来。SSP已经用于TMS-EEG分析，以抑制来自Broca脑区以及M1的TMS诱发的肌肉噪声，最近也用于抑制TMS脉冲相关的感知觉噪声[44]。当然，SSP也存在较大的缺陷，即许多空间地形图或PC被分离去除后会大大降低数据的维度。

5．基于源模型的方法

基于源分析的噪声丢弃算法（SOUND）是另一种被证明对TMS-EEG行之有效的去噪方法。SOUND实质上是一种更普适的维纳估计器，该估计器在估计无噪声信号时使均方误差最小化。SOUND通过寻找一个空间滤波器来识别那些不太可能来自脑皮质信号的成分，例如电极极化噪声和电极运动噪声。由于脑电的容积传导效应，EEG通道之间通常存在一定的相关。然后，借助连续的反向和正向步骤，通过迭代交叉验证EEG通道，形成空间滤波器。源建模还有助于将去噪后的TMS-EEG数据插值到缺失的数据子空间中：首先将剩余通道中的数据反转到源空间来插值被扔掉的坏通道的源信号，然后使用前向分析将源信号模拟到被去掉的坏通道上。

尽管有很多方法用于TMS-EEG去噪，但是并没有哪一种方法能够做到在完全消除噪声的同时完整保留TMS-EEG记录的脑电活动。例如，在某些情况下，一些方法不能完全去除/抑制噪声，残余的噪声依旧比脑电信号的量级更大。此外，还有一种情况是删除或抑制了过多的数据，从而使EEG本身的神经信号失真。在TMS-EEG去噪中，任何一种情况都是有可能出现的，但我们并不能评估有多少神经信号受到了影响。目前可能的解决方法：一是将模拟和真实数据结合使用，二是使用对照实验和建立模型来获得共性。例如，Vafidis等人[45]通过将TMS-EEG噪声叠加在静止的EEG和EEG的癫痫放电期间，证明了快速ICA这类简单的去噪方法不能将TMS-EEG噪声从任何独立成分的子集神经元活动中分离出来。

除了颅外噪声外，TMS-EEG数据还可能被以下因素污染：脑神经和周围神经产生的躯体感觉兴奋。其中一些活动发生在磁脉冲后的早期，代表线圈诱发的感觉电位。众多感官器官的输入在EEG记录中产生假性大脑激活和外周诱发电位，使TMS诱发的脑电反应中真正的经颅诱发成分的识别和判读变得复杂。

三、TMS-EEG分析方法

（一）皮质诱发电位

TEP由一系列的波峰和波谷组成，可以持续300 ms或更长，研究最多的区域是初级运动皮质（M1）、背外侧前额叶皮质（DLPFC）。在皮质兴奋性研究方面，TEP比MEP有许多优势：即使在阈下强度下（如40% MEP阈值）也能测量皮质兴奋性；TEP既可以在局部电极记录，也可以在远端电极记录，能够研究TMS的激活在不同皮质区域之间的扩散，TEP在个体的枕叶、顶叶、前运动区、运动区和前额叶区也具有高度的可重复性。

TMS刺激到M1的TEP的特征为N15、P30、N45、P55、N100、P180和N280等（图3-2-2）。当TMS作用于左侧M1时，初始的N15峰出现在受刺激区域的电极上，然后峰值分布扩展到中心位置（P30）和对侧区域（N45）。在中央和中央额叶位置的双侧分布特征是稍后的TEP分别在100 ms和180 ms达到峰值。这些峰的潜伏期可以变化，有些峰比其他的更可靠，如P30、N45和N100。短潜伏期TEP包括N7、P13，它们可能反映了附加的、直接的局部皮质对TMS脉冲的反应，或者是TMS诱发的肌肉活动的伪影。成对脉冲TMS（p-TMS）和药理学研究表明，早期峰值（N15～P30）可能反映皮质兴奋性活动，而后期峰值（N45～N100）则与皮质抑制有关。

TMS刺激DLPFC时TEP的主要波形特征是P25、N40、P60、N100和P185，波幅依次减小，最初的N40峰值通常出现在受刺激区域的电极上，然后峰值分布扩展到中央和对侧额叶部位（P60）。

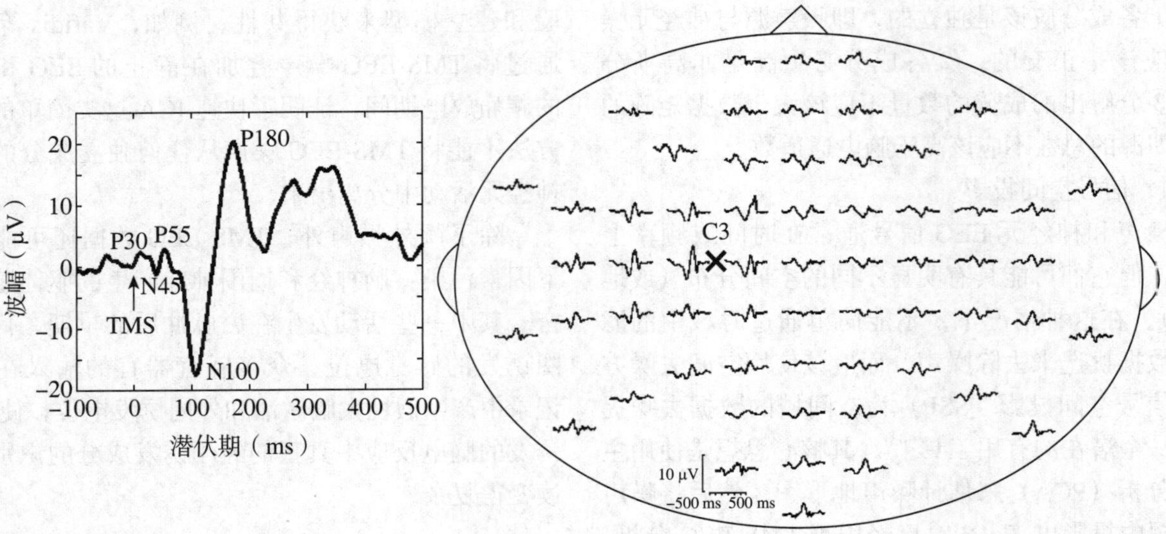

图3-2-2　单道TMS脑诱发电位波形和多道TEP空间分布

而刺激 M1 时，较大的 N100 和 P180 波可传播双侧中央区。刺激 DLPFC 的 TEP 被证明具有较高的一致性和较低的测量误差，其中 N100 和 P180 具有最好的重复性和可靠性。

刺激其他非运动皮质的 TEP 的稳定性和特征性不如刺激 DLPFC 所诱发的 TEP，来自非运动皮质的 TEP 振幅通常低于刺激 M1 的 TEP（图 3-2-3，彩图 3-2-3）。磁脉冲刺激 M1 能诱发出更加稳定的 TEP 与 M1 特殊的细胞结构有关，磁脉冲较刺激其他脑区更有效地激活纵向锥体神经元，从而产生更可靠和更高振幅的 TEP。目前，虽然有报道 TMS 刺激辅助运动皮质、后顶叶皮质和枕叶皮质的 TEP，但由于方法缺乏一致性，目前无法对这些区域的峰值和活动的时空分布进行“标准化”分析。

从单道 TMS-EEG 看 TMS 之后可出现 P30、N45、P55、N100 和 P180 波形成分。以刺激点为中心的不同导联，可记到与中心导联同名成分的波形，根据潜伏期和波幅差异，并通过相关软件处理，可分析不同脑区的连接性。此外，还可通过傅里叶变换等软件分析 EEG 不同成分的频率谱及功率变化，以深层次了解脑功能改变。

TMS 刺激节律对 TEP 也有一定影响，如 TMS 脉冲节律是完全恒定，可发生受试者对刺激节律的“适应”，从而产生对 TMS 刺激的“期待”脑电反应，因此是重复单脉冲还是成对脉冲 TMS，其脉冲节律应采用“随机化”，即脉冲时间间隔为 2 s±*t*，*t* 随机取 0.1 s、0.2 s、0.3 s 等（图 3-2-4）。每一个 block 应 100 次以上 TMS 脉冲（70 ～ 200 脉冲），以能平均叠加出清晰的 TEP 波形。

（二）皮质振荡

普通的诱发电位主要分析刺激以后诱发电位的潜伏期和波幅，这种分析方法称为时域（time domain）分析法，此分析法无法分析诱发电位各个成分所含的频率信号。TMS 诱发的皮质振荡（transcranial magnetic stimulation-evoked oscillation，TEO）是指通过 TMS 技术刺激大脑皮质时，诱发的脑电活动在特定频段（如 α 波段、β 波段等）上的振荡现象。TEO 反映了大脑皮质对 TMS 刺激的反应及其神经网络的动态调节，皮质振荡是脑电的基本特征，特定的频段与行为或认知功能以及皮质和皮质下区域活动有关，神经元信号振荡同步被认为是影响皮质网络之间信息整合的重要因素，其中 Delta（1 ～ 4 Hz）节律参与动机驱动，Theta 节律（4 ～ 8 Hz）与记忆等认知活动相关，松弛状态下表现为明显的 Alpha 节律（8 ～ 12 Hz），Beta 节律（15 ～ 30 Hz）参与运动控制，Gamma 节律（30 ～ 80 Hz）参与高级认知活动[46]。对 TMS 诱发皮质振荡的研究集中在脑网络上，因为 TMS 诱发的振荡被认为与局部和远隔的皮质振荡相互作用而成。此外，TMS 诱发皮质振荡的附加价值是可以研究脑节律的功能特异性[20]，以及通过直接测量 TMS 引起的振荡活动来探测丘脑皮质回路[47-49]。

通过皮质振荡，可以研究特定脑区的自然频率或共振频率，通常反映在 TMS 脉冲后的短暂同步

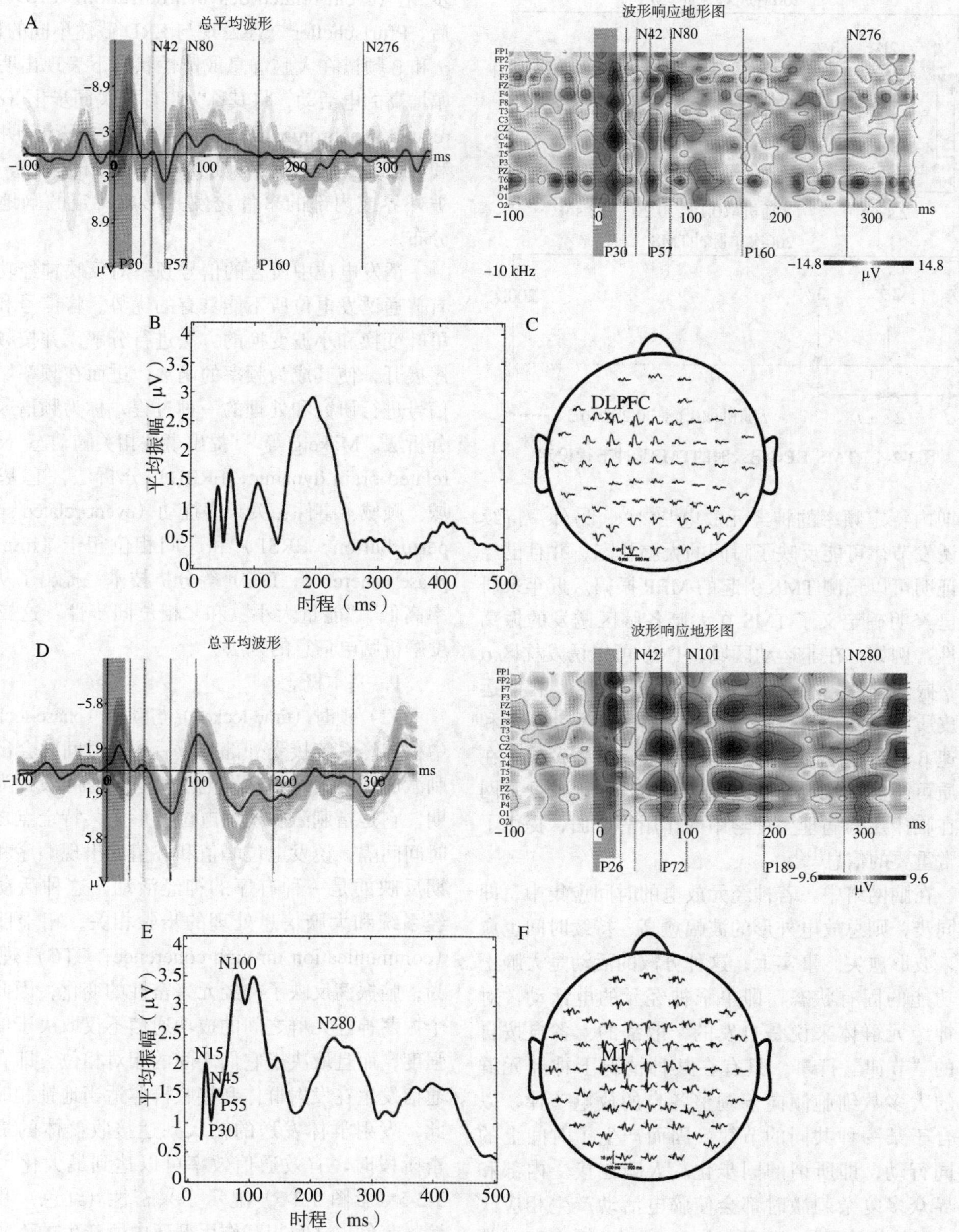

图3-2-3 TMS刺激M1和DLPFC时TEP的变异特点

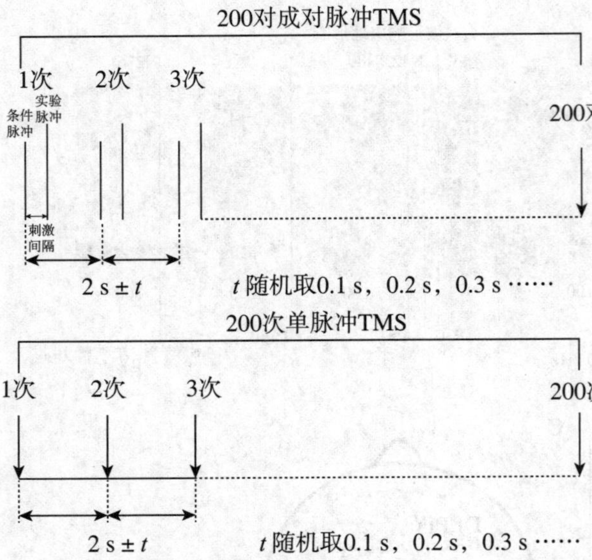

图3-2-4　TMS-EEG记录时的TMS脉冲节律设定

周期内特定频率的神经元放电[47,48,50]。另外，持续的诱发节律可能反映了瞬间的大脑状态，并且已经被证明可以预测 TMS 引起的 MEP 振幅。近年来研究已经明确定义了 TMS 在大脑各脑区诱发的振荡特性。例如，在非运动区域，TMS 可以诱发枕区 α 和 γ 振荡[47,48,51]，在顶叶区诱发 β 振荡[47]，在前运动皮质区诱发 β 和 γ 振荡[49]，在额区诱发 α 振荡和快速 β 以及 γ 振荡[47,51]。TMS 诱发皮质振荡研究在皮质可塑性、特定临床人群中的治疗，以及振荡网络在临床疾病病理生理学中的作用等方面，提供了非常重要的信息[52]。

在脑网络中，若神经元放电的时间愈集中，即愈同步，则总放电外形的波幅愈高，持续时间也愈短，波形愈尖。事实上，这种分散的活动是大脑正常功能的固有状态，即单个神经元的电活动，对于神经元群体来说是自发的、散乱的、各自按自己的“节律”行事。只有在某种情况下神经元群体的大多数细胞倾向于调整各自的放电节律，以符合于某一种共同的节律，因而产生了时间上的共同行动，即所谓的同步化。人脑在接受内部和外界众多复杂刺激时都会使脑电活动产生相应改变，事件相关电位（event-related potential，ERP）就是根据现代心理学原理发展起来的一种与刺激事件呈“锁时”关系的同步化脑电活动。Pfurtscheller 等[53]发现当大脑皮质某区域开始激活，该区进行的信息加工可以导致脑电波 α 和 β 频谱振荡的幅度减低或阻滞，这一电生理现象称作事件相关去同步化（event-related desynchronization，ERD）。此后，Pfurtscheller[54]还发现与 ERD 截然不同的现象，α 和 β 频谱在大脑静息或惰性状态下表现出明显波幅增高的电活动，将其称为事件相关同步化（event-related synchronization，ERS）。这些研究表明 ERD 和 ERS 依赖作业的特性和大脑所处的状态，可以被外界或内部的事件诱发并形成特定的脑地形图分布。

诱发电位中所含的信号频率对反映神经功能具有普通诱发电位所不能具有的优势。将信号利用傅里叶变换和小波变换的方法进行分解，并按频率顺序展开，使其成为频率的函数，进而在频率域中对信号进行研究和处理的一种过程，称为频谱或频域分析法。Makeig 等[55]提出事件相关脑动态（event-related brain dynamic，ERBD）分析法，它基于时域、频域、事件相关频谱扰动（event-related spectral perturbation，ERSP）和序间相位相干（inter-trial phase coherence，ITC）等分析技术，提出了从“频率高低”“能量大小”和“相位同步性”这三个维度解析脑电信息的方法。

1．基本概念

（1）锁时（time-locked）与锁相（phase-locked）：中枢神经系统接受外部刺激后一段时间内会出现与刺激成锁时关系的诱发电位，这个时间段称为潜伏期，它是指刺激和诱发电位波形上某特定点之间的时间间隔，诱发电位峰值和谷值的出现顺序和潜伏期反映的是一种有序的神经活动，这种活动与神经系统和大脑信息处理的步骤相关。相干性通信（communication through coherence，CTC）理论认为，脑振荡反映了神经元兴奋性的变化，因此，两个振荡神经元群之间的成功通信不仅取决于信号的强度，而且取决于它们之间的相对相位。即有效的通信发生在发射群体和接收群体适当地锁相时，因此，发射群体发送的输入到达接收群体的最大兴奋阶段时，有效通信效率可以达到最大化[55]。图 3-2-5（彩图 3-2-5）显示了兴奋性（红色）和抑制性（蓝色）之间相互作用循环中所产生的不同兴奋性特性，一旦抑制减弱，该网络对外部输入很敏感。因此，当一个未处于抑制状态阶段的兴奋性群体接收到一个外部输入信号时，兴奋性细胞可以有效响应，从而促进交流；而如果处于抑制阶段，神经网络则可能忽略输入，从而阻碍交流[55]。

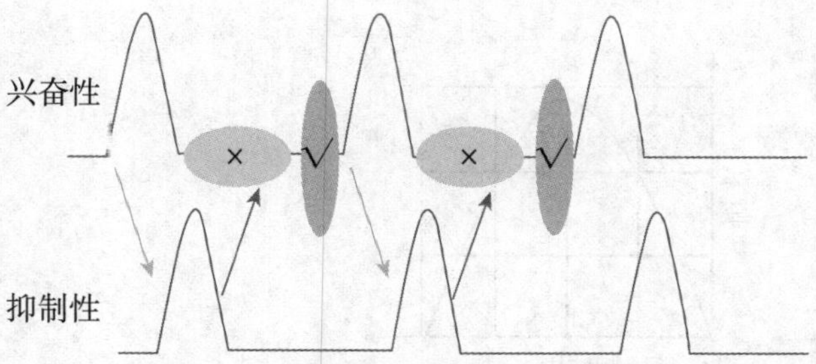

图3-2-5　兴奋性和抑制性相互作用对神经网络敏感性的影响
（修改自Makeig，2004[55]）

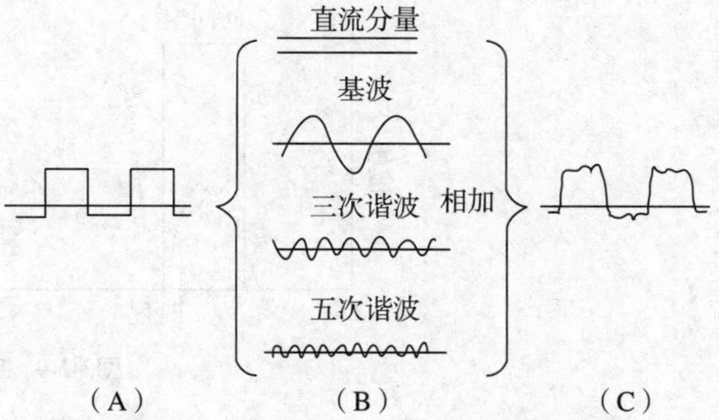

图3-2-6　周期性脉冲信号的傅里叶级数分解

（2）傅里叶变换（Fourier transform，FT）：是法国数学家 Fourier 于 1822 年创立的数学解析方法，其基本内容就是任何无规律的振动都可以分解为不同固定频率的有规律的振动，反过来，很多有规律的谐波也可以合成复杂的振动波形。周期脉冲信号可以分解为一系列不同幅度和相位的正弦波，被称为周期性脉冲信号的傅氏级数分解，其中恒定不变的被称为直流成分，频率和原波形频率相等的正弦波被称为基波，频率比基波高出 k 倍的正弦波被称为 k 次谐波，矩形波（A）与直流成分及其他谐波（B）可以合成更为复杂的波形（图 3-2-6）。而两种频率相同但初相位不同的基波也对合成波产生很大的影响（图 3-2-7）。在实际工作中信号往往是非周期性的，通过快速傅里叶变换可将这一时域信号（A）分解为“幅频特征”（B）和“相频特征”（C）加以表示（图 3-2-8），前者表示各幅度的相对大小与频率的关系，其中每频程的上限与下限频率的几何平均值称为该频程的中心频率；后者表示各相位与频率的关系。幅频特征是频率的偶函数，而相频特征是频率的奇函数，这两个信号合起来称为信号的频谱。

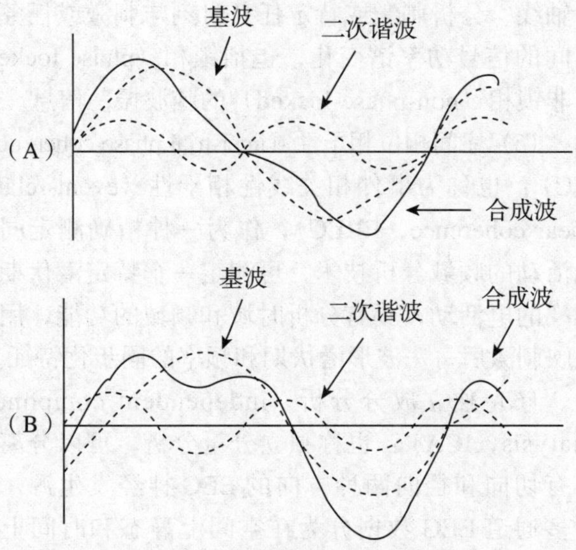

图3-2-7　初相位对合成波的影响

（3）小波变换（wavelet transform，WT）：尽管 Fourier 分析极大地推动了信号分析的进展，但它有两大缺陷：一是不能时频同时定位，二是对非稳定信号的处理不够理想。为此，法国工程师 Morlet 在 1974 年首先提出小波变换的概念，并建立了反演公式，1986 年著名数学家 Meyer 与 Mallat 建立了构造小波基的方法及其多尺度分析。小波变换可进行多个时间窗内傅里叶变换分析，在分析信号频率的同时也进行时间的定位，因而也称为时频域（time-frequency domain analysis）分析（图 3-2-9）。

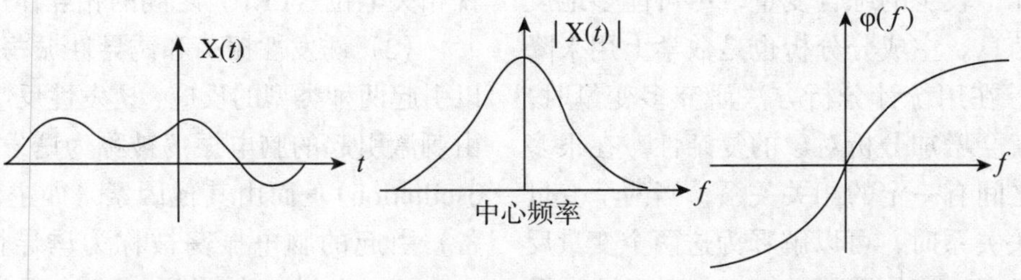

（A）信号的时域波形　（B）幅频特征　（C）相频特征

图3-2-8　非周期信号的频谱

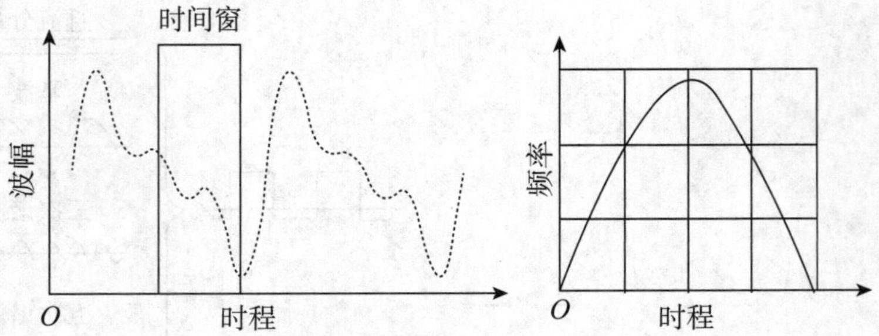

图3-2-9　时频域分析示意

（4）事件相关谱扰动（event-related spectral perturbation，ERSP）：该技术主要是以时间顺序为轴线，分析刺激或特定任务时刻与刺激或任务前之间的信号功率谱变化，包括锁相（phase-locked）与非锁相（non-phase-locked）的脑波振荡信息。

（5）序间相位相干性（inter-trial phase coherence，ITC）：也称为事件相关线性相干性（event-related linear coherence，ERLC），作为一种精确测定同步化活动的频域分析技术，可测定一个特定潜伏期和频率的电活动，具有分析时域和频域的功能，用于反映刺激后每一波形潜伏期和频率的同步化特征。

（6）独立成分分析（independent component analysis，ICA）：也称独立分量分析，可以分离出具有切向和径向两种方向的EEG神经发生源，并将多通道EEG数据分为在空间上静态和时间上独立的组件或成分。它首先对数据进行非线性变换，将其展开，然后逐步调整单通道数据轴，使数据点更均匀地分布，数据成分最终由轴方向指定的数据组件作最大程度上的独立化[55-57]。

（7）主成分分析（principal component analysis，PCA）：也称主元件分析，是一种确定性的线性分解。它将数据分解成具有固定的正交头皮映射的组件，这样每个连续的组件就可以尽可能多地表示剩余的数据变化。设法将原来变量重新组合成一组新的互相无关的几个综合变量，同时根据实际需要，可以从中取出几个较少的综合变量，尽可能多地反映原来变量的信息。主成分分析也是数学上用来降维的一种方法。在用统计分析方法研究多变量时，变量个数太多就会增加分析对象的复杂性。在很多情况下，变量之间有一定的相关关系，当两个变量之间有一定相关关系时，可以解释为这两个变量反映此对象的信息有一定的重叠。PCA是对于原先提出的所有变量，将重复的变量或关系紧密的变量删去，建立尽可能少的新变量，使得这些新变量是两两不相关的，而且这些新变量在反映对象的信息方面尽可能保持原有的信息。

2．脑电图和诱发电位的时频域分析

（1）单序列脑电图的时频域分析：时频域分析通过设计时间和频率的联合函数，提供信号在时间域和频率域的联合分布信息。这种方法能够清晰地描述信号频率随时间的变化关系，同时展示信号在不同时间和频率下的能量密度或强度。通过时-频分析，可以观察到信号的瞬时频率及其幅值，还能进行时频滤波和时变信号的研究[58]。在较窄的频带内分析单次诱发电位可以有效降低噪声的振幅，而较宽的频段则会产生较高的噪声。因此，窄频带分析更适合于实验数据的处理。为了对单次实验进行分类，时频域分析常常与独立成分分析（ICA）相结合。ICA是一种统计线性分解方法，可以将数据分解为具有固定头皮映射的组件，以便每个组件尽可能多地提供明确的信息。ICA能够从人为因素、刺激锁定因素、响应锁定因素以及非事件相关因素的脑电背景活动中分离出独立的成分。这是传统的信号平均方法所无法达到的分析技术。这种方法可以从单次提取的脑电图中清除所有类型的伪迹，识别并隔离刺激和响应锁定的脑电图成分，检查实验反应的差异，暂时分离不同的但空间重叠的脑电图振荡活动，还可以直接研究脑电图、诱发电位和事件相关电位（ERP）之间的相互作用[59]。

（2）诱发性振荡和诱导性振荡：感官的刺激可以引起两种类型的反应：诱发性反应和诱导性反应。由刺激引起的脑电振荡被称为诱发性振荡（evoked oscillation），而由其他因素（如主动注意、运动准备）引起的脑电振荡被称为诱导性振荡（induced oscillation）[58]。如果通过多次平均来获得事件相关电位（ERP），这种事件相关振荡（event-related oscillation, ERO）的波峰和波谷总是锁时和锁相的，这些振荡被认为是诱发性 ERO（evoked ERO）。而诱导性 ERO 则在试验阶段伴随其他主动注意、运动准备和按键反应等因素而产生，它们在单次试验中可能被平均到诱发性 ERO 中。因此，在多次试验中，它们可以在相同的潜伏期显示波峰和波谷。如果许多波谷在时间上与相同数量的波峰重合，它们在平均的 ERP 中几乎可以抵消。这种现象是由于诱导性 ERO 相位上的抖动而不是延迟上的抖动导致的。由此产生的平均 ERO 包含诱发性和诱导性 ERO，因此被称为整体活动或事件相关谱扰动（ERSP）。由小波变换得到的复合数据的绝对值代表 ERO 的振幅。

诱发性和诱导性 ERO 的主要区别在于刺激开始后引起振荡的锁相程度。这一程度可以通过序间相位相干性（ITC）参数来评价。如果在多次试验中刺激开始后的某个潜伏期的振荡完全是随机的，则 ITC 为 0。ITC 可以计算每一个时刻和每一个频率的时频域分析数据 [58]。

3．TMS-EEG 的时频域分析

TMS-EEG 时频域分析可以描述 TMS 脉冲诱导的瞬态脑电图（EEG）振荡的相位排列。通过这种方式，它可以研究自然状态或 TMS 诱导的共振频率，从而反映特定脑区瞬时同步神经元活动的特定频率特征。TMS-EEG 频域分析最常用的方法是使用时频方法分析数据，例如小波分析和快速傅立叶变换。这些方法用于测量 TMS 诱发的随时间和频率的振荡功率。TMS 诱发的振荡有两种评估方法：诱发振荡响应（EOR），即对试验数据进行时频分解；总的振荡响应（total oscillatory response，TOR），也称为 ERSP，它用于计算刺激后 0 ~ 900 ms 基线频率与潜伏期相关的功率谱特性，从而捕获 TMS 之后的锁相和非锁相振荡。由于 TMS-EEG 中混杂了多种成分，需要通过多种技术剔除各种伪影，以获得真正意义上的 TMS 诱发电位（TEP）。这些技术包括傅里叶变换、小波变换、序间相位相干性、独立成分分析、主成分分析以及人工识别手动分析等 [41]。

（三）TMS-EEG 源定位与皮质连接研究

当 TMS 脉冲作用于特定大脑区域时，脑电图可基于大脑解剖学和功能连接原理，评估 TMS 诱发的信号在时间和空间区域的传播，从而了解大脑网络在参与不同认知过程的状况及大脑网络重组在临床上的应用。因此，皮质 - 皮质连接的评估是通过研究 TEP 时空分布，即通过头颅上 TEP 波形和地形来跟踪诱导活动的扩散，从而直接测量大脑皮质之间的连接。此外，单脉冲 TMS 和脉冲序列也可以触发或增强脑振荡，当这些调频脑振荡在目标皮质区域发生时，可通过网络传达到相应的皮质，形成通过特定频带上同步和动态组合，从而反映与神经活性相关的脑网络功能特征。

1．神经成像图论的网络分布

结构和功能神经成像的图论分析表明，人类的神经连接体是一种分层的、模块化的组织，它通过最小的连接来快速有效地传递信息，大脑神经连接体构架可能类似于一个“小世界”网络，其特征是通过一些远程连接使分离的、高度专业化模块（或子网络）集中统一处理信息。所谓“小世界”是指同时具有随机、高效（短路径长度）和高聚类规则的复杂网络。模块化使功能集群的形成和功能专业化成为可能，一个模块内的连接密度通常大于模块之间的连接密度。模块的节点对应的功能网络区包括运动网络、视觉网络、背侧注意网络（也称为视空间注意网络、任务正网络）、默认模式、内侧叶记忆网络和额顶控制网络等，同一网络的区域具有很强的解剖联系和固有的互动偏向。对枢纽（hub）的研究不仅可以帮助我们更好地绘制大脑图谱、了解关键节点在信息交互时的重要作用，而且有助于我们掌握大脑内部的工作机制。枢纽是脑网络中的关键集群，通常位于那些具有交集功能的皮质区域上，它们从多个区域收集信息，汇总分析后，将信息直接传递给目标节点，或将信息传递给最短路径中的下一个节点，支持并保证了脑网络中其他节点间信息的正常流动，使得脑网络的整体功能得以实现 [60]。根据 hub 在脑网络中的功能作用，枢纽可以被进一步分为区域核心节点和连接点。区域核心节点是负责模块内部节点信息交互的关键枢纽。节点度常用于区域核心节点的识别，中央颞区、丘脑、脑岛、海马体、嗅觉器官等都是常见的区域核心节点。由于具有更高的连接数，枢纽是全脑网络连接的“中介中心”，也是最短路径网络的“路标”，众多的枢纽组成了“富集俱乐部”（rich club），各节点之间的连接称为“未激活的”边缘，各枢纽组成了核心（图 3-2-10，彩图 3-2-10；图 3-2-11，彩图

3-2-11）。连接中枢点是模块间信息交互的重要枢纽。中心介数常用于连接器 hub 的识别，脑岛、杏仁核、枕上回区域、顶上回区域和缘上回区域等是脑网络中常见的连接中枢点。当区域核心节点受到破坏时，网络的局部功能丧失，但不影响网络的整体功能，当连接中枢点受损时，网络的局部功能仍然能够正常实现，但脑网络的整体功能丧失。图 3-2-11 描绘了脑网络中区域核心节点和连接中枢点的连接模式。

在宏观尺度上结构连接体是高度稳定的，但功能连接体似乎是灵活的，不同的认知需求与功能连接的权重变化有关，从而出现“经济有效”的网络重构（图 3-2-12）。有证据表明，静息状态下远隔的连接弱化，邻近区域的连接与通信效率提高，而在较强认知需求条件下大脑枢纽之间的连接则发生相反的变化。图论理论进一步表明，局部聚合的专业化网络的通信被脑枢纽及其中枢下结构所增强，“灵活性枢纽”（flexible hub）理论认为，枢纽之间的连接可被偶然的认知需求所重塑。这种“小世界”架构可通过自适应性最小化连接成本而最大化功能而实现。

在脑网络连接中，为了使连接成本最小化，需要连接起来的大脑网络具有网格状拓扑（topology）结构。在随机拓扑结构中（图 3-2-12 A），每个节点平均连接到任意两个其他节点，可以最大限度地提高集成处理的大脑网络效率，但由于长距离连接的数量很大，这种拓扑结构的布线成本很高。图 3-2-12 C 中每个节点在拓扑上可以有两个最近的邻居，它们在空间上也是最近的邻居，但这种拓扑结构不利于信息处理的全局集成，因为各个节点在位置上相距遥远，没有足够的直接拓扑联系。人类大脑网络似乎位于这两种极端情况之间（图 3-2-12

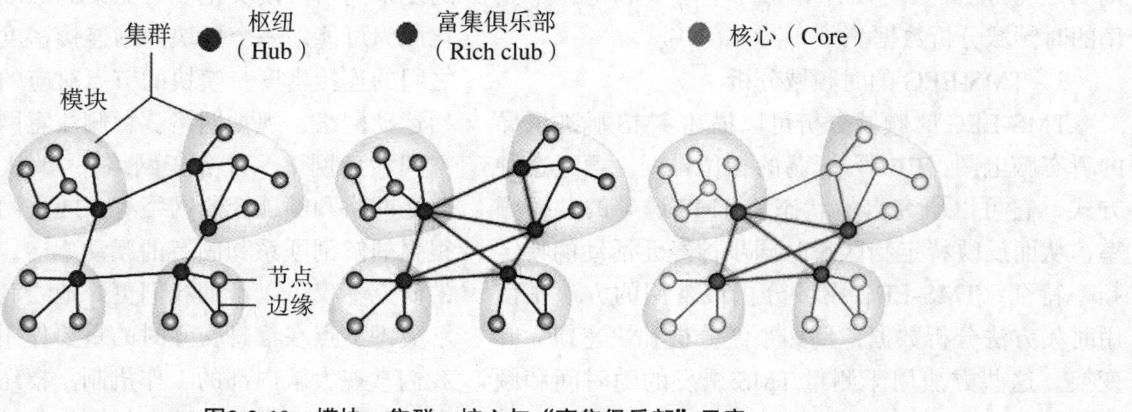

图3-2-10 模块、集群、核心与“富集俱乐部”示意
（修改自Bullmore，2012[61]）

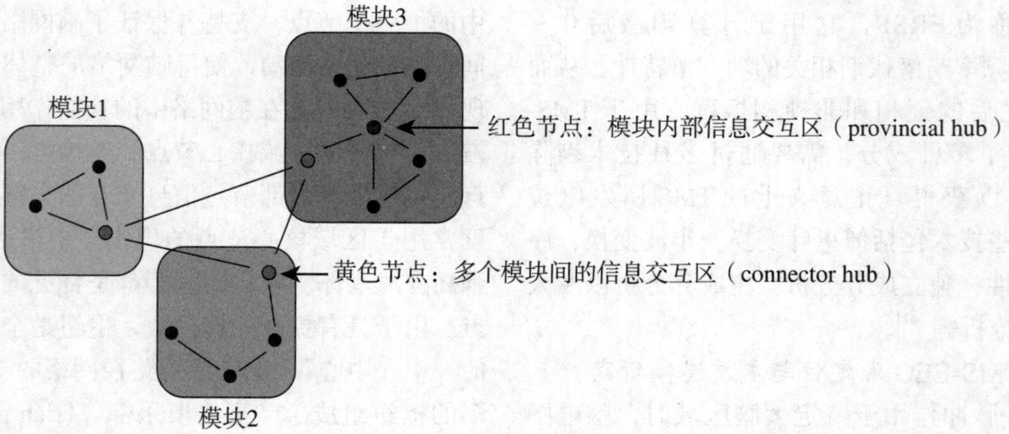

图3-2-11 区域核心节点和连接中枢点在脑网络中的连接模式
（修改自Bullmore，2012[61]）

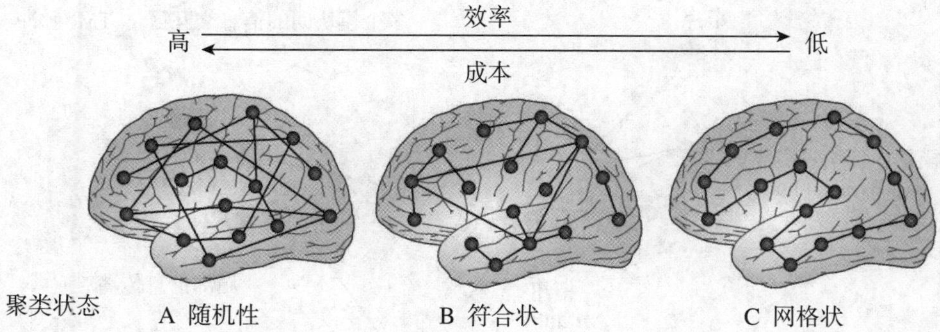

图3-2-12　网络拓扑的成本效率关系
（修改自Bullmore，2012[61]）

B）：在空间相邻的节点之间有网格状的短距离连接集群，通常在拓扑结构和解剖学上作为模块聚集在一起，这些特征将倾向于最小化连接成本。但大脑网络也包括高成本的组件，比如不同模块和不同解剖区域连接中枢点之间的长途捷径。空间上遥远的大脑区域之间的拓扑直接联系将提高信息处理的效率，这有望在适应行为方面带来优势。因此，大脑网络可以说是在最小化物理连接成本和最大化拓扑效率之间进行权衡。枢纽是大脑中连接数量多、介数中心值高、路径短且高度集群的区域，常见于顶叶皮质、扣带皮质和额上皮质等。模块节点是功能相关的，通过短程连接紧密相连形成的模块或子网络，每个模块的枢纽调节大部分较长距离的模块间连接。连接中枢点多是多模态联合皮质区域，如恒河猴 DLPFC 中的 Brodmann 46 区，与远端脑区有大量远程连接[61]。

2．TMS-EEG 功能连接的研究

（1）大脑网络的 TMS-EEG 研究：根据图论模型，专业网络的节点和枢纽具有不同的连接方式：前者应主要与同一功能网络的其他节点连接，尤其是在静息状态下，而后者应表现出大量的模块间的连接。TMS-EEG 可用于对这些网络结构预测进行实证检验，从而探讨在静息和认知过程中对网络动态变化。TMS-EEG 可用于对这些网络结构预测进行实证检验，以探讨 TMS-EEG 在静息和认知过程中对网络连接的动态变化。

1）功能网络中的皮质 - 皮质连接：TEP 和 TEO 研究发现，磁刺激后在同源运动区之间存在跨胼胝体连接和 9 ~ 20 ms 量级的快速直接信号传导。这些连接的抑制性与易化性取决于皮质激活的水平。一项基于胼胝体运动纤维的分数各向异性弥散张量成像与 TMS 诱导同侧静息期（TMS-induced ISP）的研究表明，初级运动皮质的阈下和阈上 TMS 分别在对侧同源区诱导抑制效应，这种明显的效应可能是由于兴奋性和抑制性回路的激活阈值不同，这表明胼胝体可能根据激活的程度来调节两个半球之间的交流[62]。同样，Veniero 等[63]的一项 TMS-EEG 研究表明，在静息状态下，初级运动区和前运动区之间的联系可能主要受胼胝体抑制影响。研究发现，以 TMS 引起的 MEP 幅度衡量初级运动皮质兴奋性与同侧运动前区产生的早期 TEP 振幅之间呈负相关关系，与 fMRI 皮质连接图论模型相一致。

图 3-2-13（彩图 3-2-13）显示在静息状态下 TMS-EEG 测试的连接性。图 3-2-13 A 为大脑网络模块化组织示意图，包括富集节点（灰色圆圈）、区域中枢点（灰色方块）和富集枢纽（红色方块）及其短程（黑色线条）和远程（红色线条）连接。图 3-2-13 B 显示大脑对低级节点 TMS 反应的时 - 空分布。彩色箭头表示节点之间的因果关系和从 TMS 脉冲传播的信号潜伏期。TMS 刺激后，目标区域的激活通过短程连接到达同一模块的其他节点。图 3-2-13 C 当 TMS 刺激同一网络的两个低次节点时，信号在同一模块内传播，先激活不同的节点（站点特定的响应），之后激活相同的枢纽（位点专一的响应）。

2）从节点到枢纽的皮质 - 皮质连接：虽然早期潜伏期的 TMS 响应反映了脑功能网络内的直接连接，但随后的 TEP 成分显示出更多的节点和更复杂的交互作用，表明自下而上的 TMS 信号具有从低度节点传播到脑中枢的途径。Litvak 等[65]发现，

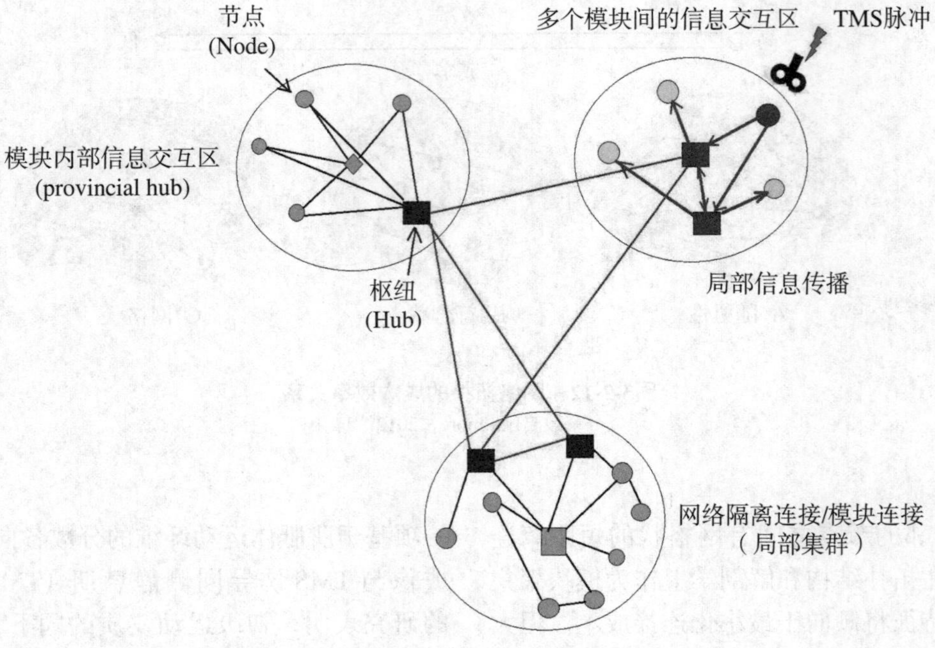

图3-2-13 静息状态下TMS-EEG测试的连接性
（修改自Bortoletto，2015[64]）

TMS 刺激初级运动区可产生受刺激功能网络之外的区域的晚期激活，包括扣带回和颞顶叶交界处；靠近刺激部位刺激后约 15 ms 达到峰值，与刺激同侧的中线额部约 25 ms 达峰值，在同侧颞顶交界区 35 ms 达到峰值，在同侧小脑约 30 ms 和中部小脑约 50 ms 达到峰值，显示了 TMS 诱发的等效电流偶极子源和头皮投影，揭示了 M1 区 TMS 刺激后信号传播可能的顺序。Garcia 等[66]发现，给予视觉皮质 TMS 刺激后，在视觉区产生主要与相位有关的 θ 和 α 频带振荡成分。这些依赖于位点的振荡超出了刺激位点，延伸到功能连接的皮质区域，并在时间上延续到 40 ms、200 ms 和 385 ms。时空相关性分析揭示，TMS 脉冲刺激 V1 和 V2 后 340 ~ 360 ms，额叶皮质呈现 θ 频带振荡，顶叶和额叶皮质区域呈现 α 频带振荡，但刺激腹侧颞区未观察到此反应。对源的总功率分析揭示了 TEO 振荡发生在特定脑区诱发功率开始下降的时候。对无论包括（左）和不包括腹侧颞区（右）TMS 刺激的 TEO 空间平均分布分析发现，θ 频带活动在额叶皮质最强，α 频带活动在额叶和后叶顶叶皮质最强。对右半球 V1、V3 区 TMS 刺激，可显示出对皮质不同区域的刺激强度的敏感性，这也是刺激部位远隔区域 TEP 强度依赖性的证据。这些 TMS 激活可能是通过回路或与其他节点的间接连接实现与受刺激网络有严格功能关系的区域。TMS-EEG 有关皮质 - 皮质连接性的研究表明，在不同区域被诱导的活动往往会到达被确定为脑枢纽的一个子系统。从节点到枢纽的信号聚合的假说与枢纽在跨脑区信息传输中的作用相一致，并且与图论结果一致，即大多数连接路径至少经过了一个枢纽。

3）从枢纽到节点的皮质 - 皮质连接：一些 TMS-EEG 的研究针对与大脑枢纽相对应的高级认知功能，包括多模态联想和执行功能。Morishima 等[67]认为，TMS 刺激注意网络的前额叶激活可能向解剖学上连接的枕后区扩散，且扩散的方向和数量可能会根据特定环境中完成任务的功能网络而不同。图 3-2-14（彩图 3-2-14）显示了三个模块节点之间的远程连接在大脑中的信号分布。任务执行增加了功能相关模块之间的连接（黑色粗线）。TMS 诱导的反应通过这些连接传播，即从目标节点到任务期间连接更紧密的节点。通过 TMS 刺激一个节点时，执行任务可以增强局部受刺激模块与功能相关的下游模块之间的长距离连接。此外，TMS 效应发生在脉冲之后 20 ~ 40 ms，表明冲动传播不是通过其他区域重建的路径，而是通过神经输入从额叶到枕后区直接传输来实现的。因此，根据不同的任务环境，这些区域在 TMS 诱发的活动上存在差异（图 3-2-14）。

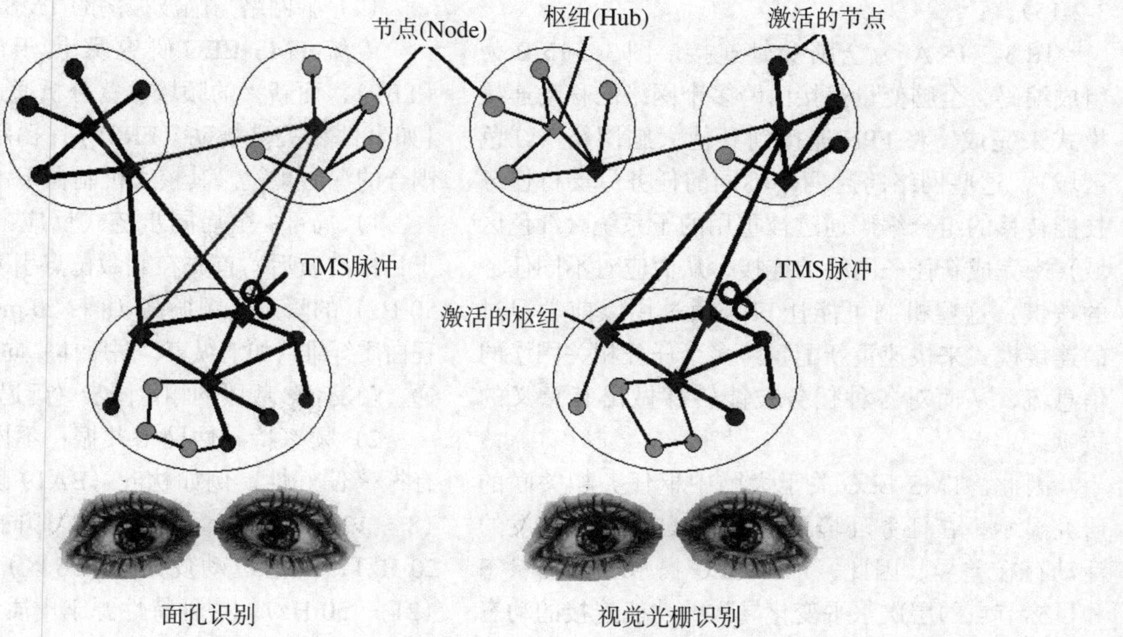

图3-2-14　基于任务下的TMS-EEG皮质网络连接
（修改自Morishima，2009[67]）

基于TMS-EEG技术对大脑枢纽（如前额叶注意网络）的刺激可引发跨区域神经信号传导。Morishima等[67]揭示，前额叶刺激产生的神经冲动会沿解剖连接向枕后区扩散，其传播路径和强度受任务需求动态调节。该机制揭示了认知功能实施过程中，皮质枢纽通过动态调整远程连接权重来实现任务适配的神经基础，具体表现为：

①任务依赖性增强：执行认知任务时，功能相关模块间的长程连接（如前额-枕叶通路）通过突触效能提升而强化，形成黑色粗线所示的优势传导路径。

②时序特异性传导：TMS脉冲后20～40 ms的效应窗口表明，信号通过额-枕区之间的直接神经输入完成跨区域传递，而非依赖中间区域的重建路径。

③环境响应差异：不同任务情境下，目标节点与下游功能模块的连接强度差异导致TMS诱发活动的空间分布异质性，印证了皮质网络的可塑性特征。

目前TMS-EEG已应用于多个领域，包括知觉决策[68]，控制行为[69]、目标导向行为[70]、视觉搜索[71]、面孔信息处理[72]和短时记忆[73]等。TMS-EEG的研究结果，与通过大脑中枢的密集连接以及大脑枢纽基于认知环境调节和沟通不同模块之间的作用一致[74]。

大量证据表明，人类自适应地执行各种任务的能力主要是额-顶叶脑网络（fronto-parietal brain network，FPN）运作的结果。灵活的枢纽理论（flexible hub theory）是建立在早期引导激活框架（guided activation framework）之上，它描述了源自外侧前额叶皮质（lateral prefrontal cortex，LPFC）自上向下的信号如何通过在多个大规模功能网络对信息流进行诱导实现认知控制。引导激活框架主要用来解释目前的认知目标是如何克服先前习惯的冲突。灵活的枢纽理论扩展了这种机制，专门针对新的任务控制，并将这种机制扩展到整个FPN，而不是限制在LPFC网络中[74]。

Cole等[74]基于图论分析，将FPN与其他可能涉及认知控制功能的大脑网络区分开来。它们包括：FPN、扣环控制网络（cinguloopercular control network，CON）、突显网络（salience network，SAN）、腹侧注意网络（ventral attention network，VAN）和背侧注意网络（dorsal attention network，DAN）。研究者基于fMRI对听觉和视觉任务按键进行多种任务脑功能连接的不同状况和柔性枢纽理论的验证表明，在需要高度自适应任务（即新任务）控制的情况下FPN尤其活跃（图3-2-15，彩图

3-2-15）。

图3-2-15 A为全脑变量连接，图3-2-15 B为组成编码。全脑变量连接由跨多个网络的移动连接模式来完成，将FPN连接到其他大脑网络（红色区域），这些网络跨越两个不同的任务。支持任务技能转移的组合编码通过被重用的子系统（红色区域）来完成新任务网络的连接，从而应对不同任务的按键。这些机制可能让FPN通过用以前学习过的连接模式来快速重新配置跨多个任务相关网络的信息流，从而对各种任务技能转移做出有意义的贡献。

因此，TMS-EEG关于大脑中枢任务相关联的研究显示，在任务环境下这些区域中TMS诱发的活动存在差异。因此，TMS-EEG揭示了大脑状态和目标节点的层次水平变化导致的功能连接的动态变化。目标区域在网络上高度互联（构成“富集俱乐部”），TMS-EEG强调了自上而下的调制，建立了不同网络间的信息流。与此相反，以特定网络的节点为目标似乎主要说明了自下向上的、与任务相关的调节功能网络中的连接。这种依赖于状态变化的现象已被fMRI图论分析和p-TMS证明，它表明大脑区域之间的相互作用是由正在进行的过程来重塑的。总之，这些结果说明了TMS-EEG在完成认知行为过程中对瞬态激活的皮质网络的选择性研究中的应用，反映在局部TMS效应以一种状态依赖的方式扩散到连接区域（图3-2-14）。

（2）脑网络与脑波振荡的TMS-EEG研究：

传统TMS-EEG研究聚焦于时域诱发电位（TEP），而新兴的频域振荡分析通过时频分解技术[如事件相关谱扰动（ERSP）]揭示了脑网络动态耦合的深层规律。其核心机制在于：

1）局部-全局同步链式反应：TMS脉冲作用于目标皮质后，首先在刺激位点引发γ频段（21～50 Hz）的瞬态高频振荡（8～20 ms），随后通过长程白质纤维（如上纵束、胼胝体）向远端网络节点传递，触发α/β频段的相位同步（延迟20～100 ms）。

2）频率特异性网络共振：不同脑区表现出固有振荡偏好性，例如枕叶（BA19区）主导α频段（8～12 Hz），顶叶（BA7区）倾向β1频段（13～20 Hz），而前运动皮质（BA6区）偏好β2/γ频段（21～50 Hz）。这种特性源于皮质-丘脑环路的局部突触可塑性差异（NMDA受体密度梯度）。

3）跨层级信息编码：高频振荡（γ）负责局部微环路的信息整合，低频振荡（α/β）则调控跨脑区的全局相位同步，形成“高频计算-低频协调”的双重编码体系。

Rosanova等[47]里程碑式的研究通过标准化电场强度（20～160 V/m）和精准导航定位，系统揭示了脑区固有频率的稳定特性。其中包括（表3-2-1）：电场强度归一化，摒弃传统基于运动阈值的相对强度设定，采用绝对电场强度（V/m）消除解剖异质性干扰；多靶点对比，选择BA19（视觉

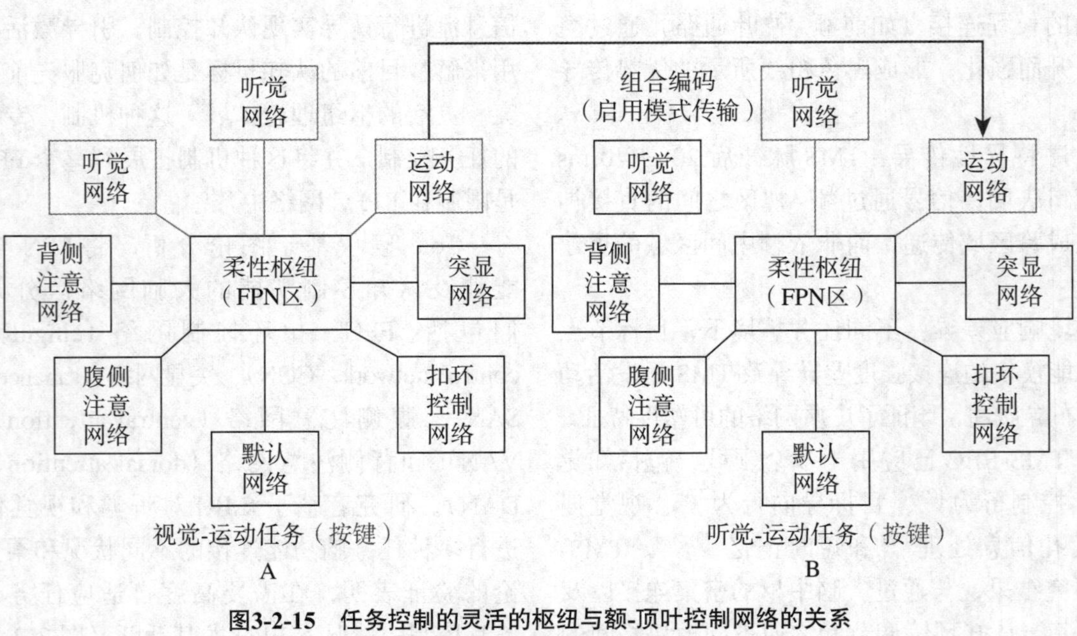

图3-2-15 任务控制的灵活的枢纽与额-顶叶控制网络的关系
（修改自Cole，2013[74]）

联合皮质）、BA7（顶叶注意网络）、BA6（前运动规划区）作为刺激靶点，覆盖背侧 - 腹侧通路关键节点；全脑 ERSP 分析，通过 60 通道 TMS 兼容 EEG 记录，计算事件相关谱扰动矩阵，量化频域响应拓扑特征。

表 3-2-1 经颅磁刺激诱导的全脑脑电振荡

刺激靶区	直接激活频率	远程耦合频率（BA19/7/6）	固有频率偏移率（Δf/fo）
BA19（枕叶）	α：10.8±0.5 Hz	13.5/18.6/27.3 Hz	≤ 12%
BA7（顶叶）	β1：18.6±0.7 Hz	10.6/19.0/29.0 Hz	≤ 9%
BA6（前运动）	β2/γ：29.0±1.2 Hz	10.6/19.0/29.0 Hz	≤ 15%

（整理自 Rosanova，2009[47]）

（四）成对脉冲 TMS-EEG

采用 TMS-MCE 对短间隔皮质内抑制（SICI）和皮质内易化（ICF）生理基础解释的一个重大局限性是，TMS-MCE 仅通过 MEP 幅度调制间接反映 M1 区兴奋 / 易化平衡，非运动皮质（如 DLPFC）是否也具有兴奋 / 易化平衡，则无法通过 TMS-MCE 探索。TMS-EEG 则可反映非运动皮质的反应性（即功能状态），而时 - 空分布可反映皮质活化向其他皮质区域的扩散，可反映半球内和半球之间的皮质 - 皮质连接，通过投射纤维、皮下结构和脊髓的连接还可反映受刺激区域的有效连接。

Robin 等[75]通过 TMS-MCE 进行 M1 区的 SICI（M1-SICI）检测，通过 TMS-EEG 进行 DLPFC 的 SICI（DLPFC-SICI）和 DLPFC 的 ICF（DLPFC-ICF）检测，以探讨 TMS-MCE 与 TMS-EEG 的相关性。TMS-MCE 检测采用 8 字形线圈向左 M1 区施加单相 TMS 脉冲，刺激 DLPFC 是通过以 F3 和 F5 电极为中心的线圈进行，在没有 MRI 引导的神经导航设备的情况下，线圈可以准确地估算在左侧 DLPFC（Brodmann 区 9 和 46 区之间的边缘）。条件刺激（CS）强度为 80%RMT，测试刺激（TS）强度设置为产生 1 mV 峰峰幅度的 MEP 的强度。以 2 ms 的 ISI 测量皮质抑制性，以 10 ms 的 ISI 测量易化性，每个成对刺激进行了 100 个实验。

SICI 研究显示，M1 区 SICI 表现在 TEP 的 P30、N45 和 P60 波幅显著降低，TEP-P30 波幅与 MEP 波幅抑制呈显著正相关，SICI 使脑电 θ、α 和 β 谱带功率显著降低（图 3-2-16）。DLPFC 脑区 SICI 表现在 TEP 的 P60 波幅显著抑制，SICI 使脑电 α 频谱功率显著降低（图 3-2-17）。

ICF 研究显示，M1 区 ICF（M1-ICF）表现在 TEP-P30 波幅有增高趋势（图 3-2-18），TEP-P60 与 MEP 幅度易化性呈显著正相关。DLPFC 脑区 ICF（DLPFC-ICF）表现在 TEP-P60 幅度显著增加，类似于 M1 区 ICF（图 3-2-18，图 3-2-19）。此外，通过调制 TEP-N100 振幅，脑电图阳性电位有更长的持续时间。DLPFC-ICF 增加了 TEP-N45 的阳性变化（与 M1-ICF 一致），同于 DLPFC-ICF 中 N45 波幅减小偏向更大的负值。DLPFC-ICF 没有调制任何频带功率的变化。

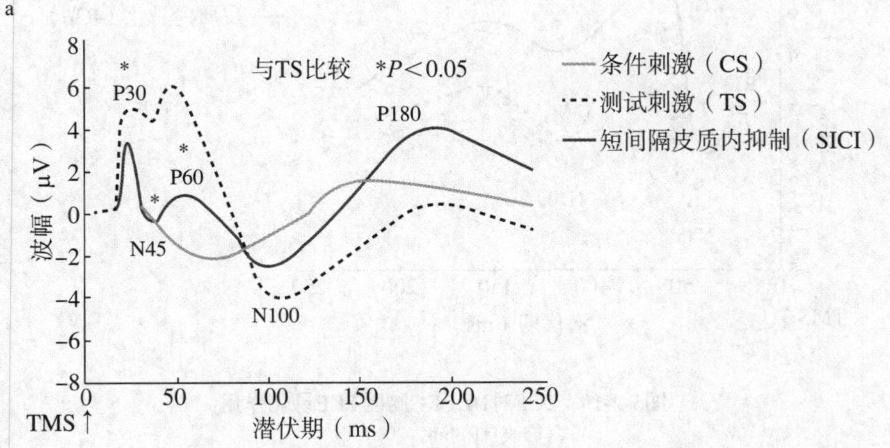

图3-2-16 SICI对M1区TEP的抑制作用
（修改自Robin，2017[75]）

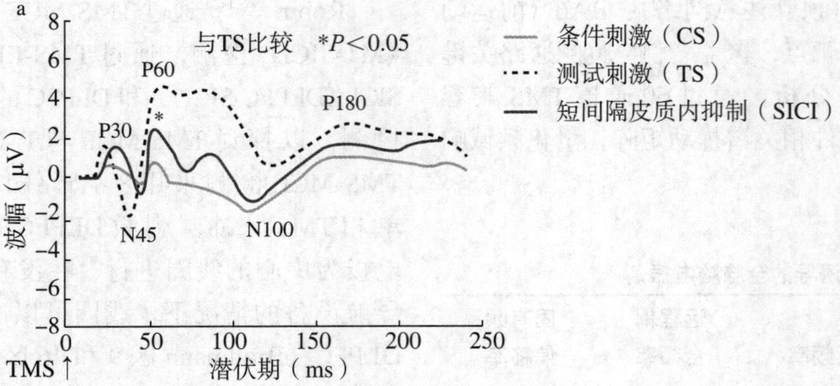

图3-2-17 SICI对DLPFC脑区TEP的抑制作用
（修改自Robin，2017[75]）

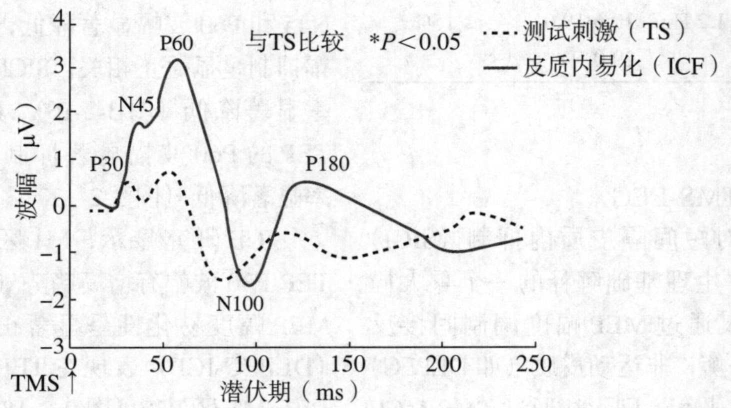

图3-2-18 ICF对M1区TEP的易化作用
（修改自Robin，2017[75]）

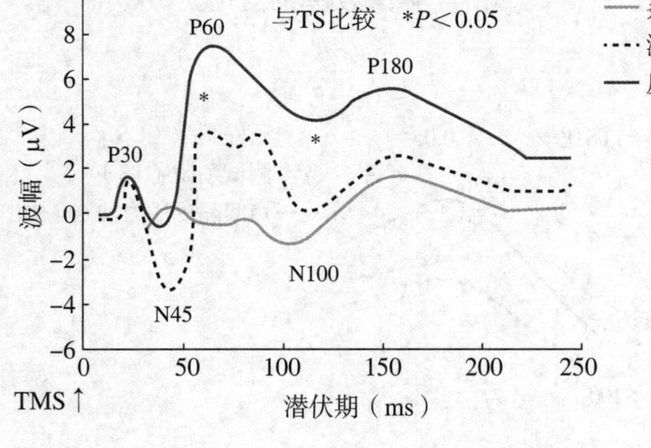

图3-2-19 ICF对DLPFC脑区TEP易化作用
（修改自Robin，2017[75]）

研究认为，TEP-P30和TEP-P60的调制程度分别与SICI和ICF对MEP波幅调制有关，这些TMS-TEP反映了与TMS-MEP类似的神经兴奋性变化，TEP-P30和TEP-P60波幅变化是皮质兴奋性变化的敏感指针，TEP-P30和TEP-P60波幅变化反映的神经活动，与TMS-MEP反映的SICI和ICF具有直接关系。

在DLPFC中，SICI和ICF分别通过抑制和促进TEP-P60波幅来表征，这与M1刺激的结果一致，而在DLPFC中，单脉冲刺激通常不存在TEP-P30。对于ICF，TEP-P60之后，正电位会持续更长的增高，从而影响TEP-N100的波幅。在TEP-N100具有负电势而不是仅代表波谷的数据集中来看，这可能可以通过以下发现简单解释：TEP-P60和TEP-N100振幅可能呈负相关，并且TEP-P60可能与抑制作用成反比[76]。与M1相比，DLPFC中TEP-P30的表达程度较低。整个TEP早期成分中，特别是TEP-P60波幅，在M1和DLPFC刺激过程中，被SICI和ICF呈一致性的双向调制，这与TMS通过刺激M1区对MEP波幅的调制有关。因此，TEP-P60振幅可能强烈反映了神经兴奋性及其在M1和DLPFC上由SICI和ICF进行的调制。采用TMS-EEG在非运动区域进行SICI和ICF检测，可能反映$GABA_A$受体介导的抑制性或谷氨酸能介导的易化性。与MEP和DLPFC的TEP相比，MEP和M1的TEP之间的联系可能更为紧密。

M1中有多个频带被SICI调制，但这种调制主要针对DLPFC-SICI的α频带。在DLPFC和M1脑区一致观察到SICI之后α功率降低。在任务执行前，α频段的振荡活动与功能抑制有关，而抑制性中间神经元的活动通常与γ节律有关，GABA反馈来自中间神经元，并与产生α节律的生理机制密切相关。目前关于$GABA_A$受体对α功率的调节知之甚少，然而目前的结果似乎与苯二氮䓬类药物（$GABA_A$受体的正变构调节剂）给药后皮质α功率降低的现象相一致。

β频段的调制特定于M1-SICI，β频段活动在rolandic区更占主导地位，与运动执行和运动网络相关。既往的研究发现，在单脉冲TMS之后，β功率（即幅度）和相位同步性会增加，并且这种增加特定于M1区[77]。β活性可被GABA受体介导的抑制性LICI和短潜伏期输入抑制（short-latency afferent inhibition，SAI）激活。β谱带活性和SICI都与停止和反应抑制密切相关。这些发现共同为β频带调节和对运动皮质的特异性及其与抑制活性的联系提供了可能的基础。θ频段常与认知任务相关联，在M1中θ频率比DLPFC受到更多调制，而θ节律似乎对M1的低频rTMS尤其有反应，表明低频TMS对兴奋性有抑制作用。

目前，用于评估M1区兴奋性、抑制性、易化性的sp-TMS和pp-TMS的TMS-MEP技术，已经被用于评价M1区之外的非运动皮质评估，为研究皮质的兴奋性及其非对称性开辟了更加广阔的空间。Tremblay等[24]总结了2008年至2017年间对健康人TMS-EEG的研究，这些研究聚焦健康群体，采用pp-TMS结合脑电图（EEG）技术，探索不同脑区（如M1、DLPFC和顶叶区）的抑制性神经环路机制。采用的TMS方式包括LICI（ISI = 100 ms）、SICI（ISI = 2 ~ 3 ms）、SAI（ISI = N20 + 2 ms）和ICF（ISI － 10 ms），重点分析TEP、TEO和平均皮质电活动（CEA）等，研究结果总结如下（表3-2-2）。

（五）TMS-EEG对rTMS效应评估的研究

不同的非侵入性经颅脑刺激（rTMS、tDCS、PAS），通过可塑性效应调节皮质回路，这些可塑性诱导范式的评价在很大程度上仅限于M1区的MEP测定，对非M1区神经可塑除了感觉性诱发电位、fMRI、静息态EEG、fNIRS以外，TMS-EEG对于评价神经调控的可塑效应是更直接的证据，但目前对非运动皮质区域的rTMS效应的认识仍然肤浅。最近TMS-EEG的发展为颅脑刺激的神经可塑性提供了新的见解。

1．常规rTMS的TME-EEG的研究

rTMS低频的抑制效应和高频的兴奋效应是研究者通过TMS-MEP认知的，TMS-EEG技术发展的早期被用来评估rTMS对M1区的影响，同样观察到了LTP和LTD样可塑效应，如Esser等[78]发现，5 Hz-rTMS应用于M1区增加了双侧前运动皮质的EEG反应幅度，而M1区兴奋性仍保持不变，从而为rTMS可直接调制运动区之间的连接提供了证据。另有一项研究[30]评估了1 Hz-rTMS对M1和前运动皮质的神经可塑效应，表现为P5-N8复合波被抑制，但对MEP没有影响，认为早期TEP成分较MEP更为敏感。Casula等[79]采用1 Hz- rTMS

表 3-2-2 健康人 pp-TMS 的 EEG 研究汇总

分类	子类	关键内容
研究范畴	研究对象	健康成人（8 ~ 36 例），部分含老年人对比（Noda，2017）
	靶脑区	M1（运动控制）、DLPFC（认知）、顶叶（感觉整合）
		核心 TMS 方式
方法学共性	技术参数	64 通道 EEG（20 kHz 采样率） 神经导航定位 DLPFC/M1 刺激强度：单相 1 mV 或 RMT 的 80% ~ 100%
主要研究发现	LICI	M1/DLPFC 抑制：CEA 显著下降，DLPFC 高频（β/γ）抑制更强（Farzan，2010b） 时域特征：M1（75 ~ 125 ms）、DLPFC（50 ~ 100 ms）（Fitzgerald，2009）
	SICI/ICF	SICI-M1：早期 TEP 波幅↓，θ/α/β 功率↓（Cash，2017） ICF-M1：P60 波幅↑，α 功率↑（Cash，2017） 老年人差异：DLPFC 区 SICI/ICF 波幅变化显著（Noda，2017）
	SAI	M1 区 N100 波幅↓，β 节律抑制（Ferreri，2012） DLPFC 区 P60↓，N100↑（Noda，2016）
结果争议	LICI 脑区特异性	不同脑区间 EEG 抑制效应相关性存在矛盾（Fitzgerald，2008 vs. Daskalakis，2008）
	TEP 方向性	SAI 对 N100 的抑制 / 增强因 ISI 和刺激强度而异（Noda，2016）
技术关联性	EEG-EMG/MEG 一致性	M1 区 EEG-LICI 与 EMG/MEG 高度相关（Farzan，2010b）， CSP 持续时间与 GMFA、频谱功率显著相关（Farzan，2013）
	时频域分析价值	LICI 抑制作用在时频域（δ-γ）和空间域（额中央至对侧颞区）显著（Dominguez，2014；Rogasch，2015）
研究意义	理论价值	揭示 TMS 抑制协议对皮质动态调控机制，为运动 / 认知神经环路及疾病病理提供电生理证据
	技术价值	EEG-TMS 联合方案可重复性高，可替代传统 EMG 测量

注：MEG，脑磁图（magnetoencephalography）。修改自 Tremblay，2019[24]。

分别作用于 M1 区和初级视觉皮质，结果显示 rTMS 对 M1 区 $GABA_B$ 受体介导的可塑性具有特异性调制，表现为使 P60 和 N100 波幅增加，MEP 和 TEP 的变化没有显著相关性。

2．TBS 的 TME-EEG 研究

Vernet 等[80] 研究发现 cTBS 使 M1 区的 TEP-P30 波幅降低，与 MEP 被抑制的波幅有相关性，并且 cTBS 也增加 θ 和 α 振荡，降低了 β 振荡。Gedankien 等发现 cTBS 干预后 δ 和 θ 活性的同步化减少。上述两项研究均表明对 M1 区行 cTBS 干预后皮质兴奋性降低，而 iTBS 刺激 M1 区后未发现对 M1 区 N15-P30 波幅的影响[81]。小脑已经成为调节大脑的一个越来越重要的研究目标，由于它参与到多种神经疾病（肌张力障碍和帕金森病）中，有两项研究 TBS 作用于小脑外侧对 M1 区 TMS-EEG 的影响。Harrington 等[82] 采用 cTBS、iTBS 或伪刺激研究了小脑 TBS 对 M1 兴奋性的影响，发现小脑 iTBS 使 M1 区 N100 波幅增高，而 MEP 振幅没有变化，cTBS 引起 N100 和 MEP 波幅降低。这种对 N100 波幅的双向调制表明，小脑 TBS 可直接作用于小脑 - 丘脑 - 皮质网络，TMS-EEG 可能是一种比 TMS-MEP 更为敏感。Casula 等[83] 进一步研究小脑 TBS 对后顶叶皮质（posterior parietal cortex，PCC）的影响，包括 M1 和 PPC 受小脑投射的影响。在 PCC 和 M1 刺激下，观察到 200 ms 左右 TEP 波幅的双向变化，即 cTBS 使 TEP-N200 波幅增高，iTBS 使其波幅降低，这种现象与小脑浦肯野细胞抑制活性调节是一致。在 M1 上也观察到 TBS 对 TEO 的双相调节作用：iTBS 使 α 活性降低，而 cTBS 使 β 活性增强，表明对小脑外侧的刺激可导致皮质兴奋性的变化，可能与从小脑到局部大脑皮质之间的多突触 GABA 能神经元活动及调节有关[84]。

最近的三项研究评估了TBS对DLPFC活性的影响，Chung等[85]将iTBS、cTBS和伪刺激作用于左侧DLPFC，并测量对TEP、皮质振荡、LICI的调节作用，结果表明，在iTBS作用后表现为TEP-N120波幅和θ功率增加，LICI相关的θ功率增加，cTBS仅略微降低θ功率，但这一效应与伪刺激无差异，这是第一个发现采用TBS调节前额叶皮质反应性的证据，他们发现强度对前额叶可塑性的“U”型效应，即与50%和100%RMT刺激强度比较，75%的RMT可以诱导最强的调节效应。具体而言，iTBS引起N100波幅和θ活性增高。此外，另一项研究[86]表明，1个block与2个block的iTBS之间的可塑效应没有差异，都会增加N100和P200的波幅。总之，这些研究为iTBS对DLPFC皮质反应性的影响提供了证据。

3．PAS的TME-EEG研究

PAS需要对周围神经阈上电刺激与M1区阈上TMS配对刺激，ISI为短间隔。普遍认为21.5～25 ms的ISI诱导易化性，与突触前输入引起突触后兴奋的机制一致，即尖峰时间依赖可塑性（STDP），而较短的ISI（10 ms）则产生抑制作用。Huber等[87]研究10 ms和25 ms ISI的PAS对M1区TMS-EEG活动的影响，发现$PAS_{25\,ms}$增加皮质兴奋性，表现为刺激部位和对侧GMFP和MEP振幅增高，$PAS_{10\,ms}$则降低刺激部位的GMFP和MEP振幅。此外，有证据表明睡眠与神经可塑性之间存在关联性，研究者发现PAS引起的脑电反应可以预测睡眠慢波活动的变化，当PAS使全脑TEP振幅增加时，睡眠局部慢波活动也增加，相反，PAS使全脑TEP振幅降低时，个体在睡眠慢波活动也减少。

Tremblay等[24]总结健康人rTMS干预的TMS-EEG研究，结果见表3-2-3。

表3-2-3 健康人rTMS干预的TMS-EEG研究结果汇总

干预类型	典型效应	关键脑区
高频rTMS	增强TEP波幅（双侧运动前区激活）	M1区、PMD区
低频rTMS	抑制PMD区N100波幅，增强M1区P60/N100波幅	M1区、PMC区
cTBS	抑制早期TEP波幅，升高β频段功率	M1区、PPC区、小脑
iTBS	增强DLPFC区N120波幅，提升θ/β频段活动	DLPFC区、M1区

注：PMD，背侧前运动皮质（premotor cortex dorsal）；PMC，前运动皮质（premotor cortex）；PPC，后顶叶皮质（posterior parietal cortex）。

（六）TMS-EEG的重测信度

使用TMS-EEG记录TEP为测量人脑中的因果相互作用提供了一个强大的工具，但TEP的重测信度在临床生物标志物和介入研究中至关重要。Kerwin等[88]选择16名健康参与者，分别在2天内收集由TMS刺激左侧DLPFC产生的TEP，通过交替试验、同步两分法、两轮试验间隔5分钟和两轮试验分别不在同一天进行等，对不同试验之间的TEP幅度进行对比。使用一致性相关系数和最小可测变化等量化指标，以确定最小的TEP幅度变化、定位最可靠的感兴趣区（ROI）和TEP峰值，并确定最少数量的TEP脉冲数。结果显示，TEP具有重测可靠性，每次运行60～100次试验即可达到最佳的一致性，隔日重复测量时TEP可达到基本一致性，最大的一致性出现在不同头皮区域的N100和P200波形，认为TEP具有足够低的测量误差，可成为稳定的生物标志物。

（郑 重 白 洋 黄佳茜 李振华）

第三节 经颅磁刺激－功能性近红外光谱成像

功能性近红外光谱成像（functional near-infrared spectroscopy，fNIRS）是一种检测血液中氧合血红蛋白（oxygenated hemoglobin，HbO_2）、脱氧合血红蛋白（deoxygenated hemoglobin，HbR）和总血红蛋白（total hemoglobin，HbT）分子浓度变化的技术，常用于评估大脑活动。虽然fNIRS和TMS的整合面临着多种技术挑战，但这两种技术的结合为研究皮质神经刺激的动力学提供了一种实用而灵活的方法。除了不断开发新的fNIRS传感器技术和方法以提高信号质量外，还需要进行良好的控制研究，以验证和表征 TMS-fNIRS 对静息或任务期间皮质活动的反应。本节主要对产生近红外信号的基础做简单介绍并对当前 TMS-fNIRS 研究进行总结，以提供当前方法和研究进展及它们之间一致性程度的概述。

一、近红外光谱成像的生理基础

非侵入性近红外光谱成像（NIRS），是一种神经成像技术，以生物组织光学特性为基础，结合光在组织中的传播规律，研究光在组织中历经一系列吸收、散射后出射光携带的与组织光学特性相关的生化信息。组织中 2 种主要的“吸收发色团”是 HbO_2、HbR。HbO_2 和 HbR 在 650 ～ 950 nm 的光谱范围中拥有截然不同的吸收光谱，fNIRS 可以依据对测量的 HbO_2 和 HbR 浓度准确定位测量点所在位置的局部脑活动，从多个测量点同时检测人类大脑皮质光学性质的变化，其结果可以以地图或图像的形式显示在特定区域，为建立脑活动与解剖位置的对应关系提供依据。

近 10 年来，fNIRS 由于能够以连续和无创的方式量化血液和有机组织中的氧化作用而得到了广泛的应用，尽管 fNIRS 是“间接的”光学神经成像方法，但它主要监测脑激活的血流动力学反应，其产生的原理是“神经 - 血管耦合”等机制。不同的研究表明，神经活动和血流动力学反应保持一种线性关系 [89,90]，因此，血流动力学反应的变化可为评估神经活动提供一个良好的指标。目前 fNIRS 对脑功能的研究仅评估和分析 HbO_2 和 HbR 的动员。这些“吸收发色团”的活动与事件相关的脑血流量（cerebral blood flow，CBF）和大脑功能状态引起的生理反应直接相关。由于脑血流量的增加与脑活动有关，fNIRS 将脑血流量与任务的时 - 空相关性集成为一种监测技术，以便进一步精确研究大脑与任务相关的空间和时间能力。

fNIRS 是一种功能性的神经成像技术，在临床和高级认知研究领域的应用正迅速增长。在研究领域，fNIRS 测量用于静息状态下的大脑功能 [91]、运动技能 [92,93]、视觉 [94]、听觉 [95]、言语 [96]、社交技能 [97]、学习 [98]、情感 [99,100] 和执行功能 [101] 等多种任务的评估。fNIRS 在脑功能研究中表明，NIRS 信号所反映的局部脑血流量（regional CBF，rCBF）变化与正电子发射体层摄影（positron emission tomography，PET）和 fMRI-BOLD 信号保持着较强的相关性 [102]。与传统的神经成像技术相比，fNIRS 具有无创性、安全性、便携性和廉价性特点。

二、近红外光谱成像技术的原理

光谱学是基于光信号的研究，许多科学领域都使用这种技术来研究物体的组成，包括有机物和无机物。Hill 等 [103] 的研究报告了神经系统细胞的活动与光的光学性质变化有关。到目前为止，fNIRS 具有能够同时测量血管内 HbO_2、HbR 和细胞色素 C 氧化酶（cytochrome C oxidase，COX）事件的特性），其中，HbT 为 HbO_2 与 HbR 之和 [104]。在大脑功能的研究中，发光二极管（light-emitting diode，LED）或近红外激光光源发射出近红外光线，透过头皮和颅骨，在神经组织中发现的吸收发色团（HbO_2、HbR 和 COX）吸收近一半的光波。光探测器捕获与发色团相互作用产生的光波，沿着香蕉形状的路径返回皮肤表面（图 3-3-1）[105]。由于神经组织和发色团的吸收和分散能力，这种光波的特性相对于 LED 发出的原始光波发生变化。

人体组织中主要吸引近红外光的成分包括水、HbO_2 和 HbR，它们对近红外光的吸收率各不相同。在 650 ～ 950 nm 波长的近红外光范围内，水对光的吸收非常有限，主要以散射的形式存在于生物组织中，这种散射特性使近红外波长能够相对深入地穿透活体组织。因此，水在这一频段内形成了一个“光谱窗”，使得我们能够观察到血红蛋白的特性。在这个背景下，HbO_2 与 HbR 之间的频谱差异足够显著，可以用以计算它们在体内的浓度（图 3-3-2）。研究表明，通过应用扩散光学成像原理，可以重建血液参数的三维空间变化，包括血红蛋白

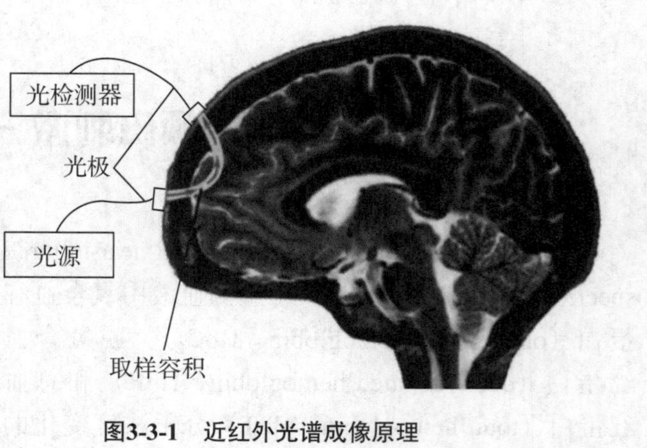

图3-3-1　近红外光谱成像原理

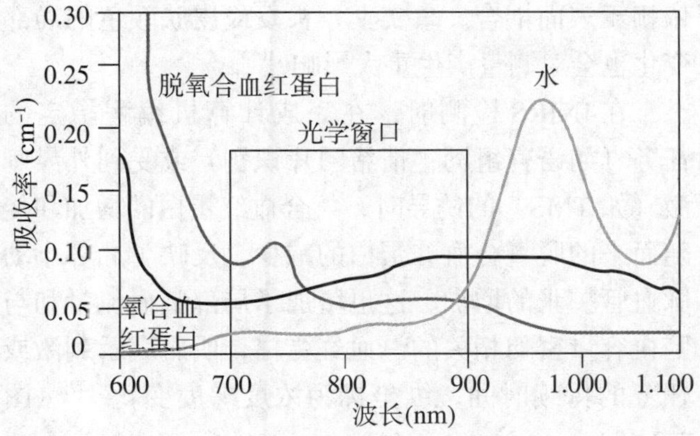

图3-3-2　NIRS系统中HbO_2、HbR和水的吸收光谱

注：HbO_2和HbR在700～900 nm（光学窗口）下的吸收光谱不同，这使光谱法可以评估它们各自的浓度。波长超过900 nm时，大多数光子会被水吸收，从而使测量变得困难。

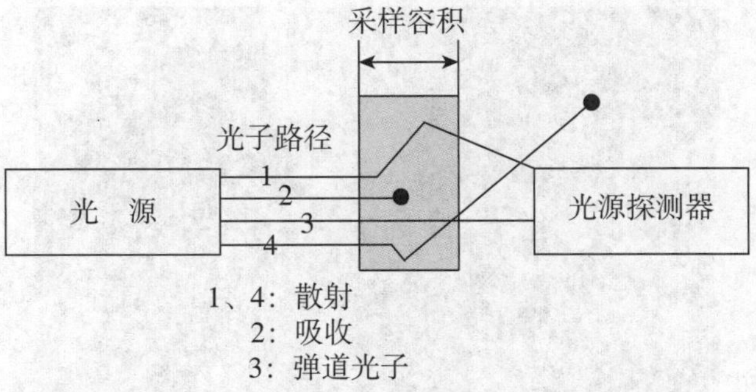

图3-3-3　光子穿过生物组织可能发生的传播轨迹

浓度、氧饱和度及组织散射等特性。

当近红外光射入头部时，其散射深度足以穿透皮质组织[106]，其中一部分光线会散射回头皮表面，通过探测器进行测量。近红外发射器和探测器之间的距离决定了对头部的穿透深度[105-107]。因此，非侵入性近红外光谱成像只能测量脑动脉最浅的区域，其深度在5.5～6.0 cm，更深部的皮质区、皮质下、中脑和后脑结构无法进行光学成像，因此，fNIRS只能用于人类皮质功能的研究。近红外光谱成像方法是通过光纤连接的近红外发射器和探测器阵列放置在头皮上，这些发射器和检测器被配置在感兴趣区（ROI）进行测量。

光与组织之间的主要相互作用是吸收，它与另一种能够改变光波光学特性的现象共存，这种现象被称为色散，说明光子的损耗不是由发色团吸收引起的，而是取决于光源探测器的尺寸和系统的几何结构。当光子与发色团穿过神经组织时，其轨迹可能会发生变化。一些光子将到达光源探测器而不经历任何色散或吸收效应（弹道光子，ballistic photon），一些光子将被发色团吸收，另一些光子则散射离开采样容积而达不到光探测器，其余的光子则通过散射途径达到探测器（图3-3-3）。色散改变了光源探测器捕获的衰减光波，从而也改变了反射生色团的吸收能力。

三、近红外光谱信号和TMS诱发信号的处理

近红外成像仪器一般由光源、光源探测器、数据采集器即计算机信号处理系统等组成。光源通过发光二极管或者是与头型匹配的光纤束向特定大脑区域发出近红外光，光束经过香蕉形的路径透过采样容积进行散射，离光束2～7 cm的光源探测器可以收集被组织散射回来的光，多个光源与多个探测器被固定在具有一定阵列的帽子上（光帽），其中一个光源附近有四个探测器探头（图3-3-4，彩图3-3-4）。当光源和探测器的距离设置在2.5～4 cm的时候，fNIRS信号对皮质表面2～3 cm的血氧血红蛋白散射的光特别敏感，光源的选择会影响仪器设备、成本和数据分析模型。TMS-fNIRS联合检测除了一套完整的近红外成像仪以外，还必须配置一个自带光源 - 探测器阵列的TMS线圈（图3-3-5），一般需要具有一定聚焦作用的8字形线圈，在采集光帽fNIRS信号的同时，也要同步采集来自线圈探测器的fNIRS信号，以便后期刺激伪迹信号掘除和线圈下fNIRS信号的研究。

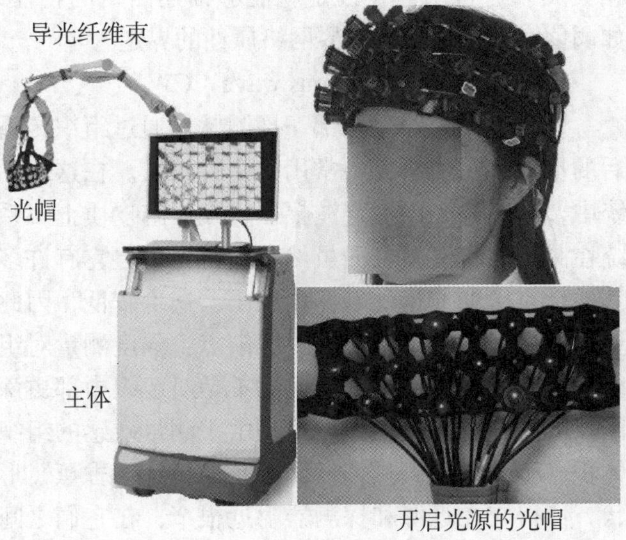

图3-3-4　近红外光谱成像仪构成及光帽阵列示意

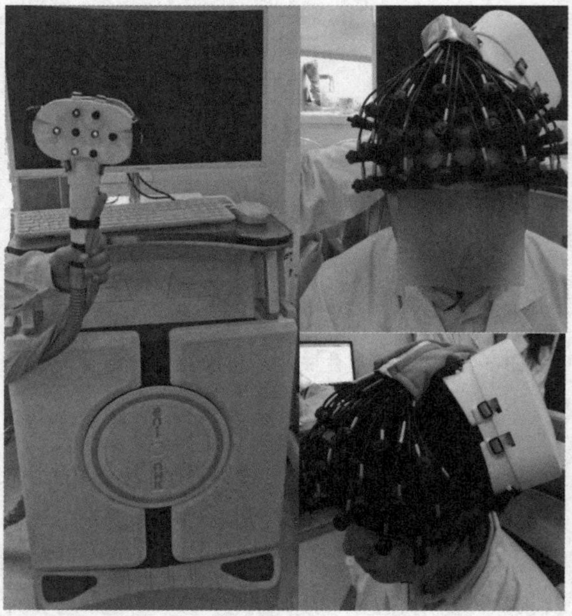

图3-3-5　自带光源-探测器阵列TMS线圈的近红外光谱成像仪

（一）fNIRS 三种不同类型分析

1．时域（time-domain）

连续波模式，基于恒定的组织照明，简单地测量通过头部的光衰减；主要分析的是估计振幅（一般线性模型里体现为 Beta 值）变化以及到达峰值的时间。

2．频域（frenquency-domain）

用调强光照射头部，同时测量出光的衰减和相位延迟的频域方法，主要分析的是不同振荡频率分布（体现为 power 值）。与时域结合起来就是时-频分析。通道之间时序的关系就是脑网络分析；对相关关系进行阈值化设定就能够描述网络的特性，如阈值对脑网络的小世界网络属性的界定。

3．持续波（continuous wave，CW）

用短脉冲光照射头部，探测脉冲通过组织传播后的形状。目前研究中常用的是持续波。在这个系统中，近红外光以恒定波幅照射在大脑皮质上，系统在测量波幅衰减方面虽然存在不足，但它有许多其他优点，如便携性好、体积小、造价较低，因此更为常用。同时 CW 存在一些缺点：强度测量对组织表层的光学特性更敏感，而不是对组织内部更深区域的光学特性更敏感。这是由于测量敏感的组织体积（称为光子测量密度函数）的特征“香蕉”形状，使得它在近源和探测器附近很窄，在它们之间的区域很宽。出于同样的原因，检测到的光强高度依赖于表面耦合。事实上，头发或皮肤颜色的局部变化也会对测量产生重大影响[108]。

在 fNIRS 检测时，在完成计算机编程指定的任务（如语言组词、情绪图片识别）或受到外界刺激（如 TMS）的诱导时，氧合血红蛋白的增加和伴随而来的脱氧合血红蛋白的减少，反映了局部小动脉血管扩张的增加，这也增加了局部脑血流量和与脑血容量密切相关的总血红蛋白，阴影表示刺激或任务的持续时间，纵坐标为浓度梯度变化[109]（图3-3-6）。

（二）近红外光谱信号提取与噪声处理

fNIRS 信号反映了灰质中血红蛋白氧合的变化以及基于生理学上的头部浅层（包括皮肤和颅骨、毛发）系统的混杂因素[110]，在对 fNIRS 数据进行统计分析之前，需要对这些混杂因素进行高级信号技术处理。

1．表层干扰的掘除（短距离校正）

在穿透皮质之前，近红外光必须通过浅表组织（如头皮），然后再次通过该组织返回，因为它会散射回被检测到的表面。因此，非侵入性光谱成像对近红外吸收和散射的变化非常敏感，这种变化不仅发生在大脑皮质，而且也发生在头皮和颅骨的表层组织中。在被动光学成像记录过程中，浅表组织内的生理活动几乎没有问题，因为这种活动与呈现给受试者的刺激和任务是随机的。然而，TMS 不仅在大脑皮质的神经组织中，而且在头皮和颅骨的浅层组织、肌肉组织和神经中都会产生电流。因此，TMS 引起的近红外吸收和散射的变化也可能发生在浅表组织中，包括浅表血流和氧合的变化[111]。如果存在这种浅表组织伪影，就不容易从皮质激活中

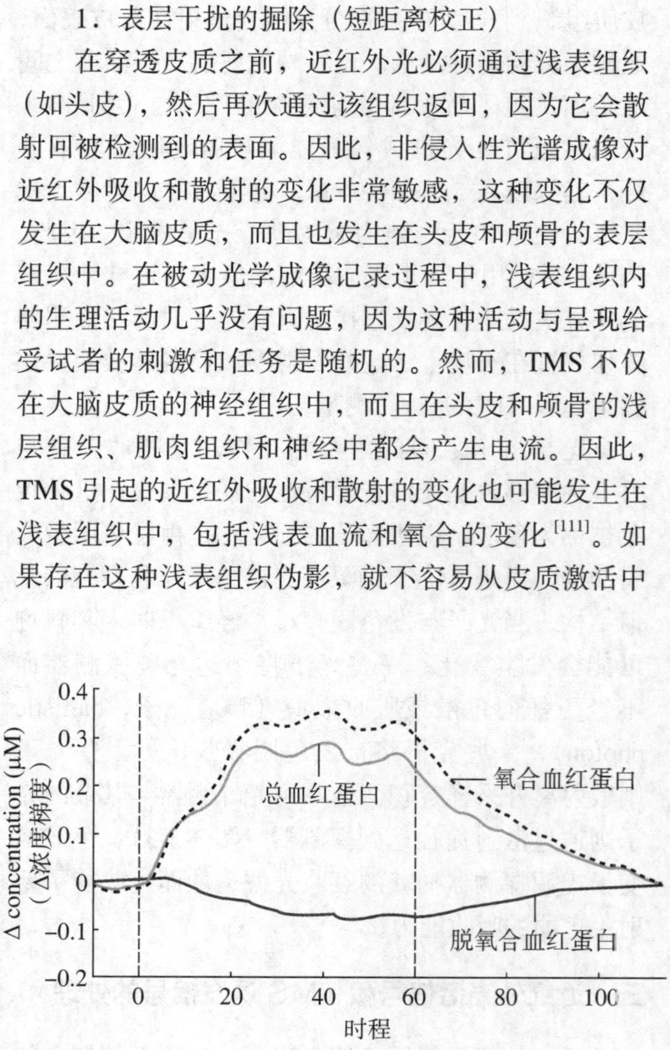

图3-3-6　fNIRS显示的典型皮质激活示意图

分离出来，这对 TMS 等刺激诱导的光谱成像联合实验来说是最大的挑战。

fNIRS 信号可能受到来自头皮浅层整体干扰的严重污染，因为 fNIRS 的后向反射测量使其对浅层更加敏感 [110]。短距离源 - 检测器分离通道对表层最敏感，对神经元活动相关信号的反映较少。利用短距离源 - 探测器分离通道，开发了去除噪声的许多方法 [112,113]。Yamada 等 [114] 使用相对较短距离源 - 探测器通道（2 cm）和分层介质的蒙特卡罗刺激（Monte Carlo simulation），修正了浅层引起的散射和吸收变化。此外，为了消除长距离源 - 检测器分离通道（通常为 3 cm）测量 fNIRS 信号的影响，使用最小二乘法缩放法（scaled via least squares）估计线性模型中短距离源 - 检测器分离通道信号的加权因子和自适应滤波技术 [115,116]。对于视觉刺激反应，在基于最小二乘法缩放法的噪声去除和自适应滤波（adaptive filtering）之后，HbO_2 信号中的对比噪声比和信噪比显著改善 [117]。Gagnon 等 [112,113] 在研究中利用卡尔曼滤波估计（Kalman filter estimation）建立了状态空间模型，并提出了恢复血流动力学响应的短距离源 - 检测器通道的最佳位置，显著减少了头颅表面信号污染。

2．运动伪影的识别与处理

尽管 fNIRS 比其他神经成像方式更不容易受到运动伪影的影响 [118]，但头部运动会导致纤维和皮肤之间的光学耦合发生变化。与组织血流动力学相关的变化相比，这些运动伪影通常导致快速变化（如尖锐的尖峰）和测量的 fNIRS 信号的增加幅度。此外，运动伪影可能改变 fNIRS 测量的基线值 [110,119]。为了减少 fNIRS 测量中的运动伪影，已经开发了许多方法，运动伪影校正方法可分为两大类：①使用附加传感器检测运动伪影的方法；②在不需要外部运动测量的情况下从 fNIRS 数据中识别和去除运动伪影的信号处理方法。在①中，独立成分分析（ICA）和多通道线性回归被认为在提高信噪比（signal-to-noise ratio）的基础上，是减少 fNIRS 运动伪影最有前景的方法。②中包括无需附加传感器的运动伪影去除方法，这些方法有基于维纳滤波（Wiener filtering）、卡尔曼滤波估计（Kalman filter estimation）[119,120]、基于相关的信号改进 [121]、基于小波分析的滤波 [122] 和使用样条插值移动标准差 [123] 等。基于小波分析的滤波有效地隔离了 fNIRS 数据中信号突变（如尖峰）形式的运动伪影，提供了快速信号变化的良好局部化 [122,124]。Scholkmann 等 [123] 通过计算运动标准差将 fNIRS 信号分割为运动伪影和血流动力学相关信号，并从 fNIRS 信号中减去运动相关段的样条插值。利用模拟血流动力学反应函数（hemodynamic response function，HRF），Gagnon 等 [110] 比较了四种运动校正方法的性能，包括卡尔曼滤波估计、基于小波分析的滤波、使用样条插值移动标准差和主成分分析。结果表明，与无运动校正结果相比，样条插值对恢复的 HRF 均方误差（55%）的降低幅度最大，而基于小波分析的滤波对信息噪声比（39%）的提高幅度最大。

3．短距离通道

光源发射器和探测器的空间分布决定了近红外光的传播深度，具有相对较长距离源 - 探测器距离的通道，光线穿透可以相对较深地透过皮质组织，源 - 探测器距离较短的通道光源信号仅穿过头皮和颅骨（图 3-3-7，彩图 3-3-7），虽然短距离通道不能测量神经活动，但它们形成了识别 TMS 相关伪影的很好方法。这是通过使用短通道产生仅限于头皮和颅骨浅层组织的近红外吸收和散射测量来实现的。电磁波、运动和表面组织伪影的存在将在这些通道中有明显显现，与长距离通道相比，短距离通道检测到的伪影效果可用于消除（或确认）人为或外界干扰因素，作为观察到的 TMS 诱发 fNIRS 激活的解释 [111,125]。目前，短距离通道是评价浅表组织伪影作用的唯一手段。因此，在设计用于 TMS-fNIRS 的实验时，关键是要结合短通道，以便在评估和解释结果时排除表面组织伪影。

4．感觉伪影

TMS 线圈的机械变形会产生咔嗒声，从而产生听觉 NIRS 反应，与 TMS 脉冲相关的振动和头皮刺激也会对线圈正下方的皮肤和肌肉组织产生体感刺激。与其他 TMS 神经成像方法一样，这种感觉伪影是不可避免的，因为它们被精确地锁定在 TMS 脉冲上（图 3-3-8）。在许多情况下，可以根据记录的光学 ROI 排除感官伪影。

5．与个体神经解剖的联合配准

近红外光谱成像中的感兴趣区（ROI）通常根据 10-20 系统的标准头皮位置进行定位，允许仅基于这些位置相对准确地模拟通过皮质的近红外路径 [127]。通过将每个光电二极管的位置共配准到每个实验对

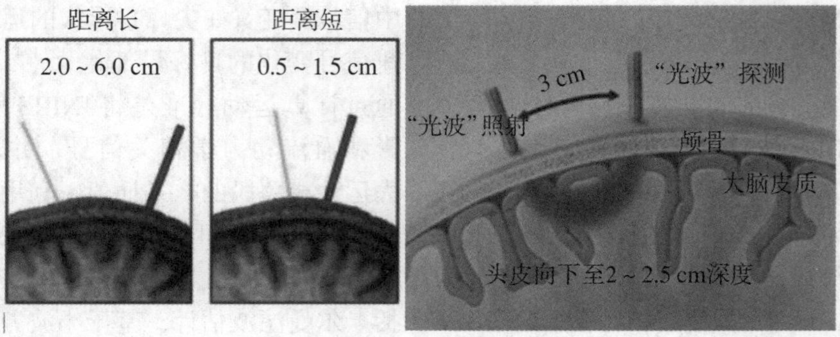

彩图3-3-7　发射器和探测器之间的距离对近红外光穿透深度的影响

注：近红外光在发射器-探测器距离较长的通道中传播的路径穿过皮质组织，而短通道中的光路径仅通过头皮和颅骨表面传播。

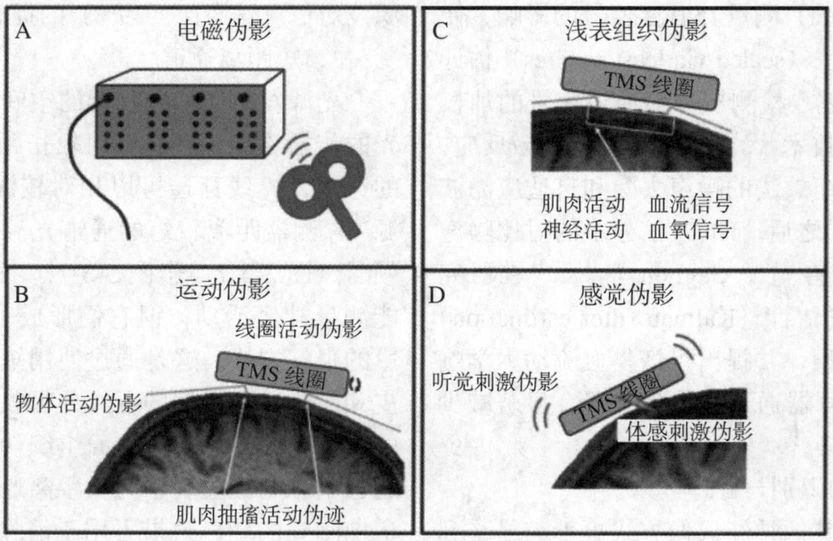

图3-3-8　TMS-fNIRS实验中与TMS相关伪影的可能来源

（修改自Minagawa-Kawai，2008[126]）

象获得的 T1 加权结构 MRI，可以解决神经解剖学中的个体差异，从而可以显著提高近红外光谱成像的空间精度。通过在实验时将光电二极管的三维位置数字化，然后使用基准点和统计拟合程序将光电二极管的位置与为每个实验对象收集的解剖学 MRI 对准，就可以完成这种配准从这种整合过程中获得的改进的空间定位，再将真实的 TMS 诱发的皮质激活与感觉伪影区分开是必不可少的。

6. 启动时间

在某些情况下，可以基于光学激活的定时来消除伪影。例如 fNIRS 血流动力学反应的时间延迟效应也可以作为逻辑上排除某些伪影对光激活效应的基础。例如，电磁和线圈运动伪影可能只会导致光传输的瞬态波动，这不太可能在 TMS 刺激几秒后影响血红蛋白信号达到峰值的测量数据。

（三）TMS-fNIRS 的优缺点

TMS 与 fNIRS 的联合应用是一种很有前瞻性的技术，与其他并行 TMS 神经成像方法相比具有许多优点。第一，近红外光信号不易受到来自 TMS 脉冲的电磁干扰，因为它们仅基于光强度或时间的测量。相反，TMS-EEG 和 TMS-fMRI 分别测量电场和磁场，需要大量的技术创新来克服 TMS 诱发的电 - 磁伪影 [128]。第二，光学成像方法允许对任何目标头皮位置进行 TMS 刺激，并且不受 MRI 扫描仪中 TMS 线圈定位的实用性限制。第三，光学方法为大脑皮质功能提供了独特的测量和分析，这有别于其他神经成像技术。fNIRS 提供了 HbO_2 和 HbR 含量变化的测量，允许对 TMS 诱发的人体血流动力学反应进行更详细的研究。fNIRS 的技术成熟及适应的环境，使得皮质连接性、兴奋性和动力学的研究可以在实验室环境中容易进行。在运动系统[129]和前额叶皮质[130]中进行大量的研究已经证明了TMS-fNIRS的可行性和实用性。这些研究已经证明在线圈下方的血氧蛋白活跃性有明显的调节作用，这类激活称为“近端激活”，在没有被TMS直接激活的皮质区域局部性的血氧蛋白变化称为“远端激活”[129]（图3-3-9，彩图3-3-9）。光学测量TMS诱发的血流动力学反应在猫体内的研究中得到了进一步验证[131]。

与其他神经影像学方法相比，TMS与非侵入性光学影像学相结合有一些局限性。TMS光学成像的主要缺点是记录深度受限，TMS-fNIRS只能从大脑最浅的区域获得功能数据。皮质下结构（如基底神经节）或深部皮质结构（如扣带回）内的TMS诱发激活不能用TMS-fNIRS。TMS-fMRI和TMS-PET是目前唯一能够测量皮质下TMS诱导功能激活的方法，此外，TMS-fMRI和TMS-PET依赖于缓慢的血流动力学反应，在时间分辨率上明显不足。TMS-fNIRS具有较好的空间分辨率，时间分辨率则高于TMS-fMRI和TMS-PET，这使得TMS-fNIRS非常适合于只需对TMS诱发反应进行空间定位的应用，但限制了该方法在神经动力学研究中的应用。

（四）经颅磁刺激-事件相关光信号（TMS-EROS）

除了随着血液氧合变化而发生的近红外吸收的缓慢调节外，神经组织的某些光学特性直接根据神经电活动进行调节。大量的体内和体外研究表明，与处于静止状态的组织相比，近红外光在活跃的神经组织中的散射更小，这一现象被称为快速光信号（fast optical signal），这些散射的变化与神经电活动同时发生，似乎是水通过离子通道迁移引起的神经突肿胀的结果，这种快速的光信号可以从人

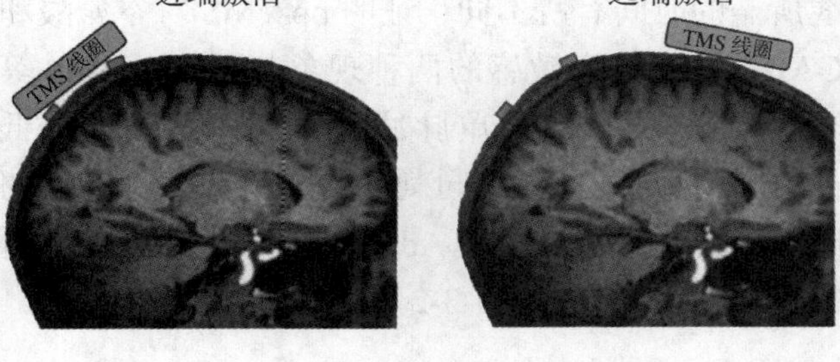

图3-3-9　TMS-fNIRS实验中的近端激活和远端激活

类大脑中以非侵入性的方式测量，因为它可以降低光的传输强度，或者延长近红外光从光源到探测器的传播时间[111]。由于散射减少会导致光更深入地穿透大脑皮质，沿稍长一点的路径传播，并随着相位延迟的增加而增加，延迟测量还可以对快速光信号进行索引。这些快速光学信号的非侵入性特征构成了事件相关光信号（event-related optical signal，EROS）的神经成像技术的基础，也就是快速光学成像。EROS的空间分辨率与fNIRS大致相当，但这种分辨率可以在非常高密度的光电子排列下得到显著提高，EROS的优势在于其对快速光学信号的测量，这使得该技术具有毫秒级的时间分辨率。时间分辨率的提高是以牺牲信噪比为代价的，与其他神经成像技术相比，EROS信噪比相当低。目前，只有TMS-EEG和TMS-EROS能在人体内产生神经动力学的精确时间数据。TMS-fNIRS的研究表明，TMS和光学成像的联合应用可以为人类大脑皮质连接和脑动力学的研究提供有用的工具。

用于经颅磁刺激-事件相关光信号（TMS-EROS）的设备需作特殊处理，在TMS线圈下安置光源光纤与检测器，光源光纤与检测器的探头紧靠镀银棱镜，并保持低角度（图3-3-10 A，彩图3-3-10），而不是大多数EROS实验中使光源照射与探头与头皮垂直。光源光纤与检测器贴片由柔性橡胶制成，并使用弹力束固定到头部，光源和检测器与裸露的头皮接触，使TMS线圈放置到足够靠近头皮的位置（图3-3-10 B），使光源的位置与最近的检测器形成短距离源-检测器通道（图3-3-10 C）。

四、单脉冲与重复脉冲TMS-fNIRS技术

在认知神经科学中，单脉冲TMS常被用来检测皮质感兴趣区ROI的时间测量，rTMS被用来测定持续rTMS改变大脑区域或诱导皮质兴奋性的变化[133]。当使用TMS-fNIRS作为一种因果评估皮质-皮质连接性的方法时，需要考虑一些因素。单脉冲TMS-fNIRS实验通常需要与事件相关设计，通常需要较长的实验间隔（20～30 s），以便在每次实验开始前使血流动力学反应恢复到基线。rTMS实验最适合用于区组设计（block-design），测量rTMS序列刺激与静息期（或伪刺激）皮质兴奋性变化的差异，多可用于皮质连接和神经可塑性研究。在设计TMS-fNIRS时，还应考虑rTMS的

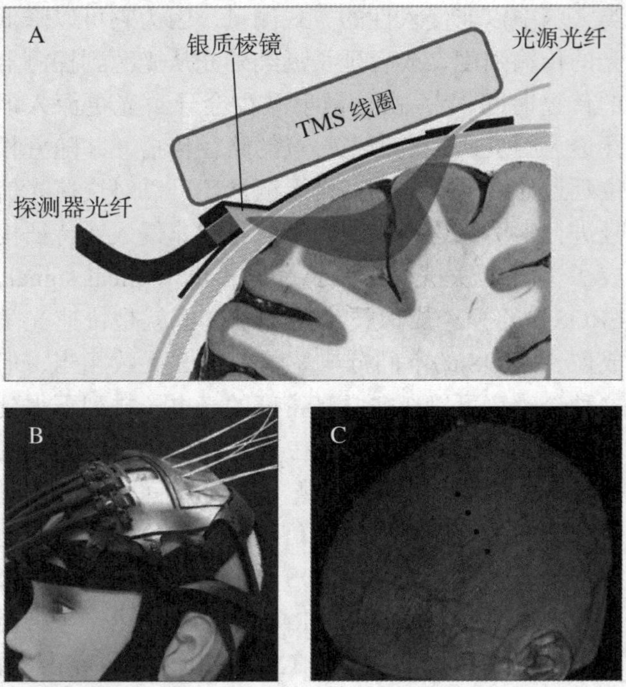

图3-3-10 用于TMS-EROS检测源-检测器通道阵列
（修改自Nathan，2013[132]）

累积效应，低频 rTMS（1 Hz）可导致持续 15 min 或更长时间的皮质兴奋性持续降低，高频序列可导致运动皮质兴奋性的持续增加。

（一）伪刺激与对照部位刺激

伪刺激和对照部位刺激是 TMS 实验的标准对照条件，为电磁、运动和感觉伪影提供联机控制，伪刺激通常是将 TMS 线圈垂直定位于头皮目标感兴趣区（ROI）上，可用于排除或识别电磁伪影、线圈运动伪影、受试者运动伪影和感觉伪影的存在。

（二）对照部位刺激法

对照部位刺激是将 TMS 线圈定位在距 ROI 较远且中性的皮质区域，从而提供参照刺激来评估和消除感觉伪影和运动伪影，以避免受试者感觉和运动伪影诱导的 ROI 皮质激活。

（三）TMS-fNIRS 的安全性

为了确保在 TMS-fNIRS 实验中受试者的安全，光电器件和安装设备应具有 MRI 磁场兼容性，不含任何铁质材料。此外，必须彻底检查和测试所有部件中是否存在强交变磁场下可能产生额外危险的材料，例如金属材料，这些材料可能在反复暴露于 TMS 脉冲的情况下发热。只要满足这些标准，在 TMS-fNIRS 实验中，没有其他的安全性考虑[134]。

五、TMS 对静息状态下 fNIRS 测量的影响

（一）运动皮质

TMS 和 rTMS 刺激产生的血红蛋白变化的差异可采用公式 $Hb_{差值}=HbO_2-HbR$ 计算。Oliviero 等[135]首次报告 fNIRS 和 rTMS 的首次联合应用研究结果，在右侧 M1 区和右侧 DLPFC 上，以 100% 最大输出、0.25 Hz 刺激 2 min（30 个脉冲），观察到两个区域刺激 2 min 后 HbO_2 增加，右侧 M1 的反应幅度比右侧 DLPFC 稍大。Nissilä 等[111]报告了对左 M1 区、110%RMT、0.5 Hz（15 个脉冲）刺激 30 s，发现在 830 nm 波长下 HbO_2 增加，并且用手指敲击过程也可使对侧脑区激活。Mesquita 等[136]在双侧 M1 区记录左 M1 区 20 min、95%RMT、1 Hz 刺激序列的反应，观察到同侧 M1 区 HbO_2 和同侧大脑耗氧量代谢率增加，在完成刺激序列后恢复到基线，而对侧则没有任何变化。Parks 等[125]测量了 90%RMT、1 Hz、20 minTMS 序列刺激 M1 和初级运动区时对侧半球的变化，观察到在刺激两个区域时产生了对侧半球 HbO_2 的增加。

Adrian 等[137]总结了已知的研究报告，其主要结论如下（表 3-3-1）。

（二）背外侧前额叶皮质

背外侧前额叶皮质（DLPFC）是注意力、工作记忆、反应抑制、问题解决等执行功能的关键区域。DLPFC 是许多复杂认知功能网络中的结合区和关键皮质区，在认知科学、神经病学和精神病学等领域具有重要的研究价值。Thomson 等[138]采用不同强度单脉冲 TMS 刺激观察 TMS-fNIRS 的同侧反应，发现只有 130%RMT 刺激强度才导致 HbO_2 大幅度降低，90%RMT 或 110%RMT 都不能充分产生反应。他们采用 2 ms 和 15 ms 皮质内抑制（ICI）和皮质内易化（ICF）成对刺激模式记录 fNIRS 信号变化，在 120%RMT 时，尽管单个脉冲以及 ICI 和 ICF 配对脉冲均降低了 HbO_2 和 HbT，但返回基线所需的时间有所不同，证明 pp-TMS 对谷氨酸和 GABA 神经传递敏感的两种现象[138]。De Jesus 等也报告 120%RMT 的单脉冲、ICI 和 ICF 模式降低了 HbO_2，并显示了不同刺激类型之间这种降低的时间动力学的差异[139]。Adrian 等[137]总结已知的研究报告，其结果如表 3-3-2 所示。

表 3-3-1 TMS 刺激对 M1 区反应 fNIRS 研究

研究文献	刺激参数	刺激区域	测量区域	伪刺激	受试人数	结果
Oliviero，1999	0.25 Hz，100% 强度，2 min	右 M1 区	右 M1 区（离线）	无	4 例	HbO_2 增加
Noguchi，2003	单脉冲，50%、64%、79%RMT × 20	左 M1 区	左 M1 区	无	6 例	79%、64%RMT 时 HbO_2 增加，50%RMT 无变化
Mochizuki，2006	单脉冲，50%、64%、79%RMT × 20，主动收缩 / 放松	左 M1 区	左 M1 区	远距离线圈 + 电刺激	8 例	收缩时 50%RMT HbO_2 增加，79%RMT HbR 降低；静息时 64%、79%RMT HbO_2 降低
Hada，2006	（0.5 Hz，20 s），（2 Hz，5 s），80%、120%RMT × 10	左 M1 区	左 M1 区	无	12 例	1 Hz、2 Hz 下 HbO_2 降低，120% RMT 降低更显著
Mochizuki，2007	2 s，iTBS（30 脉冲），57%、71%RMT	左 M1 区、左 S1 区、左 PM 区	右 PFC 区、右 PM 区、右 M1 区、右 SI 区	远距离线圈	8 例	57%RMT 时 PM 刺激对侧 PM HbO_2 降低，M1 刺激对侧 SI HbO_2 降低
Kozel，2009	1 Hz，120%RMT，10 s × 15，2 天	左 M1 区	双 M1 区	无	11 例	同侧和对侧 M1 区 HbO_2 降低
Tian et al.，2012	同上	左 M1 区	双 M1 区	无	11 例	可靠性评估，结果类似
Nasi，2011	0.5 Hz、1 Hz、2 Hz，75%RMT，8 s × 25	左 M1 区、肩部	双 M1 区、双肩部	无	13 例	2 Hz 时双侧 M1 Hb 下降最强，HbT 变化与 PPG、HR 相关
Hirose，2011	QPS-5、QPS-50，0.2 Hz，2 min × 3	左 M1 区	右 PM、右 M1、右 S1 区	远距离线圈	9 例	QPS-5 和 QPS-50 刺激 M1 区过程中对侧 HbO_2 减少
Groiss，2013	实验 1：QPS-5、QPS-50，0.2 Hz，64%RMT，2 min × 3；实验 2：QPS-5、QPS-50，64% RMT × 10	左 M1 区	左 M1 区、左 S1 区、左 PM 区、左 SMA 区、左 PFC 区	远距离线圈	实验 1：10 例；实验 2：7 例	rQPS-5 刺激同侧 M1 区 HbO_2 降低，QPS-5 单刺激 M1 和 PM 减少 HbO，QPS-50 不变
Furubayashi，2013	单脉冲，50%、64%、79%RMT × 20，主动收缩 / 放松	左 M1 区	左 M1 区	远距离线圈	15 例	激活和放松状态下 HbO_2 随刺激力增加而增加，主动条件下刺激后 10 s HbO_2 降低
Mesquita，2013	1 Hz，95%RMT，20 min	左 M1 区	双 M1 区	无	7 例	刺激过程中同侧 HbO_2 增加，对侧脑代谢耗氧率无变化

注：QPS-5，5 ms 刺激间隔（ISI）4 个 TMS 脉冲（Quadripulse Stimulation，QPS）；SMA，辅助运动区（supplementary motor area）；PM，前运动皮质（premotor cortex）；M1，初级运动皮质（primary exercise zone）；SI，感觉 I 区。修改自 Adrian，2019[137]。

表 3-3-2 TMS 刺激对 DLPFC 反应 fNIRS 研究

项目	内容
刺激参数	频率：0.25 Hz、1 Hz、5 Hz、15 Hz 等 强度：50% ～ 120% RMT 持续时间：几秒到几分钟不等，部分研究涉及多次实验
刺激区域	左 DLPFC（常见） 右 DLPFC 双侧 DLPFC（部分研究）
测量区域	同侧 DLPFC（常见） 对侧 DLPFC（部分研究）
伪刺激	远距离线圈 翻转线圈 电子屏蔽线圈（部分研究）
受试人数	样本量：10 ～ 17 人（小样本研究）
HbO_2 变化	低强度 / 低频：增加 高强度 / 高频：减少 部分研究显示短暂增加后减少
HbR 变化	部分研究观察到 HbR 升高（尤其是高强度刺激后）
持续时间	效果持续时间：从短暂（数秒）到持续（10 分钟）不等
研究趋势	刺激参数（频率、强度）对 HbO_2 和 HbR 的影响显著 左 DLPFC 和右 DLPFC 的反应可能存在差异
相关文献	Oliviero，1999；Hanaoka，2007；Aoyama，2009；Kozel，2009；Tian，2012；Thomson 系列研究等

（修改自 Adrian，2019[137]）

六、rTMS 对任务诱发 fNIRS 活性的影响

Hanaoka 等 [140] 应用 TMS-fNIRS 同步测量健康受试者右侧 DLPFC 接受 rTMS（1 Hz、50%RMT）刺激对双侧 DLPFC 的影响，在刺激的同时要求受试者随意复制卡通图像任务；Aoyama 等 [140] 在上述条件下观察不同刺激功率对 fNIRS 的影响。两项研究都表明，50% RMT 足以在刺激期间使对侧 HbO_2 降低，而较低水平的刺激量不足以产生显著变化。Kozel 等 [141] 进一步在 1 Hz、120%RMT 功率下，进行左侧 DLPFC、1 Hz、10 s 刺激，发现低频 rTMS 刺激可使双侧 DLPFC 的 HbO_2 大幅度降低。

Adrian 等 [137] 总结了已知的研究报告，结果如表 3-3-3 所示。

七、TMS 检测与 fNIRS 检测的相关问题

（一）皮质兴奋性与 fNIRS 的关系

尽管对于用 TMS 观察到的皮质兴奋变化与 fNIRS 测量的皮质反应之间的关系还不清楚，但研究人员已经探索了用 TMS-fNIRS 作为神经功能互补的方法。虽然 TMS 本身并不被认为是一种神经成像技术，但当与 MEP 振幅相关时，它可以提供皮质区域的空间定位。TMS-MEP 振幅在任务执行过程中也会发生变化，为认知过程中的神经生理状态提供另一个 fNIRS 和 TMS 的联合应用，也在中枢性疲劳的研究中得到了推广，特别是缺氧性脑和周围环境对运动和肌肉兴奋性的影响。缺氧条件会降低运动成绩，特别是对不适应这种条件的人来说，利用 fNIRS 系统测量大脑和外周血氧，使运动生理学家能够在自主活动和 TMS 诱发的肌肉运动下，独立地操纵和验证缺氧条件对疲劳的贡献。

（二）TMS 定位和 fNIRS 定位

Park 等 [142] 在研究 fNIRS 和 fMRI 记录的运动任务活动的功能改变的同时，对 1 例接受约束诱导治疗的脑卒中患者进行 TMS 地形图的描记，发现治疗后任务诱发的双侧 M1 区 HbO_2 降低，患手相关的半球偏侧性增加，并反映为患侧半球 TMS 地形图面积增加，表明治疗的改善与两种检测所反映的皮质组织功能改善有关。TMS 标定的特异性也被认为是一种有用的神经影像学方法，特别是当 TMS 被作为一种技术来识别个体变异敏感性，包含 fNIRS 响应峰值的区域时。fNIRS 传感器阵列是基于粗略的解剖位置（如 10-20 系统）设计，单个解剖结构之间的不匹配以及区域内的功能差异可能存在非最佳放置，因而降低了特定测量通道对与实验相关的皮质变化的敏感性，为了增强功能敏感性，Akiyama 等尝试将拇短展肌（abductor pollicis brevis，APB）的诱发 MEP 重心与以重心为中心的 fNIRS 传感器阵列对手抓任务的功能反应联系起来，发现 fNIRS 的氧合反应在空间特异性上明显低于 TMS 运动标测的功能区，但在重心处 HbR 的早期改变有空间特异性 [143]。Koenraadt 等 [144] 绘制了右半球 APB 的重心图，并测量了重心处 fNIRS 活动与 10-20 系统上 C3 位置的关系，确定 C3 位置与重心位置的平均误差为 19.2 mm，但无法确定在拇指外展 / 内收任务期间诱发的血流动力学变化的任

表 3-3-3　rTMS 对任务期间 fNIRS 的影响（临床和非临床研究）

研究者（年份）	对象 / 疾病	刺激类型与参数	目标脑区	测试脑区	任务	关键发现	行为 / 临床关联
非临床研究							
Chiang（2007）	健康人群	1 Hz，115% RMT，20 min	右 M1 区	左 M1 区	运动任务	对侧刺激后任务相关 HbO_2 ↑持续 40 min	运动任务激活
Yamanaka（2010）	健康人群	5 Hz，100% RMT，任务期内 6 s × 10 次	右前额叶	双侧 DLPFC	工作记忆任务	工作记忆任务中 HbO_2↑，反应时间↓；控制任务 HbO_2 ↓	认知效率提升
Tupak（2013）	健康人群	cTBS，80% RMT，10 min	左 DLPFC	双侧 DLPFC	情绪 Stroop 任务	双侧 HbO_2↓	情绪调节功能抑制
Guhn（2014）	健康人群	10 Hz，110% RMT，4 s × 40 串（任务期内）	内侧前额叶	双侧 DLPFC	条件反射任务	右中部 HbO_2↑（强反应者亚组早期消失）	条件反射任务神经资源动态分配
Yamanaka（2014）	老年人群	5 Hz，100% RMT，任务期内 6 s × 10 次	左 / 右顶叶	双侧 DLPFC（在线）	工作记忆任务	工作记忆任务 HbO_2↓，控制任务 HbO_2↑	老年脑区激活模式反转
临床研究							
Eschweiler（2000）	抑郁症患者	10 Hz，90% RMT，10 s × 20 串，5 天	左 DLPFC	双侧 DLPFC	无明确任务（干预前测量）	干预前左侧 HbT 变化与 HAMD 评分相关	神经血管响应预测抗抑郁疗效
Deppermann（2014）	惊恐障碍患者	iTBS，80% RMT，2 s × 200 串，15 天	左 DLPFC	双侧 DLPFC	无明确任务（伪刺激对比）	伪刺激后左额下回 HbO_2↑；活动刺激无变化	患者神经代偿机制异常
Hara（2017）	卒中后失语患者	低频（1 Hz，40 min）vs 高频（10 Hz，12 min），90% RMT，10 天	右额下回	双侧额下回	语言功能恢复任务	低频刺激对侧 HbO_2↓，高频双侧 HbO_2↑	语言功能恢复的双向调节
Tamashiro（2018）	卒中后轻瘫患者	1 Hz，90% RMT，20 min × 21 节，15 天	健侧 M1 区	双侧 M1 区	运动功能恢复任务	半球偏侧化指数预测治疗偏侧化和功能预后	个体化神经可塑性评估
Schecklmann（2014）	耳鸣患者	cTBS，30% 最大输出，600 脉冲 × 2 疗程 × 5 天	左颞顶叶	双侧颞顶叶	无明确任务（伪刺激对照）	左颞顶叶 HbO_2↑趋势	听觉皮质异常激活部分逆转
Sutoh（2016）	暴食患者	10 Hz，110% RMT，5 s × 15 串，5 天	左 DLPFC	双侧 DLPFC	食物相关认知控制任务	中性刺激期间左前额叶 HbO_2↓	食物相关认知控制减弱

何差异。研究认为，TMS 诱发的 MEP 振幅和运动诱发的 fNIRS 可能来源于不同的生理基础。

（三）任务态时 TMS-fNIRS 与 TMS-MEP 的关系

在一项试图将 MEP 测量与任务诱发 fNIRS 进行比较的工作中，Lo 等[145]研究了受试者在进行公开阅读或唱歌任务时，TMS 兴奋性和功能的变化。在确定 FDI 肌肉的重心之后，确定了 9 个周围的点，在口语 / 唱歌任务中评估了 fNIRS 量度或 MEP 幅度，发现 MEP 振幅变化在重心处最为强烈，而 fNIRS 的激活则随着 HbO_2 分布的增加才被观察到。结果发现，最大 fNIRS 活性在 MEP 重心处没有出现，fNIRS 测量与 MEP 振幅的变化无显著相关性，并且通过 MEP 和任务诱发的 HbO_2 评估与发声有关的独特神经动力学研究表明，皮质兴奋性本身并不意味着潜在的高代谢需求。Derosière 等 [146] 研究了持续注意过程中的功能性和运动性兴奋性的特点，研究者将受试者分为两个试验组，一组接受常规 MEP 测量和 fNIRS 监测，研究不同皮质区的功能测量和运动区的兴奋性随任务时间的变化规律。在持续注意任务的 30 min 内，大约 9 min 后，外侧前额叶区域和右侧顶叶区域的 HbO_2 增加，而 15 min 后左侧 M1 区域出现这些变化。在 TMS 刺激组中，15 min 注意任务后，MEP 振幅也增加，而非任务 TMS 对照组不存在此效应。作者认为，注意力集中的区域（包括外侧前额叶区域和右侧顶叶区域）可能对长时间的注意力需求更加敏感，运动区域可能会更多地参与任务的后期阶段。最近一项研究也证实了在长时间的注意任务后 MEP 振幅增加的证据，该研究关注的是由于长时间的运动活动引起的认知变化。Solianik 等 [147] 研究 2 小时速度准确性运动任务，与非要求控制任务时 fNIRS 诱发反应的差异，在运动任务之后，前额叶氧合活动增加和静息 MEP 增加，而非要求性控制任务时 MEP 和 fNIRS 均无变化。

综上所述，在临床和非临床研究中，rTMS 已成功地用于增强或抑制皮质的神经调控的干预手段，fNIRS 提供了一种监测 rTMS 治疗效果的潜在技术，但目前可用的临床研究数量有限，这在一定程度上阻碍了对 rTMS 范式的测量效果以及这种效果的典型化解释，部分原因是缺乏足够多的重复性研究成果。研究经常将 DLPFC 或 M1 作为在线刺激和测量的候选者进行检查；然而，结果中存在许多不一致之处，这可能归因于方法的变化、试验误差、受试者的变异性和其他问题。研究表明，刺激强度、刺激过程中受试者的状态、位置和频率都对不同区域的血流动力学反应有影响。一些共识认为，1 Hz 短序列刺激可能会降低 DLPFC 和 M1 区域的 HbO_2，但对于单脉冲刺激反应，这些区域之间可能存在差异。一些研究似乎支持这样的研究结果：一方面，在状态相关的测量中，M1 的阈下单脉冲可以增加 HbO_2；另一方面，对 DLPFC 反应的研究似乎表明，阈上单脉冲刺激减少 HbO_2，而阈下刺激不影响可测量的反应。这种效应以前被认为是由于 M1 和 DLPFC 对刺激反应的生理差异 [148]，以及头皮皮质距离增大或 M1 的敏感性增加 [149]。fNIRS 功能测量和 TMS 诱发 MEP 的研究对 TMS-fNIRS 具有重要的作用，特别是在运动生理中功能定位、中枢疲劳的研究方面，通常 rTMS 的效应是根据 RMT 的变化来评估的，rTMS 对 fNIRS 测量的影响可能需要对皮质兴奋性和神经血管耦合之间的关系有更深入的研究。这些工作主要确定了 fNIRS 对自发性运动活动的更广泛的反应，而不是区域性的 TMS 绘图。这些差异可能表示任务执行期间与运动控制、规划和其他组件流程相关的功能差异。在任务执行过程中，MEP 和 fNIRS 测量之间的功能趋势相似，表明这两项技术之间存在一些共同作用，值得进一步研究。TMS-fNIRS 作为成像和皮质兴奋性测量的多模式方案，补充了 TMS 与 fMRI 和 EEG 结合提供的用于研究皮质兴奋性、抑制性和连接性变化的不足，这种多模态方法也可能进一步扩展到 TMS（或 TES）与 fNIRS、EEG 和 fMRI 的联合应用，从而进行更复杂、更完整的评估和治疗。fNIRS 作为一种监测 TMS 的瞬时和长期效应的方法学，目前的研究范围较小且有限，TMS-fNIRS 为将来的科学研究以及临床诊断、治疗及预后的应用有待于深入研究。

（郭小川　郑　重　黄佳茵）

第四节　经颅磁刺激评估技术的临床应用

在临床神经生理学中，脑、末梢运动神经、感觉神经、以深感觉为主的系统、神经肌肉接头、肌肉、视觉及听觉系统等都已有相应的检查法，而在 1980 年之前中枢运动系统（特别是临床上最关注的皮质脊髓束）的检测技术仍是一片空白。TMS-MEP 最早开始对多发性硬化等疾病进行诊断，这类疾病使中枢和外周神经脱髓鞘，造成神经对兴奋的传导变慢，传导速度分散，MEP 的潜伏期延长。随后对进行性脊髓性肌萎缩患者的研究发现，有些患者在临床上还没有出现肢体运动神经的明显症状时，已存在中枢运动的延迟，由此认为中枢运动延迟对于此类疾病的早期发现和精确分类很有帮助。随着 TMS 技术的进展，尤其不同刺激间隔和多线圈 TMS 的应用，人们发现 TMS 不仅可用于中枢下行通路传导的探测，而且利用神经组织刺激后的不应期、超常期和低常期，可进行运动皮质兴奋性、抑制性和易化性的评估。同时，TMS 与 EEG、fNIRS 和 fMRI 的在线同步应用，使人类对自身大脑的研究又更近了一步，对有关优势半球的成因、胼胝体功能、小脑与其他脑区的联系等问题的探究得以实现，特别是上述生理因素在神经、精神疾病的作用得到了进一步阐明。这一发展将 TMS 的应用扩展到了精神疾病领域，同时也为临床治疗提供了可供参考的依据。

一、在脑卒中功能评估中的应用

（一）经颅磁刺激 - 运动皮质兴奋性

脑卒中运动神经功能的 TMS 评估包括 RMT、AMT、MEP 波幅和潜伏期、CMCT、SICI、ICF 和 CSP 等。脑卒中早期，电、磁刺激患侧半球受累部位，MEP 普遍缺失，皮质下病变 MEP 表现延长。正常人刺激一侧皮质仅在对侧靶肌引出 MEP，而脑卒中患者可在双侧靶肌引出 MEP，可能是脑损伤可塑性的标志。毛晓川等[150]分析大脑性瘫痪患者的 SEP 和 TMS-MEP 发现，14 例大脑性瘫痪患者 SEP 中有 3 例异常，异常率 21%；在 15 例大脑性瘫痪患者中 TMS-MEP 有 14 例异常，异常率 93%。宋新光等[151]观察脑卒中对 TES-MEP 的影响，发现无论上肢或下肢，脊髓刺激的 MEP 均正常（双侧无差异），而皮质刺激的 MEP，患侧上、下肢总异常率分别为 59.3 % 和 61.50%，体感诱发电位（somatosensory evoked potential，SEP）的总异常率患侧上肢为 53.8%、患侧下肢为 52.0%，较 MEP 为低，但对侧的累及率较 MEP 高，上、下肢双侧受累分别为 46.2% 和 36%，说明 MEP 异常程度及异常率较 SEP 高。这可能与脑血管病急性期的病理过程有关：中枢运动通路在皮质和内囊所占解剖范围比感觉通路大，且代偿功能较差，因而受出血、缺血等直接性病理损害的程度相对较重；而中枢感觉通路中的丘脑等组织的压迫性损害多系基底节出血、梗死造成的侧脑室周围组织水肿所致，丘脑等对缺氧又较敏感，因此感觉损害范围较广，但程度相对较轻。MEP 较 SEP 敏感的另一个解释是：皮质刺激若不能造成足够的下行排放，则脊髓前角不放电（反应缺失）；而少量的感觉信号依靠中枢放大作用易于在头部表面引出 SEP 波形。

（二）脑卒中后左右半球运动皮质可塑性

大脑半球内的兴奋性取决于皮质内易化性与抑制性的动态平衡。皮质内抑制是一种调节机制，可以限制运动皮质神经元的过度兴奋，如果皮质内抑制功能减弱，可能会导致运动皮质兴奋性异常增高，出现一些异常的运动表现，如肌肉过度紧张或不自主运动。当运动任务需要时，皮质内抑制可以适时地调整运动皮质的兴奋性，使运动的启动、执行和停止都能精确地进行。皮质内易化则起到增强运动皮质兴奋性的作用。它可以促进神经元之间的信息传递，使运动皮质更容易被激活，从而提高运动的反应速度和效率。在学习新的运动技能过程中，皮质内易化机制可能会逐渐增强，帮助大脑更好地控制运动。皮质内抑制和皮质内易化的平衡关系对于精确的运动控制至关重要。只有当这两种机制协同工作时，运动皮质才能根据不同的运动任务需求，准确地调整兴奋性，实现各种复杂的运动行为。

此外，胼胝体维持优势半球和非优势半球之间彼此恒定的相互抑制关系[152]。左右半球在功能上存在一定的分化，胼胝体是连接左右大脑半球的主要纤维束，包含大量的神经纤维，为左右半球之间的信息交流提供了物质基础。胼胝体不仅传递信息，还维持着左右半球之间的相互抑制关系。这种抑制关系有助于保持左右半球功能的相对独立性和稳定性。例如，当一侧半球执行特定任务时，另一侧半球可能会受到抑制，以避免干扰任务的执行。在优势半球主导的任务中，优势半球会对非优势半球产生抑制作用。比如在语言任务中，左半球作为优势半球，会抑制右半球相关区域的活动，使语言处理能够更高效地在左半球进行。同时，非优势半球也并非完全被动，它可能会对优势半球产生一定的反抑制作用，这种反抑制可能是一种反馈调节机制。例如，在某些复杂的认知任务中，右半球可能会通过胼胝体对左半球的活动进行适度调整，以优化整体的认知表现。另外，左右半球需要通过胼胝体实现协同合作、任务分工等，在一些任务中，左右半球会有明确的分工，并相互协作。比如在双手协调运动中，左右半球分别控制着对侧的手部运动，它们通过胼胝体进行信息传递和协调，以保证双手能够协调一致地完成任务。因此，胼胝体对行为表现和认知功能的正常发挥具有重要作用。

正常人左半球对右半球具有较强抑制作用，右半球对左半球具有较弱的抑制作用（图 3-4-1 A）。脑卒中早期，患侧半球兴奋性降低导致对健侧半球的经胼胝体抑制降低，使健侧半球兴奋性增高，反过来抑制患侧半球使其兴奋性更加降低，并加重患侧半球的低血流灌注（图 3-4-1 B）。

Cicinelli 等 [153] 通过与健康者对照，分别在神经康复开始（T1）和 8 ~ 10 周后（T2），研究 18 例 2 ~ 4 个月脑卒中病史患者的 TMS-MEP 特征，发现 T1 时双侧半球运动皮质输出区域减少；T2 时患侧半球的手部运动区扩大；T1 和 T2 时，患侧和健侧半球中枢运动传导时间（CMCT）显著延长且半球间潜伏期差异显著，患侧半球 MEP 振幅显著降低，异常热点（即最易兴奋的）头皮部位显著增多；T1 时在靶肌收缩时健侧半球 MEP 振幅大于正常。研究认为脑卒中后 2 ~ 4 个月大脑运动皮质输出发生了重新排列。神经生理参数的改善与临床症状评分和改善程度显著相关，这种可塑性在急性半脑损伤后 2 ~ 4 个月仍然存在。

Valérie 等 [154] 对 31 例患者脑卒中后第 1、8、30、90、180 和 360 天进行前瞻性 TMS-MEP 和症状变化同步研究，发现受累运动皮质在第 1 天仍然保持兴奋或两侧的运动阈值（MT）没有显著差异

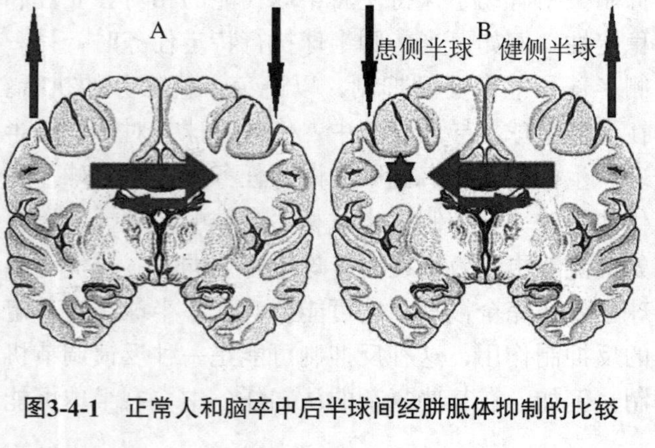

图3-4-1　正常人和脑卒中后半球间经胼胝体抑制的比较

的患者预后良好，认为第 1 天的 MT 是一个强有力的预测指标。如果在第 1 天患侧半球记录到的 MEP 明显少于对侧或正常人，但可兴奋皮质区域仍然保持稳定，MEP 仍可在第 360 天逐渐恢复。脑卒中后健侧 MEP 振幅明显增高，产生短暂的超兴奋性。在第 1 天和第 360 天之间，健侧运动热点重心逐渐向患侧偏移（图 3-4-2）。MEP 热点地形图的演变反映了皮质脊髓兴奋性的变化，也可能在一定程度上反映了大脑的可塑性，而大部分变化发生在脑卒中后 3 个月内。脑卒中后动态检测半球 MEP 的进一步的研究未发现健侧和患侧 MT 的显著差异，健侧半球 MEP 募集逐渐下移，患侧半球则逐渐增加，反映脊髓节段兴奋性的动态变化，健侧半球热点面积逐渐降低，患侧半球则逐渐增大 [154]。

因此，早期脑梗死患者采用低频 rTMS 抑制健侧半球兴奋性，通过抑制经胼胝体抑制（TCI）效应以增高患侧半球兴奋性和血流灌注，对保护患侧半球功能是较为安全和有价值的治疗方法。但 McDonnell 等 [155] 荟萃分析了 844 项研究，显示患侧半球 M1 区兴奋性低于健侧半球和健康对照组 M1 区兴奋性，患侧半球 M1 区 SICI 低于健侧半球和健康对照组 SICI，而在慢性期没有差异。TME-MEP 在健侧半球和健康对照之间也未检测到差异。研究认为，尚无明确证据表明健侧半球过度兴奋或半球间抑制不平衡。因此，该研究表明，通过 rTMS 直接促进患侧半球 M1 区兴奋性可能比抑制健侧半球 M1 区兴奋性，更有利于促进脑卒中后恢复。

Bertolucci 等 [156] 通过系统评价分析认为，经胼胝体抑制（TCI）具有双重作用，作为抑制性刺激健侧半球的重要性似乎更取决于基线运动功能，即对慢性患者，抑制异常 TCI 的调节似乎对运动功能良好的患者有用，而对运动功能较差的患者则不那么重要。TCI 似乎与异常手的镜像运动呈负相关，可以推断，抑制对侧半球的活动对残余运动功能良好和 TCI 较强的患者有益，而对运动功能差、TCI 较弱的患者则无益处。建议在临床试验和定制治疗的设计中，考虑患者基线运动功能和 TCI 测量。

（三）经颅磁刺激 - 肌电图联合功能性磁共振评估

Cunningham 等 [157] 研究了 10 例单侧上肢轻瘫的慢性脑卒中患者，通过结合 TMS、fMRI 和弥散张量成像（diffusion tensor imaging，DTI）的各异

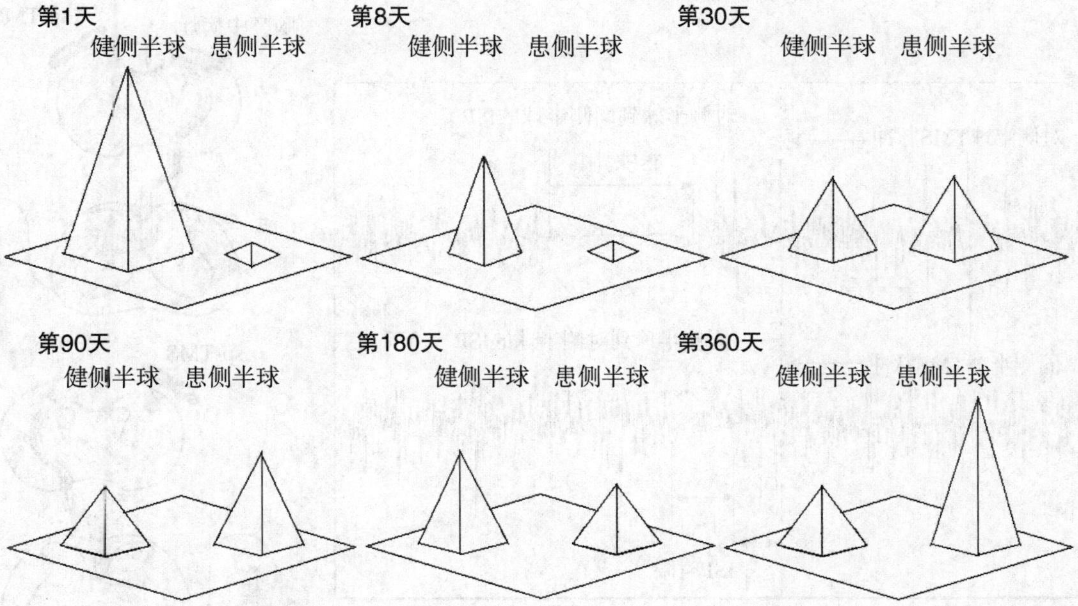

图3-4-2　脑卒中1年内MEP热点地形图变化示意

（修改自Valérie，2003[154]）

向性分数（fractional anisotropy，FA）对半球间平衡进行综合评估。具体研究方法包括，采用TMS测量半球间在皮质脊髓输出募集（MEP募集曲线）、皮质运动输出图（TMS热点）的大小，并评估左右半球经胼胝体抑制程度之间的差异；采用fMRI研究手部主动运动期间皮质激活的扩散方向，包括是否横向向患侧或健侧的运动皮质区（M1区）、前运动皮质区（premotor cortex，PMC）和辅助运动（supplementary motor area，SMA）区扩散；采用DTI检测半球间M1区投射到皮质脊髓束的差异。此外，研究还分析了上肢临床转归测试功能（upper-extremity Fugl-Meyer，UEFM）和手运动感知失能（Motor Activity Log，MAL）评分与上述检测的相关性。这些数据为理解慢性脑卒中患者半球间功能平衡提供了宝贵的信息，并帮助揭示不同成像和刺激技术如何评估运动功能的变化。

TCI的抑制率采用公式3-4-1计算：

ISP（%TCI）=1 －［（刺激前平均MEG-ISP EMG）/刺激前平均EMG］×100　（公式3-4-1）

fMRI偏侧指数（laterality index，LI）采用公式3-4-2计算：

LI=（患侧立体素像－健侧立体素像）/（患侧立体素像＋健侧立体素像）　（公式3-4-2）

各异向性分数非对称性指数（FAA symmetry Index）采用公式3-4-3计算：

FAA symmetry Index=（健侧FA －患侧FA）/（健侧FA+患侧FA）　（公式3-4-3）

结果显示，单脉冲TMS刺激患侧半球时，诱导的ISP时限短于刺激健侧半球诱导的ISP时限（图3-4-3）。这表明，患侧半球对健侧半球的抑制作用（ISP）较健侧半球对患侧半球的抑制作用弱。

此外，M1区ISP抑制率与fMRI偏侧指数呈正相关，且刺激M1区及PMC区时，ISP抑制率、fMRI偏侧指数与患侧TMS热点面积均呈显著正相关。DTI分析表明，M1区FA非对称性与健侧TMS募集曲线正相关，而UEFM评分与FA非对称性负相关，提示患侧皮质脊髓束完整性越差，功能恢复越受限。fMRI偏侧指数与MAL评分正相关，高偏侧性患者运动功能更优。个体病例对比进一步显示，患侧皮质脊髓束完整性与UEFM评分一致，而fMRI偏侧性与MAL评分关联更显著。该研究为理解慢性脑卒中患者的半球间功能重组与运动恢复机制提供了重要依据。本研究揭示：

1. fMRI和DTI的预测效果

在患侧运动皮质中表现出较高fMRI激活功能的患者通常也显示出较强的患侧皮质运动输出图（TMS热点）和半球间良好的TCI平衡。而DTI记

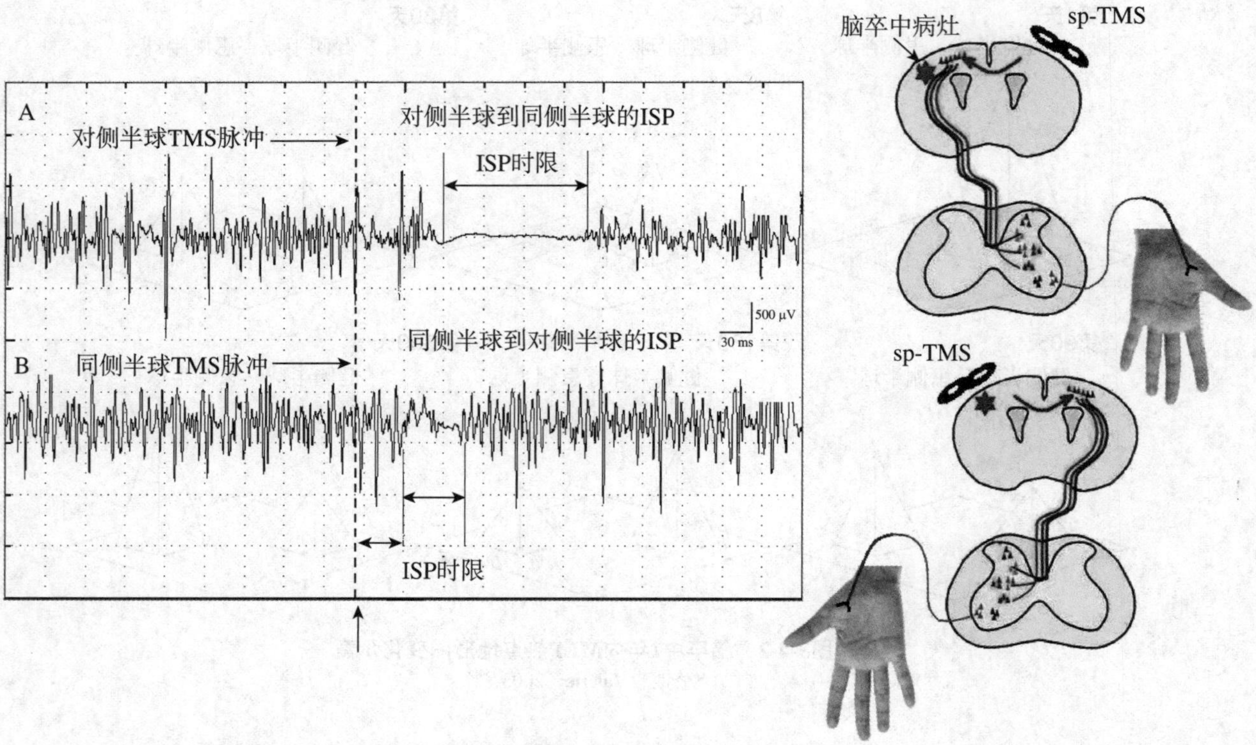

图3-4-3 从健侧半球到患侧半球及从患侧半球到健侧半球诱导的ISP平均波形

（修改自Cunningham，2015[157]）

录的病灶侧皮质脊髓束完整性较差的患者通常对侧皮质脊髓束输出更为强烈，fMRI和DTI的指标均与临床结果相关。总体而言，fMRI与患者MAL评分相关，而DTI与患者UEFM评分相关，这进一步验证了作为功能评估工具的fMRI和作为结构评估工具的DTI在慢性脑卒中患者中作为神经生理失衡的评估指标。基于DTI的皮质脊髓束完整性可能有助于对运动障碍严重程度的范围进行分类。

2．半球间不平衡与fMRI偏侧性的神经生理学

研究表明，健康受试者中fMRI与皮质运动输出图（TMS热点）之间呈正相关，而BOLD-fMRI的激活信号强度与TCI也存在正相关关系。在慢性脑卒中患者中，fMRI偏侧化降低可能与患侧半球引出的较小的运动诱发电位（MEP）有关。这表明，患侧半球的皮质脊髓束输出较弱的患者在神经功能上更依赖健侧半球。已有研究表明，慢性脑卒中患者在治疗和治疗后fMRI的偏侧性往往倾向于健侧半球。另有研究发现，fMRI向患侧半球偏侧与患侧半球TMS热点数量变化具有一致性，提示fMRI偏侧性可能作为慢性脑卒中TCI缺失改变的影像学标志。

3．神经生理指标与FA非对称性的关系

患侧皮质脊髓束的损伤导致对侧半球（健侧）的皮质脊髓束下行输出增加。由此，研究者提出一种假说，即脑卒中后患者由于害怕使用患肢而限制其活动，从而过度依赖健肢，这种过度依赖可能导致健侧半球兴奋性增加。既往研究也发现，脑卒中后，大脑皮质的重塑过程可能与运动技能的恢复有关，健侧半球的过度兴奋和更多的fMRI激活可能反映了这种适应性重塑，提示大脑通过重塑来弥补患侧功能的丧失。

4．临床功能的神经影像学和神经生理学的相关性

在中度至重度受损的脑卒中患者中，DTI测量的皮质脊髓束完整性对运动功能具有较高的预测价值，MCE与UEFM和DTI之间的显著关联也强调了MCE在评估运动功能方面的重要性。而MAL评分反映额叶系统的变化与脑卒中后的行为学习有关，fMRI结果显示，额叶区域（M1、PMC和SMA）的整体活动与MAL分数呈正相关。这表明fMRI可以用于评估额叶系统的功能变化，进一步理解脑卒中后的行为学习和感知功能变化。这也提示，通

过增强对额叶系统功能的认识，可能有助于改善治疗策略。Du 等 [158] 的研究表明，急性缺血性脑卒中的运动障碍可能与同侧初级运动区功能障碍及大脑半球间的异常相互作用有关。这进一步支持了改变运动皮质兴奋性和纠正与运动缺陷相关的异常大脑网络连接，可作为脑卒中患者早期神经康复的治疗目标。

（吴　敏　马懿琦　郑　重）

（四）经颅磁刺激 - 脑电图评估

有关脑卒中的 TMS-EEG 研究表明，TMS-EEG 有希望作为脑卒中后 M1 区发生可塑性变化的神经生理指标，可能是一种更好的预后检测技术，并且可以纵向监测神经的变化，凸显了该技术的临床应用前景（表 3-4-1）[24]。

（五）PAS 在脑卒中康复中的应用

1．PAS 在脑卒中后运动康复中的应用

脑卒中发病后，正常情况下存在于两侧大脑半球间已处于平衡状态的半球间抑制或跨胼胝体抑制失衡，通过抑制健侧半球兴奋性或易化患侧半球兴奋性，可缓解脑卒中后健侧半球对患侧半球的异常抑制，促进患者功能恢复。基于该模型，PAS 能诱导 $GAGA_B$ 介导的皮质内抑制环路的选择性增强，通过减少皮质内抑制环路的异常活动降低未受损半球的皮质兴奋性，提高患侧半球的皮质兴奋性，调节双侧大脑半球之间兴奋性相互抑制的失衡状态。PAS 可双向调节大脑皮质兴奋性，使皮质区域 / 周围神经之间或皮质 / 皮质区域之间的连接通过神经可塑性机制及后效作用得到加强或削弱。PAS 在改善脑卒中运动功能方面包括抑制性 PAS、兴奋性 PAS 和皮质 PAS 应用。近年来有研究者尝试基于半球间抑制理论，采用不同的刺激间隔和刺激频率将抑制性 PAS 作用于脑卒中患者未受损大脑半球、兴奋性 PAS 作用于患侧，以期寻找治疗脑卒中后运动功能障碍最有效的 PAS 刺激方案 [159]（表 3-4-2）。

Ridding 等 [160] 首次将 PAS（间隔时间 ISI = 35 ms）应用于 9 例卒中患者的患侧下肢，研究结果显示，一部分患者的胫前肌和腓骨长肌的 MEP 波幅和最大自主收缩期间的肌电信号有所增加，有些患者的步频和步长也得到改善。Stinear 等 [161] 在 14 名脑卒中患者中进行平板步行训练，并结合 PAS 干预，选用胫前肌部位记录的 MEP 潜伏期加 5 ms 作为间隔时间（ISI = LatMEP + 5 ms）。PAS 干预后，胫前肌的 MEP 波幅增加了 21%。然而，当 ISI = LatMEP － 10 ms，即 TMS 先于腓总神经电刺激时，MEP 波幅减少了 17%。Prior 等 [162] 还发现，在摆腿中期，ISI = LatMEP + 5 ms 的 PAS 对皮质兴奋性有抑制作用，但在摆腿末期则产生相反的调节效果。Jayaram 等 [163] 指出，在不同的 TMS 强度下，ISI = LatMEP + 5 ms 的 PAS 均能增强大脑

表 3-4-1　脑卒中 TMS-EEG 研究

研究维度	Cipollari 等（2015）	Manganotti 等（2015）	Borich 等（2016）	Pellicciari 等（2018）
研究人群与阶段	6 例慢性非流利性失语患者（语言康复期）	9 例急性脑卒中患者 + 7 例健康对照	10 例慢性脑卒中患者 + 4 例健康对照	13 例脑卒中患者纵向追踪（20 ~ 180 天恢复期）
靶向脑区	右额下回（语言功能区）	左 M1 区（运动皮质）	双侧 M1 区（运动代偿机制）	双侧 M1 区 + 顶叶皮质（多脑区协同）
核心神经机制	阳极 tDCS 增强 TEP 晚成分（118 ms 振幅↑）	TEP-N100 为独立预后标志（与 MEP 无关）	患侧活动时 β 频段半球间同步性↑	α 频段 EOR 与临床评分正相关；GMFP 动态恢复
临床意义	联合干预提升语言康复效果	无 MEP 时仍可预测运动功能恢复	揭示运动功能代偿的 β 频段同步性机制	提供神经恢复时间窗及 α 活动评估指标
技术指标	TMS-EEG 监测 tDCS	高采样率（5000 Hz）捕捉 N100 成分	高密度 EEG（64 通道）分析频谱一致性	多时间点追踪 GMFP 和振荡活动动态变化
干预 / 测量特点	语言治疗 + 阳极 tDCS（15 次干预）	单时间点 TEP 评估	静息态与任务态对比分析	纵向设计（4 个时间点）+ 多指标联合分析

注：EOR，诱发振荡响应（evoked-oscillatory response）；GMFP，头球平均场功率（global mean field power）。

表 3-4-2 PAS 改善脑卒中后运动功能的临床应用汇总

研究者（年份）	研究对象	TMS 刺激部位	PNS 刺激部位	脉冲间隔	频率	脉冲总数	偏瘫侧 MEP 波幅变化	非偏瘫侧 MEP 波幅变化
Jayaram 等（2009）	慢性脑卒中患者（*n*=10）	健侧 M1	非偏瘫侧胫骨前肌	N20 － 8 ms	0.5 Hz	120 对	提高	下降
Rogers 等（2011）	慢性脑卒中患者（*n*=11）	健侧 M1	非偏瘫侧腓肠肌	N20 － 8 ms	0.19 Hz	120 对	无明显差异	下降
Palmer 等（2017）	慢性脑卒中患者（*n*=7）	患侧 M1	偏瘫侧拇短展肌	N20 + 5 ms	0.25 Hz	180 对	提高	–
Carson 等（2018）	慢性脑卒中患者（*n*=10）	患侧 M1	偏瘫侧桡侧腕屈肌	25 ms	0.1 Hz	180 对	提高	–
Silverstein 等（2019）	慢性脑卒中患者（*n*=14）	患侧 M1	偏瘫侧尺神经	25 ms	0.25 Hz	200 对	提高	–

（修改自林懿，2022[159]）

皮质兴奋性，特别是在 TMS 取阈上强度时，易化作用尤为显著。此外，在静息状态下给予 ISI = Lat MEP － 8 ms 的 PAS 干预时，可能会诱导出类似于 ISI = LatMEP － 10 ms 的抑制效果。这些研究表明，PAS 在调节下肢肌肉皮质投射区兴奋性方面具有潜在的临床应用价值。其效果可能依赖于个体的具体情况以及刺激参数的精确调整。

2．PAS 在脑卒中后吞咽障碍中的应用

Singh 等 [164] 分别将 ISI=50 ms、70 ms、100 ms 及 125 ms 的 PAS 应用于 12 例健康受试者，发现在采用 PAS100（ISI=100 ms）干预后即刻受试者咽肌 MEP（pharyngeal MEP，pMEP）波幅较干预前增加 77%，干预后 90 min 时 pMEP 波幅较干预前增加 125%，pMEP 波幅增加可持续至干预后 2 小时。该研究还发现一侧大脑半球咽部运动皮质代表区兴奋性增加同时，其对侧大脑半球咽部代表区运动皮质兴奋性也明显增加，并且两侧半球咽部代表区运动皮质兴奋性增加幅度间无明显差异；同时二者间还存在显著正相关性 [164]。

Michou 等 [165] 首次尝试将外周咽部与咽部运动皮质构成 PAS100（0.2 ms 脉宽电刺激，ISI=100 ms，600 对刺激），应用于 6 例脑卒中后吞咽障碍患者，证实 PAS100 干预可使患者双侧大脑皮质兴奋性增高，且健侧半球皮质兴奋性的增加幅度尤为显著，PAS 能促进脑卒中患者吞咽功能改善。Michou 等 [166] 进一步分别采用咽部电刺激（pharyngeal electrical stimulation，PES）、咽部皮质 5 Hz rTMS 构成 PAS100，对 18 例脑卒中后吞咽障碍患者进行干预，发现 PES、rTMS 及 PAS100 均可使患者皮质延髓兴奋性增加；PES 和 PAS100 干预后，脑卒中后吞咽障碍患者误吸概率均明显下降。

（郑　重　黄佳茜　孙宏毅　吕慧敏　李振华）

二、在脑外伤功能评估中的应用

脑外伤（traumatic brain injury，TBI）是一种急性脑损伤，它是由外部物理力量施加到头部的机械能引起的。TBI 是与年龄相关的神经损伤（如认知衰退和阿尔茨海默病）的主要危险因素。多组研究通过 TMS 技术揭示了轻度脑外伤（mild TBI，mTBI）患者皮质抑制功能的长期异常与神经可塑性变化（表 3-4-3）。De Beaumont 等 [167] 发现，30 年前有脑震荡史的运动员虽基础皮质兴奋性（RMT、募集曲线）正常，但皮质静息期（CSP）显著延长，且与运动速度减慢直接相关，提示抑制性环路功能障碍可能是运动迟缓的生物标志物。Opie 等 [168] 进一步表明，mTBI 患者在 cTBS 干预后表现出更强的长间隔皮质内抑制（LICI）及 TMS-EEG 中 P30/N45 成分增强，暗示 $GABA_A$ 受体介导的抑制网络可塑性改变。Bashi 和 Tallus[169,170] 则补充了时间动态性与脑区特异性：急性期（如损伤后 2 周）TEP 后 50 ms 脑电活动增强，且 cTBS 响应与健康人相反；慢性期症状差异体现在 DLPFC 区（有症状者 P30/N45 延迟）和 M1 区（刺激强度依

表 3-4-3 有关脑震荡 /mTBI 患者皮质兴奋性与抑制性环路研究结果

研究（年份）	研究对象	TMS 方法	主要发现
De Beaumont（2009）	30 年前有脑震荡史的运动员 vs. 健康对照	单脉冲 / 成对脉冲 TMS： • RMT • 募集曲线 • pp-TMS • CSP	• RMT、募集曲线、pp-TMS 结果正常，但 CSP 时程显著延长 • 运动任务速度减慢，且与 CSP 延长相关 • 提示 CSP 延长可能是早期脑损伤后运动缓慢的生物标记物
Opie（2019）	17 例 mTBI 患者 vs. 15 例健康对照	• pp-TMS-MEP（SICI：ISI=2 ms；LICI：ISI=100 ms） • sp-TMS-EEG（左 M1 区） • cTBS 干预	• cTBS 前 SICI/LICI 无组间差异 • cTBS 后 30 min，mTBI 组抑制功能显著增强（LICI） • mTBI 组 TEP-P30/N45 成分增加，N45 调节与时间相关 • 提示 mTBI 涉及 $GABA_A$ 受体介导的抑制性网络可塑性改变
Bashir（2012）	1 例 mTBI vs. 12 例健康人	单脉冲 TMS-EEG（左 M1 区） • 第 2 周 / 第 6 周检测 • cTBS 干预	• mTBI 患者第 2/ 第 6 周 TEP 后 50 ms 脑电活动增加 • 第 2 周 cTBS 使患者脑电活动增强（健康人减弱），第 6 周无变化
Tallus（2013）	11 例有症状 mTBI、8 例无症状 mTBI vs. 9 例健康人	单脉冲 TMS-EEG • 左 M1 区 • 左 DLPFC • 90% ~ 110% RMT	DLPFC 区： • 有症状组：同侧 P30/ 对侧 N45 延迟，N100 波幅↑ • 无症状组：P200 潜伏期↓ M1 区： • 两组 mTBI 患者 P30 振幅随刺激强度↑ • 半球间 P60 潜伏期差异与刺激强度正相关 • 提示脑区 / 症状特异性电活动变化

（总结自 De Beaumont，2009[167]；Opie，2019[168]、Bashir，2012[169]；Tallus，2013 [170]）

赖的 P60 潜伏期差异），说明不同脑区损伤与临床症状密切相关。这些发现共同支持 mTBI 后抑制性环路异常可能成为干预靶点，且神经响应随损伤阶段和脑区功能差异而演变。

三、在肌萎缩侧索硬化功能评估中的应用

运动神经元病（motor neuron disease，MND）包括肌萎缩侧索硬化（amyotrophic lateral sclerosis，ALS）、进行性脊髓性肌萎缩（progressive spinal muscular atrophy，PSMA）、进行性延髓麻痹（progressive bulbar palsy，PBP）和原发性侧索硬化（primary lateral sclerosis，PLS）。尸检研究证明，MND 的病理改变为皮质脊髓束纤维的变性和缺失，以存在髓鞘粗纤维选择性缺失为主，并以下行通路尾部为重。在肌无力占优势时（即上、下运动神经元均有损害时），临床检查对锥体束损害的测定极不准确，因为上运动神经元损害的临床体征常被更为严重的下运动神经元病体征所掩盖，而用 MEP 则能直接而正确地测定上运动神经元的损害程度。

MND 的 TMS 研究显示（表 3-4-4），MEP 异常主要表现为反应消失或中枢传导时间轻度延长。早期研究[171]发现肌萎缩侧索硬化（ALS）患者下肢 MEP 异常率极高，且与巴宾斯基征显著相关，但与肌力或腱反射无关。鲁明等[172]进一步证实 ALS 的 TMS-MEP 异常率（95.5%）显著高于 PSMA（14.3%），提示其在 MND 分型中的诊断价值。Vucic 团队[173,174]发现 ALS 患者在强刺激强度（110% ~ 150% RMT）下 MEP 波幅显著增高，且皮质内抑制（ICI）减弱，尤其以肢体症状首发者更明显，表明运动皮质兴奋性异常增高和抑制功能降低，可能辅助延髓麻痹的早期识别。此外，ALS 患者运动阈值（MT）的动态变化（早期降低、后期升高）与疾病进展相关，而皮质静息期（CSP）缩短提示早期谷氨酸兴奋毒性作用。联合 RMT、MEP 地形图和中枢传导时间（CMCT）可提升上运动神经元损害的检出率。SOD-1 基因突变研究显示，家族性和散发性 ALS 均存在 MEP 斜率增高及 ICI 缺失，无症状携带者的 ICI 异常可能预示临床

表 3-4-4 运动神经元病的运动诱发电位研究

研究重点	关键发现	临床意义
MEP 基础异常	ALS 患者 MEP 消失或传导延迟，下肢异常率高，与巴宾斯基征相关（宇川，1988；宋新光，1988）	提示皮质脊髓束损害，与锥体束征关联性强
ALS 与 PSMA 差异	ALS 的 MEP 异常率（95.5%）显著高于 PSMA（14.3%）（鲁明等，2001）	辅助 MND 分型诊断
皮质兴奋性异常	强刺激下 MEP 波幅增高，ICI 减弱（Vucic，2006）；肢体症状首发者更显著	反映运动皮质过度兴奋和抑制缺陷，或可鉴别延髓型 ALS
MT 动态变化	早期 MT 降低（兴奋毒性），后期升高（Khedr，2011）；CSP 缩短（Mills，2003）	监测疾病进展，早期干预靶点
SOD-1 基因突变影响	家族性 / 散发性 ALS 均 MEP 斜率增高、ICI 缺失；携带者 ICI 异常预示发病（Vucic，2008）	支持兴奋毒性假说，为基因治疗提供依据
多参数联合诊断	RMT、MEP 地形图、CMCT 联合提升上运动神经元损害检出率（Triggs，1999）	弥补 EMG 局限性，早期诊断和病情监测工具

发病，支持兴奋毒性退变假说[174]。

目前，有关 ALS 神经元退行性变的假说中，存在“前进性死亡假说”（dying-forward hypothesis）和“后退性死亡假说”（dying-back hypothesis）两种学说。“前进性死亡假说”是指脊髓前角细胞变性并通过谷氨酸介导的兴奋毒性顺向性运动神经元退变；相反，“后退性死亡假说”认为 ALS 的退行性变在肌肉或神经肌肉接头开始，通过神经肌肉接头将病原体逆向运输到胞体，从而产生可能的有害影响[175]。因此，ALS 患者皮质脊髓束兴奋性和易化性增高，而抑制性降低，是顺向性运动神经元退变的证据之一。目前认为，“前进性死亡假说”仅局限于 SOD-1（G93A）转基因动物[176]。

（郑　重　黄佳茜　孙宏毅　张曼玉　吕慧敏）

四、在癫痫脑功能评估中的应用

癫痫大致可分为两种主要类型：特发性全身性癫痫（idiopathic generalized epilepsy，IGE）和局灶性癫痫（focal epilepsy，FE）。无论哪种类型或病因性癫痫，其发病过程的潜在机制是神经网络中神经元兴奋性和抑制性的平衡障碍，即兴奋性增高或（和）抑制性降低导致过度兴奋。

（一）经颅磁刺激 - 运动皮质兴奋性和经颅磁刺激 - 脑电图检测

目前，有关癫痫 TMS-MCE 和 TMS-EEG 的研究，不同作者发现了一些不同的机制，是帮助了解癫痫发病规律的重要参考，也为 rTMS 和药物治疗提供了一些依据。多项 TMS 研究表明，癫痫患者的皮质兴奋性和抑制功能存在显著异常（表 3-4-5）。在全身性癫痫中，未治疗患者的运动阈值（MT）降低[177]，皮质静息期（CSP）延长[178,179]，而 SICI 和 LICI 显著减弱[180-182]。局灶性癫痫患者受累半球的 MT 可能增高[181,182]，CSP 缩短[183]，且受累侧 SICI 和 LICI 降低[180,181,184]。TMS-EEG 研究进一步发现，癫痫患者表现出晚成分 TEP 延迟、N100/P180 振幅异常[185-187] 以及 δ 频段能量升高[187]。在青少年肌阵挛性癫痫（juvenile myoclonic epilepsy，JME）中，睡眠剥夺后 P100/N190 振幅显著升高[188]，而脑室周围结节性异位（periventricular nodular heterotopia，PNH）癫痫患者的功能连接区 TEP 晚成分振幅增高[189]。这些发现表明，TMS 具有作为癫痫病理生理机制和临床评估的重要生物标志物的潜在可能，并有助于癫痫源定位及药物反应预测[185,187]。

近期 Silvano 等[192] 对有关癫痫的 TMS 回顾性研究表明（表 3-4-6）：

（1）TMS-EEG 作为癫痫管理工具的潜力：TMS-EEG 可能有助于癫痫的管理，包括区分癫痫患者与健康对照，以及监测抗癫痫药物的反应。

（2）研究质量和方法一致性问题：综述发现，TMS-EEG 研究在报告质量和方法学一致性方面存在不足，影响了其作为癫痫生物标志物的有效性。

表 3-4-5 不同学者对癫痫的 TMS 研究结果

研究指标	全身性癫痫	局灶性癫痫	共同发现
运动阈值（MT）	• 未治疗患者 MT 降低（Reutens，1993；Shimizu，2001） • 用药后恢复正常（Badawy，2010）	• 未治疗患者 MT 降低 • 受累半球 MT 可能增高（Badawy，2010） • 慢性癫痫患者（多药治疗）MT 增高	未治疗患者普遍 MT 降低
皮质静息期（CSP）	• 未治疗患者 CSP 延长（Macdonell，2001） • 治疗后可能恢复正常	• 受累侧 CSP 缩短（Inghilleri，1998） • 皮质发育不良时 CSP 延长	受累半球抑制功能异常
皮质内抑制（SICI/LICI）	• SICI 和 LICI 显著降低（Badawy，2006，2010） • ICF 无变化	• 受累侧 SICI 和 LICI 降低 • 部分患者 ICF 亢进（Cantello，2000）	抑制性神经环路受损
TMS-EEG 特征	• N100/P180 振幅增高（ter Braack，2016） • δ 频段能量升高（Kimiskidis，2017）	• 晚成分延迟（Valentin，2008） • 可预测癫痫源偏侧化	异常晚成分和振幅变化
特殊癫痫类型	• JME（Del Felice，2011）：睡眠剥夺后 P100/N190 ↑ • GGE（Kimiskidis，2017）：可区分药物反应性	• PNH（Shafi，2015）：功能连接区 TEP 振幅 ↑ • EPM1（Julkune，2013）：P30 ↑（兴奋性 ↑），N100 ↓（抑制性 ↓）	特定波形和频段异常
临床应用	药物反应预测（AUC=0.80）	• 癫痫源定位（敏感性 73%）	TMS-EEG 作为生物标志物的可能性

注：GGE，遗传性全面性癫痫（genetic generalized epilepsy）；AUC，曲线下面积（area under the curve）；JME，青少年肌阵挛癫痫（juvenile myoclonic epilepsy）；PNH，脑室周围结节性异位（periventricular nodular heterotopia）；EPM1：Unverricht-Lundborg 进行性肌阵挛癫痫（Unverricht-Lundborg Disease）。总结自 Radwa，2012；Tremblay，2019；Baumer，2020[24,190,191]。

（3）TMS-EEG 参数的差异：不同研究中 TMS-EEG 协议存在差异，包括刺激强度、目标、类型和试验次数等，这些差异可能影响研究结果的可比性。

（4）抗癫痫药物的影响：抗癫痫药物显著影响 TMS-EEG 反应，特别是增加 N45 成分振幅，减少 N100 和 P180 成分振幅。

（5）癫痫患者与健康对照的比较：在癫痫患者与健康对照的比较中，TMS-EEG 反应参数存在差异，但研究数量有限，且结果不一致。

（6）TMS-EEG 的临床应用潜力：尽管存在方法学上的挑战，TMS-EEG 在癫痫诊断和抗癫痫药物效果监测方面具有潜在的临床应用价值。

（二）TMS-EEG/TMS-EMG 联合功能性磁共振研究

Shafi 等[189]以健康人群为对照，基于脑功能连接 MRI 图像的导航指引，系统记录了 8 例脑室周围结节性异位（PNH）癫痫患者的 TMS-EEG 特征，并深入比较了不同皮质区域单点经颅磁刺激 - 脑电图（sp-TMS-EEG）的差异。研究结果显示，PNH 癫痫患者在包含 TMS 刺激区域的广泛脑区中，出现了 TEP 晚成分皮质反应的显著增强现象；部分患者的异常 TEP 峰值与癫痫发作区域存在空间重叠。由此推测，PNH 癫痫患者的皮质病理生理状态与 TEP 所反映的过度兴奋性高度契合，且与病变脑区的异常连接模式密切相关。这一发现表明，TMS-EEG 或可作为灰质异位症癫痫的潜在生物标志物，为深入解析癫痫发生的神经回路机制提供新的视角。

此外，研究还发现 PNH 癫痫患者脑室周围灰质结节存在显著的静息态功能连接。研究者通过神经导航技术，分别针对连接目标和非连接目标开展 TMS-EEG 测试。结果显示，刺激连接目标所诱发的 TEPs 晚成分强度，显著高于非连接目标刺激；同时，PNH 癫痫患者的 TEP 晚成分强度亦显著高于正常对照组。在部分患者的头皮 EEG 中，能够识别出明确的癫痫发作区域。对两个相连靶标进行 TMS 刺激后，观察到 2 个具有典型发作期癫痫样活动特征的 TEP 晚成分。经神经发生源电源成像分析，成功在皮质脑电图上定位到 2 个癫痫发作病

表 3-4-6 癫痫 TMS 研究回顾

研究对象	主要发现	研究结论
特发性全身性癫痫（IGE）和局灶性癫痫（FE）患者	• IGE 患者平均 CSP 较正常对照组延长 • FE 患者病灶同侧半球平均 CSP 显著长于对照组 • FE 患者同侧半球 SICI 较对照组降低 • IGE、FE 和正常对照之间 RMT 和 ICF 未见显著差异	FE 患者 CSP 延长和 SICI 降低反映了皮质抑制性非对称性和癫痫半球兴奋性的增强
全身性癫痫（GE）患者	• 未治疗的患者 MT 较正常对照组显著降低 • 药物治疗后 MT 增高 • 血清丙戊酸盐水平与 MT 呈正相关	丙戊酸盐可显著提高患者 MT，但对正常对照组无显著影响
Unverricht-Lundborg 型进行性肌阵挛性癫痫（EPM1）患者	• EPM1 的 TMS-EEG 信号早期成分 P30 波幅较正常对照组显著增高 • 迟期成分 N100、P180 和 N100/P180 波幅显著降低	EPM1 皮质兴奋性增高，抑制性降低，揭示肌阵挛性癫痫皮质兴奋与抑制关系的紊乱
健康个体服用抗癫痫药物	• 抗癫痫药物显著增加 N45，减少 N100 和 P180 成分振幅 • 抗癫痫药物对 TMS-EEG 反应的影响在不同研究中存在差异	抗癫痫药物对 TMS-EEG 反应的影响可能依赖于药物的药理学特性和个体的皮质兴奋性
癫痫患者与健康对照	• TMS-EEG 反应参数在癫痫患者与健康对照之间存在差异，但研究数量有限且结果不一致	TMS-EEG 作为癫痫生物标志物的证据不足，需要更多的标准化研究来支持其临床应用

（总结自 Silvano，2023[192]）

灶。通过对所有患者的源建模分析发现，癫痫样活动与异常 TEP 晚成分活动均集中于右侧额叶。值得注意的是，尽管该区域未直接接受 TMS 刺激，但其与右额叶记录到的 TEP 区域高度重叠，这进一步证实了右侧额叶区域与异位结节脑区之间存在异常功能连接。

PNH 癫痫病例约占难治性癫痫病例的 2%，其伴随的皮质畸形可能导致癫痫发生过程中的独特病理生理改变。PNH 癫痫患者与正常对照组在 TEP 晚成分上的显著差异，表明 PNH 癫痫患者的皮质过度兴奋性与皮质异位回路紧密相关。综上所述，TMS-EEG 指标能够作为一种直接评估异常连接生理学特征的有效技术手段，为 PNH 癫痫的病理机制研究和临床诊断提供重要依据。

癫痫手术是治疗顽固性局灶性癫痫的有效方法。然而，评估术后永久性神经功能缺损的风险需要详细了解术前的功能偏侧性及其与癫痫病灶相关的运动功能定位。Koudijs 等[193]通过 TMS-fMRI 研究，探讨了顽固性局灶性癫痫患儿运动神经支配功能的偏侧性。该研究纳入 34 例儿童，通过记录左右大脑半球接受 TMS 后的 MEP 变化，揭示了皮质脊髓神经支配的大脑功能偏侧化。在可能的情况下，研究还在患者执行手运动任务过程中进行 fMRI 成像。结果显示，健侧手运动功能良好的患者与早期病变相关（$P = 0.02$）。健侧手运动神经支配的大脑功能偏侧化与运动功能质量之间存在显著相关性（$P= 0.001$）。在手运动功能较差的患儿中，83% 的患儿表现为同侧或双侧神经支配，而手运动功能较好的患儿则均表现为单侧对侧神经支配。未能诱发 MEP 的 14 名儿童年龄明显小于能够诱发 MEP 的儿童（$P < 0.001$），此外，TMS 导致 4 名儿童癫痫发作频率暂时增加。研究发现，手运动功能的质量能够有效预测运动神经支配的大脑功能偏侧化。所有手部运动功能良好的儿童，其患侧大脑半球的运动神经活动完全由对侧运动神经支配，而病变半球的组织结构通常良好，且常伴有早期发育异常。因此，在癫痫手术的准备过程中，需要准确定位以保护运动功能。对于大多数手运动功能较差的儿童，未受影响的半球仍有助于运动功能控制。这些儿童通常经历了严重的后天损害。在 6 名手运动功能较差的儿童中，有 4 名儿童的病变半球也参与了运动神经支配。这表明，仅靠临床检查难以

全面确定运动神经支配的大脑功能偏侧化，TMS-fMRI 技术的辅助是必要的。

（郑　重　吴　敏）

五、在精神疾病功能评估中的应用

生物进化论认为，基因与环境相互作用使人类左、右半球功能发生了偏侧化（lateralization）或非对称性（asymmetry）进化，而且这种偏侧化具有跨种族、跨地域、跨文化的特点。这种遗传性突变导致的偏侧化促进了人类右利手、正 - 负性情绪在左 - 右半球的加工和视 - 听注意优势偏向的形成，同时也增加了人类对各种精神疾病的易感性，半球功能偏侧与整体平衡的紊乱可能是精神疾病发生的重要环节。左半球功能降低和（或）右半球功能亢进可能与抑郁症、精神分裂症发病有关；左半球功能亢进和（或）右半球功能降低可能与躁狂、冲动、偏执、暴力、反社会人格障碍发生相关；右半球功能亢进则可能与广泛性焦虑和创伤后应激障碍发病有关 [7,194-198]（图 3-4-5）。近年来，有关人类正、负性情绪分离的理论研究进一步表明，左、右半球分别处理积极情绪和消极情绪，愤怒关联的情绪生成于左半球，与焦虑相关的情绪发生于右半球 [199]，与郑重等早期提出的精神疾病半球功能偏侧化理论模型相吻合 [7,194-198]。

（一）精神疾病经颅磁刺激评估研究的系统评价

Radhu 等 [21] 采用 Hedge' s g 分析法，以 ICI、ICF、CSP、RMT 和 MEP 波幅为指标，荟萃分析了源自 PubMed、Ovid Medline、Embase Psychiatry 和 PsycINFO 数据库的 1990 年至 2012 年 4 月的文献（表 3-4-7），发现强迫症患者 ICI 降低、ICF 增高和 CSP 缩短。抑郁症患者 ICI 降低，CSP 缩短。精神分裂症患者存在 ICI 降低。Radhu 认为皮质抑制缺失普遍存在于抑郁症、精神分裂症和强迫症患者中，同时还存在皮质易化性增强，尤其是在强迫症患者中。

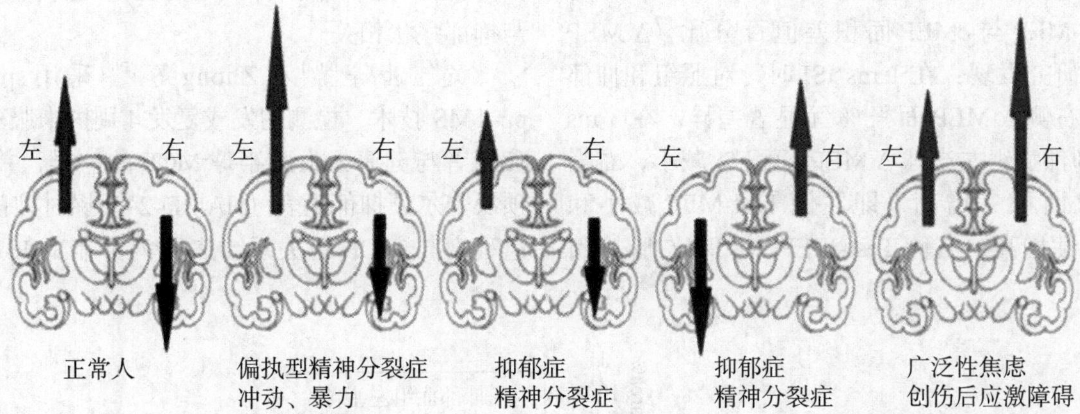

图3-4-5　不同类型精神疾病与半球功能偏侧化理论模型
（修改自Zhong Z，2023[198]）

表 3-4-7　抑郁症、精神分裂症和强迫症 TMS-MEP 荟萃分析

研究对象	分析方法	主要发现	研究结论
强迫症患者	Hedge' s g 分析法	• ICI 降低（g=0.572，95%CI：0.179 ~ 0.966，P=0.004） • ICF 增高（g=0.446，95%CI：0.042 ~ 0.849，P=0.030） • CSP 缩短（g=-0.466，95%CI：-0.881 ~ -0.052，P=0.027）	皮质抑制缺失普遍存在于抑郁症、精神分裂症和强迫症患者中，同时存在皮质易化性增强，尤其是在强迫症患者中
抑郁症患者		• ICI 降低（g=0.641，95%CI：0.384 ~ 0.898，P=0.000） • CSP 缩短（g=-1.232，95%CI：-1.530 ~ -0.933，P=0.000）	
精神分裂症患者		• ICI 降低（g=0.476，95%CI：0.331 ~ 0.620，P=0.000）	

（整理自 Radhu，2013[21]）

（二）抑郁症

1．经颅磁刺激 - 运动皮质兴奋性研究

Maeda 等 [200] 通过刺激一侧运动皮质，在对侧 APB 记录 MEP，研究抑郁症的左、右侧皮质 MT，发现抑郁症组左半球 MT 为 41.13%±7.79%，右半球 MT 为 37.63%±4.84%，右侧与左侧 MT 差值百分比为 –7.30%±11.41%。正常对照组左半球 MT 为 48.29%±13.40%，右半球 MT 为 52.71%±12.88%，右侧与左侧 MT 差值百分比为 11.02%±16.0%，两组半球间 MT 差值百分比存在显著差异（t=–2.581，P < 0.03），提示抑郁症患者左半球兴奋性降低，右半球兴奋性增高（图 3-4-6 A）。

同时，研究者通过左、右半球不同 ISI 的 pp-TMS 研究 ICI 和 ICF，采用 80% MT 的 TMS 作为条件 -TMS 刺激，以 130%MT 的 TMS 获得不同半球的最大 MEP 波形，以该 MEP 作为 cMEP，分别以 1 ms、3 ms、6 ms、8 ms、10 ms、12 ms 的 ISI 对抑郁症患者进行条件 - 检测（80%MT ～ 130%MT）模式 TMS 刺激。健康对照组分别选择 1 ms、6 ms、12 ms ISI 模式刺激，测定左、右半球 Test-TMS 诱发的 Test-MEP 与 cMEP 面积差值百分比（Δ MEP area%）。研究发现：在 1 ms ISI 时，对照组和抑郁症组左、右侧 Δ MEP 面积 % 无显著差异；在 3 ms ISI 时，抑郁症组左半球 Δ MEP 面积 % 减小，右半球 Δ MEP 面积 % 增高，即左侧 Test-MEP 减小和左脑抑制性增高，右侧 Test-MEP 增大和右脑抑制性降低；在 6 ms ISI 时，右半球 Δ MEP 面积 % 为正值，左半球 Δ MEP 面积 % 为负值，即右半球易化增强，左半球易化减弱；在 8 ms 和 10 ms ISI 时也有相同表现（图 3-4-6 B）。

Lefaucheur 等 [201] 采用 sp-TMS 测定 FDI 静息运动阈值（rest motor threshold，RMT）和 CSP。采用的条件 -TMS 为 80%MT 刺激量，cMEP 和 Test-TMS 为 120%MT 刺激量，测定 ISI 为 2 ms、4 ms 时的 ICI，测定 ISI 为 10 ms、15 ms 的 ICF。结果显示：健康对照组左、右侧 MT 无显著差异（P=0.062），但左侧 RMT 低于抑郁症组（P=0.016），抑郁症组左侧 RMT 高于右侧（P=0.032）；健康对照组左、右侧 CSP 无显著差异（P=0.952），但左侧 CSP 长于抑郁症组（P=0.005），抑郁症组左侧 CSP 短于右侧（P=0.015）；健康对照组左、右侧 ICI 无显著差异（P=0.136），抑郁症组左、右侧 ICI 均低于对照组（即 Test-MEP 波幅增高）（P=0.0001 和 0.0006），且抑郁症组左侧 ICI 较右侧降低（P=0.006）；抑郁症组右侧 ICF 低于左侧（P=0.047）（即 Test-MEP 波幅降低）。这种左、右半球功能不对称的异常程度与抑郁症状相关。

黄佳茜等 [202] 和 Zhong 等 [198] 采用 sp-TMS 和 pp-TMS 技术，检测初发或复发 4 周内未服药的抑郁症患者与健康人大脑半球 MCE 的差异，并采用 24 项汉密尔顿抑郁量表（HAMD-24）探讨抑郁症状严重程度与 MCE 的关系。皮质内抑制的 ISI 分别为

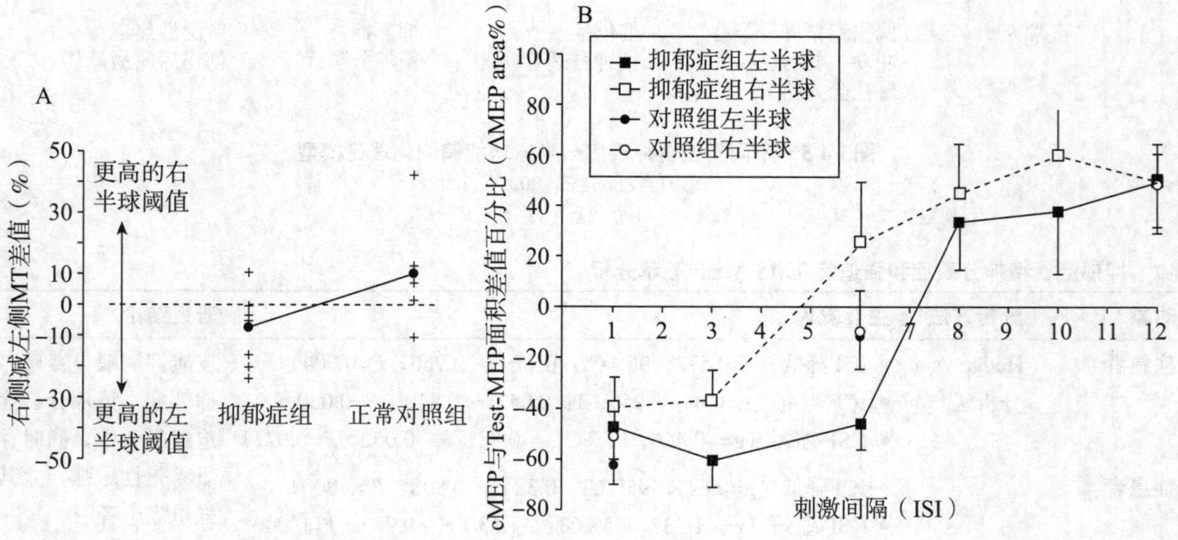

图3-4-6　对照组和抑郁症组左右半球兴奋性、易化性和抑制性比较（$\bar{x}\pm sd$）

（修改自郑重，2014[7]）

1 ms 和 2 ms（ICI-1 ms、ICI-2 ms），皮质内易化的 ISI 分别为 12 ms 和 15 ms（ICF-12 ms、ICF-15 ms）。结果显示患者组左半球 ICI-1 ms 和 ICI-2 ms 均高于健康对照组（$P < 0.05$），患者组和健康对照组之间 CSP、ICF 差异无统计学意义（$P > 0.05$）。患者组左半球 CSP 时程大于右半球 CSP 时程（$P < 0.05$）（表 3-4-8）。相关性分析发现，患者组左半球 ICI-1 ms、ICI-2 ms 与 HAMD-24 评分均呈正相关（$P < 0.05$）。研究认为抑郁症患者左、右侧运动皮质功能存在异常的非对称性，左侧半球皮质抑制功能受损，受损程度与症状严重程度存在相关性。

Cantone 等[203] 基于 PubMed 的文献综述，研究了 25 项有关神经可塑性和抑郁症的研究文献，总结了抑郁症皮质兴奋性和突触可塑性改变的规律（表 3-4-9、表 3-4-10）。

表 3-4-8　抑郁症组与健康对照组运动皮质兴奋性比较（$\bar{x} \pm sd$）

TMS 检测指标	患者组（n=40）			健康对照组（n=40）			健康 $vs.$ 患者	
	左半球	右半球	P	左半球	右半球	左 vs. 右（P）	左半球（P）	右半球（P）
RMT（%）	63.42±4.86	62.55±5.97	0.241	62.48±7.14	63.58±8.26	0.502	0.919	0.380
ICF-12 ms（%）	87.51±52.11	87.13±73.89	0.610	93.79±51.55	86.24±47.97	0.558	0.532	0.491
ICF-15 ms（%）	83.22±50.27	99.35±73.72	0.259	97.00±58.63	85.71±47.76	0.409	0.281	0.590
ICI-1 ms（%）	25.20±21.28	29.41±51.74	0.300	15.99±17.44	13.97±12.34	0.830	0.016	0.175
ICI-2 ms（%）	37.43±25.26	30.47±27.06	0.264	25.09±21.82	21.34±16.28	0.408	0.012	0.227
CSP（ms）	131.12±38.51	112.79±45.03	0.014	139.47±43.32	128.5±39.82	0.431	0.549	0.112

（修改自黄佳茜，2022[202]；Zhong Z，2023[198]）

表 3-4-9　抑郁症 TMS-MCE 评估研究

研究者	样本特征	主要发现	可能机制与解释
Pennisi，2016	16 例 VD，11 例 VCI-ND，15 名对照者；年龄 68.1±8.6 等；DSM- Ⅳ -TR；未用药	RMT 降低，CSP 缩短，SICI 和 ICF 无显著变化	皮质下血管病变或缺乏代偿性功能性皮质变化增加 VD 痴呆风险
Veronezi，2016	60 例患者，21 名对照者；年龄 37 和 28；MDD 亚型 /DSM- Ⅴ；未用药	RMT 增加，CSP 缩短，SICI 降低，ICF 增加	皮质兴奋性、谷氨酸能和 GABA 能平衡是抑郁症不同亚型的神经生理指标
Concerto，2013	11 例 VD，11 例抑郁症，11 名对照者；年龄 67.72±3.29；DSM- Ⅳ -TR；用药	左侧 RMT 降低，右侧 CSP 缩短，SICI 和 ICF 无显著变化	晚发型抑郁与早发型耐药性 MDD 之间具有不同的 TMS 表现模式，药物可能影响抑制性检测
Croarkin，2013	24 例患者，22 名对照者；年龄 13.9±2.1；MDD/K-SADS-PL 和 CDRS-R；未用药	RMT 和 SICI 无显著变化，CSP 缩短，ICF 增加	儿童和青少年中存在神经生理异常
Bella，2011	15 例 VD，10 例 VCI-ND，10 名对照者；年龄 70.5±6.6；DSM- Ⅳ -TR；未用药	RMT 和 CSP 降低，SICI 降低	VD 的神经生理机制不同于 MDD，并且与皮质下缺血性血管疾病患者相似
Levinson，2010	60 例患者，25 名对照者；年龄 47.2±11.2；MDD/DSM- Ⅳ；用药	RMT 增加，CSP 缩短，SICI 降低	皮质兴奋性、谷氨酸能和 GABA 能平衡是抑郁症不同亚型的神经生理学标志
Navarro，2009	91 例患者；年龄 46.1±10.5；MDD/DSM- Ⅳ；用药	RMT 无显著变化，左侧 RMT 降低的趋势	左侧 RMT 降低可能与长期摄入苯二氮䓬有关

续表

研究者	样本特征	主要发现	可能机制与解释
Lefaucheur，2008	35 例患者，35 名对照者；年龄 56±2.8；MDD/DSM-Ⅳ；用药	左侧 RMT 和 CSP 缩短，左侧 SICI 降低，ICF 无显著变化	左半球兴奋性降低与抑郁症严重程度相关
Levinson，2007	15 例患者，15 名对照者；年龄 36.8±9.1；双相情感障碍；用药	CSP 缩短，SICI 降低，ICF 无显著变化	双相型患者表现出抑制途径受损
Bajbouj，2006	20 例患者，20 名对照者；年龄 42.9±11.9；MDD/DSM-Ⅳ；未用药	右侧 RMT 和 CSP 降低，双侧 ICI 降低	未用药 MDD 患者存在中枢性抑制缺陷
Fitzgerald，2004	60 例患者；年龄未记录；MDD（单相或双相）/DSM-Ⅳ；未用药	右侧 RMT 增加，左侧 ICI 降低，CSP 缩短	右半球兴奋性与精神病理学严重程度相关，左半球抑制与对 rTMS 的不良反应相关
Maeda，2000	8 例患者，8 名对照者；年龄 46.8 和 44.9；MDD/DSM-Ⅳ；未用药	左侧 RMT 和 SICI 增加，左侧 ICF 降低	抑郁症状严重程度与半球间差异相关
Steele，2000	16 例患者，19 名对照者；年龄 43.1±8.9；MDD/DSM-Ⅳ；用药	CSP 增加	数据不支持运动迟缓的多巴胺能帕金森样机制
Abarbanel，1996	10 例患者，10 名对照者；年龄 39.4±11.3；MDD；用药	RMT 和 CMCT 非对称，无显著变化	运动皮质是进入神经精神疾病研究的有意义的窗口

（修改自 Cantone，2017[203]）

表 3-4-10　基于抑郁症 TMS-MCE 评估和 rTMS 干预的神经可塑性研究

研究者	干预方法	样本特征	主要发现	可能机制与解释
Kuhn，2016	PAS	27 例患者，27 名对照者；年龄 19～58 和 18～55；MDD/ICD-10；用药	LTP 样可塑性降低	状态依赖性突触可塑性作为治疗目标
Player，2013	PAS	23 例患者，23 名对照者；年龄 38.0±12.8 和 38.5±13.1；MDD 和双相障碍 /DSM-Ⅳ；用药	LTP 样可塑性降低	抑郁症的可塑性改变可能会影响学习或对治疗的反应
Spampinato，2013	10 Hz rTMS DLPFC	12 例耐药性 MMD，10 例耐药性 MMD；年龄 50.5±8.7 和 55.6±8.8；MDD/DSM-Ⅳ-TR；用药	脑刺激技术在调节耐药性 MDD 中对改变的兴奋性和可塑性具有临床效果	脑刺激技术在调节耐药性 MDD 中对改变的兴奋性和可塑性具有临床效果
Croarkin，2013	左 M1 区 10 Hz rTMS	8 例患者；年龄 16.1±1.1；MDD、K-SADS-PL 和 CDRS-R；用药	rTMS 对于研究和治疗儿童的情感障碍是安全的	rTMS 对于研究和治疗儿童的情感障碍是安全的
Bajwa，2008	左 M1 区 1 Hz rTMS	13 例患者，14 名对照者；年龄 36.3±12.9 和 33.7±7.1；MDD/DSM-Ⅳ；用药	双侧 rTMS 干预后 RMT 增加	脑部刺激技术是恢复可塑性的有效工具
Reid，2002	运动后的 ICF 测定	10 例患者，13 名对照者；年龄 48.3±12.8 和 35.1±7.9；MDD/DSM-Ⅳ；用药	ICF 降低	疲劳是抑郁症中皮质起源的一种现象
Shajahan，1999a	运动后的 ICF 测定	10 例患者，10 名对照者；年龄 41.1±10.9 和 39.3±10.8；MDD/DSM-Ⅳ；用药	ICF 降低	疲劳是抑郁症中皮质起源的一种现象
Triggs，1999	20 Hz rTMS 左 DLPFC	10 例患者；年龄 52；MDD/DSM-Ⅳ；未用药	RMT 降低	脑部刺激技术是恢复可塑性的有效工具

（修改自 Cantone，2017[203]）：

上述研究表明：

（1）整体皮质兴奋性低下和左右半球异常非对称性：RMT 等研究显示左半球的兴奋性降低或（和）右半球兴奋性增加。一项有关前额叶皮质和运动皮质半球不对称的研究中，对左 M1 区施加 1 Hz 抑制性 rTMS，在降低同侧的皮质兴奋性的同时并没有使右半球兴奋性增加，表明患者已失去了正常的半球间调制。如果将高频 rTMS 作用于左前额叶区域，对临床症状的干预效果与同侧半球皮质兴奋性的显著增加有关。对左侧 DLPFC 施加 1 个月高频 rTMS 可使左右半球之间的兴奋性差异减少，临床症状也随着时间的推移而改变。

（2）皮质抑制性的异常改变：与 RMT 兴奋性指标不同的是，CSP 和 SICI 等抑制性指标出现了矛盾的结果，如单相或双相抑郁症患者 CSP 延长，而其他研究则显示 CSP 和 SICI 均降低。在既往诊断为 MDD 的患者和对治疗有抵抗的抑郁症患者中，也有 CSP 缩短的报道。只有一组研究显示 SICI 显著降低。上述结果与“皮质去抑制”假说是一致的，即 GABA 能系统传递与抑郁症的病理生理有关，动物实验、神经化学以及神经影像学研究也提示存在该机制的异常。

（3）神经可塑性特征：运动后 ICF 功能降低的特征是运动初始促进易化功能，然后早期恢复到基线 MEP 振幅，表明 MMD 患者的运动皮质不太容易兴奋，可能是可塑性所涉及的兴奋和抑制机制之间失衡的神经生理学信号。Player 等[204]对药物治疗抑郁症患者使用 PAS 方法刺激，发现其神经可塑性明显低于健康对照组。Kuhn 等[205]进一步证实了这一假设，并发现症状缓解后 LTP 样可塑性得以恢复，说明 LTP 样可塑性以状态依赖的方式存在，这一途径涉及谷氨酸、NMDA 和丙酸 α- 氨基 -3- 羟基 -5- 羟甲基异恶唑（AMPA）受体的活化引起的细胞突触后去极化。

（4）卒中后抑郁：相关研究还没有表明运动皮质兴奋性或半球间不对称性的整体变化。因此，卒中后抑郁（post-stroke depression，PSD）患者中皮质兴奋性的模式与 MDD 有明显不同。PSD 患者的 CSP 和 SICI 多为正常，提示 GABA 能皮质内抑制回路的机制不涉及 PSD。这些差异可能提示非血管性早发性 MMD 和迟发性 PSD 具有不同的病理生理机制。此外，Pennisi 等[206]一项研究评估了皮质下脑血管病变患者的电生理变化和认知功能减退的进展，结果表明，伴和不伴 PSD 的患者，谷氨酸相关的神经可塑性得到了不同的增强，尤其是在非抑郁症患者中观察到了较高水平的皮质内易化，这种易化作用似乎提供了一定的保护作用，使其免受认知和功能恶化的影响。

MDD 的突触可塑性假说认为，皮质突触长时程增强（LTP）样可塑性减弱，代表其临床症状的最终共同途径。Kuhn 等[205]纳入 27 例 MMD 患者和匹配的健康对照者，使用 PAS 测量了皮质突触 LTP 样可塑性。在 PAS 之前和之后测量 MEP 波幅和 RMT，在急性发作期间和随访期间对患者进行评估，以确定 LTP 样变化的状态或特征，PAS 模式采用 PAS 25，及 TMS（S2）之前 25 ms 有一单脉冲正中神经电刺激。结果显示，健康对照组 PAS 25 诱导的 MEP 波幅增高，而 MDD 急性发作患者 MEP 波幅则显著降低，对干预有反应和无反应的患者比较，在干预前并没有显示出 MEP 的显著差异，但症状缓解的患者表现出突触可塑性的恢复（MEP 波幅增高），而没有缓解的患者 MEP 仍持续地下降，这表明 LTP 样可塑性受损的状态特征。为 MDD 中皮质 LTP 样可塑性的状态依赖缺陷提供了第一个证据。从而确定了 LTP 样可塑性受损是 MMD 潜在发病的机制和治疗目标。

2. 经颅磁刺激 - 脑电图研究

Tremblay 等[24]总结了 MMD 使用 rTMS、电休克治疗（ECT）、磁休克治疗（magnetic seizure therapy，MST）治疗后的 TMS-EEG 神经生理学机制（表 3-4-11）。Casarotto 等[51]发现 ECT 治疗后额叶区域皮质兴奋性振幅增加，早期成分 TEO 功率增加与情绪改善之间存在正相关的关系，可能反映了治疗引起的皮质可塑性机制，显示了 TMS 脑电图在测量 ECT 引起的客观神经生理变化方面的应用价值。MST 可能替代 ECT 的疗法，Sun[207]等使用 TMS-EEG 评估了难治性抑郁症（TRD）皮质抑制与自杀观念的关系及 MST 干预的神经学机制，发现 MST 干预后自杀观念显著降低，与 TEP-N100 的负值和 LICI 的基线值有显著的相关性，表明皮质抑制可能是自杀意念的指标，这两个值预测自杀观念具有较高的特异性和敏感性（准确性 89%，敏感性 90%，特异性 89%）。Chung 等[208]和 Pellicciari 等[209]的研究评估了 10 次双侧 DLPFC 脉

表 3-4-11 抑郁障碍 TMS-EEG 研究汇总

研究者	干预方法与测量指标	样本量与诊断标准	主要发现	可能机制与解释
Canali，2015	自然频率测量，感兴趣脑区：前运动皮质（PMC）	12 例 MDD，12 例 BPD，12 例 SCZ，12 名健康人；诊断标准未明确	BPD、MDD、SCZ 患者主要频率在 11 ~ 27 Hz，健康人主要频率在 21 ~ 50 Hz（β-γ）	抑郁症患者的皮质兴奋性降低
Casarotto，2013	TEP（IRA，IRS），感兴趣脑区：左或右额上回	8 例 TRD；诊断标准：DSM-Ⅳ-TR	所有患者 ECT 后前额叶区 IRA ↑，ECT 后 TEP 早成分 IRS ↑（5 例）	ECT 能够增强皮质兴奋性
Canali，2014	TEP（IRA，IRS，GMFP），TEO，感兴趣脑区：双侧 PFC	21 例 MDD 伴 BPD Ⅰ型；诊断标准：DSM-Ⅳ-TR	治疗期间 TEP 斜率值↑，应答者基线皮质兴奋性（GMFP 和 IRA）↑	皮质兴奋性变化与治疗效果相关
Sun，2016	皮质抑制测量，感兴趣脑区：左侧 DLPFC，左侧 M1	27 例 TRD；诊断标准：DSM-Ⅳ-TR	N100 和 LICI 是自杀意念缓解的指标，N100 与运动皮质 LICI 无相关性	皮质抑制性与自杀意念相关
Pellicciari，2017	TEO，感兴趣脑区：双侧 DLPFC	1 例 TRD；诊断标准：DSM-Ⅳ-TR	治疗前 DLPFC 皮质活动不对称，治疗后左 θ↓、α↑、β/γ↑，右 α↑	皮质活动不对称性与抑郁症相关
Canali，2017	运动前区主导频率，感兴趣脑区：额上回（BA6）	18 例 MDD 伴 BPD，9 名健康人；诊断标准：DSM-Ⅳ-TR	前额叶频率（19 Hz）较健康组（27 Hz；β/γ 频带）↓，治疗前后主频率无显著变化	皮质活动频率降低与抑郁症相关
Noda，2018	TEO，感兴趣脑区：左侧 DLPFC	29 例 MDD，28 名健康人；诊断标准：DSM-Ⅳ-TR	健康组 PAS 诱导的 δ、θ、γ 频带↑，θ/γ 复合频带↑	PAS 干预能够增强健康人的皮质活动，而抑郁症患者变化不显著

注：SCZ，精神分裂症；TRD，难治性抑郁症；BPD，双相障碍；ECT，电休克治疗；MST，磁休克治疗；IRA，立即响应区域（immediate response area）；IRS，立即响应斜率（immediate response slope）。修改自 Tremblay，2019[24]。

冲串刺激（左侧 iTBS 和右侧 cTBS）对额叶振动频率的影响。结果显示，MMD 患者 DLPFC 皮质振荡活动在基线时存在强烈的不对称性，TBS 诱导了两侧 DLPFC 振荡活动的重新排列，与临床症状改善平行。此外，Noda 等[210]研究了单次 DLPFC-PAS 对 MDD 患者前额叶皮质振荡的影响，发现 PAS 后的健康对照组 δ、θ、γ 频带功率谱增加，而在 MDD 组没有获得相应作用，提示 MDD 的前额叶可能存在可塑性的异常改变。Canali 等[49]通过 TMS-EEG 发现在精神分裂症（schizophrenia，SCZ）和 MDD 患者额叶区域的主要固有频率较低，同时也存在心境障碍，这可能是皮质丘脑受损的共同神经生物学机制的结果。双相障碍（bipolar disorder，BPD）被认为与 MDD 有一些共同的神经生理学特征，rTMS 在治疗 BPD 的抑郁相和改善额叶电生理活动方面有较好的效果。一种新的时间疗法（睡眠剥夺与光疗法相结合），通过 TMS- EEG 的 TEP 斜率变化分析，该研究表明，睡眠剥夺引起的皮质兴奋性改变可能与突触效率和神经可塑性的变化有关，同时，与健康对照组相比，BPD 的 I 型抑郁状态患者在基线时显示较低的 γ/β 频率，TEO 在治疗后没有改变，但仍然低于对照组，且与达到缓解无关，这提示 TMS-EEG 自然频率降低可能代表了 BPD 抑郁状态的特征。综上所述，TMS-EEG 可以更好地了解不同的抗抑郁药物及调控治疗对神经功能的影响，并可能有助于确定哪些患者可能对特定类型的治疗有反应。因此 TMS-EEG 的临床应用具有重要的临床意义，最终可能成为临床治疗的核心问题。今后的研究应重点比较不同神经调节治疗对 TMS 诱发活动各项指标的影响，并探讨药物治疗和心理治疗的效果。TMS-EEG 也为抑郁症患者的病理生理机制提供了独特的见解，并有待进一步探索。

3．经颅磁刺激 - 肌电图联合功能性磁共振研究

Vink 等[211]利用 TMS-fMRI 研究 TMS 对 10 名健康参与者左侧 DLPFC 的刺激作用。研究发现，DLPFC 的刺激会引发多个相关大脑区域的活动。具体而言，在 9 名参与者中，有 4 名的膝下前扣带回皮质（subgenual anterior cingulate cortex，sgACC）受到影响，而 sgACC 活动的正常化与抑郁症（MDD）患者症状的缓解有关。这表明，在某些个体中，TMS 对左侧 DLPFC 的刺激能够传播至 sgACC，这与个体间的大脑结构连通性有关。这种个体差异可能成为 MDD 患者对 rTMS 治疗反应的预测指标。因此，TMS 诱导的活动传播方式以及 rTMS 调节特定大脑区域的能力可能取决于个体的大脑网络当前状态。静息状态（resting-state，RS）fMRI 的连通性特征已被用于识别成年 MDD 患者的不同生物类型，这些类型与不同的功能连接特征簇的临床表型相关。RS-fMRI 连通性研究也阐明了 MDD 的神经调节干预机制，如 rTMS 对大脑网络连接的改变，这可能与 rTMS 的抗抑郁作用相关。有效的神经刺激治疗需要针对特定的大脑区域或网络，这可能取决于患者的生物类型，因此，使用生物标志物来指导治疗是必要的。TMS 通过 LICI 和 CSP 等刺激范例间接测量 $GABA_B$ 受体的张力，这些范例会引发由肌电图（EMG）量化的独特运动反应。Balzekas 等[212]首次尝试在 MDD 的青少年中同时进行 RS-fMRI 和 TMS 测量。初步数据验证了在青少年 MDD 中采用生物标志物方法的可行性，该方法能够直接比较同一参与者中的皮质抑制的有限测量结果与连接性特征。在研究中，LICI（ISI=200 ms）显示出与功能连接的相关性最大，因此，其最有可能作为 MDD 皮质抑制网络功能障碍的一种跨模式生物标志物。

4．成对关联刺激研究

近年来，有研究发现皮质兴奋性和抑制性不平衡假说和神经可塑性假说可能是抑郁症的病理生理机制之一，研究发现抑郁症患者运动皮质 PAS 诱导的 LPT 样可塑性较健康受试者低[204,205,210]，临床症状好转后，PAS 诱导的可塑性可正常化到健康受试者的水平，而临床症状未缓解的患者仍持续存在较低的 LPT 样可塑性[205]，这些研究表明了抑郁症的神经可塑性存在状态依赖性，进一步确定了 LTP 样可塑性受损是抑郁症的潜在病理机制。

Noda 等[210]对照 29 例 MDD 和 28 例健康人，采用正中神经电刺激联合 TMS 左侧 DLPFC 接受 PAS 刺激范式，通过计算 TEP 的功率，分析了两组中从 DLPFC 诱发的 PAS 诱导的增强效应。结果显示，DLPFC-PAS 在患者和健康受试者的刺激部位均诱导了显著的增强，但 MDD 组与健康受试者相比，PAS 电位显著降低，该研究为 MDD 的 DLPFC 神经可塑性受损提供了证据，可能有助于了解 MDD 的病理生理学及其治疗机制。

（吴　敏　郑　重　黄佳茜）

（三）精神分裂症

1．经颅磁刺激 - 运动皮质兴奋性研究

Pascual-Leone 等[213]采用 MT、ICI 和 ICF 研究药物治疗及未治疗的精神分裂症（schizophrenia，SZP）左右侧 MCE 的差异。ICI 和 ICF 的 cMEP 为 MT130% 的 TMS，并以此为检测 -TMS；条件 -TMS 为 80%MT 刺激量，测定检测 -MEP 与 cMEP 的面积差百分比（Δ MEP%）。研究发现药物治疗组的双侧半球 MT 较非药物治疗组和正常对照组高 5%，正常对照组右半球 MT 较左半球高 10%，而未用药物治疗组患者则恰恰相反。服用药物治疗组 ICI 较非药物治疗组和对照组的 ICI 明显降低（图 3-4-7），提示抗精神病药物可调节患者 MCE。

高志勤[214]等采用 MT 研究首发 SP 患者及其一级亲属皮质兴奋性变化与相关性，结果显示，首发 SP 患者及其未患病的一级亲属的 MT 值左右两侧间均无显著性差异；而正常对照组 MT 值左侧显著低于右侧，左侧和右侧的 MT 值三组间比较均无显著性差异。提示首发 SP 患者及其一级亲属的皮质兴奋性不对称性消失，可能与优势半球神经元突触传递易化作用减弱或消失有关。

2．经颅磁刺激 - 脑电图研究

精神分裂症（SCZ）的特征是阳性症状（如妄想、幻觉等）和阴性症状（如情感平淡、思维贫乏、意志低下等）。虽然对该疾病的病理生理学我们仍知之甚少，但动物和死亡后病理研究表明，SCZ 存在兴奋性和抑制性神经元功能障碍，如 DLPFC 中的 GABA 能神经元功能减弱。关于 SCZ 中 GABA 能抑制功能障碍的另外证据来自脑电图的研究。研究结果表明，异常的自发性脑电图节律与 β 和 γ 振荡特别相关[215]，认为 GABA 能抑

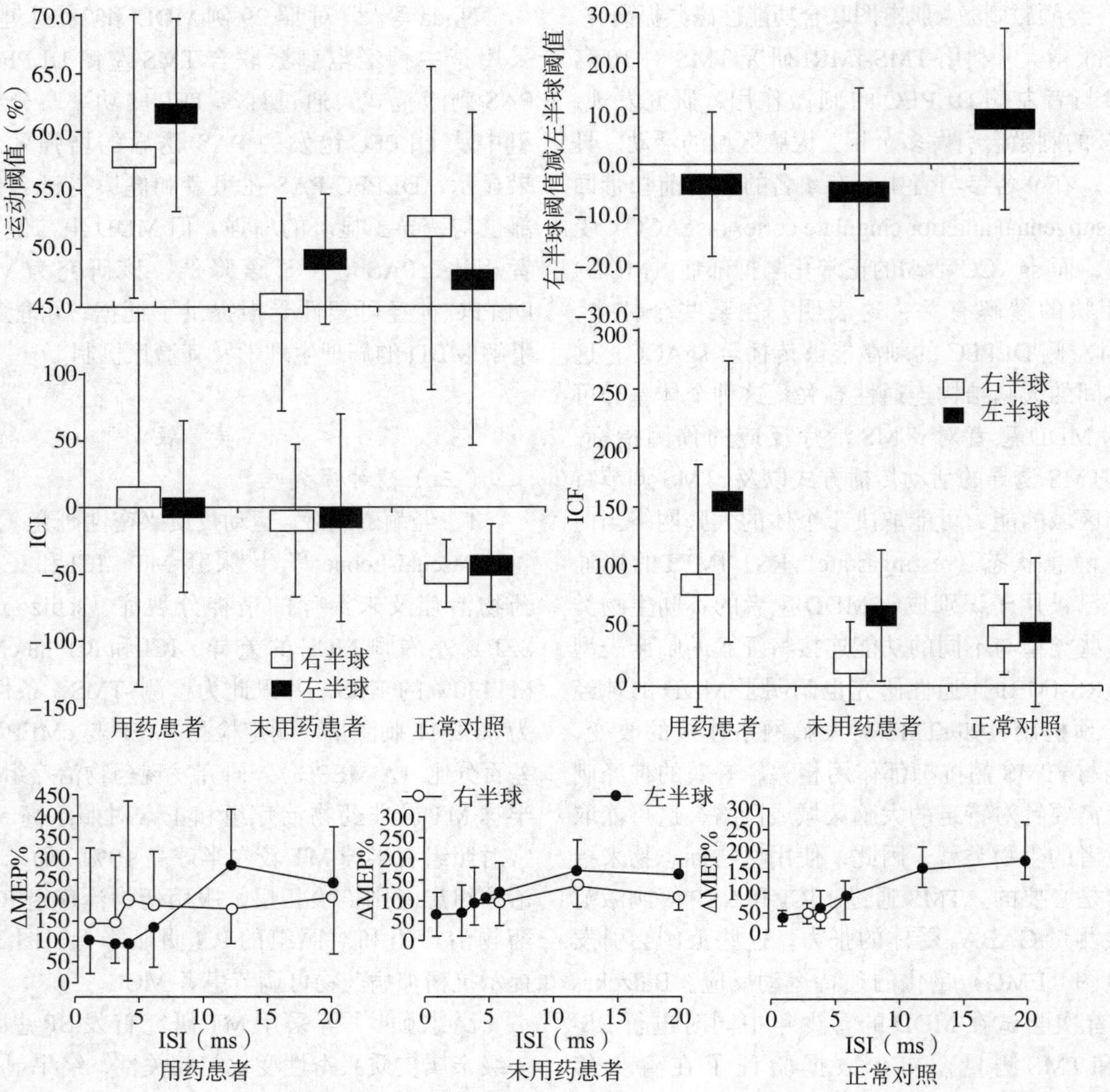

图3-4-7 精神分裂症左右侧MT、ICI和ICF比较（$\bar{x} \pm sd$）

（引自郑重，2014[7]）

制神经元与 γ 振荡的产生（$GABA_A$ 受体）和调制（$GABA_B$ 受体）有关[216]。由于 TMS-MCE 和 TMS-fMRI 的传导率和连通性检测往往受 TMS 干扰严重，因此，大多数研究使用 TMS-EEG 技术，部分阐明了 SCZ 的神经生理学特征（表 3-4-12）[24]。然而，目前尚未有研究对 rTMS 治疗中基于 EEG 的指导性措施进行深入探讨。

（四）创伤后应激障碍

Centonze 等[217]应用 pp-TMS 刺激 14 例创伤后应激障碍（posttraumatic stress disorder，PTSD）患者的左侧运动 1 区和 11 例头部轻微外伤患者的 ICI 特征，并与 12 名健康对照进行比较。结果显示，PTSD 患者在 2 ms、3 ms 和 4 ms 的 ISI 刺激中，条件 -MEP 波幅相对增高，检测 -MEP 与条件 -MEP 波幅差值百分比增高；而头部轻微外伤患者与对照组无显著差异，表明 PTSD 存在异常的皮质内抑制障碍（图 3-4-8）。

Rossi 等[218]对比 16 名正常人与 15 例未用药治疗的 PTSD 患者的皮质兴奋性及其左、右侧兴奋性差异，以 80%MT 为条件 -TMS，以 120%MT 为 cTMS 及检测 -TMS，分析 Test-MEP 与 cMEP 波幅差值百分比，并测定左右侧 CSP 和 RMT。结果显示，PTSD 患者存在广泛的 ICI 缺失，并有 50% 的患者存在左、右侧半球 ICI 逆转，右半球存在 ICF 增高，且左右半球 ICI、ICF 与汉密尔顿抑郁量表（Hamilton depression scale，HAMD）和汉密尔

表 3-4-12　精神分裂症 TMS-EEG 评估研究汇总

研究者	样本特征	感兴趣脑区	主要发现	可能机制与解释
Ferrarelli，2008	16 例 SCZ，14 名健康人；年龄未明确	右前运动皮质	γ 振荡的振幅和同步性↓，γ 振荡的传播↓	皮质抑制性受损
Levit-Binnun，2010	8 例 SCZ，6 名健康人；年龄未明确	Cz 及其附近区域	GMFP 振幅↓，前额部负相电位和颅顶叶正相电位↓	皮质兴奋性降低
Farzan，2010	14 例 SCZ，14 例 BPD，14 名健康人；年龄 / 文化匹配	左 M1 和左 DLPFC	SCZ 在前额叶区 γ 频带皮质抑制↓	抑制性功能障碍
Ferrarelli，2012	20 例 SCZ，20 名健康人；年龄匹配	运动皮质、后顶叶皮质、前运动皮质、前额叶皮质	前额叶固有频率减慢，ERSP 和 β/γ 频段同步化振荡↓	皮质功能异常
Frantseva，2014	16 例 SCZ，16 名健康人；年龄未明确	左 M1 区	信号在时间和空间的过度传播，δ 振荡活动↓，β 振荡活动↑	兴奋性与抑制性失衡
Canali，2015	12 例 SCZ，12 例 MDD，12 例 BPD，12 名健康人；年龄未明确	前运动皮质	BPD、MDD 和 SCZ 患者的主要频率较健康人↓	皮质功能异常
Radhu，2015	38 例 SCZ，27 例 OCD，46 名健康人；年龄未明确	左 M1 和左前额叶皮质	SCZ 的 DLPFC-LICI 整体抑制性↓，不同频段 DLPFC-LICI ↓	抑制性功能障碍
Ferrarelli，2015	20 例 SCZ，20 名健康人；年龄匹配	顶叶皮质、运动皮质、前运动皮质、前额叶皮质	前额叶和前运动区 SCD 和 SCS↓	皮质连接性异常
Radhu，2017	19 例 SCZ 或 SAD，30 例一级亲属相关 SCZ，13 例 OCD，18 例一级亲属相关 OCD，49 名健康人	左侧 DLPFC	SCZ 患者额叶 LICI 和 γ 抑制↓	抑制性功能障碍
Noda，2017	12 例 SCZ，12 名健康人；年龄未明确	左侧 M1 区和左侧 DLPFC	M1 区 P180 增高，DLPFC 的 N100↓	皮质兴奋性异常

注：SAD，分裂情感性障碍（schizoaffective disorder）；OCD，强迫障碍（obsessive-compulsive disorder）；SCZ，精神分裂症；SCD，显著电流散射（significant current scattering）；SCS，显著电流密度（significant current density）。总结自 Tremblay，2019[24]。

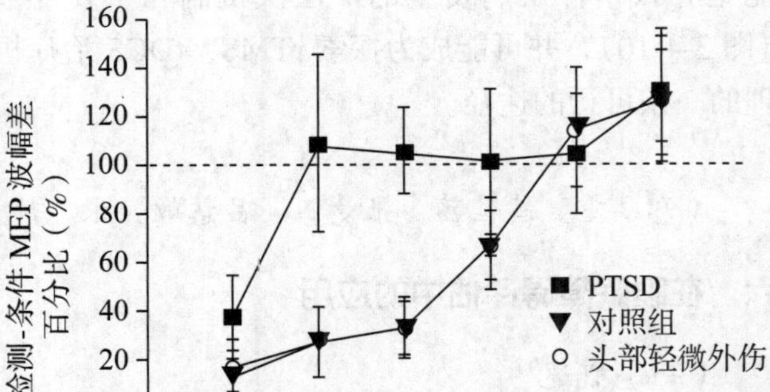

图3-4-8　创伤后应激障碍左侧运动皮质兴奋性表现（$\bar{x} \pm sd$）

（引自郑重，2014[7]）

顿焦虑量表（Hamilton anxiety scale，HAMA）相关，但 RMT 和 CSP 无显著差异（图 3-4-9）。提示 PTSD 患者左、右半球抑制性降低和右半球易化性增高，且与情感障碍密切相关。

Myslobodsky 等[219]研究表明，PTSD 患者胼胝体隔裂痕增多达到 50%，高于自愿对照的 14%，并有透明隔空腔形成，推测为个体发育缺陷，且为患者对创伤应激高度易感的原因所在。Brende 等还发现压抑、插入性的表象和回忆与右（非优势）半球有关；而情感麻木、过度警觉和攻击性等则与左（优势）半球有关。Rauch 等采用正电子断层扫描观察 PTSD 患者脑部血流情况，发现当创伤性视觉和听觉刺激出现时，右边缘系统、视区血流加速；

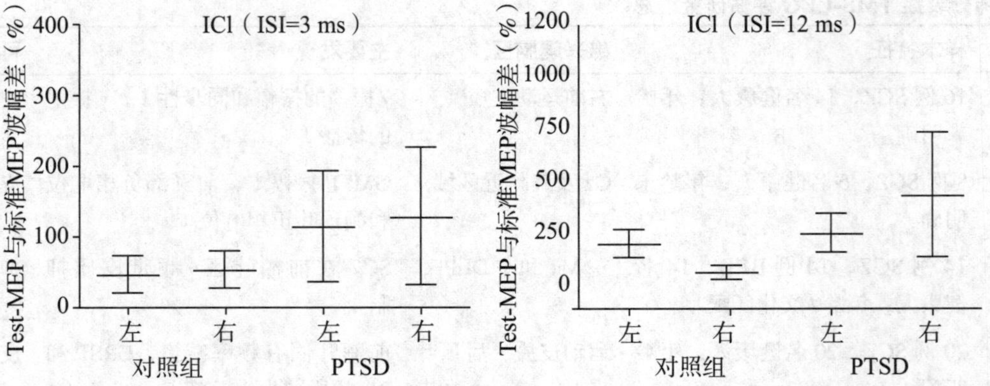

图3-4-9　PTSD与正常对照组左、右半球运动皮质兴奋性比较（$\bar{x}\pm sd$）

（引自郑重，2014[7]）

左额下回、颞中回皮质血流加速[220]，可见，PTSD的发病与半球间胼胝体交互抑制和半球功能及代谢的偏侧化密切相关。

（五）强迫性障碍

Wassermann等[221]采用MT对ISI分别为3 ms、4 ms、10 ms、15 ms时的ICI和IFC及强迫性障碍（obsessive compulsive disorder，OCD）患者的大五人格因素量表（NEO PI-R）得分进行相关性研究。发现ISI整体及不同时段的cMEP/Test-MEP波幅比与全部研究对象在大五人格上的神经质得分有显著相关（r=0.48，P=0.0006）。ICI和ICF与OCD患者神经质得分的相关性高于与OCD症状本身的相关性，这一结果在男性患者更加明显（r=0.63，P=0.0009），提示OCD的神经质得分与左侧运动皮质抑制降低和皮质易化增强相关。

（六）注意缺陷多动障碍

注意缺陷多动障碍（attention deficit hyperactivity disorder，ADHD）是常见的神经发育障碍之一，会影响27.5%的学龄儿童，症状通常持续到成年后1～4年。它的特征是三个核心症状：注意力不集中、多动和冲动。虽然在某些方面有深入的研究，但ADHD的病理生理学仍不清楚，其缺乏广泛的可被接受的生物标志物或诊断测试，这阻碍了ADHD的临床管理。Belen[222]等总结了10年间有关ADHD、抽动秽语综合征（Tourette综合征）和多动障碍（Tics）的TMS-MEP研究结果（表3-4-13），发现大多数患者ICI、SICI和LICI降低，ISP时限缩短，提示上述疾病患者的皮质脊髓束抑制性和经胼胝体抑制降低。作为ADHD治疗的主要药物哌甲酯和阿莫西汀，可增强患者ICI、SICI和LICI和ISP，提高皮质脊髓束抑制性和经胼胝体抑制机制，为探索ADHD相关疾病的生物标志物及药理学研发开拓了新的途径。

这些研究表明，TMS-MEP技术能够有效评估ADHD及其相关障碍的皮质兴奋性和抑制性变化，为疾病的神经生理机制研究提供了重要工具。药理学干预可能通过调节皮质兴奋性和抑制性来改善症状，为未来的治疗策略提供了新的方向。未来研究应进一步探索不同干预方法对ADHD患者神经可塑性的具体影响，以优化治疗策略。

综上所述，人类左、右半球的兴奋性是半球内的易化性（灰色箭头）和抑制性（黑色箭头）交互作用的结果，同时半球间经胼胝体交互抑制对维持半球间恒定优势与非优势关系发挥了重要作用，由此共同形成了大脑左、右、上、下各个方位之间既相互制约和又相互联系的整体。半球内的易化性和抑制性以及半球间经胼胝体交互作用的紊乱，很可能是导致精神疾病发生的深层次机制和重要环节（图3-4-10），并可能成为探索rTMS、tDCS治疗机理的一条可行的途径。

（郑　重　黄佳茜　张曼玉　吕慧敏　张　静）

六、在睡眠障碍评估中的应用

（一）概述

过去半个世纪里，人类对睡眠以及人类睡眠障碍的了解有了长足的进展，尤其是多道睡眠脑电图的应用，明确了人类在觉醒、快速眼动（rapid eye movement，REM）睡眠期与非快速眼动（non-rapid eye movement，NREM）睡眠期这三种状态下，大

表 3-4-13　ADHD、ADHD 伴有抽动秽语综合征或多动障碍的 TMS-MEP 研究

研究者	样本特征	主要发现	研究设计
Moll，2000	18 例 ADHD（8 ～ 12 岁）	ICI 降低	开放，无对照
Moll，2000	16 例 ADHD（12±1.6 岁）	ICI 增加	开放，无对照
Ucles，2000	27 例 ADHD（4 ～ 18 岁）	无显著变化	无
Garvey，2005	12 例 ADHD（10.7±1.6 岁）	ICF 降低	开放，无对照
Buchmann，2003	13 例 ADHD（10.8±1.7 岁）	ICF 增加，SICI 降低	开放，无对照
Buchmann，2006	23 例 ADHD（11±2.6 岁）	ISP-L 降低，ISP-D 增加	开放，无对照
Buchmann，2007	18 例 ADHD（11±2 岁）	SICI、LICI、ICF 增加	开放，无对照
Hoeppner，2008	21 例 ADHD（28.9±9.2 岁）	ISP-L 和 ISP-D 变化	开放，无对照
Richter，2007	10 例 ADHD（29±3.4 岁）	ICF 降低	开放，无对照
Gilbert，2011	49 例 ADHD（10.5 岁）	SICI 降低	病例对照研究
Moll，2001	16 例 ADHD/TS（12.5±1.1 岁）	CMCT 和 CSP 降低	开放，无对照
Gilbert，2004	36 例 ADHD/TS（13 ～ 18 岁）	SICI 降低	开放，无对照
Gilbert，2005	28 例 ADHD/TS（9 ～ 48 岁）	ICF 降低	开放，无对照
Gilbert，2007	14 例 ADHD/TS（8 ～ 16 岁）	SICI 降低，ICF 无变化	开放，无对照
Orth，2009	6 例 ADHD（18 ～ 68 岁）	MT 增加，SICI 和 ICF 变化	开放，无对照
Kratz，2009	14 例健康人（20 ～ 40 岁）	SICI 增加	双盲，安慰剂对照，交叉研究
Moll，2003	12 例健康人（20 ～ 40 岁）	SICI 无变化，ICF 增加	开放，无对照
Kirschner，2003	12 例健康人	SICI 和 ICF 增加	安慰剂对照，交叉研究
Ilic，2003	8 例健康人	MT 和 CSP 无变化，SICI 降低，ICF 增加	开放，无对照
Gilbert，2006	9 例健康人（19 ～ 35 岁）	SICI 和 ICF 增加	随机、双盲、交叉研究

（修改自 Belen，2016[222]）

注：MT，静息运动阈值（rest motor threshold）；CMCT，中枢传导时间（central motor conduction time）；CSP，皮质静息期（cortical silent period）；ICI，皮质内抑制（intracortical inhibition）；SICI，短间隔皮质内抑制（short-interval intracortical inhibition）；LICI，长间隔皮质内抑制（long-interval intracortical inhibition）；ICF，皮质内易化（intracortical facilitation）；ISP-L，同侧静息期 - 潜伏期（ipsilateral silent period，latency）；ISP-D，同侧静息期 - 时限（ipsilateral silent period，duration）；TS，抽动秽语综合征（Tourette syndrome）。

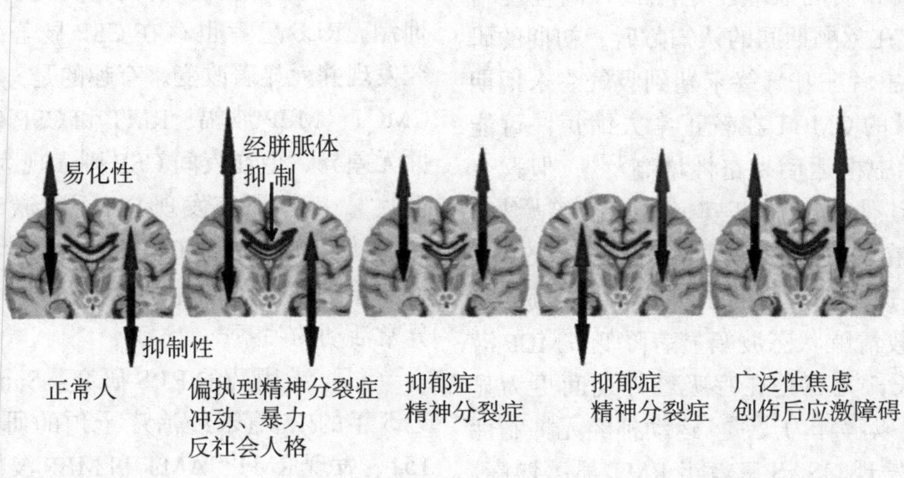

图3-4-10　皮质内易化性与抑制性及胼胝体交互抑制紊乱与精神疾病发病假说

脑中大部分的区域都是活跃的，只是活跃的方式不同。正是这些不同的活跃方式才构成了三种状态下不同的大脑功能与活性。目前，临床上有将近100种觉醒-睡眠障碍疾病，这些疾病主要分为四大类，分别是睡眠过度、失眠、昼夜节律紊乱和异态睡眠（表3-4-14），觉醒-睡眠障碍会给患者带来极大的痛苦。其中，在所有“睡眠过度”的患者中最为多见的原因是睡眠不足，而非睡眠缺乏原因导致的睡眠过度症状基本上就可认定为是睡眠紊乱性疾病，这些患者大部分同时伴有阻塞性睡眠呼吸暂停或发作性睡病。尽管这些信息极大地推动了与人体睡眠障碍相关的诊断与治疗工作的发展，但作为相位学的多道睡眠脑电图对睡眠障碍相关疾病的确定仍然缺乏有力的支撑。TMS相关评估技术的介入对睡眠障碍相关疾病的病理机制探索带来了新的理念。

表 3-4-14　四类觉醒 - 睡眠障碍

觉醒-睡眠障碍	症状
睡眠过度	没有明显原因的日间睡眠时间过长
失眠	难以入睡或入睡后难以维持睡眠状态
昼夜节律紊乱	生物钟紊乱
异态睡眠	在睡眠过程中发生各种异常行为

（二）TMS-MCE研究

1．睡眠呼吸暂停综合征

阻塞性睡眠呼吸暂停综合征（obstructive sleep apnea syndrome，OSAS）的特点是在睡眠期间反复发生上呼吸道阻塞与血氧饱和浓度减少的临床综合征。碎片睡眠和夜间血氧不足导致日间极度嗜睡，可能会导致在觉醒期间的认知障碍。初期的研究发现，OSAS患者在呼气终末期到吸气终末期期间，颏舌肌记录的CMCT在较正常人缩短，可能反映OSAS患者中枢运动兴奋性增高[223]，但这个结果并没有被其他研究所证实。Civardi等[224]发现，OSAS患者在清醒状态下颏舌肌记录的CSP异常延长，在非快速眼动阶段的2期睡眠中，颏舌肌平均MEP波幅较清醒状态波幅显著降低，MEP潜伏期也显著延长，尤其是在呼吸暂停期间更为显著，这个结果可以解释为皮质-运动神经元抑制性增高。Joo等也发现OSAS患者组RMT显著增高，CSP显著延长，但SICI（ISI=2 ms、3 ms、5 ms）和ICF（ISI=10 ms、15 ms、20 ms）与正常组并无显著差异。

2．不宁腿综合征

不宁腿综合征（restless leg syndrome，RLS）也被称为Willis-Ekbom病，其症状主要发生在下肢，表现为患肢深部酸、麻痛灼热、虫爬样、瘙痒样等多种痛苦的感觉，症状在休息时出现，而在白天工作、劳动或运动时不出现症状。症状常迫使患者的小腿不停地活动，甚至在室内外长久徘徊才能使症状缓解。RLS的发生可能是原发性（特发性）或继发性（症状性），原发性RLS与其他神经疾病无关，很可能是遗传因素，继发性RLS可与多种健康状况有关，如缺铁、神经疾病、神经根病、尿毒症、帕金森病和妊娠或精神药物等影响。大约85%的RLS患者也有周期性的肢体运动（periodic limb movement，PLM），通常涉及腿部。PLM的特点是在清醒或睡眠期间四肢进行不自知的、节律性阵挛型运动。PLM在下肢通常表现为踝关节、大脚趾伸展和背屈以及膝关节和髋关节偶尔屈曲，通常持续约0.5～5s，并且在非快速眼动（NREM）睡眠期间每20～40s发生一次，这些运动可能导致碎片睡眠。多巴胺能激动剂可降低多道睡眠脑电图的PLM指数，但不影响脑电图中K复合波。苯二氮䓬类药物可减少微唤醒相关的PLM指数，但不改变多导睡眠图中的PLM指数。

Tergau等[225]首次发现RLS患者手、足肌SICI显著降低，认为RLS存在广泛的皮质下中枢脱抑制（disinhibition）。ICF降低也存在于足部肌，但手部肌ICF未见改变，这些发现可以解释RLS症状为什么以下肢为主。有两个研究所证实了皮质下脱抑制。RLS患者也存在CSP显著缩短，但也有研究发现并无显著改变。有趣的是，RLS患者在白天CMCT、MEP波幅、RMT和CSP各参数与正常人并无差异，但在夜间CSP则表现为缩短，MT则降低[226]。一些研究发现DA受体激动剂卡麦角林可以逆转RLS患者的CSP和SICI[227,228]，这些研究进一步推断了RLS症状与基底神经节多巴胺能神经异常活动的关系。

（1）未用药的RLS研究：Samir等[229]总结了近5年的15篇未经治疗干预的研究文献（表3-4-15），发现RMT、AMT和MEP波幅在RLS中通常是正常的，而SICI降低是最一致的发现，但不同

表 3-4-15 未用药物的 RLS 运动皮质兴奋性研究

研究者	样本特征	记录测试条件	兴奋性测试	主要发现
Quatrale，2003	15 例 RLS（未报告性别）/12 例对照（未报告性别）	ADM，EDB，TA/ 双侧半球 / 无睡眠剥夺	RMT，AMT，CSP，SICI，SICF	SICI ↓，SICF ↑
Scalise，2004	6 例 RLS（未报告性别）/2 例对照（未报告性别）	FDI/ 右半球 / 整夜自发睡眠	RMT，CSP，SICI，运动后易化，延迟易化	SICI ↓，CSP ↓，运动后易化↓，延迟易化↓
Gündüz，2012	11 例 RLS（5 女）/8 例对照（4 男）	FDI/ 未报告 / 未报告	RMT，AMT，CSP	RMT ↓
Lanza，2015	12 例 RLS（8 女）/14 例对照（9 女）+ 14 例 OSAS（6 女）	FDI/ 优势半球 / 未报告	RMT，CSP，SICI，SICF	RLS 较 OSAS 和对照组的 SICI ↓；RLS 较 OSAS 的 CSP ↓

注：ADM，小指展肌（abductor digiti minimi）；EDB，趾短伸肌（extensor digitorum brevis muscle）；FDI，第一背侧骨间肌（first dorsal interosseous muscle）；TA，胫前肌（tibialis anterior muscle）。修改自 Samir，2015[229]。

文献在 SICF 和 CSP 的结果是相互矛盾的，SICI 降低可通过多巴胺能激动剂治疗逆转，并发现 RLS 的运动皮质可塑性和感觉运动整合可能被破坏。TMS 可能成为药物治疗反应的生物标志物，随着该领域研究的增多、方法变异的减少，研究结果的异质性可能会逐渐减少。

这些研究表明，未用药物的 RLS 患者普遍存在皮质抑制性降低（SICI 减少），部分患者还表现出 CSP 缩短和 RMT 降低。这些变化可能与 RLS 的神经生理机制相关，表明皮质兴奋性异常可能是 RLS 的重要特征。未来研究应进一步探索这些变化的具体机制，以及它们与 RLS 症状之间的关系，为开发新的治疗方法提供依据。

（2）特定药物对 RLS 皮质兴奋性的影响：Samir 等 [229] 汇总了 6 项关于多巴胺能药物治疗 RLS 患者运动皮质兴奋性的研究，涉及卡麦角林、普拉克索和左旋多巴等药物。研究结果显示，这些药物普遍能改善皮质抑制功能，表现为短间隔皮质内抑制（SICI）增强、皮质静息期（CSP）延长以及配对关联刺激（PAS）减弱，且这些改变与临床症状改善相关。药理机制主要是通过激活 D_2/D_3 多巴胺受体，调节皮质 - 纹状体 - 丘脑环路功能，增强 GABA 能抑制系统的活性，从而纠正 RLS 患者存在的皮质过度兴奋状态。其中，多巴胺受体激动剂（卡麦角林、普拉克索）通过直接激动受体发挥作用，而左旋多巴则通过补充多巴胺前体间接发挥作用。这些发现为 RLS 的多巴胺系统功能障碍假说提供了神经生理学证据（表 3-4-16）。

3．发作性睡病

发作性睡病（narcolepsy）是一种白日睡眠过多的慢性睡眠障碍，其特点是伴有异常的睡眠倾向，包括白天过度嗜睡、猝倒、夜间睡眠不安和病理性快速眼动睡眠。Oliviero 等 [230] 首次研究发现该类患者 RMT、AMT 和 SICI 增高，认为发作性睡病皮质神经网络兴奋性降低可能是其病理机制。Vijayakumari 等 [231] 发现患者 RMT 增高，但 CMCT 和 CSP 未见改变，经哌甲酯治疗后 RMT 正常化。

4．睡行症

睡行症（sleepwalking）也称梦游症，是睡眠和觉醒现象同时存在的一种意识改变状态。主要见于非快眼动睡眠的第 3 期与第 4 期。常发生在入睡后的前 1/3 的夜晚。Oliviero 等 [232] 发现患者在醒觉时 CSP 显著缩短，SICI 显著降低，但 LICI 和 ICF 与对照组无显著性差异。有人认为此现象可能反映睡行症 GABA 和胆碱能通路活动出现异常。

5．慢性失眠

Van Der Werf 等 [50] 发现慢性失眠组对比正常对照组 SICI 未见显著差异，但 ICF 则显著增高，提示失眠症患者皮质兴奋性改变的另一种特异性，也为采用双侧 DLPFC 和顶枕区域进行低频 rTMS 治疗干预提供了依据 [233]。

（郑　重　黄佳茜　孙宏毅）

表 3-4-16 特定药物治疗 RLS 的运动皮质兴奋性研究

文献	特定药物检测	样本 / 对照 / 其他（性别）	前期用药	药物中止方案	研究肌肉 / 半球测试 / 既往睡眠状况	兴奋性测试	主要结果
Nardone，2006	卡麦角林 2.0 mg（最大剂量）使用 4 周	14 例（6 女）/15 例（6 女）	未报告	未报告	FDI/ 优势半球 / 未报告	RMT，AMT，CSP，SICI，SICF	SICI ↓；摄入卡麦角林后恢复
Rizzo，2009	普拉克索 0.18 ~ 0.25 mg/d 或卡麦角林 1.0 mg/d 持续 4 周	12 例（6 女）/10 例（4 女）	未报告	未报告	APB/ 左半球 / 未报告	RMT，PAS	PAS ↓，治疗后恢复
Scalise，2010	普拉克索 0.25 mg/d 持续 4 周	12 例（8 女）/12 例（6 女）	未报告	未报告	FDI/ 非优势半球 / 整夜自发睡眠	RMT，CSP，SICI，运动后易化，延迟易化	SICI ↓，延迟易化↓，治疗后恢复；运动后易化↓，未恢复
Stiasny-Kolster，2003	左旋多巴 / 多巴丝肼 200/50 mg 给药 1.5 h 前测试	15 例（10 女）/15 例（10 女）	左旋多巴（12 例），培高利特（1 例），左旋多巴 + 培高利特（1 例），唑吡坦（1 例）	暂停用药 2 天（左旋多巴）或 1 周（多巴胺激动剂）	ADM，TA/ 右半球 / 未报告	AMT，CSP	CSP ↓，服药左旋多巴后恢复
Kutukcu，2006	左旋多巴（8 例），卡麦角林（8 例），罗匹尼罗（4 例）	20 例（14 女）/15 例（9 女）	未报告	暂停用药 5 天（左旋多巴）或 3 月（多巴胺激动剂）	APB，TA/ 双侧 /PSG 测试平均睡眠效率 74%	RMT，CSP	CSP ↓，治疗后恢复

（修改自 Samir，2015[229]）

七、在脊髓损伤中的应用

（一）概述

脊髓损伤（spinal cord injury，SCI）指由于各种原因引起的脊髓结构、功能的损害，造成损伤水平及以下不同程度的运动、感觉和自主神经功能障碍，常造成患者四肢瘫、截瘫等严重后果。脊髓损伤的程度和临床表现主要取决于损伤的部位和性质。脊髓损伤的严重程度与预后密切相关，脊髓损伤的评估对于判断预后、制订恰当的治疗康复计划和评价治疗效果有非常重要的意义。目前对脊髓损伤后功能障碍的评价，主要根据美国脊柱损伤学会（American Spinal Injury Association，ASIA）制定的评分标准进行神经功能缺失程度评估[234]，但存在患者配合程度、主观感觉及医师的经验判断等诸多因素影响技术的评估。CT 和 MRI 技术主要从形态学上定量显示脊髓损伤程度和范围，而 SEP 和 MEP 的临床神经电生理检查对脊髓损伤后脊髓的功能状态能提供客观、精确、定量的评估结果。

（二）TMS 在脊髓损伤程度评估中的应用进展

TMS-MEP 能够客观、可靠地评估脊髓损伤后神经损害的程度，有助于阐明神经修复的机制、预测预后以及评估治疗。其中，TMS-MEP 在中枢运动通路功能评估方面得到广泛运用并被认为是一种最佳方法。MEP 的潜伏期和波幅的改变可为判断脊髓传导束的功能状态提供客观定量的依据。MEP 的潜伏期与脊髓损伤的程度呈负相关，与波幅大小呈正相关。相对于下肢近端肌肉，不完全性颈髓或胸髓损伤的患者更容易出现下肢远端肌肉的主动运动以及 TMS 诱发的运动反应。胸腰段不完全性脊髓损伤患者则更有可能保留下肢近端肌肉的主动运动和 TMS 诱发的运动反应，而下肢远端的肌肉更容易出现 MEP 缺失。在 T11 锥体及以下水平受损的患者中，下肢 MEP 潜伏期并未出现显著延长[235]。如果不完全脊髓损伤患者在下肢远端肌肉静态时不能诱发 TMS-MEP，可以通过动态任务易化 MEP 来评估脊髓损伤的严重程度[236]。TMS-MEP 研究发现对于临床已诊断为完全性脊髓损伤者，磁刺激虽然不能引发 MEP，但部分患者可引出屈肌反射，提示一些临床诊断为完全性脊髓损伤患者皮质脊髓束仍存在连续部分，由于轴突脱髓鞘或残留轴突数量不足，使中枢下行的冲动在前角运动神经元整合后仍不足以引发 MEP。

有研究表明使用 ASIA 评估与使用 TMS 技术进行电生理评估存在很强的相关性[237,238]，MEP 对不合作或意识障碍的患者评估会有很大帮助。完全性损伤（ASIA-A）表现为损伤水平以下缺乏运动，下肢肌肉中难以引出 MEP，而对于存在 ASIA-B 或 ASIA-C 等不完全性损伤的患者，如果 TMS 仍不能引出清晰的 MEP，则可通过 pp-TMS 或成对脉冲电刺激 H 反射恢复效应技术判断 SCI 的损害程度。对于四肢瘫患者小指展肌 MEP 和上肢 ASIA 运动评分与手功能的恢复相关性最强，当小指展肌 MEP 缺失时，手功能常常明显受限[237]。在下肢记录的 MEP 通常在预测步行功能恢复时效力不足，一些在初期无法诱发下肢 MEP 的患者在后期康复治疗后仍可能获得步行功能，但也有研究表明下肢 MEP 的存在可能预示在 6 分钟步行测试中步速更快，步行距离更远[239]。

TMS-MEP 与脊髓损伤的严重程度及 MRI 的影像学表现均显著相关。在损伤严重的患者中，若能引出 MEP 则康复治疗后 ASIA 评分改善也显著提高。同样，MEP 也与 MRI 中脊髓受压的程度显著相关[240]。在脊髓型颈椎病中 TMS 与 MRI 特征之间相关密切，如果 MRI 被用于参考，CMCT 测定则有 98% 的敏感性和特异性[241]。但神经影像上的压迫并不能全面、准确地反映神经病变的程度，在神经受压的许多情况下，电生理指标可能表明该部位功能受损的程度。弥散张量成像技术（DTI）能够从神经影像学上定量评估脊髓损伤的范围大小，有研究表明 MEP 与影像学上脊髓受损的程度显著相关[242,243]。

TMS-MEP 对脊髓损伤后呼吸功能的评估也很重要，MEP 能够记录到膈肌、斜角肌、胸骨旁肌、肋间肌以及腹直肌，因此，通过测量呼吸肌 MEP 的中枢传导时间，可以对中枢性呼吸功能受损的脊髓损伤患者进行评估和预测[244]。

脊髓与大脑皮质一样也存在可塑性，通过 TMS-MEP 地形图可勾画不同脑区或者它们脊髓投射区域之间连接模式的改变状况。应用 TMS 在胸髓损伤患者的拇短展肌和第一背侧骨间肌记录的中枢传导时间明显减慢，潜伏期明显延长，结果提示中枢神经系统存在运动重组的可能[245]。采用 fMRI 技术结合 TMS 发现胸段脊髓完全损伤患者的 M1 区域存在功能重塑；同时与正常被试相比，TMS 显示兴奋性降低和静息期的延长[246]。利用 PAS 技术发现脊髓损伤患者的皮质内抑制作用降低，证实 SCI 后大脑皮质发生了可塑性变化[247]。

（三）PAS 在脊髓损伤中的应用

LTP 是神经元激活协同性和关联性的结果，是抵消神经元创伤和疾病后受损连接弱的核心目标之一。研究表明，通过在上运动神经元和下运动神经元之间诱导尖峰时间依赖性（STDP）样可塑性的刺激方案，可能是一种加强残余连接并促进运动恢复的具有前景的策略[248]。

PAS 通过利用 LTP 的机制同步激活突触前和突触后神经元以诱导塑性变化。Jo 和 Perez 等[249]将 20 名慢性不完全性颈椎、胸椎和腰椎脊髓损伤患者随机分为运动联合真刺激组和运动联合伪刺激组，发现在 10 次改良 PAS 联合运动康复后患者上肢和下肢的手动运动评分、手部功能测试、步行测试和功能独立性测试结果改善，目标肌肉的皮质脊髓驱动力和最大自主收缩增加，但是在运动联合伪刺激组未观察到相关改善，且运动联合真刺激组的行为改变维持了 6 个月。这表明 PAS 刺激有助于保持运动功能，对脊髓突触进行有针对性的非侵入性刺激可以促进不同程度脊髓损伤患者运动介导的康复。

Tolmacheva 等[250]对 5 名不完全脊髓损伤四肢瘫痪的患者随机一只手进行 PAS 治疗，另一只手给予周围神经刺激（PNS）与伪 TMS 治疗，治疗 4 周（共 16 次）。在治疗前的基线期、最后一次治疗后、一个月后随访时使用 Daniels 和 Worthingham 的肌力评定量表对患者进行评估。结果发现 PAS 治疗的手部肌力改善明显高于 PNS 联合伪 TMS 治疗的手部肌力。长期 PAS 治疗可能是改善不完全性慢性SCI患者运动表现的有效工具。

（刘雅丽　徐　江　黄佳茜）

八、在多发性硬化中的应用

多发性硬化（multiple sclerosis，MS）是中枢神经系统的一种慢性进行性疾病，是以脱髓鞘、突触和轴索病变为主要表现的自身免疫性疾病，涉及大脑和脊髓的神经变性，其功能障碍在复发、缓解、复发的各阶段中常逐渐加重。

（一）TMS对多发性硬化诊断的价值

MS是表现形式多样的一种疾病，并非所有的MS患者都会有相同的临床神经生理学表现。中枢运动传导时间（CMCT）延长被认为是MS患者中最常见的异常参数。许多电生理学研究评估了CMCT对MS患者的诊断价值[251]，均显示相当一致的结果，与对照组相比，CMCT延长在MS患者受累的肌肉中是明显的，而在临床未受累肌肉中也有一定比例。因此，CMCT对发现临床上无症状的病变具有潜在的意义。

CMCT延长是因为中枢纤维发生了脱髓鞘，使传导速度减慢。影响CMCT检测结果因素包括测量部位、临床分型等。如果检测中包括下肢肌肉，则能提高该方法的敏感性；与复发缓解型相比，CMCT异常在MS进展型患者中表现得更为明显[252]。无论是原发性还是继发性的，对于进展型MS的临床诊断总是存在挑战性。对疾病的准确分型，既可以减少不必要的免疫疗法使用，也可以确定合适的患者给予神经保护剂治疗。结合MRI等影像学定位，TMS-MEP能够对运动神经系统功能进行评估，将有助于进展型MS的诊断。研究发现进展型MS的临床进展并不伴有MRI新的病灶或CMCT延长的增加[252]，因此，有理由认为继发性进展型MS的功能障碍是由于大脑特别是皮质的退变，而非炎性脱髓鞘所致。皮质功能退变的病理过程可以通过功能性检查如成对关联磁刺激技术来评估，而炎性脱髓鞘通过放射影像技术更容易进行检测[253]。

除了CMCT，皮质静息期（CSP）的检测也可以用于评估MS患者中枢运动通路。CSP的延长与小脑功能障碍存在相关性，因此对于纯小脑功能障碍的MS患者CSP的检测非常有价值[254]。还有研究指出，MEP波幅或面积（表示为MEP/CMAP比值）在检测MS运动传导功能中也有重要意义[255]。另外，TMS三联刺激技术（triple stimulation technique，TST）可定量检测参与中枢运动传导的神经元的数目，因此，对MS因病灶传导阻滞或皮质脊髓束轴突损伤而导致的中枢运动传导障碍的评估更具有敏感和精确性[256]。

（二）TMS对疾病进展的预测

对MS的进展预测具有挑战性。通过MRI和临床评估来预测MS临床进程的准确性是有限的，因此，TMS在此方面能发挥一定作用。有研究发现，MEP在基线水平的异常（CMCT延长或MEP波幅比增加）与6个月时MS的残疾程度相关[255]。

各种研究评估了CMCT与其他变量结合在MS疾病中的预测价值。一项研究中如果单独使用基线EDSS、灰质体积和CMCT这三个变量都与临床进展关联较弱，但将这三个变量组合后，在数学模型中对2年以上EDSS变化进行预测的准确率达80%[257]。在另一项纵向研究中，基线水平的多模态诱发电位评分（包括MEP和SEP）与疾病的发展呈正相关[258]。

临床上在进行TMS评估的时机也很重要。在复发缓解型MS中，复发和缓解阶段之间可能存在差异[259]。在缓解间期进行疾病预测通常比在复发期进行预测结果要乐观。

（三）TMS对功能障碍和疾病严重程度的评估

将TMS与临床结果进行相关分析，可以确定TMS与MS患者运动功能损害和疾病严重程度的相关性。CMCT是MS临床分级和疾病评估最常用的参数，其异常可先于锥体束征出现。CMCT的延长与扩展的残疾状态量表（expanded disability status scale，EDSS）和锥体束功能评分（pyramidal functional systen score）相关[260]，且随着治疗后病情的好转而改善。研究表明，在MS患者中CMCT与下肢的功能以及EDSS相关，而与上肢功能无关。同样与上肢肌肉相比，在下肢肌肉测量的CMCT与EDSS更密切相关。有研究报道了在RRMS和SPMS（而不是PPMS）患者中，CMCT与腿（而不是手）功能的临床评估以及EDSS显著相关[260,261]。

包括CMCT和RMT在内的TMS指标通常被整合到多模态诱发电位评分中，该评分涉及感觉和运动通路的异常，这些分数可以用以评估 MS 功能障碍程度，通常与扩展残疾状况量表（EDSS）分数密切相关，并且可能有助于评估疾病的进展或治疗效果。有研究对不同程度的残疾患者进行了观察，包括没有明显的锥体束功能障碍的患者，研究发现 CMCT、潜伏期和 MEP 振幅与 EDSS 评分显著相关，这表明 TMS 甚至可以在亚临床表现中预测残疾[262]。有研究报道运动后抑制的 MEP 异常可能与疲劳有关，这在多发性硬化患者中很常见[253]。

（四）TMS 对治疗效果的评价

有研究报道，MS 患者经甲泼尼龙或干扰素等治疗后，TMS 的测量参数包括 CMCT、MEP 等改善，这与患者的临床表现改善相一致，提示 TMS 可评估药物治疗的疗效[263]。

（五）皮质脊髓束以外的 TMS 测量参数

胼胝体通常用于量化多发性硬化中的萎缩和脱髓鞘，其结果也与残疾程度相关。因此，两种被认为可以反映胼胝体纤维内传导的神经生理学测量方法，即跨胼胝体传导时间和同侧静默期持续时间，已被用于异常跨胼胝体传导的评估[253,264,265]。有研究提出将 CMCT 与跨胼胝体抑制（transcallosal inhibition，TCI）相结合，可客观评估 MS 的残疾进展[266]。

TMS 还被用于 MS 患者皮质兴奋性的评估[267]，研究表明，与健康人群相比，MS 患者的静息运动阈值 RMT 作为皮质兴奋性粗略升高。一些小规模研究发现，MS 患者的皮质兴奋性模式其皮质内 SICI 降低、SICF 降低和 LICI 增高。但是，这些参数在 MS 诊断中的作用还未得到充分验证，需要进行更大规模的研究，以充分控制这些参数在个体之间的变异性。

（刘雅丽 徐 江）

九、在阿尔茨海默病和轻度认知功能障碍中的应用

阿尔茨海默病（Alzheimer' s disease，AD）又称老年性痴呆，是发生在老年和老年前期，以进行性认知和行为损害为特征的中枢神经系统退行性疾病。临床上表现出记忆障碍、失语、失用、失认、视空间能力损害、抽象思维以及计算力损害、人格和精神行为改变等。AD 以近期记忆力日渐衰退为主要特点，逐渐影响日常生活活动，如不记得刚做的事情，处理熟悉的事情出现困难，不知道做菜和穿衣的步骤，语言表达出现困难，忘记简单的词语，说的话或写的句子让人无法理解，对时间、地点及人物日渐混淆，判断力日渐减退，理解力或合理安排事物的能力下降，跟不上他人谈话的思路，或计算力下降不能支付各种账单，发展为情绪不稳定及精神行为较前显得异常，情绪变得喜怒无常，性格变得多疑、淡漠、焦虑或粗暴等，对事物不感兴趣。

AD 是老年期最常见的痴呆类型，占老年期痴呆的 50% ~ 70%。流行病学调查显示 65 岁以上老年人 AD 患病率在发达国家为 4% ~ 8%，我国为 3% ~ 7%，女性高于男性。年龄每增长 5 岁，患病率上升 2 倍，85 岁人群患病率为 30%。AD 发病机制尚不十分确定，高龄是重要的危险因素，还有低教育程度、膳食因素、重金属接触病史、头部外伤、吸烟、女性雌激素水平降低、高血糖、高胆固醇、高同型半胱氨酸、血管疾病等因素。

一般认为 AD 与遗传和环境因素有关。目前比较确定的是家族性 AD 和散发性 AD，家族性 AD 为常染色体显性遗传，最常见的是 21 号染色体的巅峰前体蛋白基因 APP、位于 14 号染色体的早老素 1（PS1）基因及位于 1 号染色体的早老素 2（PS2）基因突变。散发性 AD 占 90% 以上，影响发病的主要风险基因包括 19 号染色体的载脂蛋白 E（APOE）基因。

记忆障碍是 AD 早期和最突出的症状，在记忆障碍的基础上，几年内逐渐出现其他认知功能和精神行为障碍。轻度认知功能损害（mild cognitive impairment，MCI）可以发生在极早期阶段，属于发展为 AD 之前的一个重要的痴呆前期，也是延缓病情发展、改善患者生存质量的关键阶段，但由于 MCI 症状不易被察觉，常常无法及时发现和诊治。所以对阿尔茨海默病，尤其是 MCI 的评估具有重要意义。

阿尔茨海默病和轻度认知功能损害的评估包括以下两类。

1．量表评估

临床上对 AD 的筛查和诊断量表：简易精神状况检查（mini-mental state examination，MMSE）、阿尔茨海默病评定量表 - 认知（Alzheimer' s Disease assessment scale-cognitive ADAS-Cog）、蒙特利尔认知评估量表（Montreal Cognitive Assessment，MoCA）、长谷川痴呆量表（Hasegawa dementia scale，HDS）、Mattis 痴呆量表、认知能力筛查量表（cognitive ability screening instrument，CASI）。分级量表：临床痴呆评定量表（CDR），总体衰退量表（GDS）。精神行为评估量表：痴呆行为障碍量表（DBD）、汉密尔顿抑郁量表（HAMD）、神经精神问卷（NPI）。鉴别血管性痴呆量表：Hachinski 缺血量表。

快速筛查量表组合：MMSE 筛查综合认知功能，画钟试验评估执行功能和视空间功能，日常生活量表（ADL）评估日常生活能力，临床痴呆评定量表（CDR）用于临床试验的功能结局评估。

2．经颅磁刺激技术评估

越来越多的研究发现皮质脊髓束的兴奋性和初级运动皮质神经元网络的功能状态会随着疾病进展而变化，这使得经颅磁刺激可以评估患者的皮质兴奋性和皮质脊髓束的功能状态，并在一定程度上预测患者的功能结局。临床常采用经颅磁刺激技术（如单脉冲和配对脉冲范式）评估神经退行性疾病如帕金森病、阿尔茨海默病、多发性硬化（MS）和肌萎缩性侧索硬化等疾病的进展和功能状况。

（1）单脉冲 TMS 检测

1）RMT 下降：AD 的运动系统症状通常出现在中晚期，多数研究通过对 AD 患者测量静息运动阈值（RMT）来评价运动皮质环路的兴奋性。已有研究发现 AD 患者其脊髓反射（H 反射和 F 反应）正常，而 RMT 下降说明与皮质兴奋性升高有关。与正常人相比，MCI 患者 RMT 无明显差异或升高。而 AD 患者 RMT 较正常老年人低，即 AD 患者皮质脊髓束或运动皮质传出纤维兴奋性较高，其机制可能与胆碱能活动受损和 N- 甲基 -D- 天冬氨酸受体（NMDA-R）即离子型谷氨酸受体的一个亚型缺乏相关。有研究发现 AD 患者的 Meynert 基底核（含有丰富的胆碱能神经元投射到新皮质）在早期存在退行性病变。随着时间的推移，尽管服用药物治疗，认知障碍逐渐加重的患者其 RMT 阈值也会逐渐增高。临床观察在服用多奈哌齐治疗前和 1 年后的患者，发现认知功能稳定的患者其皮质兴奋性（包括 RMT）无明显变化，因此，RMT 可以用于评估 AD 的不同治疗方法的效果和监测疾病的进展。

2）CSP 持续时间缩短：同侧静息期（ISP）潜伏期在 AD 患者中显著延长，ISP 反映的是双侧大脑通过胼胝体相互抑制状态，提示了 AD 疾病在抑制通路上直接或间接的变化，而 ISP 的早期成分与脊髓抑制机制的兴奋有关，而 ISP 的后期成分与 $GABA_B$ 介导的皮质抑制有关。目前已知，$GABA_A$ 受体介导皮质中的短时间抑制性突触后电位（inhibitory postsynaptic potential，IPSP），而 $GABA_B$ 受体传导长期 IPSP。

（2）成对脉冲 TMS 检测：pp-TMS 测试显示 AD 患者皮质内抑制降低即 SICI 的波幅降低，发现 SICI 在帕金森病、肌张力障碍和精神分裂症等疾病中减少。与年龄相仿的健康受试者相比，患有阿尔茨海默病患者其 SAI 和 LAI 减少。

（3）单脉冲经颅磁刺激 - 脑电图检测：目前，为了检测非运动皮质的兴奋性，一系列研究如脑电图联合单脉冲经颅磁刺激（TMS-EEG）检测前额叶和顶叶区域的皮质兴奋性。采用 AD 组、MCI 组和正常对照组进行脑电图对比，发现 TMS 诱发的脑电图基本成分在三组中均可见到，但在 AD 患者中可能反映皮质反应和功能连通性的早期反应减弱。Petro Julkunen 等 [268] 采用检测参数为：单脉冲 TMS 强度为初级运动皮质（M1）的手部区域 AMT 的 110%。在 AD 受试者中发现单脉冲 TMS 诱发 P30（磁刺激后 30 ms 的时间锁定反应）明显减少，与刺激同侧的颞顶叶皮质区域以及与感觉运动网络相对应的对侧额中央皮质（fronto-central cortex）（解剖学上与受刺激的 M1 相连接）也可见到这种减少现象。P30 被认为与丘脑核或基底神经节等皮质下结构和皮质之间的通路有关。与对照组相比，MCI 受试者的 N100 振幅显著下降，而在 AD 中未见明显下降。N100 已被证明与在 TMS 线圈放电期间由声音产生的听觉诱发反应存在部分相关。TMS-EEG 的 P30 可用于区分阿尔茨海默病和正常老化患者中的轻度认知损害者。Julkunen 等 [268] 发现 AD 患者的皮质兴奋性和连通性下降，对于 MCI 患者，TMS-EEG 显示 P30、P200 常常介于对照组和 AD 患者之间，这与 MCI 是正常衰老和 AD 之间过渡状态的概念相一致。fMRI 研究指出 MCI 受试者的内侧颞叶（medial temporal lobe）即记忆存储区的激活增强。另一项研究表明，MCI 患者大脑中的胆碱能活性在实际测试中可能会增加[269]，推测 MCI 受试者可能处于“代偿性”胆碱能亢进状态，增加海马和额部皮质（hippocampus and frontal cortex）神经元对外部刺激反应的敏感性。另外，TMS-EEG 反应如 P30、N100、P200 的强度被认为代表了潜在神经元群体活动的同步激活，从而反映了起源于 M1 的神经元通路的功能连通性。许多研究发现 AD 组在 TMS 刺激后 P30 脑电信号频谱密度低于其他组。因此，这些临床研究发现 TMS-EEG 可检测出 MCI 和 AD 的早期功能，可用于高危人群的早期诊断和早期干预。

（4）成对相关刺激检测与干预：PAS 最初是为运动皮质开发的，然后适应于背外侧前额叶皮质（DLPFC）。早期 AD 患者的 DLPFC 中 LTP 受损，并且 LTP 与 AD 患者和健康老年人的工作记忆表现相关。已有研究将 PAS 与脑电图（PAS-EEG）结合应用于健康人和 AD 患者 DLPFC 中的 LTP 的检测。Kumar 等[270]将 PAS-EEG 应用于 DLPFC，其发表的一项随机双盲对照试验中，32 名 AD 患者以 1∶1 的比例分别接受 2 周（每周 5 天）重复 PAS（rPAS）或对照 rPAS 刺激。以 0.1 Hz 的右手腕正中神经电刺激与对侧 DLPFC 的 TMS 脉冲对刺激 180 个脉冲，ISI 为 25 ms。对照组 ISI 为 100 ms。所有患者都完成了治疗，没有任何严重不良反应事件。PAS 干预后，试验组 DLPFC 可塑性增强，在 2-back 任务期中的工作记忆改善，theta-gamma 耦合增强，但是在对照组未观察到相关改变。

Lahr 等将 PAS 应用于 MCI 患者的运动皮质并没有显示出运动皮质可塑性受损。MCI 患者前额叶皮质功能破坏，因此也可能存在 DLPFC 可塑性损伤，其程度可能低于 AD 患者。

（何晓阔　黄佳茜）

十、在帕金森病中的应用

帕金森病患者皮质回路功能损伤的具体表现主要有以下几个方面：①在 sp-TMS 相关研究中，帕金森病患者的运动诱发电位呈现波幅多升高的现象，这种运动皮质兴奋性的改变，极有可能与皮质回路的功能缺陷抑或代偿机制存在紧密关联。②由 pp-TMS 所引发的短间隔皮质内抑制（SICI）在帕金森病患者中降低乃至缺失的情况颇为普遍，这表明抑制性皮质回路存在功能损伤。③帕金森病患者的短潜伏期传入抑制（SAI）降低，这可能与患者处于疾病状态下皮质胆碱能的缺陷存在关联。

Zhen 等[271]总结了近期的研究文献，发现 PD 患者的以下特征。

1．运动阈值（MT）和 MEP 波幅

大多数研究显示 PD 患者的 RMT 和 AMT 均为正常或趋于正常，并且不受药物治疗、内侧苍白球或丘脑底核深部脑刺激（deep brain stimulation，DBS）影响。MEP 波幅反映了皮质中间神经元、皮质脊髓神经元和脊髓运动神经元的整体兴奋性，PD 患者 MEP 波幅增加可能与皮质抑制减少、皮质易化作用增加和皮质可塑性的改变有关，无论是否开启内侧苍白球 DBS，患者均比对照组有更大的 MEP 波幅。

2．静息期

静息期（CSP）由 $GABA_B$ 受体介导，帕金森病 CSP 缩短，但这种异常的 CSP 缩短在低强度 TMS 刺激下并不明显。多巴胺能药物治疗可使 CSP 正常化，高剂量的左旋多巴甚至可能延长超过正常范围的 CSP 持续时间。

3．短间隔皮质内抑制（SICI）、长间隔皮质内抑制（LICI）和皮质内易化（ICF）

SICI 可能是由 $GABA_A$ 受体介导的，一项早期研究表明 PD 患者的 SICI 降低，左旋多巴使异常的 SICI 部分正常化。后来的研究则显示 PD 患者在服药或未服用时 SICI 均表现为正常，只有在高强度的条件刺激时 pp-TMS 才表现为 SICI 降低（图 3-4-11）。而在较低强度条件刺激时，多巴胺能药物并不能使 SICI 缺陷正常化，表明种损害可能并非由多巴胺能系统缺陷导致的 SICI 缺失。当给予 ISI 为 50 ~ 200 ms 的 pp-TMS 时诱导 LICI，因此，LICI 可能是由 $GABA_B$ 受体介导。研究显示 PD 患者 LICI 降低，与帕金森病 CSP 缩短（由 $GABA_B$ 受体介导）相一致，而在健康对照组中，LICI 对 SICI 没有抑制作用。在新发的 PD 患者中，受影响较少的一侧 SICI 正常，受影响较多的一侧 SICI 减少，而在确诊后 1 年内仍然可观察到 SICI 异常且伴有不对称性。

Vacherot[272]等采用 TMS 评价下肢运动皮质兴奋性及多巴胺能药物（美多巴及短效多巴胺受体激动剂）的影响，发现 RMT、AMT 和 CSP 和 MEP

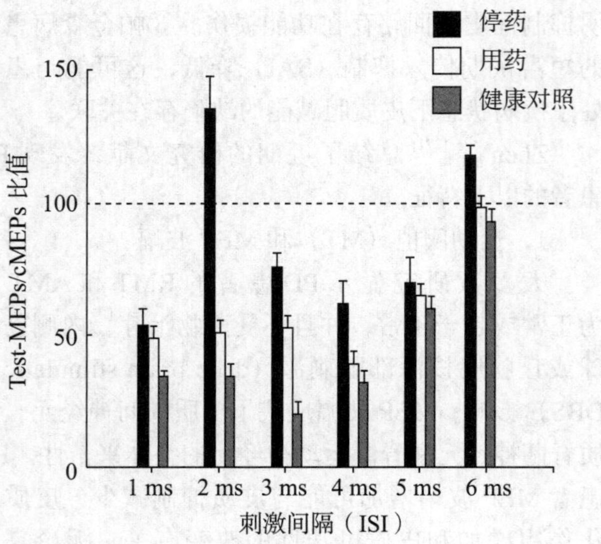

图3-4-11 多巴胺能药物对帕金森病短间隔皮质内抑制（SICI）的影响

（修改自 Zhen，2015[271]）

波幅（包括静息 MEP 和运动 MEP）在患者组与对照组及在未服用的患者组无明显差异。pp-TMS 检测显示患者组 SICI 与对照组没有组间差异，ICF 在未用药时表现异常，而在用药期间正常（图 3-4-12），认为帕金森病患者下肢 ICF 的受损与步态和姿势异常的神经病理生理有关。

4．半球间抑制

半球间抑制（IHI）可能是由主要通过胼胝体介导的大脑半球间的交互抑制现象。有镜像运动（mirror movement）的 PD 患者较无镜像运动的患者半球间抑制潜伏期低，提示经胼胝体功能的缺陷可能与 PD 的镜像运动有关。这种双线圈成对脉冲 TMS 检测在较长的 ISI 时 IHI 异常率更高，而 ISI 较短时 IHI 通常无异常改变。IHI 的异常包括受从影响较小的一侧到受影响较大的一侧和从受影响较大的一侧到受影响小的一侧。

5．震颤复位（tremor reset）

肢体拮抗肌交替的 4 ~ 6 Hz 静息性震颤是帕金森病的主要症状，当 TMS 刺激应用到运动通路时，震颤可能会暂时中断。震颤的再次发生被时间锁定在刺激上，这种现象被称为震颤复位。调节脊髓反射通路的机械扰动对 PD 患者体位性震颤的影响很小，提示脊髓回路可能不参与 PD 患者体位性震颤的发生。TMS 应用于 M1 可完全重置 PD 患者的体位性震颤。PD 的静息性震颤也可以通过 M1 的 TMS 刺激重置，提示 M1 参与了 PD 的静息性和体位性震颤。此外，小脑 TMS 对 PD 体位性震颤有效，但对静止性震颤无效，提示小脑参与了 PD 患者体位性震颤的发生或传递。

6．传入性抑制

胆碱能和 GABA 介导的通路参与了短潜伏期传入抑制（SAI），PNS-TMS 检测的 SAI 模式代表了感官输入和 M1 之间的直接交互作用。SAI 对健康人 Test-MEP 的抑制作用达到 cMEP 波幅的 60% 左右，PD 患者在未服用多巴胺能药物治疗时 SAI 属于正常范围，但在用药状态下 SAI 显著降低，SAI 的降低可通过丘脑底核 DBS 恢复，表明丘脑底核 DBS 的作用与慢性刺激产生的基底神经节和皮质回路的可塑性变化有关（图 3-4-13）。

7．小脑抑制

小脑抑制（cerebellar inhibition）现象表现为在小脑上方进行 TMS 刺激能够抑制 5 ~ 7 ms 后由对侧 M1 区 TMS 所产生的 MEP。小脑抑制是通过小

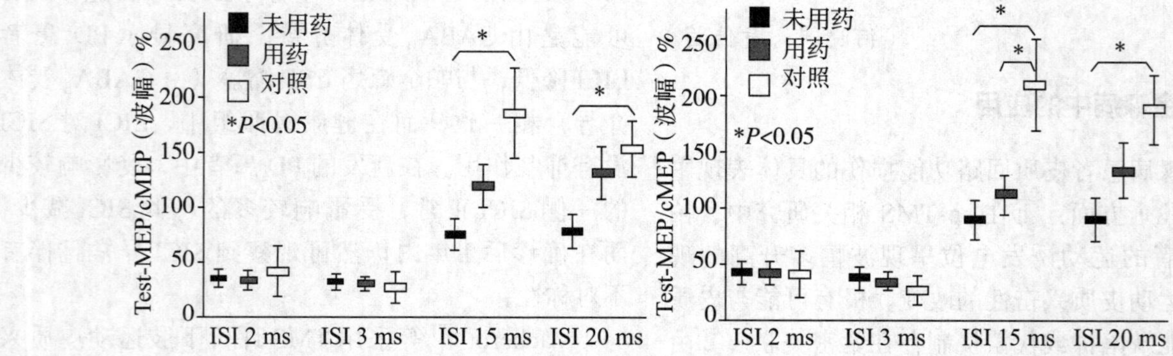

图3-4-12 多巴胺能药物对帕金森病下肢ICI和ICF的影响（$\bar{x} \pm se$）

（修改自Vacherot，2010[272]）

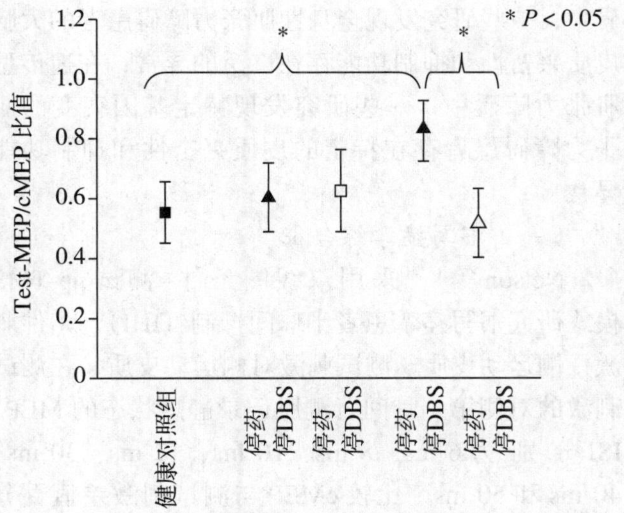

图3-4-13 丘脑底核深部刺激与多巴胺能药物对帕金森患者短潜伏期传入抑制的影响

（修改自 Zhen，2015[271]）

脑-丘脑-皮质通路来介导的。当对小脑进行 TMS 刺激时，会激活小脑浦肯野细胞，这些细胞进而抑制小脑深部核团，而小脑深部核团经由腹侧丘脑对运动皮质具有兴奋性投射。在 PD 患者中，小脑抑制作用减弱，与小脑刺激所导致的姿势性震颤的复位程度具有相关性，这意味着小脑-丘脑-皮质通路的缺陷可能和帕金森病中的震颤产生存在关联。

8．基底神经节与 M1 区之间的连接

来自基底神经节至 M1 区的输入之间的连接对 M1 的兴奋性起着调节作用。在接受丘脑底核 DBS 的 PD 患者中，丘脑底核刺激会诱发皮质诱发电位，其峰值潜伏期在 3 ~ 20 ms。此外，单脉冲丘脑底电刺激在刺激后的 2 ~ 4 ms 以及 21 ~ 24 ms 会产生两个 MEP 的易化过程。MEP 易化的时间进程与在头皮上记录的诱发电位时间进程是相符的。沿着皮质-下丘脑通路的反向传导可能介导了 MEP 早期易化，而通过基底神经节-丘脑-皮质回路的突触传递可能介导了晚期易化。

9．帕金森病患者的皮质可塑性

皮质可塑性可用 PAS 测试，若外周刺激比 TMS 提前约 25 ms，两种刺激约同时达 M1 致 MEP 易化。未服药的 PD 患者皮质可塑性受损，多巴胺能药物可恢复非异动症 PD 患者 PAS 诱导的可塑性，而对异动症 PD 患者则无效，说明 PD 异动症的发展与皮质可塑性存在更显著的紊乱有关。在更晚期的 PD 患者植入丘脑底核 DBS 后，仅在服用药物和 DBS 开启状态下可见 PAS 可塑性恢复。健康对照组 PAS 后 30 min、60 min MEP 幅度增至基线的 150%。停药或深部脑刺激关闭的患者，PAS 的 MEP 幅度仍为基线的 100% 左右。患者处于 PAS 刺激和深部脑刺激均开启状态时，PAS 的 MEP 被易化至与健康对照组相似水平（约基线的 150%）（图 3-4-14）。结果表明，皮质可塑性恢复与获益与 DBS 相关。另外，新确诊的 PD 患者中，受影响较轻侧 PAS 可诱导出易化的 MEP，而在受影响较重侧却无易化效应。

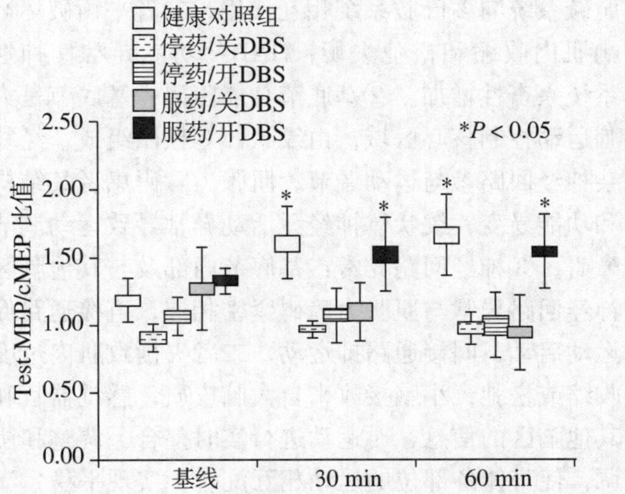

图3-4-14 丘脑底核深部刺激与PAS诱导的帕金森病运动皮质可塑性

注：横坐标为PAS干预后的时间，纵坐标表示干预后的MEP振幅。修改自 Zhen，2015[271]。

总体而言，帕金森病患者在停药状态下表现出显著的皮质抑制性降低（如 SICI 和 LICI 减少），CSP 缩短以及 SAI 正常。药物治疗（多巴胺能药物）能够部分恢复某些抑制性参数（如 SICI），但对其他参数（如 LICI 和 LAI）影响有限。此外，皮质可塑性在停药状态下受损，尤其是 LTP 样效应，而多巴胺能药物能够恢复非运动障碍患者的可塑性，但对运动障碍患者的改善有限。这些发现表明，皮质兴奋性和可塑性的异常是帕金森病的重要神经生理特征，未来研究应进一步探索这些变化的机制及治疗方法。

（郑 重 张 静 张曼玉 李振华 李 静）

十一、在肌张力障碍中的应用

肌张力障碍属于运动障碍性疾病，主要呈现为主动肌和拮抗肌收缩不协调或者过度收缩，进而引发异常的动作与姿势。其病理生理机制极为复杂且尚未完全明晰，可能是一种感觉运动回路的发育障碍，涉及皮质 - 纹状体 - 苍白球 - 丘脑 - 皮质和小脑 - 丘脑 - 皮质通路。主要涵盖以下关键方面：①神经递质系统紊乱：多巴胺（DA）对运动控制至关重要，肌张力障碍时脑部多巴胺代谢或受体功能改变，如受体敏感性增减导致运动调节失衡；乙酰胆碱系统与多巴胺系统相互作用，二者平衡破坏影响肌肉收缩和松弛失衡；GABA 功能异常使神经系统兴奋性增加。②基底节功能障碍：基底节是大脑运动控制核心区域，由纹状体等核团组成，经复杂神经回路参与运动调节。肌张力障碍患者其结构和功能易变，纹状体神经元活动异常导致运动调节障碍。③神经回路异常：基底节内部及与其他脑区神经回路异常与肌张力障碍紧密相连，直接通路促运动启动，间接通路抑运动，二者失衡致肌肉过度收缩或松弛；小脑接收来自大脑皮质、感觉器官和其他脑区的信息，对运动进行实时整合、调整和协调，使身体各部位的运动相互配合，实现平稳、流畅的动作。在肌张力障碍患者中，小脑的运动协调功能可能受到影响，导致运动的不协调性和异常姿势。

目前，有关肌张力障碍 TMS 检测的研究有以下方面发现：在局灶性肌张力障碍中，发现眼睑痉挛、颈部肌张力障碍患者的眼轮匝肌皮质代表区和 M1 区存在兴奋性增高的现象；在全身性肌张力障碍中，一些研究发现全身性肌张力障碍患者的大脑皮质兴奋性和抑制功能存在广泛的异常；在遗传型肌张力障碍中，一些研究发现特定基因突变的肌张力障碍患者存在特定的皮质兴奋性和抑制功能异常。

（一）书写痉挛综合征

Nelson 等[273]采用双线圈条件 - 测试 pp-TMS 模式研究书写痉挛患者半球间抑制（IHI），条件刺激一侧运动皮质，测试刺激对侧运动皮质，在测试刺激的对侧第一骨间背侧肌记录静息状态的 MEP，ISI 分 别 为 6 ms、8 ms、10 ms、12 ms、30 ms、40 ms 和 50 ms，比较 cMEP 与测试刺激差值百分比变化。发现右侧痉挛的患者短 ISI（10 ~ 12 ms）IHI（SIHI）和长 ISI（30 ~ 40 ms）IHI（LIHI）降低（图 3-4-15），书写痉挛患者肌静息时右手记录的 IHI（ISI=8 ms、12 ms、40 ms、50 ms）也存在显著差异（图 3-4-16），提示半球间抑制障碍导致手肌痉挛。

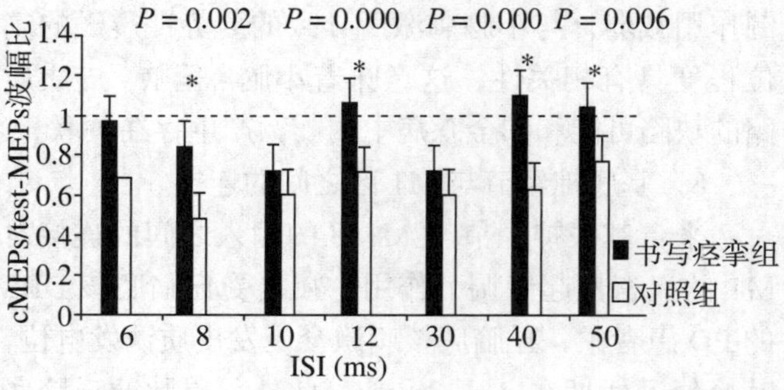

图3-4-16　书写痉挛综合征患者与正常对照组右手记录的IHI比较（$\bar{x} \pm se$）

（引自Nelson，2010[273]）

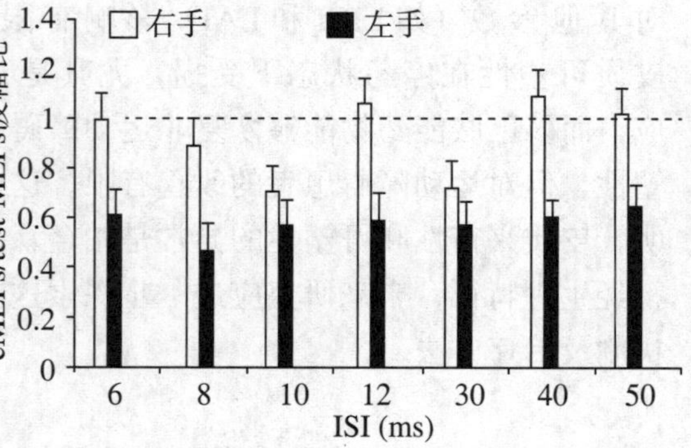

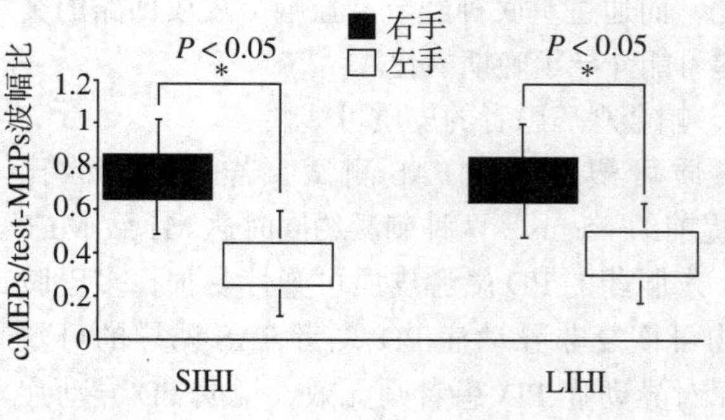

图3-4-15　书写痉挛综合征患者左右侧半球间抑制比较（$\bar{x} \pm se$）

（引自Nelson，2010[273]）

（二）局灶性手肌张力障碍

Sabine 等[274]利用PAS在局灶性手肌张力障碍患者与检查受试者之间进行对照研究，发现在健康受试者中PAS和运动学习诱导了兴奋性网络的LTP样可塑性，在目标或训练肌肉的运动表征中LAI和LICI的持久降低。在患者中，PAS后的结果与运动学习后获得的结果不匹配，表现为LAI反常增加，而LICI没有表现出任何变化。研究认为，在健康状况下PAS诱导LTP样可塑性后抑制回路的兴奋性降低可能有助于根据新的感觉运动任务塑造皮质连接；而在患者中，LAI和LICI的异常或缺失可能表明其适应性不强的可塑性，这可能导致患者难以学习新的感觉运动任务。

（三）颈部肌张力障碍

原发性颈肌张力障碍（cervical dystonia，CD）属于局灶性肌张力障碍的一种，其特点是头部会在三个轴的任意一个方向上出现不自觉的姿势。肌张力障碍具有两个病理生理特征，即运动皮质发展可塑性异常以及躯体感觉加工异常，这两个特征被认为是有助于形成肌张力障碍常见内表型的一部分。

Popa 等[275]选取22名CD患者以及23名健康对照，运用易化性PAS（ISI = 25 ms）技术，并对照小脑伪刺激干预，对小脑iTBS和小脑cTBS（600脉冲）对MI区兴奋性的影响展开探讨（图3-4-17A）。研究结果显示，小脑抑制性cTBS会抑制健康人的PAS效应，而小脑兴奋性iTBS则会增强健康人的PAS效应；然而对于颈肌张力障碍患者，小脑和皮质联合刺激的效果恰恰相反，小脑抑制性cTBS兴奋了CD患者的PAS效应，小脑兴奋性iTBS却抑制了CD患者的PAS效应（图3-4-17B）。这表明小脑在启动M1可塑性方面具有关键作用，这种电-磁联合神经调控效应很可能是通过影响感觉处理，在丘脑或橄榄齿状核水平发生。这种小脑对M1可塑性的启动能够通过促进或抑制几种肌肉募集的本体感觉信息来调整运动指令。不过，cTBS和iTBS的作用方向并不相同，这提示神经调控可能是通过不同的机制对颈肌张力障碍的病理生理过程产生影响[276]。

（郑 重 张曼玉 李 静）

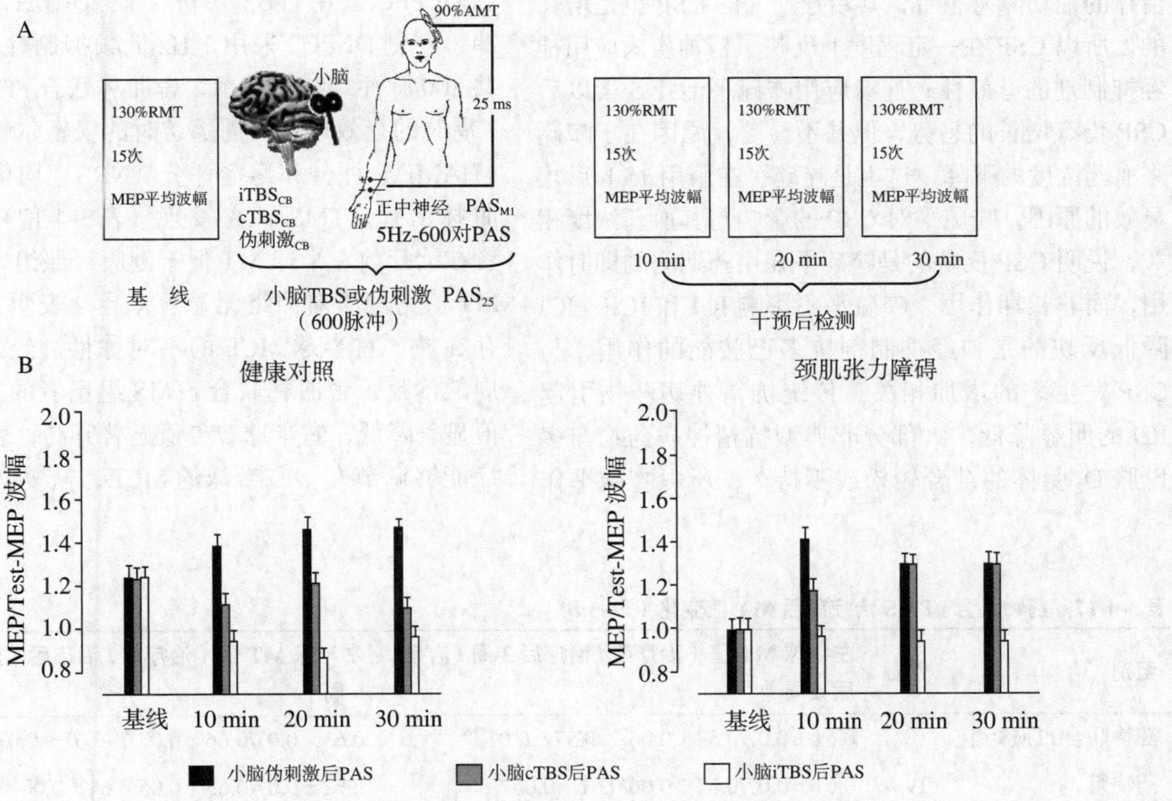

图3-4-17 原发性颈肌张力障碍小脑TBS对PAS的影响

（引自Popa，2018[275]）

十二、在精神药理学研究中的应用

（一）喹硫平

Langguth 等[277]对照安慰剂，采用 CSP、MT、ICI 和 ICF 评价喹硫平对正常人 MCE 的影响，发现服用 5 天喹硫平 100 mg 仅延长 CSP，而对 MT、ICI 和 ICF 无显著影响，提示喹硫平在降低 MCE 的同时却不容易引起锥体外系副作用。喹硫平对 5-羟色胺（5-HT_2）受体具有高度亲和力，且大于对多巴胺 D_1 和 D_2 受体具有亲和力，但对胆碱能受体或苯二氮草受体基本没有亲和力，因此，与其他非典型抗精神病药物相比，较少引起锥体外系副作用。CSP 反映的是皮质 - 纹状体 - 苍白球 - 丘脑 - 皮质回路的抑制功能，丘脑 - 皮质调控功能与精神症状的形成有关。依据精神症状的丘脑滤过假说，丘脑门控异常可造成感觉超载，致使皮质整合功能下降，CSP 增加反映了丘脑滤过功能的增强，经过治疗的精神分裂症患者与未经治疗的患者相比 CSP 增加，反映了典型和非典型抗精神病药物具有的共同神经生物机制。有研究显示经过治疗具有幻听的精神疾病患者的 CSP 也是增加的。用神经抑制药物治疗的抽动障碍患者，其治疗期间的 CSP 也是增长的。所以 CSP 在一定程度上反映了精神疾病应用神经抑制剂的有效性。连续应用喹硫平治疗 5 天以后 CSP 仍有增长的趋势，但并不显著，原因在于喹硫平血药浓度的下降，这也是喹硫平在服用 15 h 后才显效的原因。喹硫平对 CSP 的影响与其血药浓度相关，说明 CSP 反映的是喹硫平在用药期间的即时作用，而非长期作用。喹硫平不影响 ICI 和 ICF，ICI 降低反映的是神经抑制剂抗多巴胺能的作用，与 CSP 发生率的增加相关。传统抗精神病药物引起 ICI 的明显降低，大部分非典型抗精神病药物与多巴胺 D_2 受体的结合较松或不持久，所以喹硫平作为非典型抗精神病药物，对 ICI 没有显著影响，不易引起 CSP 改变，因而不易引起椎体外系症状。

（二）5- 羟色胺再摄取抑制剂与去甲肾上腺素再摄取抑制剂

Robol 等[278]采用 MT、阈值刺激的 MEP 波幅和 CSP 研究 5- 羟色胺再摄取抑制剂（selective serotonin reuptake inhibitor，SSRI）抗抑郁药物西酞普兰对正常人左侧运动皮质 MCE 的影响，发现服用药物 2.5 h 后，MT 刺激量时的 MEP 波幅显著增高，ICI 显著降低，CSP 显著延长，36 h 后又恢复到基线；西酞普兰对正常人 ICF 无显著影响。Ilic 等[279]发现服用舍曲林 6 h 后 ICI 无变化，但能使 ICF 降低。Herwig 等[280]发现口服选择性去甲肾上腺素再摄取抑制剂（serotonin-norepinephrine reuptake inhibitor，SNRI）瑞波西汀 8 mg 后 70 min，3 ms ISI 的 ICI 抑制减弱，8 ms、10 ms、15 ms 和 20 ms ISI 的 ICF 易化增强，提示 SSRI 和 SNRI 对运动皮质兴奋性的作用是相反的。

李柄佑等[281]采用 rTMS 联合舍曲林治疗持续性躯体形式疼痛障碍（persistent somatoform pain disorder，PSPD）。研究中使用的 rTMS 方案为左侧 DLPFC 采用 iTBS 兴奋性模式刺激，共 800 脉冲；右侧 DLPFC 采用 1 Hz 低频抑制性模式刺激，共 800 脉冲。结果显示，舍曲林联合 rTMS 治疗在 3 周时的疗效以及 6 周随访时的汉密尔顿抑郁量表（HAMD）评分和疼痛评分（NRS）均优于单纯舍曲林治疗。TMS 研究发现（表 3-4-17），PSPD 患者在治疗前左半球 MT 低于健康对照组，而右半球 MT 值与健康对照组无显著差异，表明 PSPD 患者存在左、右半球 MCE 的不对称性。经过 3 周和 6 周的治疗，舍曲林联合 rTMS 组患者的左半球 MT 值显著降低，右半球 MT 值显著升高，表明联合治疗能够调节左、右半球的 MCE，恢复其正常的不

表 3-4-17　药物联合 rTMS 治疗前后 MT 值变化（$\bar{x} \pm sd$）

组别	例数	左半球 MT 值（治疗前 / 治疗后 3 周 / 治疗后 6 周）	右半球 MT 值（治疗前 / 治疗后 3 周 / 治疗后 6 周）
药物联合 rTMS 组	18	$0.61 \pm 0.07/0.57 \pm 0.06^{*\#\&}/0.57 \pm 0.07^{*\#\&}$	$0.63 \pm 0.07/0.66 \pm 0.08^{*\#\&}/0.67 \pm 0.07^{*\#\&}$
药物组	19	$0.61 \pm 0.07/0.62 \pm 0.06/0.61 \pm 0.06^{\&}$	$0.62 \pm 0.07/0.63 \pm 0.06/0.64 \pm 0.08^{\&}$
健康对照组	20	0.52 ± 0.08 /—/—	0.65 ± 0.02 /—/—

注：* 与治疗前比较，$P < 0.05$；# 与药物组比较，$P < 0.05$；& 与健康对照组比较，$P < 0.05$。

对称性。而单纯使用舍曲林组患者在6周后仅右半球MT值显著升高，左半球MT值无显著变化，表明单纯使用舍曲林主要影响右半球MCE，但对左半球MCE无显著影响。这些结果进一步支持了某些选择性5-羟色胺再摄取抑制剂（SSRI）和去甲肾上腺素再摄取抑制剂（SNRI）对左、右半球的MCE作用可能是相反的：SNRI提高左半球MCE，而SSRI降低右半球MCE。这与rTMS治疗抑郁症的效果有异曲同工之效，也从另一个角度证实了与抑郁症状相关的患者左、右半球异常非对称性的客观存在。

（三）神经递质、离子通道与运动皮质兴奋性关系的研究进展

Herwig等[280]总结既往不同神经递质对MCE作用的研究认为，与MCE变化有关的神经递质包括多巴胺、γ-氨基丁酸、5-羟色胺、谷氨酸和去甲肾上腺素等，而MCE可能与乙酰胆碱无关（表3-4-18）。多巴胺、γ-氨基丁酸、5-羟色胺具有增高ICI和降低ICF的效应，谷氨酸仅增高ICF，去甲肾上腺素则降低ICI和增高ICF。

Lang等[282]总结既往和自己的研究成果（表3-4-19），认为作用于钠离子电压门控通道的药物，

表3-4-18 几种不同神经递质对ICI和ICF的影响

神经递质	ICI	ICF	效应标记及说明
多巴胺	增高	降低	受体激动剂（培高利特、溴隐亭）主要影响ICF，表现为变化趋势；拮抗剂（氟哌啶醇）则表现出显著的反向效果
γ-氨基丁酸（GABA）	增高	降低	相关药物（劳拉西泮、乙醇、抗癫痫药物）对ICI和ICF的影响较为一致
5-羟色胺（5-HT）	增高	降低	5-HT能药物（氯丙咪嗪、舍曲林）对ICF有显著降低作用
谷氨酸	无影响	增高	谷氨酸受体拮抗剂（利鲁唑、美金刚、右美沙芬）主要增强ICF
去甲肾上腺素	降低	增高	去甲肾上腺素能药物（育亨宾、瑞波西汀）对ICI和ICF的影响相反
乙酰胆碱	无影响	无影响	乙酰胆碱受体阻断剂（莨菪碱）对ICI和ICF均无显著影响

（修改自Herwig，2002[280]）

表3-4-19 对不同离子通道和神经递质作用药物的经颅磁刺激研究结果

药物分类	药物名称	MT	ICI	ICF	CSP	研究者
钠通道调节剂	卡马西平	增高	无变化	无变化	无变化	Ziemann（1996）
	奥卡西平	增高	无变化	无变化	无变化	Kimiskidis（2005）
	苯妥英钠	增高	无变化	无变化	无变化	Chen（1997）
	拉莫三嗪	增高	无变化	无变化	无变化	Boroojerdi（2001）
	拉科酰胺	增高	无变化	无变化	无变化	Lang（2013）
钙通道调节剂	加巴喷丁	无变化	增高	降低	增高	Rizzo（2001）；Ziemann（1996）
	普瑞巴林	无变化	降低	无变化	增高	Lang（2006）
$GABA_A$受体调节剂	地西泮	无变化	增高	降低	降低	Inghilleri（2006）
	氨基烯酸	无变化	无变化	降低/无变化	无变化/增高	Pierantozzi（2004）
	噻加宾	无变化	降低	增高	增高	Werhahn（1999）
其他	丙戊酸	无变化	无变化	无变化	无变化	Ziemann（1998）；Zunhammer（2011）
其他	左乙拉西坦	增高	无变化	无变化	无变化	Reis（2004）；Sohn（2001）
其他	托吡酯	无变化	增高	降低	无变化	Reis（2002）

（修改自Lang，2013[282]）

如卡马西平、奥卡西平、苯妥英钠、拉莫三嗪和拉科酰胺主要是增高MT，因而它们主要影响由Glu介导的皮质脊髓束兴奋性，对皮质神经突触兴奋性影响并不显著。但作用于钙离子电压门控通道的药物如加巴喷丁、普瑞巴林并不影响MT，但可以抑制钠、钙通道，提高钾通道传递，增强GABA介导的抑制，降低Glu介导的兴奋性神经传递，从而影响ICI、ICF和CSP。同样，作用于$GABA_A$受体的地西泮、氨基烯酸和噻加宾也并不影响MT，只对ICI、ICF和CSP产生一定程度作用。

目前，很多药物的药理机制仍然主要通过膜片钳细胞生理学技术获得，但单一细胞的生理学并不代表整体神经生理学，临床医生对不同药物作用效应的认知也存在分歧，往往根据经验选择药物及药物搭配，因此有必要加强临床神经、精神药理学的神经电生理研究。

参考文献

[1] ClASSEN J，ZIEMANN U. Stimulation-induced plasticity in the human motor cortex. In：Boniface S，Ziemann U，eds. Plasticity in the Human Nervous System：Investigations with Transcranial Magnetic Stimulation [M]. Cambridge+University Press，2003：135-165..

[2] FERBERT A，PRIORI A，ROTHWELL J C，et al. Interhemispheric inhibition of the human motor cortex [J]. J Physiol，1992，453：525-46.

[3] VUCIC S，STANLEY CHEN K H，KIERNAN M C，et al. Clinical diagnostic utility of transcranial magnetic stimulation in neurological disorders. Updated report of an IFCN committee [J]. Clin Neurophysiol，2023，150：131-75.

[4] 潘映福. 临床诱发电位学 [M]. 2版. 北京：人民卫生出版社，2000.

[5] OFUJI A，KANEKO K，TAGUCHI T，et al. New method to measure central motor conduction time using transcranial magnetic stimulation and T-response [J]. J Neurol Sci，1998，160（1）：26-32.

[6] SAMII A，LUCIANO C A，DAMBROSIA J M，et al. Central motor conduction time：reproducibility and discomfort of different methods [J]. Muscle Nerve，1998，21（11）：1445-50.

[7] 王学义，陆林，经颅磁刺激与神经精神疾病 [M]. 北京：北京大学医学出版社，2014.

[8] NARDONE R，HÖLLER Y，THOMSCHEWSKI A，et al. Assessment of corticospinal excitability after traumatic spinal cord injury using MEP recruitment curves：a preliminary TMS study [J]. Spinal Cord，2015，53（7）：534-8.

[9] RIDDING M C，ROTHWELL J C. Stimulus/response curves as a method of measuring motor cortical excitability in man [J]. Electroencephalogr Clin Neurophysiol，1997，105（5）：340-4.

[10] PEURALA S H，MüLLER-DAHLHAUS J F，ARAI N，et al. Interference of short-interval intracortical inhibition（SICI）and short-interval intracortical facilitation（SICF）[J]. Clin Neurophysiol，2008，119（10）：2291-7.

[11] STEFAN K，KUNESCH E，COHEN L G，et al. Induction of plasticity in the human motor cortex by paired associative stimulation [J]. Brain，2000，123 Pt 3：572-84.

[12] LEE J C，CROARKIN P E，AMEIS S H，et al. Paired-Associative Stimulation-Induced Long-term Potentiation-Like Motor Cortex Plasticity in Healthy Adolescents [J]. Front Psychiatry，2017，8：95.

[13] SUPPA A，QUARTARONE A，SIEBNER H，et al. The associative brain at work：Evidence from paired associative stimulation studies in humans [J]. Clin Neurophysiol，2017，128（11）：2140-64.

[14] RIZZO V，MASTROENI C，MAGGIO R，et al. Low-intensity repetitive paired associative stimulation targeting the motor hand area at theta frequency causes a lasting reduction in corticospinal excitability [J]. Clin Neurophysiol，2020，131（10）：2402-9.

[15] MüLLER-DAHLHAUS J F，OREKHOV Y，LIU Y，et al. Interindividual variability and age-dependency of motor cortical plasticity induced by paired associative stimulation [J]. Exp Brain Res，2008，187（3）：467-75.

[16] WEISE D，SCHRAMM A，STEFAN K，et al. The two sides of associative plasticity in writer's cramp [J]. Brain，2006，129（Pt 10）：2709-21.

[17] ILIĆ N V，MILANOVIĆ S，KRSTIĆ J，et al. Homeostatic modulation of stimulation-dependent plasticity in human motor cortex [J]. Physiol Res，2011，60（Suppl 1）：S107-12.

[18] KOGANEMARU S，MIMA T，NAKATSUKA M，et al. Human motor associative plasticity induced by paired bihemispheric stimulation [J]. J Physiol，2009，587（Pt 19）：4629-44.

[19] HERNANDEZ-PAVON J C，VENIERO D，BERGMANN T O，et al. TMS combined with EEG：

Recommendations and open issues for data collection and analysis [J]. Brain Stimul, 2023, 16 (2): 567-93.

[20] THUT G, MINIUSSI C. New insights into rhythmic brain activity from TMS-EEG studies [J]. Trends Cogn Sci, 2009, 13 (4): 182-9.

[21] DASKALAKIS Z J, FARZAN F, RADHU N, et al. Combined transcranial magnetic stimulation and electroencephalography: its past, present and future [J]. Brain Res, 2012, 1463: 93-107.

[22] CRACCO R Q, AMASSIAN V E, MACCABEE P J, et al. Comparison of human transcallosal responses evoked by magnetic coil and electrical stimulation [J]. Electroencephalogr Clin Neurophysiol, 1989, 74 (6): 417-24.

[23] ILMONIEMI R J, VIRTANEN J, RUOHONEN J, et al. Neuronal responses to magnetic stimulation reveal cortical reactivity and connectivity [J]. Neuroreport, 1997, 8 (16): 3537-40.

[24] TREMBLAY S, ROGASCH N C, PREMOLI I, et al. Clinical utility and prospective of TMS-EEG [J]. Clin Neurophysiol, 2019, 130 (5): 802-44.

[25] ILMONIEMI R J, KICIĆ D. Methodology for combined TMS and EEG [J]. Brain Topogr, 2010, 22 (4): 233-48.

[26] VIRTANEN J, RUOHONEN J, NääTäNEN R, et al. Instrumentation for the measurement of electric brain responses to transcranial magnetic stimulation [J]. Med Biol Eng Comput, 1999, 37 (3): 322-6.

[27] THUT G, PASCUAL-LEONE A. A review of combined TMS-EEG studies to characterize lasting effects of repetitive TMS and assess their usefulness in cognitive and clinical neuroscience [J]. Brain Topogr, 2010, 22 (4): 219-32.

[28] IRAMINA K, MAENO T, NONAKA Y, et al. Measurement of evoked electroencephalography induced by transcranial magnetic stimulation [J]. Journal of Applied Physics, 2003, 93 (10): 6718-20.

[29] IVES J R, ROTENBERG A, POMA R, et al. Electroencephalographic recording during transcranial magnetic stimulation in humans and animals [J]. Clin Neurophysiol, 2006, 117 (8): 1870-5.

[30] VENIERO D, BORTOLETTO M, MINIUSSI C. TMS-EEG co-registration: on TMS-induced artifact [J]. Clin Neurophysiol, 2009, 120 (7): 1392-9.

[31] PARK H J, BONMASSAR G, KALTENBACH J A, et al. Activation of the central nervous system induced by micro-magnetic stimulation [J]. Nat Commun, 2013, 4: 2463.

[32] ILMONIEMI R J, HERNANDEZ-PAVON J C, MAKELA N N, et al. Dealing with artifacts in TMS-evoked EEG [J]. Annu Int Conf IEEE Eng Med Biol Soc, 2015, 2015: 230-3.

[33] SäRKKä S, SOLIN A, NUMMENMAA A, et al. Dynamic retrospective filtering of physiological noise in BOLD fMRI: DRIFTER [J]. NeuroImage, 2012, 60 (2): 1517-27.

[34] STAN O, KAMEN E. A local linearized least squares algorithm for training feedforward neural networks [J]. IEEE Transactions on Neural Networks, 2000, 11 (2): 487-95.

[35] MORBIDI F, GARULLI A, PRATTICHIZZO D, et al. Off-line removal of TMS-induced artifacts on human electroencephalography by Kalman filter [J]. J Neurosci Methods, 2007, 162 (1-2): 293-302.

[36] TER BRAACK E M, DE JONGE B, VAN PUTTEN M J. Reduction of TMS induced artifacts in EEG using principal component analysis [J]. IEEE transactions on neural systems and rehabilitation engineering: a publication of the IEEE Engineering in Medicine and Biology Society, 2013, 21 (3): 376-82.

[37] HERNANDEZ-PAVON J C, METSOMAA J, MUTANEN T, et al. Uncovering neural independent components from highly artifactual TMS-evoked EEG data [J]. J Neurosci Methods, 2012, 209 (1): 144-57.

[38] IWAHASHI M, ARIMATSU T, UENO S, et al. Differences in evoked EEG by transcranial magnetic stimulation at various stimulus points on the head [J]. Annu Int Conf IEEE Eng Med Biol Soc, 2008, 2008: 2570-3.

[39] BELL A J, SEJNOWSKI T J. An information-maximization approach to blind separation and blind deconvolution [J]. Neural Computation, 1995, 7 (6): 1129-59.

[40] KORHONEN R J, HERNANDEZ-PAVON J C, METSOMAA J, et al. Removal of large muscle artifacts from transcranial magnetic stimulation-evoked EEG by independent component analysis [J]. Med Biol Eng Comput, 2011, 49 (4): 397-407.

[41] ROGASCH N C, THOMSON R H, FARZAN F, et al. Removing artefacts from TMS-EEG recordings using independent component analysis: importance for assessing prefrontal and motor cortex network properties [J]. NeuroImage, 2014, 101: 425-39.

[42] BAI Y, WAN X, ZENG K, et al. Reduction hybrid artifacts of EMG-EOG in electroencephalography evoked

by prefrontal transcranial magnetic stimulation [J]. Journal of Neural Engineering，2016，13（6）：066016.
[43] UUSITALO M A，ILMONIEMI R J. Signal-space projection method for separating MEG or EEG into components [J]. Med Biol Eng Comput，1997，35（2）：135-40.
[44] BIABANI M，FORNITO A，MUTANEN T P，et al. Characterizing and minimizing the contribution of sensory inputs to TMS-evoked potentials [J]. Brain Stimul，2019，12（6）：1537-52.
[45] VAFIDIS P，KIMISKIDIS V K，KUGIUMTZIS D. Evaluation of algorithms for correction of transcranial magnetic stimulation-induced artifacts in electroencephalograms [J]. Med Biol Eng Comput，2019，57（12）：2599-615.
[46] 李润泽，徐桂芝，杨硕. TMS-EEG在认知功能和临床应用研究综述 [J]. 生命科学仪器，2020，18（5）：3-10.
[47] ROSANOVA M，CASALI A，BELLINA V，et al. Natural frequencies of human corticothalamic circuits [J]. J Neurosci，2009，29（24）：7679-85.
[48] HERRING J D，THUT G，JENSEN O，et al. Attention Modulates TMS-Locked Alpha Oscillations in the Visual Cortex [J]. J Neurosci，2015，35（43）：14435-47.
[49] CANALI P，CASAROTTO S，ROSANOVA M，et al. Abnormal brain oscillations persist after recovery from bipolar depression [J]. European psychiatry：the journal of the Association of European Psychiatrists，2017，41：10-5.
[50] VAN DER WERF Y D，SADIKOT A F，STRAFELLA A P，et al. The neural response to transcranial magnetic stimulation of the human motor cortex. II. Thalamocortical contributions [J]. Exp Brain Res，2006，175（2）：246-55.
[51] PIGORINI A，CASALI A G，CASAROTTO S，et al. Time-frequency spectral analysis of TMS-evoked EEG oscillations by means of Hilbert-Huang transform [J]. J Neurosci Methods，2011，198（2）：236-45.
[52] GIOVANNI A，CAPONE F，DI BIASE L，et al. Oscillatory Activities in Neurological Disorders of Elderly：Biomarkers to Target for Neuromodulation [J]. Frontiers in Aging Neuroscience，2017，9：189.
[53] PFURTSCHELLER G. Graphical display and statistical evaluation of event-related desynchronization（ERD）[J]. Electroencephalogr Clin Neurophysiol，1977，43（5）：757-60.
[54] PFURTSCHELLER G. Event-related synchronization（ERS）：an electrophysiological correlate of cortical areas at rest [J]. Electroencephalogr Clin Neurophysiol，1992，83（1）：62-9.
[55] MAKEIG S，DEBENER S，ONTON J，et al. Mining event-related brain dynamics [J]. Trends Cogn Sci，2004，8（5）：204-10.
[56] MAKEIG S，ENGHOFF S，JUNG T P，et al. A natural basis for efficient brain-actuated control [J]. IEEE transactions on rehabilitation engineering：a publication of the IEEE Engineering in Medicine and Biology Society，2000，8（2）：208-11.
[57] MAKEIG S，WESTERFIELD M，JUNG T P，et al. Dynamic brain sources of visual evoked responses [J]. Science，2002，295（5555）：690-4.
[58] HERRMANN C S，MUNK M H，ENGEL A K. Cognitive functions of gamma-band activity：memory match and utilization [J]. Trends Cogn Sci，2004，8(8)：347-55.
[59] JUNG T P，MAKEIG S，WESTERFIELD M，et al. Analysis and visualization of single-trial event-related potentials [J]. Hum Brain Mapp，2001，14（3）：166-85.
[60] CHEN Z，LIU M，GROSS D W，et al. Graph theoretical analysis of developmental patterns of the white matter network [J]. Front Hum Neurosci，2013，7：716.
[61] BULLMORE E，SPORNS O. The economy of brain network organization [J]. Nature reviews Neuroscience，2012，13（5）：336-49.
[62] KOMSSI S，ARONEN H J，HUTTUNEN J，et al. Ipsi- and contralateral EEG reactions to transcranial magnetic stimulation [J]. Clin Neurophysiol，2002，113（2）：175-84.
[63] VENIERO D，BORTOLETTO M，MINIUSSI C. Cortical modulation of short-latency TMS-evoked potentials [J]. Front Hum Neurosci，2012，6：352.
[64] BORTOLETTO M，VENIERO D，THUT G，et al. The contribution of TMS-EEG coregistration in the exploration of the human cortical connectome [J]. Neurosci Biobehav Rev，2015，49：114-24.
[65] LITVAK V，KOMSSI S，SCHERG M，et al. Artifact correction and source analysis of early electroencephalographic responses evoked by transcranial magnetic stimulation over primary motor cortex [J]. NeuroImage，2007，37（1）：56-70.
[66] GARCIA J O，GROSSMAN E D，SRINIVASAN R. Evoked potentials in large-scale cortical networks elicited by TMS of the visual cortex [J]. J Neurophysiol，

2011, 106 (4): 1734-46.

[67] MORISHIMA Y, AKAISHI R, YAMADA Y, et al. Task-specific signal transmission from prefrontal cortex in visual selective attention [J]. Nature Neuroscience, 2009, 12 (1): 85-91.

[68] AKAISHI R, UEDA N, SAKAI K. Task-related modulation of effective connectivity during perceptual decision making: dissociation between dorsal and ventral prefrontal cortex [J]. Front Hum Neurosci, 2013, 7: 365.

[69] AKAISHI R, MORISHIMA Y, RAJESWAREN V P, et al. Stimulation of the frontal eye field reveals persistent effective connectivity after controlled behavior [J]. J Neurosci, 2010, 30 (12): 4295-305.

[70] VERHAGEN L, DIJKERMAN H C, MEDENDORP W P, et al. Hierarchical organization of parietofrontal circuits during goal-directed action [J]. J Neurosci, 2013, 33 (15): 6492-503.

[71] TAYLOR P C, THUT G. Brain activity underlying visual perception and attention as inferred from TMS-EEG: a review [J]. Brain Stimul, 2012, 5 (2): 124-9.

[72] MATTAVELLI G, ROSANOVA M, CASALI A G, et al. Top-down interference and cortical responsiveness in face processing: a TMS-EEG study [J]. NeuroImage, 2013, 76: 24-32.

[73] JOHNSON J S, SUTTERER D W, ACHESON D J, et al. Increased Alpha-Band Power during the Retention of Shapes and Shape-Location Associations in Visual Short-Term Memory [J]. Frontiers in Psychology, 2011, 2: 128.

[74] COLE M W, REYNOLDS J R, POWER J D, et al. Multi-task connectivity reveals flexible hubs for adaptive task control [J]. Nature Neuroscience, 2013, 16 (9): 1348-55.

[75] CASH R F, NODA Y, ZOMORRODI R, et al. Characterization of Glutamatergic and GABA (A) -Mediated Neurotransmission in Motor and Dorsolateral Prefrontal Cortex Using Paired-Pulse TMS-EEG [J]. Neuropsychopharmacology, 2017, 42 (2): 502-11.

[76] ROGASCH N C, DASKALAKIS Z J, FITZGERALD P B. Mechanisms underlying long-interval cortical inhibition in the human motor cortex: a TMS-EEG study [J]. J Neurophysiol, 2013, 109 (1): 89-98.

[77] FARZAN F, BARR M S, HOPPENBROUWERS S S, et al. The EEG correlates of the TMS-induced EMG silent period in humans [J]. NeuroImage, 2013, 83: 120-34.

[78] ESSER S K, HUBER R, MASSIMINI M, et al. A direct demonstration of cortical LTP in humans: a combined TMS/EEG study [J]. Brain Res Bull, 2006, 69 (1): 86-94.

[79] CASULA E P, TARANTINO V, BASSO D, et al. Low-frequency rTMS inhibitory effects in the primary motor cortex: Insights from TMS-evoked potentials [J]. NeuroImage, 2014, 98: 225-32.

[80] VERNET M, BASHIR S, YOO W K, et al. Reproducibility of the effects of theta burst stimulation on motor cortical plasticity in healthy participants [J]. Clin Neurophysiol, 2014, 125 (2): 320-6.

[81] GEDANKIEN T, FRIED P J, PASCUAL-LEONE A, et al. Intermittent theta-burst stimulation induces correlated changes in cortical and corticospinal excitability in healthy older subjects [J]. Clin Neurophysiol, 2017, 128 (12): 2419-27.

[82] HARRINGTON A, HAMMOND-TOOKE G D. Theta Burst Stimulation of the Cerebellum Modifies the TMS-Evoked N100 Potential, a Marker of GABA Inhibition [J]. PLoS One, 2015, 10 (11): e0141284.

[83] CASULA E P, PELLICCIARI M C, PICAZIO S, et al. Spike-timing-dependent plasticity in the human dorsolateral prefrontal cortex [J]. NeuroImage, 2016, 143: 204-13.

[84] DASKALAKIS Z J, PARADISO G O, CHRISTENSEN B K, et al. Exploring the connectivity between the cerebellum and motor cortex in humans [J]. J Physiol, 2004, 557 (Pt 2): 689-700.

[85] CHUNG S W, LEWIS B P, ROGASCH N C, et al. Demonstration of short-term plasticity in the dorsolateral prefrontal cortex with theta burst stimulation: A TMS-EEG study [J]. Clin Neurophysiol, 2017, 128 (7): 1117-26.

[86] CHUNG S W, ROGASCH N C, HOY K E, et al. The effect of single and repeated prefrontal intermittent theta burst stimulation on cortical reactivity and working memory [J]. Brain Stimul, 2018, 11 (3): 566-74.

[87] HUBER R, MÄÄTTÄ S, ESSER S K, et al. Measures of cortical plasticity after transcranial paired associative stimulation predict changes in electroencephalogram slow-wave activity during subsequent sleep [J]. J Neurosci, 2008, 28 (31): 7911-8.

[88] KERWIN L J, KELLER C J, WU W, et al. Test-retest reliability of transcranial magnetic stimulation EEG evoked potentials [J]. Brain Stimul, 2018, 11 (3): 536-44.

[89] ARTHURS O J, BONIFACE S J. What aspect of

the fMRI BOLD signal best reflects the underlying electrophysiology in human somatosensory cortex? [J]. Clin Neurophysiol, 2003, 114 (7): 1203-9.
[90] LOGOTHETIS N K, PAULS J, AUGATH M, et al. Neurophysiological investigation of the basis of the fMRI signal [J]. Nature, 2001, 412 (6843): 150-7.
[91] LU C M, ZHANG Y J, BISWAL B B, et al. Use of fNIRS to assess resting state functional connectivity [J]. J Neurosci Methods, 2010, 186 (2): 242-9.
[92] DANIEL N, SYBILSKI K, KACZMAREK W, et al. Relationship between EMG and fNIRS during Dynamic Movements [J]. Sensors (Basel), 2023, 23 (11).
[93] OBRIG H, HIRTH C, JUNGE-HüLSING J G, et al. Cerebral oxygenation changes in response to motor stimulation [J]. J Appl Physiol (1985), 1996, 81 (3): 1174-83.
[94] HOFMANN M J, HERRMANN M J, DAN I, et al. Differential activation of frontal and parietal regions during visual word recognition: an optical topography study [J]. NeuroImage, 2008, 40 (3): 1340-9.
[95] LIU Y, PIAZZA E A, SIMONY E, et al. Measuring speaker-listener neural coupling with functional near infrared spectroscopy [J]. Sci Rep, 2017, 7: 43293.
[96] CANNESTRA A F, WARTENBURGER I, OBRIG H, et al. Functional assessment of Broca's area using near infrared spectroscopy in humans [J]. Neuroreport, 2003, 14 (15): 1961-5.
[97] RUOCCO A C, MEDAGLIA J D, TINKER J R, et al. Medial prefrontal cortex hyperactivation during social exclusion in borderline personality disorder [J]. Psychiatry Res, 2010, 181 (3): 233-6.
[98] LEÓN-CARRIÓN J, IZZETOGLU M, IZZETOGLU K, et al. Efficient learning produces spontaneous neural repetition suppression in prefrontal cortex [J]. Behav Brain Res, 2010, 208 (2): 502-8.
[99] LEON-CARRION J, DAMAS J, IZZETOGLU K, et al. Differential time course and intensity of PFC activation for men and women in response to emotional stimuli: a functional near-infrared spectroscopy (fNIRS) study [J]. Neurosci Lett, 2006, 403 (1-2): 90-5.
[100] LEÓN-CARRIÓN J, MARTÍN-RODRÍGUEZ J F, DAMAS-LÓPEZ J, et al. A lasting post-stimulus activation on dorsolateral prefrontal cortex is produced when processing valence and arousal in visual affective stimuli [J]. Neurosci Lett, 2007, 422 (3): 147-52.
[101] A H R, DOMENICO S I, AYAZ H, et al. Differentiating functions of the lateral and medial prefrontal cortex in motor response inhibition [J]. NeuroImage, 2014, 85 Pt 1: 423-31.
[102] MACINTOSH B J, KLASSEN L M, MENON R S. Transient hemodynamics during a breath hold challenge in a two part functional imaging study with simultaneous near-infrared spectroscopy in adult humans [J]. NeuroImage, 2003, 20 (2): 1246-52.
[103] HILL D K, KEYNES R D. Opacity changes in stimulated nerve [J]. J Physiol, 1949, 108 (3): 278-81.
[104] HEEKEREN H R, KOHL M, OBRIG H, et al. Noninvasive assessment of changes in cytochrome-c oxidase oxidation in human subjects during visual stimulation [J]. J Cereb Blood Flow Metab, 1999, 19 (6): 592-603.
[105] GRATTON G, MAIER J S, FABIANI M, et al. Feasibility of intracranial near-infrared optical scanning [J]. Psychophysiology, 1994, 31 (2): 211-5.
[106] VILLRINGER A, PLANCK J, HOCK C, et al. Near infrared spectroscopy (NIRS): a new tool to study hemodynamic changes during activation of brain function in human adults [J]. Neurosci Lett, 1993, 154 (1-2): 101-4.
[107] GRATTON G, FABIANI M. Fast optical imaging of human brain function [J]. Front Hum Neurosci, 2010, 4: 52.
[108] ARRIDGE S R, HIRAOKA M, SCHWEIGER M. Statistical basis for the determination of optical pathlength in tissue [J]. Phys Med Biol, 1995, 40 (9): 1539-58.
[109] FERRARI M, QUARESIMA V. A brief review on the history of human functional near-infrared spectroscopy (fNIRS) development and fields of application [J]. NeuroImage, 2012, 63 (2): 921-35.
[110] COOPER R J, SELB J, GAGNON L, et al. A systematic comparison of motion artifact correction techniques for functional near-infrared spectroscopy [J]. Front Neurosci, 2012, 6: 147.
[111] NÄSI T, MäKI H, KOTILAHTI K, et al. Magnetic-stimulation-related physiological artifacts in hemodynamic near-infrared spectroscopy signals [J]. PLoS One, 2011, 6 (8): e24002.
[112] GAGNON L, COOPER R J, YüCEL M A, et al. Short separation channel location impacts the performance of short channel regression in NIRS [J]. NeuroImage, 2012, 59 (3): 2518-28.
[113] GAGNON L, PERDUE K, GREVE D N, et al. Improved recovery of the hemodynamic response in diffuse optical imaging using short optode separations

and state-space modeling [J]. NeuroImage, 2011, 56 (3): 1362-71.

[114] UMEYAMA S, YAMADA T. New method of estimating wavelength-dependent optical path length ratios for oxy- and deoxyhemoglobin measurement using near-infrared spectroscopy [J]. J Biomed Opt, 2009, 14 (5): 054038.

[115] SAAGER R, BERGER A. Measurement of layer-like hemodynamic trends in scalp and cortex: implications for physiological baseline suppression in functional near-infrared spectroscopy [J]. J Biomed Opt, 2008, 13 (3): 034017.

[116] ZHANG Q, BROWN E N, STRANGMAN G E. Adaptive filtering for global interference cancellation and real-time recovery of evoked brain activity: a Monte Carlo simulation study [J]. J Biomed Opt, 2007, 12 (4): 044014.

[117] SAAGER R B, TRUONG A, CUCCIA D J, et al. Method for depth-resolved quantitation of optical properties in layered media using spatially modulated quantitative spectroscopy [J]. J Biomed Opt, 2011, 16 (7): 077002.

[118] LLOYD-FOX S, BLASI A, ELWELL C E. Illuminating the developing brain: the past, present and future of functional near infrared spectroscopy [J]. Neurosci Biobehav Rev, 2010, 34 (3): 269-84.

[119] IZZETOGLU M, DEVARAJ A, BUNCE S, et al. Motion artifact cancellation in NIR spectroscopy using Wiener filtering [J]. IEEE Trans Biomed Eng, 2005, 52 (5): 934-8.

[120] IZZETOGLU M, CHITRAPU P, BUNCE S, et al. Motion artifact cancellation in NIR spectroscopy using discrete Kalman filtering [J]. Biomed Eng Online, 2010, 9: 16.

[121] CUI X, BRAY S, REISS A L. Functional near infrared spectroscopy (NIRS) signal improvement based on negative correlation between oxygenated and deoxygenated hemoglobin dynamics [J]. NeuroImage, 2010, 49 (4): 3039-46.

[122] MOLAVI B, DUMONT G A. Wavelet-based motion artifact removal for functional near-infrared spectroscopy [J]. Physiol Meas, 2012, 33 (2): 259-70.

[123] SCHOLKMANN F, SPICHTIG S, MUEHLEMANN T, et al. How to detect and reduce movement artifacts in near-infrared imaging using moving standard deviation and spline interpolation [J]. Physiol Meas, 2010, 31 (5): 649-62.

[124] SATO H, KIGUCHI M, MAKI A, et al. Within-subject reproducibility of near-infrared spectroscopy signals in sensorimotor activation after 6 months [J]. J Biomed Opt, 2006, 11 (1): 014021.

[125] PARKS N A, MACLIN E L, LOW K A, et al. Examining cortical dynamics and connectivity with simultaneous single-pulse transcranial magnetic stimulation and fast optical imaging [J]. NeuroImage, 2012, 59 (3): 2504-10.

[126] MINAGAWA-KAWAI Y, MORI K, HEBDEN J C, et al. Optical imaging of infants' neurocognitive development: recent advances and perspectives [J]. Dev Neurobiol, 2008, 68 (6): 712-28.

[127] OKAMOTO M, DAN H, SAKAMOTO K, et al. Three-dimensional probabilistic anatomical cranio-cerebral correlation via the international 10-20 system oriented for transcranial functional brain mapping [J]. NeuroImage, 2004, 21 (1): 99-111.

[128] PÖTTER-NERGER M, FISCHER S, MASTROENI C, et al. Inducing homeostatic-like plasticity in human motor cortex through converging corticocortical inputs [J]. J Neurophysiol, 2009, 102 (6): 3180-90.

[129] GROISS S J, MOCHIZUKI H, FURUBAYASHI T, et al. Quadri-pulse stimulation induces stimulation frequency dependent cortical hemoglobin concentration changes within the ipsilateral motor cortical network [J]. Brain Stimul, 2013, 6 (1): 40-8.

[130] CAO T T, THOMSON R H, BAILEY N W, et al. A near infra-red study of blood oxygenation changes resulting from high and low frequency repetitive transcranial magnetic stimulation [J]. Brain Stimul, 2013, 6 (6): 922-4.

[131] ALLEN E A, PASLEY B N, DUONG T, et al. Transcranial magnetic stimulation elicits coupled neural and hemodynamic consequences [J]. Science, 2007, 317 (5846): 1918-21.

[132] SOLTÉSZ F, SUCKLING J, LAWRENCE P, et al. Identification of BDNF sensitive electrophysiological markers of synaptic activity and their structural correlates in healthy subjects using a genetic approach utilizing the functional BDNF Val66Met polymorphism [J]. PLoS One, 2014, 9 (4): e95558.

[133] PASCUAL-LEONE A, WALSH V, ROTHWELL J. Transcranial magnetic stimulation in cognitive neuroscience--virtual lesion, chronometry, and functional connectivity [J]. Curr Opin Neurobiol, 2000, 10 (2): 232-7.

[134] ROSSI S, HALLETT M, ROSSINI P M, et al.

Safety, ethical considerations, and application guidelines for the use of transcranial magnetic stimulation in clinical practice and research [J]. Clin Neurophysiol, 2009, 120 (12): 2008-39.
[135] OLIVIERO A, DI LAZZARO V, PIAZZA O, et al. Cerebral blood flow and metabolic changes produced by repetitive magnetic brain stimulation [J]. J Neurol, 1999, 246 (12): 1164-8.
[136] MESQUITA R C, FASEYITAN O K, TURKELTAUB P E, et al. Blood flow and oxygenation changes due to low-frequency repetitive transcranial magnetic stimulation of the cerebral cortex [J]. J Biomed Opt, 2013, 18 (6): 067006.
[137] CURTIN A, TONG S, SUN J, et al. A Systematic Review of Integrated Functional Near-Infrared Spectroscopy (fNIRS) and Transcranial Magnetic Stimulation (TMS) Studies [J]. Front Neurosci, 2019, 13: 84.
[138] THOMSON R H, DASKALAKIS Z J, FITZGERALD P B. A near infra-red spectroscopy study of the effects of pre-frontal single and paired pulse transcranial magnetic stimulation [J]. Clin Neurophysiol, 2011, 122 (2): 378-82.
[139] KASTER T S, DE JESUS D, RADHU N, et al. Clozapine potentiation of GABA mediated cortical inhibition in treatment resistant schizophrenia [J]. Schizophr Res, 2015, 165 (2-3): 157-62.
[140] AOYAMA Y, HANAOKA N, KAMEYAMA M, et al. Stimulus intensity dependence of cerebral blood volume changes in left frontal lobe by low-frequency rTMS to right frontal lobe: A near-infrared spectroscopy study [J]. Neurosci Res, 2009, 63 (1): 47-51.
[141] JOHNSON K A, BAYLIS G C, POWELL D A, et al. Conditioning of transcranial magnetic stimulation: evidence of sensory-induced responding and prepulse inhibition [J]. Brain Stimul, 2010, 3 (2): 78-86.
[142] PARK S W, BUTLER A J, CAVALHEIRO V, et al. Changes in serial optical topography and TMS during task performance after constraint-induced movement therapy in stroke: a case study [J]. Neurorehabil Neural Repair, 2004, 18 (2): 95-105.
[143] AKIYAMA T, OHIRA T, KAWASE T, et al. TMS orientation for NIRS-functional motor mapping [J]. Brain Topogr, 2006, 19 (1-2): 1-9.
[144] KOENRAADT K L, MUNNEKE M A, DUYSENS J, et al. TMS: a navigator for NIRS of the primary motor cortex? [J]. J Neurosci Methods, 2011, 201 (1): 142-8.
[145] LO Y L, ZHANG H H, WANG C C, et al. Correlation of near-infrared spectroscopy and transcranial magnetic stimulation of the motor cortex in overt reading and musical tasks [J]. Motor Control, 2009, 13 (1): 84-99.
[146] DEROSIÈRE G, DALHOUMI S, PERREY S, et al. Towards a near infrared spectroscopy-based estimation of operator attentional state [J]. PLoS One, 2014, 9(3): e92045.
[147] SOLIANIK R, SATAS A, MICKEVICIENE D, et al. Task-relevant cognitive and motor functions are prioritized during prolonged speed-accuracy motor task performance [J]. Exp Brain Res, 2018, 236 (6): 1665-78.
[148] BESTMANN S, SWAYNE O, BLANKENBURG F, et al. Dorsal premotor cortex exerts state-dependent causal influences on activity in contralateral primary motor and dorsal premotor cortex [J]. Cereb Cortex, 2008, 18 (6): 1281-91.
[149] THOMSON R H, MALLER J J, DASKALAKIS Z J, et al. Blood oxygenation changes resulting from suprathreshold transcranial magnetic stimulation [J]. Brain Stimul, 2011, 4 (3): 165-8.
[150] 毛晓川，马莎. 大脑性瘫痪患者的体感诱发电位和运动诱发电位分析 [J]. 临床神经电生理学杂志，2002，(2)：82-4.
[151] 宋新光. 运动诱发电位诊断要点 [J]. 现代电生理学杂志，2002，(1)：36-43.
[152] 高飞，蔡厚德. 胼胝体调节大脑两半球相互作用的机制 [J]. 心理科学进展，2013，21 (7)：1200-12.
[153] CICINELLI P, TRAVERSA R, ROSSINI P M. Post-stroke reorganization of brain motor output to the hand: a 2-4 month follow-up with focal magnetic transcranial stimulation [J]. Electroencephalogr Clin Neurophysiol, 1997, 105 (6): 438-50.
[154] DELVAUX V, ALAGONA G, GéRARD P, et al. Post-stroke reorganization of hand motor area: a 1-year prospective follow-up with focal transcranial magnetic stimulation [J]. Clin Neurophysiol, 2003, 114 (7): 1217-25.
[155] MCDONNELL M N, STINEAR C M. TMS measures of motor cortex function after stroke: A meta-analysis [J]. Brain Stimul, 2017, 10 (4): 721-34.
[156] BERTOLUCCI F, CHISARI C, FREGNI F. The potential dual role of transcallosal inhibition in post-stroke motor recovery [J]. Restor Neurol Neurosci, 2018, 36 (1): 83-97.

[157] CUNNINGHAM D A，MACHADO A，JANINI D，et al．Assessment of inter-hemispheric imbalance using imaging and noninvasive brain stimulation in patients with chronic stroke [J]．Arch Phys Med Rehabil，2015，96（4 Suppl）：S94-103.
[158] DU J，HU J，HU J，et al．Aberrances of Cortex Excitability and Connectivity Underlying Motor Deficit in Acute Stroke [J]．Neural Plast，2018，2018：1318093.
[159] 林懿，吴毅．成对关联刺激影响脑卒中后运动功能的研究进展 [J]．中华物理医学与康复杂志，2022，44（2）：4.
[160] RIDDING M C，UY J．Changes in motor cortical excitability induced by paired associative stimulation [J]．Clin Neurophysiol，2003，114（8）：1437-44.
[161] STINEAR J W，HORNBY T G．Stimulation-induced changes in lower limb corticomotor excitability during treadmill walking in humans [J]．J Physiol，2005，567（Pt 2）：701-11.
[162] PRIOR M M，STINEAR J W．Phasic spike-timing-dependent plasticity of human motor cortex during walking [J]．Brain Res，2006，1110（1）：150-8.
[163] JAYARAM G，SANTOS L，STINEAR J W．Spike-timing-dependent plasticity induced in resting lower limb cortex persists during subsequent walking [J]．Brain Res，2007，1153：92-7.
[164] SINGH S，MISTRY S，JEFFERSON S，et al．A magnetic resonance spectroscopy study of brain glutamate in a model of plasticity in human pharyngeal motor cortex [J]．Gastroenterology，2009，136（2）：417-24.
[165] MICHOU E，MISTRY S，JEFFERSON S，et al．Targeting unlesioned pharyngeal motor cortex improves swallowing in healthy individuals and after dysphagic stroke [J]．Gastroenterology，2012，142（1）：29-38.
[166] MICHOU E，MISTRY S，JEFFERSON S，et al．Characterizing the mechanisms of central and peripheral forms of neurostimulation in chronic dysphagic stroke patients [J]．Brain Stimul，2014，7（1）：66-73.
[167] DE BEAUMONT L，THéORET H，MONGEON D，et al．Brain function decline in healthy retired athletes who sustained their last sports concussion in early adulthood [J]．Brain，2009，132（Pt 3）：695-708.
[168] OPIE G M，FOO N，KILLINGTON M，et al．Transcranial Magnetic Stimulation-Electroencephalography Measures of Cortical Neuroplasticity Are Altered after Mild Traumatic Brain Injury [J]．J Neurotrauma，2019，36（19）：2774-84.
[169] BASHIR S，VERNET M，YOO W K，et al．Changes in cortical plasticity after mild traumatic brain injury [J]．Restor Neurol Neurosci，2012，30（4）：277-82.
[170] TALLUS J，LIOUMIS P，HäMäLäINEN H，et al．Transcranial magnetic stimulation-electroencephalography responses in recovered and symptomatic mild traumatic brain injury [J]．J Neurotrauma，2013，30（14）：1270-7.
[171] 宋新光，李六一，朱珊，等．脊髓与马尾的运动传导 [J]．临床脑电学杂志，1998，(4)：195-8+216.
[172] 鲁明，樊东升，康德瑄，等．经颅磁刺激运动诱发电位对运动神经元病的诊断意义 [J]．临床荟萃，2001，16（16）：726-727.
[173] VUCIC S，KIERNAN M C．Novel threshold tracking techniques suggest that cortical hyperexcitability is an early feature of motor neuron disease [J]．Brain，2006，129（Pt 9）：2436-46.
[174] VUCIC S，NICHOLSON G A，KIERNAN M C．Cortical hyperexcitability may precede the onset of familial amyotrophic lateral sclerosis [J]．Brain，2008，131（Pt 6）：1540-50.
[175] VUCIC S，ZIEMANN U，EISEN A，et al．Transcranial magnetic stimulation and amyotrophic lateral sclerosis：pathophysiological insights [J]．J Neurol Neurosurg Psychiatry，2013，84（10）：1161-70.
[176] DADON-NACHUM M，MELAMED E，OFFEN D．The "dying-back" phenomenon of motor neurons in ALS [J]．J Mol Neurosci，2011，43（3）：470-7.
[177] REUTENS D C，BERKOVIC S F，MACDONELL R A，et al．Magnetic stimulation of the brain in generalized epilepsy：reversal of cortical hyperexcitability by anticonvulsants [J]．Ann Neurol，1993，34（3）：351-5.
[178] MACDONELL R A，KING M A，NEWTON M R，et al．Prolonged cortical silent period after transcranial magnetic stimulation in generalized epilepsy [J]．Neurology，2001，57（4）：706-8.
[179] ERTAŞ N K，GüL G，ALTUNHALKA A，et al．Cortical silent period following transcranial magnetic stimulation in epileptic patients [J]．Epileptic Disord，2000，2（3）：137-40.
[180] BADAWY R A，CURATOLO J M，NEWTON M，et al．Sleep deprivation increases cortical excitability in epilepsy：syndrome-specific effects [J]．Neurology，2006，67（6）：1018-22.
[181] BADAWY R A，CURATOLO J M，NEWTON M，

et al. Changes in cortical excitability differentiate generalized and focal epilepsy [J]. Ann Neurol, 2007, 61 (4): 324-31.
[182] BADAWY R A, MACDONELL R A, BERKOVIC S F, et al. Predicting seizure control: cortical excitability and antiepileptic medication [J]. Ann Neurol, 2010, 67 (1): 64-73.
[183] INGHILLERI M, MATTIA D, BERARDELLI A, et al. Asymmetry of cortical excitability revealed by transcranial stimulation in a patient with focal motor epilepsy and cortical myoclonus [J]. Electroencephalogr Clin Neurophysiol, 1998, 109 (1): 70-2.
[184] VARRASI C, CIVARDI C, BOCCAGNI C, et al. Cortical excitability in drug-naive patients with partial epilepsy: a cross-sectional study [J]. Neurology, 2004, 63 (11): 2051-5.
[185] VALENTIN A, ARUNACHALAM R, MESQUITA-RODRIGUES A, et al. Late EEG responses triggered by transcranial magnetic stimulation (TMS) in the evaluation of focal epilepsy [J]. Epilepsia, 2008, 49 (3): 470-80.
[186] BAUER P R, DE GOEDE A A, TER BRAACK E M, et al. Transcranial magnetic stimulation as a biomarker for epilepsy [J]. Brain, 2017, 140 (3): e18.
[187] KIMISKIDIS V K, TSIMPIRIS A, RYVLIN P, et al. TMS combined with EEG in genetic generalized epilepsy: A phase II diagnostic accuracy study [J]. Clin Neurophysiol, 2017, 128 (2): 367-81.
[188] DEL FELICE A, FIASCHI A, BONGIOVANNI G L, et al. The sleep-deprived brain in normals and patients with juvenile myoclonic epilepsy: a perturbational approach to measuring cortical reactivity [J]. Epilepsy Res, 2011, 96 (1-2): 123-31.
[189] SHAFI M M, VERNET M, KLOOSTER D, et al. Physiological consequences of abnormal connectivity in a developmental epilepsy [J]. Ann Neurol, 2015, 77 (3): 487-503.
[190] BAUMER F M, PFEIFER K, FOGARTY A, et al. Cortical Excitability, Synaptic Plasticity, and Cognition in Benign Epilepsy With Centrotemporal Spikes: A Pilot TMS-EMG-EEG Study [J]. J Clin Neurophysiol, 2020, 37 (2): 170-80.
[191] BADAWY R A, LOETSCHER T, MACDONELL R A, et al. Cortical excitability and neurology: insights into the pathophysiology [J]. Funct Neurol, 2012, 27 (3): 131-45.
[192] GEFFERIE S R, JIMéNEZ-JIMéNEZ D, VISSER G H, et al. Transcranial magnetic stimulation-evoked electroencephalography responses as biomarkers for epilepsy: A review of study design and outcomes [J]. Hum Brain Mapp, 2023, 44 (8): 3446-60.
[193] KOUDIJS S M, LEIJTEN F S, RAMSEY N F, et al. Lateralization of motor innervation in children with intractable focal epilepsy--a TMS and fMRI study [J]. Epilepsy Res, 2010, 90 (1-2): 140-50.
[194] 郑重，邹可，王承平，等. 从精神疾病脑非对称性变异论中医气机升降理论（一）[J]. 成都中医药大学学报，2015，38（1）：95-8+108.
[195] 郑重，邹可，金荣疆，等. 从精神疾病脑非对称性变异论中医气机升降理论（二）[J]. 成都中医药大学学报，2015，38（2）：96-100+8.
[196] 郑重，邹可，杨从敏，等. 从精神疾病脑非对称性变异论中医气机升降理论（四）[J]. 成都中医药大学学报，2015，38（4）：72-7.
[197] 郑重，邹可，杨从敏，等. 从精神疾病脑非对称性变异论中医气机升降理论（三）[J]. 成都中医药大学学报，2015，38（3）：88-93.
[198] WANG Y P. Therapeutics of Neural Stimulation for Neurological Disorders. [M]. Singapore: Springer Nature Customer Service Center GmbH Tiergartenstr, 2023.
[199] GIBSON B C, VAKHTIN A, CLARK V P, et al. Revisiting Hemispheric Asymmetry in Mood Regulation: Implications for rTMS for Major Depressive Disorder [J]. Brain Sci, 2022, 12 (1).
[200] MAEDA F, KEENAN J P, PASCUAL-LEONE A. Interhemispheric asymmetry of motor cortical excitability in major depression as measured by transcranial magnetic stimulation [J]. Br J Psychiatry, 2000, 177: 169-73.
[201] LEFAUCHEUR J P, LUCAS B, ANDRAUD F, et al. Inter-hemispheric asymmetry of motor corticospinal excitability in major depression studied by transcranial magnetic stimulation [J]. J Psychiatr Res, 2008, 42(5): 389-98.
[202] 黄佳茜，李涓，邹可，等. 经颅磁刺激评估抑郁症患者皮质兴奋抑制性及其与症状严重程度的相关性 [J]. 精神医学杂志，2022，35（1）：14-8.
[203] CANTONE M, BRAMANTI A, LANZA G, et al. Cortical Plasticity in Depression [J]. ASN Neuro, 2017, 9 (3): 1759091417711512.
[204] PLAYER M J, TAYLOR J L, WEICKERT C S, et al. Neuroplasticity in depressed individuals compared with healthy controls [J]. Neuropsychopharmacology, 2013, 38 (11): 2101-8.

[205] KUHN M, MAINBERGER F, FEIGE B, et al. State-Dependent Partial Occlusion of Cortical LTP-Like Plasticity in Major Depression [J]. Neuropsychopharmacology, 2016, 41 (6): 1521-9.

[206] PENNISI M, LANZA G, CANTONE M, et al. Correlation between Motor Cortex Excitability Changes and Cognitive Impairment in Vascular Depression: Pathophysiological Insights from a Longitudinal TMS Study [J]. Neural Plast, 2016, 2016: 8154969.

[207] SUN Y, FARZAN F, MULSANT B H, et al. Indicators for Remission of Suicidal Ideation Following Magnetic Seizure Therapy in Patients With Treatment-Resistant Depression [J]. JAMA Psychiatry, 2016, 73 (4): 337-45.

[208] CHUNG S W, HILL A T, ROGASCH N C, et al. Use of theta-burst stimulation in changing excitability of motor cortex: A systematic review and meta-analysis [J]. Neurosci Biobehav Rev, 2016, 63: 43-64.

[209] PELLICCIARI M C, PONZO V, CALTAGIRONE C, et al. Restored Asymmetry of Prefrontal Cortical Oscillatory Activity after Bilateral Theta Burst Stimulation Treatment in a Patient with Major Depressive Disorder: A TMS-EEG Study [J]. Brain Stimul, 2017, 10 (1): 147-9.

[210] NODA Y, ZOMORRODI R, VILA-RODRIGUEZ F, et al. Impaired neuroplasticity in the prefrontal cortex in depression indexed through paired associative stimulation [J]. Depress Anxiety, 2018, 35 (5): 448-56.

[211] VINK J J T, MANDIJA S, PETROV P I, et al. A novel concurrent TMS-fMRI method to reveal propagation patterns of prefrontal magnetic brain stimulation [J]. Hum Brain Mapp, 2018, 39 (11): 4580-92.

[212] OKIZAKI A, NAKAYAMA M, NAKAJIMA K, et al. Noninvasive estimation of quantitative myocardial blood flow with Tc-99m MIBI by a compartment model analysis in rat [J]. J Nucl Cardiol, 2020, 27 (4): 1368-74.

[213] PASCUAL-LEONE A, MANOACH D S, BIRNBAUM R, et al. Motor cortical excitability in schizophrenia [J]. Biol Psychiatry, 2002, 52 (1): 24-31.

[214] 高志勤，余海鹰，孙剑，等. 首发精神分裂症患者及其一级亲属皮质兴奋性的对照研究 [J]. 精神医学杂志，2008，21（5）：341-3.

[215] LÓPEZ-ROSAS I, OROZCO E, MARCHAT L A, et al. mRNA decay proteins are targeted to poly (A) + RNA and dsRNA-containing cytoplasmic foci that resemble P-bodies in Entamoeba histolytica [J]. PLoS One, 2012, 7 (9): e45966.

[216] VOINESKOS A N, FARZAN F, BARR M S, et al. The role of the corpus callosum in transcranial magnetic stimulation induced interhemispheric signal propagation [J]. Biol Psychiatry, 2010, 68 (9): 825-31.

[217] CENTONZE D, PALMIERI M G, BOFFA L, et al. Cortical hyperexcitability in post-traumatic stress disorder secondary to minor accidental head trauma: a neurophysiologic study [J]. J Psychiatry Neurosci, 2005, 30 (2): 127-32.

[218] ROSSI S, DE CAPUA A, TAVANTI M, et al. Dysfunctions of cortical excitability in drug-naïve posttraumatic stress disorder patients [J]. Biol Psychiatry, 2009, 66 (1): 54-61.

[219] MYSLOBODSKY M S, GLICKSOHN J, SINGER J, et al. Changes of brain anatomy in patients with posttraumatic stress disorder: a pilot magnetic resonance imaging study [J]. Psychiatry Res, 1995, 58 (3): 259-64.

[220] 胡冰霜，梁友信. 创伤后应激障碍 [J]. 国外医学：卫生学分册，1997，24（5）：5.

[221] WASSERMANN E M, GREENBERG B D, NGUYEN M B, et al. Motor cortex excitability correlates with an anxiety-related personality trait [J]. Biol Psychiatry, 2001, 50 (5): 377-82.

[222] RUBIO B, BOES A D, LAGANIERE S, et al. Noninvasive Brain Stimulation in Pediatric Attention-Deficit Hyperactivity Disorder (ADHD): A Review [J]. J Child Neurol, 2016, 31 (6): 784-96.

[223] WANG W, KANG J, KONG D. The central motor conductivity of genioglossus in obstructive sleep apnoea [J]. Respirology, 2010, 15 (8): 1209-14.

[224] CIVARDI C, NALDI P, CANTELLO R. Cortico-motoneurone excitability in patients with obstructive sleep apnoea [J]. J Sleep Res, 2004, 13 (2): 159-63.

[225] TERGAU F, WISCHER S, PAULUS W. Motor system excitability in patients with restless legs syndrome [J]. Neurology, 1999, 52 (5): 1060-3.

[226] GüNDüZ A, ADATEPE N U, KIZILTAN M E, et al. Cırcadian changes in cortical excitability in restless legs syndrome [J]. J Neurol Sci, 2012, 316 (1-2): 122-5.

[227] NARDONE R, AUSSERER H, BRATTI A, et al. Cabergoline reverses cortical hyperexcitability in patients with restless legs syndrome [J]. Acta Neurol Scand, 2006, 114 (4): 244-9.

[228] KUTUKCU Y，DOGRUER E，YETKIN S，et al. Evaluation of periodic leg movements and associated transcranial magnetic stimulation parameters in restless legs syndrome [J]. Muscle Nerve，2006，33（1）：133-7.

[229] MAGALHãES S C，KAELIN-LANG A，STERR A，et al. Transcranial magnetic stimulation for evaluation of motor cortical excitability in restless legs syndrome/Willis-Ekbom disease [J]. Sleep Med,2015,16（10）：1265-73.

[230] OLIVIERO A，DELLA MARCA G，TONALI P A，et al. Functional involvement of cerebral cortex in human narcolepsy [J]. J Neurol，2005，252（1）：56-61.

[231] VIJAYAKUMARI A A，KHAN F R，VARMA R P，et al. Can transcranial magnetic stimulation be used to evaluate patients with narcolepsy? [J]. Neurol Sci，2013，34（8）：1411-20.

[232] OLIVIERO A，DELLA MARCA G，TONALI P A，et al. Functional involvement of cerebral cortex in adult sleepwalking [J]. J Neurol，2007，254（8）：1066-72.

[233] 许毅，李达，谭立文，等. 重复经颅磁刺激治疗专家共识 [J]. 转化医学杂志，2018，7（1）：4-9.

[234] STEVEN C K. International standards for neurological classification of spinal cord injury（revised 2011）[J]. The journal of spinal cord medicine，2011，34（6）：535-46.

[235] CALANCIE B，ALEXEEVA N，BROTON J G，et al. Distribution and latency of muscle responses to transcranial magnetic stimulation of motor cortex after spinal cord injury in humans [J]. J Neurotrauma，1999，16（1）：49-67.

[236] DIEHL P，KLIESCH U，DIETZ V，et al. Impaired facilitation of motor evoked potentials in incomplete spinal cord injury [J]. J Neurol，2006，253（1）：51-7.

[237] CURT A，KECK M E，DIETZ V. Functional outcome following spinal cord injury：significance of motor-evoked potentials and ASIA scores [J]. Arch Phys Med Rehabil，1998，79（1）：81-6.

[238] CURT A，DIETZ V. Electrophysiological recordings in patients with spinal cord injury：significance for predicting outcome [J]. Spinal Cord，1999，37（3）：157-65.

[239] WIRTH B，VAN HEDEL H J，CURT A. Changes in corticospinal function and ankle motor control during recovery from incomplete spinal cord injury [J]. J Neurotrauma，2008，25（5）：467-78.

[240] DHALL S S，HAEFELI J，TALBOTT J F，et al. Motor Evoked Potentials Correlate With Magnetic Resonance Imaging and Early Recovery After Acute Spinal Cord Injury [J]. Neurosurgery，2018，82（6）：870-6.

[241] CHAN Y C，MILLS K R. The use of transcranial magnetic stimulation in the clinical evaluation of suspected myelopathy [J]. J Clin Neurosci，2005，12（8）：878-81.

[242] KIM S Y，SHIN M J，CHANG J H，et al. Correlation of diffusion tensor imaging and phase-contrast MR with clinical parameters of cervical spinal cord injuries [J]. Spinal Cord，2015，53（8）：608-14.

[243] PETERSEN J A，WILM B J，VON MEYENBURG J，et al. Chronic cervical spinal cord injury：DTI correlates with clinical and electrophysiological measures [J]. J Neurotrauma，2012，29（8）：1556-66.

[244] LISSENS M A，VANDERSTRAETEN G G. Motor evoked potentials of the respiratory muscles in tetraplegic patients [J]. Spinal Cord，1996，34（11）：673-8.

[245] HAN D S，LI C M，CHANG C W. Reorganization of the cortico-spinal pathway in patients with chronic complete thoracic spinal cord injury：a study of motor evoked potentials [J]. J Rehabil Med，2008，40（3）：208-12.

[246] LOTZE M，LAUBIS-HERRMANN U，TOPKA H. Combination of TMS and fMRI reveals a specific pattern of reorganization in M1 in patients after complete spinal cord injury [J]. Restor Neurol Neurosci,2006,24（2）：97-107.

[247] SATURNO E，BONATO C，MINIUSSI C，et al. Motor cortex changes in spinal cord injury：a TMS study [J]. Neurol Res，2008，30（10）：1084-5.

[248] SHULGA A，LIOUMIS P，KIRVESKARI E，et al. A novel paired associative stimulation protocol with a high-frequency peripheral component：A review on results in spinal cord injury rehabilitation [J]. Eur J Neurosci，2021，53（9）：3242-57.

[249] JO H J，RICHARDSON M S A，OUDEGA M，et al. Paired corticospinal-motoneuronal stimulation and exercise after spinal cord injury [J]. J Spinal Cord Med，2021，44（sup1）：S23-s7.

[250] TOLMACHEVA A，SAVOLAINEN S，KIRVESKARI E，et al. Long-Term Paired Associative

Stimulation Enhances Motor Output of the Tetraplegic Hand [J]. J Neurotrauma, 2017, 34 (18): 2668-74.

[251] SAHOTA P, PRABHAKAR S, LAL V, et al. Transcranial magnetic stimulation: role in the evaluation of disability in multiple sclerosis [J]. Neurol India, 2005, 53 (2): 197-201; discussion

[252] KIDD D, THOMPSON P D, DAY B L, et al. Central motor conduction time in progressive multiple sclerosis. Correlations with MRI and disease activity [J]. Brain, 1998, 121 (Pt 6): 1109-16.

[253] CHALAH M A, PALM U, LEFAUCHEUR J P, et al. Interhermispheric inhibition predicts anxiety levels in multiple sclerosis: A corticospinal excitability study [J]. Brain Res, 2018, 1699: 186-94.

[254] CHIEFFO R, STRAFFI L, INUGGI A, et al. Changes in cortical motor outputs after a motor relapse of multiple sclerosis [J]. Mult Scler J Exp Transl Clin, 2019, 5 (3): 2055217319866480.

[255] GAGLIARDO A, GALLI F, GRIPPO A, et al. Motor evoked potentials in multiple sclerosis patients without walking limitation: amplitude vs. conduction time abnormalities [J]. J Neurol, 2007, 254 (2): 220-7.

[256] HUMM A M, MAGISTRIS M R, TRUFFERT A, et al. Central motor conduction differs between acute relapsing-remitting and chronic progressive multiple sclerosis [J]. Clin Neurophysiol, 2003, 114 (11): 2196-203.

[257] BEJARANO B, BIANCO M, GONZALEZ-MORON D, et al. Computational classifiers for predicting the short-term course of Multiple sclerosis [J]. BMC Neurol, 2011, 11: 67.

[258] LEOCANI L, COMI G. Clinical neurophysiology of multiple sclerosis [J]. Handb Clin Neurol, 2014, 122: 671-9.

[259] CARAMIA M D, PALMIERI M G, DESIATO M T, et al. Brain excitability changes in the relapsing and remitting phases of multiple sclerosis: a study with transcranial magnetic stimulation [J]. Clin Neurophysiol, 2004, 115 (4): 956-65.

[260] FACCHETTI D, MAI R, MICHELI A, et al. Motor evoked potentials and disability in secondary progressive multiple sclerosis [J]. Can J Neurol Sci, 1997, 24 (4): 332-7.

[261] KALKERS N F, STRIJERS R L, JASPERSE M M, et al. Motor evoked potential: a reliable and objective measure to document the functional consequences of multiple sclerosis? Relation to disability and MRI [J]. Clin Neurophysiol, 2007, 118 (6): 1332-40.

[262] KALE N, AGAOGLU J, ONDER G, et al. Correlation between disability and transcranial magnetic stimulation abnormalities in patients with multiple sclerosis [J]. J Clin Neurosci, 2009, 16 (11): 1439-42.

[263] FIERRO B, SALEMI G, BRIGHINA F, et al. A transcranial magnetic stimulation study evaluating methylprednisolone treatment in multiple sclerosis [J]. Acta Neurol Scand, 2002, 105 (3): 152-7.

[264] BOROOJERDI B, HUNGS M, MULL M, et al. Interhemispheric inhibition in patients with multiple sclerosis [J]. Electroencephalogr Clin Neurophysiol, 1998, 109 (3): 230-7.

[265] RASMUSSEN S, WANG Y, KIVISäKK P, et al. Persistent activation of microglia is associated with neuronal dysfunction of callosal projecting pathways and multiple sclerosis-like lesions in relapsing--remitting experimental autoimmune encephalomyelitis [J]. Brain, 2007, 130 (Pt 11): 2816-29.

[266] SCHMIERER K, IRLBACHER K, GROSSE P, et al. Correlates of disability in multiple sclerosis detected by transcranial magnetic stimulation [J]. Neurology, 2002, 59 (8): 1218-24.

[267] THICKBROOM G W, BYRNES M L, ARCHER S A, et al. Corticomotor organisation and motor function in multiple sclerosis [J]. J Neurol, 2005, 252 (7): 765-71.

[268] JULKUNEN P, JAUHIAINEN A M, KöNöNEN M, et al. Combining transcranial magnetic stimulation and electroencephalography may contribute to assess the severity of Alzheimer's disease [J]. Int J Alzheimers Dis, 2011, 2011: 654794.

[269] DEKOSKY S T, IKONOMOVIC M D, STYREN S D, et al. Upregulation of choline acetyltransferase activity in hippocampus and frontal cortex of elderly subjects with mild cognitive impairment [J]. Ann Neurol, 2002, 51 (2): 145-55.

[270] KUMAR S, ZOMORRODI R, GHAZALA Z, et al. Effects of repetitive paired associative stimulation on brain plasticity and working memory in Alzheimer's disease: a pilot randomized double-blind-controlled trial [J]. Int Psychogeriatr, 2023, 35 (3): 143-55.

[271] NI Z, CHEN R. Transcranial magnetic stimulation to understand pathophysiology and as potential treatment for neurodegenerative diseases [J]. Transl Neurodegener, 2015, 4: 22.

[272] VACHEROT F, ATTARIAN S, EUSEBIO A, et al.

Excitability of the lower-limb area of the motor cortex in Parkinson's disease [J]. Neurophysiol Clin, 2010, 40 (4): 201-8.
[273] NELSON A J, HOQUE T, GUNRAJ C, et al. Impaired interhemispheric inhibition in writer's cramp [J]. Neurology, 2010, 75 (5): 441-7.
[274] MEUNIER S, RUSSMANN H, SHAMIM E, et al. Plasticity of cortical inhibition in dystonia is impaired after motor learning and paired-associative stimulation [J]. Eur J Neurosci, 2012, 35 (6): 975-86.
[275] POPA T, HUBSCH C, JAMES P, et al. Abnormal cerebellar processing of the neck proprioceptive information drives dysfunctions in cervical dystonia [J]. Sci Rep, 2018, 8 (1): 2263.
[276] POPA T, VELAYUDHAN B, HUBSCH C, et al. Cerebellar processing of sensory inputs primes motor cortex plasticity [J]. Cereb Cortex, 2013, 23 (2): 305-14.
[277] LANGGUTH B, EICHHAMMER P, SPRANZ C, et al. Modulation of human motor cortex excitability by quetiapine [J]. Psychopharmacology (Berl), 2008, 196 (4): 623-9.
[278] ROBOL E, FIASCHI A, MANGANOTTI P. Effects of citalopram on the excitability of the human motor cortex: a paired magnetic stimulation study [J]. J Neurol Sci, 2004, 221 (1-2): 41-6.
[279] ILIC T V, KORCHOUNOV A, ZIEMANN U. Complex modulation of human motor cortex excitability by the specific serotonin re-uptake inhibitor sertraline [J]. Neurosci Lett, 2002, 319 (2): 116-20.
[280] HERWIG U, BRäUER K, CONNEMANN B, et al. Intracortical excitability is modulated by a norepinephrine-reuptake inhibitor as measured with paired-pulse transcranial magnetic stimulation [J]. Psychopharmacology (Berl), 2002, 164 (2): 228-32.
[281] 李柄佑，姜贵云，金荣疆，等．基于大脑半球功能非对称理论对舍曲林联合重复经颅磁刺激治疗持续性躯体形式疼痛障碍的机制研究 [J]．中国康复医学杂志，2018，33 (8)：934-9.
[282] LANG N, ROTHKEGEL H, PECKOLT H, et al. Effects of lacosamide and carbamazepine on human motor cortex excitability: a double-blind, placebo-controlled transcranial magnetic stimulation study [J]. Seizure, 2013, 22 (9): 726-30.

第四章
经颅磁刺激和脑影像技术的联合应用

经颅磁刺激（transcranial magnetic stimulation，TMS）是一种无创的脑刺激和神经调控技术，目前已广泛应用于神经生理学、认知神经科学以及脑疾病的研究与治疗。脑影像技术通过测量脑血流动力学信号、代谢变化等信号，间接反映神经系统的活动状态。将脑影像技术和TMS相结合的研究有两个核心目标：一是深入探讨TMS的作用机制，揭示其在神经网络和脑功能中的影响；二是利用脑影像技术实现对TMS靶点的精确定位和引导，从而提高其在临床和研究中的有效性。在各种成像技术中，磁共振成像（magnetic resonance imaging，MRI）与TMS是最常见的结合研究，本文将主要介绍磁共振成像技术与TMS结合的研究进展。

第一节　磁共振成像和经颅磁刺激的联合应用

一、与TMS研究相关的磁共振成像模态概述

在TMS研究中，磁共振成像因其卓越的空间分辨率，已成为研究人脑结构和功能的首选技术之一。其中，高分辨率T1加权成像（T_1-weighted imaging，T_1WI）是常用技术之一，它能够清晰地描绘脑部结构，提供白质和灰质体积、皮质厚度等信息，为TMS靶点的精确定位提供了重要依据。此外，弥散张量成像（diffusion tensor imaging，DTI），主要反映白质纤维束的走行及其髓鞘的完整性。通过纤维束追踪技术，可对纤维束的走行进行成像，帮助研究人员理解TMS对脑白质结构的潜在影响以及其对神经网络连接的调控作用。功能性磁共振成像（functional MRI，fMRI）广义上包括磁共振波谱（magnetic resonance spectrum，MRS）、动脉自旋标记（arterial spin labeling，ASL）、血氧水平依赖（blood oxygenation level dependent，BOLD）功能性磁共振成像技术等。MRS用于测量脑内小分子代谢物的浓度，如N-乙酰天冬氨酸（NAA）等；ASL用于测量局部脑血流量；而BOLD-fMRI也是狭义的fMRI，具有较高的空间分辨率（约3 mm）和时间分辨率（常用2 s，可以达到约0.1 s），通过检测脱氧血红蛋白的相对含量来间接反映神经活动的变化，是研究TMS的作用机制的核心工具。神经活动会导致局部脑血流量和组织耗氧量的增加。通常，脑血流量的增加超过了耗氧量的增加，这导致脱氧血红蛋白浓度的相对下降。由于脱氧血红蛋白的顺磁性，其浓度的会导致T2弛豫时间的变化，这就是BOLD-fMRI成像的基本原理[1]。广义的fMRI可以包含多种技术，但狭义的fMRI，通常指代BOLD-fMRI，因此，本章中如果没有特别定义，fMRI仅是BOLD-fMRI。

fMRI根据扫描过程中是否执行特定的认知任务，可分为任务态fMRI和静息态功能性磁共振成像（resting-state fMRI，RS-fMRI）两种模式。

在fMRI扫描过程中，如果采用同步TMS设备，在特定的时间、特定的脑区给予TMS的脉冲刺激，观察脉冲诱发的脑活动变化，则称为TMS-fMRI（图4-1-1）。Bohning等[2]测试并验证了TMS-fMRI技术的可行性，发现TMS-fMRI能够检测到

大脑活动中的剂量依赖性变化。TMS-fMRI 领域的相关研究试验思路如图 4-1-2 所示。通过结合 TMS 和 fMRI 技术，研究者能够更深入地了解 TMS 刺激对大脑活动的影响，从而为神经科学基础研究提供新的见解。此外，利用 fMRI 技术，可以更精准地定位和引导 TMS 靶点，这对于开发更有效的临床干预方法具有重要意义。

二、MRI 研究 TMS 脑机制

（一）静息态 fMRI 在 TMS 调控脑机制研究中的应用

静息态功能性磁共振成像（resting-state fMRI，RS-fMRI）是指在没有特定认知任务的情况下（即休息状态下）进行的脑部成像扫描，用于捕捉脑部的的自发神经活动。结合 TMS 的研究中，RS-fMRI 能够揭示 TMS 对大脑功能网络和特定脑区的影响机制。从分析方法的角度，RS-fMRI 的研究主要分为两大类：一类是脑功能整合分析，聚焦于脑区与脑区之间的功能关系，通常称为功能连接（functional connectivity，FC）分析，揭示 TMS 如何影响大脑的全局网络连接性；另一类是局部脑活动分析，专注于单个脑区的自发神经活动特性。通过评估局部信号波动强度或其他局部指标，这类分析可以揭示 TMS 对特定脑区的直接调控作用。

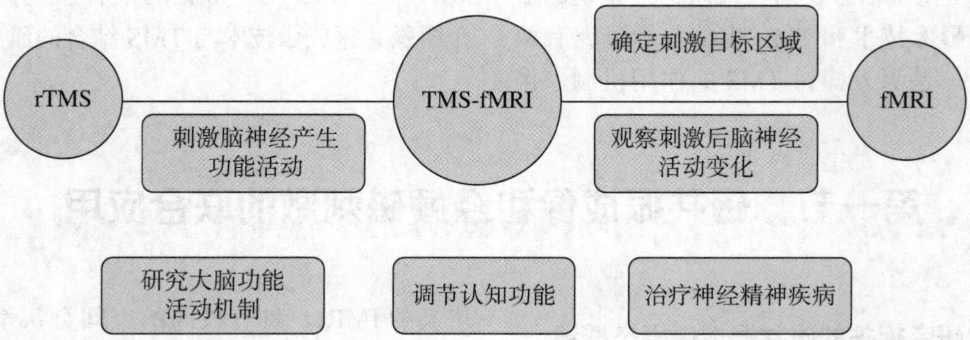

图4-1-1　TMS-fMRI作用方式和应用

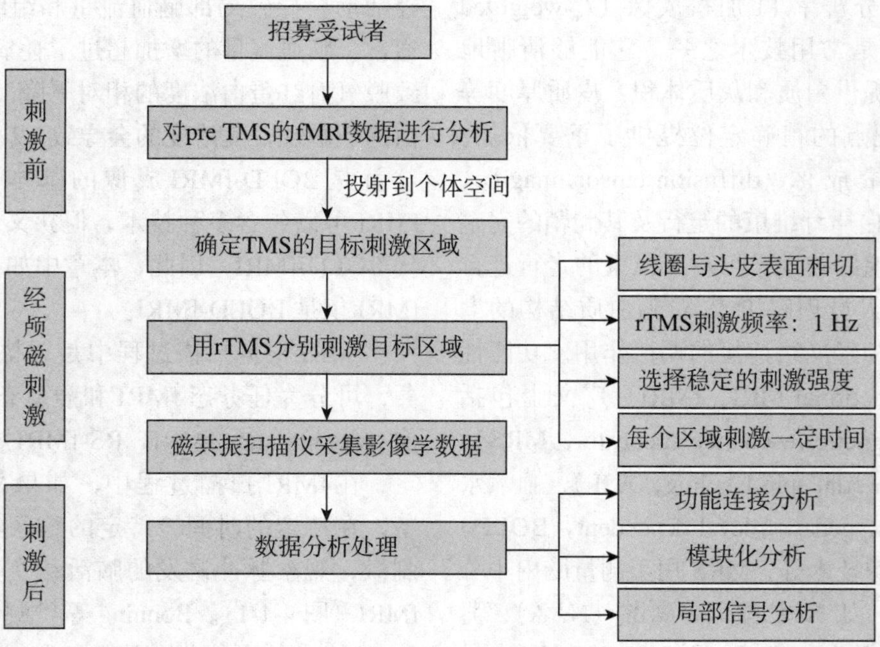

图4-1-2　试验设计流程

1. 功能整合分析方法及其在TMS脑机制研究中的应用

近年来，RS-fMRI功能连接网络研究成为脑功能研究的一个重要方向，丰富了对传统功能定位的理解。1995年，Biswal及其同事首次报道，在静息状态下，双侧初级运动区之间存在显著的低频（0.01 ~ 0.08 Hz）振荡（low-frequency fluctuation，LFF）同步性，这种同步性被称为功能连接[3]。LFF的功能连接空间模式和双侧手指按键任务激活的空间模式十分相似，表明其具有生理学上的重要意义。进一步结合神经电生理记录和fMRI研究，发现LFF与大脑的自发神经活动密切相关[4-7]。后续的许多RS-fMRI研究进行证实，在健康人群中，双侧听觉区[8]、双侧视觉区[9]以及语言区[10]之间也存在显著的功能连接，表明自发功能连接在感觉和认知网络中广泛存在，并对脑功能的整合与调控起着重要作用。

已有大量研究利用RS-fMRI的功能连接来探讨TMS对大脑机制的影响。2014年发表在*Science*的一项研究采用功能连接引导TMS靶点。研究发现，在对顶叶区域进行为期一周的TMS刺激后，真刺激条件下，海马与多个脑区（包括楔前叶、海马旁回、顶上小叶、左侧顶叶皮质）的功能连接显著增强，而在伪刺激情况下则未观察到此现象[11]。

2018年，Brady及其同事发现，TMS刺激右背外侧前额叶皮质可以调控该区域与小脑间的功能连接，并显著改善患者的阴性症状严重程度[12]。此外，一系列关于抑郁症TMS治疗的研究表明，TMS治疗后，刺激区域的功能连接发生了显著变化[13-16]。例如，Persson及其同事进行的一项双盲随机对照研究显示，与伪刺激组相比，真刺激组患者的刺激靶点（即背内侧前额叶皮质）与膝下前扣带回之间的功能连接增强，并且这种增强与临床疗效密切相关[17]。另一项研究发现，TMS刺激后，抑郁症患者的默认网络内的功能连接增强，而中央执行网络内的功能连接则降低[13]。

2. 局部脑活动分析方法及其在TMS脑机制的应用研究

尽管RS-fMRI功能连接分析揭示了不同脑区的功能联系，但它并不能直接反映局部脑区的活动变化。相比之下，RS-fMRI的局部脑活动分析方法能够聚焦于单个脑区的自发神经活动变化，精确到单个体素（约3 mm的空间分辨率），从而更细致地揭示TMS调控的脑机制，这对临床精准定位治疗至关重要。

（1）低频振幅及其变式

2007年，Zang等提出一种低频振幅（amplitude of low frequency fluctuation，ALFF）的分析方法，用于探测每个体素的RS-fMRI信号的振荡幅度[18]。研究表明，ALFF不仅具有生理意义[19]，还可以用于分析与疾病相关的局部脑活动异常[20-23]。基于ALFF，Zou及其同事进一步提出了分数低频振幅（fractional ALFF，fALFF）的概念，即将特定频段的ALFF值除以全频段的ALFF值，从而在一定程度上减小生理噪声的影响[24]。然而，fALFF在实际应用中是否优于ALFF尚不明确。经谷歌学术数据库统计，截至2024年8月24日，最初发表的ALFF[18]和fALFF[24]这两篇文章，分别被引用超过2750次和2000次，显示出它们在该领域的重要影响力。

上述ALFF和fALFF分析方法均基于对fMRI信号进行快速傅里叶变换（fast Fourier transform，FFT），该方法假设时间序列由多个正弦波或余弦波构成[25]。然而，正弦波或余弦波的形状相对规则和平滑，而实际上，fMRI信号可能并不如此规则和平滑。针对这一问题，Luo等在2020年提出了一种基于小波变换的ALFF分析方法，即Wavelet-ALFF。他们发现使用db-2形状的小波变换，其敏感性和可重复性明显高于传统的FFT-ALFF，特别是在较高频段slow-2（0.1992 ~ 0.25 Hz），其敏感性是FFT-ALFF的1.54倍，而可重复性高达2.95倍[26]。此外，Yue等研究进一步支持了这一观点，基于db-2的Wavelet-ALFF的重测信度明显高于FFT-ALFF，并且在检测TMS调控效应时，db-2的Wavelet-ALFF表现出比传统FFT-ALFF更强的效应[27]。这些结果提示，基于db-2的小波变换的wavelet-ALFF可能是研究TMS调控机制的更优RS-fMRI指标。

低频振幅及其变式已广泛用于研究TMS对脑功能的调控机制。在一项研究中，研究者采用ALFF指标探讨了θ爆发式刺激（theta burst stimulation，TBS）的短期后效应（short-term after-effect）。他们通过连续性TBS（cTBS）刺激左半球舌骨上肌对应的运动皮质，结果发现，刺激后前扣带回皮质的ALFF显著下降；而在采用间隔式TBS（iTBS）刺激后，双侧楔前叶的ALFF则显著增高[28]。Yin及其同事开展了一项随机双盲对照研究，探讨TMS对卒中后认知障碍患者的影响。他们对左侧背外侧前额叶进行为期一个月的TMS干预，结果显示，与伪刺激组相比，真刺激组患者的认知能力和日常生活质量均有显著提升。此外，真刺激组左侧内侧前额叶皮质的ALFF显著增高，并且这种增高与认知能力的改善密切相关[29]。

（2）局部一致性

局部一致性（regional homogeneity，ReHo）是一种用于测量相邻体素之间fMRI时间序列同步性的分析方法。ReHo通过评估每个体素与周围相邻体素的信号相似性，反映局部脑区的同步活动水平。通常，ReHo的计算涉及每27个相邻的体素，将相似性的值赋予27个体素的最中心的体素，从而在全脑中每个体素分配一个ReHo值[30]。ReHo的计算通常采用Kendall谐和系数（Kendall's coefficient of concordance，KCC）[31]，该系数的取值范围为0～1，用于量化相邻体素时间序列之间的同步性。较高的KCC值表示更强的局部一致性，即更高水平的局部神经活动同步性。ReHo分析的一个显著优点是不需要事先定义感兴趣区（region of interest，ROI），因此能够提供整个大脑范围内的局部活动信息[30]。

Wang等人的一项研究中，使用了30分钟的TMS调控，刺激靶点为通过左侧运动皮质的运动任务fMRI的个体化激活区，与低频（1 Hz）TMS相比，高频（10 Hz）TMS使右侧小脑的ReHo显著增高[32]。此外，Feng等进行的另一项基于背侧前扣带回功能连接引导靶点的TMS研究显示，刺激额叶靶点显著降低了背侧前扣带回的ReHo值。更重要的是，研究还发现，刺激靶点和背侧前扣带回之间的功能连接强度越强，背侧前扣带回的ReHo减低越明显[33]。

（二）任务态fMRI用于研究TMS调控的脑机制研究

任务态fMRI扫描时，被试需要根据试验的要求，完成特定的任务，这种方法可以监测与任务相关的功能脑区的激活情况[34]。例如动手任务[32,35]、记忆任务[36]、以及决策任务[37]，通过将任务态fMRI与TMS结合，研究者可以探讨TMS对特定任务相关脑区的调控效果，从而揭示TMS对神经网络的影响机制。

任务态fMRI作为一种研究TMS调控脑机制的重要方法，能够通过监测特定任务过程中大脑激活模式的变化，评估TMS对大脑功能的影响。例如，研究发现TMS治疗卒中患者时，运动功能的改善与运动前区皮质激活的增加密切相关[38]。在健康受试者中，任务态fMRI也被用于探索TMS对认知功能的影响。例如，在面部识别任务中，与伪刺激和外侧枕叶靶点的TMS相比，枕叶面部区的TMS导致枕叶面部区和双侧梭状回面部区在人脸识别时的激活减弱。研究者认为，枕叶面部区在调控整个面部识别网络的活动起着关键作用[39]。Mullin等[40]在左侧枕下叶（LO）进行TMS刺激，并使用fMRI测量受试者在观察不同类别的视觉刺激时整个视觉网络中的BOLD信号变化。研究结果显示，TMS干扰了左侧LO的物体分类能力，但增强了其场景分类能力。这一发现表明，这些皮质区域可能没有严格的自下而上的层级编码，但能够通过抑制脑区连接来影响视觉系统的信息处理。McGregor等[41]利用TMS-fMRI研究了右手运动过程中同侧初级运动皮质（ipsilateral motor cortex，iM1）的活动，比较经常运动或久坐的老年人大脑皮质的运动模式。结果表明，与久坐的老年人相比，经常锻炼的老年人和年轻人的同侧静息期（ISP）更长，iM1的BOLD活性更低。研究还发现，在单手运动时，TMS相关的ISP持续时间与iM1的BOLD活性呈负相关。这表明，增加体育锻炼可能减少衰老相关的脑半球间抑制作用，提示运动对延缓衰老具有重要意义。

（三）同步TMS-fMRI研究

同步（concurrent）TMS-fMRI是一种将TMS设备安装在MRI线圈下，实现在TMS施加刺激的同时进行fMRI扫描的技术。这种方法在实验技术上要求极高，因为TMS的脉冲与fMRI的射频脉冲必须交替开启，否则两种技术产生的电磁场会相互干扰，影响数据采集的准确性[42]。类似于事件相关任务fMRI，同步TMS-fMRI的"事件"是单个脉冲或成簇的几个脉冲，单脉冲之间或簇与簇之间，间隔数秒或十几秒呈现，探测"事件"诱发的脑活动。同步TMS-fMRI能够观测单个（或较短时间成串的多个）TMS脉冲对fMRI信号的作用，是探索脑疾病机制的前沿方法[43]。该技术允许研究者以高时间分辨率（约 100 ms）观察大脑不同区域之间的动态连接，揭示刺激部位与远端脑区之间的因果关系 [44]。越来越多的证据表明，不同感官之间的相互作用在初级皮质层面就已发生，TMS 可以从多个感官角度影响大脑皮质对感觉的处理 [45]。

例如，研究发现精神分裂症患者的前额叶激活和功能连接异常。Webler 及其同事通过在线 TMS-fMRI 验证了该现象，发现精神分裂患者的左侧前额叶表现出过度激活，并且半球间功能连接显著降低 [46]。

Leitão 等 [47] 使用同步 TMS-fMRI 研究了背侧和腹侧额顶叶注意系统与感觉处理区之间的相互作用。该研究通过直接比较在背侧顶内沟（intraparietal sulcus，IPS）TMS 和假性 TMS 条件下的效果，同时整合听觉环境和视觉输入，来确定 TMS 对这些感觉处理区的主要作用。研究结果表明，TMS 消除了枕叶前部皮质视觉刺激诱导的反应抑制，以及颞顶叶交界处对视觉目标的反应亢进。IPS 在 100 ms TMS 刺激后对腹侧注意系统的神经活动产生显著影响。这一发现对于理解注意力控制背后的神经机制具有重要意义。

Heinen 等 [48] 进一步研究了右侧角回（angular gyrus，AG）作为注意力控制源的因果作用，结果表明，TMS 刺激右侧 AG 能够根据当前的注意力状态动态调节大脑半球间的神经反应。在神经层面，TMS 对右侧 AG 的刺激影响了左侧 AG 和左侧视网膜皮层（包括 V1 区）的活动。研究表明，隐蔽视觉空间注意的定向可能与右侧 AG 和左半球相应的远端功能互连区域之间的动态相互作用有关，同时右侧 AG 能够影响视网膜视听皮质的反应。这项研究进一步证明了同步 TMS-fMRI 可以为研究大脑区域之间的因果相互作用，特别是它们如何随当前认知状态的变化而动态调整。

Colin 等 [49] 设计了一项试验，观察大脑网络间的动态连接。参与者执行深度联想编码任务，判断两件物品的现实关联性（如斧头和锯子 vs. 背包和石灰）。研究者在左侧背外侧前额叶皮质不同时间点（200 ms、600 ms、1000 ms）施加 10 Hz TMS，并使用 fMRI 记录远端脑区的信号变化。结果显示，TMS 在 600 ms 时对与记忆和语义处理相关的脑区活动影响最大，表明背外侧前额叶在特定时间点调节远端脑区的功能连接。

同步 TMS-fMRI 技术为人类顶叶和额叶区域对视觉皮质活动的调节提供了直接证据。Ruff 等 [50] 一项同步 TMS-fMRI 研究证实，额叶视区（FEF）能通过“自上而下”的调节机制影响后感觉皮质的活动，调节枕叶 V1 ~ V4 区域的活动，从而区分中央视野与外周视野。值得注意的是，即使在没有视觉刺激的情况下，视网膜相关的早期区域（包括 V1 区）也能表现出显著的活动变化。这表明高阶皮质对感觉皮质具有调节作用。Ruff 等 [51] 在另一项研究中利用同步 TMS-fMRI 发现，刺激右脑 IPS 能引起视觉皮质活动模式的变化，而这种变化高度依赖于当前的视觉环境。研究还发现，IPS-TMS 与 FEF-TMS 在影响远端视觉皮质方面存在显著差异。具体来说，只有 IPS-TMS 的效果取决于当前的视觉环境，而 FEF-TMS 则显著区分了外周视野与中央视野的活动。

此外，TMS-fMRI 技术还用于研究大脑对躯体感觉的处理机制。Blankenburg 等 [52] 在无刺激和在右手腕进行正中神经刺激的条件下，对右顶叶皮质施加不同强度的 10 Hz TMS 脉冲。结果显示，右顶叶皮质的 TMS 能够影响左半球的信息处理；在无感觉输入时，TMS 产生对抗效应，可能通过跨胼胝体机制实现；在有感觉输入时，TMS 表现出促进效应，可能与丘脑相关的神经回路有关。

在运动皮质的应用研究中，Bohning 等 [2] 验证了同步 TMS-fMRI 的可行性。他们通过 8 字形 TMS 线圈以不同强度刺激左侧拇指运动皮质，并同时进行 fMRI 扫描，发现高强度 TMS 刺激显著增加了局部和远程大脑皮质的活动，与静止状态和较低强度刺激相比显示出显著差异。

Bestmann 等 [53] 在一项对截肢患者的研究中，利用 TMS 刺激对侧运动皮质相应区域，发现适当强度的 TMS 可以诱发患者对假肢的有意识运动感知，尽管并没有实际的肌肉活动发生。通过同步 TMS-fMRI 技术，该研究揭示了假肢运动感觉的神经机制，表明有意识的运动感觉可能通过运动相关皮质的活动传递，而不依赖于躯体感觉皮质的反馈。

同步 TMS-fMRI 能够以极高的时间分辨率观察大脑网络间的动态连接，这种时间精度是单独使用 fMRI 无法实现的。因此，同步 TMS-fMRI 在探索脑区时间特异性功能方面取得了重要进展，对全面了解人类大脑功能的时空动态具有重要意义。

三、MRI 引导精准定位 TMS

（一）结构 MRI 定位 TMS 刺激靶点

通过结构 MRI，可以确定特定的解剖标志点或脑区，并将其定义为 TMS 的刺激靶点。随后，利用神经导航技术，TMS 线圈的理论聚焦点可以精确引导至这些靶点。若需要在 MRI 标准脑的公共模板（如 Brodmann 分区）中定义靶点，首先需将个体的 MRI 脑结构图像与标准脑进行配准，并将配准参数转回个体空间，以便在个体原始空间的 MRI 图像上准确标记特定脑区，从而实现 TMS 的定位[54]。但需要说明的是，在绝大多数情况下，皮质的标志点，是很难定义的，即使在后面提到的中央沟的"hand knob"（手结），也很难做到精准定位，所谓的 DLPFC，解剖上并没有什么界限。因此，基于结构 MRI 的定位，都不算是"精准"定位。

左侧背外侧前额叶皮质（DLPFC）是最常用的 TMS 刺激靶点之一。例如，Duprat 等人通过 Brodmann 分区对 DLPFC 进行定位，首先在标准脑上选择 BA 9 区和 BA 46 区，并在其中心区域定义左侧 DLPFC 靶点，随后通过配准将其精确投影到个体的 MRI 结构图像上，从而实现对个体背外侧前额叶皮质的精准定位[55]。

初级运动皮质（M1）也是最常用的 TMS 靶点之一。中央沟内有一个类似 Ω 形状的区域（见图 4-1-3，彩图 4-1-3），与手部运动密切相关，这一区域通常被称为"手结"（hand knob）[56,57]。在手结附近，使用单个 TMS 脉冲时，较容易找到手运动的代表区，这个区域在 TMS 领域通常被称为"手区热点"（hotspot）。这一热点是 M1 中能够引发手部运动的最佳位置，常作为 TMS 研究和临床应用中的关键靶点。研究表明，TMS 调控手结区域可以显著影响受试者的手指灵活性[58]。

第二躯体感觉区（secondary somatosensory area, S2）是处理感觉信息的重要区域。Lindholm 等[59]采用随机、伪刺激对照的交叉试验设计，对 16 名慢性耐药性神经性口面疼痛患者进行了研究。结果显示，经过单次 TMS 治疗，通过 MRI 解剖定位引导第二躯体感觉区的 TMS 刺激后，患者的疼痛量表评分显著降低。

Broca 区位于优势半球额下回，由盖部（BA 44）和三角区（BA 45）构成，是人类语言功能的核心

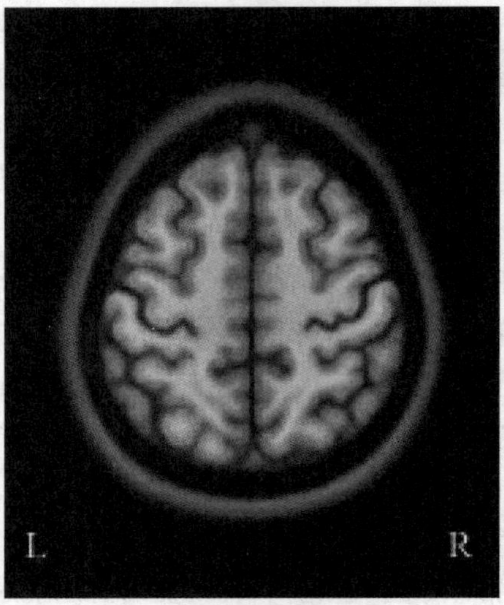

图4-1-3 手结（hand knob）位置示意图

注：红线表示中央沟，中部向后的突起，即手结的区域。

脑区，在 MRI 图像上相对容易识别。例如，多个研究采用低频 TMS，以健侧 BA 45 区为靶点来治疗卒中后失语症患者[60]。这种方法旨在抑制患侧半球过度兴奋的皮质活动，从而减少对受损皮质区域的半球间抑制，促进语言功能的恢复[61-63]。其中一项双盲随机伪刺激对照研究表明，53 名慢性期卒中后非流利性失语患者在接受 10 次低频 TMS 治疗后，其失语量表评分、行为任务的准确度和反应时间均显著优于伪刺激对照组，且疗效持续至少 3 个月[61]。

初级听觉皮质（BA 41 和 42）位于颞横回（transverse temporal gyrus，也称为 Heschl gyrus）的后内侧。一项随机平行随访研究比较了神经导航（基于 MRI 解剖标志定位 Heschl 回）TMS 与非导航 TMS 治疗慢性耳鸣的效果。尽管两组间未发现显著差异，但治疗后两组的耳鸣强度、烦恼和痛苦的量表评分均得到了改善，其中耳鸣强度的显著改善可持续至少 6 个月[64]。另有研究采用 MRI 解剖定位颞上皮质（BA 22）来治疗耳鸣患者结果显示，经过 4 天的 1 Hz TMS 治疗后，患者的耳鸣意识、烦恼和响度均得到了改善，但在 10Hz 治疗中未发现显著疗效[65]。

（二）静息态 fMRI 引导 TMS 确定刺激靶点

标准的"8"字形线圈的刺激深度仅能达到皮质的 1.5 ~ 3.0 cm[66]。然而，许多疾病的病理生理变化可能位于更深的皮质或核团，如抑郁症和慢性病理性疼痛。早期的 PET 研究表明，10 Hz 的

TMS 作用于运动皮质或背侧前额叶皮质时，可以分别诱导同侧壳核和尾状核的多巴胺释放[67,68]。此外，Bestmann 等采用同步 TMS-fMRI 研究发现，刺激 M1 可引发深部脑区如壳核、丘脑的 fMRI 信号变化[69]。Fox 等通过回顾性分析他人发表的抑郁症 TMS 治疗数据，并结合健康人的静息态 fMRI 数据，探讨了表浅皮质与深部脑区的功能连接对疗效的预测作用。该研究发现，TMS 在背外侧前额叶的刺激靶点与膝下前扣带回皮质（subgenual ACC，sgACC）之间的负功能连接越强，抑郁症的治疗效果越好[70]。类似地，Jing 等用类似的方法也发现，TMS 在背外侧前额叶的刺激靶点与膝前前扣带回皮质（pregenual ACC，pgACC）的负功能连接也具有类似的疗效预测作用。该研究将通过功能连接确定的皮层靶点称为"刺激靶点（stimulation target）"，而将远隔受到调控的部位称为"效应区域（effective region）"[71]。Cole 等人采用功能连接引导的 TMS 精准定位方法，确定了每位抑郁症患者的个体化刺激靶点。通过为患者每天进行 10 次 TMS 刺激，持续 5 天，研究发现抑郁症患者的症状显著缓解，且疗效可持续 5 周[72]。

RS-fMRI 引导的 TMS 技术已被广泛用于探究大脑调控的精准定位机制。Wang 等通过功能连接引导 TMS 技术，选取个体化的深部脑区（如海马中部）与外侧顶叶皮质之间最强的功能连接点，作为 TMS 的刺激靶点。在进行了为期 5 天的高频（20 Hz）的 TMS 刺激后，研究结果显示，海马与顶叶皮质的功能连接显著增强，且受试者的记忆成绩也得到了显著提升[73]。此外，杭州师范大学附属医院的一个课题组采用功能连接引导 TMS 的方式，实现了"点对点"对远隔脑区的调控研究。该研究首先通过一个注意任务在背侧前扣带回中找到每位受试者的最强激活点，并将其确定为深部的效应脑区。接着，以此为种子点，进行全脑功能连接分析，最终在额中回皮质附近找到一个最强的功能连接点，作为皮质刺激靶点。在单次共 1800 个脉冲的 TMS 刺激后，研究发现，刺激额叶位点能显著降低深部效应脑区的 ReHo 和 ALFF。更为重要的是，刺激靶点和效应脑区之间的功能连接强度越强，调控效应也越显著[74]。这些研究结果表明，功能连接引导的 TMS 精准定位技术在认知调控和疾病治疗中具有非常广阔的应用前景。通过个性化的功能连接分析，研究者能够精确识别最有效的 TMS 刺激靶点，从而优化治疗效果。这种方法不仅提升了对大脑复杂网络的理解，也为开发更精确的神经调控疗法提供了新的途径。

RS-fMRI 中局部脑活动指标，例如 ALFF 和 ReHo，在以体素为水平定位局部异常脑活动方面具有重要应用潜力，可用于识别潜在的 TMS 效应区域和刺激靶点。杭州师范大学附属医院开展了一项国际多中心合作研究，分析了 15 个中心的帕金森患者和健康对照的 RS-fMRI 数据，结果发现左侧壳核的 ALFF 在全脑中最为异常[75]。这种基于多中心大数据集的研究结果，有助于确定脑疾病的关键异常位点，进而可以将这些异常区域作为 TMS 的效应脑区进行针对性调控。此外，若能建立正常人群的大型数据库，基于此数据库构建逐个体素的局部活动指标的常模脑模板，与患者个体的脑图进行比较，可以得到患者的最异常体素所在位置，确定个体化的效应区域，进而精准定位个体化刺激靶点。

（三）任务态 fMRI 确定 TMS 刺激靶点或效应靶点

任务态 fMRI 可以帮助研究人员在特定任务条件下定位与某一功能相关的脑区，并将这些区域作为 TMS 的刺激靶点或效应靶点。例如，在手部运动功能的相关研究中，传统的 TMS 研究中通常采用手区热点作为运动相关障碍的刺激靶点。然而，有研究通过系统比较手区热点与 fMRI 任务激活引导的靶点位置，发现与 TMS 手区热点相比，fMRI 激活点更靠前外，并且与运动环路有更强的功能连接[35]。在此基础上，研究者们将每位受试者的右手动手任务在初级运动区的最大激活点确定为刺激靶点，并比较了高频（10 Hz）和低频（1 Hz）单个阶段刺激（1800 个脉冲，约 30 分钟）对脑调控的影响。结果发现，仅左侧小脑半球在高频刺激后 ReHo 显著增高[32]。

此外，为了探究同步 TMS-fMRI 对年轻人和老年人工作记忆的调控效果差异，Beynel 等人选取每名被试左内侧前额回的最强激活点作为 TMS 靶点。结果显示，在延迟记忆任务中，与伪刺激相比，TMS 仅可以提高较高难度条件下工作记忆任务的准确性[76]。

研究者们为探索低频 TMS 对卒中后失语症患者的疗效，选取语言任务 fMRI 的激活点作为靶点。

在经过10天的TMS治疗后，失语症患者在听觉理解、阅读理解和复述方面表现出了显著提升[77]。

精神言语性幻听是精神分裂症的常见症状。一项研究比较了1 Hz和20 Hz TMS的效果。在研究中，患者在幻听开始时按下气球，幻听消失时松开，按压与松开之间的时间被记录为幻听持续时间。研究者通过fMRI确定激活最强点作为TMS的刺激靶点，进行为期5天的TMS治疗，随后每周进行一次为期3周的维持治疗。结果显示，两组患者在第一周TMS治疗结束时，其量表评分均有所改善，但在4周随访中未发现持续疗效[78]。

在探索不同顶叶区域在算术任务中的作用时，研究者通过fMRI找到受试者在减法和乘法运算时双侧顶内沟的激活最强点，并对这些靶点进行“虚拟损伤”TMS刺激。结果显示，TMS刺激左侧或右侧顶内沟后，两种运算的反应潜伏期均有所增加；然而，当刺激顶上小叶的激活最强点时，反应潜伏期并未出现显著变化[79]。

（四）白质纤维结构连接引导TMS刺激研究

扩散张量成像（diffusion tensor imaging，DTI）是目前唯一能够无创地显示脑内纤维走向的技术。DTI通过确定性或概率纤维追踪算法，能够重建大脑中主要的纤维束，提供有关脑白质结构和神经纤维路径的重要信息。

理论上，TMS对远隔脑区的调控效应是通过神经纤维传递实现的，相关研究也为这一假设提供了实验证据。2018年，Kearney-Ramos及其同事开展了一项同步TMS-fMRI研究。结果显示，TMS诱发了纹状体激活，而且该激活区域与背内侧前额皮质之间的纤维束的各向异性分数呈正相关。这表明，TMS对远隔脑区的调控效应与相关通路中纤维束的结构完整性密切相关[80]。此外，还有研究利用概率纤维追踪算法来确定TMS的刺激靶点，研究发现，随着刺激强度的增加，关键深部核团的激活强度也随之增强，而其他无关脑区则未表现出类似的激活反应[81]。这些研究进一步支持了TMS通过特定神经通路调控远隔脑区功能的理论，并强调了脑白质结构的完整性在这一过程中的关键作用。这为深入理解TMS的作用机制提供了重要的结构基础，也为个性化靶点选择提供了可能的依据。

总体而言，利用DTI引导的TMS调控研究仍然相对较少，原因之一是灰质之间的纤维追踪存在挑战，导致纤维束可靠性较低。另外，纤维束跟踪技术的局限性在于其无法跟踪跨越突触的神经元结构连接，而功能连接则涵盖了更为广泛的神经网络，不仅包括直接的纤维连接，还包括间接的连接。因此，如何将功能连接与纤维束结构连接相结合，实现TMS的精准调控，还需要进一步深入研究。

第二节 TMS-fMRI的技术进展

一、TMS-fMRI信号中的伪影及其解决方案

在TMS-fMRI的实际应用中，主要的困难之一是TMS线圈的磁场对静磁场（B0）的影响，这会导致图像伪影，从而引起回波平面（echo-planar，EP）图像的空间畸变和局部信号丢失。这种伪影是由于TMS场与B0之间的相互作用造成的。Yau等[82]将TMS线圈置于不同位置（B0的中心与边缘区域）并在静态场中以不同方向放置，以比较不同条件下的峰值场强。研究结果显示，TMS场强的大小取决于线圈的位置和其相对于B0的方向。然而，改变TMS线圈在B0中的方向并未引起TMS场的实质性变化。不过，通过在磁共振成像孔内或距孔入口0～70 cm区域之外的位置使用TMS，可将TMS场的变化降至最低，从而降低伪影的发生。此外，Bungert等[83]进一步研究了减少TMS对B0场影响的方法。他们证明，使用奥氏体不锈钢薄片作为被动匀场的材料，可以将TMS线圈对B0的影响降低约80%，从而基本消除由此产生的图像伪影。

同时，Oh等[84]研究发现点扩散函数校正回波平面成像（point spread function corrected echo planar imaging，PSF-EPI）技术可显著改善图像信噪比并减少成像失真。在应用PSF-EPI序列进行影像扫描时，研究者对TMS传递过程中产生的动态伪影的时间分布进行了表征，结果显示，只要TMS脉

冲比射频脉冲提前至少 50 ms，就能保持较高的图像质量。此外，Cobos Sánchez 等 [85] 从克服线圈在静磁场下产生的洛伦兹力入手，提出了一种新的 TMS 线圈设计方法。他们结合逆边界元法（inverse boundary element method，IBEM）和洛伦兹力的新电磁计算模型，对现有的 TMS 线圈进行了优化设计。研究结果证实，新设计的 TMS 线圈可以在 MRI 扫描仪的静态主磁场内显著减小洛伦兹力，克服 TMS- fMRI 中的电流限制问题，从而减少图像伪影。

二、TMS 线圈定位

在 TMS-fMRI 研究中，TMS 线圈的准确定位是一个关键挑战，尤其是在 MRI 扫描仪内准确定位以精准刺激大脑皮质的特定区域。早期的 TMS 线圈定位方法较为原始，通常是将手持式线圈贴在头皮上，假设这是刺激运动皮质所需的正确位置。在线圈发射脉冲时，研究者通过观察其产生的效应来调整线圈的。这种“功能性”定位方法虽然在某些情况下有效，但存在显著的局限性，如需要较高的操作技巧、耗时长、依赖于操作者的经验，并且无法准确得知线圈相对于受试者的大脑解剖结构的具体位置。最重要的是，这种方法无法用于大脑皮质中那些刺激无法引起明显反应的区域。为了解决这些问题，2003 年，Bohning 等 [86] 开发了一个独立的、集成的 MR 引导的 TMS 系统，用于 TMS-fMRI 成像研究。这一系统显著改善了 TMS 线圈的定位精度，尤其是在运动皮质的刺激位点供了快速、准确的定位。实验开始时，受试者在 MRI 扫描仪中进行 MR 成像，获取的大脑图像被传输到 MR 引导的 TMS 软件系统中。在该系统中，研究者手动输入图像参数，通过图形界面定位 TMS 刺激区域和相应的头皮位置。系统会将图像坐标转换为线圈架的设置参数，确保 TMS 线圈可以精准地放置于受试者头皮上，精确刺激目标脑区。这一集成系统的引入不仅提高了 TMS 定位的精度和效率，还扩展了 TMS 在无法通过功能性反应定位的脑区中的应用，为 TMS-fMRI 研究提供了更可靠的技术支持。

早期的 TMS 线圈通常为较大的“鸟笼”头线圈，TMS 线圈被放置在受试者头部和 MR 线圈之间。这种设置在灵敏度、定位和成像方面存在明显的缺陷。为解决这些问题，Navarro 等 [87] 设计了一种专门为 3T 磁共振成像设计的七通道 MR 头部线圈，大大提升了 TMS-fMRI 研究中的信噪比。在目标深度为 3 cm 时，这种新型线圈阵列的信噪比是目前最先进鸟笼线圈的 5 倍以上。此外，该装置支持并行成像，并具有超薄设计（仅 4.5 mm 厚），不仅能确保有效的 TMS 刺激，还允许灵活地将 TMS 线圈定位于头部不同区域。为验证该新型装置的可行性，研究人员设计了针对运动皮质的 TMS-fMRI 试验。在试验中，TMS 线圈固定于左侧 M1 区，对一名 41 岁健康右利手男性志愿者进行单脉冲 TMS，测试线圈位置和运动阈值。实验在 3T MRI 扫描仪中进行，刺激方案包括三个交替的“off”和“TMS”组块及一个附加的“off”组块。每个 TMS 组块包含 10 个刺激序列，每个序列由 8 个 280 ms 的双相 TMS 脉冲组成，频率为 10 Hz，刺激强度为个体运动阈值的 110%。试验结果表明，新型线圈阵列在目标深度 3 cm 时，信噪比达到传统鸟笼线圈的 5 倍以上，并支持并行成像。其 4.5 mm 超薄设计既确保有效 TMS 刺激，又允许灵活定位线圈。这一改进显著提升了 TMS-fMRI 研究的成像质量和灵活性。这种改进的线圈设计为 TMS-fMRI 研究提供了更高的成像质量和更灵活的应用场景，显著增强了研究人员对大脑功能的研究能力。

Navarro 等 [89] 在 2017 年对 TMS-fMRI 线圈的研究取得了新的进展，进一步证明，这种超薄的专用多通道 MR 线圈与传统的“鸟笼”线圈相比具有显著优势。首先，新型线圈可以成功地用于多频带加速回波平面成像（echo planar imaging，EPI）采集，这意味着能够更快、更高效地获取图像数据。其次，由于其设计的灵活性，新型线圈能够轻松地与 MR 扫描仪内的神经导航系统相结合，从而在 TMS-fMRI 实验中实现更精确的定位。

（岳　娟　冯子健　吴　敏　马懿琦
郑　重　臧玉峰）

参考文献

[1] BUXTON R B，FRANK L R. A model for the coupling between cerebral blood flow and oxygen metabolism during neural stimulation [J]. J Cereb Blood Flow

Metab，1997，17（1）：64-72.

[2] BOHNING D E，SHASTRI A，NAHAS Z，et al. Echoplanar BOLD fMRI of brain activation induced by concurrent transcranial magnetic stimulation [J]. Invest Radiol，1998，33（6）：336-40.

[3] BISWAL B，YETKIN F Z，HAUGHTON V M，et al. Functional connectivity in the motor cortex of resting human brain using echo-planar MRI [J]. Magn Reson Med，1995，34（4）：537-41.

[4] DE MUNCK J C，GONCALVES S I，HUIJBOOM L，et al. The hemodynamic response of the alpha rhythm：an EEG/fMRI study [J]. Neuroimage，2007，35（3）：1142-51.

[5] LOGOTHETIS N K，PAULS J，AUGATH M，et al. Neurophysiological investigation of the basis of the fMRI signal [J]. Nature，2001，412（6843）：150-7.

[6] LU H，ZUO Y，GU H，et al. Synchronized delta oscillations correlate with the resting-state functional MRI signal [J]. Proc Natl Acad Sci U S A，2007，104（46）：18265-9.

[7] ZHAN Z，XU L，ZUO T，et al. The contribution of different frequency bands of fMRI data to the correlation with EEG alpha rhythm [J]. Brain Res，2014，1543：235-43.

[8] LOWE M J，MOCK B J，SORENSON J A. Functional connectivity in single and multislice echoplanar imaging using resting-state fluctuations [J]. Neuroimage，1998，7（2）：119-32.

[9] CORDES D，HAUGHTON V M，ARFANAKIS K，et al. Mapping functionally related regions of brain with functional connectivity MR imaging [J]. AJNR Am J Neuroradiol，2000，21（9）：1636-44.

[10] HAMPSON M，PETERSON B S，SKUDLARSKI P，et al. Detection of functional connectivity using temporal correlations in MR images [J]. Hum Brain Mapp，2002，15（4）：247-62.

[11] WANG J X，ROGERS L M，GROSS E Z，et al. Targeted enhancement of cortical-hippocampal brain networks and associative memory [J]. Science，2014，345（6200）：1054-7.

[12] BRADY R O，JR.，GONSALVEZ I，LEE I，et al. Cerebellar-Prefrontal Network Connectivity and Negative Symptoms in Schizophrenia [J]. Am J Psychiatry，2019，176（7）：512-20.

[13] LISTON C，CHEN A C，ZEBLEY B D，et al. Default mode network mechanisms of transcranial magnetic stimulation in depression [J]. Biol Psychiatry，2014，76（7）：517-26.

[14] KANG J I，LEE H，JHUNG K，et al. Frontostriatal Connectivity Changes in Major Depressive Disorder After Repetitive Transcranial Magnetic Stimulation：A Randomized Sham-Controlled Study [J]. J Clin Psychiatry，2016，77（9）：e1137-e43.

[15] DOWNAR J，GERACI J，SALOMONS T V，et al. Anhedonia and reward-circuit connectivity distinguish nonresponders from responders to dorsomedial prefrontal repetitive transcranial magnetic stimulation in major depression [J]. Biol Psychiatry，2014，76（3）：176-85.

[16] SALOMONS T V，DUNLOP K，KENNEDY S H，et al. Resting-state cortico-thalamic-striatal connectivity predicts response to dorsomedial prefrontal rTMS in major depressive disorder [J]. Neuropsychopharmacology，2014，39（2）：488-98.

[17] PERSSON J，STRUCKMANN W，GINGNELL M，et al. Intermittent theta burst stimulation over the dorsomedial prefrontal cortex modulates resting-state connectivity in depressive patients：A sham-controlled study [J]. Behav Brain Res，2020，394：112834.

[18] ZANG Y F，HE Y，ZHU C Z，et al. Altered baseline brain activity in children with ADHD revealed by resting-state functional MRI [J]. Brain Dev，2007，29（2）：83-91.

[19] YANG H，LONG X Y，YANG Y H，et al. Amplitude of low frequency fluctuation within visual areas revealed by resting-state functional MRI [J]. Neuroimage，2007，36（1）：144-52.

[20] WANG J B，ZHENG L J，CAO Q J，et al. Inconsistency in Abnormal Brain Activity across Cohorts of ADHD-200 in Children with Attention Deficit Hyperactivity Disorder [J]. Front Neurosci-Switz，2017，11：1-13.

[21] PAN P L，ZHU L，YU T T，et al. Aberrant spontaneous low-frequency brain activity in amnestic mild cognitive impairment：A meta-analysis of resting-state fMRI studies [J]. Ageing Res Rev，2017，35：12-21.

[22] ZHANG Y，WANG X，LI Y. Disrupted dynamic pattern of regional neural activity in early-stage cognitively normal Parkinson's disease [J]. Acta Radiol，2021：2841851211055401.

[23] LIU Y，WANG J，ZHANG J，et al. Altered Spontaneous Brain Activity in Children with Early Tourette Syndrome：a Resting-state fMRI Study [J]. Sci Rep，2017，7（1）：4808.

[24] ZOU Q H，ZHU C Z，YANG Y，et al. An improved approach to detection of amplitude of low-frequency

fluctuation (ALFF) for resting-state fMRI: fractional ALFF [J]. J Neurosci Methods, 2008, 172 (1): 137-41.

[25] JALLOULI M, ZEMNI M, BEN MABROUK A, et al. Toward new multi-wavelets: associated filters and algorithms. Part I: theoretical framework and investigation of biomedical signals, ECG, and coronavirus cases [J]. Soft Comput, 2021, 25 (22): 14059-79.

[26] LUO F F, WANG J B, YUAN L X, et al. Higher Sensitivity and Reproducibility of Wavelet-Based Amplitude of Resting-State fMRI [J]. Front Neurosci, 2020, 14: 224.

[27] YUE J, ZHAO N, QIAO Y, et al. Higher reliability and validity of Wavelet-ALFF of resting-state fMRI: From multicenter database and application to rTMS modulation [J]. Hum Brain Mapp, 2023, 44 (3): 1105-17.

[28] RUAN X, XU G, GAO C, et al. Alterations of the amplitude of low-frequency fluctuation in healthy subjects with theta-burst stimulation of the cortex of the suprahyoid muscles [J]. Neuroscience, 2017, 365: 48-56.

[29] YIN M, LIU Y, ZHANG L, et al. Effects of rTMS Treatment on Cognitive Impairment and Resting-State Brain Activity in Stroke Patients: A Randomized Clinical Trial [J]. Front Neural Circuits, 2020, 14: 563777.

[30] ZANG Y, JIANG T, LU Y, et al. Regional homogeneity approach to fMRI data analysis [J]. Neuroimage, 2004, 22 (1): 394-400.

[31] KENDALL M S. Rank correlation methods [M]. 3rd ed. London: Griffin, 1962.

[32] WANG J, DENG X P, WU Y Y, et al. High-Frequency rTMS of the Motor Cortex Modulates Cerebellar and Widespread Activity as Revealed by SVM [J]. Front Neurosci, 2020, 14: 186.

[33] FENG Z J, DENG X P, ZHAO N, et al. Resting-State fMRI Functional Connectivity Strength Predicts Local Activity Change in the Dorsal Cingulate Cortex: A Multi-Target Focused rTMS Study [J]. Cereb Cortex, 2022, 32 (13): 2773-84.

[34] BUXTON R B. The physics of functional magnetic resonance imaging (fMRI) [J]. Rep Prog Phys, 2013, 76 (9): 096601.

[35] WANG J, MENG H J, JI G J, et al. Finger Tapping Task Activation vs. TMS Hotspot: Different Locations and Networks [J]. Brain Topogr, 2020, 33 (1): 123-34.

[36] D'ESPOSITO M, POSTLE B R, RYPMA B. Prefrontal cortical contributions to working memory: evidence from event-related fMRI studies [J]. Exp Brain Res, 2000, 133 (1): 3-11.

[37] LI X, LU Z L, D'ARGEMBEAU A, et al. The Iowa Gambling Task in fMRI images [J]. Hum Brain Mapp, 2010, 31 (3): 410-23.

[38] ACKERLEY S J, BYBLOW W D, BARBER P A, et al. Primed Physical Therapy Enhances Recovery of Upper Limb Function in Chronic Stroke Patients [J]. Neurorehabil Neural Repair, 2016, 30 (4): 339-48.

[39] SOLOMON-HARRIS L M, RAFIQUE S A, STEEVES J K. Consecutive TMS-fMRI reveals remote effects of neural noise to the "occipital face area" [J]. Brain Res, 2016, 1650: 134-41.

[40] MULLIN C R, STEEVES J K. Consecutive TMS-fMRI reveals an inverse relationship in BOLD signal between object and scene processing [J]. J Neurosci, 2013, 33 (49): 19243-9.

[41] MCGREGOR K M, ZLATAR Z, KLEIM E, et al. Physical activity and neural correlates of aging: a combined TMS/fMRI study [J]. Behav Brain Res, 2011, 222 (1): 158-68.

[42] HALLETT M, DI IORIO R, ROSSINI P M, et al. Contribution of transcranial magnetic stimulation to assessment of brain connectivity and networks [J]. Clin Neurophysiol, 2017, 128 (11): 2125-39.

[43] KO J H, TANG C C, EIDELBERG D. Brain stimulation and functional imaging with fMRI and PET [J]. Handb Clin Neurol, 2013, 116: 77-95.

[44] RUFF C C, DRIVER J, BESTMANN S. Combining TMS and fMRI: from 'virtual lesions' to functional-network accounts of cognition [J]. Cortex, 2009, 45(9): 1043-9.

[45] LEITAO J, THIELSCHER A, WERNER S, et al. Effects of parietal TMS on visual and auditory processing at the primary cortical level-a concurrent TMS-fMRI study [J]. Cereb Cortex, 2013, 23 (4): 873-84.

[46] WEBLER R D, HAMADY C, MOLNAR C, et al. Decreased interhemispheric connectivity and increased cortical excitability in unmedicated schizophrenia: A prefrontal interleaved TMS fMRI study [J]. Brain Stimul, 2020, 13 (5): 1467-75.

[47] LEITÃO J, THIELSCHER A, TUNNERHOFF J, et al. Concurrent TMS-fMRI Reveals Interactions between Dorsal and Ventral Attentional Systems [J]. J Neurosci, 2015, 35 (32): 11445-57.

[48] HEINEN K, RUFF C C, BJOERTOMT O, et al.

Concurrent TMS-fMRI reveals dynamic interhemispheric influences of the right parietal cortex during exogenously cued visuospatial attention [J]. Eur J Neurosci, 2011, 33 (5): 991-1000.

[49] COLIN H, ARMONY J L, DASKALAKIS Z J, et al. Differing Time of Onset of Concurrent TMS-fMRI during Associative Memory Encoding: A Measure of Dynamic Connectivity [J]. Front Hum Neurosci, 2017, 11: 404.

[50] RUFF C C, BLANKENBURG F, BJOERTOMT O, et al. Concurrent TMS-fMRI and psychophysics reveal frontal influences on human retinotopic visual cortex [J]. Curr Biol, 2006, 16 (15): 1479-88.

[51] RUFF C C, BESTMANN S, BLANKENBURG F, et al. Distinct causal influences of parietal versus frontal areas on human visual cortex: evidence from concurrent TMS-fMRI [J]. Cereb Cortex, 2008, 18 (4): 817-27.

[52] BLANKENBURG F, RUFF C C, BESTMANN S, et al. Interhemispheric effect of parietal TMS on somatosensory response confirmed directly with concurrent TMS-fMRI [J]. J Neurosci, 2008, 28 (49): 13202-8.

[53] BESTMANN S, OLIVIERO A, VOSS M, et al. Cortical correlates of TMS-induced phantom hand movements revealed with concurrent TMS-fMRI [J]. Neuropsychologia, 2006, 44 (14): 2959-71.

[54] FITZGERALD P B, LAIRD A R, MALLER J, et al. A meta-analytic study of changes in brain activation in depression [J]. Hum Brain Mapp, 2008, 29 (6): 683-95.

[55] DUPRAT R, DESMYTER S, RUDI DE R, et al. Accelerated intermittent theta burst stimulation treatment in medication-resistant major depression: A fast road to remission? [J]. J Affect Disord, 2016, 200: 6-14.

[56] YOUSRY T A, SCHMID U D, ALKADHI H, et al. Localization of the motor hand area to a knob on the precentral gyrus. A new landmark [J]. Brain, 1997, 120 (Pt 1): 141-57.

[57] PUCE A, CONSTABLE R T, LUBY M L, et al. Functional magnetic resonance imaging of sensory and motor cortex: comparison with electrophysiological localization [J]. J Neurosurg, 1995, 83 (2): 262-70.

[58] KIM H, KIM J, LEE H J, et al. Optimal stimulation site for rTMS to improve motor function: Anatomical hand knob vs. hand motor hotspot [J]. Neurosci Lett, 2021, 740: 135424.

[59] LINDHOLM P, LAMUSUO S, TAIMINEN T, et al. Right secondary somatosensory cortex-a promising novel target for the treatment of drug-resistant neuropathic orofacial pain with repetitive transcranial magnetic stimulation [J]. Pain, 2015, 156 (7): 1276-83.

[60] LEFAUCHEUR J P, ALEMAN A, BAEKEN C, et al. Evidence-based guidelines on the therapeutic use of repetitive transcranial magnetic stimulation (rTMS): An update (2014-2018) [J]. Clin Neurophysiol, 2020, 131 (2): 474-528.

[61] TSAI P Y, WANG C P, KO J S, et al. The persistent and broadly modulating effect of inhibitory rTMS in nonfluent aphasic patients: a sham-controlled, double-blind study [J]. Neurorehabil Neural Repair, 2014, 28 (8): 779-87.

[62] WANG C P, HSIEH C Y, TSAI P Y, et al. Efficacy of synchronous verbal training during repetitive transcranial magnetic stimulation in patients with chronic aphasia [J]. Stroke, 2014, 45 (12): 3656-62.

[63] YOON T H, HAN S J, YOON T S, et al. Therapeutic effect of repetitive magnetic stimulation combined with speech and language therapy in post-stroke non-fluent aphasia [J]. NeuroRehabilitation, 2015, 36 (1): 107-14.

[64] SAHLSTEN H, HOLM A, RAUHALA E, et al. Neuronavigated Versus Non-navigated Repetitive Transcranial Magnetic Stimulation for Chronic Tinnitus: A Randomized Study [J]. Trends Hear, 2019, 23: 2331216518822198.

[65] JAMES G A, THOSTENSON J D, BROWN G, et al. Neural activity during attentional conflict predicts reduction in tinnitus perception following rTMS [J]. Brain Stimul, 2017, 10 (5): 934-43.

[66] ROSSI S, HALLETT M, ROSSINI P M, et al. Safety, ethical considerations, and application guidelines for the use of transcranial magnetic stimulation in clinical practice and research [J]. Clin Neurophysiol, 2009, 120 (12): 2008-39.

[67] STRAFELLA A P, PAUS T, BARRETT J, et al. Repetitive transcranial magnetic stimulation of the human prefrontal cortex induces dopamine release in the caudate nucleus [J]. J Neurosci, 2001, 21 (15): RC157.

[68] STRAFELLA A P, PAUS T, FRARACCIO M, et al. Striatal dopamine release induced by repetitive transcranial magnetic stimulation of the human motor cortex [J]. Brain, 2003, 126 (Pt 12): 2609-15.

[69] BESTMANN S, BAUDEWIG J, SIEBNER H R, et al. Functional MRI of the immediate impact of transcranial magnetic stimulation on cortical and subcortical motor

circuits [J]. Eur J Neurosci, 2004, 19 (7): 1950-62.
[70] FOX R J, SAKAIE K, LEE J C, et al. A validation study of multicenter diffusion tensor imaging: reliability of fractional anisotropy and diffusivity values [J]. AJNR Am J Neuroradiol, 2012, 33 (4): 695-700.
[71] JING Y, ZHAO N, DENG X-P, et al. Pregenual or subgenual anterior cingulate cortex as potential effective region for brain stimulation of depression [J]. Brain Behav, 2020: e01591.
[72] COLE E J, STIMPSON K H, BENTZLEY B S, et al. Stanford Accelerated Intelligent Neuromodulation Therapy for Treatment-Resistant Depression [J]. Am J Psychiatry, 2020, 177 (8): 716-26.
[73] WANG J X, ROGERS L M, GROSS E Z, et al. Targeted enhancement of cortical-hippocampal brain networks and associative memory [J]. Science, 2014, 345 (6200): 1054-7.
[74] FENG Y X, LI R Y, WEI W, et al. The acts of opening and closing the eyes are of importance for congenital blindness: Evidence from resting-state fMRI [J]. Neuroimage, 2021, 233: 1-8.
[75] JIA X Z, ZHAO N, DONG H M, et al. Small P values may not yield robust findings: an example using REST-meta-PD [J]. Science Bulletin, 2021, 66 (21): 2148-52.
[76] BEYNEL L, DAVIS S W, CROWELL C A, et al. Online repetitive transcranial magnetic stimulation during working memory in younger and older adults: A randomized within-subject comparison [J]. PLoS One, 2019, 14 (3): e0213707.
[77] ABO M, KAKUDA W, WATANABE M, et al. Effectiveness of low-frequency rTMS and intensive speech therapy in poststroke patients with aphasia: a pilot study based on evaluation by fMRI in relation to type of aphasia [J]. Eur Neurol, 2012, 68 (4): 199-208.
[78] DE WEIJER A D, SOMMER I E, LOTTE MEIJERING A, et al. High frequency rTMS; a more effective treatment for auditory verbal hallucinations? [J]. Psychiatry Res, 2014, 224 (3): 204-10.
[79] ANDRES M, PELGRIMS B, MICHAUX N, et al. Role of distinct parietal areas in arithmetic: an fMRI-guided TMS study [J]. Neuroimage, 2011, 54 (4): 3048-56.
[80] KEARNEY-RAMOS T E, LENCH D H, HOFFMAN M, et al. Gray and white matter integrity influence TMS signal propagation: a multimodal evaluation in cocaine-dependent individuals [J]. Sci Rep-Uk, 2018, 8.
[81] LUBER B, DAVIS S W, DENG Z D, et al. Using diffusion tensor imaging to effectively target TMS to deep brain structures [J]. Neuroimage, 2022, 249.
[82] YAU J M, JALINOUS R, CANTARERO G L, et al. Static field influences on transcranial magnetic stimulation: considerations for TMS in the scanner environment [J]. Brain Stimul, 2014, 7 (3): 388-93.
[83] BUNGERT A, CHAMBERS C D, PHILLIPS M, et al. Reducing image artefacts in concurrent TMS/fMRI by passive shimming [J]. Neuroimage, 2012, 59 (3): 2167-74.
[84] OH H, KIM J H, YAU J M. EPI distortion correction for concurrent human brain stimulation and imaging at 3T [J]. J Neurosci Methods, 2019, 327: 108400.
[85] COBOS SÁNCHEZ C, CABELLO M R, OLOZABAL A Q, et al. Design of TMS coils with reduced Lorentz forces: application to concurrent TMS-fMRI [J]. J Neural Eng, 2020, 17 (1): 016056.
[86] BOHNING D E, DENSLOW S, BOHNING P A, et al. A TMS coil positioning/holding system for MR image-guided TMS interleaved with fMRI [J]. Clin Neurophysiol, 2003, 114 (11): 2210-9.
[87] NAVARRO DE LARA L I, WINDISCHBERGER C, KUEHNE A, et al. A novel coil array for combined TMS/fMRI experiments at 3 T [J]. Magn Reson Med, 2015, 74 (5): 1492-501.
[88] ISMRM - The International Society for Magnetic Resonance in Medicine. Proceedings of the ISMRM Annual Meeting & Exhibition [C]. 2014.
[89] NAVARRO DE LARA L I, TIK M, WOLETZ M, et al. High-sensitivity TMS/fMRI of the Human Motor Cortex Using a Dedicated Multichannel MR Coil [J]. Neuroimage, 2017, 150: 262-9.

第五章

经颅磁刺激技术在神经系统疾病中的应用

第一节　经颅磁刺激对癫痫的作用

一、癫痫的概述

传统癫痫的定义为多种病因导致的脑部神经元高度同步化异常放电的临床综合征，发作性、短暂性、重复性和刻板性为癫痫发作的特征性临床表现。癫痫是中枢神经系统常见的疾病，据估计，我国现有的癫痫患者达900万。

（一）癫痫发作分类

2017年发表的分类框架中，将癫痫发作分为局灶起源、全面起源和未知起源三类。“局灶性癫痫发作”的定义为起源于局限在单侧半球网络的癫痫发作，可能起源于非常局灶的脑区，也可能起源于稍广泛分布的区域，甚至可能起源于皮质下结构。对于同一患者而言，尽管局限性发作可能传至对侧半球，但不同次发作中起源点和起源则是恒定、稳定的，具有优势的传导路径；尽管同一患者可能有不同的发作类型，但是每种发作类型均具有其对应的较恒定的起源和优势的传导路径。“全面性癫痫发作”的定义为虽起源于双侧分布的异常网络内的某一位点，但快速募集全网络的癫痫发作。全面性发作的异常网络不必覆盖全脑所有区域，一些发作的起源可能看似局限，但对于同一患者，在不同次发作中，其起源点或是不恒定、不稳定的。

癫痫疾病的分类判定，是基于癫痫发作分类、电生理学、症状学、影像学、遗传学、实验室检验和合并症等所有临床信息综合确定的，包括所有的发作相关信息。局灶性癫痫指癫痫起源明确且局限的患者，包括单灶和多灶癫痫，脑电图癫痫样异常放电多为局限性的。全面性癫痫的脑电图表现多为全导联的癫痫样异常放电，可能有多种发作类型，如失神、肌阵挛、失张力。2017年新提出全面局灶混合型类型，患者既出现局灶性发作又出现全面性发作，常见为Dravet综合征和伦诺克斯-加斯托综合征（Lennox-Gastaut syndrome，LGS）。

（二）癫痫治疗策略

根据癫痫的病因不同，可以采取对因治疗。对于癫痫发作的控制，通常采用抗癫痫发作药物治疗，药物可以控制约70%的患者发作，约30%患者在规律应用抗癫痫药物治疗后依然难以控制，属于药物难治性癫痫，手术治疗和神经刺激治疗是药物难治性癫痫的重要替代治疗方法。

TMS技术在癫痫领域应用广泛，可以用于评价癫痫患者的生理功能状况以及癫痫灶切除手术的术前评估，也被用于药物难治性癫痫的治疗。

二、TMS在癫痫患者生理功能评估中的应用

（一）经颅磁刺激运动阈值在癫痫评估中的应用

癫痫可由皮质发育障碍、肿瘤、外伤、感染等多种原因引起，但大量的研究认为，大脑皮质兴奋性和抑制性活动的不平衡导致皮质兴奋性增加，是导致癫痫发作的病理基础[1]。脑电图记录常用于检测癫痫患者的异常放电情况，评估再次癫痫发作的可能性，从而指导抗癫痫药物的使用。同时，无创且易于操作的经颅磁刺激技术也被用于评估皮质兴奋性。采用单脉冲TMS（sTMS）作用于初级运动皮质，神经元去极化，并经脊髓传至外周神经，最终导致肌肉收缩，其中运动阈值（MT）、运动诱发

电位（MEP）振幅均可用于评估皮质兴奋性。对于未用药的全面性癫痫患者，研究发现其双侧半球的 MT 无明显区别，但往往低于健康对照组，尤其是青少年肌阵挛性癫痫（juvenile myoclonic epilepsy，JME）患者，MT 值显著降低[2]，提示患者的皮质兴奋性增高。但也有不一致的研究结果，MT 无明显降低或提高，可能的解释是发作间期的代偿机制被激活，以防止发作的传播和（或）持续[3]。对于局灶性癫痫患者，新发病未用药治疗的患者双侧半球的 RMT 不一致，病侧高于对侧，而慢性局灶性癫痫患者与健康对照者比较，MT 值无明显差异。此外，MT 也可用于评估抗癫痫药物的作用，未用药的患者在开始药物治疗后，皮质兴奋性发生逆转[4]。在长期用药后无癫痫发作的患者，MT 可恢复正常水平，这一改变与癫痫类型或抗癫痫药物类别无关。还有研究显示癫痫患者和健康志愿者长期服用抗癫痫药物的前后比较显示 RMT 增加，而在停药后逐渐下降[5]。

Lee 等人[3]研究显示，全面性、局灶性癫痫患者以及与健康对照者之间比较，MEP 振幅值无显著差异。因此，MEP 的振幅值不被常规用于测量皮质兴奋性。

（二）双脉冲经颅磁刺激运动诱发电位在癫痫评估中的应用

双脉冲经颅磁刺激（ppTMS）是指先给予一个阈下刺激作为条件刺激，随后在一定时间间隔后给予另一个阈值以上的测试刺激。由于 ppTMS 的测定是基于中间神经元及相关突触连接形成的兴奋性或抑制性网络，所以能够反映大脑局部皮质神经环路的兴奋状态。

对于全面性癫痫，常见的研究包括短刺激间隔为 2 ms、5 ms、10 ms 和 15 ms。在 2 ms、5 ms 的研究中[6]发现，在健康对照者中为抑制作用，而在全面性癫痫患者中往往出现易化作用或抑制作用减低；与此相似，在局灶性癫痫中，大多数研究发现局灶性癫痫患者与健康对照组在 2 ms、5 ms 刺激间隔的结果具有显著差异，癫痫患者被刺激的同侧半球的易化性增高。

在长间隔皮质内抑制的研究中，多个研究表明[6-8]，全面性癫痫患者与健康对照者相比，在刺激间隔为 50 ms 时，癫痫患者的易化性显著增高。在局灶性癫痫，刺激间隔为 250 ms 和 399 ms 时，患者的同侧半球表现为易化状态，而患者的对侧半球和健康对照者一样，表现为抑制状态。

由此可见，关于短间隔皮质内抑制和长间隔皮质内抑制的研究较为一致，显示了全面性和局灶性癫痫患者皮质兴奋性增加的结果。Badawy 等[9]发现在患者发作前 19 h，皮质内抑制显著降低，皮质内易化显著升高，而在发作后 24 h 有显著的皮质兴奋性减低。

但是，特定的癫痫亚型或综合征可能具有独特的皮质兴奋特征。Badawy 等[8]对 137 例全面性癫痫患者的研究发现，与正常对照组相比，患者的运动阈值及皮质内抑制均降低，提示其皮质兴奋性增加，其中，青少年肌阵挛癫痫患者具有更高的皮质兴奋性。Badawy 等[10]对 18 例 LGS 患者的研究发现，短时间（2 ms，5 ms ISIs）和长时间（100 ~ 300 ms ISIs）的 MT 和皮质内抑制增加以及皮质内易化性降低（10 ms、15 ms ISIs）（$p < 0.01$；效应大小从 0.3 到 1.8），皮质阈值及皮质间抑制均减低，提示其皮质兴奋性减低。林一聪等[11]对家族性皮质肌阵挛震颤伴癫痫（familial cortical myoclonic tremor with epilepsy，FCMTE）患者的研究发现，FCMTE 家系患者与亲属相比，FCMTE 患者的静息运动阈值降低，而在 2 ms 刺激间隔的 SICI，以及 250 ms/ 300 ms 刺激间隔的 LICI 刺激间隔时，患者较亲属抑制显著，提示 FCMTE 患者皮质神经元膜电位兴奋性增高，而跨突触神经环路的抑制效应的代偿性增强。

同时，双脉冲磁刺激试验证实癫痫患者皮质的可塑性。Pawley 等人[12]研究表明，不同控制程度的癫痫患者和正常健康对照者相比，控制不良患者的 ICF12、ICF15 低于正常受试者；控制不良者的 50 ms 刺激间隔的 LICI 高于控制中等的患者；提示癫痫患者的皮质兴奋性在病程中会发生改变。

以上研究结果大多报告了不同患者群体与正常对照者之间的差异，但尚不能作为检测个体皮质兴奋性改变水平的生物性标记。但由于经颅磁刺激的无创性、易操作性，在皮质兴奋性及药物效用评估方面，仍具有广阔的应用前景。

（三）皮质静息期测量在癫痫评估中的应用

皮质静息期（cortical silent period，CSP）的定义为靶肌肉主动收缩过程中，给予运动皮质阈上的 sTMS，导致同侧 / 对侧肌肉中 MEP 后的背景肌电活动受到抑制的短暂中断。CSP的持续时间与刺激强度呈线性关系，而靶肌肉收缩水平对其影响很小[5,13,14]。CSP的早期成分（最初的50～75 ms）与脊髓抑制有关，而晚期成分可能为运动皮质起源，与$GABA_B$介导的长时程皮质抑制有关，反映了运动皮质突触后抑制[15]。有TMS研究[16]显示，青少年肌阵挛性癫痫（JME）患者的皮质内抑制回路明显受损。表现为RMT降低[17]、CSP延长，表明皮质抑制网络的活性增加[16]。与JME不同，进行性肌阵挛性癫痫（progressive myoclonic epilepsy，PME）患者则表现为正常的MT和CSP[18]。

（四）感觉运动整合在癫痫的应用

感觉运动整合是指感觉传入信息在中枢神经系统内进行整合，并用以支持运动功能执行的过程。利用经颅磁刺激可以提供感觉运动整合的信息。为了解感觉系统和运动系统的相互作用，通常可以使用短潜伏期传入抑制（short-latency afferent inhibition，SAI）和长潜伏期传入抑制（long-latency afferent inhibition，LAI）的TMS范式，来评估外周感觉刺激对运动皮质兴奋性的影响。即在对侧运动皮质上施加感觉刺激（通常是正中神经电刺激），然后施加测试刺激，对测试MEP产生抑制作用，通常的SAI和LAI分别是指20 ms和200 ms。有研究发现JME患者的SAI大致正常；但PME患者的SAI则表现为矛盾性的易化表现[19]。

（五）TMS技术评价抗癫痫药物治疗效果

TMS可以评价皮质兴奋性，这些技术已用于许多抗癫痫药物的临床研究，许多抗癫痫药物可以提高MT，例如电压门控钠通道阻滞剂（卡马西平、拉莫三嗪、拉考沙胺、奥卡西平和苯妥英）和钾通道开放剂（雷加宾和XEN1101），在早期临床阶段评估其功能疗效，即对神经元兴奋性的抑制作用。特别是卡马西平、苯妥英和XEN1101以血浆浓度依赖性的方式增加MT。在类似剂量或血液浓度水平下，卡马西平、拉莫三嗪、拉考沙胺、苯妥英、奥卡西平和雷加宾产生的抗癫痫作用与TMS评估的药理作用相似。

此外，TMS研究提供了关于抗癫痫药物对皮质兴奋性的作用机制的信息，结果表明，具有离子通道阻滞（钠或钙）作用的抗癫痫药物如苯妥英、卡马西平、奥卡西平、拉莫三嗪等降低膜兴奋性，提高MT，但对皮质内抑制（intracortical inhibition，ICI）和皮质内易化（intracortical facilitation，ICF）没有影响；苯二氮䓬类GABA能抗癫痫药物使ICI升高，而ICF降低，对GABA递质及谷氨酸受体均有作用的托吡酯可使ICI升高，但不影响MT及皮质静息期（CSP）。

综上所述，TMS参数的评估有助于指导抗癫痫药物治疗，不同类型的抗癫痫药物影响不同的TMS参数，TMS参数可作为生物标志物来指导患者抗癫痫药物的治疗和预测抗癫痫药物的反应。

（六）TMS-EEG评价癫痫的脑网络

自20世纪80年代以来，TMS技术即开始广泛应用于神经和心理学研究领域。近十几年来，随着技术的进步，发明了磁兼容的脑电电极和放大器，使得在TMS的刺激下同步记录不受干扰的脑电成为可能，TMS-EEG技术因此诞生，这一技术可更全面地反映脑网络连接和皮质的兴奋性[20]。

TMS-EEG的基本原理是将经颅磁刺激与匹配的脑电图结合，消除各种伪差的干扰，实现同步记录磁刺激状态下脑电活动的瞬间改变，了解大脑皮质瞬时的状态及脑电活动的改变。

TMS-EEG的主要优势有：一是由TMS诱发反应的时间模式信息，有助于人们研究脑区之间联系的因果关系，我们可以假定，如果A区在B区前激活，则A区可以通过两脑区间的兴奋性（抑制性）联系，来增强（降低）B区的兴奋性；二是TMS-EEG强调了短时间内的信息变化，其能够显示脑区间联系的时间演变性，使研究者能成功鉴别执行特定任务或不同大脑状态时的不同认知处理过程；三是EEG提供了一种直接衡量大脑电活动的方法，从而使人们能够了解大脑兴奋性或抑制性的脑网络联系本质[21-24]。

TMS-EEG的主要作用包括：一是实现安全方便地记录磁刺激状态下的刺激区域以及远隔区域的脑电活动变化；二是以较高的时间分辨率，探索参与某种任务状态下的相关关键区域脑功能的改变；三是能够传达远隔脑区的磁刺激激活顺序的准确信息，用于研究皮质和脊髓通路的易化和抑制、神经环路及脑功能网络的动态改变、人类皮质联系的神经环路，以及皮质和脊髓通路的易化和抑制保持平衡的调节机制，并探索脑功能网络的因果动态变化[25]，进一步研究脑网络的内在联系及其潜在的神经生理机制。

运用 TMS-EEG 技术，Valentin 等人[26]发现，局灶性癫痫患者经 TMS 诱发的异常放电与癫痫灶侧的脑电延迟反应一致，在致痫灶区域行 TMS 可引发异常放电，提示此项技术具有识别致痫灶的作用。Kimiskidis 等人[27]针对遗传性全身性癫痫（GGE）的诊断研究也发现，这种新方法可以显著改善癫痫的诊断。

除此之外，Vlachos 等人[28]用双脉冲 TMS-EEG 方法研究脑网络的局部和全脑连接，发现 GGE 患者与健康对照组之间 TMS 诱导的脑电调制存在差异，最具显著性差异的是 TMS 后 1 ~ 3 s 的 γ 频带。TMS-EEG 连通性分析可以作为 GGE 诊断生物标志的基础。

目前虽然运用 TMS-EEG 技术进行癫痫脑网络的研究不多，但是由此获得的 TMS 诱发电位（TEP）分析研究却很多。经颅磁刺激诱发电位（TEP）是通过时间锁定到 TMS 脉冲的 EEG 记录，通过对其平均处理而产生的复杂波形。它能够在 TMS 后 10 ms 内开始采集脑电活动，持续时间可达数百毫秒，诱发出的电位波幅可反映目标皮质区域的兴奋性[29]。因 TMS 可以刺激特定的脑区，所以 TEP 可以反映不同刺激脑区后皮质兴奋性的差异。

由此可见，TMS-EEG 技术作为一个很有前景的工具，将来可以在癫痫脑网络及皮质兴奋性方面进行多方面研究。

三、TMS 在癫痫术前评估中的应用

（一）运动诱发电位评估大脑半球运动功能

感觉运动皮质附近的致痫灶对癫痫手术极具挑战性，需准确定位运动表征区。某些病理结构，如局灶性皮质发育不良或早期损伤可导致皮质运动功能表征区的迁移或重塑。在幼龄的局灶性癫痫患者中，运动区甚至可位于中央后回或中央前、后回均有分布。由于致痫区不能完全切除，中央区癫痫的手术预后常劣于其他部位的局灶性癫痫。

导航下经颅磁刺激（navigated TMS，nTMS）在运动功能评估中的准确性不断得到确认，并逐渐在临床工作中推广应用。nTMS 利用患者 MRI 个体数据，经专用导航仪引导对假定运动皮质进行逐一刺激，记录运动诱发电位，测量皮质脊髓束运动传导时间，极大地提高了解剖定位的精确度，并能根据获得数据实时调整刺激参数。

1．定位手运动区

沿中央沟、中央前回、中央后沟和中央前沟刺激，间距 2 ~ 3 mm，同时保持电场方向垂直于沟。只要检测到运动反应，就扩大标测区域。在 MEP 阳性区域周围应有一排或两排的边缘区，在该区域行 nTMS 不会引出 MEP。当在远离假定初级运动区或靠近病灶的部位诱发出运动反应时，应在这些部位的 +45° 和 −45° 重复刺激，以测试运动反应的一致性。

2．定位下肢运动区

多数腿部和足部肌肉的皮质表征位于半球间裂的深处。因此，从足部引出 MEP 所需的 nTMS 强度高于手部。优先用 110% RMT+ 20 V/m 强度刺激中央沟和纵裂交界处附近的胫前肌或足拇外展肌代表区。腿部肌肉最初应保持静息状态，保持电场方向垂直于纵裂，电场指向外侧。如果获得运动反应，沿纵裂前、后 2 cm 继续刺激，刺激应垂直于中央沟近中线处，距离纵裂 3 cm，直至出现运动反应。如无反应，则逐次增加刺激强度 +10 V/m，直至 MEP 达 100 ~ 600 μV。

3．定位面部运动区

面部运动皮质通常不局限于中央前回，会前后延伸，且支配双侧面部肌肉。先用 110% RMT+ 20 V/m 刺激强度刺激外侧中央沟的面部代表区。面部肌肉最初应保持静息状态。首先保持线圈方向垂直于中央沟。如果有运动反应，则向前、向后 2 cm 继续刺激，直至出现反应。如果无反应，则逐次增加刺激强度 +10 V/m，直至 MEP 达 100 ~ 600 μV。

nTMS 运动皮质定位的空间分辨率、准确性和可靠性与皮质直接电刺激结果相似，不同病因、抗癫痫药物或癫痫活动不会影响局灶性癫痫患者运动功能定位的可靠性。

（二）重复经颅磁刺激评估癫痫术前语言功能区

导航下经颅磁刺激（nTMS）技术对于术前运动皮质功能定位的准确性目前已经得到充分的研究验证，自 20 世纪 90 年代初以来，nTMS 语言功能定位也逐渐得到关注。运动皮质功能定位常使用单脉冲刺激，但是对于语言功能的定位，常常使用重复经颅磁刺激（rTMS）进行刺激，从而导致短暂的脑功能异常，rTMS 干扰语言处理的确切机制尚不完全清楚，可能涉及局部去极化从而导致语言处

理相关的神经元网络短暂性抑制。因该方法具有非侵入性、可逆性等特点，被广泛应用于癫痫外科术前的评估。

目前许多研究对于刺激参数的确定尚不统一。一项系统综述表明，不同的研究在刺激强度、数量、频率等参数上存在差异。nTMS语言功能测试在具体实施过程中可以根据经验进行适当调整，如刺激强度，我们的经验发现，对于癫痫患者，采用120%RMT刺激强度效果欠佳，而使用最大机器输出强度具有更好的效果且无明显副作用。选择脑感兴趣区域进行刺激，如Broca区、Wernicke区等，调整感应电流的方向垂直于脑沟和脑回，并且接近刺激点以获得最大效果。刺激过程中评价是否出现言语停滞、语义错误、言语迟缓、音调降低等阳性表现，在同一位点反复出现阳性表现，则可认为该区域与语言功能相关，因语言理解、处理和产生的皮质-皮质下网络极其复杂，所以语言功能定位非常困难，研究结果需要根据测试者经验及被试个体差异进行科学客观的解释。

目前许多研究通过将TMS语言功能定位与直接皮质电刺激（direct cortical stimulation，DCS）或Wada试验进行比较，证实了nTMS对于语言功能定位具有重要的临床意义。如Pascual-Leone等人在一项纳入6例癫痫患者的研究中，首先证实了rTMS诱导言语停滞的现象，并证实该方法预测语言优势半球与Wada试验具有较好的一致性；笔者也以Wada试验为金标准，探讨了nTMS测定优势半球和语言区的准确性，结果表明，使用nTMS可以定位经典语言功能区（Broca和Wernicke区），当刺激区域出现阳性表现时，nTMS和Wada试验同样准确，当刺激结果为阴性时，可能表明语言优势半球已发生转移。在定位癫痫患者癫痫灶和语言功能区之后，应该结合患者的综合信息确定手术方案。

四、TMS在癫痫治疗中的应用

癫痫被认为与神经元的过度兴奋或抑制不足导致的失衡有关。TMS通过多种机制抑制癫痫样放电或改变神经元活动，包括改变神经元的兴奋性，改变离子通道的功能，改变突触传递等[30]。在控制癫痫发作方面对药物难治性癫痫患者显示出显著的效果。1999年，TMS首次被用于治疗药物难治性癫痫[31]。

rTMS是最常用于治疗的刺激模式，其临床应用的主要依据为低频刺激降低皮质兴奋性，高频刺激增加皮质兴奋性，不同磁刺激强度和频率对皮质代谢有不同的效应[32]。TMS改变皮质兴奋性的基本原理是，低频刺激的长时程抑制（LTD）和高频刺激的长时程增强（LTP）效应。

在健康和神经受损的个体中使用低频rTMS被认为是安全的，低频rTMS直接作用于皮质部位可能抑制皮质兴奋性，且刺激停止后抑制作用仍可持续存在，其作用机制可能与GABA活性增强或减弱突触连接有关，由此推断低频rTMS能够抑制癫痫活动从而导致局灶性癫痫发作频率降低。低频rTMS（0.33～1 Hz）已被尝试作为抗癫痫的辅助疗法，以降低难治性癫痫的癫痫发作频率和EEG癫痫样放电或暂停正在进展的癫痫发作。

除了常用的低频经颅磁刺激外，近年来TBS也是较新的治疗方案，cTBS降低皮质兴奋性，iTBS提高皮质兴奋性，然而该方案在癫痫领域的应用目前较少。

（一）TMS治疗癫痫

1．局灶性癫痫

由于癫痫疾病的基本特征是皮质神经元的过度兴奋，将rTMS应用于局灶性癫痫时，主要是采用低频刺激降低致痫灶区的皮质兴奋性，从而减少癫痫发作。Theodore等人[33]最早于2002年报告了24例癫痫患者对照研究的结果，纳入颞叶癫痫为主的局灶性癫痫患者，进行1 Hz，120% RMT，900个脉冲，每日2串，连续7天TMS治疗，仅观察到了短暂性癫痫发作减少。

Fregni等人[34]2006年进行了更多脉冲的对照研究，采用1 Hz，70%最大输出值，1200个脉冲，连续5天TMS治疗，发现治疗后2个月内癫痫发作均有减少，且治疗后2周、4周、8周减少率分别为72%、53%和58%，治疗组的癫痫样异常放电也有显著减低，治疗后即刻、4周和8周癫痫样放电减少率分别为31%、16%和14%。Liu等[35]报道将rTMS用于多种药物使用后仍不能控制的癫痫持续状态患者，结果显示，癫痫频率有一定程度减少。Hsu等[36]对文献进行了荟萃分析，并从他们的综述中得出结论，低频rTMS对减少癫痫发作显示出有益作用，尤其是在皮质发育不良或新皮质癫痫患者中。2017年，Cooper等[37]对rTMS治疗癫痫研究进行分析，表明低频rTMS治疗明显减少癫痫发作，癫痫发作的频率降低了30%，且颞叶发作相较于颞叶外发作疗效更好。

我国学者Sun等2012年也报告了对照研究结果，研究应用了更长的治疗疗程：0.5 Hz，90% RMT，1500个脉冲，连续14天TMS治疗，显著减少了癫痫发作，减少率达到80%，癫痫样异常放电率也减少到65.8%，另外，该研究还发现癫痫患者治疗后精神状况评分也有显著改善。基于以上结果，2014年国际临床神经生理学联盟（IFCN）发布的TMS临床应用指南，推荐靶向致痫区低频重复经颅磁刺激治疗局灶性癫痫可能有效（C级证据）。另外有部分研究者探索了以顶区为靶点的非靶向低频重复经颅磁刺激治疗，但疗效不确切。2014年指南并未有对该治疗方案的推荐。2020年IFCN更新了指南，依然推荐低频重复经颅磁刺激治疗癫痫（C级证据）。

2．全面性癫痫

rTMS治疗全面性癫痫效果方面的研究结果并不一致。有研究认为，rTMS对于癫痫发作次数和癫痫样放电有减轻作用，精神状况也得到明显改善，并能维持至少2个月。另有研究也提出，rTMS的抗癫痫作用微弱且短效，虽然治疗组的异常放电明显减少，新皮质癫痫患者可能更获益，但结果并无统计学差异。Hsu等人[36]2011年纳入共计164例癫痫患者的11项试验，系统分析了标准TMS对癫痫的治疗效果，发现总体上，rTMS仅有中等大小的抗癫痫作用。按照癫痫病因分类后发现，rTMS对新皮质癫痫及脑皮质发育不良患者具有较强的抗癫痫效果，而对其他类型的癫痫作用微弱。

综上所述，rTMS对于局灶性癫痫有良好的作用，对于全面性癫痫的作用较弱。使用rTMS治疗癫痫持续状态，可以减少持续时间、发作频率，但数据有限，仍需要进一步研究。

3．TMS治疗癫痫的安全性

TMS安全性较好，频率及强度适宜的TMS不会引起严重的并发症。TMS最大的风险在于诱发癫痫性发作，颅脑损伤、脑肿瘤、脑卒中、使用神经兴奋性药物等是诱发癫痫的高危因素[24]，因此，具有高危因素的患者不建议进行高频TMS治疗，接受rTMS治疗的患者应避免使用降低癫痫发作阈值的药物，如三环类抗抑郁药、更昔洛韦、氯胺酮、茶碱、乙醇、MDMA、膦酸和γ-羟基丁酸（GHB）等。

目前研究发现，TMS常见的副作用包括轻度头痛、颈痛、晕厥、耳鸣、焦虑和躁狂发作等，但这些副作用往往呈一过性，大多数患者可以耐受。最令人担心的是TMS有诱发癫痫发作。有报道称，即使是单脉冲TMS也可能在无神经疾病危险因素的健康个体中诱发癫痫发作。不过，2009年Rossi等检索了143篇与癫痫发作相关的TMS文章，共纳入数千名患者做了系统回顾分析，仅发现了16例由TMS引起的癫痫发作，其中7例发生于1998年rTMS应用安全指南制定之前，大多数患者有癫痫史、服用了降低发作阈值的药物或患有其他影响皮质兴奋性疾病等的危险因素。Bae等回顾分析了280例癫痫患者使用rTMS的安全性，仅有4例出现癫痫发作（1.4%），且均为非持续状态，这也不能排除与使用药物降低兴奋性有关。总之，rTMS诱发癫痫发作仅为个案，概率较低。

（二）TMS治疗癫痫展望

目前关于癫痫治疗研究纳入的患者样本量较小、测量方法不一致等是该领域研究存在的问题，许多随机临床试验显示效果轻度或非常短暂，也有研究发现rTMS作为辅助疗法对癫痫的治疗效果不明显[38]，需要大规模的多中心对照研究来证明长期有效性，并明确阐述其作用机制[39]。

传统的rTMS刺激器（圆形或8字形线圈）可以抑制源于浅表新皮质病灶（距颅骨2 cm深）的癫痫发作，但对更深的癫痫发作病灶（如内侧颞叶病灶）无效[40]。H线圈不仅可以针对大脑的深层区域（颅骨表面下6 cm），还可以提供更大的刺激量[41]。因其深度不同，效果不同，值得进一步研究。

TMS治疗癫痫研究还有其他问题亟待解决，例如不断提高靶点定位精度，开发不同TMS范式用于癫痫治疗，确定TMS治疗癫痫的时机，开展疗效预测等。

（王玉平　侯　月）

第二节　经颅磁刺激对帕金森病的作用

帕金森病（Parkinson disease，PD）是中老年人常见的神经系统退行性疾病。PD 主要的病理生理改变是中脑黑质多巴胺能神经元渐进性缺失以及纹状体多巴胺水平降低。PD 的主要临床特点包括：①运动症状：动作迟缓、静止性震颤、肌张力增高、姿势不稳等；②非运动症状：抑郁情绪、认知障碍、自主神经症状、精神异常等。目前帕金森病的治疗方法主要是药物治疗、外科手术治疗、神经调控治疗。在药物治疗方面，左旋多巴替代疗法一直被认为是治疗 PD 最经典的方法之一，左旋多巴在 PD 早期可以改善患者的运动症状，但随着疾病的进展，疗效会逐渐减弱，而且长期服药患者还可能出现异动症和运动波动等运动并发症；外科手术治疗，包括深部脑刺激，改善晚期症状的疗效优于药物治疗，但只有不到 5% 的 PD 患者适合或者有条件接受深部脑刺激治疗；因此，神经调控技术越来越多用于临床治疗，其主要包括经颅磁刺激、经颅电刺激。近 20 年来，rTMS 作为一种非侵入性治疗，不需要手术或麻醉，通过放置在头皮上的刺激线圈，可在短时间内用重复的磁脉冲刺激特定的脑区域。重复磁脉冲不仅改变刺激部位的兴奋性，还影响与刺激部位解剖相连接的大脑区域。刺激后脑部特定区域产生积极的神经活动和行为变化，这项技术作为一种潜在的帕金森病治疗干预措施得到了广泛的关注[42]。

目前的研究显示，高频 rTMS 可增强皮质兴奋性，而低频 rTMS 可降低皮质兴奋性[43]。θ 爆发式刺激（TBS）是 TMS 方案的另一种形式，具有高频、低强度的刺激。间歇性爆发式刺激（iTBS）能够增强皮质兴奋性，而连续性爆发式刺激（cTBS）降低皮质兴奋性[44]。除了对刺激部位的皮质兴奋性有直接影响外，rTMS 还可能通过皮质 - 纹状体 - 丘脑 - 皮质回路影响与刺激部位相关的其他脑区的兴奋性[45]。因此，很多研究证实 rTMS 可以改善 PD 的运动症状和非运动症状。

一、rTMS 对帕金森病运动症状的作用

在大多数的研究中，采用帕金森病评定量表的运动部分（UPDRS- Ⅲ）评估 rTMS 对 PD 患者运动功能的疗效。一般影响疗效的主要因素[46]：①刺激部位：最常见的部位有 M1、辅助运动区（SMA）、背外侧前额叶皮质（DLPFC）、背侧前运动区（PMD）、M1+DLPFC；②刺激频率：低频（0.2 ～ 1 Hz）、高频（≥ 5 Hz）；③ rTMS 序列数目：单序列、3 ～ 6 序列、8 序列、10 序列；④刺激脉冲的数量：100 ～ 4000 个脉冲 / 序列；⑤评估期间的用药状态：“开”或“关”状态；⑥治疗的频率：1 ～ 5 次 / 周；⑦刺激强度：运动阈值的强度（80% ～ 120%MT）；⑧线圈的形状：“8”字形或者圆形。

最近的荟萃分析研究[46]数据表明，高频 rTMS 对 PD 运动症状有效，特别是在双侧大脑皮质 M1，双侧刺激比单侧刺激更有效，双侧 M1 刺激可能具有叠加效应，多次和较高剂量的脉冲（总共 18 000 ～ 20 000 次）有更好的运动结局，并且不受患者用药状态的影响，其病理生理机制可能是通过增加尾状核中的运动相关活动，以及黑质纹状体系统中的多巴胺释放来改善运动功能。最近的三项随机双盲对照研究提供了更多的线索，在一项随机交叉Ⅱ类研究中[47]，纳入了 17 例 PD 患者，用双锥线圈（优势半球）定位大脑皮质 M1 腿部区域，与 8 字形线圈相比，双锥线圈产生的磁场焦点更小、穿透性更强。在进行 5 次 10 Hz rTMS 治疗后，与伪刺激组相比，真刺激组的转弯测试和步态冻结问卷显著改善（主要结果指标），并在最后一次 rTMS 治疗后症状改善至少持续 1 周。此外，通过 UPDRS- Ⅲ评分（次要结局测量）评估整体运动性能提高了 26%。该研究小组随后发表了一项试点研究，包括 8 例各种非典型帕金森综合征（血管性帕金森综合征、进行性核上麻痹或多系统萎缩）患者，并使用了完全相同的研究设计[48]，在这项研究中，高频重复经颅磁刺激（high frequency repetitive transcranial magnetic stimulation，HF-rTMS）（≥ 5 Hz）连续 5 天在大脑皮质 M1 腿部区域进行刺激，改善了冻结步态。因此，使用双锥线圈，而不是 8 字形线圈，在 M1 下肢区域使用 HF-rTMS 可

能有助于改善各种来源的步态冻结，但仍需进一步研究。该研究团队还评估了rTMS和tDCS联合应用的效果[49]，tDCS的阳极放置于左侧DLPFC，阴极放置于右眶上，HF-rTMS部位为M1，16例患者接受rTMS和tDCS双重真刺激，16例患者接受真rTMS和假tDCS刺激，结果证实，双重刺激在改善PD患者执行功能方面效果更好，但与rTMS单独刺激M1相比，PD患者的冻结症状、运动症状和行走功能的改善无明显差异。

针对手部运动区域的双侧M1的rTMS也是改善PD运动症状的有效治疗方法。一项双盲对照研究[50]纳入23例被试，主要终点事件是情绪变化，次要结局指标是运动症状。在2周内进行10次真性rTMS后，患者在情绪和运动两个方面都有所改善。Brys等[51]招募了PD伴抑郁症的患者（根据DSM-Ⅳ标准），进行多中心、双盲、假对照、平行组研究，共分为四组：双侧真刺激M1+左侧伪刺激DLPFC、左侧真刺激DLPFC+伪刺激M1、M1+DLPFC或双侧伪刺激，受试者每天接受25 min左侧DLPFC（2000个脉冲）和每侧M1区12.5 min（1000个脉冲）的10 Hz高频刺激，在最后一次治疗后1个月时，根据UPDRS-Ⅲ评分评估，与伪刺激相比，真刺激对运动症状，特别对运动缓慢和僵硬症状有明显效果（与基线相比减少15%，4.9分），这种刺激作用被认为是最小的临床变化，而当刺激左侧DLPFC时，并没有观察到这一变化，联合刺激并没有起到协同作用。这也进一步证实对PD患者的运动症状，M1是最有效的刺激区域，不论患者是双侧症状还是单侧症状，双侧刺激效果最佳，且大多研究都使用了高频刺激。

另一项研究重新评估了M1的低频重复经颅磁刺激（low frequency repetitive transcranial magnetic stimulation，LF-rTMS）的价值[52]。在这一研究中，9例晚期PD患者进行左旋多巴冲击试验时，在同一时段将1 Hz rTMS依次应用于左右侧M1区，但未能改变运动或执行功能，在该研究的伪刺激对照交叉研究部分，包括6例患者，5天的加强rTMS治疗方案，每天进行2次，也未观察到明显的临床症状变化。

关于前运动皮质刺激，在大多数PD患者中进行的rTMS研究是针对该区域的内侧部分，即辅助运动区（SMA），使用8字形线圈在半球间中线上同时刺激两个半球。一项大型多中心试验[53]表明，延长的SMA LF-rTMS每周治疗方案可以显著改善UPDRS-Ⅲ评分的整体运动性能（降低6.8分）。但也有相反结果，一项纳入17例患者（9例真刺激，8例伪刺激）的Ⅲ类研究[54]，在应用10天双侧SMA的LF-rTMS后并没有发现其对运动症状有任何有益的影响。因此，在PD患者中，SMA靶点特别是在低频刺激下，对运动症状的影响仍有待进一步研究。

深部经颅磁刺激（dTMS）是在重复经颅磁刺激（rTMS）基础上发展起来的一种新兴的非侵入性神经调控技术，它通过采用新型的H线圈，能够在不增加刺激强度的前提下刺激更大范围的大脑皮质及更深的脑区域，从理论上说应该对PD患者能够进行更有效的治疗。在一项双盲随机对照研究中[55]，研究者将60例PD患者分为M1-PFC真刺激组、M1组（M1真刺激、PFC伪刺激）及伪刺激组，使用H5线圈进行10 Hz治疗，共治疗12次，结果显示，M1-PFC组治疗后UPDRS-Ⅲ评分在震颤、偏侧分项方面较伪刺激组显著改善，而M1-PFC组与M1组的安全性和有效性无显著差异。

总之，在2020年更新的rTMS治疗作用的循证医学指南中，提出rTMS是治疗PD运动症状的重要方法，高频（≥5 Hz）rTMS刺激双侧M1可改善PD运动症状为B级证据（很可能有效）。此外，刺激广泛的皮质区域，开发更多疗程（包括每天更多的刺激）的强化方案可能是优化rTMS疗效的方法，将来需要进一步研究。另一种思路是M1的无创TMS可以与有创深部脑刺激相结合，以促进运动控制大脑回路的联合可塑性。

二、rTMS对帕金森病非运动症状的作用

在整个PD病程中，不同的阶段可能会出现相应的非运动症状，其中嗅觉减退、快速眼动睡眠行为障碍（rapid eye movement sleep behavior disorder，RBD）、便秘、抑郁症状可能先于运动症状2～5年出现。在PD早中期出现疲劳、疼痛、眼动异常、焦虑、发音困难等，而痴呆、认知障碍、精神行为异常症状以及直立性低血压更多出现在PD晚期。

35%～42%的PD患者有明显的抑郁症状，其发生机制涉及多种因素，与多巴胺能、去甲肾上腺素能和5-羟色胺能系统的异常变化相关，炎性

细胞因子、IL-2 受体和 TNF-α 的升高也可能参与PD 患者的抑郁和焦虑情绪。在抑郁症状改善方面，2008 年美国 FDA 正式批准 rTMS 用于治疗重性抑郁障碍。有荟萃分析文章显示，rTMS 与 SSRI 类抗抑郁药物的疗效相当[56]。在 PD 患者抑郁症状的治疗中，rTMS 可以作为有效的补充手段，高频 rTMS 刺激左侧 DLPFC 区，在治疗 PD 抑郁情绪方面是 B 级证据[57]。一项大型随机对照试验结果显示，使用 5 Hz 频率的高频 rTMS 刺激双侧 M1 区在改善 PD 运动症状的同时，也能改善 PD 抑郁情绪[58]，但 rTMS 对 PD 患者的焦虑改善作用仍需进一步研究确定。

以往的研究多认为 rTMS 对 PD 患者认知障碍的改善作用不明显[59]，随着技术的发展，一项研究显示使用 iTBS 刺激左侧 DLPFC 可改善帕金森病患者的认知功能[60]。

在生活质量方面，有研究结果显示经 rTMS 治疗后，PD 患者生活质量问卷评分有显著改善[50]。

与 PD 相关的疼痛可以是内脏和肌肉骨骼性疼痛（与异常姿势、僵硬和运动障碍等有关），与 PD 相关的神经病理性疼痛包括神经根性疼痛和中枢性疼痛。PD 患者疼痛的发生率和程度明显高于年龄相仿的普通人群，且 PD 患者的疼痛多为慢性疼痛，主要分布在四肢、肩背部、腰部及头颈部。一项针对 PD 患者疼痛症状的临床研究，将 52 例 PD 伴肌肉骨骼疼痛患者随机分为两组，每组 26 例，在 M1 分别接受 5 次 20 Hz 真刺激或伪刺激，受试者在基线、第 5 次治疗后以及 2 周和 4 周的随访时间点进行评估，主要结果是数字分级量表中的疼痛评分，次要结果是临床评估运动症状、抑郁和焦虑情绪、自主神经症状、睡眠质量和帕金森病的总体严重程度。结果显示，在数字分级量表中，疼痛、运动症状、抑郁和焦虑情绪以及总体疾病严重程度评分指标，真刺激组均有明显改善[61]。

小样本研究发现，对伴有睡眠障碍的 PD 患者给予 rTMS 5 Hz 高频刺激双侧顶叶可增加患者的深度睡眠，且不影响运动症状和情绪[62]。国内一项 RCT 研究显示，rTMS 高频（5 Hz）刺激 DLPFC 区可短期改善早期 PD 患者的抑郁情绪及睡眠障碍[63]。

总之，经颅磁刺激技术可广泛用于 PD 的治疗，目前的治疗靶点以及参数，均是建立在神经环路理论基础上，由于患者之间存在个体差异，有时治疗效果不尽相同。但随着技术的不断进步，新的治疗参数不断被探索，新的线圈形状被研发，rTMS 治疗将会被越来越广泛地应用于治疗 PD。基于导航系统精准引导定位的 rTMS 治疗，目前仅用在科研阶段，并且在神经影像导航下将 rTMS 应用于 PD 治疗的研究尚不充分。近期多项研究结果均表明，rTMS 在治疗 PD 运动或非运动症状的同时，可改善 PD 患者的异常脑功能连接[64]，提示脑功能连接的变化可作为帕金森病治疗疗效的生物学标志物。未来可尝试根据功能磁共振成像结果对帕金森病患者异常功能连接的脑区进行个体化定位，寻找新的刺激靶点，并且 TMS-EEG 也可以作为寻找治疗靶点的手段。

（王铭维　马芹颖）

第三节　经颅磁刺激对脑卒中的作用

脑卒中，又称脑血管意外、脑中风，是一组急性脑循环障碍所致的局限性或全面性脑功能损害综合征。脑卒中分为缺血性和出血性脑卒中两大类，前者包括短暂性脑缺血发作和脑梗死，后者包括脑出血和蛛网膜下腔出血[65]。

一、脑卒中的流行病学

脑卒中是严重危害国民健康的重大慢性非传染性疾病。根据全球疾病负担研究的数据显示，脑卒中是我国成人致死、致残的首位病因，具有高患病率、高死亡率、高致残率、高复发率及经济负担重五大特点[66]。

我国每年新发脑卒中高达 350 余万例，且发生率正以每年 8.7% 的速度不断上升。随着人口老龄化和城镇化进程的不断加速，我国脑卒中的患病率整体处于上升趋势，现患人数居世界首位。《中国卫生健康统计年鉴 2019》显示，2018 年我国缺血性脑卒中和出血性脑卒中患者人均住院费用分别是 9410 元及 19 149 元，较 2008 年分别增长了 56% 和 125%。由此可见，脑卒中不仅给患者带来极大的痛苦，还给家庭和社会造成沉重的负担 [66]。

二、脑卒中的临床特点

根据脑卒中发生时脑损伤的部位、范围和性质的不同，临床上可以表现为感觉和运动功能、语言交流功能、认知功能、吞咽功能障碍，大小便和性功能障碍以及精神障碍、意识改变等。

三、TMS 治疗脑卒中的机制

（一）TMS 促进脑重塑和功能恢复的三种模型理论

三种模型理论包括：代偿模型、大脑半球间交互抑制模型及“双相平衡”恢复模型。

代偿模型是指当脑卒中发生后，受损脑区对应的神经功能破坏，未受损脑区周围残留的脑组织或健侧半球脑区实现功能代偿 [67]。研究人员通过影像学技术发现，当患者一侧大脑皮质脊髓束严重受损时，大脑激活将转移至健侧半球的次级运动网络，如背侧前运动皮质和辅助运动区 [68,69]。已有研究证实，应用高频 rTMS 刺激健侧半球背侧前运动皮质能够促进损伤严重的脑卒中患者的功能恢复 [70]。然而，该模型一般不适用于双侧半球均受损以及仅由单侧半球支配的特定功能受损的脑卒中患者 [71]。

大脑半球间交互抑制模型是指正常大脑半球通过胼胝体相互联系，并通过相互抑制从而达到大脑半球之间的功能平衡 [72]。然而，脑卒中后大脑半球间平衡状态被打破，一方面患侧半球皮质兴奋性降低，另一方面健侧半球对患侧半球产生抑制作用，导致患侧半球的兴奋性进一步降低，即“双重抑制”，从而影响脑功能的恢复 [72]。rTMS 能够增加患侧半球兴奋性，抑制健侧半球兴奋性，使两侧大脑半球间的兴奋性重新回到平衡状态，从而促进脑卒中后运动障碍、失语、患侧忽略（受损对侧肢体感知觉缺失）等功能的恢复 [73-75]。然而，该模型也有一定的局限性，不适用于损伤面积大以及神经通路传导广泛受损的患者 [76]。

“双相平衡”恢复模型是 Di Pino 在 2014 年提出的基于个体结构差异的理论模型，他指出无论是代偿模型还是大脑半球间交互抑制模型都较为片面，无法综合考虑患者病程、病变程度、病变位置及残余功能等因素在功能恢复中的作用 [77]。因此，该模型引入了结构保留度这一概念，即脑卒中后神经通路及连接的保留程度。当患者脑损伤严重程度高、范围大，大脑结构保留度小时，可选择代偿模型；当患者脑损伤程度低、范围小，双侧半球兴奋性尚未达到平衡状态时，可选择大脑半球间交互抑制模型 [78]。但“双相平衡”恢复模型也具有一定的局限性，如认知功能往往与认知环路的完整性及整体脑网络的功能连接改变密切相关，其功能恢复无法依赖单一的恢复模型 [79]。因此，制定基于多因素、个性化的治疗策略仍需进一步深入研究。

（二）TMS 治疗脑卒中的机制

1．TMS 可促进脑部血流恢复

脑卒中后病灶中心缺血缺氧，大量神经元细胞死亡，而周围缺血半暗带因侧支循环的存在，仍具有许多存活的神经元细胞，如果能在短时间内迅速恢复缺血半暗带的血供，那么这些神经元可存活并恢复功能。研究者通过动物实验发现，高频 rTMS 可减少脑梗死面积，并且可以显著增加缺血再灌注大鼠的脑缺血核心区和半暗带上方的局部脑血流量 [80]。临床试验也发现，rTMS 对脑卒中患者的上肢运动功能与其脑血流灌注的改善密切相关。

2．TMS 可调节神经递质及神经营养因子的释放

脑卒中后大量的单胺类神经递质释放，而且脑卒中后神经功能受损与其异常分泌密切相关。过量释放的单胺类神经递质会使脑血管痉挛、脑血流下降，能量消耗增加、微血管通透性增加，从而加重脑卒中后的组织损伤。TMS 能抑制脑卒中后单胺类神经递质的过度释放 [81]，保护神经元细胞，减轻脑组织损害。TMS 也可降低多巴胺的水平，提升乙酰胆碱的水平，增加脑源性神经营养因子（brain-derived neurotrophic factor，BDNF）、血管内皮生长因子（vascular endothelial growth factor，VEGF）的水平等 [82]。

3．TMS 可促进神经新生、抑制细胞凋亡

脑卒中可激活侧脑室室管膜下区、海马颗粒细胞层的神经干细胞，使其迅速增殖、迁移至病灶周围，并且逐渐分化为神经元细胞与神经胶质细胞，修复神经功能。有研究表明，10 Hz rTMS 可激活 MAPK 信号通路，促进神经干细胞的增殖和分化，

改善脑出血小鼠的神经功能[83]。也有研究发现，20 Hz 的 rTMS 可通过 BDNF/TrkB 信号通路促进神经新生，改善脑梗死大鼠的神经功能，减少脑梗死体积，促进脑梗死大鼠神经功能的恢复[84]。

4．TMS 可改善神经炎症

脑卒中后，大量炎症因子的释放导致神经细胞的周围环境发生了改变，从而严重影响神经细胞生存。近来有研究表明，应用 TMS 刺激动物可以有效地促进梗死周围区域的抗炎细胞因子释放，抑制脑梗死后的炎症反应。研究证明[85]，高频 rTMS 可促进小胶质细胞由促炎型的 M1 亚群向抑炎型的 M2 亚群转化；高频 rTMS 可显著抑制 A1 型神经毒性星形胶质细胞的表达，保护受损的神经元，且回输与 TMS 刺激后的星形胶质细胞共培养的神经元也可减少大脑中动脉梗塞 / 再灌注（middle cerebral artery occlusion/reperfusion，MCAO），减少炎症因子的释放，改善脑梗死大鼠的神经功能[86]。

5．TMS 可改变基因水平

研究显示，iTBS 可促进脑卒中后即刻早期基因产物 c-Fos 和 zif268 的表达增加，以及 GAD67 和 PV 表达减少[87]。有研究发现，拥有 BDNF 的 Val/Val 基因型的人群更容易通过 TMS 改变其认知活动[88]。这解释了 TMS 治疗效果存在个体间差异的原因，并为未来制定个性化的治疗方案提供了思路。

6．TMS 可调控神经网络

大脑不仅存在解剖连接，还存在功能连接，不同脑区之间因调控不同功能而具有较强的同步性，而形成不同的功能网络[89]。不同频率和强度的 TMS 可影响刺激局部和功能相关的远隔部位的功能，实现皮质功能的区域性重组。最近的研究显示，高频 rTMS 可增强损伤同侧 M1 与损伤对侧 M1 的功能连接，低频 rTMS 可增强损伤对侧 M1 与损伤同侧辅助运动区的功能连接，从而促进脑卒中后运动功能的恢复[90]。也有研究发现，高频 rTMS 可增强前额叶背外侧区与前额叶内侧、前扣带回、颞下回和额下回等脑区的功能连接，从而提高脑卒中后认知水平[91,92]。另外，为了明确 TMS 是直接对刺激脑区还是对远隔脑区进行调控，Rafiei 等对既往 TMS-fMRI 研究进行了系统性综述，发现使用 TMS 刺激除 M1 或初级视觉皮质（primary visual cortex，V1）以外的脑区，不会直接提高刺激区域的大脑激活水平[93]。因此，TMS 对脑卒中后功能障碍的改善作用可能与功能相关大脑环路、脑网络的功能连接调控更为相关[93]。

四、TMS 在脑卒中治疗和康复中的作用

（一）TMS 对脑卒中的急性期治疗

早前很少有针对脑卒中急性期患者应用 TMS 治疗的研究。现已有多个研究证实，TMS 对临床平稳的脑卒中急性期患者也有较好的疗效，在降低急性期神经功能损伤程度、减少并发症、提高患者运动功能及日常生活能力等方面都显现出有益的效果[94]。

TMS 对脑卒中急性期的治疗方案，仍多采用大脑半球间交互抑制模型理论。在脑卒中急性期患侧大脑半球损伤较严重的患者，多采用低频 TMS 作用于健侧大脑皮质的方案，可有效改善轻到重度偏瘫患者的手功能，并且具有较高的安全性[94]。也有研究发现，采用高频 TMS 作用于健侧运动皮质，联合低频 TMS 作用于对侧运动皮质，比较两者单用刺激，更能促进脑卒中急性期及亚急性期的运动功能恢复[95]。

（二）TMS 对脑卒中后运动障碍的作用

TMS 是脑卒中后运动障碍的重要康复手段。Chen 等[96]在纳入 22 例脑卒中患者的单盲随机对照试验中，iTBS 组给予同侧初级运动皮质的 iTBS 刺激，对照组给予 iTBS 伪刺激，10 天后发现 iTBS 在改善上肢功能及缓解痉挛方面的效果显著优于伪刺激。Tosun 等[97]将 25 例缺血性早期脑卒中患者随机分为实验组 1（低频 TMS+ 物理治疗）、实验组 2（低频 TMS+ 物理治疗 + 神经肌肉电刺激）和对照组（物理治疗），结果显示 TMS 联合神经肌肉电刺激可有效改善早期缺血性脑卒中患者的上肢功能，且疗效优于单纯的 TMS 和物理治疗。在下肢功能方面，Wang 等[98]应用低频 TMS 刺激 24 例慢性脑卒中患者健侧运动皮质的腿部区域，频率为 1 Hz，每次刺激 10 min，同时结合 30 min 的任务导向训练，2 周后发现 TMS 可增强慢性脑卒中患者任务导向训练的效果，尤其改善了步态空间及皮质运动兴奋性的对称性。一项纳入 7 项随机对照试验共 186 名受试者的系统性回顾，TMS 结合机器人辅助步态训练可促进恢复期的脑卒中患者步行功能的恢复[99]。

（三）TMS 对脑卒中后认知障碍的作用

TMS 在脑卒中后认知障碍（post-stroke cognitive impairment，PSCI）康复中发挥着重要作用，并取得了一定进展。两项荟萃分析指出，TMS 可不同程度地改善 PSCI 患者的记忆力、注意力及执行功能，并强调需结合神经影像学和神经电生理手段来探索相关神经机制[100,101]。Tsai 等[102]将 41 例 PSCI 患者随机分为 5 Hz 组（11 例）、iTBS 组（15 例）和伪刺激组（15 例），每组受试者的左侧前额叶背外侧皮质（DLPFC）接受 10 次 TMS，结果表明，5 Hz 的 TMS 和 iTBS 均可促进 PSCI 患者整体认知、注意力和记忆功能的恢复，且注意领域更易受到 5 Hz 调控的影响。胡昔权课题组通过 10 Hz 的 TMS 刺激 PSCI 患者的左侧 DLPFC，4 周后发现 PSCI 患者的整体认知功能、注意力、记忆力均得到不同程度的改善，且对认知训练治疗具有一定的协同效应，提示这可能与额叶皮质的活动改变有关[92,103,104]。

（四）TMS 对脑卒中后失语症的作用

脑卒中可引起控制语言功能相关区域的脑损害，导致失语症。左侧优势半球损害可导致双侧半球之间交互抑制的平衡破坏，非优势半球兴奋性相对增加。TMS 通过调节皮质兴奋性，可加速神经可塑性和功能重组，促进语言功能的恢复[105-107]。

为恢复半球间的平衡和提高语言功能，多数研究使用低频 rTMS 抑制右侧额下回的三角部。越来越多研究显示[75,105,108-110]，采用低频 rTMS 刺激右侧额下回有助于改善脑卒中后非流利性失语患者的语言功能。Harvey 等[111]对 9 例慢性失语患者进行为期 10 天的低频 rTMS（1 Hz，90%RMT）刺激右侧 Broca 区，结果显示患者命名正确率提高，且命名能力的改善可维持到治疗后较长时间，并在治疗后第 6 月时效果最佳。Kindler 等[112]对脑卒中后失语患者采用 cTBS 模式刺激右侧 Broca 镜像区，结果显示与伪刺激组相比，cTBS 后患者命名表现明显更佳，命名反应时间缩短，且 TBS 时间短的优势适合临床应用。Kielar 等[108]荟萃分析结果显示，对脑卒中后失语症患者进行每天 20 ~ 40 min 1 Hz rTMS（90%RMT，每次 1200 ~ 2400 脉冲）刺激右侧 Brodmann 45 区，治疗 10 ~ 15 次，可以观察到长达 12 个月的语言功能障碍得到改善。

目前关于高频 rTMS 刺激左侧半球的研究较少，可能与高频刺激受损半球诱发癫痫的高风险有关[106]。Fahmy 等[113]对慢性脑卒中后非流利性失语患者应用每周 3 次，共 10 次的 10 Hz 高频 rTMS（80%RMT）刺激左侧 Broca 区，且未结合言语训练，结果显示，在治疗结束及 1 个月后患者的语言功能均显著改善。Allendorfer 等[114]对损伤的左半球应用兴奋性的 iTBS，观察到与语言任务相关的 fMRI 的延迟激活改变与失语症状改善之间存在相关性，支持单独的 iTBS 在慢性脑卒中后失语症治疗中的潜力。

有研究联合低频和高频 rTMS 来观察双侧刺激对患者语言功能的影响。Khedr 等[115]在言语训练的基础上，采用先行右侧 Broca 区 1 Hz 低频刺激，再予左侧 Broca 区 20 Hz 高频刺激的 rTMS 方案，结果显示，与伪刺激组相比，真刺激能显著提升患者的语言能力和改善抑郁情况。虽然相关研究较少，但这些研究表明，采用双半球刺激的方案可能对失语症治疗有效。有研究根据卒中后结构保留的程度来指导刺激方案。Hara 等[116]对卒中后慢性失语患者采用近红外成像技术引导下进行两种刺激方法，对左脑激活者给予 1 Hz 低频 rTMS 治疗，右脑激活者给予 10 Hz 高频 rTMS 治疗，刺激部位均为右侧 Broca 镜像区，结果显示，两组患者语言功能均显著改善，两组刺激结果无差异，比较干预前后的 fNIRS 变化发现半球间失衡得到了改善。这就提示，借助神经影像学方法来制定 rTMS 方案可能是有效的[117]。不同刺激部位可能影响不同的语言功能。Ren 等[118]将亚急性卒中后完全性失语的患者随机分为 Broca 镜像区组、右侧 Wernicke 镜像区组和伪刺激组，3 组均接受 15 天的 1 Hz rTMS 低频刺激并结合言语训练，结果显示，两组语言功能均较伪刺激组有显著提高，右侧 Broca 镜像区组主要提升在自发言语和复述能力方面，右侧 Wernicke 镜像区组主要提升在听理解和复述能力方面。这提示，刺激不同语言区域，语言能力恢复不同，刺激 Broca 区，患者自发言语显著改善；刺激 Wernicke 区，患者听理解能力显著改善。多数研究都是针对非流利性失语研究，而针对流利性失语的研究较少，且多为病例报道[119]。Kakuda 等[120]对 2 例感觉性失语患者给予 1 Hz 低频 rTMS 刺激左侧 Wernicke 区，结果显示，治疗后 2 例患者听理解和阅读理解均有一定改善，疗效持续到治疗后 3 个月。目前尚缺乏 rTMS 对各种失语症类型的分类研究，因此，针对不同类型失语症的疗效尚不十分明确。

总之，rTMS 为脑卒中后失语症患者的康复提供了有效的治疗手段，但不同频率、不同靶区、不同方式等 rTMS 刺激参数的设置，以及针对不同病程、不同失语类型的最佳治疗模式等问题仍需进一步研究。

（五）TMS 对脑卒中后吞咽障碍的作用

吞咽障碍是脑卒中常见的功能障碍。研究显示，rTMS 可促进脑卒中后吞咽功能的恢复[121-124]。多数研究认为，高频 rTMS 作用于受损的吞咽相关皮质，可提高皮质兴奋性，低频 rTMS 作用于健侧脑区，可降低皮质兴奋性，通过胼胝体交互抑制反应调整双侧半球之间的兴奋性平衡，以改善吞咽功能[125,126]。Park 等[127]用 5 Hz 高频 rTMS 刺激患者健侧半球，结果显示患者渗漏、误吸和会厌谷、梨状隐窝残留率均明显减少，对患者吞咽功能恢复具有促进作用。Zhang 等[128]采用高频 rTMS 刺激患侧皮质和低频 rTMS 刺激健侧皮质的方法，结果显示，双侧刺激显著优于单独高频刺激患侧或单独低频刺激健侧组和 rTMS 伪刺激组。Hamdy 等[129]将 rTMS 应用于卒中后吞咽障碍的恢复，发现吞咽功能的恢复与健侧吞咽皮质的兴奋性提高和代表区面积增大有相关性，而患侧的吞咽功能变化不显著，认为吞咽障碍的改善与半球的皮质功能重组相关。近来研究显示，以小脑为靶点的 rTMS 对卒中后吞咽障碍的恢复具有促进作用[130-132]。就现有研究而言，选择下颌舌骨肌皮质代表区作为刺激部位较多且疗效得到肯定[122,133]。

目前 rTMS 用于卒中后吞咽障碍治疗的刺激参数和方案繁多，尚无统一的标准[134,135]。Mistry 等[136]研究了同一频率、不同强度的 rTMS 治疗效应，使用刺激强度分别为 80% 和 120% 运动阈值的 1 Hz rTMS 刺激咽肌运动皮质，结果提示高强度的 1 Hz rTMS 效果优于低强度的。Speyer 等[137]通过荟萃分析比较不同脉冲范围的疗效，结果提示，高脉冲水平有更显著和积极的影响，效应大小在大量脉冲时才较显著。Qiao 等[134]的荟萃分析结果显示，rTMS 治疗时间大于 5 天的效果明显优于对照组，而干预时间小于 5 天的未见显著疗效，这可能与皮质突触功能的累积效应有关；此外，在卒中后亚急性期（< 60 天），rTMS 组明显优于对照组，而恢复阶段无差异，提示早期 rTMS 干预对卒中后吞咽障碍的治疗可能有意义。rTMS 联合传统吞咽障碍治疗，可显著改善卒中后吞咽障碍患者的吞咽功能[138-140]。

综上所述，rTMS 是卒中后吞咽障碍的一种安全有益的治疗方式，但最佳刺激参数、刺激部位以及如何精准定位等仍需进一步深入研究。

（六）TMS 对脑卒中后抑郁症的治疗

抑郁症是脑卒中后常见的功能障碍，可导致脑卒中后致残率和死亡率显著增加。已有研究显示，前额叶皮质、基底节、丘脑、杏仁核及海马等脑区构成的神经环路损伤与卒中后抑郁症（post-stroke depression，PSD）的发生密切相关[141,142]。临床上常常选择额叶作为 TMS 治疗 PSD 的作用部位，尤其是 DLPFC。Jorge 等[143]采用高频 rTMS 刺激难治性 PSD 患者左侧 DLPFC，患者抑郁症状减轻，汉密尔顿抑郁量表（Hamilton depression scale，HAMD）评分下降，且下降的百分率与额叶灰质、白质的体积呈正相关。Gu 等[144]对 24 例 PSD 患者进行 10 Hz rTMS 刺激左侧 DLPFC 4 周后，患者贝克抑郁量表及 HAMD 评分均显著下降，且疗效可持续长达 1 个月。有研究结合 PET-CT 技术，发现高频 rTMS 刺激左侧 DLPFC 能够提高前扣带回皮质的基础代谢水平[145]。近年来，Sasaki 等[145]采用高频 rTMS 作用于 PSD 患者前扣带回至前额叶内侧区域皮质，发现 PSD 患者抑郁症状明显改善，提示前扣带回皮质可能是治疗 PSD 的一个新的刺激靶点。

也有研究认为，纠正脑卒中后大脑半球兴奋性失衡，是改善 PSD 的可能机制。Kim 等[147]对右侧大脑半球卒中患者给予高频 rTMS 刺激患侧顶枕皮质，低频 rTMS 刺激健侧顶枕皮质达 4 周后，患者 BDI、视知觉测试量表及功能独立性评定量表评分均明显改善。国内研究者通过比较高频 rTMS 刺激左侧 DLPFC 与低频 rTMS 刺激右侧 DLPFC 对 PSD 患者抑郁症状的疗效，发现两组患者 HAMD 评分均较前下降，但高频刺激组患者 HAMD 评分下降幅度更明显，且起效更快[148]。

综上所述，TMS 在治疗 PSD 方面具有一定的可靠性及安全性，但未来仍需要更多大样本、多中心的 RCT 研究，进一步验证其疗效并探讨其作用机制。

五、TMS 治疗脑卒中的最佳方案

2020 年新发表的国际临床神经生理学联盟欧洲分会组织及委托欧洲相关专家拟稿的指南《重复经颅磁刺激（rTMS）治疗使用的循证指南》[130] 中的推荐等级如下。

1. 针对脑卒中后运动障碍：在亚急性期，使用低频 rTMS 作用于健侧 M1 区改善手功能确定有效（A 级推荐）；在亚急性期，使用高频 rTMS 作用于患侧 M1 区改善手功能很可能有效（B 级推荐）；在慢性期，使用低频 rTMS 作用于健侧 M1 区改善手功能可能有效（C 级推荐）。

2. 针对脑卒中后单侧忽略：在亚急性期，使用 cTBS 作用于左侧后顶叶，改善偏侧忽略可能有效（C 级推荐）。

3. 针对脑卒中后失语：在慢性期，使用 LF-rTMS 作用于右侧 IFG，改善非流利性失语很可能有效（B 级推荐）。

4. 针对脑卒中后抑郁的 TMS 治疗，指南中未曾提及，但对于通常的抑郁症指南中有明确推荐等级：

（1）使用 8 字形或 H 线圈对左侧 DLPFC 实施高频 rTMS 改善重性抑郁确定有效（A 级推荐）。

（2）使用高频 rTMS 作用于左侧 DLPFC 深部改善重性抑郁确定有效（A 级推荐）。

（3）使用低频 rTMS 作用于右侧 DLPFC，改善重性抑郁很可能有效（B 级推荐）。

（4）使用低频 rTMS 作用于右侧 DLPFC、同时高频 rTMS 作用于左侧 DLPFC 的双侧 rTMS 改善重性抑郁很可能有效（B 级推荐）。

（5）使用 cTBS 作用于右侧 DLPFC，同时 iTBS 作用于左侧 DLPFC 的双侧 TBS 改善重性抑郁很可能有效（B 级推荐）。

（6）仅使用 cTBS 作用于右侧 DLPFC 的单侧刺激可能无效（C 级推荐）。

（7）以下两种方案之间的疗效比较可能无差异：右侧低频 rTMS 和左侧高频 rTMS；双侧和单侧 rTMS 作用于 DLPFC；单独使用 rTMS 或 TMS 与抗抑郁药物联合使用（C 级推荐）。

5. 针对脑卒中后其他功能障碍的治疗指南中暂无推荐等级，但并不表示 TMS 在其他功能障碍的治疗中无效，而是表明 TMS 对于其他功能障碍的研究数量、质量未达到推荐的标准，还需要更多、更高质量的研究来验证。

（胡昔权）

第四节　经颅磁刺激对慢性疼痛的作用

一、疼痛相关概念

1. 定义

国际疼痛研究协会（International Association for the Study of Pain，IASP）对疼痛的定义是指与急性或潜在组织损伤相关的一种不愉快的感觉或情感体验。疼痛是一种主观感受。

2. 疼痛分类

（1）根据疼痛持续时间，可以分为急性疼痛（数秒）、亚急性疼痛（数小时至数日）和慢性疼痛（3 ~ 6 个月以上）。

（2）根据疼痛范围大小，可以分为局部疼痛、放射痛、牵涉痛。

（3）根据引起疼痛的原因，可以分为炎症性疼痛、创伤性疼痛、癌性疼痛、神经病理性疼痛、精神（心理）性疼痛等。

一般来说，急性疼痛通常是由明确的伤害性刺激（如物理性如应力、化学性伤害如烧伤）引起的，在刺激后瞬时或立即出现，其疼痛程度与伤害程度成正比。急性疼痛是机体的预警系统，从某种程度来说是对人体有保护和防御作用。人体对急性疼痛的反应通常为逃避。对急性疼痛的治疗，通常以对症止痛治疗以及避免或去除伤害刺激为重点。

慢性疼痛以原发或继发性的痛觉过敏、痛觉超敏、自发性疼痛、感觉倒错、感觉迟钝以及精神心理因素为特征。慢性疼痛相关疾病和伤残是影响患者日常生活的重要因素，疼痛发展为慢性疼痛，会给患者生理心理造成不良影响，引起失眠、焦虑、抑郁甚至自杀企图，显著增加了残障的可能，加重社会经济负担。

与急性疼痛不同，慢性疼痛不只是躯体的感觉，其躯体的潜在组织病变或损伤与疼痛程度间并无直接的相关性。另外，慢性疼痛可因器官的病理变化、生理应激、精神心理等因素加重，但是当这些问题解决后，疼痛有可能会改善，也有可能没有改善。

对慢性疼痛的治疗，需要立足疼痛的复杂性和个体反应的差异，才能有效缓解疼痛症状。慢性疼痛以疼痛性质不同，可分为神经病理性疼痛和伤害性疼痛。其中，rTMS对神经病理性疼痛有较好的疗效，而其对伤害性疼痛的研究较少，还没有达成一致性共识。

神经病理性疼痛

在慢性疼痛中有一类比较特殊的疼痛，称为神经病理性疼痛（neuropathic pain）。2008年，国际疼痛研究学会将神经病理性疼痛的定义更新为“由躯体感觉系统的损害或疾病导致的疼痛”。神经病理性疼痛分为周围性和中枢性，常见的神经病理性疼痛类型如表5-4-1所示。

表5-4-1　常见的神经病理性疼痛

中枢性神经病理性疼痛	周围性神经病理性疼痛
脑卒中后疼痛	带状疱疹后神经痛
脊髓损伤性疼痛	三叉神经痛
脊髓空洞症疼痛	糖尿病性周围神经病变
缺血性脊髓病疼痛	舌咽神经痛
放射后脊髓病疼痛	根性神经病变
多发性硬化性疼痛	嵌压性神经病变
脊髓炎疼痛	创伤后神经痛
幻肢痛	手术后慢性疼痛
	化疗后神经病变
	残肢痛
	肿瘤压迫或浸润引起的神经病变
	酒精性多发性神经病变
	HIV性神经病变
	营养障碍性神经病变
	免疫性神经病变

二、疼痛相关病理生理学基础

1．痛觉传导通路

疼痛的发生涉及神经解剖学、神经生理学、神经化学和心理学等因素。当痛觉感受器接受到致痛刺激后，通过外周初级传入纤维将信息传递至脊髓后角，在脊髓后角换元，发出纤维继续向上，通过脊髓丘脑束、脊髓网状束等传导束将信息传递至相应的皮质下中枢，再经过信息的整合、调制和感知传递至大脑皮质，产生痛觉。

痛觉的传导通路可大致分为周围神经传导和中枢神经传导两个关键环节。

2．疼痛的周围神经传导机制

疼痛的周围神经机制是指外周感受器将疼痛刺激转换为能识别的信息，经感觉神经纤维向中枢神经系统传递的过程。

伤害性感受器可感知伤害性刺激，它主要分布于皮肤、黏膜、肌肉间结缔组织、肌腱表面和内部、深筋膜、胃肠道黏膜、骨膜和血管外膜等处。分布在不同位置的伤害性感受器可能对不同刺激的敏感性也不同。例如分布于表皮、皮下组织和筋膜的伤害性感受器，主要感受体表的伤害性刺激信号，对机械刺激、温度和化学刺激敏感。位于肌肉、关节的伤害性感受器属于多觉性伤害感受器，主要感受肌腱、关节和骨膜的伤害性刺激，产生持续广泛的钝痛。内脏伤害性感受器以神经末梢的形式分布于人体的胸腹腔脏器中，对伤害性刺激以及脏器本身的运动、疾病状态（如痉挛、扩张）、伴随产生的致痛物质敏感。

伤害性感受器信息的传递是通过不同的外周初级传入纤维实现的，主要是由较细的有髓Aδ纤维和无髓的C纤维传递。由于两类传导纤维传递速度不同，不同信息传导至大脑皮质产生痛觉的时间也有差异。通过Aδ纤维传导的信息较早到达大脑皮质，引起快痛，又称第一痛或锐痛；通过C纤维传导信息较晚到达大脑皮质，引起慢痛，又称第二痛或钝痛。

伤害性感受器接受到的信号首先传入背根神经节，再经背根神经元的中枢轴突传至脊髓后角，完成初级感觉信息的传递。背根节细胞存在许多离子通道，如Na^+通道、Ca^{2+}通道、K^+通道等。这些离子通道对感觉信息换能和传导起着重要作用，可以将信号放大和精细微调。

损伤的组织或细胞如果持续释致痛物质（如5-HT、组胺、前列腺素、白三烯、细胞因子等）能使疼痛加剧，即外周敏化。发生外周敏化后可能表现为静息时疼痛或自发性疼痛、原发性痛觉过敏和触诱发痛。另外，当外周神经损伤或炎症时，可能导致交感神经功能紊乱，交感神经还可能通过交感-感觉耦联，也参与疼痛的调制。研究表明，神经损伤后交感神经功能紊乱与“复杂的区域疼痛综合征”的发生密切相关，表现为烧灼痛、痛觉过敏和触觉诱发。

3．疼痛的中枢神经传导机制

脊髓至大脑皮质是疼痛传导的中枢部分，其中脊髓是疼痛信号处理的初级中枢，大脑是疼痛形成和调节的高级中枢。

伤害性刺激在脊髓后角加工后，一部分传递至脊髓前角运动细胞产生局部防御性反射，另一部分则继续向上传递。同时，脊髓背角神经元除接受外周感觉传入外，还接受脊髓本身的中间神经元冲动和高位脊髓节段及延髓以上的中枢的下行性调节。

痛觉传入后在脊髓后角的加工依赖于脊髓背角的两个传递痛觉的递质系统：短时程反应系统和长时程反应系统。短时程反应系统由兴奋性氨基酸以及NMDA受体介导；长时程反应系统由P物质和兴奋性氨基酸共同参与，并分别由神经激肽-1受体和NMDA受体介导。通过这两个反应系统的相互作用，可传递不同性质、不同时程的疼痛。当发生组织损伤和炎症反应时，脊髓背角神经元可能出现兴奋性增强，称为敏化，表现为：①对正常刺激的反应增强；②对刺激的阈值降低；③接受刺激区域增大等。敏化存在两种形式：一种为活性依赖形式（急性期），对伤害感受器的传入活性敏感，通过磷酸化、电压变化、配体门控离子通道来调节，主要通过谷氨酸激活NMDA受体发挥作用；另一种为转录依赖形式（晚期），与转录因子激活以及转录和基因表达变化相关，它需要数小时才能被诱导出来。

痛觉信息在脊髓处理加工后，经由脊髓内多条传导束传导至大脑皮质与疼痛有关的传导束包括脊髓丘脑束、脊髓网状束、脊髓中脑束、脊髓颈核束、脊柱突触后纤维束、脊髓旁臂杏仁束、脊髓旁臂下丘脑束和脊髓下丘脑束。其中，脊髓网状束、脊髓颈核束和脊柱突触后纤维束传导快痛，其余的既能传导快痛也能传导慢痛。

大脑的皮质下结构和大脑皮质均属于痛觉中枢。皮质下结构如丘脑、下丘脑以及脑内的部分核团和神经元，参与疼痛的整合、调制和感知，称为皮质下中枢。丘脑接受脊髓伤害性信息的核群可分为两大部分，一部分是内侧核群，包括中央外侧核群和髓板内侧核群，另一部分是外侧核群，包括腹侧基底核群和后核群。髓板内侧核群神经元弥散地投射到大脑皮质许多区，包括与情绪有关的额叶皮质；其腹侧基底核的神经元直接投射至第一躯体感觉区，可能在痛觉的分辨中发挥作用。

大脑皮质是痛觉的分辨和痛觉信息整合的高级中枢。通常认为，参与疼痛全过程的大脑皮质区有第一、第二、第三感觉区和边缘系统。第一感觉区为痛觉分辨区，第二感觉区为内脏痛觉，第三感觉区参与深感觉的分辨和疼痛反应活动，边缘系统主要对内脏疼痛和心理疼痛起调控作用。疼痛“感觉”维度相关脑区，如躯体初级第一/第二感觉区、脑岛，与疼痛的感觉辨别处理有关；而“情感”维度相关脑区，如前额叶、前扣带回、杏仁核等，往往与慢性疼痛的烦躁、抑郁等负性情绪有关。尤其是慢性疼痛患者涉及认知、情感调节的脑区往往都发生改变，这可能是慢性疼痛患者常出现抑郁情绪和认知功能障碍的原因之一。此外，M1、小脑等脑区也被发现参与大脑皮质疼痛的调控。

另外，疼痛中枢对痛觉存在抑制性调节作用。在脑干水平由中脑导水管周围灰质、延脑腹内侧头端网状结构、蓝斑、蓝斑底核、外侧网状核、脑桥中脑背外侧顶盖等组成脑干下行性抑制的中枢结构，这是一条“自上而下”的内源性疼痛调节通路。越来越多的研究显示，慢性疼痛患者会出现下行疼痛调节通路的功能障碍，表现为疼痛调节能力降低和持续疼痛状态。

在该调制系统中有多种经典的神经递质和神经肽，通过脊髓给予这些物质或其受体激动剂可产生镇痛作用，当给予受体拮抗剂时则使镇痛效果减弱。在脊髓水平存在的脊髓背角胶状质内含有丰富的神经递质、神经肽和受体，是疼痛调制的关键部位。脊髓背角胶状质可通过突触前抑制、前馈抑制和对上行投射神经元的突触后抑制减少外周传入冲动信息向脊髓背角神经元的传递。

三、经颅磁刺激治疗神经病理性疼痛

（一）神经病理性疼痛的临床特点

1．神经病理性疼痛的发病机制

神经病理性疼痛的发病机制非常复杂，常是多种病理生理机制共同作用的结果。其中，神经敏化是神经病理性疼痛产生和维持的重要因素。根据受影响的部位，可以分为外周敏化和中枢敏化。

发生在初级伤害感受性神经元的敏感性和兴奋性过度增加，称为外周敏化，单纯的外周敏化并不能导致神经病理性疼痛。中枢敏化在神经病理性疼痛产生和维持中发挥着重要作用。中枢敏化是指脊髓及脊髓以上疼痛传导及调节网络发生疼痛传递反应的放大，包括神经递质的释放增加、受体表达上调、突触可塑性改变、中间神经元抑制性作用减弱、大脑皮质兴奋性及下行抑制通路作用改变等。

2．神经病理性疼痛的临床特征

神经病理性疼痛一般病程较长，多数超过3个月。其临床表现复杂多样，疼痛部位通常与受损神经支配区域相一致，多数患者原有致病的因素得到控制甚至消除，但仍遗留疼痛。疼痛的性质多样，以针刺痛、刀割样、触电样、撕裂样、重压性疼痛多见。神经病理性疼痛的特异性表现包括痛觉过敏或超敏、自发性疼痛和感觉异常。痛觉过敏是指正常致痛刺激引起的疼痛反应增强；痛觉超敏又称痛觉异常，本来不引起疼痛的刺激如轻微触碰或温度的微小变化就可以诱发疼痛；自发性疼痛是在没有任何外伤或损伤性刺激情况下出现的疼痛，常表现为持续的烧灼感，也可以表现为间断性疼痛。感觉异常可有感觉迟钝、感觉异常、瘙痒感等。

3．神经病理性疼痛的临床诊疗

（1）神经病理性疼痛的诊断标准：神经病理性疼痛的诊断标准共有4条：①疼痛位于明确的神经解剖范围；②病史提示周围或中枢感觉系统存在相关损害或疾病；③至少有1项辅助检查证实疼痛符合受损神经解剖范围；④至少1项辅助检查证实存在相关的损害或疾病。如果符合上述1～4条标准，可以诊断神经病理性疼痛；符合上述第1和第2项以及第3或第4项中的一项标准，提示很可能是神经病理性疼痛；符合上述第1和第2项标准，但缺乏辅助检查证据只能认为可能是神经病理性疼痛。

（2）神经病理性疼痛的评估：在评价经颅磁刺激等治疗对神经病理性疼痛的疗效时，除了对疼痛程度进行的视觉模拟量表（visual analogue scale，VAS）、数字分级量表（numerical rating scale，NRS）评估外，建议选择更有特异性的评估量表，如ID疼痛患者自评量表进行神经病理性疼痛的筛查，DN4量表（Douleur Neuropathique 4 questions）和利兹神经病理性症状和体征评价（Leeds Assessment of Neuropathic Symptoms and Signs，LANNS）量表来鉴别神经病理性疼痛与伤害感受性疼痛，简式麦吉尔疼痛问卷（short form McGill pain questionnaire，SF-MPQ）量表评价疼痛的性质和程度。需要注意的是，神经病理性疼痛尤其是病程较长者常伴有抑郁、焦虑、睡眠障碍，影响生活质量和社会功能，建议使用健康调查量表36（short form 36，SF-36）、Nottingham健康概况（Nottingham health profile，NHP）或生活质量（quality of life，QoL）指数等进行评估。

（3）神经病理性疼痛的治疗：神经病理性疼痛治疗包括药物治疗、神经调控治疗及微创治疗，但是神经病理性疼痛目前的治疗现状并不理想，约一半的患者不能充分缓解。

（二）经颅磁刺激治疗神经病理性疼痛

经颅磁刺激作为无创神经调控的代表性技术，在神经病理性疼痛的治疗方面已经有近20年的临床应用与机制研究。

经颅磁刺激最早应用于神经病理性疼痛，借鉴了运动皮质电刺激和深部脑刺激治疗部分慢性疼痛患者有效的证据。但是这两种治疗方法需要外科手术植入电极，存在潜在感染、移位等并发症风险以及高昂的治疗费用等因素限制了其广泛应用，从而促进了无创神经调控技术的发展。

经颅磁刺激技术是利用时变磁场作用于大脑皮质产生感应电流，改变皮质神经细胞的动作电位，从而影响脑代谢和神经电活动。重复经颅磁刺激作用于大脑皮质及皮质下结构，对疼痛过程产生多方面的影响，从而产生镇痛作用。研究显示重复经颅磁刺激具有缓解多种类型疼痛的作用，包括实验性疼痛、神经病理性疼痛和非神经病理性疼痛。

1．经颅磁刺激治疗神经病理性疼痛的机制

经颅磁刺激发挥镇痛作用的机制尚不完全清楚，一方面是由于神经病理性疼痛的病因和病理生理过程复杂，另一方面对经颅磁刺激本身的作用机制也未完全明了。

目前认为经颅磁刺激可能通过以下机制发挥镇痛作用：第一，rTMS 的作用可以改变大脑皮质的兴奋性，对 rTMS 有反应的患者（rTMS 疼痛减少 30%），皮质内易化（intracortical facilitation，ICF）在基线时很低，rTMS 刺激后会增强，提示 rTMS 的镇痛效应与其改善慢性疼痛患者异常的皮质兴奋有关；第二，rTMS 改变皮质脑血流和代谢；第三，rTMS 影响皮质内抑制性神经递质和兴奋性谷氨酸能神经递质的平衡，达到镇痛效应；第四，重要的是 rTMS 可以引起神经可塑性的改变。

2．经颅磁刺激治疗神经病理性疼痛的参数选择

经颅磁刺激镇痛作用与其作用参数密切相关，包括刺激部位、刺激频率、刺激脉冲数和治疗周期等。

（1）刺激部位：最佳的刺激部位，目前还有一定的争论。多个指南均推荐刺激初级运动皮质（primary motor cortex，M1）方案（A 级推荐）。研究认为神经病理性疼痛的发生，主要与运动皮质网络兴奋性减弱或疼痛调节网络的缺陷有关，刺激运动皮质可能恢复运动皮质兴奋性，直接发挥疼痛调节作用；同时刺激 M1 时，在丘脑、岛叶、扣带 - 眶额交界处和脑干导水管周围灰色（PAG）区域观察到强烈的局灶性激活，表明刺激 M1 直接通过自上而下激活运动 - 丘脑和（或）运动 - 脑干的下行疼痛控制系统参与疼痛调节。

多个随机对照研究结果显示，高频（5 ~ 20 Hz）rTMS 刺激 M1，疗效可持续到刺激后 1 ~ 6 周，在 35% ~ 60% 有反应的患者中，疼痛分数降低 20% ~ 45%（疼痛缓解超过 30%）。这些患者的疼痛既有外周来源的也有中枢性的。荟萃分析显示 TMS 刺激 M1 对中枢性神经病理性疼痛比外周性神经病理性疼痛疗效更好。

近年来，也有研究在探索其他皮质部位作为刺激靶点的疗效，其中关注最多的是背外侧前额叶皮质（DLPFC）。有研究显示对一些伴有抑郁症状的慢性神经病理性疼痛患者有一定缓解疼痛作用，也有研究报道刺激 DLPFC 无效，目前尚无确定结论。其他潜在的皮质靶点如背外侧前额叶、S2 区、后岛叶等是否也可用于镇痛，尚需更多的研究。

（2）刺激频率：高频刺激对侧 M1 可以缓解局部的神经病理性疼痛，但低频不能缓解。

（3）刺激脉冲数：刺激有效的最低脉冲数，不同研究有不同的结论。Khedr 等人报道 2000 个脉冲；Lefaucheur 等报道 1000 个脉冲；Topper 等报道 400 个脉冲。目前认为治疗神经病理性疼痛，每次刺激脉冲至少应该超过 500 个。

（4）治疗周期：单次高频 rTMS 可产生延迟 2 ~ 4 天的镇痛效应并维持 6 ~ 8 天；每日一次 rTMS 持续 1 周可以产生持续超过刺激后 1 周的延续性效应。但是要达到治疗的目的，维持治疗效果需要重复刺激，但是治疗周期尚无统一标准，建议根据患者具体情况调整。

3．经颅磁刺激对不同神经病理性疼痛的疗效

研究显示，面部神经病理性疼痛对 rTMS 的反应比其他类型神经病理性疼痛更有效，其次是带状疱疹后遗神经病理性疼痛。rTMS 对脑和脊髓疾病或损伤后出现的中枢性神经病理性疼痛也有效，但多数 RCT 研究样本量比较小，不同刺激频率、强度和部位，其疗效也有所不同。

幻肢痛是截肢后，感知已缺失肢体出现疼痛为特征的疾病，传统治疗方法疗效欠佳。幻肢痛的发病机制比较复杂，涉及外周及中枢机制，体感运动皮质广泛异常重塑被认为是重要原因。TMS 可能通过调节皮质兴奋性发挥缓解疼痛的作用。不同研究报道显示高频作用于疼痛对侧 M1 和低频作用于疼痛侧 M1 能减轻疼痛程度，高频比低频的疗效更显著，但是还缺乏高质量的大样本临床研究来确定最佳治疗参数。

4．经颅磁刺激治疗神经病理性疼痛的不良反应

TMS 是治疗安全性较高的无创神经调控技术，其主要可能发生的副作用是短暂性头痛，这些可能是由长时间线圈压在受试者的头上或肌肉收缩引起的，大多数都比较轻微。其他不良反应有颈部疼痛、头晕、恶心、疲劳和耳鸣等。

在目前所有 TMS 研究中，癫痫的发生率低于万分之一。在关于疼痛的超过 30 项 TMS 临床研究中，只有 2 例发生癫痫的报道。一次孤立的癫痫发作并不会增加癫痫反复发作的风险，既往有癫痫史、脑损伤或使用了降低癫痫阈值的药物、使用伴随药物治疗的人群，癫痫发作风险会增高。

有限的数据显示，在 3 个月的运动皮质 rTMS 治疗疼痛后，没有引起认知变化，长期应用是否引

起不良反应还需要进一步研究，医生要仔细评估选择脉冲总数、脉冲强度和治疗频率，尤其是采用高频 rTMS 时（> 10Hz）。

5．经颅磁刺激治疗神经病理性疼痛的推荐治疗方案

推荐意见：高频重复经颅磁刺激作用于疼痛对侧 M1，可缓解神经病理性疼痛（Ⅰ类证据，A 级推荐）。

神经病理性疼痛患者，如果没有伴发重性抑郁症，建议高频（10 或 20 Hz）刺激 M1，强度 80% ~ 90% 静息运动阈值（RMT），每次 2000 ~ 3000 个脉冲，5 ~ 10 次刺激为一疗程，而后可根据患者的缓解情况调整治疗方案。

神经病理性疼痛并伴发重性抑郁症患者，建议进行至少 10 次的诱导治疗，选择高频刺激左侧 DLPFC，强度 80% ~ 90% 静息运动阈值（RMT），每次 2000 ~ 3000 个脉冲，5 ~ 10 次刺激，而后根据疗效的维持情况选择每两周或每月进行一次参数相同的维持治疗。

四、重复经颅磁刺激应用于其他慢性疼痛

非神经病理性疼痛彼此之间发病原因、疼痛特征等差别很大，尤其是急性疼痛的病因治疗更重要。rTMS 与非神经病理性疼痛相关性研究较少。

1．颅脑外伤相关的头痛

头痛是颅脑外伤后常见的慢性疼痛症状，发生率较高（> 60%），常规药物疗效不佳。弥散张量成像研究显示，这类患者可能存在白质束发生弥漫性轴索损伤，有的患者显示前额叶与其他疼痛相关区域的连接减少。

两个 RCT 报道了在导航引导下，10 Hz、80%RMT，每次 2000 个脉冲的 rTMS 刺激 3 ~ 4 次后显著降低平均每日头痛的强度、持续头痛的发生率，以及持续头痛的总体严重程度，疗效最长可维持达 1 ~ 2 个月。左侧 DLPFC 刺激似乎具有更好的镇痛效应，尤其是伴有中度至重度抑郁患者，还具有改善情绪功能的额外优势。

对于颅脑外伤相关头痛，如果没有合并严重抑郁症，建议刺激部位选择左侧 M1 或者左侧 DLPFC，高频刺激强度为 80% ~ 90%RMT，一次 2000 ~ 3000 个脉冲，连续作用 5 次；对于合并严重抑郁症的颅脑外伤相关头痛患者，建议以上参数，至少治疗 10 次，随后根据患者疗效维持程度给予每两周或每月维持治疗。

2．纤维肌痛综合征

纤维肌痛综合征（fibromyalgia syndrome，FMS），又称纤维肌痛症（fibromyalgia）是一类常见的疼痛综合征，发生率为 1% ~ 5%，女性患病率高于男性。主要表现为全身性肌肉骨骼疼痛，颈椎、胸椎、肩胛带、骨盆带等部位最为常见。症状包括疼痛、僵硬感，可伴有肌肉无力、酸痛以及疲劳、睡眠障碍、焦虑、抑郁情绪等。一般认为纤维肌痛综合征可能与中枢神经敏化、炎症介导、NMDA 受体过度激活等因素有关，但对其发病机制尚缺乏了解。临床治疗包括药物治疗、中医治疗、体育锻炼、物理治疗等疗效不明显，多以改善症状、提高生活质量为主。

有研究显示于左侧 DLPFC 和 M1 进行高频（10 Hz）rTMS 治疗，对纤维肌痛显示有短期镇痛效果，但缺乏中期疗效的研究。也有研究显示 rTMS 对纤维肌痛的疼痛强度无明显效果。为数不多的低频 rTMS 刺激 DLPFC 的研究结论也相互矛盾。

因此对于纤维肌痛综合征目前还没有可以推荐的经颅磁刺激治疗方案。

3．复杂区域疼痛综合征

复杂区域疼痛综合征（complex regional pain syndrome，CRPS）是一种慢性进行性疾病，其特征是剧烈疼痛，并伴有感觉功能异常、自主神经功能障碍、运动障碍和异样的变化，严重者甚至可致截肢。该病常继发于创伤、术后、脑卒中、脊髓损伤等疾病，女性发生率是男性的 3 倍左右。

关于 CRPS 的发病机制，近年来认为是神经系统、免疫功能、遗传因素以及心理因素等交织在一起的共同作用机制，其中中枢神经敏化、外周组织炎症、交感神经失调、自身免疫反应、心理应激等是重要因素。CRPS- Ⅰ型通常发生在轻伤后，其特征是没有神经损伤，其临床特征与起始事件不成比例。研究显示，CRPS- Ⅰ型患者运动皮质兴奋性发生改变，大多数研究发现双侧感觉和运动功能均过度兴奋，还可能涉及中枢神经系统内多个相应区域。CRPS- Ⅱ型患者常伴有明确的周围神经损伤。

因为 CRPS 的发病机制复杂，目前对 CRPS 的治疗主要包括药物、物理治疗和介入治疗等，但其

疗效均有限。

已有研究观察了单次 rTMS 和多次 rTMS 治疗 CRPS-Ⅰ患者的疼痛。研究均采用 10 Hz rTMS 刺激疼痛对侧 M1 区，结果显示患者疼痛评分降低，抑郁症状改善，但是该疗效并不能持续，单次 rTMS 镇痛效应持续到 45 分钟；每日一次连续 10 天的 rTMS 镇痛效应维持不到 1 周。预期多次高频 rTMS 刺激 M1 是很有潜力的一种镇痛方案，但目前尚不足以给出推荐意见。

总的来说，经颅磁刺激作用于神经病理性疼痛已有 A 级推荐的治疗方案，但目前研究结果尚不足以对慢性非神经病理性疼痛推荐合适的经颅磁刺激治疗方案，需要高质量的 RCT 临床研究来进一步探索。

（袁　华）

第五节　经颅磁刺激对耳鸣的作用

耳鸣（tinnitus）是指在没有外部听觉刺激的情况下对声音的感知[149]。耳鸣在人群中的患病率为 15% ～ 20%，有 2% ～ 3% 的耳鸣患者的生活质量受到明显影响。在严重的耳鸣患者中，抑郁情绪、认知功能障碍和失眠是影响日常活动的主要因素[150]。研究发现，耳蜗内的听神经或毛细胞等结构的损伤会导致突触可塑性变化，从而增强听觉皮质及大脑其他非听觉区域的活动，产生了可感知的声音。此外还有耳毒性药物，如阿司匹林、顺铂、氨基糖苷类和环类利尿剂，均与耳鸣有关[151]。目前治疗方法包括药物疗法（如抗抑郁药）、耳位装置（如助听器）、发声器、行为疗法以及耳蜗植入术等多种方法。重复经颅磁刺激（rTMS）作为一种能够影响脑内代谢和神经电活动的无创技术，在治疗耳鸣方面取得了一定的成效。本节总结了 rTMS 治疗耳鸣的新研究进展。

一、耳鸣的发病机制

耳鸣发生的中枢部位主要集中在耳蜗核（cochlear nucleus，CN）、下丘核团（inferior colliculus，IC）、听觉皮质（auditory cortex，AC）、边缘系统等。关于耳鸣的发病机制目前说法较多，大多认为耳鸣是由多种机制共同作用的结果。现将可能涉及的机制阐述如下。

1．耳蜗

在中枢听觉通路的第一个结构耳蜗核中，神经元活动的改变被认为与耳鸣生理相关。耳蜗核由耳蜗背侧核（dorsal cochlear nucleus，DCN）和腹侧核（ventral cochlear nucleus，VCN）组成。大量研究表明，耳蜗损伤可导致 CN 的稳态和可塑性发生改变。在耳蜗发生损伤后，DCN 和 VCN 的听觉神经输入部分减少，导致抑制性神经递质（包括甘氨酸和 γ- 氨基丁酸）减少，兴奋性神经传递增加[152]，抑制减弱加上兴奋增强导致 CN 神经元过度活跃，最终产生耳鸣。也有研究表明，中枢听觉系统神经元自发放电率（spontaneous firing rate，SFR）的增加是耳鸣的一种潜在的神经基础。Kaltenbach 等[153]使用操作性条件反射首次在 DCN 中发现了 SFR 的特异性频率增加，其最佳频率接近噪声暴露谱，与耳鸣的行为证据相关。Luo 等[154]也在特定频率的噪声诱发耳鸣的大鼠耳蜗中，检测到 DCN 的主要输出神经元梭形细胞 SFR 的增加，并由此推测，耳鸣鼠模型中外周听觉系统中的耳蜗毛细胞或听神经由于某些损伤出现了“病理性声音信号”，进而听觉中枢将这种信号误认为一个潜在的声音而出现耳鸣。随后通过在耳鸣大鼠的耳蜗中植入电极，发现给予电刺激后可抑制耳鸣，撤除电刺激后仍能持续抑制耳鸣，提示可能是电刺激抑制了病理信号的释放，从而达到兴奋与抑制的再平衡，也可能是重塑了耳蜗到下丘等高级中枢的传导通路。Jeffrey 等[155]研究发现切除双侧耳蜗可预防大鼠产生耳鸣，也说明耳蜗核可能是耳鸣的触发部位。

2．下丘核团

下丘核团在听觉通路中发挥着中继站的作用。由于听觉神经输入减少，CN 中的过度活动增加被传递到 IC，导致 IC 的神经元活动增加。Berger 等[156]

通过腹腔注射水杨酸钠构建耳鸣小鼠模型时发现，小鼠在注射水杨酸钠后 2 小时内，下丘神经元的自发放电率显著增加，表明水杨酸钠诱导的耳鸣可能与下丘过度兴奋有关。此外，抑制性神经递质 γ- 氨基丁酸（GABA）的受体水平变化也会影响下丘的兴奋活动。还有研究发现 [157]，水杨酸钠可以通过调节 5 - 羟色胺系统来抑制下丘核团 GABA 能神经元自发活动，进而导致 GABA 受体水平下降，引起了下丘神经的异常兴奋，提示下丘核团是耳鸣形成的重要环节。

3．听觉皮质

听觉皮质是处理听觉刺激的最终高级中枢。一项研究显示，耳鸣患者左、右初级和次级听觉皮质的 γ 带活动增加，并且随着听觉皮质的 γ 活动增加，耳鸣感知强度随之增加 [158]。研究发现，大鼠注射水杨酸钠后（即构成耳鸣模型后）听皮质活动调节的细胞骨架相关蛋白（activity-regulated cytoskeleton-associated protein，Arc）表达明显下降，使用 GABA 能受体激动剂后，听皮质 Arc 表达明显增高，说明听皮质存在神经可塑性改变。早期生长反应因子（early growth response gene-1，Egr-1）在神经元可塑性方面也发挥着重要作用，用弱强度的短脉冲刺激正常小鼠听皮质后，可引发其突触反应长时程增强，而在 Egr-1 敲除小鼠刺激听觉皮质引起的长时程增强明显下降，表明 Egr-1 可能促进听皮质区域的可塑性形成。Hu 等 [159] 发现在水杨酸诱导的耳鸣大鼠模型的听皮质中，Egr-1 表达随着注射时间的延长，出现一致性下调，表明听觉皮质神经元产生了可塑性变化，而这种改变可能与耳鸣的发生及发展有关。

4．边缘系统

边缘系统的异常调控参与了耳鸣的发展和维持过程。近年来研究表明，听觉神经系统之外的脑区结构，包括大脑边缘系统、顶叶和前额叶等也参与了耳鸣的维持过程 [160]。大脑边缘系统包括海马结构、海马旁回、扣带回、齿状回、杏仁核和乳头体等，这些部位与内脏活动、情绪调节、听觉、视觉和痛觉等感觉密切相关。这些部位也可能通过影响认知、情感以及行为等因素介导了自主意识对于耳鸣的感知。有研究发现，非初级听觉皮质与以上这些涉及耳鸣的脑区之间有着丰富的神经连接 [161]。Jastreboff 等 [162] 认为耳鸣与认知、情绪以及行为等因素有关，边缘系统调控异常是耳鸣持续存在的生理基础。Rauschecker[163] 提出边缘系统的参与可能是导致耳鸣和感知意识的主要原因。例如功能异常的腹内侧前额叶皮质、扣带回不能对耳鸣信号进行有效抑制，导致丘脑网状核持续兴奋，进而导致耳鸣长期持续存在。

可见，耳鸣的发生发展包含了从外周到中枢听觉系统的改变，包括从单纯的耳蜗损伤，到下丘的参与，再到听觉皮质的可塑性变化。目前很多机制并不十分清楚，随着神经电生理和影像学的发展，耳鸣的机制将被进一步阐明。

二、rTMS 治疗耳鸣的机制

rTMS 作为一种非侵入性的神经调节方式，已在神经科和精神科广泛使用。自 1985 年作为一种治疗手段以来，rTMS 已被证明，对抑郁症、疼痛、失语、运动障碍、多发性硬化、意识障碍、阿尔茨海默病、精神分裂、物质使用障碍等疾病有不同程度的缓解。近年来又成为治疗耳鸣的一种新型疗法。听觉皮质和非听觉皮质的异常神经元电活动均参与了耳鸣的形成。电磁脉冲一方面可以抑制耳鸣患者听觉相关神经元的异常电活动，如动作电位的产生、传导，并降低听皮质的过度兴奋；另一方面，位于大脑半球内侧面、胼胝体之上的扣带回，作为边缘系统重要组成部分参与了包括听觉在内的各种主观感觉传递的控制，其神经元电活性也可被高频 rTMS 刺激额叶减弱，从而在耳鸣治疗中形成自上而下的抑制作用。

三、评估耳鸣的问卷

一些问卷用于临床评估耳鸣的性质和影响。耳鸣残障量表（tinnitus handicap inventory，THI）、耳鸣问卷（tinnitus questionnaire，TQ）、耳鸣严重程度量表（tinnitus severity scale，TSS）和视觉模拟量表（visual analog scale，VAS）可以单独使用或联合使用。耳鸣残疾问卷、主观耳鸣严重程度量表、耳鸣反应问卷、耳鸣严重程度问卷、耳鸣严重程度指数等评估量表没有用于 rTMS 的研究 [164]。THI 是一个由 25 个问题组成的问卷，具有很强的内部一致性和可靠性，同时也与其他情绪量表相关。TQ 是一份包含 52 个项目的问卷 [165]，该量表有较高的敏感性，可以检测出显著的变化，并用于区分原发性耳鸣和继发性耳鸣的患者。TSS 是一个由 15 个项目组成的问卷，评估耳鸣在五个方面的影响，包括侵扰性、痛苦、听力损失、睡眠障碍和药物影响，总分越高，表示耳鸣障碍越严重[166]。VAS 使用 100 分视觉模拟量表量化耳鸣的心理特征，包括响度（VAS-L）、烦恼（VAS-A）、痛苦（VAS-D）和日常生活的影响，与 VAS-L、VAS-A 和 VAS-D 之间的相关性最强、最可靠，而 VAS-C 的相关性稍弱且经常变化，具有一定的主观性[167]。

四、rTMS 治疗耳鸣的相关影响因素

1．定位方法

rTMS 治疗的缺点是很难确定目标皮质区域的精确位置。10-20 导联脑电图（electroencephalogram，EEG）可以在颅骨表面定位与潜在的神经解剖学区域之间建立广泛的关系，具有快速、易于应用、价格低廉等特点，但仍不精准，无法解决功能和结构上的个体差异。为了提高准确性和个体化，近年来开发出了神经导航 rTMS（navigated repetitive transcranial magnetic stimulation，nrTMS）技术，nrTMS 可以将受试者的头部与先前 MRI 获得的大脑图像进行共同配准，从而在移动 TMS 线圈时对患者的大脑区域进行动态精确的可视化。随着 fMRI、PET 在近些年来逐渐得到普及[168]，nrTMS 在治疗抑郁症和疼痛显示出较好的效果[169]。

目前，少数研究并未证明 nrTMS 治疗耳鸣的效果。Sahlsten 等[169]评估了结构 MRI 的 nrTMS 靶向定位左侧颞叶皮质，是否优于 10-20 导联 EEG 电极定位系统的 rTMS。40 例患者被平均分为两组，共接受 10 次 1 Hz 低频刺激，结果显示，两项 rTMS 研究组的慢性耳鸣得到明显改善，但 nrTMS 并不优于非导航 rTMS 的效果。对于耳鸣强度的改善，非导航组的治疗反应甚至更好。Noh 等[170]的研究同样将 nrTMS 与非 nrTMS 进行了比较，两组的 THI 和 VAS 评分显著改善，但两组间无差异。Langguth 等[171]比较了 PET 引导的左侧颞叶皮质真 nrTMS、伪刺激和非 nrTMS，以及左侧额叶和颞叶皮质的非 nrTMS。除伪刺激组外，治疗组三种 rTMS 后的 TQ 评分均显著降低。与上述研究一样，治疗组之间的疗效无显著差异。以上结果表明，线圈定位方法似乎不是 rTMS 治疗耳鸣的关键因素，原因可能是抑制耳鸣最佳部位的不确定性，rTMS 刺激时抑制耳鸣的最佳靶点仍然是多源的，左侧颞顶皮质覆盖着位置较深的听觉皮质，是最常用的靶区，初级听觉皮质深埋在这个区域内，磁场很可能会扩散到较浅的次级听觉区域，而不是直接影响初级听觉皮质。因此，耳鸣抑制效应可以通过激活次级和初级听觉皮质之间存在的功能连接加以解释。目前非侵入性神经调节焦点在于调节脑功能连接网络的治疗潜力，而不仅仅是通过刺激靶点产生的局部效应。

2．耳鸣的病程

早在 2007 年 Kleinjung 等[172]就报道了耳鸣病程与 rTMS 反应有关，耳鸣病程较短的患者更有可能对 rTMS 作出反应。Yang 等[173]对 199 例患者的回顾性研究发现，使用 2000 次 1 Hz 脉冲治疗后，62.3% 的患者 THI 评分取得了显著效果，其中耳鸣症状持续 1 周的患者对治疗的应答率高达 82.8%，而耳鸣超过 1 年的患者，应答率为 67.2%。Wang 等[174]对 289 例慢性耳鸣患者使用 1 Hz 的 rTMS 定向刺激左侧颞顶叶皮质 10 天后，采用 VAS 评估耳鸣响度，发现 rTMS 抑制耳鸣的程度与症状持续时间呈负相关，持续不到 1 年的耳鸣患者，60.2% 得到控制，在症状持续时间不到 2 年的患者中抑制率下降到 51.8%，2 年以上的患者下降到 40.7%。以上研究均表明耳鸣持续时间与 rTMS 治疗耳鸣的疗效之间存在明确的关系，耳鸣持续时间越短，对 rTMS 治疗的应答率越高，越容易恢复，其潜在机制可能与患者的轻度至中度神经功能障碍有关。如果发展到严重持续耳鸣，患者的中枢听觉系统组件受到不可逆转的损害，其反应敏感度下降甚至完全不敏感。

3．刺激部位

目前对耳鸣的神经解剖学了解甚少，许多 rTMS 研究治疗耳鸣的结果可能由于脑区的靶点而异。目前最常用的刺激部位是背外侧前额叶皮质（DLPFC）、颞顶叶交界区、左侧颞叶皮质、后颞上回，目前研究大多是单独或联合刺激这些部位[175]。

一项研究[176]连续低频 rTMS 刺激 104 例耳鸣患者的颞顶叶交界区，患者被分为左侧刺激组、右侧刺激组、双侧刺激组和伪刺激组，结果显示左侧组的总体反应率为 56.1%，双侧组为 46.7%，其他组 VAS 及 THI 改善率不明显。Kan 和 Roland 等[177,178]研究评估了将左侧颞顶叶交界区作为单一部位的

治疗，结果未发现显著的临床效果。Kan 等在 PET 扫描上显示可识别的神经元代谢活动的差异，而 Roland 等在静息状态的 fMRI 上未发现显著的功能连接变化。值得注意的是，这两项研究的治疗疗程和脉冲数量均有不同，且样本量相对较少，还需要增加样本量进一步评估才能得出结论。

Cacace 等 [179] 在对左侧颞叶皮质进行 rTMS 刺激 1 Hz、每次 1200 脉冲的 5 天治疗后，25 名受试者的 THI 和磁共振波谱显示症状明显的改善。Landgrebe 等 [166] 比较了 75 例接受真 rTMS 组和 78 例伪刺激组患者，结果提示，真 rTMS 组和伪刺激组之间无显著差异。值得注意的是，Landgrebe 等的研究以 1 Hz、每次 2000 脉冲的 rTMS 刺激总共 10 天的治疗，刺激次数几乎是 Cacace 研究的 3 倍。这可能是由于脉冲数量的天花板效应 [180]，如果数据收集的较早或缩短治疗次数，可能会得到类似结果。Cacace 等观察到症状的显著改善，也可能是由于受试者的样本量较少，需要增加样本量进一步验证。

James 等 [181] 观察到 1 Hz 和 10 Hz 刺激后颞上回对耳鸣有显著改善，而 Carter 等 [182] 则发现与 10 Hz 相比，1 Hz 的治疗效果显著。Sahlsten 等 [183] 研究了 1 Hz 刺激后颞上回的效果，刺激次数增加了近一倍，试验组和对照组的耳鸣症状均得到改善，差异无统计学意义。前者的研究未设对照组，不能排除安慰剂效应。

Cimenelli 等 [184] 对双侧 DLPFC 进行了 rTMS 真刺激和伪刺激，真 rTMS 刺激耳鸣症状显著减轻，但研究中仅有 14 例患者接受假 rTMS，15 例患者接受真性 rTMS 刺激，其样本量相对较小，有必要进一步大样本研究来阐明刺激 DLPFC 的疗效。Noh 等 [170] 除了刺激 DLPFC 外，还观察了联合刺激 DLPFC 及左颞叶皮质的效果，与单一刺激 DLPFC 比较，在研究治疗的每个时点，双侧部位治疗耳鸣症状更有显著疗效。这两项研究依据 VAS 和 THI 评分，发现刺激大脑的非听觉部分可以获得更好的治疗反应。Lehner 等 [185] 研究评估了刺激一个靶点与联合刺激三个靶点治疗耳鸣的比较，设计单一刺激左侧颞顶叶皮质与联合左侧 DLPFC 和双侧颞叶皮质，与伪刺激组相比，接受单一部位治疗或三个部位治疗的患者，在 TQ 评分方面有显著改善，改善的程度除在第 90 天显著外，其他时点并不显著。所以多靶点治疗可能比单一刺激左侧颞顶叶皮质更有益，但疗效有限。综上所述，多靶点联合刺激治疗耳鸣效果较优越，原因可能是多靶点刺激了与耳鸣相关的神经网络。在未来的研究中，还需探索以哪种频率、刺激区域的靶点，最终找出哪个脑区刺激是最有效的。

4．刺激频率

许多有关 rTMS 的研究表明，低频 rTMS 可有效降低听觉皮质的兴奋性并改善耳鸣症状；高频 rTMS 刺激会增加皮质兴奋性，但作用于耳鸣的临床意义尚不明确。Cimenelli 等 [184] 采用 10 Hz 的高频 rTMS 刺激双侧 DLPFC，与伪刺激组相比，高频 rTMS 刺激双侧 DLPFC 可有效降低 THI 测量的耳鸣严重程度。一项研究 [186] 将 10 例主观性耳鸣患者平均分为 2 组，分别采用 1 Hz、10 Hz 的 rTMS 刺激左侧颞顶叶皮质，治疗 10 天后两组患者的耳鸣症状均有改善，且组间无明显差异。Kreuzer 等 [187] 对 32 例耳鸣患者实施“标准三重刺激”方案，即 20 Hz 高频 rTMS 刺激 DLPFC，随后 1 Hz 分别刺激左、右侧颞顶叶皮质，另外 38 例患者使用“高频三重刺激”方案，即分别对左侧 DLPFC、左右侧颞顶叶皮质进行 20 Hz 的刺激，在基线水平和第 2 周、第 4 周、第 12 周采用 TQ 评估耳鸣症状，结果显示从基线评估到第 12 周的 TQ 评分变化显著，但两组之间无显著差异。似乎高频 rTMS 同样对耳鸣起到抑制作用，这表明 rTMS 对于耳鸣的疗效可能并不取决于听觉皮质神经元活动增加的下调，而是取决于耳鸣相关的异常神经网络活动的中断 [188]。

5．脉冲数量

在许多临床 rTMS 研究中，刺激参数存在很大差异，尤其是对每次治疗的刺激数量或刺激的总次数。研究证明，TMS 对左侧 DLPFC 的抗抑郁效果取决于每次刺激的数量和刺激的总次数 [189]。一项有关 PET 引导的低频 rTMS 单次刺激颞顶交界区的研究，证实了 rTMS 可以将皮质兴奋性降低长达 30 min，且有剂量的依赖性。这种抑制效应取决于刺激数量，并且明显优于伪刺激 [187]。低频 rTMS 刺激降低了耳鸣相关高代谢区域的神经元兴奋性，这与 rTMS 作用于运动皮质兴奋性的研究一致，表明刺激的数量会影响疗效的持续时间。Park 等 [190] 同样在 12 000 次脉冲治疗组中发现 rTMS 有抑制耳鸣的作用，而在 6000 次脉冲治疗组中未发现有任何作用。Kreuzer[187] 等针对 90 例耳鸣患者进行两种不同方案的刺激，两组每天均接受 3000 次刺激，发现在第 2 周和第 4 周两种方案的 rTMS 治疗差异均无统计学意义，与 rTMS 治疗抑郁症相比，rTMS 对耳鸣治疗持续时间没有“剂量依赖性”。最近的研究表明，在慢性耳鸣中，减少刺激的数量可能更有效 [191]。这可能是由于过多的脉冲刺激大脑导致了神经网络的饱和，从而降低了 rTMS 的治疗效果 [183]。脉冲数量对于治疗耳鸣的作用仍有待进一步研究。

五、小结

由于 rTMS 影响大脑区域之间的神经连接和特定神经元的基因表达，可能在宏观和微观层面上影响神经可塑性。研究显示，患者在接受 rTMS 治疗后，耳鸣的感知特性有了显著改善，包括强度、烦恼和痛苦以及生活质量。rTMS 可能是一种无创治疗耳鸣的有效方法。

目前 rTMS 治疗耳鸣的一个重要临床问题是，缺乏标准化的治疗参数。目前使用的治疗方案如脉冲剂量、治疗持续时间和随访间隔时间差异很大，没有治疗耳鸣的标准化方案。对于哪种特定的治疗参数和靶点组合能最大限度地改善耳鸣感知和反应还不十分确定，而且 rTMS 治疗耳鸣的疗效评估是主观问卷，包括 VAS 和 THI 问卷等，这些问卷都是为诊断而设计的，并不适用于治疗效果的评价，况且也不清楚这些问卷对治疗前和治疗后变化的敏感性和特异性。所以制定评估和治疗方案的标准化，对临床医生使用 rTMS 治疗耳鸣的规范化十分重要。

（顾　平）

第六节　经颅磁刺激对儿童神经康复的作用

一、概述

在儿童康复领域，经颅磁刺激治疗应用日益增多，无论是在儿童神经康复方面还是在精神心理方面都发展迅速。本节主要介绍目前在儿童康复领域应用 TMS 相对较广泛的疾病。

（一）脑性瘫痪

脑性瘫痪（cerebral palsy，CP），简称脑瘫，是由于发育的胎儿或婴幼儿脑部进行性损伤所致的一组异质性疾病，主要表现为持续性存在的中枢性运动障碍和姿势异常，可伴有认知障碍、语言障碍、行为障碍、癫痫以及继发性肌肉骨骼问题，是儿童致残的常见原因 [192]。目前全球约有 5000 万脑瘫患者，中国现有脑瘫患者 500 余万，且每年新增 4 万～5 万患儿，给社会和家庭造成了沉重的经济和精神负担 [193-195]。尽管该病本身不是神经变性疾病，但随着患儿 CNS 成熟，临床表现可能逐渐变化。脑瘫至今无法治愈，也无明确有效的策略进行预防，康复治疗脑瘫患儿的临床症状是目前治疗的焦点。

据统计，超过 80% 的脑瘫患儿磁共振成像发现有脑部结构异常，以脑室周围白质损伤、深部灰质损伤、脑发育不良最常见 [196]。脑部异常持续存在，严重影响患儿的神经发育及临床症状康复，采取积极有效的治疗可明显改善患儿预后。运动障碍是脑瘫的核心症状，现阶段的康复方案以运动训练为主，辅以局部肌肉的物理因子治疗，主要侧重于患儿的临床症状，通过改善外周器官的功能自下而上地调控并重塑中枢神经系统 [197]。理论上，直接作用于大脑皮质或神经细胞的治疗技术，可促进神经发育及代偿原有的功能障碍，由上而下、由中枢到外周改善患儿的临床症状，疗效或许更加显著。TMS 作为一种无创性脑磁技术，最早用于脑瘫患儿皮质脊髓投射的测量和评估 [198]。目前，TMS 已应用于神经系统疾病的监测、评估和治疗，为探索大脑的结构和功能提供了新的思路。

（二）语言障碍

语言沟通障碍是指“对概念或语言、非语言和图形符号系统的接收、发送、处理以及理解能力受损” [199]。沟通能力需要完好的正常发育与良好的环境相互作用。完好的发育包括听觉敏感性、知觉、智力、结构完整性、运动技能和情绪的稳定性。良好的环境是向儿童提供充分的语言暴露和刺激，不断强化儿童的沟通技巧，并保持与儿童发育阶段相符的有效环境。

沟通障碍主要包括言语障碍和语言障碍两大类型。言语障碍是指构音、流利度和发音方面的障碍。语言障碍是指对口语、书面语和（或）其他符号系统的理解和（或）应用能力障碍，可能涉及语言的形式（语法、句法和词法）、内容（词汇）和（或）功能（语用）。

根据DSM-5的定义，语言障碍有以下特征：①因语言理解或表达能力缺陷，包括词汇量低、句子结构有限和叙述能力（使用词汇和连接句子的能力）差，导致患者长期对各种形式的语言（如口语、书面语、符号语或其他形式）存在获得和应用困难（感受性语言障碍或表达性语言障碍）；②语言能力显著且可量化地低于相应年龄的预期水平，导致有效沟通、社交参与、学习成绩或职业等功能受限。此外，语言障碍一般在发育早期出现，且需要排除听力或其他感觉障碍、运动障碍或其他躯体或神经系统疾病（智力障碍或全面发育迟缓）。语言障碍主要包括发育性语言障碍及特定性语言障碍。发育性语言障碍（developmental language disorder，DLD）是儿童期最常见的发育障碍，描述言语和语言功能等多种发育障碍，包括与认知障碍有关的发育障碍，发生率为5%～10%。特定性语言障碍（specific language disorder，SLD）用于描述在没有智力障碍、听力损失、运动障碍、社会功能或明确神经功能障碍的状况下的发育障碍。遗传因素可能是语言发育障碍的原因之一。语言障碍的病因包括获得性或遗传发育性，前者包括退行性神经系统疾病、感染、忽视和虐待、头部损伤等。

儿童在早期学习语言，之后运用语言来学习，有语言障碍的儿童入学后发生阅读障碍和书写障碍的风险会增加，且这些问题可能会持续到青春期或成年。语言障碍的治疗计划需根据个体需求量身定制，目前较为通用的方案包括促进技术激发儿童行为改变、矫正原则（刺激-反应-强化）下的高度结构化方法或儿童自身引导的干预措施。根据问题类型及治疗的阶段，临床康复医师、特殊学校、照护者共同参与和构建治疗方案。

（三）脊髓损伤

脊髓损伤（spinal cord injury，SCI）为功能性诊断，指各种病因导致的脊髓功能障碍，包括运动功能障碍、感觉功能障碍、二便功能障碍等。儿童脊髓损伤常见病因除创伤外，还包括自身免疫、感染、肿瘤、血管及遗传等退行性疾病[200]。尽管脊髓损伤的发病机制逐渐明确，但仍有相当一部分病例原因不明。脊髓损伤为毁灭性事件，极易造成重度和永久性残疾[201]，且每一例脊髓损伤都会产生高昂的医疗费用，给社会及家庭造成巨大的经济及心理负担[202]。脊髓损伤的治疗方案与病因密切相关，因此，病因的早期识别对治疗及预后十分重要。

1．创伤性脊髓损伤

常见病因包括：机动车辆事故，高坠，暴力，体育运动事故，其他如颈椎病、骨质疏松。根据发病机制，脊髓损伤可分为原发性损伤和继发性损伤，前者指创伤的直接作用，包括脊髓压迫、脊髓挫伤和剪切性损伤；继发性损伤多在原发性损伤之后数分钟内开始，并在数小时内进展，可能的机制包括缺血、缺氧、炎症、水肿、兴奋性毒性、离子稳态失衡和细胞凋亡。作为继发损伤的结果，脊髓水肿在损伤后数小时内出现，创伤后第3日至第6日之间达高峰，第9日后开始消退，并逐渐被中央出血性坏死取代。

临床表现：①通常有脊柱骨折部位疼痛，但无疼痛并不能排除TSCI，这是因为患者经常存在脑部和全身性损伤，可能限制了患者对局部疼痛的主诉；②瘫痪：根据损伤部位不同，可出现不同程度的肢体瘫痪；③感觉减退：损伤平面以下感觉减退，受伤节段水平以上保持正常的感觉区域；④反射消失：急性期反射消失，伴肌张力减弱；⑤排泄障碍：可发生尿潴留和膀胱膨胀。

2．非创伤性脊髓损伤

（1）炎性疾病：横贯性脊髓炎（transverse myelitis，TM）是一种急性炎症所致的节段性脊髓损伤，大部分病例为特发性，多伴有前期感染。视神经脊髓炎（或称Devic病）是一种与MS相关的疾病，其脱髓鞘病变仅累及视神经和脊髓，随着神经免疫检测技术的进步，视神经脊髓炎的诊断率不断提高。TM炎性改变通常局限于1个或2个脊髓节段，常累及胸髓。症状通常在数小时内迅速发展，约37%的患者在24小时内症状达到高峰，偶尔病情恶化较慢，长达数周。炎症通常累及双侧，单侧综合征（如脊髓半切综合征）也有报道。几乎所有患者都有不同程度的下肢无力，如果颈髓受累，还可出现上肢无力。除感觉减退外，疼痛和麻刺感也很常见，通常包括躯干周围的紧束感或腰带束缚感，对碰触可能非常敏感。背痛和神经根痛也很常见。患者还可出现肠和膀胱功能障碍，这反映了自主神经受累。脊髓MRI、脑脊液检查可能有助于诊断。

（2）感染：急性病毒性脊髓炎为病毒感染脊髓灰质，导致急性下运动神经元疾病，常见病毒包括肠道病毒，如脊髓灰质炎病毒、柯萨奇病毒；虫媒病毒如日本脑炎病毒。当病毒入侵脊髓前角细胞，常伴发热、头痛及脑膜刺激征，导致不对称的弛缓性无力和反射减弱或消失，几乎无感觉异常和体征。感染导致的脊髓损伤性疾病中还需警惕硬膜外脓肿，虽罕见但偶有发生，最常见病原体为金黄色葡萄球菌。脊髓损伤的原因包括：神经组织或动脉血供的直接受压、邻近静脉的血栓形成和血栓性静脉炎、局部血管炎和（或）细菌毒素及炎症。典型的临床三联征包括发热、脊柱疼痛、神经功能障碍。然而，只有少数患者在就诊时同时存在3种表现。神经系统损害的进展速度差异很大。

此外，结节病、副肿瘤综合征、血管病变、中毒及代谢性病因、肿瘤等为脊髓损伤较罕见的病因。结合脊髓综合征、临床症状、病程、神经影像学、脑脊液检查等确定可能的发病机制，并予以对症治疗。

（四）周围神经病

周围神经病指外周神经疾病，其典型特征通常是无力、感觉缺失（麻木）和（或）感觉异常、疼痛或灼烧感等阳性感觉症状[203]。大多数儿童周围神经病是遗传性的，许多系统性疾病、药物及毒素也可损伤儿童的周围神经系统。

大多数周围神经病的病程为缓慢进展性的。但创伤、毒物暴露或炎症性疾病可能引起急性临床表现。大部分周围神经病表现双侧性、对称性且主要累及远端，在儿童中创伤等多种因素引起的局灶性神经病变确有发生。弥漫性神经损伤的严重程度与轴突长度直接相关，因此，较长的轴突首先受累，通常会较早出现，下肢远端症状更为突出。大多数神经病变存在感觉合并运动受累。然而，部分疾病仅有运动或感觉方面异常。最常见的运动症状是无力，可能表现为笨拙、跑步或爬楼梯困难，或者精细运动技能受损，比如写字、扣纽扣、开罐或系鞋带困难。共济失调或平衡困难是神经疾病相关的另一运动症状。感觉症状可能包括麻木或诸如感觉异常、疼痛、烧灼感等阳性感觉症状。自主神经病变可能单独出现，也可能伴随更为广泛的神经病变出现。周围神经病可能伴自主神经症状，如出汗异常、心律失常、低血压、肠道和膀胱功能障碍。中枢神经系统受累可见于部分疾病，但更常见于遗传性神经变性疾病。

儿童周围神经病的诊断及鉴别诊断，主要依靠详细的病史采集和神经系统检查，必要时对家庭成员进行协助评估。神经传导及针极肌电图检查对该类疾病诊断非常重要，有助于确定是神经源性还是肌源性疾病，区分感觉神经还是运动神经受累、轴突型还是脱髓鞘型受损[204]。以此鉴别疾病是原发的还是继发的（如毒物接触），进而明确病因并指导治疗。

（五）孤独症谱系障碍

孤独症谱系障碍（autism spectrum disorder，ASD）是一种有生物学基础的神经发育障碍，以持续的社会沟通与社会互动障碍，以及重复刻板行为、兴趣和活动模式为特征。WHO《国际疾病分类第十一次修订本》（International Classification of Diseases, 11th revision，ICD-11）及美国《精神障碍诊断与统计手册》（Diagnostic and Statistical Manual of Mental Disorders，DSM）（第5版）对ASD相关术语进行了更新与统一。综合两种诊断系统，ASD的特点：①社交交流和互动存在持续性缺陷（例如社交互动缺陷，非言语交流行为缺陷，发展、维持和理解人际关系的技能缺陷）；②持续存在受限、重复、刻板的行为、兴趣和活动异常。

ASD在欧洲、亚洲和美国的患病率为2/1000～25/1000，且逐年增加[205-207]。流行病学研究显示，ASD患病率明显增加的原因，在很大程度上与疾病定义发生改变和人们对疾病的认识增强有关，其他可能的影响因素包括早检测、诊断替换（ASD患病率增加，而学习障碍、语言发育障碍、智力障碍患病率降低）。男性ASD的患病率是女性的3～4倍，对于没有相关疾病或综合征的ASD患儿，其同胞的ASD预估患病率为10%～20%。

高达25%的ASD病例涉及遗传学病因，其中许多病因有明确的临床特征，常与ASD相关的遗传学诊断包括：结节性硬化病、染色体15q11-

q13重复综合征、RETT综合征、Cohen综合征、Cornelia de lange综合征、I型神经纤维瘤病、脆性X染色体综合征、Angelman综合征等、唐氏综合征、Noonan综合征、Williams-Beuren综合征、DiGeorge（22q11.2综合征）、PTEN（磷酸酶和张力蛋白同源基因）相关大头畸形综合征、CHARGE综合征、Joubert综合征、Smith-Lemli-Opitz综合征、Timothy综合征。多达20%的ASD病例可能由临床特征不明的遗传综合征，以及不完全外显及表现度不稳定所致，在临床上很难加以识别。

ASD是一种需要综合治疗的慢性疾病，必须根据儿童的年龄和具体需求给予个体化治疗。ASD的治疗需要采取多学科联络会诊方法进行干预。

（六）抽动秽语综合征

抽动秽语综合征（Tourette syndrome，TS）是一种神经系统障碍，表现为动作和发声抽动，在儿童期起病[208,209]。由社会和环境因素与多种遗传异常之间的复杂相互作用所致。TS的病因可能是皮质-纹状体-丘脑-皮质（中脑边缘）通路紊乱导致运动和边缘系统抑制。但尚不清楚抽动的准确解剖定位。一些神经影像学发现了与TS相关的大脑结构或代谢改变。另一项报告发现，TS患者纹状体中的胆碱能和抑制性GABA能中间神经元较正常对照者有所减少。各种功能性影像学检查表明，TS患者的GABA能系统受损。目前尚未发现TS的致病基因，但部分病例存在双系遗传因素（即遗传来自父母双方）。

临床特征：抽动是TS的临床特征，表现为突然、短促、间歇的运动（运动抽动）或是发声（说脏话、大喘气、清嗓子等）。抽动症状是非随意抽动，但可暂时有意识地控制抽动。大多数TS患者存在共病，常和注意缺陷多动障碍（attention deficit hyperactivity disorder，ADHD）或强迫症（obsessive-compulsive disorder，OCD）共存。

发病及自然病程：TS起病年龄通常在2～15岁，但有时诊断可延迟至21岁。平均发病年龄约为6岁，96%的患者在11岁以前出现抽动表现。抽动的严重程度通常在10～12岁达到顶峰，随后在青春期和成年期大多数会改善。研究发现，近1/3的抽动可完全缓解，1/3可改善，1/3会持续存在而不减弱[210,211]。

（七）注意缺陷多动障碍

注意缺陷多动障碍（attention deficit hyperactivity disorder，ADHD）是一种在儿童期出现的疾病，症状以注意力不集中、多动、冲动为特征。这些症状会影响患儿的认知功能、学业水平、行为表现、情绪状态以及社交能力。根据诊断标准和研究人群（如初级保健人群 vs. 转诊人群）的不同，儿童ADHD患病率为2%～18%。ADHD在学龄儿童的患病率估计为9%～15%，是儿童期常见的疾病之一。根据2015—2016年美国国家健康访谈调查（National Health Interview Survey，NHIS），美国4～17岁儿童照料者报告ADHD诊断的加权患病率为10%，相比1997—1998年的6%有所增加。ADHD的患病率随年龄增长而增加（4～11岁为7.7%、12～17岁为13.5%）。ADHD更常见于男性（男女的多动型患病比为4：1，男女的注意缺陷型患病比为2：1）。2015-2016年NHIS的结果显示，男性和女性的患病率分别为14%和6%[212,213]。

发病机制：目前ADHD的发病机制仍不明确，大脑皮质儿茶酚胺代谢的遗传失衡可能起着主要作用。主要因素包括，①遗传因素：遗传因素可能会诱发ADHD，ADHD患者的一级亲属发生ADHD的风险增加，不同国家的双生子研究一致显示，ADHD的遗传度估计为75%。现已识别出ADHD相关的遗传变异（如单核苷酸多态性、拷贝数变异），但这些并非ADHD所特有的；②神经解剖学：ADHD儿童存在尾状核结构不对称性的颠倒或缺失、大脑和小脑容积更小、胼胝体后部区域更小、颞叶后部和顶叶下部皮质的灰质增加。大脑前部区域的差异尤为明显，显示前额叶皮质体积更小、前扣带回皮质的厚度减少以及双侧额上回区域皮质变薄。功能性脑成像显示，ADHD儿童的大脑整体激活性降低，且基底节和前额叶区域的局部激活度降低。此外，神经心理测试发现，ADHD患者的执行功能受损和（或）存在反应抑制困难，与ADHD患者的神经影像学检查结果一致，即前额叶结构与基底节区域（是运动反应抑制和执行功能的基础）存在结构和功能异常；③儿茶酚胺代谢：动物研究显示，去甲肾上腺素能系统参与调节更高级皮质功能，包括注意力、警惕性、警觉和执行功能。大鼠模型提示，前额叶皮质去甲肾上腺素和多巴胺系统失衡是ADHD的发病机制（抑制多巴胺能活性减少和去甲肾上腺素能活性增加）。人体研究得到类似结果：ADHD 患者的多巴胺转运蛋白密度明显高于健康对照者（可能会过快清除突触中的多巴胺）。此外，ADHD 发病可能与环境、膳食、睡眠不足、产前药物暴露等因素有关。

（八）重症康复促醒

随着儿童重症监护技术不断提高及重症康复的发展，越来越多重症患儿的生命得以挽救，逐渐增多的重度残疾患儿需要长时间康复治疗。其中最常见的是严重意识障碍，包括昏迷、持续性植物状态、微意识状态。

1. 昏迷

昏迷是意识的改变，昏迷者处于“沉睡”之中，无法被唤醒，对周围环境不能感知。因此，昏迷是最严重的意识障碍，构成意识的两个成分即觉醒和知觉减退。较轻的意识障碍（昏睡、嗜睡、意识混沌），在某种程度上尚有一个或多个成分保留。昏迷是急性、威胁生命的急症，需要立即干预以挽救生命和脑功能。患者可苏醒、死亡或进入更永久的意识受损状态，包括持续性植物状态和微意识状态。

2. 持续性植物状态

持续性植物状态（persistent vegetative state，PVS）是指患者完全无意识，但在周期性觉醒时段会自发睁眼。此类患者常常具有反射性发声（有声音但没有言语）、面部表情和动作，观察者可能会将这些情况误解为患者对内在或外部环境有意识反应。PVS 必备的特点：①没有对自身或环境有意识的证据，没有与他人互动的能力；②对视觉、听觉、触觉或伤害性刺激没有持续的、可再现的、有目的的或自主的行为反应证据；③没有语言理解或表达的证据；④存在睡眠 - 觉醒周期，表现为有自发睁眼的间歇期；⑤下丘脑和脑干的自主神经功能充分保留，通过医疗和护理患者可存活；⑥大小便失禁；⑦颅神经反射和脊髓反射有一定程度的保留。

3. 微意识状态

微意识状态（minimally conscious state，MCS）是指患者意识严重改变但对外界保留有一定程度的意识。患者至少可偶尔表现有目的的动作或反应，包括可执行简单命令，对询问做出姿势或言语反应，说可理解的言语，对激发情绪的声音或图像做出微笑或哭泣反应，准确伸向物体所在位置或者注视和追寻视觉刺激。功能性神经影像学检查提示，与 PVS 患者相比，这些患者具有不同程度、较轻的神经解剖学病变基础。

觉醒依赖于上行网状激动系统（ascending reticular activating system，ARAS）与其靶点（位于下丘脑、丘脑和大脑皮质）之间的完好联络。ARAS 是散布在脑干神经元间的松散组织网络，其主要功能是根据环境中的信号调节觉醒。知觉依赖分布更广泛的大脑皮质和皮质下结构之间网络连接。脑干功能障碍、双侧大脑半球受损或全面抑制神经元活性的损伤可使意识减弱或丧失。全面降低神经元活性的损伤包括代谢障碍，这些可耗竭脑新陈代谢的底物、改变神经元细胞的稳定性或干扰神经元兴奋性。如果单侧大脑病变挤压或损害对侧大脑或脑干结构，也可引起昏迷。

二、TMS 的治疗原理

TMS 利用电磁感应产生的脉冲磁场影响脑内物质代谢、调节神经功能。其作用机制可能为：①诱导动作电位的产生，改变局部皮层的兴奋性和皮质脊髓束的活性，进而降低肌张力，促进运动能力的提高；②减轻脑缺血再灌注后神经元的损伤和凋亡，加快神经递质的传递，调节局部的脑灌注和代谢，增强神经元的可塑性；③影响蛋白质合成、细胞形态和酶的活性等，调节细胞增殖，促进脑源性神经生长因子的表达和神经元突起的生长；④长时程增强（Long-term Potentiation，LTP）/ 长时程抑制（Long-term Depression，LTD）机制的诱导：大脑皮层通过激活不同神经递质受体等机制诱导 LTP 或 LTD 出现，进而触发突触可塑性来响应环境产生的变化。rTMS 可通过人工诱导突触强度正常化而改变中枢神经系统可塑性相关病症[214,215]。

TMS 主要有 4 种刺激模式：单脉冲 TMS、成对脉冲 TMS、重复性 TMS（repetitive TMS，rTMS）和 θ 爆发式刺激（theta brust stimulation，TBS）。单脉冲和成对脉冲 TMS 多用于检测皮质脊髓束的电生理特性。rTMS 是治疗的主要模式，低频 rTMS（≤ 1 HZ）可抑制神经系统的兴奋性。

（一）兴奋性刺激

高频 rTMS 通常会诱导持久兴奋性，这可能是通过增强大脑中不活跃的皮质区域和相关网络内的兴奋性来达到治疗效果。高频 rTMS（> 1 Hz）可对神经系统产生易化作用。诱发刺激区域突触传递的LTP，并扩散到皮质和皮质下的神经网络，进而引起了患儿镜像神经元（mirror neuron system，MNS）系统兴奋性增强，从而提高ASD患者对社会环境的理解，增强模仿能力，因此最终改善ASD患者的核心症状。

（二）抑制性刺激

刺激频率≤1 Hz时称为低频rTMS，可持续抑制皮层组织的兴奋性。

三、儿童的TMS治疗参数

低频rTMS的刺激频率为1 Hz，可使刺激侧脑血流量减少，降低该侧兴奋性的同时提高对侧的兴奋性；高频rTMS的刺激频率为5～10 Hz（国内研究常用5 Hz，国外研究常用10 Hz，安全性及治疗效果无明显差异）。应用rTMS治疗疾病时，可通过改变相关参数（如刺激部位、频率、强度及持续时间等）取得针对性的临床效应。其中刺激频率被认为是最重要的治疗参数之一。

（一）兴奋性刺激

1．脑性瘫痪

在脑瘫患儿中，高频刺激功能劣势侧M1区可改善粗大运动功能、手功能和平衡能力并缓解痉挛，刺激强度为90%～100%RMT，脉冲总数1000～2000次。对于认知功能障碍者，采用高频rTMS刺激右侧背外侧前额叶皮质，刺激强度为90%～100%，脉冲总数1500～2000次。吞咽功能障碍者，采用高频rTMS刺激小脑区域及皮质支配舌、食管等运动脑区来改善吞咽功能[216,217]。

2．语言发育迟缓

在语言发育迟缓的患儿，高频rTMS对患儿左右侧背侧前额叶皮质、背侧前额叶皮质、Broca区以及前运动皮质刺激可显著改善患儿语言障碍，具体方案不尽相同，刺激频率为固定频率或根据患儿脑电图ALPHA峰频确定。也有低频刺激非优势侧的相应部位方案，但还需要大样本量的研究提供理论支持。

3．抽动秽语综合征

国内外偶有不同报道证明采用高频（10～15 Hz）刺激大脑左、右额极区（FP1、FP2）或运动区、前额叶皮质，能有效改善临床抽动症状，但缺乏双盲对照及大样本研究。

4．注意缺陷多动障碍

国际上临床试验多采用高频（10 Hz）刺激双（右）侧背外侧前额叶皮质，100%运动阈值，每次2000个脉冲，每周5次，疗程6～10周不等。

5．严重意识障碍

患儿促醒：rTMS用于儿童严重意识障碍（昏迷、持续性植物状态、微意识状态）促醒治疗的参数还需探索，因为目前国内外相关研究对象主要针对成年意识障碍（disorder of consciousness，DOC），偶有少数研究中有青少年病例，所用参数同成人[218]。据目前的研究报道，多采用高频（10 Hz或20 Hz）刺激左侧前额叶背外侧区或双侧大脑半球（脑电图国际10-20系统C3或C4点/F3），刺激强度80%～120% RMT，每天一次，每次2000脉冲，持续时间视临床试验各异。

（二）抑制性刺激

1．脑性瘫痪

对脑瘫患儿，低频刺激功能优势侧或双侧M1区改善粗大运动功能、手功能和平衡能力，刺激强度为80%～100% RMT，脉冲总数1000～1500次；或刺激双侧皮质辅助运动区控制不随意运动。对于语言障碍的患儿，采用低频rTMS刺激右侧大脑半球语言区（额下回三角部，BA45），刺激强度为100%～120% RMT，脉冲总数为1200次。

2．语言发育迟缓

借鉴rTMS治疗成人失语症的理论，选择发育正常的儿童作为对照组，设想采用低频刺激右利手患儿右半球语言镜像区（额下回三角区），通过降低胼胝体的抑制作用，间接提高优势半球语言功能区的兴奋性，从而促进语言功能网络的重塑，以此来改善患儿的语言发育迟缓。

3．孤独症谱系障碍

目前国内外对于rTMS治疗ASD的部位及频率选择依然存在不一致性。研究证明有效的方案，包括低频刺激ASD患儿的左侧背外侧前额叶、低频刺激双侧背外侧前额叶，后者是国内外最常用的方法。

4．周围神经病

国内外关于rTMS治疗周围神经病的研究报道不多，儿童研究更少。有研究报道低频（1 Hz）rTMS刺激患侧耳前治疗儿童周围性面神经炎、低频（0.5 Hz）rTMS刺激患侧对侧初级运动皮质

（M1）中下部分面部支配区域，可治疗早期特发性面神经炎。

5．抽动秽语综合征

尽管国际上已广泛采用TMS治疗TS，且方案不一，但国内外学者多采用低频刺激（1 Hz）刺激患儿辅助运动区（supplementary motor area，SMA）。少量研究刺激患儿左侧运动皮质及左侧额叶前外侧皮质，以及左侧（双侧）运动前区。

四、安全性与疗效

（一）安全性

TMS治疗的绝对禁忌是有人工耳蜗或颅内植入金属物，因其可受激发产热造成组织损伤，甚至可能发生移位或退磁。相对禁忌证包括：颅内压增高、颅内感染和出血性疾病的急性期、癫痫病史（禁止使用高频强刺激）等。治疗期间需移除患儿佩戴的金属物品，以免受到磁场干扰。最新的TMS应用安全指南显示治疗过程中可能出现的问题或不良反应包括，①诱发癫痫：最严重的急性不良反应，低频TMS诱发癫痫的风险极低，高频TMS可能诱发癫痫发作。目前尚未在脑瘫患儿治疗中发现，对于有癫痫病史的患儿，TMS治疗后癫痫复发的可能性也极小。②听觉损伤：婴幼儿外耳道较窄小，易产生高频共振影响听力，设备操作时的噪声可能使患儿出现耳鸣等不适。但已有研究证实TMS对儿童听觉不会造成长期的不良影响。③局部不适：头痛最为常见，可能和线圈物理损伤有关，一般持续时间短暂且症状可逆，无需特殊处理。④睡眠障碍：绝大部分治疗后的睡眠问题是暂时的，对日常生活基本无影响[219,220]。

综合48项临床研究513名儿童的分析显示，TMS治疗儿童疾病包括脑性瘫痪、卒中、孤独症谱系障碍、TS、抑郁等疾病，副作用有轻微的一过性头痛（11.5%）、头皮不适（2.5%）、抽搐（1.2%）、情绪改变（1.2%）、疲劳（0.6%）、耳鸣（0.9%），几乎无严重不良反应[221]。

（二）疗效

1．脑性瘫痪

如上所述，在脑瘫患儿中，因脑瘫分型不同、共病各异，rTMS的疗效随刺激部位、频率、强度、脉冲总数等参数不同产生不同疗效。总的来说，rTMS的疗效可概括为：①改善粗大运动功能、手功能和平衡功能；②缓解痉挛；③控制不随意运动；④提高语言功能，改善构音障碍；⑤提高认知功能；⑥改善吞咽功能。此外，TMS联合靶点功能导向性训练、肌肉牵伸、力量训练等，可改善肢体痉挛，提高粗大和精细运动功能；TMS联合虚拟现实训练可提高患儿的抓握、视觉运动整合和日常生活活动能力；TMS联合强制性运动疗法可改善偏瘫患儿的运动功能，疗效优于单独的干预方式且安全性良好；TMS联合核心肌力训练可提高痉挛型脑瘫患儿踝关节活动度及步行速度。

2．语言障碍

研究表明，rTMS可有效提高语言发育迟缓患儿的语言发育商，提高语言发育水平。机制可能为：①TMS产生的感应电场能可增加脑组织血液循环，提高携氧能力，促进大脑细胞发育，加快患儿语言能力及运动功能等水平的提高；②TMS可显著提高神经递质γ-氨基丁酸水平，降低谷氨酸水平，改善这两种神经递质的平衡来调节脑内的兴奋和抑制的平衡，最终改善大脑功能；③TMS治疗时线圈磁场刺激到Broca区临近运动区，改善相应的语言运动功能，促进患儿语言能的发展。

3．脊髓损伤

TMS用于脊髓损伤约有半个世纪历史，根据目前文献报道，疗效尚缺乏一致性，且文献主要是对成年脊髓损伤的研究，儿童数据尚待进一步研究。

4．周围神经病

国内外已广泛使用TMS治疗儿童周围神经病，如面神经麻痹、臂丛神经损伤、脊髓损伤继发周围神经损伤、吉兰-巴雷综合征（Guillain-Barré syndrome，GBS）等。但疗效评估及具体参数的设定还需大样本的研究。

5．孤独症谱系障碍

国内外研究表明，rTMS可以有效地改善ASD患者的异常行为，减轻临床症状，促进心理发育。因为ASD是一组异质性疾病，不同的患儿临床表现各不相同，选择的方案不同，产生疗效可能有所不同。双侧背外侧前额叶皮质刺激可明显改善重复刻板行为、感觉异常、易激惹；国内外学者发现，左侧高频刺激ASD患儿背外侧前额叶区域可以同时改善ASD患儿的核心症状及伴发的抑郁焦虑症状，增强治疗依从性。

6．抽动秽语综合征

国内外研究显示，rTMS 治疗儿童 TS 可明显改善抽动症状。国内外高质量研究对 TMS 治疗 TS 的疗效，可降低动作性抽动、抽动的频率、强度、复合性症状等。可明显改善 TS 共病 ADHD 的注意缺陷、多动、抑郁、焦虑等。

7．注意缺陷多动障碍

关于 TMS 治疗儿童 ADHD 的疗效评估结果不一。rTMS 联合药物治疗效果最佳，可改善注意缺陷和多动等核心症状；治疗中的安全性和耐受性均较好。值得注意的是，目前关于 TMS 治疗儿童或青少年 ADHD 的高质量临床研究很少，尚不能得出关于 rTMS 治疗儿童及青少年 ADHD 疗效的结论，在符合伦理要求的条件下开展相关研究十分必要。

8．重症康复促醒

2020 年欧洲 rTMS 指南指出，在临床上 rTMS 治疗意识水平有获益的，由于样本量太小不能提出建议或推荐[219]。总体来说，国内外采用 rTMS 治疗儿童严重意识障碍的报道较少。我国学者采用高频 rTMS 治疗严重意识障碍（昏迷、植物状态、最小意识状态）患儿 3 个月，显著改善患儿的神经电生理情况，提示对重症脑损伤后意识障碍有促醒作用。

五、总结与展望

综上所述，TMS 作为一种无创、无痛、安全可靠的现代脑科学电生理技术之一，通过其不同频率刺激对皮质产生兴奋或抑制的作用特点，在临床上已取得了显著成果。同时也存在一些问题：①在颅神经核下病变中主要作为一种损伤程度定位或预后判断方法，缺少直接治疗作用，这可能与其线圈的大小、作用深度及作用部位导致线圈作用面积较大，聚焦性小，难以准确达到治疗靶点有关；②采用计算机辅助的无框架立体定位导航式 TMS，提高 TMS 刺激部位的精准性研究尚不够深入；③ TMS 治疗的生理作用机制仍不清楚，对周围神经及脑血流量的影响、神经组织的病理生理改变等诸多方面仍需进一步探讨；④缺少周围神经损伤病变的大样本研究；⑤对于部分疾病的参数设置、治疗时程和功效的评定尚未达成统一标准。此外，采用功能性磁共振成像（fMRI）与脑电图结合 TMS 从时间与空间方面现象、直观地研究神经损伤与修复的动态变化等也需要进一步的深入研究。

（肖　农）

第七节　经颅磁刺激对阿尔茨海默病的作用

一、阿尔茨海默病的生物学基础

1．AD 的疾病概述

阿尔茨海默病（Alzheimer's disease，AD）是常见的神经系统退行性疾病，以进行性认知功能减退、日常生活能力下降和精神行为异常为主要临床特征。AD 的发病机制包括 β 淀粉样蛋白（Amyloid β-protein，Aβ）沉积、Tau 蛋白过度磷酸化形成神经原纤维缠结引起神经元及其突触大量丢失，导致神经网络功能异常等。AD 可分为家族性 AD 和散发性 AD。家族性 AD 呈常染色体显性遗传，多于 65 岁之前起病，致病基因包括淀粉样肽前体蛋白（amyloid precursor protein，APP）、早老素 1（presenilin 1，PSEN1）和早老素 2（presenilin 2，PSEN2）基因等。散发性 AD 占所有 AD 患者的 90% 以上，发病率随年龄的增加而增大，是老年性痴呆的最常见形式，其发病与年龄增长、动脉粥样硬化、糖尿病、头部外伤以及携带载脂蛋白 Eε4 等位基因（apolipoprotein ε4，APOE ε4）等因素有关。随着社会老龄化的发展，AD 患病率逐年增高，目前我国有 1000 万名 AD 患者，AD 已经成为严重影响老年人生活质量的疾病[222]。

基于 AD 疾病特征及其高发病率，AD 防治成为目前脑科学领域研究的重点，对于 AD 相应发病机制，提出了多种药物治疗途径。目前主要有针对胆碱能神经元损伤机制和谷氨酸兴奋性毒性作用机制的胆碱酯酶抑制剂和为 N- 甲基 -D- 天冬氨酸受体拮抗剂，可使部分 AD 患者的症状得到改善，但无法延缓或改变AD的病理发展进程。因此，寻求更加有效的新型AD治疗方法迫在眉睫。近年已有上百个AD药物在临床中遭到失败，其中包括以Tau蛋白机制、β淀粉样蛋白机制、神经炎症机制、神经递质机制和其他机制的药物研究[223]。导致AD药物研发失败的主要原因是AD发病机制复杂，单一作用靶点的药物很难发挥明显效应，加之干预时机常处于中晚期，效果进一步降低。随着现代社会科技发展，物理治疗方法包括经颅电刺激（transcranial electrical stimulation，TES）、经颅磁刺激（transcranial magnetic stimulation，TMS）等技术的开发以及在神经系统疾病治疗中的应用，为AD的防治提出了希望。

2．AD的分子机制

AD组织病理学特征为脑内β淀粉样蛋白异常沉积和神经原纤维缠结。除了特征性病理变化，AD其他相关的病理改变，包括神经炎症、突触功能障碍、神经递质水平降低以及神经元缺失等，均与AD的临床表现以及病程发展密切相关。虽然目前AD发病的分子机制尚不明确，但其发病机制可能是由多种发病因素、通路和分子相互作用引起的。迄今学者提出了许多AD发病机制的假说。

（1）Aβ级联假说：Aβ是一种跨膜蛋白，由Aβ前体蛋白（amyloid precursor protein，APP）通过淀粉样蛋白生成途径水解产生。APP通过三种途径在α-、β-、γ-和η-分泌酶的水解下产生C端片段。在淀粉样蛋白病理途径中，APP被β-分泌酶切割成CTF-β，继而被γ-分泌酶切割成不同长度的Aβ多肽，并释放到细胞外，聚集形成淀粉样蛋白沉积，促进AD的发生[224,225]。

（2）Tau蛋白异常磷酸化假说：Tau蛋白是一种在中枢系统的神经元中表达丰富的微管相关蛋白。正常情况下，Tau蛋白与微管蛋白结合维持微管结构和细胞质转运功能，维持突触结构和功能，并调节神经元信号传导[226]。在AD病理状态下，胞内Tau蛋白过度异常磷酸化，使其失去促微管组装的生物学活性，导致微管解聚、轴突运转障碍，并且与其他Tau蛋白结合，形成不可溶解的神经原纤维缠结，进而导致神经元变性，引起神经元的凋亡，加剧AD的发生发展[227,228]。

（3）胆碱能假说：AD患者脑基底核内胆碱能神经元显著缺失[229]，相关皮质及海马等脑区的胆碱能神经传递受损，与AD患者记忆和认知功能障碍密切相关。胆碱能假说认为胆碱酯酶，包括乙酰胆碱酯酶（AChE）、丁酰胆碱酯酶（BChE），和乙酰胆碱转移酶（ChAT）活性下降，是导致乙酰胆碱（Ach）含量下降、胆碱能神经元活性降低的主要原因[230]。

除上述三种主要假说外，阿尔茨海默症发病机制的假说，还包括氧化应激及线粒体损伤假说[231,232]、表观遗传氧化还原转变假说[233,234]、胰岛素抵抗假说[235]、突触异常假说[236]、金属离子紊乱假说[237]、神经炎症假说等[238]。

3．AD的脑网络机制

神经元和神经元网络的某些活动与记忆的成功编码和新信息的保留有关，因此被认为是学习和记忆所必须的[239]。大脑活动及功能连接可以通过功能磁共振（fMRI）基于种子的功能连接分析、独立成分分析（ICA）和图论分析进行监测，并将连接定义为解剖分离的大脑区域的神经活动模式，此外，PET、单光子发射计算机断层扫描（SPECT）、EEG也可用来监测脑网络改变。

人类记忆功能主要与两个网络的内在功能连接（FC）相关：①默认模式网络（default mode network，DMN），主要涉及后扣带皮质/楔前叶、角回、腹内侧前额叶皮质、顶下小叶、内侧颞叶皮质和海马[240]，与空间和自传式记忆有关；②边缘网络（limbic network，LMB），映射到前颞叶和眶额皮质，与语义记忆有关[241,242]。其他认知领域涉及不同的网络，例如中央执行网络（central executive network，CEN）、腹侧注意网络（ventral attention network，VAN）和背侧注意网络（dorsal attention network，DAN）。这些网络维持执行功能和注意力、持续监测和响应环境，并将处理的核心转移到相关刺激上[243]。

许多研究表明了DMN和AD中淀粉样蛋白沉积的解剖模式之间的关系[244]，因此DMN为阿尔茨海默病发病机制中的重要组成部分，在AD发病过程中，β淀粉样蛋白（Aβ）多肽的聚集优先影响DMN区域[245]，而DMN连接受损与AD的临床严重程度和记忆能力有关。DMN网络在内在心理活动中最为活跃，例如内省、白日梦、清醒休息、想象和回忆，而在外在的心理任务（如获取和编码新信息）中失活。任务诱导的DMN区域（如楔前叶）

的失活与良好的认知状态相关[246]。在AD致病突变的无症状携带者中，DMN中断发生在临床症状之前，这表明功能连接中断可能是AD临床病程早期患者脑变化的标志[247]。Wang等[248]和Allen等[249]以双侧海马为种子点的功能连接分析提示，与对照组相比，阿尔茨海默病的海马与额叶（BA 10、24、32）、顶叶（BA 7、29）、颞叶（BA 22）和枕叶（BA 19）区域的连接性降低。Zhang等[250]发现后扣带皮质与额叶、顶叶、颞叶和枕叶皮质的区域的连接性降低。

DAN是一种正激活网络，由顶内沟和额眼区组成的，在自上而下的注意导向、视觉空间以及基于目标的选择中起着重要作用。SN也属于正激活网络，通过其核心区域（前岛叶和背侧前扣带回皮质）的信息整合，在包括任务控制、情感和人际体验在内的多个功能中发挥着关键作用[251]。CEN的主要核心节点是背外侧前额叶和外侧顶叶皮质，它在工作记忆、注意控制和在目标导向行为的决策中起到重要的调控作用。Brier等发现包括默认网络外，背侧注意网络（DAN）、中央执行网络（CEN）和感觉运动网络（SMN），随着CDR（临床痴呆评分）的增加，所有网络内的连接性均下降[252]。

此外，不同的AD表型具有不同的大范围功能网络异常。在早发性AD的执行缺陷与支持持续注意力和执行功能的网络功能障碍有关。后皮质萎缩与视觉和背侧注意回路的破坏有关，而AD的原发进行性失语变异可能与左侧语言网络的功能障碍有关[253]。综上所述，阿尔茨海默病与大规模脑网络的功能连接异常有关。

4．AD的认知心理评估

认知功能下降、精神行为障碍和日常生活能力减退或丧失是AD患者主要的临床表现。目前，对AD患者的早期识别及认知心理水平评估主要依靠神经心理学量表，国内外广泛应用的认知筛查量表为MMSE，内容涵盖定向力、记忆力、注意力、计算力、语言、视空间功能等方面，方法简单，特异性高，但对轻度认知障碍（mild cognitive impairment，MCI）的识别作用有限，且具有“天花板”效应，不适用于高智商人群。MoCA对MCI的评估更为灵敏，临床上多两者连用，以提高对早期认知障碍患者的识别。此外，阿尔茨海默病评定量表-认知（ADAS-Cog）、Addenbrooke改良认知评估量表（ACE-R）、记忆与执行功能筛查量表（MES）等也常用于认知障碍筛查。有些耗时较短的量表，如画钟试验（CDT）对认知域的评估单一，常作为更广泛的神经心理检查的一部分。对AD患者精神行为症状的评估多使用神经精神问卷（neuropsychiatric inventory，NPI）。临床上常将多个量表组合使用，以期进行全面综合的认知心理评估。

除了传统的纸笔测试，也可用计算机进行检测，如MoCA-CC、Cogstate、CANS-MCI等可对多个认知域进行评估，其优势为格式标准化、记录准确、可远程评估等，但多数老年人对计算机不熟悉限制了应用[254]。

虚拟现实（VR）技术在认知心理评估中的主要应用形式，是通过让被试者完成测试场景中的任务来评估其认知、情绪、行为及生理反应。目前基于VR的认知评估主要通过测试患者的导航能力和日常生活能力得以实现[255,256]。VR技术具有良好的沉浸性和互动性，有广阔的应用前景，但需要更多的研究检验其生态效度，使其规范化服务于临床评估。

二、TMS在阿尔茨海默病研究中的应用

1．运动诱发电位与运动阈值测量在AD研究中的应用

TMS可以一次只施加一个刺激即单脉冲TMS；单脉冲TMS已广泛应用于描绘运动皮质输出状态，研究中枢运动传导时间以及研究脑-行为关系等研究[257]。运动诱发电位（motor evoked potential，MEP）是指TMS以适当的刺激强度作用于运动皮质时，在对侧肢体靶肌表面记录到的电信号变化；一般要求受试者处于舒适体位，采用银-氯化银杯状表面电极，以肌腹-肌腱的模式记录靶肌肉产生的MEP[258,259]。在周围神经完整的前提下，MEP的潜伏期和波幅可反映皮质脊髓束的完整性，以及运动皮质与脊髓前角α运动神经元的兴奋性；若运动皮质、皮质脊髓束和脊髓前角α运动神经元的任何部分受累，患者均可出现MEP的潜伏期延长以及波幅下降[258,259]。单个脉冲TMS刺激皮质运动区引起相应靶肌产生MEP，其相应的最小磁刺激强度称为运动阈值（motor threshold，MT），主要用于评价皮质脊髓束的兴奋性[258-260]：①静息运动阈值（resting motor threshold，RMT）是指当肌肉处于

无收缩状态时，在连续刺激的过程中，至少有 50% 的刺激诱发的 MEP 波幅 > 50 μV 时所需的最小磁刺激强度，以磁刺激仪输出强度的百分比（%）表示；②若在肌肉轻微的等长收缩时，用单脉冲 TMS 刺激运动皮质，能够产生在连续 5 个磁刺激诱发的 MEP 的平均值 > 100 μV 时所用的最小磁刺激强度，称为活动运动阈值（active motor threshold，AMT），同样以磁刺激仪输出强度的百分比（%）表示。临床实践中观察到，皮质脊髓束受损后，MT 明显升高；MT 下降则反映了皮质脊髓束的兴奋性异常增高。

一系列研究表明，AD 患者的皮质脊髓束处于过度兴奋状态，通过测定 MEP 与 MT 可有效识别这种异常改变。Meder 等 [261] 研究发现，与健康对照相比，遗忘型轻度认知障碍（amnestic mild cognitive impairment，aMCI）患者的 MEP 幅值显著低，而 AD 患者和健康对照者却无差异；aMCI 患者表现出的皮质脊髓过度兴奋状态，也证实了 AD 前期谷氨酸能兴奋性毒性的存在。与额颞叶痴呆患者相比，AD 患者的 RMT 值明显降低 [262,263]；而与健康对照相比 [264]，AD 患者的 RMT 与 AMT 均显著减低，提示运动皮质兴奋性异常增高。进一步研究发现 [265]，较低的 RMT 与轻 - 中度 AD 患者较严重的认知障碍相关；在一项较大样本（n = 128）的研究中 [266]，RMT 与 AD 患者认知量表评分均未见显著相关性。因此 RMT 能否作为 AD 认知障碍严重程度评定的无创性神经生理标志，仍有争议。近期相关荟萃分析提示，AD 患者运动皮质（M1）RMT 和 AMT 均较健康对照者显著降低，提示 AD 患者运动皮质兴奋性异常升高 [259,260]；同时，轻度认知障碍（MCI）患者的 RMT 亦较健康对照显著降低，提示在 AD 早期即可出现运动皮层兴奋性异常 [260]。

此外，MEP 作为一项疗效评价指标，可评估皮层可塑性变化，也被应用于重复经颅磁刺激（rTMS）治疗 AD 的研究中。近期一项随机对照研究表明 [267]，rTMS 组治疗后的皮质可塑性反应与 MMSE 评分变化有显著相关性（$r = 0.32, p = 0.049$），而伪刺激组则未观察到皮质可塑性的改善与认知量表评分变化的相关性。

2．双脉冲的 MEP（短间隔抑制效应、短间隔兴奋效应、长间隔抑制效应）在 AD 研究中的应用

阿尔茨海默病（AD）是一种神经退行性疾病，其特征是进行性记忆丧失和认知能力下降，同时还伴有海马体和新皮质的退行性变化 [268]。突触丧失可能是 AD 的最初特征，在早期 AD 患者和轻度认知障碍（MCI）患者中很明显，突触丧失的程度与认知障碍的严重程度显著相关。

在突触可塑性中，两个连接的神经元同时或快速的连续激活会导致它们之间的突触强度的变化。PAS 是一种配对脉冲之一，被认为是神经可塑性可靠的神经生理学标志物，诱发皮质兴奋性的长时程增强（LTP）和长时程抑制（LTD）效应。LTP 是一种突触效能的动态增强，通常被认为是学习和记忆 [269] 的相关产物。成对脉冲 TMS 模式已被应用于评估人类皮质中的神经递质相关回路。双脉冲 TMS 范例包括短间隔和长间隔皮质内抑制（SICI/LICI）、皮质内易化（ICF），可评估 GABA 能、谷氨酸能和胆碱能神经回路的神经生理功能。

SICI、LICI 与 GABA 功能相关 [270]，SICI 主要归因于皮质内 $GABA_A$ 受体介导的神经生理功能，谷氨酸能相关的功能与皮质内易化（ICF）相关联。以往对 AD 和 MCI 患者的研究结果不一致，一些研究中，AD 患者的 SICI 和 LICI 均低于 HC，提示 M1 参与 GABA 能抑制功能障碍，其他研究报道 AD 可能保留 GABA 能功能 [271]。而 AD 患者的 SICI 和 ICF 与 HC 相比存在明显差异 [272]。Mimura 等应用荟萃分析显示，在 AD 患者中，SICI 的显著降低（即 $GABA_A$ 功能的降低）与更长的症状持续时间相关，提示疾病的病程可能对 GABA 能功能有负面影响 [273]。

此外，Kumar [274] 等使用重复 PAS（rPAS）对 32 例 AD 患者进行了随机双盲对照试验，评估其对背外侧前额叶皮质（DLFPC）可塑性和工作记忆性能的影响，rPAS 包括对右腕正中神经电刺激与对侧左 DLPFC 经颅磁刺激重复配对。正中神经刺激为 0.1 Hz 的 180 次脉冲，与 TMS 的刺激间隔为 25 ms，刺激 1 天后 rPAS 增强 DLPFC 可塑性、工作记忆以及在 2-back 性能中的 γ 耦合。提示未来 rPAS 对改善神经可塑性有潜在作用。

3．静息期在 AD 研究中的应用

在对侧肌肉紧张性自主收缩期间，对运动皮质 M1 施加阈值以上的 TMS 脉冲会导致这些肌肉的肌电活动受到抑制，持续数百毫秒，即对侧静默

期（controlateral silent period，CSP）；而同侧肌肉可以记录持续时间约为 30 ms 的 EMG 静默，被称为同侧静息期（ipsilateral silent period，ISP），CSP 被用作皮质内抑制回路的功能测量，主要由 γ- 氨基丁酸 $GABA_B$ 介导，ISP 依赖于胼胝体纤维的功能完整性，反映了运动皮质兴奋对侧抑制性神经元的能力。一般研究多采用 cSP 作为测量指标 [275]。

有研究发现，AD 患者 SP 持续时间缩短，SP 期间有逃逸放电，这可能提示运动皮质抑制性神经元受损，从而导致兴奋性增加 [276-278]。另一些研究并未发现 AD 患者和匹配的对照老年人 SP 时间有区别 [279-281]。甚至有研究表明 AD 组 CSP 和 ISP 持续时间长于对照组 [282,283]，服用乙酰胆碱酯酶抑制剂多奈哌齐可以使 AD 患者 SP 持续时间缩短，Balla 等猜测这可能与胆碱能传入对锥体细胞的控制有关 [284]。

不同的研究结论差别巨大，可能是因为①对 SP 起始和终止的判断不同，有时在 SP 持续过程中会出现短时间、低幅度的肌电突破（late excitatory potential，LEP），可能导致研究者错误地把 SP 记短；② SP 持续时间个体间差异较大，个体内高度不对称；③现有研究样本量较少，难以得到稳定结果 [285]。

4．短潜伏期传入抑制在 AD 研究中的应用

短潜伏期传入抑制（short latency afferent inhibition，SAI）是指腕部正中神经感觉传入电刺激先于对侧 M1 区经颅磁刺激 20 ~ 25 ms 时，产生运动诱发电位（MEP）的抑制，主要与胆碱能和 γ- 氨基丁酸（GABA）能神经回路相关 [286]。研究发现，与健康对照组相比，AD 患者 SAI 下降，但 SAI 的降低程度与 AD 患者的认知功能水平和发病年龄无明显相关性 [287]，可能与 AD 患者中枢胆碱能神经回路功能障碍 [273,288]，以及运动皮质感觉运动可塑性受损相关 [289]，可用于 AD 患者的早期识别和诊断。Lorenzo 等人发现给小脑 cTBS 刺激激活小脑 - 丘脑 - 皮质通路，能够部分恢复 AD 患者的 SAI，提示小脑可能直接影响 AD 患者的中枢胆碱能环路功能，未来小脑可能成为 AD 诊断及神经调控治疗的新靶点 [290]。

Lazzaro 等人发现，AD 患者单次口服胆碱酯酶抑制剂卡巴拉汀（利斯的明）后数小时可使 AD 患者 SAI 增加，同时 SAI 增加较大的患者与 SAI 未显著增加的患者相比，远期治疗效果更好 [291]，未来 SAI 可用于 AD 患者胆碱酯酶抑制剂药物疗效的评估。SAI 还可用于 AD 与轻度认知障碍（MCI）、额颞叶痴呆、路易体痴呆等疾病的鉴别，与健康对照组相比，MCI 患者 SAI 无明显下降，可能与 MCI 患者胆碱能环路处于代偿状态有关 [292,293]，SAI 可能作为判断 MCI 进展至 AD 的早期指标。AD 患者存在 SAI 明显降低，而额颞叶痴呆、路易体痴呆患者 SAI 未见明显异常 [294]，未来 SAI 可能能够作为一种无创鉴别 AD 与额颞叶痴呆及路易体痴呆的方法。

5．TMS-EEG 同步采集在 AD 研究中的应用

经颅磁刺激与脑电图相结合 [295]（transcranial magnetic stimulation combined electroencephalography，TMS-EEG）是指在给予经颅磁刺激的同时采集头皮脑电信号，是一种直接、无创地探索皮质反应性的多模态成像技术。以脑电图为代表的电生理测量可以在毫秒级的时间量度上探测神经活动，具有极高时间的分辨率。TMS-EEG 可以用来评估各种神经生理过程，包括皮质反应、振荡活动、神经可塑性，并通过测量目标区域中 TMS 诱发的皮质信号及其传播到连接区域（即 TMS 诱发电位，TEP）来测量大脑网络中的皮质兴奋性和有效连接，已逐渐应用于研究和量化脑网络连接 [296]，并且可以通过自适应定向传递函数（ADTF）[297] 分析 TMS-EEG 数据来反应出不同时间状态下大脑不同区域的连接变化。

与阿尔茨海默病（AD）相关的病理导致皮质大锥体神经元退行性变和随后的功能连接障碍 [298]。P30 在脑电图中是一种 TMS 诱发反应成分，它涉及皮质下结构之间的通路，如丘脑核或基底神经节和皮质 [299]，Julkunen 等在 AD 患者中发现，刺激同侧的颞顶叶皮质和对应于感觉运动网络的对侧额中央区域，TMS 诱发的 P30 显着降低（TMS 后 30 ms 的时间锁定反应）。与健康对照组相比，MCI 患者的 N100 振幅显着降低 [300]。因此，TMS -EEG 显示 AD 受试者的皮质兴奋性和连接性存在异常。在 26 例 AD 患者中，Bagattini 等 [301] 通过 TMS-EEG 研究了背外侧前额叶皮质连接与认知障碍之间的相关性，通过 MMSE 和面孔 - 名字关联记忆任务进行评估。TMS-EEG 诱发成分 P30 的幅值（起源于右侧顶叶上皮质）预测 MMSE 和面孔名称记忆得分。

并发现较高的P30振幅与较低的认知能力相关。这些结果表明，疾病严重程度可能与涉及远距离额顶连接的有效连接有关。

Liu等[302]研究发现，与伪刺激相比，在可能患有AD患者的双侧角回上给予40 Hz高频重复经颅磁刺激（rTMS）导致长达8周的认知功能改善。静息状态脑电图（EEG）的功率谱密度分析表明，40 Hz的rTMS调制了左侧后颞顶区的γ波段振荡。TMS-EEG的进一步测试显示：40 Hz的rTMS加强了从左侧后颞顶区到额区的信息流以及前后脑区之间的动态连接。这些研究结果表明，通过促进大脑内的局部、远程和动态连接，调节γ波段振荡可有效改善AD患者的认知功能。

这些研究表明，TMS-EEG可能作为评估大脑有效连接的一种新的方法，并可能为评估痴呆的程度和进展提供了一种新的工具。

6．TMS-fMRI在AD研究中的应用

了解大脑区域之间的相互作用对于阐明认知处理至关重要，然而，BOLD信号的血流动力学起源导致其具有较低的时间分辨率，在神经元反应后大约5 s达到峰值，神经活动表现在毫秒的时间范围内[303]，因此不能直接提示神经元活动的时间。了解连接的快速时间动态对于全面掌握大脑中的不同区域共同处理至关重要。

TMS的工作原理是向皮质的空间特定目标区域施加磁脉冲。磁脉冲无衰减地穿过皮肤和颅骨，并调节神经元活动[304]。当给予TMS脉冲时，神经元活动会传播到在空间上远离放置TMS线圈的目标位置的皮质区域，这种对潜在神经活动的调节伴随着BOLD信号相对幅度的变化。

Hawco等[305]使用TMS-fMRI进行联想记忆编码过程的不同起始时间动态连通性的测量，将17名健康受试者进行一项涉及DLPFC的联想记忆编码任务，从刺激开始后200 ms、600 ms或1000 ms开始，在左侧DLPFC上应用三个10 Hz重复TMS脉冲。在几个区域观察到时间特异性TMS效应，包括与高级处理相关的区域（外侧额叶、前扣带回）、视觉区域（枕叶）和涉及语义处理的区域（如左颞中部和内侧额叶）。无关配对的额叶皮质活动在刺激后200 ms时减少，相关配对在刺激后1000 ms时减少。这表明DLFPC与其他PFC区域交互的条件下的时间差异，与DLPFC促进扩展语义处理的概念一致。这项研究表明，fMRI内随时间变化的TMS可用于测量快速动态连接，其时间分辨率为数百毫秒。

为了研究额顶叶网络（FPN）激活和默认模式网络（DMN）对高认知需求加工的贡献，使用TMS-fMRI研究在高和低认知负荷条件下跟踪认知表现的神经活动[306]。20名受试者在四种情况下，完成0-back、2-back任务，同时进行TMS-fMRI。在TMS并发n-back期间，每2.4 s以100%运动阈值将TMS单脉冲发送到左侧DLPFC。结果显示在高认知负荷下进行TMS刺激增强了认知加工，且FPN节点激活和DMN节点失活增加。

Vink等[307]使用TMS-MRI研究刺激左侧DLPFC和左侧M1后TMS诱导的活性的传播模式。TMS刺激DLPFC可导致膝下前扣带回皮质（sgACC）的激活，而左侧M1的TMS并没有导致sgACC的活性变化。这表明TMS诱发的激活能够直接或间接地从DLPFC传入sgACC。

因此，TMS-fMRI不仅可以用于研究TMS引起的特定功能网络的直接影响，还可以用于研究不同脑功能网络甚至全脑功能网络之间的相互影响。结合fMRI可以很好地观测TMS影响行为背后的复杂脑功能网络机制，但这些网络变化之间的因果关系以及TMS具体如何影响这些脑区之间的连接，还有待进一步研究阐明。

三、TMS在AD治疗中的应用

1．TMS刺激模式及生物学效应

按刺激模式的不同，TMS可分为单脉冲TMS（single-pulse TMS，sTMS）、双脉冲TMS（double-pulse TMS，dpTMS）以及重复TMS（repetitive TMS，rTMS）。前两者主要用于科学研究及临床疗效评价，而rTMS则被作为一种无创神经调控手段，以固定的频率给予重复刺激，以此有效调控皮质兴奋性达到临床治疗目的。rTMS的调控效能取决于多个刺激参数，包括刺激靶点定位的准确性、刺激线圈种类、线圈方向、刺激频率、刺激强度、刺激间隔以及总的刺激脉冲数等。

任何一项调控技术的临床应用都有赖于其明确的生理效应验证来推动。针对TMS生理效应验证的研究主要集中在以下四个领域：①经颅磁刺激运动相关指标，特别是经颅磁刺激运动诱发电位

（TMS motor evoked potential，TMS-MEP）；②事件相关电位（event related potential，ERP）；③脑电频谱分析（electroencephalographic spectral analyse）；④功能磁共振（fMRI）。其中得到一致性认可的指标是经颅磁刺激运动诱发电位波幅[308,309]，其他指标的相关研究并没有形成一致性结论。

多数研究表明，低频刺激（≤ 1 Hz）会引起MEP下降，而高频刺激（≥ 5 Hz）则会导致MEP增高[310,311]。rTMS对RMT影响不明显，RMT主要反映了膜兴奋性的变化，其波幅大小主要取决于早期Ⅰ波的产生，而rTMS主要调控的是D波及晚期Ⅰ波产生相关的神经环路[312]。不管是低频刺激还是高频刺激，对于皮质抑制相关指标的研究结论都具有较大争议。Fitzgerald等对相关研究进行了综合分析。研究认为，低频rTMS刺激没有显著的影响皮质内抑制，而高频刺激（主要是5 Hz）则引起了皮质内抑制的下降[308]。Fitzgerald等纳入关于皮质抑制的6项1 Hz rTMS研究中有5项提示，刺激后皮质内抑制没有变化。10项高频刺激则有6项发现了皮质内抑制的下降[308]。低频rTMS对于CSP的影响同样存在很大争议。有研究表明，高频刺激过程中会出现CSP的增加，但在刺激后再分析CSP变化，则提示高频刺激并不会改变CSP[313]。

2．TMS在临床治疗AD中的应用

AD的治疗目前尚无特效药物，常用的胆碱酯酶抑制剂疗效有限，且伴随着明显的副作用，因此，研发一种有效且副作用少的疗法至关重要。作为一种安全、无痛、无创的非药物疗法，TMS通过脉冲磁场在大脑皮质中诱发一定强度的感应电流，使神经细胞去极化，产生诱发电位而起到治疗作用[314]，近年来已被越来越多的临床工作者引入AD治疗，并取得了一定的临床效果。

（1）TMS治疗AD的现状：TMS用于治疗疾病时，按照刺激频率分为高频刺激（≥ 5 Hz）和低频刺激（≤ 1 Hz），一般认为高频TMS对脑皮质有兴奋作用，而低频TMS对脑皮质有抑制作用。目前，具有连续可调的rTMS在神经疾病和精神疾病领域越来越受到认可。此外，刺激靶点的选择直接影响治疗疾病的效果，目前用于AD治疗的刺激靶点包括背外侧前额叶皮质（dorsolateral prefrontal cortex，DLPFC），对记忆和执行控制功有重要作用；Broca区和Wernicke区，这两个区域与语言功能相关；额下回（inferior frontal gyrus，IFG）是情绪与认知控制回路的关键脑区；顶叶躯体感觉联合皮质（parietal somatosensory association cortex，PSAC）与空间和地理定向能力有关。刺激强度、刺激时间、刺激频次等其他治疗参数也能影响治疗效果，但目前已有的研究尚不足以形成公认的最佳治疗参数。

（2）TMS对AD认知功能的作用：Marra等[315]纳入34例AD源性MCI患者，随机分为真刺激和伪刺激两组，利用TMS测定患者的静息运动阈值（resting motor threshold，RMT）后，真刺激组左侧DLPFC接受10 Hz、110% RMT的TMS持续10周，伪刺激组以相同刺激模式接受安慰线圈的伪刺激，结果显示真刺激组在刺激结束后情景记忆得分较伪刺激组有明显改善，作用持续时间超过30天。Alcalá-Lozano等[316]比较了单靶点刺激与多靶点刺激的临床效果，该研究对19例AD患者随机进行了长达3周的TMS刺激（10例接受左侧DLPFC单靶点刺激，9例接受多位点刺激），结果发现单靶点刺激组在刺激3周后和随访4周后与多靶点刺激（6个感兴趣区）组的认知功能（MMSE及ADAS-Cog评分）有类似的改善，这可能与左侧DLFPC与多个脑结构有着广泛的结构与功能连接有关。在刺激频率选择方面，有荟萃分析[317]指出，AD患者认知功能的改善更多受益于高频刺激（效应量1.64），低频刺激效果稍逊（效应量0.23）。神经影像学研究[318]结果显示，AD患者的脑功能和脑结构改变主要发生在默认模式网络（尤其是在楔前叶、颞顶后部皮质及额中回等脑区），该网络可以反映出疾病严重程度及认知损害程度。在默认模式网络中，特别是在楔前叶，被发现与情景记忆及认知处理过程相关[319]。Koch等[320]对14例早期AD患者的左侧楔前叶施以20 Hz、100% RMT、历时2周的TMS，结果发现真刺激组的情景记忆功能比伪刺激组有明显改善，但其他认知功能没有明显改善。此外，Marwan等[321]对131例AD患者进行为期6周的TMS与认知训练结合（TMS-COG）干预，结果发现85%的受试者ADAS-Cog评分明显提高。国内一项研究[322]表明，在常规药物治疗的基础上辅以rTMS治疗，AD患者的认知功能和精神行为症状都有所改善。他们的另一项研究[323]也探讨了高频（10 Hz）和低频（1 Hz）rTMS对

AD 认知功能和精神行为症状的影响，结果显示高频 rTMS 不仅对认知功能有明显的改善作用，而且对精神行为症状也有缓解作用，而低频 rTMS 的疗效非常有限。Yhca 等[324]对以往 TMS 治疗 AD 患者的研究进行荟萃分析后指出，在改善认知功能方面，TMS 具有中 - 大的效应量（效应量 0.77），进一步进行亚组分析后发现，作用于左侧 DLPFC 的高频 rTMS 刺激和作用于右侧 DLPFC 的低频 rTMS 刺激均可显著改善患者的记忆功能，而作用于患者的右侧额下回的高频 rTMS 可以显著改善患者的执行功能，这种作用可维持 4 ~ 12 周。另外，文化程度较高、轻度和中度痴呆患者的认知功能改善效果更加明显[325]。

（3）TMS 对 AD 精神行为症状的作用：TMS 对 AD 患者精神行为症状的作用报道较少。Ahmed 等[326]发现，经过高频 rTMS 治疗后，AD 患者抑郁评分有所改善；Nguyen 等[327]的研究表明，rTMS-COG 能改善 AD 患者的情感淡漠评分，疗效持续至 6 个月后的随访。但 Bentwich 等[328]和 Rabey 等[329]的研究表明，患者 rTMS-COG 治疗前后汉密尔顿抑郁量表（HAMD）和神经精神问卷（NPI）评分并无显著差异。吴越等[330]等的研究，对伴有精神行为症状的 AD 患者给予 rTMS，AD 病理行为评分表（Behavioral Pathology in Alzheimer's Disease，BEHAVE-AD）、Cohen-Mansfield 激越问卷（Cohen -Mansfield Agitation Inventory，CMAI）评分有所改善，随访 1 个月疗效稳定，但认知和生活功能无明显改变。刘新等[331]也发现，rTMS 治疗对轻中度 AD 患者的精神行为症状及注意和执行功能有益。

（4）小结：多项研究表明，高频 TMS 能改善 AD 患者的认知功能，主要是情景记忆，多靶点和单靶点刺激获益相当。少量研究表明，高频 rTMS 能在一定程度上改善 AD 患者的淡漠、抑郁和激越等精神行为症状，而低频 rTMS 的似乎没有明显疗效。这些研究的刺激强度为 80% ~ 110% MT，刺激部位多选用额叶 DLPFC 和默认模式网络重要节点，治疗时间为 5 天 ~ 10 周，疗效可在治疗结束后持续一段时间。但这些研究样本量较小，需要进一步研究 rTMS 对 AD 各个认知领域以及精神行为症状的作用，以便制定针对 AD 患者的个性化刺激方案。rTMS 是一种前景良好的 AD 辅助治疗手段，其个体化、精准化、规范化的应用是今后的研究方向。

3．TMS 联合其他无创神经调控技术治疗 AD 的应用

近年来，为了避免 TMS 高强度磁场对患者和操作者可能带来风险，有学者尝试将 TMS 与其他非侵入性神经调控技术联合应用，文献报道最多的是与经颅直流电刺激（tDCS）联合应用，以获得单电刺激或单磁刺激在较大刺激参数下才能产生的电生理反应，提高刺激效能，同时很好地兼顾安全性和有效性[332]。此外，鉴于人的颅骨阻抗较高，tDCS 作用于大脑后会有一定程度的衰减，而 TMS 则能无障碍地穿越颅骨，补充了 tDCS 的这一短板，对大脑皮质的刺激更有效，并促进相关神经递质的分泌。与此同时，tDCS 除了即时效应外，还有一大作用是刺激后效应，即刺激停止后，刺激作用还能持续一段时间，这是 tDCS 发挥治疗作用的关键效应，而这种效应补充了 TMS 起效快但作用持续时间短的短板。既往研究发现，多种神经递质参与了 tDCS 诱导的后效应，其中谷氨酸系统最为突出[333]，多巴胺系统也参与了 tDCS 介导的可塑性变化，激活 5- 羟色胺系统可以延长阳极兴奋的后效应[334]。但 TMS 联合 tDCS（简称 TMS-tDCS）能更好地实现内源性神经递质的调控，如多巴胺、乙酰胆碱、5- 羟色胺，从而延长后效应时程，达到更好的治疗效果。

Wang 等[335]探索同步应用高频 rTMS 刺激左侧初级运动皮质（M1 区，5 Hz，90% RMT，刺激 10 分钟）和阴极 tDCS 刺激右侧 M1 区（1 mA，阴极置于右侧 M1，阳极置于左侧眶上区，刺激 10 分钟）是否能对健康成人左侧 M1 区产生更显著的兴奋作用，并通过运动诱发电位（MEP）的振幅变化来证实，结果显示同步应用 tDCS-rTMS 比单独使用 tDCS 或 rTMS 在提高皮质兴奋性方面更有效，而且两种技术的联合是安全的。我们课题组之前应用阴极 tDCS 联合低频 rTMS（tDCS-rTMS）刺激运动皮质，发现 tDCS-rTMS 较单一 tDCS 或单一 rTMS 对健康成人的运动皮质的抑制作用更显著[336]。综上所述，电磁联合应用能提高刺激效能，但进一步确定刺激参数还需要进行大量的研究。

但上述两项研究的受试者均为年轻健康者，AD 患者是否也有同样的变化，还需要进一步验证。

截至目前，仅有少量在临床试验中心注册的TMS与其他神经调控技术联合应用于AD的项目，尚无研究结论，提示该领域仍处于萌芽状态。但基于大脑交互抑制平衡理论，这种相互竞争的作用通过增加患侧半球的兴奋性或降低健侧半球的兴奋性来进行调节，对AD患者的认知康复会有一定的帮助。

4．TMS联合康复治疗对痴呆、认知及心理的应用

在多种脑功能疾病的神经调控治疗中学者们进行了广泛rTMS临床应用研究。国际临床神经生理学联盟欧洲专家团在2014年发布了专家指南，并在2020年进行了更新。关于AD的rTMS治疗目前还没有得到A级或B级推荐，刺激靶点及刺激参数还没有形成一致性指导意见，仅多靶点rTMS治疗得到了C级推荐[337]。必须强调的是，截止到目前，并没有足够的证据支撑某种经颅磁刺激治疗方案作为统一的标准在临床推广应用。究其原因，AD是存在多种高级认知功能障碍的疾病，包括记忆、语言、空间定向及执行控制等，单独经颅磁刺激治疗AD存在调控效能不足的问题。

众所周知，rTMS不仅可以激活局部神经环路，也可以通过皮质连接兴奋存在功能连接的远隔部位的皮质兴奋性[338]。rTMS诱导皮质兴奋性的长时间持续变化，这可能反映了类似于长时程增强或长时程抑制的机制[339]。相关研究成果表明，兴奋性rTMS刺激是增强突触可塑性的有效方法。联合rTMS与认知训练（cognitive training，CT）方法，预先激活认知相关脑区的初始状态，将“外源性”刺激和“内源性”刺激结合起来，可能会在认知干预中起关键作用，有效提高调控效能[340]。多项相关研究表明，联合rTMS与专项认知或行为训练可以有效的增强突触可塑性，改善认知功能[341]。Sabbagh等报道了9个单中心近150例AD患者应用rTMS联合认知训练的研究，这些研究表明，rTMS联合认知训练是安全有效的，不同的刺激靶点和认知训练模式分别有效的增强了不同认知网络间的连接和振荡活动，通过对突触可塑性的影响，显著提示了调控效能，有效改善了AD患者的认知水平[341]。Bagattini等的最新研究同样证实，联合rTMS与聚焦面孔识别和命名相关的认知训练，相比于单独认知训练，更加有效地改善了AD患者的记忆水平和视空间功能[342]。

通过TMS调节特定认知域相关脑网络的状态，并在此基础上进行有针对性的特定认知域的认知或行为训练，相较于传统的认知训练或神经调控方式，可能会更好地提高突触可塑性，进而增强认知康复的疗效，是非药物治疗AD的重要潜在突破点之一。

（王玉平　张　楠）

第八节　经颅磁刺激对脊髓损伤的作用

脊髓损伤（spinal cord injury）是由脊柱外伤、肿瘤、炎症、血管病变等原因造成的严重致残性疾病，导致损伤平面以下出现运动、感觉、大小便功能障碍，表现为截瘫或四肢瘫[343]。随着世界各国经济水平的发展，患病率逐年增加。目前，外伤导致的急性期脊髓损伤的治疗方法，主要是大剂量类固醇激素冲击和早期手术治疗，以消除脊髓压迫，减轻水肿。由于其发病主要为青壮年。在慢性期如何改善患者的肢体功能，提高日常生活能力及生存质量，便成为医学领域亟需解决的难题。

TMS是随时间变化的电流流入线圈，产生时变磁场，并在组织内产生感应电流，从而达到组织兴奋或抑制的效果。近年发现磁刺激治疗是促进脊髓损伤后功能恢复的有效方法之一，TMS作为一种无创的诊断及治疗方法，对脊髓损伤后的运动、疼痛、痉挛、二便功能障碍等均有不同程度的治疗作用。

一、经颅磁刺激在运动功能障碍中的应用

运动功能障碍是脊髓损伤后最常见的严重并发症，严重影响患者的日常生活及工作能力，是脊髓损伤后康复治疗的重点。最初对磁刺激在脊髓损

伤后运动功能的作用：经颅磁刺激可以在肢体远端产生运动诱发电位。早期的动物实验发现，高频rTMS（10 Hz）的刺激可以改善脊髓损伤大鼠的运动功能。有研究报告4例不完全性脊髓损伤患者应用TMS治疗后，患者的运动、感觉功能均得到了改善。刺激患者的运动皮质可以改善患者的运动功能，而刺激枕叶皮质区域则并没有观察到相同的疗效，认为该现象可能与运动皮质对患者的皮质脊髓束影响较大有关，提示磁刺激可能通过调节皮质脊髓束的功能来促进运动功能的恢复。如果刺激脊髓损伤患者的运动皮质，增加对残存皮质脊髓束的驱动能力，可能有助于患者运动功能的恢复。Benito等[344]观察了17例不完全性脊髓损伤患者，经过15天20 Hz的经颅磁刺激治疗后，评定患者10米步行速度、步长等下肢运动能力，发现磁刺激治疗组各项评分显著高于对照组。Gomes-Osman等[345]对11例慢性脊髓损伤患者进行随机双盲交叉试验研究发现，应用10 Hz磁刺激联合重复性任务训练能够显著改善脊髓损伤患者的手功能。还有研究者应用rTMS针对亚急性期脊髓损伤的四肢瘫患者进行临床研究，研究共纳入19例患者，进行了为期6周治疗，每周5天治疗，治疗结束后，通过神经电生理检查发现治疗组患者的神经传导速度、潜伏期增加，但振幅没有改变，表明磁刺激可以改善脊髓损伤患者的下肢运动功能。Kumru等[346]对31例不完全性脊髓损伤患者进行随机试验发现，在损伤早期应用20 Hz顶叶磁刺激进行20天的治疗，能够显著改善脊髓损伤患者的上、下肢功能评分，而rTMS次联合Lokomat步态训练能够显著提高患者的步行能力，改善步态。对178例不完全性脊髓损伤患者进行rTMS干预（每日治疗1次，每周5次，连续治疗10周），采用脊髓损伤步行指数Ⅱ（walking index for spinal cord injury Ⅱ，WISCI Ⅱ）、脊髓功能独立性评分（spinal cord independence measure，SCIM）评定，结果显示WISCI Ⅱ、SCIM评分明显高于治疗前，WISCI Ⅱ、SCIM评分高于对照组。提示rTMS可改进不完全性脊髓损伤患者下肢运动功能。

大部分研究者将磁刺激作用于大脑皮质运动代表区域。动物实验证明，磁刺激作用于损伤处同样可以改善脊髓损伤后运动功能。因为磁刺激可以改变突触功能，使其适应缺血性损伤。应用磁刺激治疗可以引导生物合成，使暴露于磁刺激的神经组织释放新分子，这些新合成的分子可加速神经功能的修复，为组织提供更好的环境，联合技巧训练可以促进运动功能恢复。此外磁刺激作用部位的兴奋性神经递质-谷氨酸盐、放射性*D*-天冬氨酸盐水平升高，磁刺激能够促进运动功能恢复，可能与以上两种因子释放增加有关。在损伤处，多巴胺β羟化酶、谷氨酸脱羧酶、γ-羟基丁酸B受体、脑源性神经营养因子上调，这些因子具有神经保护和修复神经的作用，能够重塑神经元及神经节，促进脊髓损伤后的功能恢复。

关于磁刺激的治疗频率，通常认为高频经颅磁刺激可以增加皮质脊髓及大脑皮质M1区的兴奋性，低频磁刺激具有降低皮质兴奋性的作用。吴卫卫等将10 Hz高频及1 Hz低频磁刺激应用于脊髓损伤的大鼠，发现高频磁刺激改善运动功能优于低频刺激，可能与高频磁刺激可能更好地改善大脑皮质兴奋性有关。而Ahmed等[347]报道，在脊髓半横断大鼠伤后第4天，给予脊髓损伤部位15 Hz及1 Hz磁刺激治疗，同时给予功能技巧训练，发现1 Hz组联合技巧训练组大鼠运动功能高于15 Hz联合技巧训练组，但单纯1 Hz磁刺激治疗损伤脊髓，运动功能恢复效果并不十分理想，并提出在脊髓损伤第4天到第7天内开始磁刺激治疗能够最有效地降低炎性反应，促进神经功能修复，而在脊髓损伤后超早期，给予局部高频磁刺激治疗，可能会加重损伤局部的继发性反应；1 Hz低频磁刺激联合技能训练可能减轻继发性反应，从而促进大鼠运动功能恢复。霍小艳[348]通过临床观察认为，rTMS联合早期综合康复治疗对脊髓损伤疗效确切，能加快运动功能及躯干平衡能力的恢复，提高自我生活能力。

二、经颅磁刺激在神经病理性疼痛中的应用

神经病理性疼痛是脊髓损伤的并发症之一，严重影响患者的生活质量。药物治疗和其他干预疗法的治疗有限。根据部位分为中枢神经痛与周围神经痛，TMS作为一种无创治疗方法被证明能够有效改善中枢神经痛及周围神经痛[349]。TMS作用于运动皮质区缓解疼痛的机制，可能与改变运动皮质区域的活性及可塑性有关，其作用大脑区域包括：丘脑核、前皮质扣带回和中脑导水管周围灰质。rTMS作用于运动皮质区能够在慢性神经病理性疼痛期多

阶段内短时间镇痛，但在中期即小于 6 周和长期疼痛的缓解疗效上存在争议。Jetté 等[350]应用磁刺激治疗 16 例脊髓损伤患者 M1 运动皮质区，刺激频率 10 Hz，治疗 2 周，发现 48 h 后磁刺激组患者疼痛显著缓解，其中不完全损伤组患者缓解好于完全脊髓损伤组。Nardone 等[351]对 12 例慢性颈、胸段脊髓损伤患者的前额叶皮质进行频率 10 Hz、为期 2 周的磁刺激治疗，通过 VAS 评分、MPQ、汉密尔顿焦虑和抑郁量表评分发现，实验组较对照组的疼痛及相关抑郁、焦虑情绪得到明显缓解。目前认为，rTMS 缓解神经病理性疼痛持续时间较短，对于神经痛的治疗仍需联合药物治疗尚可取得更好的疗效。有研究者纳入 21 例颈、胸段脊髓损伤四肢瘫的患者，应用 10 Hz 磁刺激作用于左侧大脑半球 M1 区相应的手部代表区，并应用功能性近红外光谱技术检测脑功能，发现磁刺激改善四肢瘫患者神经病理性疼痛可能与改善 M1 区和前运动皮质超敏反应相关，对 SCI 相关神经病理性疼痛的临床治疗有一定指导意义。同时认为重复经颅磁刺激也可以在一定程度上缓解周围神经痛。总之，目前针对中枢及周围神经痛的治疗大多数使用 TMS 频率为 10 Hz，治疗部位多作用于运动皮质区，可能与其改变运动皮质区域的活性及可塑性有关。

三、经颅磁刺激在肌张力中的应用

肌张力增高是脊髓损伤后常见的并发症之一，严重的肢体痉挛会影响关节活动范围，引起肢体疼痛，严重者致关节挛缩畸形，降低运动功能，影响身体姿势和平衡，破坏日常活动及睡眠模式，降低生活自理能力。痉挛可能与脊髓损伤后中枢神经系统的抑制作用减弱相关。目前针对痉挛的常规治疗方法，主要有口服药物、神经阻滞、肉毒素注射等，而康复则主要采用被动牵伸训练、电刺激、热疗等一些非侵入性治疗手段。TMS 能够增加皮质兴奋性，从而增加对皮质脊髓束的抑制作用，缓解不完全性脊髓损伤的下肢肌张力增高。有研究者用 20 Hz 频率治疗 15 例平均病程为半年的不完全性脊髓损伤患者，作用部位为大脑皮质下肢运动代表区，治疗 5 天后患者的下肢痉挛较对照组明显改善，同时发现肌张力降低可维持 1 周。其机制可能与上调 GABA 受体水平、氯化钾转运蛋白 2 的水平相关。

重复外周磁刺激同样可以改善神经系统损伤导致的运动功能障碍，能够有效地抑制痉挛。外周磁刺激的刺激线圈主要作用于上下肢或躯干瘫痪的肌肉，对肌肉深部结构产生刺激，或通过激活感觉运动神经纤维进行传导，或通过节律性的收缩和放松间接激活机械感受器，引发感觉输入，从而增加大脑皮质兴奋性而产生治疗作用。

四、经颅磁刺激在神经源性膀胱中的应用

神经源性膀胱是脊髓损伤后常见的并发症，是脊髓损伤后中枢神经系统控制排尿反射失调导致膀胱功能障碍的一种疾病，尿失禁或尿潴留是其最常见的症状，由此诱发的泌尿系统并发症，如泌尿系感染、上尿路损害及肾功能衰竭等是患者死亡的主要原因。目前临床上常采用的治疗方法包括药物治疗、电刺激、间歇性清洁导尿、加压排尿和扳机点排尿等。20 世纪初，一些学者发现 TMS 技术可以帮助改善排尿功能障碍，主要用于治疗压力性尿失禁、急迫性尿失禁及膀胱过度活动症等尿失禁患者。Fujishiro 等[352]应用 15 Hz 磁刺激对 11 例完全性脊髓损伤进行治疗，所有患者均合并逼尿肌反射亢进，刺激骶神经根部位，发现患者经过磁刺激治疗后逼尿肌的收缩压下降、收缩减少，认为磁刺激可能作用于分布在尿道括约肌和盆底肌群的骶神经分支，抑制了逼尿肌过度反射。另有作者对 7 例胸段完全性脊髓损伤的男性患者进行骶神经根磁刺激治疗，通过尿流动力学测试，发现在刺激过程中膀胱内压没有显著增加，并且部分逼尿肌过度活动在停止刺激后出现膀胱收缩，认为尽管磁刺激可以抑制逼尿肌收缩，但并不能通过刺激运动神经通路直接起作用。潘钰等[353]观察了骶神经根磁刺激脊髓损伤患者逼尿肌反射亢进的效果，应用频率 15 Hz、40% ~ 60% 最大输出强度的磁刺激刺激患者双侧骶 3 神经孔，治疗持续 10 天，结果表明患者 24 h 平均排尿次数减少，平均单次尿量明显增加，尿失禁的平均次数也相应减少，提示骶神经根磁刺激可以抑制逼尿肌反射亢进，以增加膀胱测压容积，增加尿流率，从而改善尿频症状，减少尿失禁次数，提高了患者的生活质量。目前主要使用 5 ~ 50 Hz 频率治疗排尿功能障碍，治疗的靶点主要是骶 3 神经根及盆底，疗效最长维持 1 年。

五、经颅磁刺激对直肠功能的作用

脊髓损伤患者常合并有直肠功能障碍，表现排便时间延长、便秘、腹胀等，常需应用缓泻剂或外用药物辅助排便。早在20世纪初期，国外学者就观察到磁刺激对改善脊髓损伤后肠道功能障碍具有一定效果。磁刺激作用骶神经根能够增加直肠压力，抑制直肠过度收缩，缩短结肠排空时间。一般使用20 Hz刺激胸9节段和腰3节段，总治疗时间20 min，其中胸9节段刺激10 min，腰3节段刺激10 min，共3周。患者平均肠道排空时间减少，能够显著改善便秘，减少缓泻剂的使用。其机制可能有以下两点：

（1）调整肠和椎体前神经节，释放相应的神经递质，帮助恢复肠动力。

（2）当磁刺激线圈置于胸腰部时，引起腹部肌肉收缩，这种类似按摩的作用可能通过压力敏感神经，触发肠道神经系统，进而通过自主神经节向中枢神经系统传递信息，释放活性神经递质作用于肠神经元。

六、总结

脊髓损伤后的病理变化包括原发性损伤和继发性损伤，其中原发性损伤是不可逆的，但调节继发性损伤中的炎性反应能够影响预后。过度的炎性反应阻碍神经修复及再生，目前认为，脊髓损伤后功能恢复受限主要是由于体内抑制性的微环境、神经营养因子缺乏，以及内源性神经元重塑为轴突的功能不足。

TMS可促进大脑皮质及脊髓结构的重塑，使得残余的神经功能得到最大程度的发挥。TMS具有改变细胞兴奋性，改变细胞膜的离子通道、诱导轴突侧枝生芽，增加内源性神经营养因子如谷氨酸盐及脑源性神经生长因子的上调，从而促进神经再生。同时能够增加运动皮质及皮质脊髓束间的传递，改变突触传导的效率。

TMS治疗脊髓损伤后功能障碍的安全性也受到广泛关注。TMS诱发肌肉收缩的同时可能引起疼痛，在敏感个体中还可能诱发自主神经反射异常；还可能诱发了不相关的肌肉收缩从而引起痉挛。但临床应用改变中枢神经系统可塑性的磁刺激强度，是在引起靶点肌肉收缩阈值以下，所以上述副作用发生的可能性较小。

总之，磁刺激对脊髓损伤后运动功能、疼痛、痉挛、二便障碍的影响与刺激的频率、强度、作用部位及磁刺激作用的时间相关，寻找合适的治疗参数，辅助脊髓损伤的康复治疗，仍有待进一步深入探索。

（张长杰）

参考文献

[1] FISHER R S，VAN EMDE BOAS W，BLUME W，et al. Epileptic seizures and epilepsy：definitions proposed by the International League Against Epilepsy（ILAE）and the International Bureau for Epilepsy（IBE）[J]. Epilepsia，2005，46（4）：470-472.

[2] BADAWY R A，VOGRIN S J，LAI A，et al. Patterns of cortical hyperexcitability in adolescent/adult-onset generalized epilepsies［J］. Epilepsia，2013，54（5）：871-878.

[3] LEE J H，JOO E Y，SEO D W，et al. Lateralizing Cortical Excitability in Drug Naïve Patients with Generalized or Focal Epilepsy［J］. J Epilepsy Res，2015，5（2）：75-83.

[4] BADAWY R A，MACDONELL R A，BERKOVIC S F，et al. Predicting seizure control：cortical excitability and antiepileptic medication［J］. Ann Neurol，2010，67（1）：64-73.

[5] ZIEMANN U，REIS J，SCHWENKREIS P，et al. TMS and drugs revisited 2014［J］. Clin Neurophysiol，2015，126（10）：1847-1868.

[6] BADAWY R A，VOGRIN S J，LAI A，et al. Does the region of epileptogenicity influence the pattern of change in cortical excitability?［J］. Clin Neurophysiol，2015，126（2）：249-256.

[7] BADAWY R A，VOGRIN S J，LAI A，et al. On the midway to epilepsy：is cortical excitability normal in patients with isolated seizures?［J］. Int J Neural Syst，2014，24（2）：1430002.

[8] BADAWY R A，VOGRIN S J，LAI A，et al. Patterns of cortical hyperexcitability in adolescent/adult-onset generalized epilepsies［J］. Epilepsia，2013，54（5）：871-878.

[9] BADAWY R A，MACDONELL R，JACKSON G，et al. The peri-ictal state：cortical excitability changes within 24 h of a seizure［J］. Brain，2009，132（Pt 4）：1013-1021.

[10] BADAWY R A，MACDONELL R A，VOGRIN S J，et al. Cortical excitability decreases in Lennox-Gastaut syndrome [J]. Epilepsia，2012，53（9）：1546-1553.

[11] 林一聪，林华，户宁宁，等. 家族性皮质肌阵挛震颤伴癫痫家系的运动皮质兴奋性观察 [J]. 中风与神经疾病杂志，2014，31（8）：718-720.

[12] PAWLEY A D，CHOWDHURY F A，TANGWIRI-YASAKUL C，et al. Cortical excitability correlates with seizure control and epilepsy duration in chronic epilepsy [J]. Ann Clin Transl Neurol，2017，4（2）：87-97.

[13] THEODORE W H. Transcranial magnetic stimulation in epilepsy [J]. Epilepsy Curr，2003，3（6）：191-197.

[14] TERAO Y，UGAWA Y. Basic mechanisms of TMS [J]. J Clin Neurophysiol，2002，19（4）：322-343.

[15] NAKAMURA H，KITAGAWA H，KAWAGUCHI Y，et al. Intracortical facilitation and inhibition after transcranial magnetic stimulation in conscious humans [J]. J Physiol，1997，498（Pt 3）：817-823.

[16] PURI V，SAJAN P M，CHOWDHURY V，et al. Cortical excitability in drug naive juvenile myoclonic epilepsy [J]. Seizure，2013，22（8）：662-669.

[17] BRIGO F，STORTI M，BENEDETTI M D，et al. Resting motor threshold in idiopathic generalized epilepsies：a systematic review with meta-analysis [J]. Epilepsy Res，2012，101（1-2）：3-13.

[18] HAMED S A. Cortical excitability in epilepsy and the impact of antiepileptic drugs：transcranial magnetic stimulation applications [J]. Expert Rev Neurother，2020，20（7）：707-723.

[19] LEFAUCHEUR J P. Myoclonus and transcranial magnetic stimulation [J]. Neurophysiol Clin，2006，36（5-6）：293-297.

[20] ROCCHI L，IBÁÑEZ J，BENUSSI A，et al. Variability and predictors of response to continuous theta burst stimulation：A TMS-EEG study [J]. Front Neurosci，2018，12：400.

[21] BORTOLETTO M，VENIERO D，THUT G，et al. The contribution of TMS-EEG coregistration in the exploration of the human cortical connectome [J]. Neurosci Biobehav Rev，2015，49：114-124.

[22] AKAISHI R，UEDA N，SAKAI K. Task-related modulation of effective connectivity during perceptual decision making：dissociation between dorsal and ventral prefrontal cortex [J]. Front Hum Neurosci，2013，7：365.

[23] BARONCHELLI A，FERRER-I-CANCHO R，PASTOR-SATORRAS R，et al. Networks in cognitive science [J]. Trends Cogn Sci，2013，17（7）：348-360.

[24] VECCHIO F，MIRAGLIA F，MARRA C，et al. Human brain networks in cognitive decline：a graph theoretical analysis of cortical connectivity from EEG data [J]. J Alzheimers Dis，2014，41（1）：113-127.

[25] FERRERI F，ROSSINI P M. TMS and TMS-EEG techniques in the study of the excitability，connectivity，and plasticity of the human motor cortex [J]. Rev Neurosci，2013，24（4）：431-442.

[26] VALENTIN A，ARUNACHALAM R，MESQUITA-RODRIGUES A，et al. Late EEG responses triggered by transcranial magnetic stimulation（TMS）in the evaluation of focal epilepsy [J]. Epilepsia，2008，49（3）：470-480.

[27] KIMISKIDIS V K，TSIMPIRIS A，RYVLIN P，et al. TMS combined with EEG in genetic generalized epilepsy：A phase Ⅱ diagnostic accuracy study [J]. Clin Neurophysiol，2017，128（2）：367-381.

[28] VLACHOS I，KUGIUMTZIS D，TSALIKAKIS D G，et al. TMS-induced brain connectivity modulation in genetic generalized epilepsy [J]. Clin Neurophysiol，2022，133：83-93.

[29] D'AMBROSIO S，JIMÉNEZ-JIMÉNEZ D，SILVENNOINEN K，et al. Physiological symmetry of transcranial magnetic stimulation-evoked EEG spectral features [J]. Hum Brain Mapp，2022，43（18）：5465-5477.

[30] YE H，KASZUBA S. Neuromodulation with electromagnetic stimulation for seizure suppression：From electrode to magnetic coil [J]. IBRO Rep，2019，7：26-33.

[31] TERGAU F，NAUMANN U，PAULUS W，et al. Low-frequency repetitive transcranial magnetic stimulation improves intractable epilepsy [J]. Lancet，1999，353（9171）：2209.

[32] MACDONELL R A，CURATOLO J M，BERKOVIC S F. Transcranial magnetic stimulation and epilepsy [J]. J Clin Neurophysiol，2002，19（4）：294-306.

[33] THEODORE W H，HUNTER K，CHEN R，et al. Transcranial magentic stimulation for the treatmemt of seizure [J]. Neurology，2002，59（4）：560-562.

[34] FREGNI F，THOME-SOUZA S，NITSCHE M A，et al. A controlled clinical trial of cathodal DC polarization in patients with refractory epilepsy [J]. Epilepsia，2006，47（2）：335-342.

[35] LIU A，PANG T，HERMAN S，et al. Transcranial magnetic stimulation for refractory focal status epilepticus in the intensive care unit [J]. Seizure，2013，22（10）：

893-896.

[36] HSU W Y，CHENG C H，LIN M W，et al. Antiepileptic effects of low frequency repetitive transcranial magnetic stimulation：a meta-analysis［J］. Epilepsy Res，2011，96（3）：231-240.

[37] COOPER Y A，PIANKA S T，ALOTAIBI N M，et al. Repetitive transcranial magnetic stimulation for the treatment of drug-resistant epilepsy：a systematic review and individual participant data meta-analysis of real-world evidence［J］. Epilepsia Open，2017，3（1）：55-65.

[38] HAMED S A. Cortical excitability in epilepsy and the impact of antiepileptic drugs：transcranial magnetic stimulation applications［J］. Expert Rev Neurother，2020，20（7）：707-723.

[39] VANHAERENTS S，CHANG B S，ROTENBERG A，et al. Noninvasive brain stimulation in epilepsy［J］. J Clin Neurophysiol，2020，37（2）：118-130.

[40] SUN W，MAO W，MENG X，et al. Low-frequency repetitive transcranial magnetic stimulation for the treatment of refractory partial epilepsy：a controlled clinical study［J］. Epilepsia，2012，53（10）：1782-1789.

[41] ZANGEN A，ROTH Y，VOLLER B，et al. Transcranial magnetic stimulation of deep brain regions：evidence for efficacy of the H-coil［J］. Clin Neurophysiol，2005，116（4）：775-779.

[42] LI R，HE Y，QIN W，et al. Effects of repetitive transcranial magnetic stimulation on motor symptoms in Parkinson's disease：a meta-analysis［J］. Neurorehabil Neural Repair，2022，36（7）：395-404.

[43] PEINEMANN A，REIMER B，LÖER C，et al. Long-lasting increase in corticospinal excitability after 1800 pulses of subthreshold 5 Hz repetitive TMS to the primary motor cortex［J］. Clin Neurophysiol，2004，115（7）：1519-1526.

[44] HUANG Y Z，EDWARDS M J，ROUNIS E，et al. Theta burst stimulation of the human motor cortex［J］. Neuron，2005，45（2）：201-206.

[45] GONZÁLEZ-GARCÍA N，ARMONY J L，SOTO J，et al. Effects of rTMS on Parkinson's disease：a longitudinal fMRI study［J］. J Neurol，2011，258（7）：1268-1280.

[46] YANG C，GUO Z，PENG H，et al. Repetitive transcranial magnetic stimulation therapy for motor recovery in Parkinson's disease：a meta-analysis［J］. Brain Behav，2018，8（11）：e01132.

[47] KIM M S，CHANG W H，CHO J W，et al. Efficacy of cumulative high-frequency rTMS on freezing of gait in Parkinson's disease［J］. Restor Neurol Neurosci，2015，33（4）：521-530.

[48] CHANG W H，KIM M S，CHO J W，et al. Effect of cumulative repetitive transcranial magnetic stimulation on freezing of gait in patients with atypical Parkinsonism：a pilot study［J］. J Rehabil Med，2016，48（9）：824-828.

[49] CHANG W H，KIM M S，PARK E，et al. Effect of dual-mode and dual-site noninvasive brain stimulation on freezing of gait in patients with Parkinson disease［J］. Arch Phys Med Rehabil，2017，98（7）：1283-1290.

[50] MAKKOS A，PÁL E，ASCHERMANN Z，et al. High-frequency repetitive transcranial magnetic stimulation can improve depression in Parkinson's disease：a randomized，double-blind，placebo-controlled study［J］. Neuropsychobiology，2016，73（3）：169-177.

[51] BRYS M，FOX M D，AGARWAL S，et al. Multifocal repetitive TMS for motor and mood symptoms of Parkinson disease：a randomized trial［J］. Neurology，2016，87（18）：1907-1915.

[52] FLAMEZ A，CORDENIER A，DE RAEDT S，et al. Bilateral low frequency rTMS of the primary motor cortex may not be a suitable treatment for levodopa-induced dyskinesias in late stage Parkinson's disease［J］. Parkinsonism Relat Disord，2016，；22：54-61.

[53] SHIROTA Y，OHTSU H，HAMADA M，et al. Supplementary motor area stimulation for Parkinson disease：a randomized controlled study［J］. Neurology，2013，80（15）：1400-1405.

[54] SAYIN S，CAKMUR R，YENER G G，et al. Low-frequency repetitive transcranial magnetic stimulation for dyskinesia and motor performance in Parkinson's disease［J］. J Clin Neurosci，2014，21（8）：1373-1376.

[55] SPAGNOLO F，FICHERA M，CHIEFFO R，et al. Bilateral repetitive transcranial magnetic stimulation with the H-coil in Parkinson's disease：a randomized，sham-controlled study［J］. Front Neurol，2021，11：584713.

[56] XIE C L，CHEN J，WANG X D，et al. Repetitive transcranial magnetic stimulation（rTMS）for the treatment of depression in Parkinson disease：a meta-analysis of randomized controlled clinical trials［J］. Neurol Sci，2015，36（10）：1751-1761.

[57] LEFAUCHEUR J P，ALEMAN A，BAEKEN C，et al. Evidence-based guidelines on the therapeutic use of

repetitive transcranial magnetic stimulation (rTMS): an update (2014-2018) [J]. Clin Neurophysiol, 2020, 131 (2): 474-528.
[58] CHUNG C L, MAK M K. Effect of repetitive transcranial magnetic stimulation on physical function and motor signs in Parkinson's disease: a systematic review and meta-analysis[J]. Brain Stimul, 2016, 9(4): 475-487.
[59] BUARD I, SCIACCA D M, MARTIN C S, et al. Transcranial magnetic stimulation does not improve mild cognitive impairment in Parkinson's disease [J]. Mov Disord, 2018, 33 (3): 489-491.
[60] TRUNG J, HANGANU A, JOBERT S, et al. Transcranial magnetic stimulation improves cognition over time in Parkinson's disease [J]. Parkinsonism Relat Disord, 2019, 66: 3-8.
[61] LI J, MI T M, ZHU B F, et al. High-frequency repetitive transcranial magnetic stimulation over the primary motor cortex relieves musculoskeletal pain in patients with Parkinson's disease: A randomized controlled trial [J]. Parkinsonism Relat Disord, 2020, 80: 113-119.
[62] VAN DIJK K D, MØST E I, VAN SOMEREN E J, et al. Beneficial effect of transcranial magnetic stimulation on sleep in Parkinson's disease [J]. Mov Disord. 2009; 24 (6): 878-884.
[63] 于雯雯，李振光，孙海荣，等. 重复经颅磁刺激治疗早期帕金森病患者抑郁及睡眠障碍的临床研究 [J]. 临床神经病学杂志，2017，30 (5)：341-345.
[64] Flamez A, Wu G R, Wiels W, et al. Opposite effects of one session of 1 Hz rTMS on functional connectivity between pre-supplementary motor area and putamen depending on the dyskinesia state in Parkinson's disease [J]. Clin Neurophysiol, 2021, 132 (4): 851-856.
[65] 国家卫生健康委. 中国脑卒中防治指导规范（2021 年版）[J]. 2021. http://www.nhc.gov.cn/yzygj/s3593/202108/50c4071a86df4bfd9666e9ac2aaac605.shtml
[66]《中国脑卒中防治报告》编写组.《中国脑卒中防治报告 2020》概要 [J]. 中国脑血管病杂志，2022，2 (19)：136-44.
[67] RIECKER A, GRöSCHEL K, ACKERMANN H, et al. The role of the unaffected hemisphere in motor recovery after stroke [J]. Human Brain Mapping, 2010, 31 (7): 1017-29.
[68] HARRINGTON R M, CHAN E, ROUNDS A K, et al. Roles of lesioned and nonlesioned hemispheres in reaching performance poststroke [J]. Neurorehabil Neural Repair, 2020, 34 (1): 61-71.
[69] QUANDT F, BöNSTRUP M, SCHULZ R, et al. The functional role of beta-oscillations in the supplementary motor area during reaching and grasping after stroke: A question of structural damage to the corticospinal tract [J]. Human Brain Mapping, 2019, 40 (10): 3091-101.
[70] SANKARASUBRAMANIAN V, MACHADO A G, CONFORTO A B, et al. Inhibition versus facilitation of contralesional motor cortices in stroke: Deriving a model to tailor brain stimulation [J]. Clin Neurophysiol, 2017, 128 (6): 892-902.
[71] SONG Y M, LEE J Y, PARK J M, et al. Ipsilateral hemiparesis caused by a corona radiata infarct after a previous stroke on the opposite side [J]. Archives of Neurology, 2005, 62 (5): 809-11.
[72] SIMONETTA-MOREAU M. Non-invasive brain stimulation (NIBS) and motor recovery after stroke [J]. Annals of Physical and Rehabilitation Medicine, 2014, 57 (8): 530-42.
[73] DIMYAN M A, COHEN L G. Contribution of transcranial magnetic stimulation to the understanding of functional recovery mechanisms after stroke [J]. Neurorehabil Neural Repair, 2010, 24 (2): 125-35.
[74] SALAZAR A P S, VAZ P G, MARCHESE R R, et al. Noninvasive brain stimulation improves hemispatial neglect after stroke: a systematic review and meta-analysis [J]. Archives of Physical Medicine and Rehabilitation, 2018, 99 (2): 355-366.e1.
[75] ZUMBANSEN A, KNEIFEL H, LAZZOUNI L, et al. Differential effects of speech and language therapy and rtms in chronic versus subacute post-stroke aphasia: results of the NORTHSTAR-CA trial [J]. Neurorehabil Neural Repair, 2022, 36 (4-5): 306-316.
[76] SENIóW J, BILIK M, LEŚNIAK M, et al. Transcranial magnetic stimulation combined with physiotherapy in rehabilitation of poststroke hemiparesis: a randomized, double-blind, placebo-controlled study [J]. Neurorehabil Neural Repair, 2012, 26 (9): 1072-9.
[77] DI PINO G, PELLEGRINO G, ASSENZA G, et al. Modulation of brain plasticity in stroke: a novel model for neurorehabilitation [J]. Nature Reviews Neurology, 2014, 10 (10): 597-608.
[78] HARRIS-LOVE M L, HARRINGTON R M. Non-invasive brain stimulation to enhance upper limb motor practice poststroke: A model for selection of cortical site [J]. Front Neurol, 2017, 8: 224.
[79] DING X, LI C Y, WANG Q S, et al. Patterns in default-mode network connectivity for determining outcomes in cognitive function in acute stroke patients [J].

Neuroscience, 2014, 277: 637-46.
[80] BOONZAIER J, VAN TILBORG G A F, NEGGERS S F W, et al. Noninvasive brain stimulation to enhance Functional Recovery After Stroke: Studies in Animal Models [J]. Neurorehabil Neural Repair, 2018, 32(11): 927-40.
[81] KACZMARCZYK M, REGEN F, HEUSER I, et al. Inhibition of monoamine oxidase activity by repetitive transcranial magnetic stimulation: implications for inter-train interval and frequency [J]. European archives of psychiatry and clinical neuroscience, 2020, 270 (1): 119-26.
[82] CABALLERO-VILLARRASO J, MEDINA F J, ESCRIBANO B M, et al. Mechanisms Involved in Neuroprotective Effects of Transcranial Magnetic Stimulation [J]. CNS & neurological disorders drug targets, 2022, 21 (7): 557-73.
[83] CUI M, GE H, ZENG H, et al. Repetitive Transcranial Magnetic Stimulation Promotes Neural Stem Cell Proliferation and Differentiation after Intracerebral Hemorrhage in Mice [J]. Cell transplantation, 2019, 28 (5): 568-84.
[84] LUO J, ZHENG H, ZHANG L, et al. High-Frequency Repetitive Transcranial Magnetic Stimulation (rTMS) Improves Functional Recovery by Enhancing Neurogenesis and Activating BDNF/TrkB Signaling in Ischemic Rats [J]. International journal of molecular sciences, 2017, 18 (2): 455.
[85] LUO J, FENG Y, LI M, et al. Repetitive Transcranial Magnetic Stimulation Improves Neurological Function and Promotes the Anti-inflammatory Polarization of Microglia in Ischemic Rats [J]. Frontiers in cellular neuroscience, 2022, 16: 878345.
[86] HONG Y, LIU Q, PENG M, et al. High-frequency repetitive transcranial magnetic stimulation improves functional recovery by inhibiting neurotoxic polarization of astrocytes in ischemic rats [J]. Journal of neuroinflammation, 2020, 17 (1): 150.
[87] AYDIN-ABIDIN S, TRIPPE J, FUNKE K, et al. High- and low-frequency repetitive transcranial magnetic stimulation differentially activates c-Fos and zif268 protein expression in the rat brain [J]. Experimental brain research, 2008, 188 (2): 249-61.
[88] TULVISTE J, GOLDBERG E, PODELL K, et al. BDNF polymorphism in non-veridical decision making and differential effects of rTMS [J]. Behavioural brain research, 2019, 364: 177-82.
[89] MIRZAEI G, ADELI H. Resting state functional magnetic resonance imaging processing techniques in stroke studies [J]. Rev Neurosci, 2016, 27 (8): 871-85.
[90] JUAN D, YAO W, LI J, et al. Motor Network Reorganization After Repetitive Transcranial Magnetic Stimulation in Early Stroke Patients: A Resting State fMRI Study [J]. Neurorehabil Neural Repair, 2022, 36 (1): 61-8.
[91] LI Y, LUO H, YU Q, et al. Cerebral Functional Manipulation of Repetitive Transcranial Magnetic Stimulation in Cognitive Impairment Patients After Stroke: An fMRI Study [J]. Frontiers in neurology, 2020, 11: 977.
[92] YIN M, LIU Y, ZHANG L, et al. Effects of rTMS Treatment on Cognitive Impairment and Resting-State Brain Activity in Stroke Patients: A Randomized Clinical Trial [J]. Frontiers in neural circuits, 2020, 14: 563777.
[93] RAFIEI F, RAHNEV D. TMS Does Not Increase BOLD Activity at the Site of Stimulation: A Review of All Concurrent TMS-fMRI Studies [J]. eNeuro, 2022, 9(4).
[94] CONFORTO A B, ANJOS S M, SAPOSNIK G, et al. Transcranial magnetic stimulation in mild to severe hemiparesis early after stroke: a proof of principle and novel approach to improve motor function [J]. Journal of neurology, 2012, 259 (7): 1399-405.
[95] CHEN Q, SHEN D, SUN H, et al. Effects of coupling inhibitory and facilitatory repetitive transcranial magnetic stimulation on motor recovery in patients following acute cerebral infarction [J]. Neuro Rehabilitation, 2021, 48 (1): 83-96.
[96] CHEN Y J, HUANG Y Z, CHEN C Y, et al. Intermittent theta burst stimulation enhances upper limb motor function in patients with chronic stroke: a pilot randomized controlled trial [J]. BMC Neurol, 2019, 19 (1): 69.
[97] TOSUN A, TURE S, ASKIN A, et al. Effects of low-frequency repetitive transcranial magnetic stimulation and neuromuscular electrical stimulation on upper extremity motor recovery in the early period after stroke: a preliminary study [J]. Top Stroke Rehabil, 2017, 24 (5): 361-7.
[98] WANG R Y, TSENG H Y, LIAO K K, et al. rTMS combined with task-oriented training to improve symmetry of interhemispheric corticomotor excitability and gait performance after stroke: a randomized trial [J]. Neurorehabil Neural Repair, 2012, 26 (3): 222-30.
[99] BRESSI F, CINNERA A M, MORONE G, et al.

Combining Robot-Assisted Gait Training and Non-Invasive Brain Stimulation in Chronic Stroke Patients: A Systematic Review [J]. Front Neurol, 2022, 13: 795788.
[100] HARA T, SHANMUGALINGAM A, MCINTYRE A, et al. The Effect of Non-Invasive Brain Stimulation (NIBS) on Attention and Memory Function in Stroke Rehabilitation Patients: A Systematic Review and Meta-Analysis [J]. Diagnostics (Basel), 2021, 11 (2).
[101] LIU M, BAO G, BAI L, et al. The role of repetitive transcranial magnetic stimulation in the treatment of cognitive impairment in stroke patients: A systematic review and meta-analysis [J]. Sci Prog, 2021, 104(2): 368504211004266.
[102] TSAI P Y, LIN W S, TSAI K T, et al. High-frequency versus theta burst transcranial magnetic stimulation for the treatment of poststroke cognitive impairment in humans [J]. J Psychiatry Neurosci, 2020, 45 (4): 262-70.
[103] LIU Y, YIN M, LUO J, et al. Effects of transcranial magnetic stimulation on the performance of the activities of daily living and attention function after stroke: a randomized controlled trial [J]. Clin Rehabil, 2020, 34 (12): 1465-73.
[104] 尹明宇，罗婧，胡昔权，等. 高频重复经颅磁刺激对脑卒中后认知功能障碍的影响 [J]. 中国康复医学杂志，2018，33（7）：763-9.
[105] GHOLAMI M, POURBAGHI N, TAGHVATALAB S. Evaluation of rTMS in patients with poststroke aphasia: a systematic review and focused meta-analysis [J]. Neurol Sci, 2022, 43 (8): 4658-94.
[106] ZHANG J, ZHONG D, XIAO X, et al. Effects of repetitive transcranial magnetic stimulation (rTMS) on aphasia in stroke patients: A systematic review and meta-analysis [J]. Clin Rehabil, 2021, 35 (8): 1103-16.
[107] ARHEIX-PARRAS S, BARRIOS C, PYTHON G, et al. A systematic review of repetitive transcranial magnetic stimulation in aphasia rehabilitation: Leads for future studies [J]. Neuroscience and biobehavioral reviews, 2021, 127: 212-41.
[108] KIELAR A, PATTERSON D, CHOU Y H. Efficacy of repetitive transcranial magnetic stimulation in treating stroke aphasia: Systematic review and meta-analysis [J]. Clin Neurophysiol, 2022, 140: 196-227.
[109] 李昭缘，齐瑞，姜林鸿，等. 低频重复经颅磁刺激对脑卒中后失语症疗效的 Meta 分析 [J]. 中国康复，2021，36（11）：677-83.
[110] LIN B F, YEH S C, KAO Y J, et al. Functional Remodeling Associated With Language Recovery After Repetitive Transcranial Magnetic Stimulation in Chronic Aphasic Stroke [J]. Front Neurol, 2022, 13: 809843.
[111] HARVEY D Y, PODELL J, TURKELTAUB P E, et al. Functional Reorganization of Right Prefrontal Cortex Underlies Sustained Naming Improvements in Chronic Aphasia via Repetitive Transcranial Magnetic Stimulation [J]. Cognitive and behavioral neurology: official journal of the Society for Behavioral and Cognitive Neurology, 2017, 30 (4): 133-44.
[112] KINDLER J, SCHUMACHER R, CAZZOLI D, et al. Theta burst stimulation over the right Broca's homologue induces improvement of naming in aphasic patients [J]. Stroke, 2012, 43 (8): 2175-9.
[113] FAHMY E M, ELSHEBAWY H M. Effect of High Frequency Transcranial Magnetic Stimulation on Recovery of Chronic Post-Stroke Aphasia [J]. Journal of stroke and cerebrovascular diseases: the official journal of National Stroke Association, 2021, 30 (8): 105855.
[114] ALLENDORFER J B, NENERT R, VANNEST J, et al. A Pilot Randomized Controlled Trial of Intermittent Theta Burst Stimulation as Stand-Alone Treatment for Post-Stroke Aphasia: Effects on Language and Verbal Functional Magnetic Resonance Imaging (fMRI) [J]. Medical science monitor: international medical journal of experimental and clinical research, 2021, 27: e934818.
[115] KHEDR E M, ABO EL-FETOH N, ALI A M, et al. Dual-hemisphere repetitive transcranial magnetic stimulation for rehabilitation of poststroke aphasia: a randomized, double-blind clinical trial [J]. Neurorehabil Neural Repair, 2014, 28 (8): 740-50.
[116] HARA T, ABO M, KAKITA K, et al. The Effect of Selective Transcranial Magnetic Stimulation with Functional Near-Infrared Spectroscopy and Intensive Speech Therapy on Individuals with Post-Stroke Aphasia [J]. European neurology, 2017, 77 (3-4): 186-94.
[117] HARA T, ABO M. New Treatment Strategy Using Repetitive Transcranial Magnetic Stimulation for Post-Stroke Aphasia [J]. Diagnostics (Basel), 2021, 11 (10).
[118] REN C, ZHANG G, XU X, et al. The Effect of rTMS over the Different Targets on Language Recovery in Stroke Patients with Global Aphasia: A Randomized Sham-Controlled Study [J]. Biomed Res Int, 2019, 2019: 4589056.

[119] 刘清清，赵振彪，赵越，等. 重复经颅磁刺激治疗卒中后失语症的研究进展 [J]. 听力学及言语疾病杂志，2021，29：1-5.

[120] KAKUDA W，ABO M，URUMA G，et al. Low-frequency rTMS with language therapy over a 3-month period for sensory-dominant aphasia：case series of two post-stroke Japanese patients [J]. Brain Inj，2010，24（9）：1113-7.

[121] XIE Y L，WANG S，JIA J M，et al. Transcranial Magnetic Stimulation for Improving Dysphagia After Stroke：A Meta-Analysis of Randomized Controlled Trials [J]. Frontiers in neuroscience，2022，16：854219.

[122] WEN X，LIU Z，ZHONG L，et al. The Effectiveness of Repetitive Transcranial Magnetic Stimulation for Post-stroke Dysphagia：A Systematic Review and Meta-Analysis [J]. Frontiers in human neuroscience，2022，16：841781.

[123] LI H，LI L，ZHANG R，et al. Effectiveness of repetitive transcranial magnetic stimulation on poststroke dysphagia：a meta-analysis of randomized-controlled trials [J]. International Journal of Rehabilitation Research Internationale Zeitschrift fur Rehabilitationsforschung Revue internationale de recherches de readaptation，2022，45（2）：109-17.

[124] KIM W J，ROSSELIN C，AMATYA B，et al. Repetitive transcranial magnetic stimulation for management of post-stroke impairments：An overview of systematic reviews [J]. Journal of rehabilitation medicine，2020，52（2）：jrm00015.

[125] YANG W，CAO X，ZHANG X，et al. The Effect of Repetitive Transcranial Magnetic Stimulation on Dysphagia After Stroke：A Systematic Review and Meta-Analysis [J]. Frontiers in Neuroscience，2021，15：769848.

[126] WANG T，DONG L，CONG X，et al. Comparative efficacy of non-invasive neurostimulation therapies for poststroke dysphagia：A systematic review and meta-analysis [J]. Neurophysiologie Clinique = Clinical Neurophysiology，2021，51（6）：493-506.

[127] PARK J W，OH J C，LEE J W，et al. The effect of 5Hz high-frequency rTMS over contralesional pharyngeal motor cortex in post-stroke oropharyngeal dysphagia：a randomized controlled study [J]. Neurogastroenterology and Motility：the official journal of the European Gastrointestinal Motility Society，2013，25（4）：324-e250.

[128] ZHANG C，ZHENG X，LU R，et al. Repetitive transcranial magnetic stimulation in combination with neuromuscular electrical stimulation for treatment of post-stroke dysphagia [J]. The Journal of international medical research，2019，47（2）：662-72.

[129] HAMDY S，AZIZ Q，ROTHWELL J C，et al. The cortical topography of human swallowing musculature in health and disease [J]. Nature medicine，1996，2（11）：1217-24.

[130] 石中慧，戴萌，窦祖林. 小脑重复经颅磁刺激对卒中后吞咽障碍的影响 [J]. 2022，44（5）：459-62.

[131] VASANT D H，SASEGBON A，MICHOU E，et al. Rapid improvement in brain and swallowing behavior induced by cerebellar repetitive transcranial magnetic stimulation in poststroke dysphagia：A single patient case-controlled study [J]. Neurogastroenterology and motility，2019，31（7）：e13609.

[132] ZHONG L，RAO J，WANG J，et al. Repetitive Transcranial Magnetic Stimulation at Different Sites for Dysphagia After Stroke：A Randomized，Observer-Blind Clinical Trial [J]. Front Neurol，2021，12：625683.

[133] 王京利，张志强，张立新，等. 重复经颅磁刺激治疗卒中后吞咽障碍的研究进展 [J]. 中国康复医学杂志，2019，34（12）：1493-6.

[134] QIAO J，YE Q P，WU Z M，et al. The Effect and Optimal Parameters of Repetitive Transcranial Magnetic Stimulation on Poststroke Dysphagia：A Meta-Analysis of Randomized Controlled Trials [J]. Frontiers in Neuroscience，2022，16：845737.

[135] LEFAUCHEUR J P，ALEMAN A，BAEKEN C，et al. Evidence-based guidelines on the therapeutic use of repetitive transcranial magnetic stimulation（rTMS）：An update（2014-2018）[J]. Clin Neurophysiol，2020，131（2）：474-528.

[136] MISTRY S，VERIN E，SINGH S，et al. Unilateral suppression of pharyngeal motor cortex to repetitive transcranial magnetic stimulation reveals functional asymmetry in the hemispheric projections to human swallowing [J]. The Journal of physiology，2007，585（Pt 2）：525-38.

[137] SPEYER R，SUTT A L，BERGSTROM L，et al. Neurostimulation in People with Oropharyngeal Dysphagia：A Systematic Review and Meta-Analysis of Randomised Controlled Trials-Part Ⅱ：Brain Neurostimulation [J]. Journal of clinical medicine，2022，11（4）：993.

[138] TARAMESHLU M，ANSARI N N，GHELICHI L，et al. The effect of repetitive transcranial magnetic

stimulation combined with traditional dysphagia therapy on poststroke dysphagia: a pilot double-blinded randomized-controlled trial [J]. International journal of rehabilitation research Internationale Zeitschrift fur Rehabilitationsforschung Revue internationale de recherches de readaptation, 2019, 42 (2): 133-8.

[139] JIAO Y, PENG W, YANG J, et al. Effect of Repetitive Transcranial Magnetic Stimulation on the Nutritional Status and Neurological Function of Patients With Postischemic Stroke Dysphagia [J]. The Neurologist, 2023, 28 (2): 69-72.

[140] JIAO Y, LI G, DAI Y. Clinical effect of repetitive transcranial magnetic stimulation on dysphagia due to stroke [J]. Neurol Sci, 2022, 43 (5): 3139-44.

[141] ROBINSON R G, JORGE R E. Post-Stroke Depression: A Review [J]. The American Journal of Psychiatry, 2016, 173 (3): 221-31.

[142] TU J, WANG L X, WEN H F, et al. The association of different types of cerebral infarction with post-stroke depression and cognitive impairment [J]. Medicine, 2018, 97 (23): e10919.

[143] JORGE R E, ROBINSON R G, TATENO A, et al. Repetitive transcranial magnetic stimulation as treatment of poststroke depression: a preliminary study [J]. Biological psychiatry, 2004, 55 (4): 398-405.

[144] GU S Y, CHANG M C. The Effects of 10-Hz Repetitive Transcranial Magnetic Stimulation on Depression in Chronic Stroke Patients [J]. Brain Stimulation, 2017, 10 (2): 270-4.

[145] BAEKEN C, MARINAZZO D, EVERAERT H, et al. The Impact of Accelerated HF-rTMS on the Subgenual Anterior Cingulate Cortex in Refractory Unipolar Major Depression: Insights From 18FDG PET Brain Imaging [J]. Brain Stimulation, 2015, 8 (4): 808-15.

[146] SASAKI N, HARA T, YAMADA N, et al. The Efficacy of High-Frequency Repetitive Transcranial Magnetic Stimulation for Improving Apathy in Chronic Stroke Patients [J]. European Neurology, 2017, 78 (1-2): 28-32.

[147] KIM K U, KIM S H, AN T G. The effects of repetitive transcranial magnetic stimulation (rTMS) on depression, visual perception, and activities of daily living in stroke patients [J]. Journal of physical therapy science, 2017, 29 (6): 1036-9.

[148] 杨柳，刘玉山，刘兰祥，等. 不同频率重复经颅磁刺激治疗脑卒中后抑郁障碍的疗效观察 [J]. 中国实用神经疾病杂志，2014，22：18-20.

[149] HAN B I, LEE H W, RYU S, et al. Tinnitus Update [J]. J Clin Neurol, 2021, 17 (1): 1-10.

[150] AYDIN M, ERKAN M, GÜNDOĞDU R, et al. Assessment of the Effectiveness of Transcranial Magnetic Stimulation in Subjective Tinnitus [J]. Int Arch Otorhinolaryngol, 2021, 25 (3): e453-e458.

[151] SALVI R, RADZIWON K, MANOHAR S, et al. Review: Neural Mechanisms of Tinnitus and Hyperacusis in Acute Drug-Induced Ototoxicity [J]. Am J Audiol, 2021, 30 (3S): 901-915.

[152] BARKER M, SOLINSKI H J, HASHIMOTO H, et al. Acoustic overexposure increases the expression of VGLUT-2 mediated projections from the lateral vestibular nucleus to the dorsal cochlear nucleus [J]. PLoS One, 2012, 7 (5): e35955.

[153] KALTENBACH J A, ZACHAREK M A, ZHANG J, et al. Activity in the dorsal cochlear nucleus of hamsters previously tested for tinnitus following intense tone exposure [J]. Neurosci Lett, 2004, 355 (1-2): 121-125.

[154] LUO H, PACE E, ZHANG X, et al. Blast-Induced tinnitus and spontaneous firing changes in the rat dorsal cochlear nucleus [J]. J Neurosci Res, 2014, 92 (11): 1466-1477.

[155] BROZOSKI T J, WISNER K W, SYBERT L T, et al. Bilateral dorsal cochlear nucleus lesions prevent acoustic-trauma induced tinnitus in an animal model [J]. J Assoc Res Otolaryngol, 2012, 13 (1): 55-66.

[156] BERGER J I, COOMBER B. Tinnitus-related changes in the inferior colliculus [J]. Front Neurol, 2015, 6: 61.

[157] 刘俊秀，刘轶君，毛兰群，等. 水杨酸钠对大鼠下丘多巴胺水平影响的研究 [J]. 中华耳科学杂志，2016，14 (2)：167-169.

[158] SAEED S, KHAN Q U. The Pathological Mechanisms and Treatments of Tinnitus[J]. Discoveries(Craiova), 2021, 9 (3): e137.

[159] HU S S, MEI L, CHEN J Y, et al. Expression of immediate-early genes in the inferior colliculus and auditory cortex in salicylate-induced tinnitus in rat [J]. Eur J Histochem, 2014, 58 (1): 2294.

[160] LEAVER A M, SEYDELL-GREENWALD A, RAUSCHECKER J P. Auditory-limbic interactions in chronic tinnitus: Challenges for neuroimaging research [J]. Hear Res, 2016, 334: 49-57.

[161] SEDLEY W, GANDER P E, KUMAR S, et al. Intracranial Mapping of a Cortical Tinnitus System using Residual Inhibition [J]. Curr Biol, 2015, 25 (9): 1208-1214.

[162] JASTREBOFF P J，HAZELL J W. A neurophysiological approach to tinnitus：clinical implications［J］. Br J Audiol，1993，27（1）：7-17.
[163] RAUSCHECKER J P，LEAVER A M，MÜHLAU M. Tuning out the noise：limbic-auditory interactions in tinnitus［J］. Neuron，2010，66（6）：819-826.
[164] MEIKLE M B，STEWART B J，GRIEST S E，et al. Assessment of tinnitus：measurement of treatment outcomes［J］. Prog Brain Res，2007，166：511-521.
[165] JACQUEMIN L，MERTENS G，VAN DE HEYNING P，et al. Sensitivity to change and convergent validity of the Tinnitus Functional Index（TFI）and the Tinnitus Questionnaire（TQ）：clinical and research perspectives［J］. Hear Res，2019，382：107796.
[166] LANDGREBE M，HAJAK G，WOLF S，et al. 1-Hz rTMS in the treatment of tinnitus：a sham-controlled，randomized multicenter trial［J］. Brain Stimul，2017，10（6）：1112-1120.
[167] RAJ-KOZIAK D，GOS E，SWIERNIAK W，et al. Visual Analogue Scales as a Tool for Initial Assessment of Tinnitus Severity：Psychometric Evaluation in a Clinical Population［J］. Audiol Neurootol，2018，23（4）：229-237.
[168] ELDAIEF M C，DICKERSON B C，CAMPRODON J A. Transcranial Magnetic Stimulation for the Neurological Patient：Scientific Principles and Applications［J］. Semin Neurol，2022，42（2）：149-157.
[169] SAHLSTEN H，HOLM A，RAUHALA E，et al. Neuronavigated versus non-navigated repetitive transcranial magnetic stimulation for chronic tinnitus：a randomized study［J］. Trends Hear，2019，23：2331216518822198.
[170] NOH T S，RAH Y C，KYONG J S，et al. Comparison of treatment outcomes between 10 and 20 EEG electrode location system-guided and neuronavigation-guided repetitive transcranial magnetic stimulation in chronic tinnitus patients and target localization in the Asian brain［J］. Acta Otolaryngol，2017，137（9）：945-951.
[171] LANGGUTH B，LANDGREBE M，FRANK E，et al. Efficacy of different protocols of transcranial magnetic stimulation for the treatment of tinnitus：Pooled analysis of two randomized controlled studies［J］. World J Biol Psychiatry，2014，15（4）：276-285.
[172] KLEINJUNG T，STEFFENS T，SAND P，et al. Which tinnitus patients benefit from transcranial magnetic stimulation?［J］. Otolaryngol Head Neck Surg，2007，137（4）：589-595.
[173] YANG H，CHENG G，LIANG Z，et al. Efficacy of repetitive transcranial magnetic stimulation（rTMS）for tinnitus：a Retrospective Study［J］. Ear Nose Throat J，2023，102（10）：NP506-NP510.
[174] WANG H，LI B，WANG M，et al. Factor Analysis of low-frequency repetitive transcranial magnetic stimulation to the temporoparietal junction for tinnitus［J］. Neural Plast，2016，2016：2814056.
[175] MARDER K G，CHO J，CHINCANCHAN R，et al. Sequential prefrontal and temporoparietal repetitive transcranial magnetic stimulation（rTMS）for treatment of tinnitus with and without comorbid depression：a case series and systematic review［J］. Front Neurol，2022，13：831832.
[176] LI Y，SHEN YC，GALVIN JJ 3RD，et al. Effect of ipsilateral，contralateral or bilateral repetitive transcranial magnetic stimulation in patients with lateralized tinnitus：a placebo-controlled randomized study［J］. Brain Sci，2022，12（6）：733.
[177] KAN Y，WANG W，ZHANG S X，et al. Neural metabolic activity in idiopathic tinnitus patients after repetitive transcranial magnetic stimulation［J］. World J Clin Cases，2019，7（13）：1582-1590.
[178] ROLAND L T，PEELLE J E，KALLOGJERI D，et al. The effect of noninvasive brain stimulation on neural connectivity in Tinnitus：a randomized trial［J］. Laryngoscope，2016，126（5）：1201-1206.
[179] CACACE A T，HU J，ROMERO S，et al. Glutamate is down-regulated and tinnitus loudness-levels decreased following rTMS over auditory cortex of the left hemisphere：a prospective randomized single-blinded sham-controlled cross-over study［J］. Hear Res，2018，358：59-73.
[180] TANG Z M，XUAN C Y，LI X，et al. Effect of different pulse numbers of transcranial magnetic stimulation on motor cortex excitability：single-blind，randomized cross-over design［J］. CNS Neurosci Ther，2019，25（11）：1277-1281.
[181] JAMES G A，THOSTENSON J D，BROWN G，et al. Neural activity during attentional conflict predicts reduction in tinnitus perception following rTMS［J］. Brain Stimul，2017，10（5）：934-943.
[182] CARTER G，GOVINDAN R B，BROWN G，et al. Change in EEG activity is associated with a decrease in tinnitus awareness after rTMS［J］. Front Neurol Neurosci Res，2021，2：100010.
[183] SAHLSTEN H，VIRTANEN J，JOUTSA J，et al. Electric field-navigated transcranial magnetic stimulation

for chronic tinnitus：a randomized，placebo-controlled study [J]. Int J Audiol，2017，56（9）：692-700.
[184] CIMINELLI P，MACHADO S，PALMEIRA M，et al. Dorsomedial prefrontal cortex repetitive transcranial magnetic stimulation for tinnitus：promising results of a blinded，randomized，sham-controlled study [J]. Ear Hear，2021，42（1）：12-19.
[185] LEHNER A，SCHECKLMANN M，GREENLEE MW，et al. Triple-site rTMS for the treatment of chronic tinnitus：a randomized controlled trial [J]. Sci Rep，2016，6：22302.
[186] 鲍黄蕾，肖永涛，罗琼. 重复经颅磁刺激对耳鸣患者听觉处理功能的影响 [J]. 听力学及言语疾病杂志，2022，30（1）：41-45.
[187] KREUZER P M，POEPPL T B，VIELSMEIER V，et al. The more the merrier? Preliminary results regarding treatment duration and stimulation frequency of multisite repetitive transcranial magnetic stimulation in chronic tinnitus [J]. Prog Brain Res，2021，262：287-307.
[188] KREUZER P M，POEPPL T B，RUPPRECHT R，et al. Individualized Repetitive Transcranial Magnetic Stimulation Treatment in Chronic Tinnitus? [J]. Front Neurol，2017，8：126.
[189] GERSHON A A，DANNON P N，GRUNHAUS L. Transcranial magnetic stimulation in the treatment of depression [J]. Am J Psychiatry，2003，160（5）：835-845.
[190] PARK J H，NOH T S，LEE J H，et al. Difference in Tinnitus Treatment Outcome According to the Pulse Number of Repetitive Transcranial Magnetic Stimulation [J]. Otol Neurotol，2015，36（8）：1450-1456.
[191] SCHOISSWOHL S，AGRAWAL K，SIMOES J，et al. RTMS parameters in tinnitus trials：a systematic review [J]. Sci Rep，2019，9（1）：12190.
[192] ROSENBAUM P，PANETH N，LEVITON A，et al. A report：the definition and classification of cerebral palsy April 2006 [J]. Dev Med Child Neurol Suppl，2007，109：8-14.
[193] OSKOUI M，COUTINHO F，DYKEMAN J，et al. An update on the prevalence of cerebral palsy：a systematic review and meta-analysis [J]. Dev Med Child Neurol，2013，55（6）：509-519.
[194] CIEZA A，CAUSEY K，KAMENOV K，et al. Global estimates of the need for rehabilitation based on the Global Burden of Disease study 2019：a systematic analysis for the Global Burden of Disease Study 2019 [J]. Lancet，2021，396（10267）：2006-2017.
[195] Subspecialty Group of rehabilitation，the society of Pediatrics，Chinese Medical Association. Rehabilitation strategy and recommendation for motor dysfunction in children with cerebral palsy [J]. Zhonghua Er Ke Za Zhi，2020，58（2）：91-5.
[196] HIMMELMANN K，HORBER V，DE LA CRUZ J，et al. MRI classification system（MRICS）for children with cerebral palsy：development，reliability，and recommendations [J]. Dev Med Child Neurol，2017，59（1）：57-64.
[197] COLVER A，FAIRHURST C，PHAROAH P O. Cerebral palsy [J]. Lancet，2014，383（9924）：1240-9.
[198] BARKER A T，JALINOUS R，FREESTON I L. Non-invasive magnetic stimulation of human motor cortex [J]. Lancet，1985，1（8437）：1106-7.
[199] MCLAUGHLIN M R. Speech and language delay in children [J]. Am Fam Physician，2011，83（10）：1183-8.
[200] TRANSVERSE MYELITIS CONSORTIUM WORKING G. Proposed diagnostic criteria and nosology of acute transverse myelitis [J]. Neurology，2002，59（4）：499-505.
[201] HAMILTON M G，MYLES S T. Pediatric spinal injury：review of 174 hospital admissions [J]. J Neurosurg，1992，77（5）：700-4.
[202] PIDCOCK F S，KRISHNAN C，CRAWFORD T O，et al. Acute transverse myelitis in childhood：center-based analysis of 47 cases [J]. Neurology，2007，68（18）：1474-80.
[203] HUNG K L，WANG H S，LIOU W Y，et al. Guillain-Barre syndrome in children：a cooperative study in Taiwan [J]. Brain Dev，1994，16（3）：204-8.
[204] KANG P B，MCMILLAN H J，KUNTZ N L，et al. Utility and practice of electrodiagnostic testing in the pediatric population：An AANEM consensus statement [J]. Muscle Nerve，2020，61（2）：143-55.
[205] WILLIAMS E，THOMAS K，SIDEBOTHAM H，et al. Prevalence and characteristics of autistic spectrum disorders in the ALSPAC cohort [J]. Dev Med Child Neurol，2008，50（9）：672-7.
[206] CHIEN I C，LIN C H，CHOU Y J，et al. Prevalence and incidence of autism spectrum disorders among national health insurance enrollees in Taiwan from 1996 to 2005 [J]. J Child Neurol，2011，26（7）：830-4.
[207] SUREN P，BAKKEN I J，AASE H，et al. Autism spectrum disorder，ADHD，epilepsy，and cerebral palsy in Norwegian children [J]. Pediatrics，2012，

130（1）：e152-8.

[208] KURLAN R. Clinical practice. Tourette's Syndrome [J]. N Engl J Med, 2010, 363（24）：2332-8.

[209] JANKOVIC J, KURLAN R. Tourette syndrome: evolving concepts [J]. Mov Disord, 2011, 26（6）：1149-56.

[210] FREEMAN R D, FAST D K, BURD L, et al. An international perspective on Tourette syndrome: selected findings from 3, 500 individuals in 22 countries [J]. Dev Med Child Neurol, 2000, 42（7）：436-47.

[211] LECKMAN J F, ZHANG H, VITALE A, et al. Course of tic severity in Tourette syndrome: the first two decades [J]. Pediatrics, 1998, 102（1 Pt 1）：14-9.

[212] DANIELSON M L, BITSKO R H, GHANDOUR R M, et al. Prevalence of Parent-Reported ADHD Diagnosis and Associated Treatment Among U.S. Children and Adolescents, 2016 [J]. J Clin Child Adolesc Psychol, 2018, 47（2）：199-212.

[213] WOLRAICH M L, HAGAN J F, jr., ALLAN C, et al. Clinical Practice Guideline for the Diagnosis, Evaluation, and Treatment of Attention-Deficit/Hyperactivity Disorder in Children and Adolescents [J]. Pediatrics, 2019, 144（4）.

[214] YANG J, LIANG R, WANG L, et al. Repetitive Transcranial Magnetic Stimulation（rTMS）Improves the Gait Disorders of Rats Under Simulated Microgravity Conditions Associated With the Regulation of Motor Cortex [J]. Front Physiol, 2021, 12: 587515.

[215] CHARLES JAMES J, FUNKE K. Repetitive transcranial magnetic stimulation reverses reduced excitability of rat visual cortex induced by dark rearing during early critical period [J]. Dev Neurobiol, 2020, 80（11-12）：399-410.

[216] DADASHI F, SHAHROKI A, NOURIAN R, et al. The Effects of Repetitive Transcranial Magnetic Stimulation（rTMS）on Balance Control in Children with Cerebral Palsy [J]. Annu Int Conf IEEE Eng Med Biol Soc, 2019, 2019: 5241-4.

[217] SASEGBON A, WATANABE M, SIMONS A, et al. Cerebellar repetitive transcranial magnetic stimulation restores pharyngeal brain activity and swallowing behaviour after disruption by a cortical virtual lesion [J]. J Physiol, 2019, 597（9）：2533-46.

[218] FAN J, ZHONG Y, WANG H, et al. Repetitive transcranial magnetic stimulation improves consciousness in some patients with disorders of consciousness [J]. Clin Rehabil, 2022, 36（7）：916-25.

[219] LEFAUCHEUR J P, ALEMAN A, BAEKEN C, et al. Evidence-based guidelines on the therapeutic use of repetitive transcranial magnetic stimulation（rTMS）：An update（2014-2018）[J]. Clin Neurophysiol, 2020, 131（2）：474-528.

[220] ROSSI S, ANTAL A, BESTMANN S, et al. Safety and recommendations for TMS use in healthy subjects and patient populations, with updates on training, ethical and regulatory issues: Expert Guidelines [J]. Clin Neurophysiol, 2021, 132（1）：269-306.

[221] KRISHNAN C, SANTOS L, PETERSON M D, et al. Safety of noninvasive brain stimulation in children and adolescents [J]. Brain Stimul, 2015, 8（1）：76-87.

[222] REN R, QI J, LIN S, et al. The China Alzheimer Report 2022 [J]. Gen Psychiatr, 2022, 35（1）：e100751.

[223] CUMMINGS J, LEE G, NAHED P, et al. Alzheimer's disease drug development pipeline: 2022 [J]. Alzheimers Dement（N Y）, 2022, 8（1）：e12295.

[224] HARDY J A, HIGGINS G A. Alzheimer's disease: the amyloid cascade hypothesis [J]. Science, 1992, 256（5054）：184-5.

[225] HARDY J. The amyloid hypothesis for Alzheimer's disease: a critical reappraisal [J]. J Neurochem, 2009, 110（4）：1129-34.

[226] BINDER L I, FRANKFURTER A, REBHUN L I. The distribution of tau in the mammalian central nervous system [J]. J Cell Biol, 1985, 101（4）：1371-8.

[227] AVILA J. Tau phosphorylation and aggregation in Alzheimer's disease pathology [J]. FEBS Lett, 2006, 580（12）：2922-7.

[228] MANDELKOW E M, MANDELKOW E. Tau in Alzheimer's disease [J]. Trends Cell Biol, 1998, 8（11）：425-7.

[229] DOUCETTE R, FISMAN M, HACHINSKI V C, et al. Cell loss from the nucleus basalis of Meynert in Alzheimer's disease [J]. Can J Neurol Sci, 1986, 13(4 Suppl)：435-40.

[230] FRANCIS P T, PALMER A M, SNAPE M, et al. The cholinergic hypothesis of Alzheimer's disease: a review of progress [J]. J Neurol Neurosurg Psychiatry, 1999, 66（2）：137-47.

[231] MARKESBERY W R. Oxidative stress hypothesis in Alzheimer's disease [J]. Free Radic Biol Med, 1997, 23（1）：134-47.

[232] SWERDLOW R H, BURNS J M, KHAN S M. The

Alzheimer' s disease mitochondrial cascade hypothesis: progress and perspectives [J]. Biochim Biophys Acta, 2014, 1842 (8): 1219-31.
[233] BREWER G J. Epigenetic oxidative redox shift(EORS) theory of aging unifies the free radical and insulin signaling theories [J]. Exp Gerontol, 2010, 45 (3): 173-9.
[234] DONG Y, HARLAN B A, BREWER G J. When aging switches on Alzheimer' s [J]. Aging (Albany NY), 2021, 13 (10): 13376-7.
[235] DE LA MONTE S M. Insulin resistance and Alzheimer' s disease [J]. BMB Rep, 2009, 42 (8): 475-81.
[236] SELKOE D J. Alzheimer' s disease is a synaptic failure [J]. Science, 2002, 298 (5594): 789-91.
[237] ATWOOD C S, HUANG X, MOIR R D, et al. Role of free radicals and metal ions in the pathogenesis of Alzheimer' s disease [J]. Met Ions Biol Syst, 1999, 36: 309-64.
[238] HENEKA M T, CARSON M J, EL KHOURY J, et al. Neuroinflammation in Alzheimer' s disease [J]. Lancet Neurol, 2015, 14 (4): 388-405.
[239] PALOP J J, MUCKE L. Network abnormalities and interneuron dysfunction in Alzheimer disease [J]. Nat Rev Neurosci, 2016, 17 (12): 777-92.
[240] RAICHLE M E, MACLEOD A M, SNYDER A Z, et al. A default mode of brain function [J]. Proc Natl Acad Sci U S A, 2001, 98 (2): 676-82.
[241] RITCHEY M, LIBBY L A, RANGANATH C. Cortico-hippocampal systems involved in memory and cognition: the PMAT framework [J]. Prog Brain Res, 2015, 219: 45-64.
[242] CATANI M, DELL' ACQUA F, THIEBAUT DE SCHOTTEN M. A revised limbic system model for memory, emotion and behaviour [J]. Neurosci Biobehav Rev, 2013, 37 (8): 1724-37.
[243] CORBETTA M, PATEL G, SHULMAN G L. The reorienting system of the human brain: from environment to theory of mind [J]. Neuron, 2008, 58 (3): 306-24.
[244] MORMINO E C, SMILJIC A, HAYENGA A O, et al. Relationships between beta-amyloid and functional connectivity in different components of the default mode network in aging [J]. Cereb Cortex, 2011, 21 (10): 2399-407.
[245] PALMQVIST S, SCHOLL M, STRANDBERG O, et al. Earliest accumulation of beta-amyloid occurs within the default-mode network and concurrently affects brain connectivity [J]. Nat Commun, 2017, 8 (1): 1214.
[246] SPERLING R A, DICKERSON B C, PIHLAJAMAKI M, et al. Functional alterations in memory networks in early Alzheimer' s disease [J]. Neuromolecular Med, 2010, 12 (1): 27-43.
[247] CHHATWAL J P, SCHULTZ A P, JOHNSON K, et al. Impaired default network functional connectivity in autosomal dominant Alzheimer disease [J]. Neurology, 2013, 81 (8): 736-44.
[248] WANG L, ZANG Y, HE Y, et al. Changes in hippocampal connectivity in the early stages of Alzheimer' s disease: evidence from resting state fMRI [J]. Neuroimage, 2006, 31 (2): 496-504.
[249] ALLEN G, BARNARD H, MCCOLL R, et al. Reduced hippocampal functional connectivity in Alzheimer disease [J]. Arch Neurol, 2007, 64 (10): 1482-7.
[250] ZHANG H Y, WANG S J, XING J, et al. Detection of PCC functional connectivity characteristics in resting-state fMRI in mild Alzheimer' s disease [J]. Behav Brain Res, 2009, 197 (1): 103-8.
[251] CHRISTOPHER L, DUFF-CANNING S, KOSHIMORI Y, et al. Salience network and parahippocampal dopamine dysfunction in memory-impaired Parkinson disease [J]. Ann Neurol, 2015, 77 (2): 269-80.
[252] BRIER M R, THOMAS J B, SNYDER A Z, et al. Loss of intranetwork and internetwork resting state functional connections with Alzheimer' s disease progression [J]. J Neurosci, 2012, 32 (26): 8890-9.
[253] PINI L, WENNBERG A M, SALVALAGGIO A, et al. Breakdown of specific functional brain networks in clinical variants of Alzheimer' s disease [J]. Ageing Res Rev, 2021, 72: 101482.
[254] DE ROECK E E, DE DEYN P P, DIERCKX E, et al. Brief cognitive screening instruments for early detection of Alzheimer' s disease: a systematic review [J]. Alzheimer' s research & therapy, 2019, 11 (1): 21.
[255] FERNáNDEZ MONTENEGRO J M, VILLARINI B, ANGELOPOULOU A, et al. A Survey of Alzheimer' s Disease Early Diagnosis Methods for Cognitive Assessment [J]. Sensors (Basel, Switzerland), 2020, 20 (24).
[256] 吕文齐，吕洋. 虚拟现实技术在阿尔茨海默病患者认知功能评估中的应用进展 [J]. 重庆医科大学学报, 2021 (11): 46.
[257] ROSSI S, HALLETT M, ROSSINI P M, et al. Safety,

ethical considerations, and application guidelines for the use of transcranial magnetic stimulation in clinical practice and research. [J]. Clinical neurophysiology: official journal of the International Federation of Clinical Neurophysiology, 2009, 120 (12): 2008-39.

[258] 窦祖林，廖家华，宋为群.经颅磁刺激技术基础与临床应用 [M].北京：人民卫生出版社，2012.

[259] JOSEPH S, PATTERSON R, WANG W, et al. Quantitative Assessment of Cortical Excitability in Alzheimer's Dementia and Its Association with Clinical Symptoms: A Systematic Review and Meta-Analyses [J]. Journal of Alzheimers Disease, 2022, 88 (3): 867-91.

[260] MIMURA Y, NISHIDA H, NAKAJIMA S, et al. Neurophysiological biomarkers using transcranial magnetic stimulation in Alzheimer's disease and mild cognitive impairment: A systematic review and meta-analysis [J]. Neuroscience and Biobehavioral Reviews, 2021, 121: 47-59.

[261] MEDER A, LIEPELT-SCARFONE I, SULZER P, et al. Motor cortical excitability and paired-associative stimulation-induced plasticity in amnestic mild cognitive impairment and Alzheimer's disease [J]. Clinical Neurophysiology, 2021, 132 (9): 2264-73.

[262] WANG P, ZHANG H, HAN L, et al. Cortical function in Alzheimer's disease and frontotemporal dementia [J]. Translational Neuroscience, 2016, 7(1): 116-25.

[263] CHANDRA S R, ISSAC T G, NAGARAJU B C, et al. A Study of Cortical Excitability, Central Motor Conduction, and Cortical Inhibition Using Single Pulse Transcranial Magnetic Stimulation in Patients with Early Frontotemporal and Alzheimer's Dementia [J]. Indian Journal of Psychological Medicine, 2016, 38(1): 25-30.

[264] KHEDR E M, AHMED O G, SAYED H M M, et al. Electrophysiological differences in cortical excitability in different forms of dementia: A transcranial magnetic stimulation and laboratory biomarkers study [J]. Neurophysiologie Clinique-Clinical Neurophysiology, 2020, 50 (3): 185-93.

[265] ZADEY S, BUSS S S, MCDONALD K, et al. Higher motor cortical excitability linked to greater cognitive dysfunction in Alzheimer's disease: results from two independent cohorts [J]. Neurobiology of Aging, 2021, 108: 24-33.

[266] UEHARA M A, FRANCISCO C O, LITHGOW B, et al. Does Resting Motor Threshold correlate with severity of Alzheimer's disease? [J]. Annual International Conference of the IEEE Engineering in Medicine and Biology Society IEEE Engineering in Medicine and Biology Society Annual International Conference, 2022, 2022: 4383-6.

[267] LI X, QI G, YU C, et al. Cortical plasticity is correlated with cognitive improvement in Alzheimer's disease patients after rTMS treatment [J]. Brain Stimulation, 2021, 14 (3): 503-10.

[268] BASTIN C, BAHRI M A, MEYER F, et al. In vivo imaging of synaptic loss in Alzheimer's disease with [18F] UCB-H positron emission tomography [J]. Eur J Nucl Med Mol Imaging, 2020, 47 (2): 390-402.

[269] BLISS T V, COLLINGRIDGE G L. A synaptic model of memory: long-term potentiation in the hippocampus [J]. Nature, 1993, 361 (6407): 31-9.

[270] GIORGETTI M, BACCIOTTINI L, GIOVANNINI M G, et al. Local GABAergic modulation of acetylcholine release from the cortex of freely moving rats [J]. Eur J Neurosci, 2000, 12 (6): 1941-8.

[271] FREITAS C, MONDRAGON-LLORCA H, PASCUAL-LEONE A. Noninvasive brain stimulation in Alzheimer's disease: systematic review and perspectives for the future [J]. Exp Gerontol, 2011, 46 (8): 611-27.

[272] TSUTSUMI R, HANAJIMA R, HAMADA M, et al. Reduced interhemispheric inhibition in mild cognitive impairment [J]. Exp Brain Res, 2012, 218 (1): 21-6.

[273] MIMURA Y, NISHIDA H, NAKAJIMA S, et al. Neurophysiological biomarkers using transcranial magnetic stimulation in Alzheimer's disease and mild cognitive impairment: A systematic review and meta-analysis [J]. Neurosci Biobehav Rev, 2021, 121: 47-59.

[274] KUMAR S, ZOMORRODI R, GHAZALA Z, et al. Effects of repetitive paired associative stimulation on brain plasticity and working memory in Alzheimer's disease: a pilot randomized double-blind-controlled trial [J]. Int Psychogeriatr, 2020: 1-13.

[275] HAUG B A, SCHöNLE P W, KNOBLOCH C, et al. Silent period measurement revives as a valuable diagnostic tool with transcranial magnetic stimulation [J]. Electroencephalography and Clinical Neurophysiology/Evoked Potentials Section, 1992, 85 (2): 158-60.

[276] ALAGONA G, BELLA R, FERRI R, et al.

Transcranial magnetic stimulation in Alzheimer disease: motor cortex excitability and cognitive severity [J]. Neuroscience Letters, 2001, 314: 57-60.

[277] ISSAC T G, CHANDRA S R, NAGARAJU B C. Transcranial magnetic stimulation in patients with early cortical dementia: A pilot study [J]. Annals of Indian Academy of Neurology, 2013, 16: 619 - 22.

[278] PERRETTI A, GROSSI D, FRAGASSI N, et al. Evaluation of the motor cortex by magnetic stimulation in patients with Alzheimer disease [J]. J Neurol Sci, 1996, 135 (1): 31-7.

[279] ALAGONA G, FERRI R, PENNISI G, et al. Motor cortex excitability in Alzheimer's disease and in subcortical ischemic vascular dementia [J]. Neurosci Lett, 2004, 362 (2): 95-8.

[280] INGHILLERI M, CONTE A, FRASCA V, et al. Altered response to rTMS in patients with Alzheimer's disease [J]. Clin Neurophysiol, 2006, 117 (1): 103-9.

[281] TREBBASTONI A, GILIO F, D'ANTONIO F, et al. Chronic treatment with rivastigmine in patients with Alzheimer's disease: a study on primary motor cortex excitability tested by 5 Hz-repetitive transcranial magnetic stimulation [J]. Clin Neurophysiol, 2012, 123 (5): 902-9.

[282] KHEDR E M, AHMED M A, DARWISH E S, et al. The relationship between motor cortex excitability and severity of Alzheimer's disease: a transcranial magnetic stimulation study [J]. Neurophysiol Clin, 2011, 41(3): 107-13.

[283] KHEDR E M, AHMED O G, SAYED H M, et al. Electrophysiological differences in cortical excitability in different forms of dementia: A transcranial magnetic stimulation and laboratory biomarkers study [J]. Neurophysiol Clin, 2020, 50 (3): 185-93.

[284] BALLA C, MAERTENS DE NOORDHOUT A, PEPIN J L. An Investigation of the Late Excitatory Potentials in the Hand following Transcranial Magnetic Stimulation in Early Alzheimer's Disease [J]. Dement Geriatr Cogn Dis Extra, 2014, 4 (3): 457-64.

[285] FRITZ C, BRAUNE H J, PYLATIUK C, et al. Silent period following transcranial magnetic stimulation: a study of intra-and inter-examiner reliability [J]. Electroencephalography and Clinical Neurophysiology, 1997, 105 (3): 235-40.

[286] PENNISI G, FERRI R, LANZA G, et al. Transcranial magnetic stimulation in Alzheimer's disease: a neurophysiological marker of cortical hyperexcitability [J]. J Neural Transm (Vienna), 2011, 118 (4): 587-98.

[287] DI LORENZO F, PONZO V, BONNI S, et al. Long-term potentiation-like cortical plasticity is disrupted in Alzheimer's disease patients independently from age of onset [J]. Ann Neurol, 2016, 80 (2): 202-10.

[288] NARDONE R, BERGMANN J, KRONBICHLER M, et al. Abnormal short latency afferent inhibition in early Alzheimer's disease: a transcranial magnetic demonstration [J]. J Neural Transm (Vienna). 2008, 115 (11): 1557-62.

[289] TERRANOVA C, SANTANGELO A, MORGANTE F, et al. Impairment of sensory-motor plasticity in mild Alzheimer's disease [J]. Brain Stimul, 2013, 6 (1): 62-6.

[290] DI LORENZO F, MARTORANA A, PONZO V, et al. Cerebellar theta burst stimulation modulates short latency afferent inhibition in Alzheimer's disease patients [J]. Front Aging Neurosci, 2013, 5: 2.

[291] DI LAZZARO V, OLIVIERO A, PILATO F, et al. Motor cortex hyperexcitability to transcranial magnetic stimulation in Alzheimer's disease [J]. J Neurol Neurosurg Psychiatry, 2004, 75 (4): 555-9.

[292] SAKUMA K, MURAKAMI T, NAKASHIMA K. Short latency afferent inhibition is not impaired in mild cognitive impairment [J]. Clin Neurophysiol, 2007, 118 (7): 1460-3.

[293] PADOVANI A, BENUSSI A, CANTONI V, et al. Diagnosis of Mild Cognitive Impairment Due to Alzheimer's Disease with Transcranial Magnetic Stimulation [J]. J Alzheimers Dis, 2018, 65 (1): 221-30.

[294] NARDONE R, BRATTI A, TEZZON F. Motor cortex inhibitory circuits in dementia with Lewy bodies and in Alzheimer's disease [J]. J Neural Transm (Vienna), 2006, 113 (11): 1679-84.

[295] HILL A T, ROGASCH N C, FITZGERALD P B, et al. TMS-EEG: A window into the neurophysiological effects of transcranial electrical stimulation in non-motor brain regions [J]. Neurosci Biobehav Rev, 2016, 64: 175-84.

[296] TREMBLAY S, ROGASCH N C, PREMOLI I, et al. Clinical utility and prospective of TMS-EEG [J]. Clin Neurophysiol, 2019, 130 (5): 802-44.

[297] STORTI S F, GALAZZO I B, KHAN S, et al. Exploring the Epileptic Brain Network Using Time-Variant Effective Connectivity and Graph Theory [J].

IEEE J Biomed Health Inform, 2017, 21 (5): 1411-21.

[298] GRADY C L, FUREY M L, PIETRINI P, et al. Altered brain functional connectivity and impaired short-term memory in Alzheimer's disease [J]. Brain, 2001, 124 (Pt 4): 739-56.

[299] BONATO C, MINIUSSI C, ROSSINI P M. Transcranial magnetic stimulation and cortical evoked potentials: a TMS/EEG co-registration study [J]. Clin Neurophysiol, 2006, 117 (8): 1699-707.

[300] JULKUNEN P, JAUHIAINEN A M, KONONEN M, et al. Combining transcranial magnetic stimulation and electroencephalography may contribute to assess the severity of Alzheimer's disease [J]. Int J Alzheimers Dis, 2011, 2011: 654794.

[301] BAGATTINI C, MUTANEN T P, FRACASSI C, et al. Predicting Alzheimer's disease severity by means of TMS-EEG coregistration [J]. Neurobiol Aging, 2019, 80: 38-45.

[302] LIU C, HAN T, XU Z, et al. Modulating Gamma Oscillations Promotes Brain Connectivity to Improve Cognitive Impairment [J]. Cereb Cortex, 2022, 32 (12): 2644-2656.

[303] FLORIN E, WATANABE M, LOGOTHETIS N K. The role of sub-second neural events in spontaneous brain activity [J]. Curr Opin Neurobiol, 2015, 32: 24-30.

[304] SANDRINI M, UMILTA C, RUSCONI E. The use of transcranial magnetic stimulation in cognitive neuroscience: a new synthesis of methodological issues [J]. Neurosci Biobehav Rev, 2011, 35 (3): 516-36.

[305] HAWCO C, ARMONY J L, DASKALAKIS Z J, et al. Differing Time of Onset of Concurrent TMS-fMRI during Associative Memory Encoding: A Measure of Dynamic Connectivity [J]. Front Hum Neurosci, 2017, 11: 404.

[306] WEBLER R D, FOX J, MCTEAGUE L M, et al. DLPFC stimulation alters working memory related activations and performance: An interleaved TMS-fMRI study [J]. Brain Stimul, 2022, 15 (3): 823-32.

[307] VINK J J T, MANDIJA S, PETROV P I, et al. A novel concurrent TMS-fMRI method to reveal propagation patterns of prefrontal magnetic brain stimulation [J]. Hum Brain Mapp, 2018, 39 (11): 4580-92.

[308] FITZGERALD P B, FOUNTAIN S, DASKALAKIS Z J. A comprehensive review of the effects of rTMS on motor cortical excitability and inhibition [J]. Clinical neurophysiology: official journal of the International Federation of Clinical Neurophysiology, 2006, 117 (12): 2584-96.

[309] GRUNDEY J, BARLAY J, BATSIKADZE G, et al. Nicotine modulates human brain plasticity via calcium-dependent mechanisms [J]. 2018, 596 (22): 5429-41.

[310] SOMMER M, LANG N, TERGAU F, et al. Neuronal tissue polarization induced by repetitive transcranial magnetic stimulation? [J]. Neuroreport, 2002, 13 (6): 809-11.

[311] CIRILLO G, DI PINO G, CAPONE F, et al. Neurobiological after-effects of non-invasive brain stimulation [J]. Brain Stimul, 2017, 10 (1): 1-18.

[312] DI LAZZARO V, OLIVIERO A, PILATO F, et al. The physiological basis of transcranial motor cortex stimulation in conscious humans [J]. Clin Neurophysiol, 2004, 115 (2): 255-66.

[313] PEINEMANN A, REIMER B, LOER C, et al. Long-lasting increase in corticospinal excitability after 1800 pulses of subthreshold 5 Hz repetitive TMS to the primary motor cortex [J]. Clin Neurophysiol, 2004, 115 (7): 1519-26.

[314] SIEBNER H R, HARTWIGSEN G, KASSUBA T, et al. How does transcranial magnetic stimulation modify neuronal activity in the brain? Implications for studies of cognition [J]. CORTEX, 2009, 45 (9): 1035-42.

[315] MARRA H L D, MYCZKOWSKI M L, MEMORIA C M, et al. Clinical Study Transcranial Magnetic Stimulation to Address Mild Cognitive Impairment in the Elderly: A Randomized Controlled Study [J]. Behavioural Neurology, 2015, 2015: 287843.

[316] ALCALÁ-LOZANO R, MORELOS-SANTANA E, CORTéS-SOTRES J, et al. Similar clinical improvement and maintenance after rTMS at 5 Hz using a simple vs. complex protocol in Alzheimer's disease [J]. Brain Stimulation, 2017: S1935861X17310276.

[317] HSU W Y, KU Y, ZANTO T P, et al. Effects of noninvasive brain stimulation on cognitive function in healthy aging and Alzheimer's disease: a systematic review and meta-analysis [J]. Neurobiology of Aging, 2015, 36 (8): 2348-59.

[318] GREICIUS M D, SRIVASTAVA G, REISS A L, et al. Default-mode network activity distinguishes Alzheimer's disease from healthy aging: Evidence

from functional MRI [J]. Proceedings of the National Academy of Sciences of the United States of America, 2004, 101 (13): 4637-42.

[319] BUCKNER R L, ANDREWS-HANNA J R, SCHACTER D L. The brain's default network: Anatomy, function and relevance to disease [J]. Annals of the New York Academy of Sciences, 2008, 1124 (1): 1-38.

[320] KOCH G, BONNÌ S, PELLICCIARI M C, et al. Transcranial magnetic stimulation of the precuneus enhances memory and neural activity in prodromal Alzheimer's disease [J]. Neuroimage, 2017: 302-11.

[321] MARWAN S, CARL S, BABAK T, et al. Effects of a combined transcranial magnetic stimulation (TMS) and cognitive training intervention in patients with Alzheimer's disease [J]. Alzheimer's & Dementia: The Journal of the Alzheimer's Association, 16 (4): 641-50.

[322] WU Y, XU W, LIU X, et al. Adjunctive Treatment with High Frequency Repetitive Transcranial Magnetic Stimulation for the Behavioral and Psychological Symptoms of Patients with Alzheimer's Disease: A Randomized, Double-Blind, Sham-Controlled Study [J]. General Psychiatry, 2015, 27.

[323] 吴越，徐文炜，刘晓伟，等. 重复经颅磁刺激对阿尔茨海默病患者精神行为症状及认知功能的影响 [J]. 中华物理医学与康复杂志，2017，39（2）：5.

[324] YHCA B, VTT A, MS A. A systematic review and meta-analysis of rTMS effects on cognitive enhancement in mild cognitive impairment and Alzheimer's disease-ScienceDirect [J]. Neurobiology of Aging, 2020, 86: 1-10.

[325] WANG X, MAO Z, LING Z, et al. Repetitive transcranial magnetic stimulation for cognitive impairment in Alzheimer's disease: a meta-analysis of randomized controlled trials [J]. Journal of Neurology, 2020, 267 (3): 791-801.

[326] AHMED M A, DARWISH E S, KHEDR E M, et al. Effects of low versus high frequencies of repetitive transcranial magnetic stimulation on cognitive function and cortical excitability in Alzheimer's dementia [J]. Journal of Neurology, 2012, 259 (1): 83-92.

[327] MORENO A S, NGUYEN J P, CALMELET A, et al. Multi-site rTMS with cognitive training improves apathy in the long term in Alzheimer's disease: A 4-year chart review [J]. Clinical Neurophysiology, 2022, 137: 75-83.

[328] BENTWICH J, DOBRONEVSKY E, AICHENBAUM S, et al. Beneficial effect of repetitive transcranial magnetic stimulation combined with cognitive training for the treatment of Alzheimer's disease: a proof of concept study [J]. Journal of Neural Transmission General, 2011.

[329] RABEY J M, DOBRONEVSKY E, AICHENBAUM S, et al. Repetitive transcranial magnetic stimulation combined with cognitive training is a safe and effective modality for the treatment of Alzheimer's disease: a randomized, double-blind study [J]. Journal of Neural Transmission (Vienna, Austria: 1996), 2013, 120 (5): 813-9.

[330] 吴越，顾君，冷文娟，等. 应用重复经颅磁刺激治疗阿尔茨海默病患者精神行为症状的临床研究 [J]. 中国康复医学杂志，2011，26（7）：2.

[331] 刘新，侯前梅，赵晓琼，等. 10 Hz 重复经颅磁刺激对轻中度阿尔茨海默病患者的精神行为症状及注意执行的疗效观察 [J]. 川北医学院学报，2017，32（3）：4.

[332] 王东军. 磁电联合刺激对大鼠皮层运动区损伤并神经干细胞移植功能重塑的影响 [D]. 四川大学，2008.

[333] NITSCHE M A, SCHAUENBURG A, LANG N, et al. Facilitation of implicit motor learning by weak transcranial direct current stimulation of the primary motor cortex in the human [J]. Journal of Cognitive Neuroscience, 2003, 15 (4): 619-26.

[334] NITSCHE M A, LAMPE C, ANTAL A, et al. Dopaminergic modulation of long-lasting direct current-induced cortical excitability changes in the human motor cortex [J]. European Journal of Neuroscience, 2010, 23 (6): 1651-7.

[335] WANG H, WANG X, JIN J, et al. Simultaneous stimulation using rTMS and tDCS produces the most effective modulation of motor cortical excitability in healthy subjects: A pilot study [J]. Neurosci Lett, 2019, 694: 46-50.

[336] HAN T, XU Z, LIU C, et al. Simultaneously applying cathodal tDCS with low frequency rTMS at the motor cortex boosts inhibitory aftereffects [J]. Journal of Neuroscience Methods, 2019, 324: 108308.

[337] LEFAUCHEUR J P, ALEMAN A, BAEKEN C, et al. Evidence-based guidelines on the therapeutic use of repetitive transcranial magnetic stimulation (rTMS): An update (2014-2018) [J]. Clinical neurophysiology: official journal of the International Federation of Clinical Neurophysiology, 2020, 131 (2): 474-528.

[338] BORTOLETTO M, VENIERO D, THUT G, et al. The contribution of TMS-EEG coregistration in the exploration of the human cortical connectome [J]. Neurosci Biobehav Rev, 2015, 49: 114-24.
[339] HOOGENDAM J M, RAMAKERS G M, DI LAZZARO V. Physiology of repetitive transcranial magnetic stimulation of the human brain [J]. Brain Stimul, 2010, 3 (2): 95-118.
[340] MINIUSSI C, VALLAR G. Brain stimulation and behavioural cognitive rehabilitation: a new tool for neurorehabilitation? [J]. Neuropsychol Rehabil, 2011, 21 (5): 553-9.
[341] SABBAGH M, SADOWSKY C, TOUSI B, et al. Effects of a combined transcranial magnetic stimulation (TMS) and cognitive training intervention in patients with Alzheimer's disease [J]. Alzheimers Dement, 2020, 16 (4): 641-50.
[342] BAGATTINI C, ZANNI M, BAROCCO F, et al. Enhancing cognitive training effects in Alzheimer's disease: rTMS as an add-on treatment [J]. Brain Stimul, 2020, 13 (6): 1655-64.
[343] ECKERT M J, MARTIN M J. Trauma: Spinal Cord Injury [J]. Surg Clin North Am, 2017, 97 (5): 1031-1045.
[344] BENITO J, KUMRU H, MURILLO N, et al. Motor and gait improvement in patients with incomplete spinal cord injury induced by high-frequency repetitive transcranial magnetic stimulation [J]. Top Spinal Cord Inj Rehabil, 2012, 18 (2): 106-112.
[345] GOMES-OSMAN J, FIELD-FOTE E C. Improvements in hand function in adults with chronic tetraplegia following a multiday 10-Hz repetitive transcranial magnetic stimulation intervention combined with repetitive task practice [J]. J Neurol Phys Ther, 2015, 39 (1): 23-30.
[346] KUMRU H, BENITO-PENALVA J, VALLS-SOLE J, et al. Placebo-controlled study of rTMS combined with Lokomat® gait training for treatment in subjects with motor incomplete spinal cord injury [J]. Exp Brain Res, 2016, 234 (12): 3447-3455.
[347] AHMED Z, WIERASZKO A. Combined effects of acrobatic exercise and magnetic stimulation on the functional recovery after spinal cord lesions. J Neurotrauma, 2008, 25 (10): 1257-1269.
[348] 霍小艳. 重复经颅磁刺激联合早期综合康复疗法对脊髓损伤患者运动功能及躯干平衡能力的影响 [J]. 临床医学, 2022, 42 (12): 62-64.
[349] 孙剑渊, 顾琦, 吴勤峰, 等. 重复经颅磁刺激对不完全性脊髓损伤患者的临床疗效观察 [J]. 中国康复, 2019, 34 (6): 303-306.
[350] J JETTÉ F, CÔTÉ I, MEZIANE H B, et al. Effect of single-session repetitive transcranial magnetic stimulation applied over the hand versus leg motor area on pain after spinal cord injury [J]. Neurorehabil Neural Repair, 2013, 27 (7): 636-643.
[351] NARDONE R, HÖLLER Y, LANGTHALER P B, et al. rTMS of the prefrontal cortex has analgesic effects on neuropathic pain in subjects with spinal cord injury. Spinal Cord, 2017, 55 (1): 20-25.
[352] FUJISHIRO T, TAKAHASHI S, ENOMOTO H, et al. Magnetic stimulation of the sacral roots for the treatment of urinary frequency and urge incontinence: an investigational study and placebo controlled trial [J]. J Urol, 2002, 168 (3): 1036-1039.
[353] 潘钰, 陈晓松, 宋为群, 等. 骶神经根磁刺激对脊髓损伤后逼尿肌反射亢进的作用 [J]. 中国康复医学杂志, 2007 (6): 518-520.

第六章

经颅磁刺激在精神分裂症中的应用

精神分裂症（schizophrenia，SCZ）是一种严重的精神障碍，全球共有2300万精神分裂症患者，时点患病率为0.28%[1]，我国精神分裂症的现患率为0.9%[2]。精神分裂症临床表现五维症状：阳性症状、阴性症状、认知症状、情感症状及兴奋躁动行为障碍。这五个维度的症状中，药物治疗对阳性症状有一定的疗效，但是对于阴性症状和认知症状的效果不理想，而阴性症状以及认知症状与患者的预后及社会功能密切相关，所以在现有药物治疗背景下，寻求其他治疗方式改善患者的整体症状是至关重要的。经颅磁刺激（TMS）作为一种新兴、无创的治疗手段，近20年来广泛应用于精神疾病领域，取得了较好的评价。在本章中，我们总结了TMS治疗精神分裂症尤其是针对顽固性幻听、阴性症状、认知症状的临床应用。

第一节　经颅磁刺激对精神分裂症评估的作用

精神分裂症的主要发病机制在于由谷氨酸（Glu）系统和γ-氨基丁酸（GABA）系统调节的皮质兴奋/抑制的不平衡，这导致了精神分裂症的症状如幻听、阴性症状等[3]。TMS可专门用于检测和调节人类的神经系统以及相关的认知、情感和行为功能，作为一种检查工具，TMS可与脑电图结合使用（TMS-EEG），以直接、客观、无创地明确特定皮质区域的固有特征，包括兴奋性、抑制性、反应性和振荡活动，而不受被试者有意识的行为所影响[4]。TMS也可以与功能性磁共振结合（TMS-fMRI），以刺激/脑影像方法对精神分裂症病理学机制进行研究。TMS自1985年由Barker[5]引入医学领域，最初是作为检测工具，因其在运动皮质上方可产生对侧肌肉的动作电位，称为运动诱发电位（motor evoked potential，MEP），MEP的波幅取决于皮质-脊髓-肌肉的兴奋性，因此，MEP是评价皮质兴奋性、抑制性和可塑性的良好指标。

一、TMS评估精神分裂症患者皮质兴奋性、抑制性的研究

一些TMS范式经常用于评估各种抑制性和兴奋性神经元群（表6-1-1），包括（A）TMS产生运动诱发电位（MEP），可以使用肌电图进行测量；（B）短间隔皮质内抑制（SICI）；（C）长间隔皮质内抑制（LICI）；（D）静息期（SP）；（E）皮质内易化（ICF）；（F）I波易化。其中，（B）～（D）主要评估皮质抑制性，（E）和（F）评估皮质兴奋性。静息态运动阈值（resting motor threshold，RMT）和MEP波幅是运动皮质兴奋性最常用的测量指标。在最近21项研究的荟萃分析中，精神分裂症患者（n=500）与健康受试者（n=617）的RMT没有差异。同样，在8项研究中，精神分裂症患者与健康对照组的MEP波幅没有差异[6]。此外，与健康对照组相比，首发精神分裂症、服药和未服药的慢性风险个体的皮质内易化（ICF）没有差异。TMS/MEP研究还调查了运动皮质抑制，并报告了不同疾

表 6-1-1　TMS-EEG 在精神分裂症机制研究的常用范式

TMS 范式	范式简介	机制（精神分裂症 vs. 健康对照的结果）
单脉冲	—	TMS 评估的局部和全脑活动、兴奋和抑制、固有振荡功率、一致性、频率以及连接性
成对脉冲 | 刺激间隔（ISI）|	—	局部兴奋性和抑制性
短间隔皮质内抑制（SICI）	SICI 涉及比较单个阈上测试刺激（TS）与成对脉冲条件下的 MEP 振幅，其中阈下条件反射刺激（CS）和阈上刺激间隔为 1 ～ 4 ms	局部抑制性（$GABA_A$ 调节） 精神分裂症下降
皮质内易化（ICF）	ICF 涉及以 10 ～ 15 ms 的间隔将阈上 TS 与成对脉冲阈下 CS 和阈上 TS 进行比较	局部兴奋性 无差异
长间隔皮质内抑制（LICI）	LICI 涉及以 50 ～ 200 ms 的间隔将阈上脉冲与阈上脉冲 CS 和 TS 进行比较	局部抑制性（$GABA_B$ 调节） 在精神分裂症不一致，躁狂症状增加，可加以鉴别

病阶段患者的短间隔皮质内抑制（SICI）降低，包括有精神分裂症发病风险的患者、首发患者、新近患者和慢性患者[7]。

与健康人相比，精神分裂症患者的额叶 / 前额叶的 TMS 相关振幅（ERSP）和 β/γ 振荡同步性（ITC）降低，但未见顶叶有变化。此外，与健康人相比，精神分裂症患者的额叶 / 前额叶区域的自然频率有所下降，运动区平均下降 2 Hz，前额叶皮质则下降近 10 Hz，精神分裂症患者的前额叶自然频率低于健康人。这些结果表明，精神分裂症患者额叶 / 前额叶皮质神经元存在内在异常，这可能是由 GABA 能活性的改变介导的[8]。具体而言，建模和体内电生理动物研究表明，抑制 GABA 能中间神经元快速达峰，将抑制 γ 振荡的功率和同步，而驱动这些中间神经元足以产生 γ- 带节律性。Hoy 等采用 TMS-EEG 测量精神分裂症和健康人群在 2-back 任务期间的振荡频率、TMS 相关振荡频率及 TMS 诱发电位（TEP），发现精神分裂症患者的认知功能显著受损，与健康对照组相比，精神分裂症患者对 TMS 反应的 θ 振荡显著减少，与任务相关的 θ 振荡和皮质反应性水平降低[9]。其他 TMS-EEG 研究也报告了前额叶皮质抑制异常，研究表明，与健康个体相比，精神分裂症患者及其一级亲属的背外侧前额叶皮质（DLPFC）中 LICI 诱导的 γ 振荡抑制减弱[10]。

二、TMS 评估精神分裂症患者皮质连接性异常的研究

TMS 诱发的 EEG 反应也被用来研究精神分裂症患者皮质 - 皮质连接的改变。一项 TMS-EEG 研究显示，精神分裂症患者的运动皮质显现异常和广泛的传递模式，在 TMS 脉冲后的 400 ～ 700 ms 观察到了这种模式，其特征与健康个体相比，TMS 诱发全脑电压活动增加，额顶区快速振荡增强[11]。针对精神分裂症患者和对照者的前运动皮质，使用 TMS 诱发 EEG 反应进行源建模分析，发现在健康对照者中，TMS 诱发的皮质活动从运动前区可传播到其他功能和解剖连接的皮质区域（右侧感觉运动区和左侧运动前区和感觉运动区），而在精神分裂症患者中，诱发活动仅局限于刺激区域。采用 TMS 诱发的皮质电流分布和皮质电流传播来评估皮质连接性，与健康人相比，精神分裂症患者的运动前 / 前额叶区域的连接性减少，这与认知功能受损有关。Li 等的系统综述指出，TMS 诱导的 γ- 带功能性皮质传导性与阳性症状呈正相关，而 θ- 带和 δ- 带功能性皮质传导性与阴性症状呈正相关[12]。

近年来，采用 TMS 和功能影像学技术相结合的刺激 /MRI 方法，成为精神分裂症病理机制研究的热点，其技术是在 fMRI 期间进行 TMS 治疗，直接观察 TMS 对脑功能的影响[13]。Webler 等采用 TMS 和功能性磁共振成像（TMS-fMRI）交叉研究，探讨精神分裂症患者前额叶皮质的异常，采用 10 Hz，0、80%MT 和 120%MT，双侧 DLPFC 的三种强度脉冲

对未服药的精神分裂症患者及健康对照进行刺激，同时进行双侧 BA 的 fMRI，发现在相同 TMS 的刺激强度下，精神分裂症患者左侧 BA9 和 BA46 兴奋性增强，双侧 BA9 之间的 FC 增强，这可能是产生精神病性症状的病理学机制[14]。

第二节 经颅磁刺激对精神分裂症的作用

一、经颅磁刺激辅助治疗幻听

言语性幻听（auditory verbal hallucination，AVH）是精神分裂症常见的症状之一，70% 的精神分裂症患者出现 AVH[15]，其中 30% 的患者经过药物治疗 AVH 仍然存在。顽固性 AVH 造成患者社会功能损害、生活质量下降，还会导致患者发生自杀和攻击行为[16]。1999 年 Hoffman 等[17]首先采用 rTMS 治疗精神分裂症的 AVH 症状，此后人们对 TMS 治疗 AVH 的刺激位点、频率、强度及疗程等参数逐渐完善。近年来，θ 爆发式重复经颅磁刺激（theta burst repetitive magnetic stimulation，TB-rTMS）和深部经颅磁刺激（dTMS）逐渐在临床推广，为辅助治疗幻听提供了更多的可能性。表 6-2-1 列出了近几年 rTMS 治疗幻听的研究。

（一）经颅磁刺激治疗幻听的潜在机制

AVH 产生的原因较复杂，除遗传、环境、神经递质水平、代谢等因素外，还包括听觉和语言相关脑区的局部脑血流（regional cerebral blood flow，rCBF）变化，颞上回的赫氏回（Heschl's gyrus，HG）、左侧岛叶、颞中回、海马旁回、额下回等区域的初级听觉皮质的异常激活。双侧海马、双侧伏隔核和前扣带回等脑区间及网络内、网络外的功能连接异常[18]。听觉皮质后语言网络、默认模式网络、内部语言处理等连接异常[19]。Ćurčić-Blake 等在系统综述中提出，AVH 涉及听觉、语言和记忆相关脑网络的交互作用。语言、听觉和记忆 / 边缘网络与幻听特异性相关。当患者产生幻觉时，听觉语言区和纹状体之间的交互作用增加。同时发现 AVH 患者的额颞连接发生改变，但尚未明确是增加还是减少。首发患者的 AVH 在大脑半球间听觉通路连接增强，但在慢性患者大脑半球间听觉通路连接减弱[20]。与无 AVH 组相比，AVH 患者的小脑

表 6-2-1 近年 rTMS 治疗幻听的研究汇总

作者（年代）	样本量（女 vs. 男）	设计	Sham	刺激部位	刺激频率	刺激强度	刺激总量	评价标准	结果
Bais 等（2017）	7 vs. 9	RCT	否	TPJ（左侧 vs. 双侧）	1 Hz	90%MT	6 天，14 400 脉冲	AHRS	左侧 TPJ 低频 rTMS 显著减少幻听
Paillère-Martinot (2017)	15 vs. 15	RCT	是	STG vs. MTG	1 Hz	100%MT	10 天，12 000 脉冲	SAPS	未发现低频 rTMS 优于伪刺激
Dollfus 等 (2018)	26 vs. 33	交叉对照	否	外侧沟 vs. STG	20 Hz	80%MT	20 天	AHRS	第 14 天真刺激组 AHRS 减分率显著低于伪刺激组
Zöllner 等 (2020)	1	案例	否	TPC	50 Hz TBS	90%MT	10 天，4806 脉冲	MRI	病情缓解与左侧听觉皮质的大脑激活显著减少同时右侧听觉皮质的大脑激活增加有关
Xie 等（2021）	32 vs. 35	RCT	是	TPJ	1 Hz	110%MT	15 天，36 000 脉冲	AHRS	幻听症状及一些神经认知功能改善

和额叶（左中央前回）、颞叶［右颞中回（MTG）、左颞下回（ITG）、左颞梭形回］、顶叶（双侧顶叶上叶）和皮质下（左侧伏隔核、左侧苍白球）脑区之间的功能性连接（functional connectivity，FC）较高。AVH与非AVH患者相比，颞叶区域间（右侧ITG和右侧MTG以及双侧颞上回之间）的FC较低[21]。

基于AVH的这些脑功能机制，TMS具有调节皮质兴奋性、连接性、rCBF和神经递质水平的功能。因此，TMS治疗幻听具备一定的理论和临床实践的循证依据。首先，低频（1 Hz）rTMS具有抑制皮质兴奋性的作用，虽然精神分裂症患者额颞叶兴奋性的神经递质谷氨酸（Glu）水平低下，但在听觉相关脑区如颞上回、颞顶叶的Glu水平较高，rTMS可以通过提高听觉皮质GABA的水平来拮抗Glu的兴奋作用，起到抑制皮质的兴奋性，降低AVH频率和敏感性[19]。改变FC也是rTMS治疗AVH的机制之一，与健康对照组相比，精神分裂症患者左侧颞顶联合区（temporo-parietal junction，TPJ）和左右两侧Broca同质区之间的FC减少，rTMS治疗后，这两个脑区的FC增加，左侧TPJ和右侧岛叶之间的FC增加[22]。精神分裂症AVH患者经过rTMS治疗后，大脑功能和结构有某些改变，例如左额叶上回的低频波动幅度（ALFF）增强，右颞叶下皮质的灰质体积（GMV）增大，表明rTMS治疗可引起特异性脑区功能和结构上的改变，这可能是rTMS治疗AVH的某种机制[23]。最新的功能影像学研究发现某些脑区（如顶叶下叶和颞上回），在rTMS治疗后，AVH患者位于前额叶皮质、枕叶皮质和皮质下区的异常拓扑模式被正常化，这也可能是治疗精神分裂症AVH的潜在机制[24]。

（二）经颅磁刺激治疗幻听的影响因素

Clinical Neurophysiology 发表了两次经颅磁刺激临床治疗的循证指南，对TMS治疗幻听的研究进行了汇总评价，结果高度不一致[25]。但Guttesen等[26]、Marzouk等[27]的两篇系统综述均认为不足以证实TMS治疗幻听及阳性症状的效果，RCT的结果差异性也较大。Li等[28]的系统综述认为有一定的效果，但敏感性分析提示结果并不稳定。最近对rTMS治疗幻听的荟萃分析显示，与伪刺激相比，rTMS具有显著的益处，其效应值（effect size）在0.29～0.51不等，早期的荟萃分析由于纳入的样本量较小，效应值在0.8～1，随着纳入分析的研究和样本数量的增加，最近荟萃分析观察到的效应值更低。研究结果产生不一致的原因，主要在于这些研究的刺激参数、靶点脑区、难治性程度和治疗持续时间均有很大的异质性。产生阴性结果不代表TMS治疗没有优势，大多数阴性结果仍然提示TMS对AVH有效，而伪刺激也同样有效，也就是说，治疗效果未能超出安慰剂的影响。20多年来，TMS治疗幻听的最佳参数，以及如何使治疗效果更确切、更安全，对哪类人群治疗反应更好，如何改进定位法，刺激位点更精准，以及更加客观地评价治疗效果，仍是我们要不断探寻的未知问题。

1．刺激幻听的部位

左侧颞顶叶皮质（temporoparietal cortex，TPC）是最早用于rTMS治疗幻听的刺激部位，一般以左侧为多，有的研究也采用了双侧部位刺激。2005年一篇双盲对照试验比较了左侧和右侧TPC，评价1 Hz、100% MT强度，持续10天治疗幻听的效果，采用PANSS作为评价指标，提示两个刺激位点并无明显差异[29]，此后右侧TPC的研究数据明显较少。2014年的系统综述中提出，左侧TPC可能是TMS治疗AVH应用最多的部位，也是最有效治疗的位点，显现中等的效应值（0.63），而右侧TPC治疗AVH的效应值仅为0.25，并不优于伪刺激[30]。近期1篇文献系统回顾了氯氮平治疗难治性精神分裂症联合rTMS的1 Hz刺激治疗，以左侧TPC部位，与伪刺激相比，并没有额外的优势。以PANSS得分减少20%以上为有效指标，需治疗人数（number needed to treat，NNT）为9，也显现出一定的疗效[31]。左侧颞顶联合区（temporoparietal Junction，TPJ）是研究第二个较多的部位。Kimura等采用高频（20 Hz）刺激左侧TPJ对难治性AVH患者进行双盲随机对照研究，虽然两组的幻听量表评分均显著下降，但真刺激和伪刺激组并无明显差异[32]。Blumberger等采用MRI定位至赫氏回，采用6 Hz先于1 Hz治疗（点燃作用）和1 Hz低频治疗，与伪刺激组相比，也未发现3组治疗效果有差异[33]。Hoffman采用1 Hz刺激位点为Wernicke区，发现治疗后真刺激组幻听量表（HRS）和临床总体印象量表（clinical global impression scale，CGI）评分改善均优于伪刺激组。Kim等人比较了1 Hz左侧TPC、20 Hz左侧TPC、20 Hz左侧Broca区和伪刺激治疗持续性幻听的效果，结果显示4组均有一定的效果，组间并无显著差异[34]。还有少量研究刺激颞中回（MTG）和顶叶下回（ITG）。

除了刺激靶点，也有左侧和右侧治疗效果的比较研究，但所有研究都没有足够的证据证明左半球和右半球哪一个部位更具有优越性。Lee等人最早比较了rTMS刺激左侧和右侧TPC的效果，发现两组rTMS治疗的言语性幻听均显著减少，但与刺激的大脑半球无关。Bais比较了左侧和双侧TPJ低频rTMS对AVH的影响也未发现差异[35]。Vercammen等人也报告了类似的效果，他们每天对左侧TPC进行两次低频rTMS，持续6天，并将其与双侧刺激进行比较，研究者发现，在左半球接受rTMS治疗的患者中，言语性幻听的频率显著降低，接受双侧rTMS的患者对幻觉的情绪反应性降低。自2011年以来，在fMRI导航下进行定位研究逐渐开展，Slotema等人采用fMRI来计算幻觉激活最高的脑区。然而，无论是对颞顶叶皮质的刺激还是单独确定的刺激靶点都不优于伪刺激。Paillère Martinot等人最近的一项研究与上述研究相一致，表明使用fMRI+语言识别任务进行个体化定位并未产生更好的结果。

2．刺激频率

基于幻听产生的原理之一，如听觉皮质兴奋性增强。所以大多数研究采用了具有皮质抑制性的低频（1 Hz）rTMS，自首个rTMS治疗难治性AVH的临床研究采用1 Hz刺激频率后，又有几项研究重复了其结果，提示低频rTMS可明显降低AVH的严重程度，并且疗效持续到方案结束后8～15周。也有一些研究提示1 Hz真刺激并不优于伪刺激，但不代表无效，而是研究组和对照组对AVH都有缓解作用。高频rTMS（6 Hz、20 Hz）刺激也被尝试用于治疗持续性AVH。2009年第一项采用20 Hz rTMS治疗AVH的开放性试验证明是有效的，但该研究未设对照组。Weijer采用1 Hz 20分钟和20 Hz 13个刺激串，刺激位点为fMRI探查到产生幻听的脑区，两组均刺激1周，幻听评分均显著下降，并未发现两组有显著性差异[36]。Dollfus采用MRI进行精确的神经定位导航，将刺激位点定在左侧外侧沟升支投影与颞上沟（STS）交叉处，20 Hz高频rTMS与伪刺激进行比较，虽然初始结果（幻听量表减分率≥30%）没有差异，但在2周后真刺激组的有效率（34.6%）明显高于伪刺激组（9.1%）[37]，θ爆发式重复经颅磁刺激（TB-rTMS）即一次进行3个50 Hz的高频脉冲rTMS。Koops等在一项64例双盲、随机伪刺激对照的研究中，采用TB-rTMS对难治性AVH进行治疗，使用精神病性症状量表和幻听评定量表在基线、治疗结束和随访时评估AVH的严重程度，结果并未发现TB-rTMS的效果优于伪刺激[38]。

3．定位方法

目前有两种技术用来定位刺激位点。一种是标准化定位（standardized target，ST）法，是根据脑电图（EEG）的国际10-20系统电极定位系统，使用标准化T3、P3位点。这种方法广泛应用于认知神经科学和精神疾病治疗中，众所周知，这是一种粗略的估计，尤其是考虑在个体大脑上的投影位置差异较大[39]。另一种是基于磁共振成像（MRI）的个体化靶点（personalized target，PT）法[40]，采用受试者自身的结构或功能图像来指导治疗的靶点放置。近年来基于各种神经导航技术的PT证实了刺激靶点的准确性，采用^{18}F-氟代脱氧葡萄糖正电子发射断层成像（^{18}F-FDG PET）进行导航的个体化rTMS治疗，AVH将会显著改善[41]。目前尚无研究比较两种定位法对治疗幻听的效果是否有差异，除了一项经颅直流电刺激治疗（tDCS）抑郁症的研究，比较了EEG10-20和MRI定位DLPFC的疗效不同[42]。Briend等开发了一种免费的GeodesicSlicer定位软件，比较PT法和ST法定位治疗AVH的部位检测距离相差3 cm，但并未比较其疗效的差异[43]。

4．试验设计和评价工具

近年来的试验设计多为随机对照试验（RCT），选择空白对照或伪刺激对照，也有少量非随机对照设计研究。此外还有采用自身前后对照的交叉设计。样本量也是造成治疗结果不一致的原因，大多数研究的样本量为10～40例不等。常用的评价工具包括阳性症状和阴性症状量表（Positive and Negative Syndrome Scale，PANSS）、幻听评定量表（Auditory Hallucination Rating Scale，AHRS）、幻听变化量表（Hallucination Change Scale，HCS）、精神病性症状评定量表（Psychotic Symptom Rating Scale，PSYRATS）和简明精神病量表（Brief Psychotic Rating Scale，BPRS）。总体来说，采用PANSS作为评价工具的研究大多出现阴性结果，这可能与PANSS中涉及幻听的条目仅有1条，评价的方式较为单一有关。后续随访的时间也有很大差异，有的研究观察到治疗结束，有的研究进行了2周～3个月不等的随访。有人认为真刺激的效应具有持续性。一项研究发现治疗末的rTMS初始效应无明显差异，但观察到了2周后真刺激组的有效率高于伪刺激组，从另一个角度讲，也许rTMS治疗AVH的效果并不是在治疗结束后马上就会显现出来，有些研究的阴性结果，可能与没有进行随访评估有关。

5．其他影响因素

幻听的性质可能造成患者对rTMS治疗的反应不同，有人根据幻听的清晰度、来源的影响等因素，将幻听分为外源性AVH和内源性AVH，采用rTMS的1 Hz、100% MT参数，刺激位点为STG、ITG和MTG，结果发现外源性AVH的改善显著[44]。各研究采用的刺激强度、治疗时间也不相同，多数研究采用了＜100% MT的刺激强度（最低80%MT），少部分＞100%MT（最高130%MT）。关于治疗持续时间和总刺激量的大小，许多研究认为对治疗结果影响不大，目前还没有特异性比较。年龄小、女性、同时采用足剂量的抗精神病药治疗，以及头皮至皮质的距离较短，可能与rTMS治疗反应较好有关，治疗前后rCBF明显增加[45]也能预测较好的治疗反应性。

（三）经颅磁刺激治疗幻听的推荐方案

TMS作为一种新兴的治疗手段，方案大多仍在摸索阶段，Slotema的系统综述提出rTMS 1 Hz，刺激左侧TPC，80%～90%MT，治疗4～20天，总刺激数在1200～2600个脉冲，均可达到良好的治疗效果[30]。Plewnia等报道一项多中心、随机双盲、伪刺激对照的连续TB-rTMS治疗AVH的方案，认为3次50 Hz高频刺激，80%MT，刺激时间40 s，每次600个脉冲，刺激左右侧TPC，治疗时间3周[46]。

二、经颅磁刺激辅助治疗阴性症状

阴性症状（negative symptoms）是精神分裂症的另一个核心症状，60%的精神分裂症患者阴性症状贯穿整个病程中，40%的患者阴性症状比阳性症状更突出，19%的患者没有明显的阳性症状[47]。阴性症状对患者社会功能的影响更大，导致严重精神功能残疾，给家庭和社会带来沉重的负担。此外，阴性症状的治疗难度大，药物治疗明显改善不明显，甚至有些药物会恶化阴性症状。因此，物理治疗如安全性较好的TMS就成为治疗的新选择。

（一）经颅磁刺激治疗阴性症状的潜在机制

皮质兴奋性/抑制性的平衡异常是精神分裂症的重要发病机制[3]，前额叶-纹状体网络（包括前腹侧和背侧纹状体、背内侧前额叶皮质/眶额皮质、DLPFC、前扣带回皮质）在奖赏参与过程中激活不足是阴性症状的核心机制，造成这一现象的原因之一，是GABA和Glu调节皮质抑制性增强。Dlabac-de Lange等采用^{1}H磁共振波谱（^{1}H-MRS），对接受双侧DLPFC真性rTMS与伪刺激治疗的精神分裂症患者左侧DLPFC Glu和谷氨酰胺Glx以及*N*-乙酰天冬氨酸（NAA）水平进行了测定，发现真刺激组治疗后Glx浓度升高，而伪刺激组的Glx浓度降低，因此rTMS可能通过调节Glx水平来改善阴性症状[48]。rTMS也可以通过诱发运动皮质电位，唤起皮质共振，改善GABA调节的皮质抑制[49]。TMS通过改变FC，如皮质和皮质下结构连接、左右半球连接、小脑-皮质连接异常，也是改善阴性症状的机制之一。采用iTBS刺激小脑，虽然与伪刺激组相比，阴性症状同样有所改善，但真刺激组小脑蚓部与右侧额下回、右侧苍白球和右侧额极之间的静息态功能连接（RSFC）显著增加，提示这可能与阴性症状改善有关[50]。左侧DLPFC与包括右侧枕外侧皮质和右侧角回的大脑区域，以及可能包括多巴胺神经元胞体的右侧中脑区域之间的RSFC增加，可能是iTBS治疗阴性症状效果的可能机制。

（二）经颅磁刺激治疗阴性症状的影响因素

1．刺激频率

Prikryl等2013年一篇系统综述总结了rTMS治疗精神分裂症阴性症状的效果，认为左前额叶皮质高频rTMS（10 Hz）治疗的效应值为低到中等（Cohen d=0.43～0.68）。2018年的荟萃分析认为，10 Hz的rTMS刺激DLPFC治疗阴性症状的效应值为0.64，而tDCS的效应值更高，证据更有力[51]。《临床神经生理学》发表的循证指南，对TMS治疗阴性症状的研究进行了汇总评价，近期的对照研究均采用10 Hz高频刺激。马现仓的荟萃分析回顾了7项伪刺激对照研究，采用10 Hz频率的

rTMS 治疗阴性症状，认为效果并未优于伪刺激组[52]。从整体来看，rTMS 治疗阴性症状的频率较治疗幻听争议小。一项较大样本服用氯氮平治疗难治性精神分裂症患者采用 10 Hz，刺激左侧 DLPFC，每周 5 次治疗，持续 3 周，伪刺激作为对照，发现在氯氮平控制阳性症状的基础上，真刺激较伪刺激对阴性症状的改善更明显[53]。Kennedy 等的一篇荟萃分析认为，高频率（20 ~ 50 Hz）可能使阴性症状改善更明显，但可能会加重阳性症状[54]。2018 年至今，临床研究更多地尝试了 20 Hz 左右的高频 rTMS 治疗。Zhuo 等的随机双盲对照研究提示，20 Hz 刺激 DLPFC 持续 4 周治疗，将有效改善阴性症状[55]。Bodén 等采用 iTBS 共 1200 个脉冲，能改善精神分裂症的情感迟钝和抑郁症的快感缺失，但对某些抑郁症状效果不明显[56]。Basavaraju 等采用 iTBS 在 MRI 导航下刺激小脑蚓部，虽然能改善阴性症状，但并不优于伪刺激组。Bation 采用 iTBS 刺激左侧 DLPFC，共 10 次治疗，结果比伪刺激组显著改善阴性症状，并且在治疗后 6 个月改善效应依然存在[57]。

2. 刺激位点

绝大多数治疗阴性症状的刺激靶点集中在左侧 DLPFC。Barr 等采用 20 Hz rTMS 刺激双侧 DLPFC，治疗 4 周共 20 次，并没有缓解精神分裂症患者的阴性症状[58]。另一项研究鉴于小脑在精神分裂症病理生理学中的重要性，把小脑蚓部作为一个 rTMS 刺激的新靶点，用于治疗阴性症状。Zhu 等对 7 个中心共 64 例精神分裂症患者进行为期 2 周，共 10 次的 iTBS，刺激位点为小脑，结果发现可以改善阴性症状，并且在治疗结束后 24 周效果更为明显，该靶点刺激对维持疗效提供了初步的经验证据[59]。

3. 其他影响因素

部分研究采用阈下刺激（80% MT 或 90% MT），Zhuo 等首次采用 rTMS 治疗阴性症状的对照研究。很多研究建议采用阈上刺激，加大刺激强度，可能更有效地提升皮质兴奋性以改善阴性症状。Kumar 等采用 100% MT，20 Hz，治疗 4 周，刺激左侧 DLPFC，结果优于伪刺激治疗阴性症状，如快感缺失、不语、回避、注意力障碍[60]。也有采用 110%MT，10 Hz，刺激左侧 DLPFC 治疗阴性症状效果并不优于伪刺激组[61]。Wen 等采用 10 Hz，110%MT 治疗慢性住院的精神分裂症患者 3 周，可显著改善 PANSS 阴性症状的评分[62]。

治疗持续时间方面，大多数研究至少持续 3 周，有的研究持续 4 周，每周 5 次治疗，以保证治疗效果，并观察后续 6 周 ~ 6 个月的持续治疗反应。

采用不同的工具评价阴性症状可能也是治疗反应不一致的原因，目前阴性症状的评估主要采用阴性症状量表（Scale for the Assessment of Negative Symptoms，SANS）和 PANSS 量表中评价阴性症状的分量表。Dlabac-de Lange 等采用 rTMS（10 Hz）刺激双侧背外侧前额叶治疗 3 周，发现 SANS 评分显著改善，而 PANSS 中阴性症状分量表评分改善不明显[63]。

TMS 治疗阴性症状的反应性与特异性的脑区结构及功能有关。神经可塑性受损可能是精神分裂症症状背后的一个核心病理生理过程，Hasan 等通过对大样本患者进行 10 Hz 刺激 DLPFC，为期 3 周的治疗，发现治疗反应与特定脑区的体积改变程度有关。左侧海马、海马旁和楔前皮质的体积增加预示着阴性症状的改善，即较好的神经可塑性功能与 TMS 治疗阴性症状效果密切相关[64]。Koutsouleris 等发现前额叶、岛叶、颞中叶和小脑皮质的灰质密度降低，以及顶叶和丘脑结构的增加，预示着 TMS 治疗精神分裂症阳性和阴性症状的效果更好[65]。

（三）经颅磁刺激治疗阴性症状的推荐方案

根据近期文献回顾（表 6-2-2），我们推荐 rTMS 治疗精神分裂症阴性症状的方案包括：高频 10 ~ 20 Hz，90%MT 或 110%MT 刺激强度，刺激靶点为左侧 DLPFC，1000 ~ 1500 个脉冲，持续 3 ~ 4 周，每周治疗 5 次。

根据《临床生理学》发表的两版经颅磁刺激的临床治疗循证指南，第 1 版（2014）中高频 rTMS 刺激左侧 DLPFC 治疗精神分裂症阴性症状推荐级别为 B 级（很可能有效，probable efficiency）[66]，但第 2 版（2018）将其修订为 C 级（可能有效，possible efficiency）[25]。虽然推荐级别有所下降，但随着刺激参数的个体化、精准化定位、联合不同刺激方法，可能会进一步提高 rTMS 治疗阴性症状的有效性。

三、经颅磁刺激对认知症状的作用

（一）经颅磁刺激治疗认知损害

认知功能损害也是精神分裂症的主要症状之一，与患者的功能恢复和治疗的依从性密切相关。

表 6-2-2　近年 rTMS 治疗阴性症状的研究汇总

作者（年代）	样本量	设计	Sham	刺激部位	刺激频率	刺激强度	刺激总量	评价标准	结果
Dlabac-de Lange 等（2017）	24	RCT	有	左侧 DLPFC	10 Hz	90%MT	30 次，60 000 脉冲	PANSS	真刺激组治疗后 Glx 浓度升高，阴性症状改善
Hasan 等（2017）	73	RCT	有	左侧 DLPFC	10 Hz	110%MT	15 次，15 000 脉冲	PANSS	左侧海马、海马旁和楔前皮质的体积增加预示着阴性症状的改善
Hansbauer 等（2018）	197	RCT	有	左侧 DLPFC	10 Hz	110%MT	21 次，21 000 脉冲	PANSS	真刺激组和伪刺激组在各阴性症状领域没有明显差异
Zhuo 等（2019）	60	RCT	有	左侧 DLPFC	20 Hz	90%MT	20 次，20 000 脉冲	SANS 及 PANSS	真刺激组阴性症状显著减少，但认知症状没有明显改变
Singh 等（2020）	30	RCT	有	左侧 DLPFC	20 Hz	100%MT	20 次，40 000 脉冲	SANS 及 PANSS	与伪刺激组相比，真刺激组 SANS 分数显著下降
Guan 等（2020）	56	RCT	有	左侧 DLPFC（神经导航）	20 Hz	110%MT	40 次，64 000 脉冲	PANSS	与伪刺激组相比，治疗 8 周可有效改善阴性症状与认知症状
Wen 等（2021）	52	RCT	有	左侧 DLPFC	10 Hz	110%MT	20 次，32 000 脉冲	PANSS	与伪刺激组相比，真刺激组在改善阴性症状、即刻记忆和延迟记忆方面更有效
Gan 等（2021）	33	RCT	有	双侧 DMPFC	10 Hz	120%MT	20 次，共 12 000 脉冲	PANSS	阴性症状显著减少，尤其是情感淡漠和快感缺失。此外，阴性症状的改善至少可以再维持 4 周
Bation 等（2021）	22	RCT	有	左侧 DLPFC	50 Hz iTBS	100%MT	10 次，共 6000 脉冲	SANS	事后分析显示，刺激结束后 6 个月，各组之间的 SANS 明显差异
Zhu 等（2021）	64	RCT	有	小脑蚓部	50 Hz iTBS	100%MT	10 次，共 6000 脉冲	PANSS	第 24 周时发现显著的 PANSS 阴性症状量表得分真刺激组低于伪刺激组
Basavaraju 等（2021）	64	RCT	有	小脑中线	50 Hz iTBS	100%MT	10 次，共 6000 脉冲	PANSS	可以改善精神分裂症患者的阴性症状，并且在治疗结束后 24 周效果更为明显

精神分裂症患者的认知损害包括三大方面：注意力、工作记忆和执行功能。导致精神分裂症认知损害的原因较复杂，包括遗传因素、神经递质（谷氨酸系统）、神经炎症、神经可塑性等。特定的大脑结构和功能性改变与精神分裂症认知损害有关。从结构方面看，前额叶体积减小是造成精神分裂症认知损害的重要原因之一；从功能方面，如杏仁核功能异常可导致情感认知障碍，丘脑和纹状体功能异常导致工作记忆损害。荟萃分析提出 BDNF 和 C 反应蛋白水平与精神分裂症患者的认知功能有中等的相关性，BDNF 水平与语言记忆、处理速度和语言流畅性显著相关。CRP 水平升高与除言语流畅性外，与所有的认知领域相关。认知和 BDNF 水平之间的关系在慢性精神分裂症患者中更为明显[67]。

1. 工作记忆

精神分裂症患者的认知损害最常见的是工作记

忆（working memory，WM）损害，近年来国内外TMS治疗精神分裂症认知症状的研究大多数集中于WM方面。神经影像学和电生理学研究明确指出DLPFC是自上而下控制WM过程的关键结构。通过调节目标脑区神经元的兴奋性，TMS提供了一种独特的方式来调节DLPFC功能，为改善WM提供了可能性。在许多研究中，左侧DLPFC的TMS可改善精神分裂症患者的WM，同时包括健康人群[68]。Barr等对27例精神分裂症患者进行随机伪rTMS对照治疗，参数为20 Hz，刺激双侧DLPFC，每侧750个脉冲，共20次治疗，结果真刺激组3-back任务的准确性高于伪刺激组，与健康人群相当[69]。Guse等对精神分裂症患者（n=25）和健康对照组（n=22）进行3周高频真刺激与伪刺激的效果比较，特别是对工作记忆的影响。刺激参数为左后额叶中回10 Hz rTMS，110%MT，刺激15次，采用fMRI比较rTMS治疗3周前后言语WM（2-back任务）的激活模式，但未发现真刺激组的认知功能有所改变[70]。Francis等采用110%MT，20 Hz，刺激双侧DLPFC治疗早期精神分裂症，发现与伪刺激组相比，接受rTMS治疗的患者在治疗研究过程结束后以及两周后的随访中，标准化的认知能力有所改善。

2．其他认知领域

面部情感识别是社会认知的基本组成部分，在精神分裂症患者中经常受损。Wölwer等将接受稳定的抗精神病药物治疗的精神分裂症患者（n=36）随机分为真刺激组和伪刺激组，采用10 Hz，110%MT，刺激左侧DLPFC，每次1000脉冲，共10次治疗[71]。rTMS治疗后面部情感识别改善明显高于伪刺激组。Dlabac-de Lange等开展了一项多中心双盲对照研究，采用双侧DLPFC，10 Hz，90%MT，共20次治疗，3周及治疗后4周评估阴性症状及认知功能，发现真刺激组的语义-言语流畅性显著提高[63]。Guan等采用20 Hz，110% MT神经导航的rTMS治疗认知症状，提示8周后真刺激组的瞬时记忆得分改善[72]。

采用MRI导航定位的rTMS日益受到重视。神经影像学结果提示，伴有认知损害的精神分裂症患者大脑体积较小，采用结构MRI根据神经解剖学确定精神分裂症两种生物亚型：一种是灰质体积减小的亚型（主要位于丘脑、伏隔核、内侧颞叶、内侧前额叶/额叶和岛叶皮质），另一种是体积增大（基底节和内囊）或体积正常的亚型。此外还有基于FC划分的不同亚型。异常脑网络模式也是认知损害的早期原因，采用fMRI明确导致认知损害的异常网络，如默认模式网络、显著模式网络的改变，再采用rTMS进行有针对性的调节，对治疗精神分裂症伴发的认知损害可能更为精准[73]。

（二）经颅磁刺激对其他症状的作用

精神分裂症患者往往伴有显著的社会认知损害，严重影响社交功能，其中包括错误手势的使用。Walther等对20例右利手精神分裂症患者和20名匹配的健康对照进行左侧额叶下回（IFG）易化性间歇性爆发式刺激（iTBS），以及对右顶叶下叶（IPL）进行抑制性连续性爆发式刺激（cTBS），结果提示，单次cTBS刺激右侧IPL明显提高手势使用的准确性和手动灵活性[74]。Agrawal等对5例伴有强迫症状的精神分裂症患者进行1 Hz治疗，刺激左侧辅助运动区，每次1200脉冲，共刺激20次，结果5例患者的耶鲁布朗强迫量表（Y-BOC）得分有不同程度的下降（减分率19.2%～29.1%）[75]。Stip等回顾了rTMS替代ECT治疗精神分裂症紧张症状的案例，认为20 Hz，刺激左侧DLPFC，80%MT，治疗3～4周，可以有效缓解紧张症状，且是安全性较高的物理治疗[76]。

四、深部经颅磁刺激对精神分裂症的作用

目前深部经颅磁刺激（deep transcranial magnetic stimulation，dTMS）治疗精神分裂症的研究较少。Linsambarth等对16例药物控制阳性症状的精神分裂症患者同时进行dTMS治疗，采用18 Hz，刺激双侧DLPFC，120%MT，共治疗24次，每次1980个脉冲。提示无论患者是否合并抑郁症状，dTMS均能有效地改善阴性症状[77]。

五、经颅磁刺激治疗的安全性

Wang等在系统综述中，纳入29篇rTMS治疗精神分裂症阴性症状的研究，在所有纳入的研究中没有严重不良事件的报告。19项研究结果显示有轻微的不良反应。除了关于不良反应病例总数的报告外，还有关于1296例精神分裂症患者的具体不良反应的报告，不良反应包括头痛、头晕、刺激区疼痛、面肌痉挛和失眠。荟萃分析表明，rTMS

治疗阴性症状的不良反应发生率较高（*RR*=2.20，95%*CI*=1.53 ~ 3.18）。这些研究的证据质量被评为“低水平”[78]。Dougall 等在综述中总结了 rTMS 治疗精神分裂症的研究，总体来说，真刺激组患者并不比伪刺激组因不良反应提前退出治疗。头痛是最常见的不良反应，刺激前额叶比刺激其他区域更容易出现头痛。此外，iTBS 可能更容易导致精神病性症状的波动[79]。

（安翠霞　宋　美）

参考文献

[1] CHARLSON F J，FERRARI A J，SANTOMAURO D F，et al. Global Epidemiology and Burden of Schizophrenia：Findings From the Global Burden of Disease Study 2016 [J]．Schizophrenia bulletin，2018，44（6）：1195-203.

[2] HUANG Y，WANG Y，WANG H，et al．Prevalence of mental disorders in China：a cross-sectional epidemiological study [J]．The lancet psychiatry，2019，6（3）：211-224.

[3] MCCUTCHEON R A，REIS MARQUES T，HOWES O D. Schizophrenia-An Overview [J]．JAMA psychiatry，2020，77（2）：201-10.

[4] HILL A T，ROGASCH N C，FITZGERALD P B，et al. TMS-EEG：A window into the neurophysiological effects of transcranial electrical stimulation in non-motor brain regions [J]．Neuroscience and biobehavioral reviews，2016，64：175-84.

[5] BARKER A T，JALINOUS R，FREESTON I L. Non-invasive magnetic stimulation of human motor cortex [J]．Lancet（London，England），1985，1（8437）：1106-7.

[6] RADHU N，DE JESUS D R，RAVINDRAN L N，et al. A meta-analysis of cortical inhibition and excitability using transcranial magnetic stimulation in psychiatric disorders [J]．Clinical neurophysiology：official journal of the International Federation of Clinical Neurophysiology，2013，124（7）：1309-20.

[7] ROGASCH N C，DASKALAKIS Z J，FITZGERALD P B. Cortical inhibition，excitation，and connectivity in schizophrenia：a review of insights from transcranial magnetic stimulation [J]．Schizophrenia bulletin，2014，40（3）：685-96.

[8] FERRARELLI F，PHILLIPS M L. Examining and Modulating Neural Circuits in Psychiatric Disorders With Transcranial Magnetic Stimulation and Electroencephalography：Present Practices and Future Developments [J]．The American journal of psychiatry，2021，178（5）：400-13.

[9] HOY K E，COYLE H，GAINSFORD K，et al. Investigating neurophysiological markers of impaired cognition in schizophrenia [J]．Schizophrenia research，2021，233：34-43.

[10] RADHU N，DOMINGUEZ L G，GREENWOOD T A，et al. Investigating Cortical Inhibition in First-Degree Relatives and Probands in Schizophrenia [J]．Scientific reports，2017，7：43629.

[11] FRANTSEVA M，CUI J，FARZAN F，et al. Disrupted cortical conductivity in schizophrenia：TMS-EEG study [J]．Cerebral cortex（New York，NY：1991），2014，24（1）：211-21.

[12] LI X，HONDA S，NAKAJIMA S，et al. TMS-EEG Research to Elucidate the Pathophysiological Neural Bases in Patients with Schizophrenia：A Systematic Review [J]．Journal of personalized medicine，2021，11（5）：388.

[13] MIZUTANI-TIEBEL Y，TIK M，CHANG K Y，et al. Concurrent TMS-fMRI：Technical Challenges，Developments，and Overview of Previous Studies [J]．Frontiers in psychiatry，2022，13：825205.

[14] WEBLER R D，HAMADY C，MOLNAR C，et al. Decreased interhemispheric connectivity and increased cortical excitability in unmedicated schizophrenia：A prefrontal interleaved TMS fMRI study [J]．Brain stimulation，2020，13（5）：1467-75.

[15] UPTHEGROVE R，BROOME M R，CALDWELL K，et al. Understanding auditory verbal hallucinations：a systematic review of current evidence [J]．Acta psychiatrica Scandinavica，2016，133（5）：352-67.

[16] NATHOU C，ETARD O，DOLLFUS S. Auditory verbal hallucinations in schizophrenia：current perspectives in brain stimulation treatments [J]．Neuropsychiatric disease and treatment，2019，15：2105-17.

[17] HOFFMAN R E，BOUTROS N N，HU S，et al. Transcranial magnetic stimulation and auditory hallucinations in schizophrenia [J]．Lancet（London，England），2000，355（9209）：1073-5.

[18] VERCAMMEN A，KNEGTERING H，DEN BOER J A，et al. Auditory hallucinations in schizophrenia are associated with reduced functional connectivity of the temporo-parietal area [J]．Biological psychiatry，2010，67（10）：912-8.

[19] SHAO X, LIAO Y, GU L, et al. The Etiology of Auditory Hallucinations in Schizophrenia: From Multidimensional Levels [J]. Frontiers in neuroscience, 2021, 15: 755870.

[20] ĆURČIĆ-BLAKE B, FORD J M, HUBL D, et al. Interaction of language, auditory and memory brain networks in auditory verbal hallucinations [J]. Progress in neurobiology, 2017, 148: 1-20.

[21] HWANG M, ROH Y S, TALERO J, et al. Auditory hallucinations across the psychosis spectrum: Evidence of dysconnectivity involving cerebellar and temporal lobe regions [J]. NeuroImage Clinical, 2021, 32: 102893.

[22] VERCAMMEN A, KNEGTERING H, LIEMBURG E J, et al. Functional connectivity of the temporo-parietal region in schizophrenia: effects of rTMS treatment of auditory hallucinations [J]. Journal of psychiatric research, 2010, 44 (11): 725-31.

[23] XIE Y, GUAN M, WANG Z, et al. rTMS Induces Brain Functional and Structural Alternations in Schizophrenia Patient With Auditory Verbal Hallucination [J]. Frontiers in neuroscience, 2021, 15: 722894.

[24] XIE Y, HE Y, GUAN M, et al. Low-frequency rTMS treatment alters the topographical organization of functional brain networks in schizophrenia patients with auditory verbal hallucination [J]. Psychiatry research, 2022, 309: 114393.

[25] LEFAUCHEUR J-P, ALEMAN A, BAEKEN C, et al. Evidence-based guidelines on the therapeutic use of repetitive transcranial magnetic stimulation (rTMS): An update (2014-2018) [J]. Clinical Neurophysiology, 2020, 131 (2): 474-528.

[26] GUTTESEN L L, ALBERT N, NORDENTOFT M, et al. Repetitive transcranial magnetic stimulation and transcranial direct current stimulation for auditory hallucinations in schizophrenia: Systematic review and meta-analysis [J]. Journal of psychiatric research, 2021, 143: 163-75.

[27] MARZOUK T, WINKELBEINER S, AZIZI H, et al. Transcranial Magnetic Stimulation for Positive Symptoms in Schizophrenia: A Systematic Review [J]. Neuropsychobiology, 2020, 79 (6): 384-96.

[28] LI J, CAO X, LIU S, et al. Efficacy of repetitive transcranial magnetic stimulation on auditory hallucinations in schizophrenia: A meta-analysis [J]. Psychiatry research, 2020, 290: 113141.

[29] LEE S H, KIM W, CHUNG Y C, et al. A double blind study showing that two weeks of daily repetitive TMS over the left or right temporoparietal cortex reduces symptoms in patients with schizophrenia who are having treatment-refractory auditory hallucinations [J]. Neuroscience letters, 2005, 376 (3): 177-81.

[30] SLOTEMA C W, BLOM J D, VAN LUTTERVELD R, et al. Review of the efficacy of transcranial magnetic stimulation for auditory verbal hallucinations [J]. Biological psychiatry, 2014, 76 (2): 101-10.

[31] WAGNER E, HONER W G, SOMMER I E, et al. Repetitive transcranial magnetic stimulation (rTMS) for schizophrenia patients treated with clozapine [J]. The world journal of biological psychiatry: the official journal of the World Federation of Societies of Biological Psychiatry, 2021, 22 (1): 14-26.

[32] KIMURA H, KANAHARA N, TAKASE M, et al. A randomized, sham-controlled study of high frequency rTMS for auditory hallucination in schizophrenia [J]. Psychiatry research, 2016, 241: 190-4.

[33] BLUMBERGER D M, CHRISTENSEN B K, ZIPURSKY R B, et al. MRI-targeted repetitive transcranial magnetic stimulation of Heschl's gyrus for refractory auditory hallucinations [J]. Brain stimulation, 2012, 5(4): 577-85.

[34] KIM E J, YEO S, HWANG I, et al. Bilateral Repetitive Transcranial Magnetic Stimulation for Auditory Hallucinations in Patients with Schizophrenia: A Randomized Controlled, Cross-over Study [J]. Clinical psychopharmacology and neuroscience: the official scientific journal of the Korean College of Neuropsychopharmacology, 2014, 12 (3): 222-8.

[35] BAIS L, VERCAMMEN A, STEWART R, et al. Short and long term effects of left and bilateral repetitive transcranial magnetic stimulation in schizophrenia patients with auditory verbal hallucinations: a randomized controlled trial [J]. PloS one, 2014, 9(10): e108828.

[36] DE WEIJER A D, SOMMER I E, LOTTE MEIJERING A, et al. High frequency rTMS; a more effective treatment for auditory verbal hallucinations? [J]. Psychiatry research, 2014, 224 (3): 204-10.

[37] DOLLFUS S, JAAFARI N, GUILLIN O, et al. High-Frequency Neuronavigated rTMS in Auditory Verbal Hallucinations: A Pilot Double-Blind Controlled Study in Patients With Schizophrenia [J]. Schizophrenia bulletin, 2018, 44 (3): 505-14.

[38] KOOPS S, VAN DELLEN E, SCHUTTE M J, et al. Theta Burst Transcranial Magnetic Stimulation for Auditory Verbal Hallucinations: Negative Findings From

a Double-Blind-Randomized Trial [J]. Schizophrenia bulletin, 2016, 42 (1): 250-7.

[39] HERWIG U, SATRAPI P, SCHÖNFELDT-LECUONA C. Using the international 10-20 EEG system for positioning of transcranial magnetic stimulation [J]. Brain topography, 2003, 16 (2): 95-9.

[40] SOMMER I E, KLEIJER H, HUGDAHL K. Toward personalized treatment of hallucinations [J]. Current opinion in psychiatry, 2018, 31 (3): 237-45.

[41] KLIROVA M, HORACEK J, NOVAK T, et al. Individualized rTMS neuronavigated according to regional brain metabolism ((18) FGD PET) has better treatment effects on auditory hallucinations than standard positioning of rTMS: a double-blind, sham-controlled study [J]. European archives of psychiatry and clinical neuroscience, 2013, 263 (6): 475-84.

[42] DE WITTE S, KLOOSTER D, DEDONCKER J, et al. Left prefrontal neuronavigated electrode localization in tDCS: 10-20 EEG system versus MRI-guided neuronavigation [J]. Psychiatry Research: Neuroimaging, 2018, 274: 1-6.

[43] BRIEND F, NATHOU C, DELCROIX N, et al. A new toolbox to compare target localizations for non-invasive brain stimulation: An application of rTMS treatment for auditory hallucinations in schizophrenia [J]. Schizophrenia research, 2020, 223: 305-10.

[44] PAILLèRE-MARTINOT M L, GALINOWSKI A, PLAZE M, et al. Active and placebo transcranial magnetic stimulation effects on external and internal auditory hallucinations of schizophrenia [J]. Acta psychiatrica Scandinavica, 2017, 135 (3): 228-38.

[45] HOMAN P, KINDLER J, HAUF M, et al. Cerebral blood flow identifies responders to transcranial magnetic stimulation in auditory verbal hallucinations [J]. Translational psychiatry, 2012, 2 (11): e189.

[46] PLEWNIA C, BRENDEL B, SCHWIPPEL T, et al. Treatment of auditory hallucinations with bilateral theta burst stimulation (cTBS): protocol of a randomized, double-blind, placebo-controlled, multicenter trial [J]. European archives of psychiatry and clinical neuroscience, 2018, 268 (7): 663-73.

[47] WU Q, WANG X, WANG Y, et al. Developments in Biological Mechanisms and Treatments for Negative Symptoms and Cognitive Dysfunction of Schizophrenia [J]. Neuroscience bulletin, 2021, 37 (11): 1609-24.

[48] DLABAC-DE LANGE, JOZARNI J, LIEMBURG E J, BAIS L, et al. Effect of Bilateral Prefrontal rTMS on Left Prefrontal NAA and Glx Levels in Schizophrenia Patients with Predominant Negative Symptoms: An Exploratory Study [J]. Brain stimulation, 2017, 10 (1): 59-64.

[49] OSOEGAWA C, GOMES J S, GRIGOLON R B, et al. Non-invasive brain stimulation for negative symptoms in schizophrenia: An updated systematic review and meta-analysis [J]. Schizophrenia research, 2018, 197: 34-44.

[50] BASAVARAJU R, ITHAL D, THANKI M V, et al. Intermittent theta burst stimulation of cerebellar vermis enhances fronto-cerebellar resting state functional connectivity in schizophrenia with predominant negative symptoms: A randomized controlled trial [J]. Schizophrenia research, 2021, 238: 108-20.

[51] ALEMAN A, ENRIQUEZ-GEPPERT S, KNEGTERING H, et al. Moderate effects of noninvasive brain stimulation of the frontal cortex for improving negative symptoms in schizophrenia: Meta-analysis of controlled trials [J]. Neuroscience and biobehavioral reviews, 2018, 89: 111-8.

[52] HE H, LU J, YANG L, et al. Repetitive transcranial magnetic stimulation for treating the symptoms of schizophrenia: A PRISMA compliant meta-analysis [J]. Clinical neurophysiology: official journal of the International Federation of Clinical Neurophysiology, 2017, 128 (5): 716-24.

[53] WAGNER E, WOBROCK T, KUNZE B, et al. Efficacy of high-frequency repetitive transcranial magnetic stimulation in schizophrenia patients with treatment-resistant negative symptoms treated with clozapine [J]. Schizophrenia research, 2019, 208: 370-6.

[54] KENNEDY N I, LEE W H, FRANGOU S. Efficacy of non-invasive brain stimulation on the symptom dimensions of schizophrenia: A meta-analysis of randomized controlled trials [J]. European psychiatry: the journal of the Association of European Psychiatrists, 2018, 49: 69-77.

[55] ZHUO K, TANG Y, SONG Z, et al. Repetitive transcranial magnetic stimulation as an adjunctive treatment for negative symptoms and cognitive impairment in patients with schizophrenia: a randomized, double-blind, sham-controlled trial [J]. Neuropsychiatric disease and treatment, 2019, 15: 1141-50.

[56] BODÉN R, BENGTSSON J, THöRNBLOM E, et al. Dorsomedial prefrontal theta burst stimulation to treat anhedonia, avolition, and blunted affect in

schizophrenia or depression - a randomized controlled trial [J]. Journal of affective disorders, 2021, 290: 308-15.

[57] BATION R, MAGNIN C, POULET E, et al. Intermittent theta burst stimulation for negative symptoms of schizophrenia-A double-blind, sham-controlled pilot study [J]. NPJ schizophrenia, 2021, 7 (1): 10.

[58] BARR M S, FARZAN F, TRAN L C, et al. A randomized controlled trial of sequentially bilateral prefrontal cortex repetitive transcranial magnetic stimulation in the treatment of negative symptoms in schizophrenia [J]. Brain stimulation, 2012, 5 (3): 337-46.

[59] ZHU L, ZHANG W, ZHU Y, et al. Cerebellar theta burst stimulation for the treatment of negative symptoms of schizophrenia: A multicenter, double-blind, randomized controlled trial [J]. Psychiatry research, 2021, 305: 114204.

[60] KUMAR N, VISHNUBHATLA S, WADHAWAN A N, et al. A randomized, double blind, sham-controlled trial of repetitive transcranial magnetic stimulation (rTMS) in the treatment of negative symptoms in schizophrenia [J]. Brain stimulation, 2020, 13 (3): 840-9.

[61] WOBROCK T, GUSE B, CORDES J, et al. Left prefrontal high-frequency repetitive transcranial magnetic stimulation for the treatment of schizophrenia with predominant negative symptoms: a sham-controlled, randomized multicenter trial [J]. Biological psychiatry, 2015, 77 (11): 979-88.

[62] WEN N, CHEN L, MIAO X, et al. Effects of High-Frequency rTMS on Negative Symptoms and Cognitive Function in Hospitalized Patients With Chronic Schizophrenia: A Double-Blind, Sham-Controlled Pilot Trial [J]. Frontiers in psychiatry, 2021, 12: 736094.

[63] DLABAC-DE LANGE J J, BAIS L, VAN ES F D, et al. Efficacy of bilateral repetitive transcranial magnetic stimulation for negative symptoms of schizophrenia: results of a multicenter double-blind randomized controlled trial [J]. Psychological medicine, 2015, 45 (6): 1263-75.

[64] HASAN A, WOBROCK T, GUSE B, et al. Structural brain changes are associated with response of negative symptoms to prefrontal repetitive transcranial magnetic stimulation in patients with schizophrenia [J]. Molecular psychiatry, 2017, 22 (6): 857-64.

[65] KOUTSOULERIS N, WOBROCK T, GUSE B, et al. Predicting Response to Repetitive Transcranial Magnetic Stimulation in Patients With Schizophrenia Using Structural Magnetic Resonance Imaging: A Multisite Machine Learning Analysis [J]. Schizophrenia bulletin, 2018, 44 (5): 1021-34.

[66] LEFAUCHEUR J P, ANDRÉ-OBADIA N, ANTAL A, et al. Evidence-based guidelines on the therapeutic use of repetitive transcranial magnetic stimulation (rTMS) [J]. Clinical neurophysiology: official journal of the International Federation of Clinical Neurophysiology, 2014, 125 (11): 2150-206.

[67] BORA E. Peripheral inflammatory and neurotrophic biomarkers of cognitive impairment in schizophrenia: a meta-analysis [J]. Psychological medicine, 2019, 49 (12): 1971-9.

[68] BAGHERZADEH Y, KHORRAMI A, ZARRINDAST M R, et al. Repetitive transcranial magnetic stimulation of the dorsolateral prefrontal cortex enhances working memory [J]. Experimental brain research, 2016, 234(7): 1807-18.

[69] BARR M S, FARZAN F, RAJJI T K, et al. Can repetitive magnetic stimulation improve cognition in schizophrenia? Pilot data from a randomized controlled trial [J]. Biological psychiatry, 2013, 73 (6): 510-7.

[70] GUSE B, FALKAI P, GRUBER O, et al. The effect of long-term high frequency repetitive transcranial magnetic stimulation on working memory in schizophrenia and healthy controls--a randomized placebo-controlled, double-blind fMRI study [J]. Behavioural brain research, 2013, 237: 300-7.

[71] WÖLWER W, LOWE A, BRINKMEYER J, et al. Repetitive transcranial magnetic stimulation (rTMS) improves facial affect recognition in schizophrenia [J]. Brain stimulation, 2014, 7 (4): 559-63.

[72] GUAN H Y, ZHAO J M, WANG K Q, et al. High-frequency neuronavigated rTMS effect on clinical symptoms and cognitive dysfunction: a pilot double-blind, randomized controlled study in Veterans with schizophrenia [J]. Translational psychiatry, 2020, 10 (1): 79.

[73] WU X S, YAN T C, WANG X Y, et al. Magnetic Resonance Imaging-Guided and Navigated Individualized Repetitive Transcranial Magnetic Stimulation for Cognitive Impairment in Schizophrenia [J]. Neuroscience bulletin, 2021, 37 (9): 1365-9.

[74] WALTHER S, KUNZ M, MüLLER M, et al. Single Session Transcranial Magnetic Stimulation Ameliorates Hand Gesture Deficits in Schizophrenia [J]. Schizophrenia bulletin, 2020, 46 (2): 286-93.

[75] AGRAWAL A，JOSHI M，KAR S K，et al. Role of repetitive transcranial magnetic stimulation in management of obsessive-compulsive disorder in patients of schizophrenia [J]. Asian journal of psychiatry，2021，65：102822.

[76] STIP E，BLAIN-JUSTE M E，FARMER O，et al. Catatonia with schizophrenia：From ECT to rTMS [J]. L' Encephale，2018，44（2）：183-7.

[77] LINSAMBARTH S，JERIA A，AVIRAME K，et al. Deep Transcranial Magnetic Stimulation for the Treatment of Negative Symptoms in Schizophrenia：Beyond an Antidepressant Effect [J]. The journal of ECT，2019，35（4）：e46-e54.

[78] WANG J，ZHOU Y，GAN H，et al. Efficacy Towards Negative Symptoms and Safety of Repetitive Transcranial Magnetic Stimulation Treatment for Patients with Schizophrenia：A Systematic Review [J]. Shanghai archives of psychiatry，2017，29（2）：61-76.

[79] DOUGALL N，MAAYAN N，SOARES-WEISER K，et al. Transcranial magnetic stimulation（TMS）for schizophrenia [J]. The Cochrane database of systematic reviews，2015，（8）：Cd006081.

第七章
经颅磁刺激在双相障碍中的应用

第一节　双相障碍概述

双相障碍（bipolar disorder，BD）也称双相情感障碍[1]，指临床上既有躁狂或轻躁狂发作，又有抑郁发作的一类心境障碍，典型表现为情绪高涨、精力旺盛和活动增加（躁狂或轻躁狂）与情绪低落、兴趣减少、精力降低和活动减少（抑郁）反复或交替发作，可伴有幻觉、妄想或紧张症等精神病性症状，也可与代谢综合征、甲状腺功能异常、多囊卵巢综合征，以及物质使用障碍、焦虑障碍、强迫症和人格障碍等共病。双相障碍具有高患病率、高复发率、高致残率、高死亡率、慢性化和低龄化等特点，首次发作常在20岁之前，终生患病率为1.5%～6.4%。

双相障碍的病因及发病机制未明，其发病与遗传因素、环境因素密切相关；心理社会因素（如生活事件）可以触发本病发作。

双相障碍的临床评估需要纵向变化与横断面表现相结合考虑，以明确患者的“过去”和“现在”的表现，为诊断和治疗方案提供依据。“过去”指患者的整个病史，全面收集纵向病程中的抑郁发作、轻躁狂/躁狂发作史的相关资料。以下6个方面需重点关注：①发病年龄，首次发作常在20岁之前；②情感症状，以抑郁发作或轻躁狂、躁狂发作症状群为主；③治疗反应，包括心境稳定剂、抗精神病药、抗抑郁药等的治疗效应；④共病史，有无合并其他精神障碍，也要澄清躯体疾病或药物所致的可能性；⑤个人史，评估生活状况和个性特征（环性气质、精力旺盛气质）；⑥家族史，心境障碍家族史，尤其是近亲属罹患双相障碍、阈下抑郁或轻躁狂发作史。“现在”指评估患者的当前状态，包括：①感知觉；②思维，思维奔逸或者迟钝、妄想以及强迫思维等；③情感症状；④认知功能，决策能力下降等；⑤意志力和自知力，包括冲动、非理性行为等。此外，应评估患者的非典型特征和自杀风险，非典型特征包括突显的焦虑和激越症状、疲乏无力、伴精神病性症状、抑郁躁狂混合状态等。

双相障碍包括四种情感发作类型：躁狂发作、轻躁狂发作、混合发作、抑郁发作。

躁狂发作：至少1周内几乎每天的大部分时间存在下面两组症状：以情绪高涨、易激惹、自大为特征的极端心境状态，不同心境状态之间快速改变；活动增多或主观体验到精力旺盛。同时，有数条与患者一贯行为方式或主观体验不同的其他临床症状：更健谈或言语急迫；意念飘忽、联想加快或思维奔逸；过度自信或夸大，在伴有精神病性症状的躁狂患者中，可表现为夸大妄想、睡眠需要减少、注意力分散、冲动或鲁莽行为、性欲增强、社交活动或无目的指向性活动增多等。

轻躁狂发作：症状与躁狂发作一致，与躁狂发作的鉴别点有：①不伴精神病性症状；②不伴社会功能严重损害；③大部分不需要住院治疗。轻躁狂病程标准在ICD-11中为“数日”，而在DSM-5中则为4天。

混合发作：至少1周内在每天的大多数时间里，躁狂发作状与抑郁症状均存在且均突出，或躁狂发作症状与抑郁症状两者快速转换。

抑郁发作：双相障碍抑郁发作的ICD-11诊断要点同抑郁障碍的抑郁发作诊断标准：

（1）核心诊断标准

1）核心症状（至少2项，且必须包含第1项或第2项）：

①持续情绪低落（几乎每天、大部分时间）。

②兴趣或愉悦感显著减退（对几乎所有活动）。

③精力下降或易疲劳。

2）附加症状（至少存在以下2项，总症状数≥4项）：

①注意力或决策能力下降。

②自我价值感低或过度内疚。

③对未来感到无望。

④自杀意念或行为。

⑤睡眠紊乱（失眠或嗜睡）。

⑥食欲或体重显著变化。

⑦精神运动性激越或迟滞（如动作迟缓或坐立不安）。

3）持续时间：

上述症状持续至少2周，且对个人生活（社交、职业等）造成显著影响。

（2）严重程度分级

轻度抑郁：满足4～5项症状，功能部分受损。

中度抑郁：满足6～7项症状，功能明显困难。

重度抑郁：满足≥8项症状，功能严重受损，可能伴精神病性症状（如妄想或幻觉）。

ICD-11将双相障碍主要分为双相障碍Ⅰ型（bipolar disorder type Ⅰ，BD-Ⅰ）、双相障碍Ⅱ型（bipolar disorder type Ⅱ，BD-Ⅱ）和环性心境障碍。双相障碍Ⅰ型的诊断要点为至少符合一次躁狂或混合发作标准。双相障碍Ⅱ型的诊断要点：①病程中至少出现一次轻躁狂发作和一次抑郁发作；②不符合躁狂或混合发作诊断标准。环性心境障碍的诊断要点：长期（≥2年）的心境不稳定，表现为长时间的轻躁狂期和抑郁期；轻躁狂期的严重程度或病程可能满足、也可能不满足其诊断要求，抑郁期的严重程度和病程从未满足其诊断要求；从未出现稳定的缓解期（如持续≥2个月）；无躁狂发作或混合发作史。

心境稳定剂是治疗双相障碍的基础药物，通常指锂盐与丙戊酸盐等抗惊厥药物。广义的心境稳定剂也包括具有心境稳定作用的第二代抗精神病药物。在临床上，双相障碍患者从发病到接受心境稳定剂系统治疗，超过60%的患者常有2次以上的治疗方案变更，尤其多见抗抑郁药物不当使用，这将会导致治疗无效或混合发作或者快速循环。近年来重复经颅磁刺激（rTMS）也应用于治疗双相障碍。

第二节 双相障碍的神经生物学机制

迄今为止，双相障碍的病理生理机制尚不十分清楚，已有研究显示[2-4]，某些特定的信号系统如神经内分泌、神经递质和细胞内信号系统参与了双相障碍的病理生理机制。近几十年来，双相障碍的家族研究、双生子和寄养子研究均显示双相障碍有其遗传因素和遗传易感性。本节将从神经递质、神经内分泌、信号网络等方面阐述双相障碍的神经生物学机制，以期为寻找新的治疗方法提供方向。

（一）双相障碍与神经递质系统

人们早已提出单胺类递质（NE、5-HT、DA）系统与双相障碍的病因有关。直至现在，单胺类递质系统仍被认为是双相障碍病理生理机制中主要的神经递质系统，也是人们最熟悉的神经递质假说。

1. NE能系统

躁狂发作的研究资料支持心境障碍的儿茶酚胺递质系统失衡假说，Goodwin和Jamison曾对此进行过系统综述。躁狂发作时，去甲肾上腺素功能增强。药理学激发试验（challenge experiment）显示，在躁狂和（或）抑郁状态中，生长激素反应相对迟钝。在惊恐障碍、广泛性焦虑、强迫障碍的研究中也有类似发现，提示这可能是对应激和（或）NE水平升高的非特异性反应。治疗双相障碍的心境稳定剂，如锂盐、丙戊酸盐和卡马西平等，均可通过各种机制作用系统和（或）其下游分子如环磷酸腺苷（cyclic adenosine monophosphate，cAMP）等发挥作用。后面我们将进行详细的讨论。

2. DA能系统

近几十年来多方面的研究显示，DA也与心境障碍有关。中脑DA系统调节运动、动机与奖赏通路，中脑边缘DA系统则对目标导向行为起关键作用，而这些功能在抑郁和躁狂中均有明显的紊乱。许多作用于DA受体的药物可影响情绪症状，例如经典或非经典阻滞 D_2 受体的抗精神病药物，在临床上广泛用于治疗双相障碍。总体来说，目前的资料并不支持双相障碍是以DA能功能异常为主要递质，双相障碍的主要异常可能是包括DA能系统在内的多重信号失调。

3．5-HT 能系统

作用于5-HT系统的药物对抑郁症的治疗效果，提升了5-HT系统在心境障碍中的地位。除药理学外，其他各类研究（如脑脊液、神经内分泌反应、5-HT受体、PET等）都提示抑郁症患者存在5-HT系统的异常。但针对双相障碍的研究还很少。就现有的尤其是近期的影像学研究来看，双相障碍存在类似的5-HT系统异常。

4．胆碱能系统

胆碱能激动剂和拮抗剂都可对情绪和行为产生显著影响，研究认为胆碱能系统也很可能参与双相障碍的发病机制。现有的药理学资料也支持Janowsky等提出的胆碱能 - 肾上腺素能系统的平衡假说：胆碱能活性 / 肾上腺素能活性比例增高可能与抑郁症的病理生理机制有关，反之，比例下降或失调则可能与躁狂发作有关。

活体实验显示，慢性锂盐给药可增加大鼠脑内乙酰胆碱（Ach）的合成、胆碱转运和Ach的释放。行为学研究显示，在临床剂量范围内的慢性锂盐给药可增强若干胆碱能介导的反应，包括僵住症和低体温症。

5．GABA 能系统

GABA是中枢神经系统主要的抑制性神经递质，可降低许多靶神经元的活动。因此，推测GABA的异常会涉及某些精神疾病。近期的尸检研究与临床研究也显示GABA在双相障碍神经生化机制中的潜在作用。一些研究显示，抑郁症患者的脑脊液和血浆中GABA水平明显下降。在尸检研究中，Dean等发现，在双相障碍患者脑内的海马区GABA受体的GABA结合位点发生了复杂的特异性改变。尸检研究还发现，在双相障碍还存在Reelin（一种主要由皮质GABA能中间神经元分泌的糖蛋白）和GABA合成酶谷氨酸脱羧酶（GAD65和GAD67）的异常。推测双相障碍患者GABA合成酶的异常，可能导致边缘脑区和边缘相关脑区GABA能的缺乏。

研究还显示，血浆和脑脊液中GABA水平较低的双相障碍患者，接受锂盐治疗后其血浆和脑脊液中的GABA水平恢复正常。推测锂盐可阻止GABA的吸收。有实验发现，慢性锂盐暴露可显著减少纹状体和下丘脑中低亲和性 ^{3}H-GABA结合位点。体外实验并未发现锂盐对 ^{3}H-GABA结合位点的影响，因此推测 ^{3}H-GABA结合位点的减少可能是继发于GABA能系统激活后的一种受体下调性改变。

一种主流假说认为，丙戊酸盐的抗惊厥机制是由于丙戊酸盐可提高突触间隙中的GABA浓度。大量动物实验显示，丙戊酸盐给药后啮齿类动物脑内的GABA浓度增加。理论上，丙戊酸盐通过诱导谷氨酸脱羧酶（GAD）使GABA合成增加，并抑制GABA氨基转移酶使GABA分解减少，从而提高外周血浆和脑内的GABA水平；此外，它还可促进细胞内的GABA释放，并作用于GABA转运体。丙戊酸盐最终的效应是提高突触间隙的GABA水平，增强GABA系统的传递功能。

6．谷氨酸能系统

在心境障碍的病理生理机制中，谷氨酸（Glu）能系统开始引起研究者的重视。Glu是中枢神经系统的主要神经兴奋性递质，并且调节其他递质系统的兴奋阈值。目前有一些资料显示，双障相碍存在神经可塑性与细胞弹性（顺应性）的损害。在严重应激的状态下，Glu能系统受损在细胞形态改变中发挥主要作用。影像学和药理学研究提供了Glu对心境障碍作用的直接证据。一项质子磁共振波谱分析（proton MRS）研究显示，双相障碍儿童大脑额叶和基底节中的Glu或谷氨酰胺水平较高。突触Glu过多可能促进神经元凋亡和丢失。实验显示小鼠的慢性锂盐给药可上调突触小体对Glu的摄取。体外实验发现，锂盐对Glu诱导NMDA介导的兴奋毒性有保护作用。有人推测拉莫三嗪治疗双相障碍的作用是通过抑制Glu的过度释放实现的。丙戊酸盐还可能阻滞NMDA型受体介导的突触反应。Ueda等报道，慢性丙戊酸盐给药可增加海马区Glu转运体EAAT1的表达水平并降低海马区EAAT2的表达水平。Hessel等报道对大鼠的慢性丙戊酸盐给药可通过升高海马区的EAATI和EAAT2水平，而导致海马区剂量依赖性Glu摄取力的增加。因此，慢性丙戊酸盐给药可能通过各种机制降低突触间隙的 Glu 水平。

抗抑郁药具有谷氨酸能效应已有充足的证据。近期的临床研究显示，Glu 能物质具有抗抑郁效应，包括氯胺酮（一种天冬氨酸受体阻滞剂）和利鲁唑（一种 Glu 能抑制剂）。推测在边缘奖赏通路中，增加突触后 AMPA 到 NMDA 可能是通过介导神经可塑性的改变实现的，这也可能是抗抑郁药物发挥作用的共同机制。这将对研发治疗抑郁症与双相障碍的新药物提供重要的理论依据。

（二）双相障碍与神经内分泌系统

内分泌功能失调与病理性心境的关系早已被人们关注。在双相障碍的内分泌系统假说中，下丘脑 - 垂体 - 甲状腺轴（HPT）是一个主要的候选激素轴。甲状腺功能障碍通常伴有心境的改变，而双相障碍的患者通常存在 HPT 轴的异常。甲状腺激素对心境障碍的临床关联可能有增强抗抑郁剂的效应，也可能促发双相障碍的躁狂发作。高剂量甲状腺激素治疗双相障碍快速循环型有一定的疗效。外周血甲状腺指标在心境障碍中的实用性还不确定。Zarate 等针对首发的双相障碍患者研究发现，与双相障碍躁狂发作比较，促甲状腺素（TSH）在混合发作的患者中有较高的水平。下丘脑 - 垂体 - 肾上腺轴（HPA）可能与双相障碍的生物学机制有关。库欣综合征患者会出现多种精神症状，包括抑郁、躁狂和认知功能障碍等。初步研究显示，糖皮质激素受体拮抗剂可能具有改善双相障碍患者认知功能和抗抑郁的效应。早期研究显示，抑郁症患者的血浆皮质醇水平升高，其中大多数患者在抑郁症状恢复后，其血浆皮质醇水平也有所恢复。有些研究报道双相障碍抑郁相和单相抑郁障碍患者都有皮质醇分泌增加，而双相障碍躁狂发作则没有变化。在心境障碍患者中，已研究了糖皮质激素受体（GR）和盐皮质激素受体（MR），较多证据显示，应激和糖皮质激素可能导致多个脑区包括海马区的神经元凋亡。Fink 和 Bolvig 提出，电抽搐可能对抑制海马神经发生具有较强的拮抗作用。Young 等发现，抑郁症患者存在 MR 系统功能的高活性，并伴有螺内酯反应中的皮质醇分泌相对增加。

（三）双相障碍的细胞信号网络系统

1．激动型 G 蛋白 α 亚基 / 环磷酸腺苷（Gαs/cAMP）- 信号通路

在双相障碍患者的外周细胞和脑组织中，均可观察到激动型 G 蛋白 α 亚基（Gαs）水平的升高。结果显示，在心境障碍中存在 cAMP 信号系统的受体和（或）受体后敏感性的升高，而这些受体数量没有变化。Warsh 等在双相障碍患者死亡后的脑组织中对环磷酸腺苷 / 蛋白激酶 A（cAMP/PKA）系统进行了系列的研究。与对照者比较，发现双相障碍患者脑组织的额叶、颞叶、枕叶和顶叶皮质细胞胞浆中的 PKA 调节亚单位水平明显降低。PKA 的明显降低为双相障碍存在 Gαs 介导的 cAMP 级联反应失调提供了一个重要证据。

2．心境稳定剂与抗抑郁剂在激动型 G 蛋白 α/ 环磷酸腺苷（Gαs/cAMP）信号通路中的作用

大量证据显示，慢性锂盐给药通过稳定异源三聚体结构（非活性状态 G 蛋白的 αβγ 构象），而间接地影响 G 蛋白的功能，锂盐也对腺苷酸环化酶（AC）系统产生复杂的影响，如增强基础活性，降低受体兴奋性。慢性丙戊酸盐给药可引起 β- 肾上腺素受体（β-AR）偶联的 cAMP- 信号系统的显著变化。与锂盐不同的是，丙戊酸盐似乎降低了 β- 肾上腺素受体后各级信号分子的密度（如 Gαs 和 AC），并且也影响 β- 肾上腺素受体与 Gαs 的相互作用。cAMP 信号级联反应可能是抗抑郁剂的主要作用靶点。研究显示，抗抑郁剂可诱导 Gαs 与 AC 的偶联增加，活化 cAMP 依赖性 PKA，上调 cAMP 反应元件结合蛋白（CREB）、BDNF 和 BDNF 受体酪氨酸蛋白激酶 B（TrKB）。

3．双相障碍中的磷酸肌醇 / 蛋白激酶 C（PI/PKC）信号通路

在大脑中，肾上腺能、胆碱能和 5-HT 能受体的某些亚型与 PI/PKC 系统相偶联。人们发现，锂盐可降低大脑的肌醇水平，提示 PI/PKC 信使系统参与心境障碍的病理生理机制，并提出了锂盐治疗效应的肌醇耗竭学说。目前认为锂是肌醇单磷酸酶 IMP 的非竞争性拮抗剂，可阻止肌醇三磷酸（IP）转化为肌醇，由此使胞内的 IP 和 DAG 耗竭，从而影响了 PKC 信号转导通路。几项药物研究显示，抑制 PKC 可引起类似于心境稳定剂对行为的改变。

基于 PKC 信号通路在调节神经兴奋性、神经递质释放和长时程突触事件中起着重要作用，目前推测 PKC 活性减弱可能在锂盐和丙戊酸盐的抗躁狂效应中有重要作用。急性锂盐暴露可促进多种

PKC介导的反应，而长期的锂盐暴露则伴随着特定PKC同工酶的下调。3个小样本研究发现他莫昔芬（一种非甾体类雌激素拮抗剂，在高浓度时是一种PKC抑制剂）有抗躁狂作用。最近研究显示，他莫昔芬早在第5天时就显示出抗躁狂的效果，有效率达63%（安慰剂为13%）。值得注意的是，丙戊酸盐对PKC同工酶和富含丙氨酸的豆蔻酰化的激酶C底物（MARCKS）的影响与锂盐相似。但锂盐和丙戊酸盐可能是通过不同的机制作用于PKC信号通路的。这可解释临床上观察到的一些现象：某些患者对一种治疗药物敏感，而其他患者则对另一种治疗药物敏感，两种药物合用时常可显示增效作用。

4．糖原合成激酶的研究

糖原合成激酶（GSK-3）是新发现的锂盐作用靶点，GSK-3在细胞内信号通路中起着中介作用。GSK-3在维持神经元存活中起着关键作用，推测该作用也是锂盐和丙戊酸盐的重要靶点。近期的动物行为学资料显示，GSK-3信号级联反应操控着抗抑郁和抗躁狂的双重效应。除锂盐之外，目前所知GSK-3信号级联反应是唯一具有这种双重效应的操控靶点。

5．心境稳定剂对ERK/Bcl-2信号级联反应的影响

基于ERK信号级联反应在介导长时程神经可塑性事件中具有重要作用，人们就锂盐和丙戊酸盐对该系统的作用进行了一系列研究。结果显示，长期使用锂盐和丙戊酸盐可大幅度提高培养细胞中的活化ERK水平，还可大幅升高与心境障碍相关的两个脑区（前扣带回皮质和海马）中的活化ERK水平。Bcl-2是一种重要的神经保护蛋白，是下调ERK/MARK级联反应的重要靶点，同时也是锂盐的一个作用靶点。对小鼠慢性给予治疗剂量的锂盐和丙戊酸盐后，发现鼠脑的前扣带回皮质、齿状核灰质和纹状体中Bcl-2水平较前增加了一倍，电抽搐治疗也具有类似的增加Bcl-2水平的作用。

采用芯片技术研究也发现，与Bcl-2关联的永生基因（BAG1）是心境稳定剂的一个作用靶点。BAG1与热休克蛋白70（Hsp70）、糖皮质激素受体（GRs）、Bcl-2、Raf之间相互作用，调控着细胞内信号传导、核激素受体、基因转录和细胞生存。近期一些资料提示，BAG1是一个心境稳定剂作用的新靶点，在调节情感中具有重要的作用。

6．心境稳定剂的神经保护与神经营养作用

许多体内外实验对锂盐的神经保护作用进行了广泛研究。锂盐对大脑中动脉闭塞（卒中模型）具有显著的神经保护作用，能够减小梗死面积和减轻神经功能缺损。慢性锂盐给药对纹状体区的神经元具有很强的保护作用。研究显示，锂盐对于培养基中的视网膜节细胞，既有维持神经元存活又有促进神经轴突再生的作用。如前所述，锂盐的神经保护效应可能归因于它对ERK/MARK、Bcl-2和（或）GSK-3的作用。除神经保护作用以外，还有许多研究显示锂盐具有促进神经发生（神经元增殖）的作用。一项研究发现，慢性锂盐给药可增加齿状回中新分裂细胞的数目，其中2/3的新分裂细胞被神经标记物NeuN所标记。该结果也在Kim等的研究中得到验证。这一作用被认为是通过Bcl-2介导的，而Bcl-2参与成人的神经发生（神经元再生）机制。在双相抑郁患者中的一项纵向研究，通过高分辨率体积（容积）MRI对锂盐的神经营养作用进行观察，发现双相障碍患者长期锂盐治疗与脑灰质总体积的显著增加有关，同时也观察到对锂盐治疗有效的患者，其前额叶皮质和左下前额叶灰质的体积显著增加。也有大量资料提示丙戊酸盐的确有神经保护神经营养作用，其作用也可能是通过对Bcl-2和（或）GSK-3的作用而实现的。

总之，已有许多理论和实验证据支持信号调节异常是双相障碍神经生物学机制中的重要组成部分。不同的实验设计所设定的条件不同，对信号动力系统的评估也会有所不同。但基于此类实验可以推断，信号调节异常应该对双相障碍的病理生理具有很强的促进作用。

（四）展望

在生物学和药理学研究中，神经递质系统是人们长期关注的对象，并提出了NE能、DA能、5-HT和Ach系统的神经递质假说。GABA能和Glu能系统分别是抑制性和兴奋性的神经递质系统，目前也受到广泛关注。神经内分泌系统可能与病理性情绪状态有关，已研发出神经内分泌系统的候选新药。阐明信号网络方面，信号网络在生理过程的整合、调节、放大和微调中发挥重要作用，信号通路异常涉及双相障碍。证据显示，某些通路（包括Gas/cAMP，PI/PKC和GSK-3）与双相障碍的病理生理密切相关，从而可能成为开发新药物治疗的潜在靶

点。神经影像学、神经病理学和生物化学的研究提示，双相障碍存在细胞可塑性和复原力的损害，强调了神经营养作用的重要性。

目前治疗双相障碍的药物包括一线用药锂盐和丙戊酸盐、其他心境稳定剂。非典型抗精神病药也用于躁狂和混合状态，以及重性抑郁发作的临床治疗。通过各种治疗，许多患者仍然存在反复发作、症状残留、功能损害、社会心理残疾和（或）各种躯体并发症的折磨。因此，有必要进一步探索疗效更好、副作用更少的新型治疗方法。锂盐和丙戊酸盐是治疗双相障碍最有效的一线药物。锂盐和丙戊酸盐治疗急性躁狂发作有效，可抑制情感障碍的复发，也有温和的抗抑郁作用。已发现了锂盐与丙戊酸盐的几个直接作用靶点，这为未来药物的研发提供了理论依据。GSK-3 是一种丝氨酸 / 苏氨酸蛋白激酶，它在双相障碍的病理生理中起着重要的作用。在细胞中，GSK-3 以激活型（结构性激活）方式存在，但可被许多信号通路的传入灭活。GSK-3 也调节许多其他心境稳定剂和抗抑郁药物的直接或下游作用机制。5-HT、DA、精神兴奋剂和抗抑郁剂都对 GSK-3 有较强的调节作用，GSK-3 可能参与双相障碍的许多神经递质和信号级联反应的连接。研发特异性和具有脑渗透性（能通过血脑屏障）的 GSK-3 抑制剂是今后治疗的希望之路。

PKC 信号级联系统是锂盐和丙戊酸盐作用的一个共同靶点，可能与它们的抗躁狂作用有关。脑组织中有非常丰富的 PKC，在突触前和突触后的神经传递方面均发挥着重要的调节作用。已有研究支持 PKC 参与双相障碍的病理生理和治疗机制，包括双相障碍患者存在 PKC 酶和 PKC 作用底物的改变，也包括锂盐或丙戊酸盐治疗后 PKC 信号通路的改变。已知精神兴奋剂可诱发易感个体的躁狂发作，也可诱发啮齿类动物的类躁狂样行为，可激活 PKC。锂盐和丙戊酸盐是结构不同的心境稳定剂，它们在起效期间均可减弱 PKC 功能，而躁狂发作前应用精神兴奋剂，则可激活 PKC。这些资料表明，PKC 的调节对躁狂发作的治疗可能起着重要作用。目前有超过 50 种激酶靶向药物处于临床试验阶段。

病理生理学研究证据提示，神经可塑性也是药物研发的主题之一。在双相障碍患者中，Glu 能系统的异常活动可能损害脑神经可塑性和细胞修复力，一些治疗策略也正是针对减轻介导神经毒性的 Glu 的两类受体：一类是促离子型受体，被激活后离子通道孔开放，钠离子、钾离子或钙离子流入细胞内；另一类是促代谢型受体，属于 G 蛋白偶联受体，通过第二信使通路发挥作用。推测药物治疗可能作用于这些受体，此外药物还可能影响受体结合前的 Glu 释放。药物直接作用于这些靶点可能调节 Glu 能系统，并最终产生改善情绪的效应。临床上使用拉莫三嗪治疗心境障碍的证据显示，对脑内 Glu 水平的调节可能在治疗心境障碍中具有重要意义。抑制 Glu 的过度释放可能是拉莫三嗪的重要作用机制。另一个 Glu 释放抑制剂利鲁唑可能具有抗抑郁作用。今后治疗可能直接针对双相障碍的核心症状，同时也会针对疾病的特定症状（如认知）或并发症。总之，我们在双相障碍领域要致力于如何更好地控制疾病症状，降低复发率并改善预后，减少并发症和自杀事件，提高患者及其家庭的生活质量。

第三节 经颅磁刺激对双相抑郁发作的作用

在精神病学领域中，大量 rTMS 相关的研究都聚焦于抑郁症患者，最近有两个大样本的空白对照研究和随机对照研究的荟萃分析显示，大多数的研究给予左侧前额叶高频 rTMS 治疗抑郁症患者有效。鉴于前额叶和边缘系统是最重要的情感调节区，结合功能成像、局部脑血流及实际临床应用，研究者们认为左侧背外侧前额叶皮质（DLPFC）是 rTMS 治疗抑郁症的最佳靶位。应用该模式治疗抑郁症目前已取得较为满意的效果，进一步的研究显示在难治性抑郁症患者中也有疗效反应。目前美国 FDA 已批准将 rTMS 用于治疗抑郁症以及难治性抑郁症 [5-7]。

10 年前 rTMS 治疗双相抑郁的随机双盲对照试验报道很少，多为一些小样本的研究。Dolberg 等

[8] 对20例双相抑郁患者中进行了伪刺激随机对照研究，结果显示rTMS治疗组在治疗第2周末的时候症状改善，与伪刺激组比较有显著性差异。然而在治疗的第4周末，两组无明显差异。研究结果提示，rTMS治疗双相抑郁有效，治疗反应在第2周时最显著，而在接下来的2周内没有进一步改善。Nahas等 [9] 进一步的空白对照研究，纳入了23例双相抑郁患者，其中双相Ⅰ型抑郁患者12例、双相Ⅱ型抑郁患者9例、混合状态患者2例。治疗组给予左侧前额叶rTMS刺激，刺激频率5 Hz，运动阈值为110%，共治疗20分钟，每周治疗5次，疗程为2周。研究显示rTMS治疗组较伪刺激组心境改善的趋势显著，但两组间比较差异无统计学意义。患者均对rTMS有很好的耐受性，没有明显的不良反应和转躁情况。有2个小样本研究采用右侧前额叶低频rTMS刺激，Tamas等 [10] 治疗了5例双相抑郁患者，其中4例患者给予rTMS治疗，1例患者予以伪刺激，所有的患者都合并了心境稳定剂。疗程共4周，每周2次治疗。研究结果显示，在rTMS治疗后的2周抑郁症状得到改善。Dell' Osso等 [11] 的研究报道，经过每周5次的rTMS连续治疗，11例患者中有6例症状改善。Li等 [12] 对3例双相抑郁患者在药物治疗基础上进行长达1年每周1次rTMS的辅助治疗，采用5 Hz高频rTMS刺激左侧背外侧前额叶，结果显示效果良好。Zeeuws[13] 报告1例52岁的双相Ⅰ型混合状态的女性患者病例，对ECT治疗无效，接受左侧高频rTMS治疗后症状改善。另1例病例报告显示，采用右侧前额叶低频rTMS治疗药物抵抗的双相抑郁快速循环型患者。在治疗药物不变的情况下，患者接受刺激频率为1 Hz，110%运动阈值，每天300个刺激，持续3周的rTMS治疗，抑郁症状显著改善 [14]。

Harel等研究关注新型的H1线圈dTMS，相较于标准线圈，其刺激的范围更广更深。研究显示 [15] H1线圈可影响至皮质下4～6 cm区域，而标准的8字形线圈只能影响至皮质下1 cm区域。H1线圈在健康志愿者和抑郁症患者的初步研究中安全性高、可耐受、无认知损害和其他严重不良反应，并且治疗抑郁症状改善明显。Harel等在19例双相抑郁患者中采用了H1线圈的dTMS治疗，观察在药物治疗的基础上辅助治疗的安全性和有效性。入组患者每天接受前额叶治疗（20 Hz，共1680个刺激）每周5次，共4周。初步结果显示，患者抑郁症状改善，没有认知损害和转躁情况，有1例患者有短暂的癫痫发作。本研究未设置伪刺激对照组，H1线圈dTMS治疗双相抑郁的疗效还需进一步验证。

为进一步探索rTMS治疗双相抑郁的有效性以及找寻预测rTMS疗效的相关因素，Cohen等 [16] 收集了56例双相抑郁患者进行了一项自然观察研究。入组的患者接受rTMS治疗直到症状缓解，其中50例患者接受了左侧前额叶高频rTMS治疗，6例患者接受右侧前额叶低频rTMS治疗。在回归分析中将超过15个序列治疗归为长疗程，小于15个序列归为短疗程。研究结果显示，患者年龄、难治性、抑郁发作次数和基线时抑郁严重程度与rTMS长疗程的治疗相关；回归分析显示，难治性和基线时症状严重的患者更需要长疗程的rTMS治疗。研究中出现不良反应14例，其中2例睡眠增多、6例头痛、3例梦魇。4例患者有轻躁狂发作，时间不超过1周，其中1例有服用可卡因，1例处于产褥期。研究提示rTMS治疗双相抑郁有效，在临床上难治性的双相抑郁患者常存在过量用药情况，采用rTMS作为辅助治疗可改善症状，并且副作用小、安全性高。

近年来，rTMS治疗双相抑郁的临床报道日趋增多，支持有效的证据也在增强。Gama-Chonlon等 [17] 回顾了2015年1月至2018年2月期间接受rTMS治疗的317例患者，其中283例单相抑郁（UD）和34例双相抑郁（BD）患者。采用高频（HF）左侧前额叶背外侧，顺序双左侧HF和低频右侧或混合方案（从单侧中切换到双侧）。采用广泛性焦虑量表（GAD-7）和患者健康问卷（PHQ-9）评估疗效。初始组间PHQ-9、GAD-7评分及治疗总次数没有差异。治疗后组间GAD-7评分总体上无差异；PHQ-9组间差异仅见于单侧治疗，而双侧或混合治疗方案未见差异。单侧治疗导致BD患者的缓解率为45%（9/20），而UD患者在治疗结束时为15%（24/160）。80%（16/20）的单侧BD患者疗效反应明显，而UD患者的反应率为39%（62/160），结果显示，rTMS单侧治疗BD患者的PHQ-9变化高于UD患者。Nguyen等 [18] 对rTMS治疗双相抑郁的随机对照试验（RCT）进行了系统综述。纳入的研究包括伪rTMS治疗组和真rTMS治疗组的双相抑郁患者。主要评价参数是临床反应率，抑郁量表评定比基线降低 50%。采用 Maentel-Haenszel 随机效应模型进行定量合成。定量综合中保留了来自 14 项研究的 274 例患者数据。与伪刺激组相比，真性 rTMS 的治疗反应率更高［比值比（*OR*）= 2.72，95%*CI*：1.44 ～ 5.14］。当单独分析刺激方案时，仅观察到左侧前额叶背外侧的高频 rTMS 具有统计学意义（*OR*=2.57，95%*CI*：1.17 ～ 5.66）。该系统综述认为，rTMS 对治疗双相抑郁有效，可常规用于治疗双相抑郁。Tee 等 [19] 荟萃分析了 rTMS 对 BD 抑郁期和躁狂期的疗效和耐受性，寻找使用 rTMS 治疗 BD 的对照试验。主要评价指标包括抑郁或躁狂评分、反应和缓解率的变化；次要指标包括生活质量和功能评估。使用随机效应模型，Hedge' sg，风险差（RDs）和需要治疗的数量（NNT）。纳入 11 项随机假对照研究，共涉及 345 例 BD 患者（双相抑郁患者 257 例，躁狂发作患者 86 例，混合发作患者 2 例）。rTMS 在双相抑郁（*N*=8）中的试验显示，与对照组相比，抑郁评分（标准化均数差 =0.302，$P < 0.05$）有小幅但显著改善。此外，rTMS 的缓解率高于假对照组（RDs=0.104±0.044，$P < 0.05$，NNT=10）；反应率更高（RDs=0.074±0.039，*P*=0.06）。目前尚无关于 rTMS 对躁狂发作影响的结论，rTMS 在治疗双相抑郁方面是安全有效的。在抑郁和躁狂组中，没有报告严重的不良事件。治疗中出现的躁狂发作的风险似乎很低。Xia 等 [20] 综述了 rTMS 治疗抑郁症的随机对照研究，显示 rTMS 治疗组和伪刺激组转躁的风险分别为 0.84% 和 0.73%，双相抑郁转躁的风险为 3.1%，而单相抑郁则为 0.34%。

综上所述，现有的临床资料表明 rTMS 治疗双相抑郁是有效的，但还需要大样本的 RCT 进一步证实，并且寻找最适合的治疗参数。

rTMS 治疗参数（与抑郁症相同）：电极放置部位为 DLPFC，采用左侧 10 ～ 15 Hz，顺序为双左侧 HF 和右侧低频（LF）或混合方案（从单侧中切换到双侧）；似乎左侧 HF 刺激的疗效更优。刺激强度 90% ～ 110%，治疗时间 15 ～ 20 分钟；8 ～ 10 次为 1 疗程，可连续治疗 2 ～ 3 个疗程。

第四节　经颅磁刺激对双相躁狂发作的作用

作为一种无创、安全性、耐受性较好的治疗方式，rTMS 正在尝试应用于各种精神障碍的治疗，然而目前关于 rTMS 治疗躁狂发作的研究较少。研究者发现 rTMS 类似于电休克疗法（ECT），都是通过躯体干预改变神经元的活性和患者的情绪变化。相较于 ECT，rTMS 没有麻醉风险并且认知损害较少，因此具有更好的治疗前景。

既往研究显示 ECT 对躁狂发作和抑郁发作均有效，而 rTMS 与 ECT 有着类似的特性，因此研究者们推测 rTMS 可以用于治疗躁狂发作。鉴于抑郁症患者与健康对照的研究结果，发现 rTMS 是导致愉快还是悲伤主要取决于刺激前额叶脑区的偏侧性（或左侧或右侧）和刺激频率。因此，Grisaru[21] 等首次在躁狂发作患者中比较左右两侧前额叶皮质的 TMS 效果。出于安全性以及伦理学方面的考虑，Grisaru 在药物治疗躁狂发作的基础上，增加 TMS 作为辅助治疗手段，比较左侧或右侧前额叶皮质对躁狂发作的疗效。基于 ECT 对躁狂发作有立竿见影的效果，研究者们假设 TMS 的疗效同样快速且显著。研究纳入的患者来自以色列 BeerSheva 精神卫生中心，患者符合 DSM- Ⅳ躁狂发作诊断标准，排除既往有癫痫发作、脑外伤、脑外科手术、安装心脏起搏器和药物滥用的患者。研究共纳入躁狂发作患者 18 例，有 2 例患者脱落，其中 1 例经过 4 次 TMS 治疗后病情加重，并且尿检毒品呈阳性，另 1 例由于诊断变更而未接受 TMS 治疗。16 例躁狂发作患者完成了研究，其中 12 例伴有精神病性症状，4 例无精神病性症状。男性 7 例，女性 9 例，平均年龄 36 岁（20 ～ 52 岁），入组前患者的平均住院天数为 8.6 天（1 ～ 38 天）。入组患者随机被分为左侧或右侧前额叶皮质刺激组。9 例患者接受左侧前额叶 TMS 治疗，其中 6 例服用锂盐，1 例服用卡马西平，1 例服用丙戊酸盐，还有 1 例未服用心境稳定剂。该组患者中有 8 例还服用抗精神病药物（以氯丙嗪为等价药，相当于日平均药物340 mg；范围为150 ~ 600 mg）。另7例患者接受右前额叶TMS治疗，其中5例服用锂盐，2例服用卡马西平，1例未服用心境稳定剂。该组患者中有4例还服用抗精神病药物（以氯丙嗪为等价药，相当于日平均药量240 mg；范围为75 ~ 600 mg）。入组患者不要求停药或者减药。采用简明精神病量表（BPRS）、杨氏躁狂量表（YMRS）和临床总体印象量表（CGI）分别在TMS治疗前24小时（基线值）、治疗后第3天和第7天以及研究结束时（第14天）进行评估。第14天通常为最后一次TMS治疗后4天。研究采用Cadwell高速磁刺激仪（直径9 cm的环形线圈）。首次治疗前，每名患者需接受运动阈值（MT）的评估，MT即刺激运动皮质后能引起1个手指运动（10次中至少完成5次）的最低刺激强度，评估之后接受磁刺激时采用自身80%的运动阈值作为刺激强度。左侧前额叶皮质刺激治疗组的患者平均运动阈值为67%（50% ~ 80%），右侧前额叶皮质刺激治疗组的患者平均运动阈值为72%（55% ~ 80%）。连续给予10天刺激，每天一个序列，每个序列包含20个刺激串，刺激的频率为20 Hz，持续2 s，刺激串间隔时间为1 min。研究结果显示，经过14天的治疗，左右侧治疗组患者的BPRS得分的改善情况有显著差异。BPRS评分采用重复测量双因素方差分析（ANOVA），基线值的协方差分析显示治疗时间对疗效有显著作用（F=3.9，df=2，28，P=0.03）以及治疗时间与经颅磁刺激位置（即左侧或右侧）对疗效有显著交互作用（F=3.4，df=1.2，17.2，$P < 0.08$，Greenhouse-Geiser校正），Posthoc Scheffe检验显示磁刺激部位在第14天的疗效有显著作用（P=0.01）。研究结果提示，TMS刺激右侧前额叶皮质对躁狂发作有治疗效果。

为进一步证实TMS刺激右侧前额叶皮质有抗躁狂作用，Kaptsan等人[22]在接下来的研究中设置了伪刺激对照组，观察TMS刺激右侧前额叶皮质治疗躁狂发作的效果。入组病例来自以色列BeerSheva精神卫生中心的住院患者，经过两名精神科医生评估均符合DSM-Ⅳ躁狂发作，排除既往有癫痫发作、脑外科手术、脑外伤、安装心脏起搏器和药物滥用的患者。所有患者无需改变入组前的临床药物治疗。研究共纳入25例住院患者，他们之前都没有参加过TMS相关研究。入组前患者的平均住院天数为14.6天（2 ~ 64天），另有1例患者住院天数为82天。6例患者脱落，其中3例患者在接受了1次TMS治疗后由于躁狂发作不合作而退出（与TMS治疗本身无关）；1例在接受了3次TMS治疗后由于躯体疾病退出（与TMS治疗本身无关）；1例在测量阈值时诉头痛和情绪不愉快而退出；1例在经过了5次伪刺激治疗后因严重躁狂发作和毒品尿检呈阳性而退出。在19例完成研究的患者中，16例伴有精神病性症状，3例不伴有精神病性症状。男性9例（其中TMS治疗组5例），女性10例（其中TMS治疗组6例）。患者平均年龄41.6岁（19 ~ 65岁），TMS治疗组患者平均年龄43.8岁，伪刺激组患者平均年龄39.6岁。所有患者按随机原则分组。在11例接受TMS治疗的患者中，有6例合并服用丙戊酸盐（平均剂量为800 mg/d），4例服用锂盐（平均剂量为1425 mg/d），1例未服用心境稳定剂。有10例患者还合并服用抗精神病药物（以氯丙嗪为等效价药，相当于日平均服药量490 mg，范围200 ~ 1000 mg），1例患者服用奥氮平（15 mg/d）。在8例接受伪TMS治疗的患者中，有4例服用锂盐治疗，2例服用丙戊酸盐，1例同时服用锂盐和丙戊酸盐，1例同时服用锂盐和卡马西平。他们也合并服用抗精神病药物（以氯丙嗪为等效价药，相当于平均服药量445 mg，范围为50 ~ 750 mg）。患者需接受4次时点CGI、YMRS和BPRS的评估，分别为TMS治疗前24小时（基线值），首次治疗后的第3天和第7天，研究结束时（第14天）进行评估。研究采用Cadwell高速磁刺激仪（直径9 cm的环形线圈），首次治疗前先进行运动阈值评估，以后每天的刺激强度均采用自身80%的运动阈值。TMS治疗组平均MT为63%（52% ~ 75%），伪刺激组平均MT为65%（40% ~ 100%）。服用抗癫痫药物的患者平均MT为63.6%（60% ~ 70%），未服用抗癫痫药物的患者平均MT为62.4%（52% ~ 75%）。给予连续10天的磁刺激，每天1个序列，每个序列包含20个刺激串，刺激频率为20 Hz，持续2 s，刺激间隔为1 min。每个患者接受右侧前额叶皮质真刺激或伪刺激（线圈呈垂直位，与头部呈90°，与头皮稍微保持距离）。右侧前额叶皮质对应电极帽F3位置，电极帽附有脑电描记设备。研究结果显示，与伪刺激相比，TMS 刺激右侧前额叶皮质对躁狂发作的症状改善没有显著性差异。结果提示 TMS 刺激右侧前额叶皮质对躁狂发作可能没有治疗作用。

结合以上两项研究结果，研究者们推测 TMS 刺激左侧前额叶皮质可能会阻断抗躁狂药物的疗效。Grisaru 等同事的研究结果可能归因于 TMS 刺激左侧前额叶会加重躁狂发作，因此与右侧 TMS 刺激相比较结果有显著差异。然而，还有几个因素需要注意：既往研究显示伴有精神病性症状的抑郁比不伴有精神病性症状的抑郁对 TMS 治疗效果较差。在 Kaptsan 等人的研究中，19 例躁狂发作患者中有 16 例伴有精神病性症状，这可能是导致患者对 TMS 疗效反应较差的原因。同样，在 Kaptsan 等人的研究中，以氯丙嗪为等价药，右侧 TMS 刺激组患者平均日服抗精神病药量在 490 mg，伪 TMS 组患者为 445 mg；而在 Grisaru 等人的研究中，右侧 TMS 组患者抗精神病药的平均日服剂量为 240 mg，左侧 TMS 为 340 mg。在 Grisaru 等人的研究中，患者接受 TMS 治疗前的平均住院天数为 8.6 天，Kaptsan 等人的研究中平均住院天数则是 14.6 天，以上情况提示 Kaptsan 等人的研究入组的患者可能存在更多药物抵抗。在 Grisaru 等人的研究中，右侧 TMS 组患者的平均 MT 为 72%，左侧 TMS 组为 67%，而在 Kaptsan 等人的研究中，右侧 TMS 组患者的平均 MT 为 63%，伪 TMS 组为 65%。在 Kaptsan 等人的研究中与伪 TMS 刺激比较，TMS 的强度及频率更低，这也可能是降低 TMS 效果的原因。一些 TMS 研究者比较关注伪 TMS 的特性，Kaptsan 等人的研究提示伪刺激可能存在一定治疗效果，使得两组间的差异含糊不清。当然还有一种可能性，治疗期越长、强度越大，或不同的定位参数和治疗频率可能对躁狂发作有更好的疗效。对一种有效治疗方式的辅助治疗方法进行验证是个很棘手的问题。因此，如果伦理学上允许且实际中可操作的话，研究者希望进一步研究使用 TMS 单独治疗轻度躁狂的效果。

Saba 等人[23] 的一项开放性研究对 8 例躁狂发作患者予以快速右侧前额叶 rTMS 作为药物的辅助治疗，观察对躁狂发作的效果。入组患者接受了每天 5 个序列治疗，刺激频率为 10 Hz，刺激串间隔为 20 s，疗程共 2 周。采用躁狂评估量表（mania assessment scale，MAS）和 CGI 在基线和 14 天时进行评估。所有的患者都合并使用药物治疗。研究结果显示 2 周后患者躁狂发作状明显改善，没有不良反应。研究结果提示快速右侧前额叶 rTMS 可能会改善躁狂发作，因为入组患者都使用了精神药物，所以研究结果还需进行随机双盲伪刺激对照研究进一步证实。Michael 和 Erfueth[24] 在另一项开放性的前瞻性研究，对 9 例躁狂发作患者予以右侧前额叶快速 TMS 治疗。入组患者在第 1、第 2 周接受 5 个序列治疗，第 3、第 4 周接受 3 个序列治疗，每个序列包含 20 个刺激串，刺激的频率为 20 Hz，持续 2 s，刺激串间隔时间为 1 min。其中 8 例接受 TMS 作为药物治疗不充分或者部分有效的辅助治疗，患者服用的药物有心境稳定剂、安定以及抗精神病药等。在 TMS 治疗的 4 周中，采用 Bech-Rafaelsen 躁狂量表（BRMAS）评估，发现躁狂发作症状均持续减轻。鉴于研究设计为开放性辅助治疗，研究者不能确定 TMS 与减轻躁狂发作之间有存在因果关系，但这与 TMS 刺激右侧前额皮质作为双相躁狂发作的辅助治疗有效的结论一致。Michael 和 Erfueth 的研究第一次在躁狂发作患者中使用 TMS 治疗超过 2 周，在第 3、第 4 周采用减少频率的方法，研究显示在后 2 周症状明显改善。因此，研究者们提出在 TMS 治疗抑郁症的研究中也应将治疗观察期延长为至少 4 周。

Praharaj 等[25] 进行了一项大样本的随机伪刺激对照研究。研究共纳入了 41 例躁狂发作患者，并予以右侧前额叶 rTMS 治疗，刺激的频率为 20 Hz，MT 为 110%，共 20 个刺激串，刺激串间隔时间为 10 s。采用 YMRS 和 CGI 在基线、第 5 次和第 10 次治疗后进行评估。研究结果显示，患者对右侧前额叶高频 rTMS 治疗耐受良好，作为药物的辅助治疗疗效好。

现有的 rTMS 治疗躁狂发作的研究都只是初步研究，并且研究中都合并了药物治疗。所有研究都选取了右侧前额叶作为刺激靶点。然而，无论是单独治疗还是在药物治疗的基础上 rTMS 作为辅助治疗，rTMS 治疗躁狂发作的有效性还有待进一步验证。

rTMS 治疗躁狂发作参数：电极放置部位右侧 DLPFC，采用 LF（＜ 5 Hz）或 HF（≥ 5 Hz）[26]，MT90% ～ 110%，治疗时间 15 ～ 20 min；8 次为 1 疗程，可连续治疗 2 ～ 3 个疗程。

在临床工作中，目前双相障碍的临床治疗面临着巨大的挑战，无论是处理双相抑郁发作还是躁狂发作都需要寻找更多有效而安全的治疗手段。rTMS在双相障碍中的应用有待于进一步探索。

（郭田生　杨　栋）

参考文献

[1] 陈俊，方贻儒，徐一峰.《2018 版加拿大抑郁和焦虑治疗网络 / 国际双相障碍学会双相障碍管理指南》的更新重点解读［J］. 中国全科医学，2019，22（2）：123-127.

[2] RAPOPORT S I，BASSELIN M，KIM H W，et al. Bipolar disorder and mechanisms of action of mood stabilizers［J］. Brain Res Rev，2009，61（2）：185-209.

[3] HOUENOU J，D'ALBIS M A，VEDERINE F E，et al. Neuroimaging biomarkers in bipolar disorder［J］. Front Biosci（Elite Ed），2012，4（2）：593-606.

[4] NEWBERG A R，CATAPANO L A，ZARATE C A，et al. Neurobiology of bipolar disorder［J］. Expert Rev Neurother，2008，8（1）：93-110.

[5] O'REARDON J P，SOLVASON H B，JANICAK P G，et al. Efficacy and safety of transcranial magnetic stimulation in the acute treatment of major depression：a multisite randomized controlled trial［J］. Biol Psychiatry，2007，62（11）：1208-1216.

[6] SCHUTTER D J. Antidepressant efficacy of high-frequency transcranial magnetic stimulation over the left dorsolateral prefrontal cortex in double-blind sham-controlled designs：a meta-analysis［J］. Psychol Med，2009，39（1）：65-75.

[7] GEORGE M S，LISANBY S H，AVERY D，et al. Daily left prefrontal transcranial magnetic stimulation therapy for major depressive disorder：a sham-controlled randomized trial［J］. Arch Gen Psychiatry，2010，67（5）：507-516.

[8] DOLBERG O T，DANNON P N，SCHREIBER S，et al. Transcranial magnetic stimulation in patients with bipolar depression：a double blind，controlled study［J］. Bipolar Disord，2002，4（Suppl 1）：94-95.

[9] NAHAS Z，KOZEL F A，LI X，et al. Left prefrontal transcranial magnetic stimulation（TMS）treatment of depression in bipolar affective disorder：a pilot study of acute safety and efficacy［J］. Bipolar Disord，2003，5（1）：40-47.

[10] TAMAS R L，MENKES D，EL-MALLAKH R S. Stimulating research：a prospective，randomized，double-blind，sham-controlled study of slow transcranial magnetic stimulation in depressed bipolar patients［J］. J Neuropsychiatry Clin Neurosci，2007，19（2）：198-199.

[11] DELL'OSSO B，MUNDO E，D'URSO N，et al. Augmentative repetitive navigated transcranial magnetic stimulation（rTMS）in drug-resistant bipolar depression［J］. Bipolar Disord，2009，11（1）：76-81.

[12] LI X，NAHAS Z，ANDERSON B，et al. Can left prefrontal rTMS be used as a maintenance treatment for bipolar depression?［J］. Depress Anxiety，2004，20（2）：98-100.

[13] ZEEUWS D，DE RYCKER K，DE RAEDT R，et al，Baeken C，Vanderbruggen N. Intensive high-frequency repetitive transcranial magnetic stimulation treatment in an electroconvulsive shock therapy-resistant bipolar I patient with mixed episode［J］. Brain Stimul，2011，4（1）：46-49.

[14] DELL'OSSO B，ALTAMURA A C. Augmentative transcranial magnetic stimulation（TMS）combined with brain navigation in drug-resistant rapid cycling bipolar depression：a case report of acute and maintenance efficacy［J］. World J Biol Psychiatry，2009，10（4 Pt 2）：673-676.

[15] HAREL E V，ZANGEN A，ROTH Y，et al. H-coil repetitive transcranial magnetic stimulation for the treatment of bipolar depression：an add-on，safety and feasibility study［J］. World J Biol Psychiatry，2011，12（2）：119-126.

[16] COHEN R B，BRUNONI A R，BOGGIO P S，et al. Clinical predictors associated with duration of repetitive transcranial magnetic stimulation treatment for remission in bipolar depression：a naturalistic study［J］. J Nerv Ment Dis，2010，198（9）：679-681.

[17] GAMA-CHONLON L，SCANLAN J M，ALLEN R M. Could bipolar depressed patients respond better to rTMS than unipolar depressed patients? A naturalistic，observational study［J］. Psychiatry Res，2022，312：114545.

[18] NGUYEN T D，HIERONYMUS F，LORENTZEN R，et al，Østergaard SD. The efficacy of repetitive transcranial magnetic stimulation（rTMS）for bipolar depression：A systematic review and meta-analysis［J］. J Affect Disord，2021，279：250-255.

[19] TEE M M K，AU C H. A Systematic Review and Meta-Analysis of Randomized Sham-Controlled Trials of Repetitive Transcranial Magnetic Stimulation for Bipolar Disorder［J］. Psychiatr Q，2020，91（4）：1225-1247.

[20] XIA G，GAJWANI P，MUZINA D J，et al. Treatment-

emergent mania in unipolar and bipolar depression: focus on repetitive transcranial magnetic stimulation [J]. Int J Neuropsychopharmacol, 2008, 11 (1): 119-130.

[21] GRISARU N, CHUDAKOV B, YAROSLAVSKY Y, et al. Transcranial magnetic stimulation in mania: a controlled study [J]. Am J Psychiatry, 1998, 155 (11): 1608-1610.

[22] KAPTSAN A, YAROSLAVSKY Y, APPLEBAUM J, et al. Right prefrontal TMS versus sham treatment of mania: a controlled study [J]. Bipolar Disord, 2003, 5 (1): 36-39.

[23] SABA G, ROCAMORA J F, KALALOU K, et al. Repetitive transcranial magnetic stimulation as an add-on therapy in the treatment of mania: a case series of eight patients [J]. Psychiatry Res, 2004, 128 (2): 199-202.

[24] MICHAEL N, ERFURTH A. Treatment of bipolar mania with right prefrontal rapid transcranial magnetic stimulation [J]. J Affect Disord, 2004, 78 (3): 253-257.

[25] PRAHARAJ S K, RAM D, ARORA M. Efficacy of high frequency (rapid) suprathreshold repetitive transcranial magnetic stimulation of right prefrontal cortex in bipolar mania: a randomized sham controlled study [J]. J Affect Disord, 2009, 117 (3): 146-150.

[26] RACHID F. Repetitive Transcranial Magnetic Stimulation and Treatment-emergent Mania and Hypomania: A Review of the Literature [J]. J Psychiatr Pract, 2017, 23 (2): 150-159.

第八章 经颅磁刺激在抑郁症中的应用

第一节 抑郁症概述

抑郁症是一种具有高患病、高复发、高致残、高自杀和疾病负担的精神疾病。目前全球约有 3.5 亿人遭受抑郁症的困扰[1]，我国抑郁症人数估计超过 9500 万人。2019 年 *Lancet Psychiatry* 发表的流行病学调查显示，我国抑郁症的终生患病率为 6.8%[2]。首发患者 50% 以上会在 5 年内复发，有过两次抑郁发作经历的患者第 3 次发作概率约 90%。50% 以上的抑郁症患者存在自杀意念[3]。抑郁症是导致全球劳动能力受损的首要疾病之一。抑郁症不仅给患者本人和家庭带来严重影响，其导致的生产力损失和卫生资源的占用也给社会经济带来沉重负担。

抑郁症表现为抑郁心境或兴趣和快感缺失，症状持续至少 2 周，并伴有其他伴随症状，如注意困难、无价值感、内疚自罪感、无望感、反复的自杀意念和行为、睡眠或食欲变化、精神运动性激越或迟滞、精力减退或乏力，并对个体社会功能产生一定影响[4]。

抑郁症的治疗手段目前主要包括药物治疗、心理治疗、物理治疗等。尽管新型抗抑郁药物的应用使抑郁症的治疗取得了很大进展，但仍有约 30% 的抑郁症患者经多种药物治疗效果不佳而演变为难治性抑郁症患者，还有部分患者因不能忍受药物的副作用、治疗时间过长、费用昂贵而无法坚持有效的治疗。心理治疗一般起效较慢，治疗过程较长，在临床使用中受到很多限制。在物理治疗中，电休克治疗程序复杂，要求躯体情况良好，且由于其影响认知功能并可能诱发癫痫，甚至导致呼吸暂停及意识障碍而使患者难以接受。因此，探索新的物理治疗方法具有十分重要的临床意义。

近年来，应用经颅磁刺激（transcranial magnetic stimulation，TMS）技术治疗抑郁症的研究取得了很大进展，已经成为治疗抑郁症的有效手段。

第二节 经颅磁刺激治疗抑郁症的作用机制

TMS 是一种通过无创调节大脑的神经活动治疗抑郁症的新型干预方法。它通过电容对线圈放电产生电流脉冲，线圈电流可以产生瞬变的磁场，变化的磁场可以诱导神经细胞的膜电位去极化，从而在脑组织内诱发出感应电流，使神经细胞的兴奋性和抑制性发生改变，起到兴奋或者抑制神经元活动的作用。经颅磁刺激的参数，包括总脉冲、磁刺激的刺激频率和强度、刺激的持续时间以及刺激的目标区域等都会影响 rTMS 的生物效应。不同类型和组合的参数设置和不同的目标脑区会产生不同的治疗效果。一些特定的刺激模式可以对神经活动产生长期影响，在治疗后期仍然有效[5]。

研究发现，高频（> 5 Hz）经颅磁刺激有易化局部神经元活动的作用，会引起大脑皮质的兴奋性增加，而低频刺激（< 1 Hz）有抑制局部神经元活动的作用，会抑制大脑皮质的兴奋性。抑郁症

患者左侧背外侧前额叶皮质（dorsolateral prefrontal cortex，DLPFC）的功能活动降低，而右侧的功能活动相对亢进[6,7]。既往研究发现高频 rTMS 刺激左侧 DLPFC（增加皮质的活性）、低频 rTMS 刺激右侧 DLPFC（抑制皮质的活性）均可改善抑郁症[8-10]。一项包含 29 项随机对照试验的荟萃分析研究表明，在接受高频 rTMS 的患者中，约有 18.6% 和 29.4% 可以得到临床缓解或临床有效（伪刺激受试者分别为 5% 和 10.4%）[8]。

目前对于 rTMS 在抑郁症中的作用机制尚未完全明确，下面主要从几个方面的研究进展讨论可能的作用机制。

一、rTMS 对皮质兴奋性、大脑局部血流及神经环路的影响

rTMS 诱发的感应电流可引起皮质内兴奋性锥体神经元及其附近的 GABA 能抑制性中间神经元电位发生变化，从而改变皮质的功能状态。低频 rTMS 可抑制局部皮质的兴奋性，有人推断这种抑制作用与皮质突触的长时程抑制有关。Iyer 等对 25 名健康对照者进行了研究，TMS 作用于运动皮质的运动诱发电位（motor evoked potential，MEP）作为评价指标[9]。结果发现在 6 Hz rTMS 刺激状态下与空白对照刺激相比，皮质的抑制量显著增加。不同频率 rTMS 的作用是有差别的。吴涛等发现 15 Hz 的 rTMS 显著抑制皮质内抑制达 314 min，兴奋皮质内易化达 115 min，而运动阈值仅被降低约 30 s。5 Hz 的 rTMS 仅显著抑制皮质内抑制 30 s，而对皮质内易化及运动阈值无影响。高频阈值的 rTMS 能一过性抑制皮质内抑制环路并提高皮质内兴奋性环路的活动，并且这种作用强度与频率的大小有关。因此考虑 rTMS 的作用既与频率有关，也与强度有关。王晓明等比较 rTMS 刺激前后定量脑电图的变化，结果发现刺激后短时间内左额区 β 波频率增加[10]。

rTMS 还可以引起大脑局部血流的变化。杨德本等报道给予健康人左额叶 20 Hz 的 rTMS 共 500 刺激脉冲，在短时间内能增加脑血流速度，但高频磁刺激对脑组织代谢及血流灌注的影响是复杂的[11]。Paus 等采用正电子发射断层成像（positron emission tomography，PET）揭示了 TMS 可引起皮质代谢改变和局部皮质血流剂量的依赖性改变，并且这种变化在远离磁刺激的脑区也可以见到[12]。Speer 等对 10 例重性抑郁症患者给予 rTMS（20 Hz，100% MT）治疗 10 天，同时行 PET 动态观察，发现 rTMS 治疗后所有患者的额叶皮质、扣带回局部脑血流量（regional cerebrocortical blood flow，rCBF）持续增加，左侧较右侧明显[13]。另外一项研究证据显示，在左侧 DLPFC 上应用高频 rTMS 对重性抑郁症患者治有效，其效果可能是通过调节前纹状体网络中的功能连接来诱导的[14]。研究发现在难治性抑郁症患者中，对左侧 DLPFC 进行高频 rTMS 刺激后接受大脑灌注水平的检测，在 rTMS 患者的左侧 DLPFC 内局部未发现灌注变化，但在双侧颞叶内（包括边缘区域）远程部位发现灌注变化[15]。

二、rTMS 对大脑内神经递质的影响

研究者们发现 rTMS 治疗抑郁症的效果可能与脑内单胺类神经递质的水平密切相关。研究表明，经 rTMS 治疗后，抑郁症患者言语内容和音量增加，其运动迟缓和面部表情也得到改善[16,17]。虽然目前关于这些变化后面的主要机制还不是十分清楚，一些研究者提出神经递质系统的激活可能是 rTMS 的有效作用机制。下面我们将回顾一些重要的神经递质在抑郁症中的作用，并且讨论 rTMS 是如何参与调节这些神经递质的。

5- 羟色胺（5-HT）是一种重要的兴奋性神经递质，参与下丘脑 - 垂体 - 肾上腺系统的调节。大量研究发现，5- 羟色胺能系统在抑郁症中起着关键作用。有研究报道 5-HT_{1A} 受体的 mRNA 在重性抑郁障碍患者的海马和前额叶皮质，以及在抑郁样行为的动物模型中表达量降低。因此，增加 5-HT 能神经传递是药物和 rTMS 抗抑郁的作用基础。一些证据表明，重性抑郁症患者左侧 DLPFC 的状态依赖性变化和代谢可以通过 rTMS 逆转[18]。从电生理学的角度来看，海马中的 5-HT_{2A} 受体可能受到 DLPFC 刺激锥体神经元的影响。另一项研究报道，高频 rTMS 治疗会引起 5-HT 能系统变化，并与双侧 DLPFC 中 5-HT_{2A} 受体结合指数呈正相关，而与右侧海马 5-HT_{2A} 受体摄取值呈负相关[19]。给予患者 rTMS 刺激后，5-HT_{1A} 和 5-HT_{1B} 自身受体的敏感性降低，从而调节了额叶皮质 5-HT 水平。

研究显示多巴胺（DA）也与抑郁症的病理生理有关。多巴胺能系统中转运蛋白和外周受体表达

的改变可能是抑郁症治疗效果的潜在预测因子，也是诊断抑郁症的生物学标志物之一。在动物和人类的研究中发现，rTMS 作用于前额叶可以诱导中脑、中脑边缘系统和纹状体区域多巴胺的释放。rTMS 刺激纹状体能够呈现和 *D*- 苯异丙胺相似于促进多巴胺释放的作用，其中 *D*- 苯异丙胺是一种已知的增加突触多巴胺释放的物质 [20,21]。Keck 等发现大鼠前额叶皮质接受 rTMS 刺激后的生理变化，可通过前额叶皮质与黑质和被盖腹侧的神经联结，使海马 DA 能神经元轴突末梢活性增强，引起海马 DA 释放增加 [22]。Strafella 等研究发现，TMS 刺激左前额叶可以增加同侧尾状核的 DA 释放 [23]。Zangen 等在给予大鼠 TMS 处理后，发现与情感密切相关的另一重要核团 - 伏核的 DA 水平显著升高 [24]。Pogarell 等 [25] 用 I^{123}- 碘苯甲酰胺（I-BZM）标记重性抑郁症患者体内多巴胺 D_2 受体，用 SPECT 动态观察，发现经 rTMS 刺激后，D_2 受体数量明显下降，I-BZM 标记的下降可能是因为前额 rTMS 引起内源性 DA 的释放的结果。Lisanby 等对抑郁模型大鼠采用 25 Hz 的 rTMS 刺激，治疗持续 7 ~ 10 d，对 rTMS 治疗组大鼠各脑区内单胺递质含量进行研究。结果显示，在额叶皮质 DA 含量减少 26%±2.8%，其转化率增加；而在纹状体及海马 DA 含量分别增加 18%±0.8% 和 25%±1.5%，其转化率均降低 [26]。这些发现与早期类似的结果均支持 rTMS 可能会影响多巴胺水平，从而改善抑郁症状。未来将正电子发射断层成像（PET）与多巴胺能高亲和力配体和 rTMS 刺激相结合的实验，可能会提供有关特定皮质神经网络及其与抑郁症相关的功能连接性的重要信息 [27]。

研究显示，rTMS 治疗抑郁症可能同时影响 5-HT 和 DA 系统。陈运平等采用低频 rTMS 观察慢性应激抑郁模型大鼠行为学，以及对不同脑区内单胺类神经递质含量的影响，结果发现抑郁模型大鼠经磁刺激后，敞箱实验的水平运动和垂直运动得分以及蔗糖水消耗量与磁刺激之前比较，均明显增高 [28]；抑郁模型组的大鼠额叶皮质内 5-HT、海马内 5-HT 及 DA、纹状体内 DA、下丘脑内 5-HT 含量均明显低于正常对照组和磁刺激组；磁刺激组大鼠额叶皮质内 5-HT、海马内 5-HT 及 DA、纹状体内 DA、下丘脑内 5-HT 含量与正常对照组比较，差异均无统计学意义。这些结果提示低频 rTMS 刺激能明显改变慢性应激抑郁模型大鼠的抑郁行为；对不同脑区内单胺类神经递质水平的调节作用可能是低频 rTMS 抗抑郁的机制之一。Belmaker 等对抑郁模型大鼠用高频（25 Hz）rTMS 治疗后测定大鼠各脑区内单胺递质含量，结果显示大脑内额叶皮质 DA 含量减少，而纹状体及海马 DA 含量增加，5-HT 含量也增加 [29]。

三、rTMS 对细胞通路的影响

目前已知有多种细胞信号通路可能受到 rTMS 的影响。在这里，我们主要描述一下脑源性神经营养因子（brain-derived neurotrophic factor，BDNF）通路。BDNF 通路作用于细胞外信号调节激酶（extracellular regulated protein kinase，ERK）1/2 的上游，以及内源性大麻素系统。BDNF 参与中枢神经系统特定区域的生存和分化，并可能调节突触可塑性和神经元的连接 [30]。有证据表明，BDNF 可以改善因缺血性损伤、低血糖或兴奋性毒性引起的神经元细胞凋亡。此外，BDNF 尤其在神经保护、抗炎和抗抑郁方面的作用引起了科学家的极大兴趣 [31]。在中枢神经系统中注射 BDNF 与 $5\text{-}HT_{1A}$ 受体基因的表达增加有关，并在动物模型中可见诱导抗抑郁的作用。此外，BDNF 敲除小鼠表现出神经功能缺损和抑郁样行为，这表明 BDNF 可能在抑郁症的发病机制中起着重要作用。

既往研究表明，rTMS 可导致听觉皮质的长时程增强（long-term potentiation，LTP）和长时程抑制（long-term depression，LTD）样变化 [32]。临床研究表明，rTMS 在耐受药物的基础上，也可以在抑郁症患者中产生神经营养因子的表达，并且在 10 次高频 rTMS 治疗后，耐药的重性抑郁症患者的血浆 BDNF 水平升高，同时患者抑郁评分改善与 rTMS 治疗后的血浆 BDNF 水平升高存在显著的相关趋势 [33]。与之相反的研究结果，Lang 等人报道重性抑郁症患者高频 rTMS 治疗后血清 BDNF 水平没有变化，表明周围神经营养因子的变化与临床参数无关 [34]。同样，Gedge 等人发现高频 rTMS 治疗后耐药的 MDD 患者的外周 BDNF 水平没有变化 [35]。然而，另一项 rTMS 治疗抑郁症的机制研究发现，rTMS 改善了慢性不可预测抑郁症模型的压力水平，同时改善了海马中的细胞增殖，并增加了大鼠模型中的 BDNF 和 p-ERK1/2 蛋白水平 [36]。

另一项研究还表明，rTMS 促进了海马神经干细胞（NSC）的增殖，并增加了抑郁症大鼠模型海马和海马 NSC 中磷酸化 ERK1/2 和 BDNF 的表达[37]。

最近的遗传和药理学研究发现，内源性大麻素系统也可能与抑郁症的病理生理学有关。例如，采用动物慢性轻度不可预见性应激（chronic unpredictable mild stress，CUMS）模型研究，发现内源性大麻素和 CB_1 受体结合位点的密度在许多与情感障碍相关的大脑区域中表达量降低[38]。此外，动物模型中抗抑郁药物诱导的抗抑郁样作用、大麻素再摄取或代谢抑制剂以及 CB_1 受体激动剂均可以上调内源性大麻素和 CB_1 受体的表达。一项研究表明，在 CUMS 大鼠模型中，CB_1 受体、BDNF 和 B 细胞淋巴瘤 2（Bcl-2）/Bax 蛋白在海马的表达水平降低。然而，对这些大鼠应用 rTMS 会增加相应神经细胞增殖，并上调 CB_1 受体以及海马中 BDNF 和 Bcl-2/Bax 的表达，这些变化与减少抑郁样行为有关[39]。

四、rTMS 促进海马神经元及对神经可塑性的影响

研究发现抑郁症患者的海马与正常对照人群的相比体积减小[40]。同时有研究报道治疗无效的抑郁症患者的双侧海马体积，在治疗前后均较治疗有效的患者和正常人的小，而治疗有效的患者海马体积在治疗前后和正常人无显著差异，提示海马体积的萎缩可能预示抑郁症的预后不良[41]。在动物研究中，rTMS 同抗抑郁药物、电休克治疗一样能够增强大鼠海马神经元的存活，并促进海马神经元的形成[42]。Ueyama 等给予小鼠连续 rTMS 刺激后，海马齿状回 BrdU 的阳性细胞数量显著增多[43]。Muller 等用 20 Hz 的 rTMS 每周 5 次刺激大鼠前额叶皮质，11 周后，可检测到海马组织的 CA3 层、颗粒细胞层 BDNF 的 mRNA 表达；同时检测到大脑皮质、海马内胆囊收缩素（cholecystokinin，CCK）的 mRNA 基因表达增加[44]。长期 rTMS 刺激，使脑内 BDNF 和 CCK 数量增多，并发挥神经保护作用。Fang 等人[45]在 3 周的 SD 大鼠应用慢性不可预测轻度应激进行造模，造模后的大鼠显示出对糖水的偏好显著降低、强迫游泳中不动的时间显著增加等抑郁样行为，此外，在这些大鼠中还观察到海马 CB_1 受体、2- 花生四烯酸甘油酯（2-AG）水平降低和单酰甘油酯酶（monoacylglycerol lipase，MAGL）蛋白表达水平升高。经过连续 7 天 rTMS 治疗后，这些造模后的大鼠抑郁样行为得到改善，同时也上调了海马中 2-AG 的水平。也有研究者发现长期慢性 rTMS 可以显著逆转 CUMS 大鼠的抑郁样行为，增加海马细胞的增殖以及血浆 BDNF 蛋白的水平和 ERK1/2 磷酸化的水平[36]。有学者认为，应用 rTMS 治疗抑郁症时，刺激背外侧前额叶区，可能通过额叶 - 扣带回 - 皮质下核团神经回路激活了扣带回、壳核、海马和丘脑，通过胼胝体激活对侧相应区域，增强纹状体和中脑边缘系统区域的 DA 释放，提高患者血清中的 BDNF 水平。此外，BDNF 能挽救兴奋性中毒、低血糖及缺血性损伤后的细胞凋亡[46]。

临床研究中也有 rTMS 参与神经可塑性的证据。Hayasaka 等[47]发现常规 rTMS（2 周内每天接受 20 Hz）刺激左侧 DLPFC 抑郁症患者，发现其左侧海马的体积显著增加 3.4%，但杏仁核的体积没有显著变化。荷兰的一项研究发现，rTMS 可以诱导神经的可塑性变化，特别是皮质的厚度，试验中纳入了 31 例患者在连续 4 周内接受 20 次 HF-rTMS 或伪刺激左侧 DLPFC，采用结构磁共振成像，分析了 rTMS 对难治性抑郁症患者海马、杏仁核以及皮质厚度的纵向影响，结果发现与伪刺激组相比，rTMS 组的左扣带回皮质厚度增加[48]。

总之，rTMS 治疗抑郁症的作用机制，尽管得到多方面证据支持，但还需要今后进一步深入研究。

第三节　经颅磁刺激对抑郁症临床治疗的作用

2008 年 10 月美国 FDA 批准 rTMS 用于抑郁症的治疗[49]。2018 年中国医师协会神经调控专业委员会电休克与神经刺激学组发表了《重复经颅磁刺激治疗专家共识》。国际临床神经生理学联盟于

2020 年更新了 rTMS 在多种精神障碍中应用的循证医学证据 [50]，于 2021 年更新了 rTMS 在研究和临床环境中应用的安全指南 [51]。下面就经颅磁刺激在临床中的应用，刺激部位、刺激参数、患者因素对疗效的影响，以及治疗的安全性进行讨论。

一、经颅磁刺激在抑郁症中的应用

（一）开放性研究

1．高频 rTMS

定位于左侧 DLPFC 的高频 rTMS（HF-rTMS）治疗在指南中获得 A 级证据推荐 [52]，在成人抑郁症治疗中得到了广泛应用。Croarkin 等对 19 例青少年难治性抑郁症患者进行为期 6 周，定位于左侧 DLPFC 的 10 Hz、120%MT、3000 脉冲 / 日的 rTMS 联合抗抑郁药治疗，发现经过治疗后，患者的自杀意念和抑郁症状均得到缓解 [53]。

2．低频 rTMS

尽管大多数的研究显示右侧 DLPFC 的低频 rTMS（LF-rTMS）治疗具有抗抑郁作用，但在 2014—2018 年没有新的大样本研究发表，因此，定位于右侧 DLPFC 的低频 rTMS 治疗抑郁症获得 B 级证据推荐 [52]。Bares 等将 60 例难治性抑郁症患者分为 1 Hz 的 rTMS 刺激右侧 DLPFC 治疗组和文拉法辛缓释剂治疗组，治疗 4 周，以 MADRS 分值 ≤ 10 分为痊愈，减分率≥ 50% 为有效，结果显示 rTMS 治疗组和文拉法辛缓释剂治疗组有效率分别为 33% 和 39%，治愈率分别为 19% 和 23%，研究认为低频 rTMS 对难治性抑郁症的疗效与文拉法辛缓释剂的相当 [54]。

部分研究对右侧低频和左侧高频 rTMS 的治疗效果进行了比较，发现两种治疗方式显示出类似的抗抑郁效果，在难治性抑郁症患者中作为增效方法时也得出类似的结论 [55,56]。然而，其他研究者指出与 LF-rTMS 相比，HF-rTMS 可能对促使抑郁症患者对抗抑郁药物的快速应答反应，显示临床症状缓解更有显著作用，而 LF-rTMS 可能较 HF-rTMS 具有更好的耐受性 [57]。

（二）rTMS 伪刺激的对照研究

rTMS 治疗抑郁症可能有一定安慰剂效应，所以，开放性研究结果往往不足以成为论证其疗效的证据。目前研究 rTMS 治疗抑郁症临床疗效选用的安慰剂伪刺激（也称假刺激）作对照研究。伪磁头与真磁头外形完全一样，它可以发出刺激声响，但并不产生刺激性磁场效应，可能产生安慰剂效应。如果改变真磁头平面与头皮之间的角度，设置 45° 或者 90°，这样，磁头产生的磁场不会有效穿透至颅内，也可以作为伪刺激对照方法。以伪刺激为对照而实施的 rTMS 疗效研究可以分为两类，一类以 rTMS 作为抗抑郁药治疗的联合治疗手段，另一类不联用抗抑郁药治疗，以 rTMS 作为主要治疗抑郁症的手段，但不排除抗焦虑药物的应用。

Huang 等前期将 60 例首发抑郁症患者，随机分为研究组和对照组，两组均服用西酞普兰 20 mg/d，研究组加用 2 周 rTMS 真刺激，以 10 Hz、90% 运动阈值刺激患者左背外侧前额叶。对照组加用 2 周伪刺激（sham rTMS）治疗。采用汉密尔顿抑郁量表（HAMD）进行治疗前后疗效测评，研究结果发现治疗后两组患者 HAMD 总分明显下降，且 2 周和 4 周时 rTMS 组的 HAMD 总分均显著低于假 rTMS 组，并在治疗第 4 周，rTMS 组治疗有效率显著高于假 rTMS 组 [58]。Pascual-Leone 等对一组复发的伴有精神病性症状的难治性抑郁症进行交叉对照研究，采用 rTMS 刺激左前额皮质与 rTMS 刺激其他部位及假 rTMS 作对照，治疗 5 天，4 周后进行评估，在治疗开始后的前 2 周，rTMS 刺激左前额皮质组改善明显优于其他两组，但治疗第 3 周时，未见显著性差异 [59]。张选红等研究难治性抑郁症患者，将患者随机分为真刺激组（n=15）和伪刺激组（n=15），接受每周 5 次连续 4 周的左侧前额叶皮质的高频 rTMS 治疗。用 HAMD、蒙哥马利 - 艾森贝格抑郁评定量表（Montgomery-Asberg depression rating scale，MADRS）等评定抑郁症状。结果发现治疗 2 周后，两组 HAMD 总分的差异无统计学意义，但治疗 4 周时真刺激组（49%±19%）平均 HAMD 总分减分率明显高于伪刺激组（29%±25%），平均差值为 20%，两组 MADRS 总分减分率差异也有统计学意义（真刺激组为 47%±23%；伪刺激组为 16%±40%）[60]。Garcia-Toro 等对 40 例足量足疗程的抗抑郁药物治疗无效的右利手抑郁症患者随机分组，在 DLPFC 部位分别予 rTMS（20 Hz，90%MT）及伪刺激 2 周，再追踪观察 2 周，结果发现 rTMS 组较伪刺激组症状明显改善。以汉密尔顿抑郁量表（HAMD）减分率大于 50% 为有效界值，rTMS 组有效率高于伪刺激组 [61]。

在Avery等的随机对照研究中，58例难治性抑郁症患者分别接受rTMS治疗（17 Hz、10%MT、刺激总量2040脉冲/日）和伪刺激，治疗期间允许服用稳定剂量的药物，3周后治疗组和对照组有效率分别为30.6%和6.1%，治愈率分别为20%和3%，两组差异有显著性[62]。王继军等进行综合分析，认为大多数应用高频刺激左侧DLPFC的报道（16项中有10项）和应用低频刺激右侧DLPFC的报道（3项），rTMS刺激治疗抑郁症的疗效均优于伪刺激；在为期2周的治疗过程中，真性rTMS干预组患者的HAMD评分平均减分率为30%左右，而假性rTMS组患者的HAMD平均减分率在17%左右[63]。

（三）rTMS与ECT的对照研究

关于rTMS的疗效研究，还有一个关注点是与改良电休克治疗（MECT）之间的比较。MECT是被公认有效且起效迅速的治疗方法，它与rTMS都属于神经调控技术。部分荟萃分析表明，与ECT相比，经颅磁刺激的疗效相对较低，特别是对伴有精神病性症状的抑郁症患者[57,64]。一项荟萃分析显示，ECT的疗效在统计学上并没有显著高于双侧rTMS、左侧rTMS和右侧rTMS的刺激治疗。但是ECT累积治疗有效概率最高，但是耐受性最低。双侧rTMS治疗似乎在疗效和可接受性之间具有最佳的平衡性[65]。一些随机化设计的研究比较了rTMS与MECT的疗效，两者都应用了比较严格的疗效评估方法。Pridmore将32例难治性抑郁症患者随机分至rTMS治疗组（n=16）和MECT组（n=16）。rTMS治疗应用20 Hz刺激左侧DLPFC，MECT作用于右侧部位。对两种治疗方法的次数没有限定，以症状缓解或疗效反应平台作为观察结束时点。研究发现rTMS组的HAMD减分率为56%，MECT组HAMD减分率为66%；若以HAMD分值≤8分作为临床缓解，两组患者均有69%缓解率。因此，未发现两种治疗方法之间存在疗效差异[66]。Grunhaus等将未服用抗抑郁药物的重性抑郁症患者随机分至rTMS组（治疗20天）及ECT组，结果发现20例中16例（80%）对ECT有反应，而仅9例（45%）对rTMS有效。然而，当把病例区分为有无精神病性症状时，ECT对伴有精神病性症状者的疗效（10例均有效）显著优于rTMS（9例中2例有效），ECT对于不伴有精神病性症状者的疗效（10例中6例有效）与rTMS（11例中7例有效）相当[67]。在另一项随访研究中，仅包括对4周抗抑郁药物治疗无效的不伴有精神病性症状的抑郁症患者，在ECT组60%的患者有效，而在rTMS组55%的患者有效。因此，研究认为在非精神病性症状的抑郁症患者中，rTMS的疗效与MECT相似[68]。Dannon等对经过1个疗程的rTMS或ECT后缓解的抑郁症患者进行6个月的追踪观察，其中ECT组20例，rTMS组23例，治疗后给予足量的选择性5-HT再摄取抑制剂（SSRI）类药物治疗，并于3个月及6个月后再次评估，去除脱落者，复发率分别为20%（4/20）和19.1%（4/21），两组无显著差异。如果这样的结果被大样本研究加以证实，rTMS有可能与ECT效果一样，具有长期的疗效[69]。

王继军等综述比较了rTMS与MECT的疗效，与rTMS治疗相关的HAMD的减分率高达48%～66%，这显然高于以伪刺激为对照的rTMS疗效研究结果。考虑其中可能有两个原因，一是没有应用伪刺激对照，二是与MECT治疗比较时，rTMS的治疗周期一般为4周而不是2周[63]。MECT治疗对认知功能的损害，在rTMS治疗中少见。有研究显示，rTMS有改善抑郁症患者认知功能损害的效应[68,70]。与MECT进行比较，rTMS治疗对于部分患者，可能具有与MECT等同的效果。目前rTMS对抑郁症的中长期治疗结局尚不十分清楚，一般认为rTMS治疗后需服用抗抑郁药物维持治疗。

（四）rTMS作为增效方法

一些研究探讨了rTMS作为抗抑郁药物治疗的增效方法。一项针对170例抑郁症患者的大型多中心Ⅰ类研究显示，低频rTMS刺激右侧DLPFC与单用文拉法辛或两种联合治疗方式一样有效[71]。一项针对32例患者的回顾性Ⅲ类研究显示，高频rTMS刺激左侧DLPFC治疗难治性抑郁症是一种有效的增效策略[72]。Rumi等研究发现5 Hz的rTMS刺激，联合阿米替林可以早期起效并增强其疗效[73]。Rossini等进行了一项为期5周的双盲随机伪刺激对照研究，研究对象为99例抑郁症患者，治疗药物是文拉法辛、舍曲林或西酞普兰，分配rTMS治疗组50例、对照组49例，rTMS治疗应用15 Hz刺激左侧DLPFC 2周。rTMS治疗结束时（研究第2周），与伪刺激组相比，rTMS治疗组的抗抑郁药物的起效时间、显效率和有效率均优于对照组。但是，在研究结束第5周时，以上指标在两组之间无明显差异[74]。Huang 等也发现，对首发抑郁症患者，在服用西酞普兰同时，加用2周10 Hz 的 rTMS，90% 运动阈值刺激患者左背外侧前额叶。rTMS 治疗结束2周时，与伪刺激组相比，rTMS 组的抗抑郁药物的早期症状改善（HAMD 减分率 ≥ 20%）优于对照组[58]。但 Herwig 等的研究未能证实这一点。在他的研究中，127 例中重性抑郁症患者分别接受左前额叶 rTMS 治疗（10 Hz、110% MT、刺激总量 2000 脉冲 / 日）和伪刺激，在治疗同时服用米氮平或文拉法辛，并根据临床症状逐渐加量，治疗结束后两组有效率均为 31%，该研究认为联合 rTMS 治疗并未增加疗效[75]。一项研究使用高频 rTMS 作为增效方法，以随机双盲临床试验进行了荟萃分析，数据来自 6 项随机对照试验，共计 392 例重性抑郁症患者。发现真性高频 rTMS 组（缓解率 43.3%，84/194）显著高于假 rTMS 组（缓解率 26.8%，53/198）。表明高频 rTMS 可以加速抗抑郁药物在重性抑郁症患者中的起效，可与其他增效剂如甲状腺素和普奈洛尔相媲美[76]。2020 年发表的治疗指南认为，rTMS 单独使用与抗抑郁药物联合使用其抗抑郁作用并没有差异[50]。

2022 年美国斯坦福大学研究团队发表在 *Am J Psychiatry*，介绍了一种加速、高剂量、功能连接 MRI 引导的 rTMS 方案，可优化难治性抑郁症的治疗。该方案被称为斯坦福神经调控疗法（Stanford neuromodulation therapy，SNT），为个性化靶向刺激左侧 DLPFC 至 sgACC 回路，每天以最佳间隔进行多次 iTBS 治疗。具体参数：以 90% 静息运动阈值进行刺激，在 2 s 的串刺激（5 Hz）中，以 8 s 的串间隔给予 60 个周期刺激，每个周期包含 10 个 50 Hz 的三脉冲爆发刺激。每小时刺激 1 次。每天 10 次（18 000 脉冲 / 日），连续 5 天（共 90 000 脉冲），对难治性抑郁症治疗缓解率可达到约 90%[77]。

（五）rTMS 荟萃分析

有多篇荟萃分析研究了 rTMS 治疗抑郁症的疗效，最新发表的综述表明，rTMS 在超过 5000 个真实临床世界中的抑郁症患者取得可靠的治疗效果，认为 rTMS 抗抑郁作用的证据是强有力的，rTMS 可作为临床治疗的常规组成部分[78]。但是 Couturier 等荟萃分析的结论为，rTMS 刺激组与对照组的疗效之间缺乏显著性差异。Couturier 等剔除了许多可以应用的研究报道，在他的荟萃分析中只包含了 6 个研究[79]。大多数荟萃分析认为，与伪刺激相比，真刺激是有效的。Kozel 总结了刺激左侧 DLPFC 部位的 12 项研究（共 230 例患者），发现 rTMS 干预的效应值为 0.53（95% *CI*：0.24 ~ 0.82）。这一效应值与抗抑郁药物治疗的效应值比较接近。Kozel 还指出，如果否定 rTMS 治疗抑郁症的效果，至少还需要 20 个阴性研究报道[80]。Lam 等对 24 项 rTMS 的随机对照研究进行荟萃分析，显示 rTMS 治疗难治性抑郁症的有效率和缓解率分别是 25% 和 17%，而伪刺激组的有效率和治愈率分别为 9% 和 6%，两组比较有显著性差异，所以提示 rTMS 对难治性抑郁症有一定疗效[81]。Schutter 等对 30 篇双盲随机对照研究进行分析，探讨了高频 rTMS 刺激左侧前额叶治疗抑郁症的疗效，结果显示加权效应值为 0.39（95% *CI*：0.25 ~ 0.54）提示高频 rTMS 刺激左侧前额叶抑郁症的效果优于伪刺激[82]。

大多数 rTMS 研究集中在抑郁症急性期。但临床上大多数抑郁症患者的病情反复发作，所以确定 rTMS 对预防抑郁症的复发是目前 rTMS 研究领域中另一个需要考虑的问题。2018 年的一篇荟萃分析发现，接受 rTMS 治疗结束后 3 个月、6 个月和 12 个月的患者其症状缓解率分别为 66.5%、52.9% 和 46.3%。所以 rTMS 是一种疗效持久治疗方法[83]。O’Reardon 报道了经过急性期 rTMS 治疗后，抗抑郁药物存在持久的疗效[84]。Dannon 等观察 rTMS 对抑郁症长期治疗结局的作用，经过 1 个疗程的 rTMS 或 ECT 后，对缓解期抑郁症患者进行 6 个月的追踪观察，其中 ECT 组 20 例，rTMS 组 23 例，治疗后即给予足量的 SSRI 类药物治疗，并于 3 个月后及 6 个月后再次评估，除外脱落者，复发率分别为 20%（4/20）和 19.1%（4/21），两组无显著差异[69]。Janicak 的随机对照试验或随后开放性急性期治疗试验（随机对照试验阶段是前 3 周治疗无效的患者）治疗有效的 99 例患者在 3 周内逐渐停止 rTMS 治疗，转换抗抑郁药物单药维持治疗，然后进入 24 周的自然随访研究。在随访期症状加重的患者［临床总体印象严重程度量表（CGI-S）至少降低 1 分］接受 rTMS 增效治疗：每周 2 次 rTMS，共 2 周，随后每周 5 次 rTMS，治疗最多 4 周直至 CGI-S 评分恢复到基线分值。研究发现，初始的 rTMS 疗效持续时间因人而异，再次 rTMS 治疗可作为间歇期治疗策略，以预防抗抑郁药物治疗期间患者的症状复燃[85]。目前仍需要更多的研究来阐明多模式 rTMS 的合理临床应用策略[86]。

二、rTMS 疗效的相关研究

（一）刺激部位的选择

抑郁症患者最常见的大脑功能异常区是前额叶皮质（prefrontal cortex，PFC）、膝下扣带回（subgenual cingulated cortex）、皮质下海马区和杏仁核脑区，因为抑郁症的病理机制包括皮质和皮质下神经网络。抑郁症存在与情感认知加工相关的神经环路异常，主要包括边缘系统 - 皮质 - 纹状体 - 苍白球 - 丘脑环路。抑郁症的脑功能障碍是大脑皮质与皮质下核团的交互作用异常的具体表现。背外侧前额叶皮质（DLPFC）与边缘结构脑区高度相关，对抑郁症和情绪调节发挥着重要作用，是目前最常用的刺激靶点。近年来，形态学研究、神经病理损害研究及功能影像学等研究也都表明 DLPFC 在抑郁情绪和认知缺陷中有着重要的病理生理作用。对 DLPFC 的定位方法首先由 Pascual-Leone 等人描述，认为位于能够产生 MEP 的理想部位是 DLPFC 前 5 cm 的部位。左侧 DLPFC 参与正性情绪的产生和调节，而右侧 DLPFC 参与负性情绪的产生和调节。抑郁症患者的左侧 DLPFC 功能异常减弱，而右侧 DLPFC 功能异常增强。通过改善患者的背外侧前额叶区功能，在理论上可以改善患者的情绪障碍。在 SPECT 研究中，抑郁症的左额叶的局部血流为低灌注。PET 研究发现抑郁症患者左侧 DLPFC 的脑血流和代谢是降低的，而右侧 DLPFC 是升高的[87]。fMRI 研究亦发现未服药的重性抑郁症患者在情绪受到刺激时，左侧 DLPFC 的神经活动减少，右侧 DLPFC 的神经活动增多[88]。脑电图方面的研究证实抑郁症患者左额区的 α 功率增加，通常认为 α 功率与皮质的神经活动呈负相关，左前额区包括左背外侧前额叶皮质和皮质下区域损害与脑卒中后抑郁明显相关；在 ECT 治疗抑郁症的研究中发现，左侧进行 ECT 治疗较右侧更为有效。有研究证实 rTMS 刺激可激活患者的 DLPFC 区[89]。rTMS 高频刺激左侧 DLPFC 区，或者低频刺激右侧 DLPFC 区，均有起到治疗抑郁症的效果[90]。George 等提出 DLPFC 可能是最有效的刺激部位。迄今为止，绝大多数研究都把左侧 DLPFC 作为刺激的靶点，线圈放置在引起右侧手肌收缩的单脉冲 TMS 的头皮刺激点前 5 cm 处。此外，近年来有研究发现高频 rTMS 刺激右侧背外侧前额叶皮质的相应部位可以治疗躁狂发作，而低频 rTMS 刺激该点则可以改善抑郁症状。右侧背外侧前额叶皮质成为 rTMS 治疗抑郁症可选择的另一个刺激部位。Fitzgerald 等研究了高频左侧 rTMS 和低频右侧 rTMS 联合应用治疗难治性抑郁症的作用，50 例患者随机分为两组，一组患者先用低频 rTMS 刺激右侧前额叶（1 Hz、110% MT、刺激总量 420 脉冲 / 次，刺激后立即改用高频 rTMS 刺激左侧前额叶治疗（10 Hz、100% MT、刺激总量 750 脉冲 / 次）；另一组接受伪刺激治疗[91]，结果发现联合应用组与伪刺激组，有效率分别为 44% 和 8%，治愈率则分别为 36% 和 0。联合应用对治疗抑郁症有效，而且治疗效果持续时间持久。近年来 Fitzgerald 研究了高频（6 Hz）阈下刺激启动后，又施以低频（1 Hz）rTMS 刺激右前额叶，这种治疗结果显示，高频启动刺激能增强低频 rTMS 刺激右侧前额叶的治疗效果。当然，对这类联合或高频启动治疗方式的研究目前尚处于探索阶段[92]。

近年来，有学者提出不同的抑郁症治疗靶点。Downar 等的研究提出 DLPFC 与其他前额叶皮质相比可能只起到相对次要的作用，而背内侧前额叶皮质、腹内侧前额叶皮质、腹外侧前额叶皮质，以及前额极皮质可能是 rTMS 治疗抑郁症的最佳靶点[93]。Struckmann 等人的研究发现难治性抑郁症患者接受 10 ~ 15 天背内侧前额叶皮质的 iTBS 治疗后，与假性治疗组相比抑郁症状缓解显著[94]。此外，如何在头皮精准定位上述皮质区域也是影响治疗效果的重要因素。临床上最常用“5 cm”法。Johnson 等则认为“（5+1）cm 法”可以减少运动前区的偏移[95]。但是这两种方法都忽略了颅脑解剖的个体差异。Fox 等认为刺激靶点间细微的差异，会使刺激部位与前扣带回功能连接发生明显改变，可能会影响疗效。左侧 DLPFC 是 rTMS 的刺激靶点，而膝下前扣带回皮质（subgenual anterior cingulate cortex，sgACC）可能是治疗效应的靶点，与 sgACC 功能连接负相关越强的 DLPFC 位点，rTMS 治疗的效果越好，其中 BA46（−44，40，29）可能是较佳治疗位点[96]。黄满丽等研究发现，与伪刺激相比，基于个体磁共振影像的神经导航引导下定位左侧

DLPFC（BA46）、高脉冲量的rTMS刺激模式（10 Hz，100%MT，每天6000脉冲）治疗1周，可以快速缓解成人和青少年抑郁症患者的自杀意念和抑郁症状[97]。

（二）刺激参数

关于刺激参数的研究，目前还较为欠缺，仅有有限的数据，还不能把某个参数独立地分离出来，探讨它对rTMS疗效产生的影响。尽管如此，不同研究中的刺激频率、刺激强度、刺激总量及治疗时间等参数的差异，已经显示出它们对rTMS治疗抑郁症的疗效有着至关重要的影响。

1．刺激频率

目前国内外常用于抑郁症的rTMS治疗方案有：低频（≤1 Hz）重复经颅磁刺激（LF-rTMS）、高频（≥5 Hz）重复经颅磁刺激（HF-rTMS）、连续性爆发式刺激（cTBS）以及间歇性爆发式刺激（iTBS）等治疗方案。高频刺激可以使局部皮质的兴奋性和血流量增加，并与刺激频率及强度呈正相关，兴奋可以在脑内扩散，达到一定的强度甚至可诱发癫痫发作。相反，低频刺激可以降低皮质的兴奋性及血流量，这种抑制作用也会随神经通路扩散到脑的其他部位。这些发现推测通过调节刺激频率而改变皮质的兴奋性及代谢状况而达到治疗效果。目前大多数研究高频rTMS刺激左侧DLPFC有效，也有少数研究显示，低频rTMS刺激右侧DLPFC同样有效。

Fitzgerald等对60例经过两种抗抑郁药物治疗无效的患者，比较了高频刺激左侧DLPFC和低频刺激右侧DLPFC两种方法，发现两个治疗组MADRS量表评分有相似水平的下降[98]。2018年，美国精神病学会经颅磁刺激工作组发表专家共识，建议采用10 Hz的rTMS刺激左侧DLPFC治疗抑郁症患者，并指出每日3000刺激脉冲，持续2～3周可能起效，而4～6周疗效更佳[99]。Chistyakov等人研究发现，经cTBS治疗与假性治疗组相比，未用药的抑郁症患者组抑郁症状得到改善，服用抗抑郁药物的患者组与假性治疗组无明显差异[100]。研究发现，在左侧DLPFC进行iTBS治疗且在右侧DLPFC进行cTBS治疗比右侧TMS治疗抗抑郁效果更佳[101]。

2．刺激强度

刺激强度是根据运动阈值来确定的。运动阈值是在对侧拇短展肌的皮质代表区，给予10次单脉冲刺激中至少有5次能够诱发波幅大于50 μV的运动诱发电位，或肉眼可见该肌肉收缩的最小功率。有研究认为rTMS的刺激强度与抑郁症的疗效呈正相关，Rossini等对54例难治性抑郁症患者进行随机双盲对照研究，研究分为三组，分别予以100% MT的rTMS治疗、80% MT的rTMS治疗以及伪刺激，两个治疗组的其余刺激参数均相同，以HAMD评分下降大于50%视为有效，结果显示三组有效率依次为61.1%、27.8%、6.2%，刺激组与伪刺激组之间有显著统计学差异。研究从侧面反映了rTMS刺激强度与疗效的相关性，高强度刺激疗效优于低强度[102]。目前rTMS治疗抑郁的研究多以80%～110%运动阈值作为刺激强度，研究比较发现，高刺激强度rTMS（100%～120%运动阈值）的疗效优于低刺激强度（80%～90%运动阈值）治疗。根据大多数临床试验的经验总结，如果患者耐受性好，应予以120% MT的rTMS治疗。如果患者不能耐受100% MT以上的rTMS治疗，应换成低频治疗[103]。

3．治疗时间及刺激总量

rTMS治疗时间长短和刺激总量与疗效之间也有关联。每天刺激脉冲数量乘以治疗天数即为刺激总量。Januel等对27例单相抑郁未药物治疗的患者进行了为期1个月的rTMS治疗，发现治疗组随着刺激总量的增加，治疗有效的患者例数也在增加，而伪刺激组则未观察到此现象，提示磁刺激总数的累加可能会增加治疗的效果[104]。有两项大样本、多中心试验，旨在确定rTMS治疗的适当疗程。最长的疗程为6周的急性期治疗，在4周末评估主要的结局指标。Fitzgerald等的研究显示有一部分患者在rTMS治疗2周内症状得到改善，而在随后的另外2周治疗中有更多的患者获得了明显的疗效，因而提出要想获得明显的临床疗效，至少要维持4周的rTMS治疗[105]。2007年O' Reardon等报道了全部样本的研究结果，高频左侧前额叶rTMS治疗4周后，HAMD评分下降明显，有效率为19%，而进一步治疗至6周，疗效更显著，有效率达到24%，研究支持rTMS治疗时间延长疗效更好，也说明刺激总量越高疗效越好[84]。2009年Demitrack与Thase发表了亚组资料的研究结果，美国FDA以此为依据批准了rTMS治疗[106]。另一个主要的研究主要是解决rTMS对难治性抑郁症患者的疗程问题。难治性抑郁症被定义为 1 ～ 4 种抗抑郁药物治疗疗效不充分，或患者对 > 3 种的药物不能耐受。这项由美国国立精神卫生研究所资助的前瞻性、多中心、随机研究，采用了真刺激和伪刺激对照、可变疗程的设计，即先是每日治疗 1 次，连续 3 周，然后对治疗有效的患者再以盲法继续治疗 3 周，选用 8 字形线圈（3000 次脉冲，对 190 例未服用抗抑郁药物的抑郁症患者的左侧前额叶给予 120% 运动阈值的刺激强度，每秒 10 次脉冲，持续 4 s，刺激间隔为 26 s。分析主要的结果表明，真刺激组的缓解率显著高于伪刺激组（分别为 14.1% 与 5.1%）。而且大多数的缓解患者是在治疗第 4 周或第 5 周后才得到缓解，所以 3 周或短于 3 周的 rTMS 短期治疗难治性抑郁症是不够的 [107]。根据这些资料，FDA 推荐 rTMS 最少治疗时间为 4 周，治疗有效的患者大多数在 4 ～ 6 周内起效。Sonmez 等人的荟萃分析显示，采用更高脉冲量的 rTMS 治疗可以缩短起效时间并且提高疗效 [108]。Hadley 等人研究发现，采用 6800 脉冲 / 日（34 000 脉冲 / 周）的 rTMS 刺激左侧前额叶模式，可以在 1 ～ 2 周内改善难治性抑郁症患者的抑郁症状而无明显副作用 [109]。朱俊娟等研究发现，14 例伴有自杀意念的抑郁症患者在接受为期 3 天、5 Hz、rTMS 刺激左侧 DLPFC（共 20 000 刺激脉冲）联合抗抑郁药物治疗后，抑郁症状及自杀意念明显缓解，且疗效可持续至入组 4 周以后 [110]。毛薇等在分析以往报道的基础上，采用高频 rTMS 刺激左侧 PFC 时，每日高刺激量比低刺激量可获得更好的疗效。但也有观点认为并不是刺激的总数量影响了治疗效果，而是治疗干预持续时间起了关键作用。

（三）患者因素对疗效的影响

Grunhaus 等研究发现，rTMS 治疗不伴精神病性症状的抑郁症的疗效优于伴有精神病性症状的患者，对于不伴精神病性症状的患者 rTMS 与 ECT 的疗效相当，而伴精神病性症状的患者则对 ECT 反应更佳 [67]。

Kozel 等观察 rTMS 对老年抑郁发作疗效不佳，可能由于随着年龄的增长，颅骨与皮质的距离增大，而且由于老年人前额叶皮质的萎缩较为明显，使得颅骨与前额叶皮质距离的增加较其与运动皮质距离的增加更为明显，而磁场随距离的增加而衰减 [111]。

rTMS 的疗效还与大脑的不同生理状况有关，情感网络中的重要组成部分—sgACC 的功能连接变化与 rTMS 治疗效果密切相关 [112]。研究表明，采用左侧 DLPFC 作为 rTMS 治疗靶点时，成年抑郁患者基线 sgACC 与 DLPFC、背内侧前额叶皮质、腹内侧前额叶皮质和双侧顶叶后皮质之间的功能连接强度与抗抑郁疗效呈正相关 [113]。

三、经颅磁刺激的安全性

rTMS 治疗技术具有良好的安全性和耐受性。在最近的一项荟萃分析中，超过 5% 的 rTMS 副作用主要是刺激部位不适或头痛。最能说明问题的是，在临床试验中接受真性 rTMS 治疗的患者的停药率与假性治疗的患者无统计学差异 [114]，并且明显低于传统抗抑郁药物的停药率。对于其他难治性抑郁症患者，rTMS 治疗没有长期的不良后果。rTMS 治疗期间诱发癫痫的风险很小，每 1000 次治疗中不到 0.02 次癫痫发作 [115]。在听力方面，rTMS 对听觉阈值的变化似乎没有实质性的风险 [116]。双相障碍患者出现转躁是可能的，但总体风险似乎相当温和 [117]。总体来说 rTMS 对认知功能是安全的，对记忆或其他认知功能没有负面影响 [118]。许涛等认为，理论上 rTMS 治疗时电流强度、每相的电荷量、刺激的单相电荷密度和对组织释放的总电荷量都低于导致神经损伤的标准，即使有影响也是很短暂的。国际经颅磁刺激协会（International Society for Transcranial Stimulation，ISTS）在 1998 年公布了 rTMS 刺激参数安全范围设置指南。在实施 rTMS 治疗时，刺激强度的设置需个体化原则，根据个体的运动阈值（motor threshold，MT）来确定。治疗抑郁症时选用的刺激强度一般为 80% ～ 110% MT。临床治疗刺激频率在 30 Hz 以下。与高频刺激左侧 DLPFC 相比，低频刺激右侧 DLPFC 的安全性更高，不容易诱发抽搐，患者容易耐受。总体来说，经颅磁刺激是安全的，没有明显的副作用。目前还没有发现该治疗在神经学、认知方面以及在心血管方面的后遗症。然而 rTMS 是相对较新的技术，确实可以影响脑的功能，所以仍然需要在副作用方面加以关注。国际临床神经生理学联盟（IFCN）2015 年在出版的 rTMS 培训指南中提出合适的强度、频率以及刺激次数都有助于减少副作用，从而可安全的使用经颅磁刺激治疗。rTMS 治疗应该由具有多年经验的临床医生或科学家进行，以便及时对于副作用做出反应。rTMS 的操作者需要很好地掌握 rTMS 技术和高级技能[119]。

在 rTMS 的使用中，出现癫痫发作的概率很低，但是癫痫发作仍是 rTMS 的首要安全问题。

O’ Reardon 应用 rTMS 治疗 1831 例抑郁症患者，未见 1 例出现癫痫发作。O’ Reardon 等另一项研究报道了对 301 例未服药重性抑郁症患者进行多中心 RCT 研究。rTMS 每周 5 次，刺激频率为 10 Hz，MT 为 120%，刺激部位为左侧背外侧前额叶皮质（DLPFC），治疗 4 ~ 6 周。结果显示 rTMS 治疗效果显著优于空白对照组，耐受性良好，不良事件导致的脱落率仅为 4.5%[120]。不良事件仅限于短暂的头皮不适或疼痛，无抽搐发作。这个研究结果成为美国 FDA 批准 rTMS 作为抗抑郁治疗手段的依据。Adam 等对 2012—2016 年所有报道 rTMS 诱发癫痫发作的 174 项研究分析，发现癫痫发作率为 0.08/1000 次治疗，对低危险因素人群进行高频 rTMS 治疗诱发癫痫发作风险高于低频 rTMS 治疗。若受试者存在相关危险因素（如脑损伤和癫痫），则会增加 rTMS 治疗中的癫痫发作风险。当治疗参数超过安全准则时，癫痫发作似乎更为常见。癫痫发作最可能发生在 rTMS 治疗的最初几次[115]。Rosa 总结了数千例应用 rTMS 治疗的病例，发现仅有 6 例正常受试者和 1 例抑郁症患者出现一过性的癫痫发作。在经颅磁刺激引起的抽搐病例中大部分是健康的志愿者，既往没有癫痫病史，而且所有的抽搐都是自限过程。他认为 rTMS 是一种无创安全性的技术，其诱发癫痫的危险因素：特发性癫痫、严重创伤、高血压、脑卒中、脑肿瘤、服用降低癫痫发作阈值的药物及使用神经兴奋性药物[121]。多数学者认为，rTMS 诱发癫痫主要与刺激的强度、频率等因素有关，高频高强度刺激模式（10 ~ 25 Hz，大于 100% MT）才有可能发生。抽搐的发生率只有千分之一，小于应用部分抗抑郁药（如丁氨苯丙酮或三环类抗抑郁药）和抗精神病药导致抽搐的发生率。近 17 年来，浙江大学医学院附属第一医院应用 rTMS 的临床和研究工作中，治疗超过 15 000 人次，曾出现 2 例癫痫发作，1 例是 15 岁的青少年女性患者在服用舍曲林（100 mg/d）的基础上应用 rTMS（20 Hz，80% MT）治疗，并在第一次 rTMS 治疗时即诱发了癫痫和轻躁狂发作[122]；另外 1 例是 14 岁的双相抑郁发作的青少年女性，在服用碳酸锂（900 mg/d）、阿立哌唑（7.5 mg/d）和舍曲林（50 mg/d）基础上，辅以 rTMS（10 Hz，100% MT，3000 脉冲，一天 2 次）治疗。该患者已治疗 3 天，治疗第 4 天时发生癫痫发作，前一天晚上患者连续喝了两杯奶茶，睡眠时间大约只有 3 个小时[123]。

当刺激强度达到癫痫阈值时，癫痫可以由药物、ECT 或磁刺激诱发。脑部神经组织放电运到癫痫阈值时会诱发全身强直 - 阵挛发作，发作表现与癫痫大发作患者相似[121]。

在对脑部进行阈下刺激时，可通过以下三个已知的机制提高皮质兴奋性，从而引起癫痫发作。

第一个机制为点燃效应。表现为连续的阈下刺激后激发了动作电位的发生。对点燃效应而言，最有效的刺激频率为 60 Hz 左右，这远远超出了大多数刺激器的能力范围。Pascual-Leone 等在一项经典的研究中，rTMS 用于正常受试者，通过脑电图观察到某些个体中刺激兴奋的扩散，但仅有一人发生了癫痫大发作。没有进一步发现脑电图的改变。但对其是否由点燃效应形成的发作仍不清楚[59]。

第二个机制为次级癫痫形成。即某部位可致癫痫的脑活动可引起对侧半球镜面部位的类似效应。理论上 rTMS 可以作为在远侧部位发生癫痫的诱发因素[124]。

第三个机制为长期的增强作用。对脑部重复高频刺激造成长期的生理性增强作用以及中枢突触的微结构改变。然而，比起引发癫痫效应，这个机制与 rTMS 的治疗效应更相关[124]。

尽管癫痫发生率很低，诱发癫痫仍被认为是 TMS 应用中最大的安全隐患。到目前为止，rTMS 用于成人导致癫痫发作的报道，相对于全世界的应用总数来说是非常罕见的，并且大多数诱发癫痫者通常具有易感因素，如患有癫痫、脑卒中、多发性硬化等神经系统疾病[125]，与 TMS 相关引发癫痫发作的一般因素如睡眠剥夺、应激、抑郁 / 焦虑、饮酒量增加和月经期等，尤其睡眠剥夺应特别注意；还有 TMS 参数设置超出安全指南推荐上限[126]，刺激位点为癫痫阈值相对较低的运动皮质或者联用可能降低癫痫阈值的药物等。到目前为止尚无报道显示 TMS 治疗后发展为癫痫或反复发生抽搐的案例。对共病神经系统疾病患者应事先进行谨慎筛选，例如用 Keel 经颅磁刺激成人安全筛选指南[127]。令人欣慰的是，由 rTMS 诱发的癫痫发作均为一过性的，随着治疗的减量或停止即会消失。

rTMS 应用于 18 周岁以下个体的研究较少，未成年人的癫痫阈值较成年人低，因此，在这个年龄范围应用 rTMS 治疗，仍应格外谨慎。

在健康受试者和心境障碍患者（抑郁症和双相障碍）rTMS 诱发轻躁狂 / 躁狂皆有报道 [128]。在这方面，rTMS 与电休克治疗（ECT）引起抑郁症患者转躁现象有着相似性 [129]。Xia 等汇总分析了有关 rTMS 治疗过程中转躁的文献，结果发现 rTMS 治疗组的转躁率为 0.84%，伪刺激组为 0.73%，研究显示 rTMS 引起躁狂的风险与伪刺激组无明显差异 [117]。在临床中，有青少年女性患者在 rTMS 治疗前未发现有轻躁狂 / 躁狂病史，rTMS 治疗当晚出现一过性轻躁狂症状，撤离治疗后该症状即消失，因为该患者一直在服用舍曲林（100 mg/d），提示 rTMS 治疗前服用舍曲林可能降低了患者的抽搐阈值，而是 rTMS 诱导了轻躁狂发作 [122]。

头痛是 rTMS 治疗后一个常见的不适症状，Machiik 等发现一过性头痛的发生率为 1/10，但是程度轻、持续时间短，一般不需特殊处理。另外在家兔实验和一些临床试验中发现有听力下降的现象，因此建议患者在治疗过程中戴耳塞。Loo 等给予患者 4 周的 rTMS 治疗后，发现平均听觉阈值的改变没有临床意义，患者的神经心理功能有所提高，因此认为 4 周的 rTMS 治疗是安全的 [130]。Kuroda 等给予 9 例重性抑郁症患者采用 rTMS 刺激左侧 DLPFC 的单一治疗，治疗后发现患者不仅无认知功能受损，而且患者词汇记忆能力有一定提高 [131]。研究也发现，10 Hz 的 rTMS 治疗抑郁症，对抑郁患者的认知功能无损害作用，在某些方面还有一定改善作用，如 WCST 测验中分类数增加。目前，关于 TMS 不良反应常见的报道有头痛、头皮不适、听力障碍、耳鸣等，多数研究者认为头痛与头皮及头部肌肉的紧张性收缩有关 [41]，随着治疗过程会逐渐消失，必要时可应用镇痛剂缓解。耳鸣及听力障碍可以通过戴耳塞预防。癫痫发作与转躁现象极其少见。因此 Loo 认为在安全范围设置指南（国际经颅磁刺激协会）建议的范围内使用是比较安全的 [130]。

在治疗抑郁症方面，rTMS 是一种有着广阔前景的新型电生理技术，它具备药物治疗以及 ECT 治疗所不具备的操作简单、适用范围广、安全性高、副作用小等优势，可能成为短期内有效改善抑郁症状的治疗方法。王继军等在分析前人研究的基础上，认为以下抑郁症患者可以优先考虑应用 rTMS 治疗：①门诊不愿接受抗抑郁药治疗的患者，或者不能耐受抗抑郁药治疗的患者，都可以单独应用 rTMS 干预；②抑郁程度相对较轻的患者：在抑郁症的病程早期，可能所有的治疗方法均有效，这时可以遵从安全性原则选择 rTMS 治疗；③对抗抑郁药治疗反应不佳者，可先考虑合并 rTMS 治疗，再考虑更换抗抑郁药的种类；④伴有明显焦虑症状或睡眠障碍的患者，可以考虑应用低频刺激右侧 DLPFC。另外，也有学者认为对于早期的抑郁症患者经颅磁刺激治疗的疗效出现得更快，费用也会更低，因此主张早期使用。目前 rTMS 作为一种无痛、无创、安全性高的新技术，在治疗抑郁症方面积累了不少经验，已经在临床事件及研究领域发挥了一定的作用，为精神科疾病的治疗开辟了新的途径。既往研究提供了一些 rTMS 治疗有效的证据，但同样存在一些问题：rTMS 的作用取决于线圈的类型、脉冲波形、头皮线圈的定位和位置，刺激强度和频率、刺激时间、刺激间隔和磁脉冲总的刺激次数等；高低频不同部位联合刺激（高频刺激左背外侧前额叶皮质，低频刺激右背外侧前额叶皮质）的疗效是否比单用一种频率疗效更好；rTMS 治疗远期疗效如何；不同人群最佳的治疗参数是否不同，不同的疾病类型对 rTMS 的反应可能不同等。今后仍需大样本多中心随机双盲安慰剂对照研究，更科学合理制订刺激治疗方案，同时有待与 SPECT、PET 和 fMRI 等功能成像技术结合，进一步优化 rTMS 的治疗。

第四节 经颅磁刺激对躯体疾病伴发抑郁的作用

rTMS 作为一种无痛、无创、安全性高的新技术，在治疗抑郁症方面积累了不少经验，目前经颅磁刺激已在其他疾病伴发抑郁中进行治疗，如脑卒中后抑郁、帕金森病伴抑郁等。虽然抗抑郁药物治疗目前仍是一线治疗方案，但与单纯的抑郁相比，由于患者伴有其他疾病，其治疗相对比较困难，加上患者的年龄、基础疾病、正常脑结构可能遭到破坏，患者的治疗效果可能较差，另外由于需长期服药、经济因素等影响，患者的依从性也会降低，因此药物治疗有其局限性，人们迫切需要一种新的方法来代替。rTMS 能够改善抑郁症状，并且使用方便，经济实惠，副作用少，对药物治疗无效的患者采用 rTMS 治疗可能仍然有效，是值得推广和应用的新方法。

一、rTMS 对脑卒中后抑郁的作用

脑卒中，俗称中风，是导致精神残疾的常见原因，降低患者的生活质量，影响回归社会功能，同样也影响患者参与康复治疗的积极性 [132]。脑卒中后抑郁（post-stroke depression，PSD）是一种较严重的并发症，近 1/3 发生在轻微卒中或短暂性脑缺血发作的患者中 [133]。PSD 会严重影响患者的社会功能、康复结果和生活质量，并且与脑卒中患者高死亡率有关。此外，脑卒中严重程度是 PSD 的一个重要风险因素。尽管抗抑郁药被认为是 PSD 的首选治疗方法，但效果并不令人十分满意。事实上，是否需要药物治疗来预防 PSD 或改善脑卒中后的神经系统预后尚不确定 [134]。幸运的是，一系列研究表明 TMS 对 PSD 患者有益。

Hordacre 等人招募了 11 例慢性脑卒中幸存者进行了一项双盲、假对照随机试验，分析 10 次高频 rTMS 治疗抑郁症的效果。在基线、治疗后和 1 个月的随访中获得临床评估，在治疗完成时记录不良事件。在基线和治疗后进行静息脑电图记录以评估功能连接。结果显示组间基线特征无差异。rTMS 治疗组的贝克抑郁量表评分显著下降，但在治疗后或随访时，发现 rTMS 治疗组左额叶皮质和右顶叶皮质之间具有较强频率功能连接与基线低抑郁状态有关 [135]。Frey 等人首次在亚急性卒中人群中评估了 rTMS 方案，在过去 2 周至 6 个月内有缺血性卒中影像学证据且 HAMD-17 评分＞ 7 的患者，被招募使用 rTMS 方案的开放性标签研究，连续 4 天，每天 5 次治疗，将 110% 静息运动阈值（RMT）的高频（20 Hz）rTMS 刺激左背外侧前额叶皮质（DLPFC），共 20 次，结果发现在 rTMS 治疗后，患者的 HAMD 评分显著降低，这种疗效差异在 3 个月的随访中持续存在 [136]。

脑卒中后抑郁的发病机制尚不清楚，可能的机制是 [137]：①原发性内源性学说，认为发病机制包括脑卒中后神经解剖学及生物化学等方面的改变。脑内的 5-HT 和 NE 是影响心理活动的重要神经递质，5-HT 能和 NE 能神经元胞体位于脑干，其轴突通过丘脑下部、基底核到达放射冠区，终止于大脑皮质。病灶累及以上任何部位均可影响 5-HT 和 NE 的神经通路，导致两者在脑内的浓度下降而发生抑郁。②反应性机制学说，脑卒中后常遗留不同程度的功能障碍，及此带来的工作及生活能力丧失对抑郁症患者的情绪变化起着催化剂作用，即对家庭、社会、生理心理功能的影响，导致患者的生理与心理平衡失调，而发生反应性抑郁状态。抑郁和脑卒中之间的相互关系是非常复杂的，尽管这种解剖学与精神心理因素之间的相互作用对 PSD 的发展很重要，但具体的病理生理机制还不十分清楚。

综上所述，PSD 是脑卒中最常见的精神障碍，患病率较高，对心身影响较大。虽然抗抑郁药物治疗已取得明显的疗效，但是许多老年患者由于药物治疗效果差、依从性不高及长期服药导致许多副作用、和 P450 酶的相互影响，而 rTMS 具有许多优点，且安全可靠，且初步观察对抑郁症有较好的疗效，避免了许多患者对药物不耐受及长期服药的不方便。rTMS 值得推广和应用，有望成为一种新的治疗手段而显著改善 PSD 的预后，但 rTMS 治疗 PSD 的疗效、安全性及治疗参数有待进一步研究。

二、rTMS 对帕金森病伴抑郁的作用

帕金森病（Parkinson disease，PD）是一种进

行性神经退行性疾病，以静息性震颤、运动迟缓、强直、步态障碍和姿势不稳为特征。据估计，全世界约有1000万人患有PD。PD的发生率随着年龄的增长而上升，影响约1%的60岁以上人群和约4%的80岁以上人群[138]。随着人口平均年龄的增加，预计全球PD的患病率将在2030年增加一倍。

药物治疗可显著提高PD患者的生活质量和社会功能；然而，大多数患者在治疗5年后会出现并发症，包括运动障碍、焦虑抑郁情绪、失眠等[139]。rTMS为非侵入性的，无须手术或麻醉，已作为治疗PD的一种方法。

抑郁情绪是PD患者常见的一种非运动性症状，经常联用抗抑郁药物治疗，由于抗帕金森的药物与抗抑郁药物交互影响，加上大部分患者依从性较差，从而影响PD患者的生活质量和功能恢复[140]。既往研究表明，无论是高频还是低频rTMS对抑郁症均有明显的疗效，且安全可靠。

陈升东等将49例帕金森伴抑郁的患者随机分为两组，一组给予帕罗西汀20 mg/d，另一组给予高频rTMS治疗，两组的年龄、性别差异无统计学意义，两组患者的PD程度及抑郁程度基本相同。两组共治疗8周，分别于第2、第4及第8周评价疗效，评价指标包括HAMD、PD评定量表（UPDRS-Ⅱ、Ⅲ），结果发现治疗后两组组内HAMD评分显著低于治疗前，但两组之间治疗后的HAMD评分差异不显著；至第8周时，rTMS组治疗后UPDRS-Ⅱ、Ⅲ评分显著低于治疗前，与帕罗西汀组相比差异显著，且rTMS不良反应轻微。认为rTMS治疗帕金森伴抑郁与抗抑郁药物有相似的效果，且副作用小，可避免长期服用抗抑郁药物的副作用[141]。

有学者认为rTMS治疗机制可能与PD患者皮质兴奋性改变有关。PD患者静息态的皮质兴奋性增高[142]，而1 Hz低频rTMS可以抑制皮质兴奋性。rTMS不但能改变区域兴奋性和神经元活动，同时通过皮质-皮质或皮质-皮质下连接兴奋性的跨突触传递，对远距离的皮质和皮质下区域，如基底节有调节的效应。有研究表明，rTMS对PD抑郁症状的改善，不依赖于rTMS对运动及认知的改善，抑郁症状的改善与运动改善并无相关性。有学者认为rTMS的抗抑郁机制是独特的。Fregni等的研究认为，PD伴发抑郁与额叶边缘系统功能失调有关，并认为rTMS与氟西汀是通过不同的调节机制发挥抗抑郁作用的[143]。该研究纳入26例伴抑郁的PD患者，随机分为两组，一组行rTMS和安慰剂治疗，另一组行伪刺激和氟西汀治疗。分别在治疗前、治疗后2周、治疗后8周行脑SPECT检测，治疗前发现患者左额叶皮质、扣带回后部、左岛叶以及右顶叶皮质的脑血流量（rCBF）降低，治疗后两组患者的临床症状均有改善，且扣带回后部rCBF增加，而右额中回rCBF降低。rTMS组前额叶皮质灌注量增加，而氟西汀组在枕叶皮质灌注量增加，提示rTMS的抗抑郁机制与氟西汀并不完全相同。大脑皮质参与左侧背外侧前额叶皮质（DLPFC）正性情绪的产生和调节，因此，rTMS可能是通过刺激DLPFC改善患者的背外侧前额叶区功能，通过额叶-扣带回-皮质下核团神经回路激活扣带回、壳核、海马和丘脑，并通过胼胝体激活对侧相应区域，增强纹状体和中脑边缘系统区域的DA释放，提高患者血清中的脑源性神经营养因子水平，从而改善PD患者的抑郁情绪。

三、rTMS对脑损伤伴抑郁的作用

脑损伤是一种非特异性的疾病。所有报告的共同因素是由于外力造成的大脑损伤，如直接撞击、加速或减速、穿透伤或爆炸产生的冲击波等。这些外力在强度、位置、方向和持续时间上可能会有很大差异，并决定了损伤的性质[144]。创伤会以下列任何方式直接影响大脑神经功能：①意识丧失；②对受伤之前或之后的事件失去记忆（逆行或顺行型遗忘）；③受伤时的心理状态；④永久性或暂时性局灶性神经功能缺损[145]。患者脑损伤后，与一般人群相比，抑郁症的发生率有所增加。Bombadier等人发现53.1%的患者在脑损伤后，12个月内符合重性抑郁症的诊断标准[146]，而一般人群的比例大概为6.2%。

rTMS已被用于治疗脑损伤患者。尽管如此，rTMS对脑损伤诱发的抑郁症或认知障碍的影响仍存在争议。Tsai等人[147]的荟萃分析发现，rTMS对脑损伤后抑郁症患者具有短期的效果，而rTMS对脑损伤患者认知障碍和脑震荡后综合征（postconcussion syndrome，PCS）的影响仍无定论。此外，RCT研究表明，rTMS仅在左侧DLPFC区域时具有显著的抗抑郁作用。然而，既往的研究受样本量小和方法异质性的影响，需要大样本量和精心设计的试验进一步证实 rTMS 的抗抑郁和认知增强作用，并为脑损伤后抑郁症患者建立最佳的治疗方案。何成松等[148]应用低频 rTMS 对脑损伤后抑郁症患者进行治疗，采用汉密尔顿抑郁量表（HAMD）对脑损伤后患者进行评估，并将阳性结果者随机分为试验组 56 例和对照组 56 例，两组患者均接受抗抑郁药物治疗，试验组患者增加 rTMS 治疗，以 60%MT 强度刺激患者双侧额叶，刺激 4 周，发现低频 rTMS 可以减轻脑损伤患者的抑郁症状。研究提示，采用单纯药物治疗，患者血浆中 NE 及 5-HT 水平有所上升，如果加用 rTMS 治疗组可显著上升，可能的机制是 rTMS 作用于脑组织后增加了额区脑血流及脑代谢，从而改善抑郁症状，也可能对脑内神经递质及其受体的基因表达有一定影响。

另外，rTMS 对糖尿病、心血管疾病等伴发的抑郁也都显示有一定疗效，由于其副作用小，安全简便，经济实惠，并且避免长期服用抗抑郁药物导致的副作用，从而增加了患者的依从性。但也有其局限性，rTMS 需患者经常来医疗机构治疗，比较麻烦，加上许多技术参数及规格尚不统一，有待今后进一步行规范化治疗。

（黄满丽　许　毅）

参考文献

[1] WHO. Depression.http：//www.who.int/en/news-room/fact-sheets/detail/depression.

[2] HUANG Y，WANG Y，WANG H，et al. Prevalence of mental disorders in China：a cross-sectional epidemiological study［J］. Lancet Psychiat，2019，6（3）：211-224.

[3] HUANG Y. Prevalence of mental disorders in China - Author's reply［J］. Lancet Psychiat，2019，6（6）：468.

[4] WHO. The National Institute of Mental Health Prevalence of Major Depressive Episode among Adolescents.

[5] REITHLER J，PETERS J C，SACK A T. Multimodal transcranial magnetic stimulation：using concurrent neuroimaging to reveal the neural network dynamics of noninvasive brain stimulation［J］. Prog Neurobiol，2011，94（2）：149-165.

[6] MAYBERG H S. Modulating dysfunctional limbic-cortical circuits in depression：towards development of brain-based algorithms for diagnosis and optimised treatment［J］. Br Med Bull，2003，65：193-207.

[7] PHILLIPS M L，DREVETS W C，RAUCH S L，et al. Neurobiology of emotion perception II：Implications for major psychiatric disorders［J］. Biol Psychiatry，2003，54（5）：515-528.

[8] BERLIM M T，VAN DEN EYNDE F，TOVAR-PERDOMO S，et al. Response，remission and drop-out rates following high-frequency repetitive transcranial magnetic stimulation（rTMS）for treating major depression：a systematic review and meta-analysis of randomized，double-blind and sham-controlled trials［J］. Psychol Med，2014，44（2）：225-239.

[9] IYER M B，SCHLEPER N，WASSERMANN E M. Priming stimulation enhances the depressant effect of low-frequency repetitive transcranial magnetic stimulation［J］. J Neurosci，2003，23（34）：10867-10872.

[10] 王晓明，谢建平，张丽兰，等. 重复经颅磁刺激对正常人定量脑电图的影响［J］. 中国临床康复，2003（28）：3820-3821.

[11] 杨德本，谢建平，王晓明. 重复经颅磁刺激对正常人脑血流灌注和速度的影响［J］. 中国临床康复，2005（37）：50-51.

[12] PAUS T，JECH R，THOMPSON C J，et al. Dose-dependent reduction of cerebral blood flow during rapid-rate transcranial magnetic stimulation of the human sensorimotor cortex［J］. J Neurophysiol，1998，79（2）：1102-1107.

[13] SPEER A M，KIMBRELL T A，WASSERMANN E M，et al. Opposite effects of high and low frequency rTMS on regional brain activity in depressed patients［J］. Biol Psychiatry，2000，48（12）：1133-1141.

[14] KANG J I，LEE H，JHUNG K，et al. Frontostriatal Connectivity Changes in Major Depressive Disorder After Repetitive Transcranial Magnetic Stimulation：A Randomized Sham-Controlled Study［J］. J Clin Psychiatry，2016，77（9）：e1137-e1143.

[15] RICHIERI R，JOUVENOZ D，VERGER A，et al. Changes in dorsolateral prefrontal connectivity after rTMS in treatment-resistant depression：a brain perfusion SPECT study［J］. Eur J Nucl Med Mol Imaging，2017，44（6）：1051-1055.

[16] CHENG C M，JUAN C H，CHEN M H，et al. Different forms of prefrontal theta burst stimulation for executive function of medication- resistant depression：Evidence from a randomized sham-controlled study［J］. Prog Neuropsychopharmacol Biol Psychiatry，2016，66：35-

40.
[17] THOMAS-OLLIVIER V, FOYER E, BULTEAU S, et al. Cognitive component of psychomotor retardation in unipolar and bipolar depression: Is verbal fluency a relevant marker? Impact of repetitive transcranial stimulation [J]. Psychiatry Clin Neurosci, 2017, 71 (9): 612-623.
[18] BAEKEN C, VANDERHASSELT M A, REMUE J, et al. Intensive HF-rTMS treatment in refractory medication-resistant unipolar depressed patients [J]. J Affect Disord, 2013, 151 (2): 625-631.
[19] DE RAEDT R, VANDERHASSELT M A, BAEKEN C. Neurostimulation as an intervention for treatment resistant depression: From research on mechanisms towards targeted neurocognitive strategies [J]. Clin Psychol Rev, 2015, 41: 61-69.
[20] POGARELL O, KOCH W, POPPERL G, et al. Striatal dopamine release after prefrontal repetitive transcranial magnetic stimulation in major depression: preliminary results of a dynamic [123I] IBZM SPECT study [J]. J Psychiatr Res, 2006, 40 (4): 307-314.
[21] POGARELL O, KOCH W, POPPERL G, et al. Acute prefrontal rTMS increases striatal dopamine to a similar degree as D-amphetamine [J]. Psychiatry Res, 2007, 156 (3): 251-255.
[22] KECK M E, SILLABER I, EBNER K, et al. Acute transcranial magnetic stimulation of frontal brain regions selectively modulates the release of vasopressin, biogenic amines and amino acids in the rat brain [J]. Eur J Neurosci, 2000, 12 (10): 3713-3720.
[23] STRAFELLA A P, PAUS T, BARRETT J, et al. Repetitive transcranial magnetic stimulation of the human prefrontal cortex induces dopamine release in the caudate nucleus [J]. J Neurosci, 2001, 21 (15): RC157.
[24] ZANGEN A, HYODO K. Transcranial magnetic stimulation induces increases in extracellular levels of dopamine and glutamate in the nucleus accumbens [J]. Neuroreport, 2002, 13 (18): 2401-2405.
[25] O' REARDON J P, BLUMNER K H, PESHEK A D, et al. Long-term maintenance therapy for major depressive disorder with rTMS [J]. J Clin Psychiatry, 2005, 66 (12): 1524-1528.
[26] LISANBY S H, BELMAKER R H. Animal models of the mechanisms of action of repetitive transcranial magnetic stimulation (RTMS): comparisons with electroconvulsive shock (ECS) [J]. Depress Anxiety, 2000, 12 (3): 178-187.
[27] GURURAJAN A, CLARKE G, DINAN T G, et al. Molecular biomarkers of depression [J]. Neurosci Biobehav Rev, 2016, 64: 101-133.
[28] 陈运平，梅元武，孙圣刚，等. 低频重复经颅磁刺激对慢性应激抑郁模型大鼠行为学及脑内单胺类神经递质的影响 [J]. 中华物理医学与康复杂志，2005 (12): 724-727.
[29] BELMAKER R H, GRISARU N. Magnetic stimulation of the brain in animal depression models responsive to ECS [J]. J ECT, 1998, 14 (3): 194-205.
[30] JOHNSON R A, RHODES J S, JEFFREY S L, et al. Hippocampal brain-derived neurotrophic factor but not neurotrophin-3 increases more in mice selected for increased voluntary wheel running [J]. Neuroscience, 2003, 121 (1): 1-7.
[31] KIM J H. Brain-derived neurotrophic factor exerts neuroprotective actions against amyloid beta-induced apoptosis in neuroblastoma cells [J]. Exp Ther Med, 2014, 8 (6): 1891-1895.
[32] WANG H, WANG X, SCHEICH H. LTD and LTP induced by transcranial magnetic stimulation in auditory cortex [J]. Neuroreport, 1996, 7 (2): 521-525.
[33] SCHALLER G, SPERLING W, RICHTER-SCHMIDINGER T, et al. Serial repetitive transcranial magnetic stimulation (rTMS) decreases BDNF serum levels in healthy male volunteers [J]. J Neural Transm (Vienna), 2014, 121 (3): 307-313.
[34] LANG U E, BAJBOUJ M, GALLINAT J, et al. Brain-derived neurotrophic factor serum concentrations in depressive patients during vagus nerve stimulation and repetitive transcranial magnetic stimulation [J]. Psychopharmacology (Berl), 2006, 187 (1): 56-59.
[35] GEDGE L, BEAUDOIN A, LAZOWSKI L, et al. Effects of electroconvulsive therapy and repetitive transcranial magnetic stimulation on serum brain-derived neurotrophic factor levels in patients with depression [J]. Front Psychiatry, 2012, 3: 12.
[36] FENG S F, SHI T Y, FAN Y, et al. Long-lasting effects of chronic rTMS to treat chronic rodent model of depression [J]. Behav Brain Res, 2012, 232 (1): 245-251.
[37] CHEN Y H, ZHANG R G, XUE F, et al. Quetiapine and repetitive transcranial magnetic stimulation ameliorate depression-like behaviors and up-regulate the proliferation of hippocampal-derived neural stem cells in a rat model of depression: The involvement of the BDNF/ERK signal pathway [J]. Pharmacol Biochem Behav, 2015, 136: 39-46.
[38] HILL M N, CARRIER E J, MCLAUGHLIN R J, et

al. Regional alterations in the endocannabinoid system in an animal model of depression: effects of concurrent antidepressant treatment [J]. J Neurochem, 2008, 106 (6): 2322-2336.
[39] WANG H N, WANG L, ZHANG R G, et al. Anti-depressive mechanism of repetitive transcranial magnetic stimulation in rat: the role of the endocannabinoid system [J]. J Psychiatr Res, 2014, 51: 79-87.
[40] SHELINE Y I, MITTLER B L, MINTUN M A. The hippocampus and depression [J]. Eur Psychiatry, 2002, 17 (Suppl 3): 300-305.
[41] FRODL T, MEISENZAHL E M, ZETZSCHE T, et al. Hippocampal changes in patients with a first episode of major depression [J]. Am J Psychiatry, 2002, 159 (7): 1112-1118.
[42] POST A, MULLER M B, ENGELMANN M, et al. Repetitive transcranial magnetic stimulation in rats: evidence for a neuroprotective effect in vitro and in vivo [J]. Eur J Neurosci, 1999, 11 (9): 3247-3254.
[43] UEYAMA E, UKAI S, OGAWA A, et al. Chronic repetitive transcranial magnetic stimulation increases hippocampal neurogenesis in rats [J]. Psychiatry Clin Neurosci, 2011, 65 (1): 77-81.
[44] MULLER M B, TOSCHI N, KRESSE A E, et al. Long-term repetitive transcranial magnetic stimulation increases the expression of brain-derived neurotrophic factor and cholecystokinin mRNA, but not neuropeptide tyrosine mRNA in specific areas of rat brain [J]. Neuropsychopharmacology, 2000, 23 (2): 205-215.
[45] FANG G, WANG Y. Effects of rTMS on Hippocampal Endocannabinoids and Depressive-like Behaviors in Adolescent Rats [J]. Neurochem Res, 2018, 43 (9): 1756-1765.
[46] FRECHILLA D, INSAUSTI R, RUIZ-GOLVANO P, et al. Implanted BDNF-producing fibroblasts prevent neurotoxin-induced serotonergic denervation in the rat striatum [J]. Brain Res Mol Brain Res, 2000, 76 (2): 306-314.
[47] HAYASAKA S, NAKAMURA M, NODA Y, et al. Lateralized hippocampal volume increase following high-frequency left prefrontal repetitive transcranial magnetic stimulation in patients with major depression [J]. Psychiatry Clin Neurosci, 2017, 71 (11): 747-758.
[48] DALHUISEN I, ACKERMANS E, MARTENS L, et al. Longitudinal effects of rTMS on neuroplasticity in chronic treatment-resistant depression [J]. Eur Arch Psychiatry Clin Neurosci, 2021, 271 (1): 39-47.
[49] PADBERG F, GEORGE M S. Repetitive transcranial magnetic stimulation of the prefrontal cortex in depression [J]. Exp Neurol, 2009, 219 (1): 2-13.
[50] LEFAUCHEUR J P, ALEMAN A, BAEKEN C, et al. Evidence-based guidelines on the therapeutic use of repetitive transcranial magnetic stimulation (rTMS): An update (2014-2018) [J]. Clin Neurophysiol, 2020, 131 (2): 474-528.
[51] ROSSI S, ANTAL A, BESTMANN S, et al. Safety and recommendations for TMS use in healthy subjects and patient populations, with updates on training, ethical and regulatory issues: Expert Guidelines [J]. Clin Neurophysiol, 2021, 132 (1): 269-306.
[52] LANGGUTH B, LANDGREBE M, FRANK E, et al. Efficacy of different protocols of transcranial magnetic stimulation for the treatment of tinnitus: Pooled analysis of two randomized controlled studies [J]. World J Biol Psychiatry, 2014, 15 (4): 276-285.
[53] CROARKIN P E, NAKONEZNY P A, DENG Z D, et al. High-frequency repetitive TMS for suicidal ideation in adolescents with depression [J]. J Affect Disord, 2018, 239: 282-290.
[54] BARES M, KOPECEK M, NOVAK T, et al. Low frequency (1-Hz), right prefrontal repetitive transcranial magnetic stimulation (rTMS) compared with venlafaxine ER in the treatment of resistant depression: a double-blind, single-centre, randomized study [J]. J Affect Disord, 2009, 118 (1-3): 94-100.
[55] ECHE J, MONDINO M, HAESEBAERT F, et al. Low-vs High-Frequency Repetitive Transcranial Magnetic Stimulation as an Add-On Treatment for Refractory Depression [J]. Front Psychiatry, 2012, 3: 13.
[56] DELL'OSSO B, OLDANI L, CAMURI G, et al. Augmentative repetitive Transcranial Magnetic Stimulation (rTMS) in the acute treatment of poor responder depressed patients: a comparison study between high and low frequency stimulation [J]. Eur Psychiatry, 2015, 30 (2): 271-276.
[57] BERLIM M T, VAN DEN EYNDE F, DASKALAKIS Z J. Efficacy and acceptability of high frequency repetitive transcranial magnetic stimulation (rTMS) versus electroconvulsive therapy (ECT) for major depression: a systematic review and meta-analysis of randomized trials [J]. Depress Anxiety, 2013, 30 (7): 614-623.
[58] HUANG M L, LUO B Y, HU J B, et al. Repetitive transcranial magnetic stimulation in combination with

citalopram in young patients with first-episode major depressive disorder: a double-blind, randomized, sham-controlled trial [J]. Aust N Z J Psychiatry, 2012, 46 (3): 257-264.

[59] PASCUAL-LEONE A, HOUSER C M, REESE K, et al. Safety of rapid-rate transcranial magnetic stimulation in normal volunteers [J]. Electroencephalogr Clin Neurophysiol, 1993, 89 (2): 120-130.

[60] 张选红，王立伟，王继军，等. 经颅磁刺激治疗难治性抑郁症的双盲随机对照研究（英文）[J]. 上海精神医学，2011，23（1）：17-24.

[61] GARCIA-TORO M, MAYOL A, ARNILLAS H, et al. Modest adjunctive benefit with transcranial magnetic stimulation in medication-resistant depression [J]. J Affect Disord, 2001, 64 (2-3): 271-275.

[62] AVERY D H, HOLTZHEIMER P E, 3RD, FAWAZ W, et al. A controlled study of repetitive transcranial magnetic stimulation in medication-resistant major depression [J]. Biol Psychiatry, 2006, 59 (2): 187-194.

[63] 王继军，江开达，徐一峰. 经颅磁刺激治疗抑郁症的机制和临床应用现状 [J]. 上海精神医学，2008（1）：49-52.

[64] REN J, LI H, PALANIYAPPAN L, et al. Repetitive transcranial magnetic stimulation versus electroconvulsive therapy for major depression: a systematic review and meta-analysis [J]. Prog Neuropsychopharmacol Biol Psychiatry, 2014, 51: 181-189.

[65] CHEN J J, ZHAO L B, LIU Y Y, et al. Comparative efficacy and acceptability of electroconvulsive therapy versus repetitive transcranial magnetic stimulation for major depression: A systematic review and multiple-treatments meta-analysis [J]. Behav Brain Res, 2017, 320: 30-36.

[66] PRIDMORE S. Substitution of rapid transcranial magnetic stimulation treatments for electroconvulsive therapy treatments in a course of electroconvulsive therapy [J]. Depress Anxiety, 2000, 12 (3): 118-123.

[67] GRUNHAUS L, DANNON P N, SCHREIBER S, et al. Repetitive transcranial magnetic stimulation is as effective as electroconvulsive therapy in the treatment of nondelusional major depressive disorder: an open study [J]. Biol Psychiatry, 2000, 47 (4): 314-324.

[68] GRUNHAUS L, SCHREIBER S, DOLBERG O T, et al. A randomized controlled comparison of electroconvulsive therapy and repetitive transcranial magnetic stimulation in severe and resistant nonpsychotic major depression [J]. Biol Psychiatry, 2003, 53 (4): 324-331.

[69] DANNON P N, DOLBERG O T, SCHREIBER S, et al. Three and six-month outcome following courses of either ECT or rTMS in a population of severely depressed individuals--preliminary report [J]. Biol Psychiatry, 2002, 51 (8): 687-690.

[70] FABRE I, GALINOWSKI A, OPPENHEIM C, et al. Antidepressant efficacy and cognitive effects of repetitive transcranial magnetic stimulation in vascular depression: an open trial [J]. Int J Geriatr Psychiatry, 2004, 19 (9): 833-842.

[71] BRUNELIN J, JALENQUES I, TROJAK B, et al. The efficacy and safety of low frequency repetitive transcranial magnetic stimulation for treatment-resistant depression: the results from a large multicenter French RCT [J]. Brain Stimul, 2014, 7 (6): 855-863.

[72] VERMA R, KUMAR N, KUMAR S. Effectiveness of adjunctive repetitive transcranial magnetic stimulation in management of treatment-resistant depression: A retrospective analysis [J]. Indian J Psychiatry, 2018, 60 (3): 329-333.

[73] RUMI D O, GATTAZ W F, RIGONATTI S P, et al. Transcranial magnetic stimulation accelerates the antidepressant effect of amitriptyline in severe depression: a double-blind placebo-controlled study [J]. Biol Psychiatry, 2005, 57 (2): 162-166.

[74] ROSSINI D, MAGRI L, LUCCA A, et al. Does rTMS hasten the response to escitalopram, sertraline, or venlafaxine in patients with major depressive disorder? A double-blind, randomized, sham-controlled trial [J]. J Clin Psychiatry, 2005, 66 (12): 1569-1575.

[75] HERWIG U, FALLGATTER A J, HOPPNER J, et al. Antidepressant effects of augmentative transcranial magnetic stimulation: randomised multicentre trial [J]. Br J Psychiatry, 2007, 191: 441-448.

[76] BERLIM M T, VAN DEN EYNDE F, DASKALAKIS Z J. High-frequency repetitive transcranial magnetic stimulation accelerates and enhances the clinical response to antidepressants in major depression: a meta-analysis of randomized, double-blind, and sham-controlled trials. [J] J Clin Psychiatry, 2013, 74 (2): e122-129.

[77] COLE E J, PHILLIPS A L, BENTZLEY B S, et al. Stanford Neuromodulation Therapy (SNT): A Double-Blind Randomized Controlled Trial [J]. Am J Psychiatry, 2022, 179 (2): 132-141.

[78] FITZGERALD P B, GEORGE M S, PRIDMORE S. The evidence is in: Repetitive transcranial magnetic stimulation is an effective, safe and well-tolerated

treatment for patients with major depressive disorder [J]. Aust N Z J Psychiatry, 2022, 56 (7): 745-751.

[79] COUTURIER J L. Efficacy of rapid-rate repetitive transcranial magnetic stimulation in the treatment of depression: a systematic review and meta-analysis [J]. J Psychiatry Neurosci, 2005, 30 (2): 83-90.

[80] KOZEL F A, GEORGE M S. Meta-analysis of left prefrontal repetitive transcranial magnetic stimulation (rTMS) to treat depression [J]. J Psychiatr Pract, 2002, 8 (5): 270-275.

[81] LAM R W, CHAN P, WILKINS-HO M, et al. Repetitive transcranial magnetic stimulation for treatment-resistant depression: a systematic review and metaanalysis [J]. Can J Psychiatry, 2008, 53 (9): 621-631.

[82] SCHUTTER D J. Antidepressant efficacy of high-frequency transcranial magnetic stimulation over the left dorsolateral prefrontal cortex in double-blind sham-controlled designs: a meta-analysis [J]. Psychol Med, 2009, 39 (1): 65-75.

[83] SENOVA S, COTOVIO G, PASCUAL-LEONE A, et al. Durability of antidepressant response to repetitive transcranial magnetic stimulation: Systematic review and meta-analysis [J]. Brain Stimul, 2019, 12 (1): 119-128.

[84] O' REARDON J P, SOLVASON H B, JANICAK P G, et al. Efficacy and safety of transcranial magnetic stimulation in the acute treatment of major depression: a multisite randomized controlled trial [J]. Biol Psychiatry, 2007, 62 (11): 1208-1216.

[85] JANICAK P G, NAHAS Z, LISANBY S H, et al. Durability of clinical benefit with transcranial magnetic stimulation (TMS) in the treatment of pharmacoresistant major depression: assessment of relapse during a 6-month, multisite, open-label study [J]. Brain Stimul, 2010, 3 (4): 187-199.

[86] CALABRESE J R, 高克明. 中国对日益增加的经颅磁刺激（rTMS）治疗抑郁症文献的贡献 [J]. 上海精神医学, 2011, 23 (1): 8-11.

[87] PHILLIPS M L, DREVETS W C, RAUCH S L, et al. Neurobiology of emotion perception II: Implications for major psychiatric disorders [J]. Biol Psychiatry, 2003, 54 (5): 515-528.

[88] GRIMM S, BECK J, SCHUEPBACH D, et al. Imbalance between left and right dorsolateral prefrontal cortex in major depression is linked to negative emotional judgment: an fMRI study in severe major depressive disorder [J]. Biol Psychiatry, 2008, 63 (4): 369-376.

[89] FITZGERALD P B, OXLEY T J, LAIRD A R, et al. An analysis of functional neuroimaging studies of dorsolateral prefrontal cortical activity in depression [J]. Psychiatry Res, 2006, 148 (1): 33-45.

[90] MENKES D L, BODNAR P, BALLESTEROS R A, et al. Right frontal lobe slow frequency repetitive transcranial magnetic stimulation (SF r-TMS) is an effective treatment for depression: a case-control pilot study of safety and efficacy [J]. J Neurol Neurosurg Psychiatry, 1999, 67 (1): 113-115.

[91] FITZGERALD P B, BENITEZ J, DE CASTELLA A, et al. A randomized, controlled trial of sequential bilateral repetitive transcranial magnetic stimulation for treatment-resistant depression[J]. Am J Psychiatry, 2006, 163(1): 88-94.

[92] FITZGERALD P B, HOY K, MCQUEEN S, et al. Priming stimulation enhances the effectiveness of low-frequency right prefrontal cortex transcranial magnetic stimulation in major depression [J]. J Clin Psychopharmacol, 2008, 28 (1): 52-58.

[93] DOWNAR J, DASKALAKIS Z J. New targets for rTMS in depression: a review of convergent evidence [J]. Brain Stimul, 2013, 6 (3): 231-240.

[94] STRUCKMANN W, PERSSON J, WEIGL W, et al. Modulation of the prefrontal blood oxygenation response to intermittent theta-burst stimulation in depression: A sham-controlled study with functional near-infrared spectroscopy[J]. World J Biol Psychiatry, 2021, 22(4): 247-256.

[95] JOHNSON K A, BAIG M, RAMSEY D, et al. Prefrontal rTMS for treating depression: location and intensity results from the OPT-TMS multi-site clinical trial [J]. Brain Stimul, 2013, 6 (2): 108-117.

[96] FOX M D, LIU H, PASCUAL-LEONE A. Identification of reproducible individualized targets for treatment of depression with TMS based on intrinsic connectivity [J]. Neuroimage, 2013, 66: 151-160.

[97] PAN F, SHEN Z, JIAO J, et al. Neuronavigation-Guided rTMS for the Treatment of Depressive Patients With Suicidal Ideation: A Double-Blind, Randomized, Sham-Controlled Trial [J]. Clin Pharmacol Ther, 2020, 108 (4): 826-832.

[98] FRECHILLA D, INSAUSTI R, RUIZ-GOLVANO P, et al. Implanted BDNF-producing fibroblasts prevent neurotoxin-induced serotonergic denervation in the rat striatum [J]. Brain Res Mol Brain Res, 2000, 76 (2): 306-314.

[99] MCCLINTOCK S M, RETI I M, CARPENTER L L, et al.

Consensus Recommendations for the Clinical Application of Repetitive Transcranial Magnetic Stimulation（rTMS）in the Treatment of Depression [J]. J Clin Psychiatry, 2018, 79（1）.

[100] CHISTYAKOV A V, KREININ B, MARMOR S, et al. Preliminary assessment of the therapeutic efficacy of continuous theta-burst magnetic stimulation（cTBS）in major depression: a double-blind sham-controlled study [J]. J Affect Disord, 2015, 170: 225-229.

[101] PLEWNIA C, BRENDEL B, SCHWIPPEL T, et al. Treatment of major depressive disorder with bilateral theta burst stimulation: study protocol for a randomized, double-blind, placebo-controlled multicenter trial（TBS-D）[J]. Eur Arch Psychiatry Clin Neurosci, 2021, 271（7）: 1231-1243.

[102] ROSSINI D, LUCCA A, ZANARDI R, et al. Transcranial magnetic stimulation in treatment-resistant depressed patients: a double-blind, placebo-controlled trial [J]. Psychiatry Res, 2005, 137（1-2）: 1-10.

[103] FITZGERALD P B. An update on the clinical use of repetitive transcranial magnetic stimulation in the treatment of depression [J]. J Affect Disord, 2020, 276: 90-103.

[104] JANUEL D, DUMORTIER G, VERDON C M, et al. A double-blind sham controlled study of right prefrontal repetitive transcranial magnetic stimulation（rTMS）: therapeutic and cognitive effect in medication free unipolar depression during 4 weeks [J]. Prog Neuropsychopharmacol Biol Psychiatry, 2006, 30（1）: 126-130.

[105] FITZGERALD P B, BROWN T L, MARSTON N A, et al. Transcranial magnetic stimulation in the treatment of depression: a double-blind, placebo-controlled trial [J]. Arch Gen Psychiatry, 2003, 60（10）: 1002-1008.

[106] DEMITRACK M A, THASE M E. Clinical significance of transcranial magnetic stimulation（TMS）in the treatment of pharmacoresistant depression: synthesis of recent data [J]. Psychopharmacol Bull, 2009, 42（2）: 5-38.

[107] GEORGE M S, LISANBY S H, AVERY D, et al. Daily left prefrontal transcranial magnetic stimulation therapy for major depressive disorder: a sham-controlled randomized trial [J]. Arch Gen Psychiatry, 2010, 67（5）: 507-516.

[108] SONMEZ A I, CAMSARI D D, NANDAKUMAR A L, et al. Accelerated TMS for Depression: A systematic review and meta-analysis [J]. Psychiatry Res, 2019, 273: 770-781.

[109] HADLEY D, ANDERSON B S, BORCKARDT J J, et al. Safety, tolerability, and effectiveness of high doses of adjunctive daily left prefrontal repetitive transcranial magnetic stimulation for treatment-resistant depression in a clinical setting [J]. J ECT, 2011, 27（1）: 18-25.

[110] 朱俊娟，张天宏，张玲，等. 高强度高频率重复经颅磁刺激对抑郁症自杀意念的疗效 [J]. 上海交通大学学报（医学版）, 2019, 39（5）: 534-538.

[111] KOZEL F A, GEORGE M S. Meta-analysis of left prefrontal repetitive transcranial magnetic stimulation（rTMS）to treat depression [J]. J Psychiatr Pract, 2002, 8（5）: 270-275.

[112] BAEKEN C, MARINAZZO D, WU G R, et al. Accelerated HF-rTMS in treatment-resistant unipolar depression: Insights from subgenual anterior cingulate functional connectivity [J]. World J Biol Psychiatry, 2014, 15（4）: 286-297.

[113] LISTON C, CHEN A C, ZEBLEY B D, et al. Default mode network mechanisms of transcranial magnetic stimulation in depression [J]. Biol Psychiatry, 2014, 76（7）: 517-526.

[114] ZIS P, SHAFIQUE F, HADJIVASSILIOU M, et al. Safety, Tolerability, and Nocebo Phenomena During Transcranial Magnetic Stimulation: A Systematic Review and Meta-Analysis of Placebo-Controlled Clinical Trials [J]. Neuromodulation, 2020, 23（3）: 291-300.

[115] LERNER A J, WASSERMANN E M, TAMIR D I. Seizures from transcranial magnetic stimulation 2012-2016: Results of a survey of active laboratories and clinics [J]. Clin Neurophysiol, 2019, 130（8）: 1409-1416.

[116] JANICAK P G, O'REARDON J P, SAMPSON S M, et al. Transcranial magnetic stimulation in the treatment of major depressive disorder: a comprehensive summary of safety experience from acute exposure, extended exposure, and during reintroduction treatment [J]. J Clin Psychiatry, 2008, 69（2）: 222-232.

[117] XIA G, GAJWANI P, MUZINA D J, et al. Treatment-emergent mania in unipolar and bipolar depression: focus on repetitive transcranial magnetic stimulation [J]. Int J Neuropsychopharmacol, 2008, 11（1）: 119-130.

[118] GALLETLY C, GILL S, RIGBY A, et al. Assessing the Effects of Repetitive Transcranial Magnetic Stimulation on Cognition in Major Depressive Disorder

Using Computerized Cognitive Testing [J]. J ECT, 2016, 32 (3): 169-173.
[119] ROSSINI P M, BURKE D, CHEN R, et al. Non-invasive electrical and magnetic stimulation of the brain, spinal cord, roots and peripheral nerves: Basic principles and procedures for routine clinical and research application. An updated report from an I.F.C.N. Committee [J]. Clin Neurophysiol, 2015, 126 (6): 1071-1107.
[120] O'REARDON J P, SOLVASON H B, JANICAK P G, et al. Efficacy and safety of transcranial magnetic stimulation in the acute treatment of major depression: a multisite randomized controlled trial [J]. Biol Psychiatry, 2007, 62 (11): 1208-1216.
[121] ROSA M A, ODEBRECHT M, RIGONATTI S P, et al. Transcranial magnetic stimulation: review of accidental seizures [J]. Braz J Psychiatry, 2004, 26 (2): 131-134.
[122] HU S H, WANG S S, ZHANG M M, et al. Repetitive transcranial magnetic stimulation-induced seizure of a patient with adolescent-onset depression: a case report and literature review [J]. J Int Med Res, 2011, 39 (5): 2039-2044.
[123] XU X, SHEN Z, YANG Y, et al. Epileptic seizure following high frequency repetitive transcranial magnetic stimulation for bipolar depression: A case report [J]. Brain Stimulation, 2022, 15 (3): 822.
[124] PASCUAL-LEONE A. Handbook of transcranial magnetic stimulation [M]. Arnold Press, 2002.
[125] HUFNAGEL A, ELGER C E. Induction of seizures by transcranial magnetic stimulation in epileptic patients [J]. J Neurol, 1991, 238 (2): 109-110.
[126] WASSERMANN E M. Risk and safety of repetitive transcranial magnetic stimulation: report and suggested guidelines from the International Workshop on the Safety of Repetitive Transcranial Magnetic Stimulation, June 5-7, 1996 [J]. Electroencephalogr Clin Neurophysiol, 1998, 108 (1): 1-16.
[127] KEEL J C, SMITH M J, WASSERMANN E M. A safety screening questionnaire for transcranial magnetic stimulation [J]. Clin Neurophysiol, 2001, 112 (4): 720.
[128] NEDJAT S, FOLKERTS H W. Induction of a reversible state of hypomania by rapid-rate transcranial magnetic stimulation over the left prefrontal lobe [J]. J ECT, 1999, 15 (2): 166-168.
[129] ABRAMS R. Electroconvulsive therapy (ECT) practice in Metropolitan New York community hospitals [J]. Psychol Med, 2002, 32 (7): 1323-1324; author reply 1324-1326.
[130] LOO C K, MCFARQUHAR T F, MITCHELL P B. A review of the safety of repetitive transcranial magnetic stimulation as a clinical treatment for depression [J]. Int J Neuropsychopharmacol, 2008, 11 (1): 131-147.
[131] KURODA Y, MOTOHASHI N, ITO H, et al. Effects of repetitive transcranial magnetic stimulation on [11C] raclopride binding and cognitive function in patients with depression [J]. J Affect Disord, 2006, 95 (1-3): 35-42.
[132] KAADAN M I, LARSON M J. Management of post-stroke depression in the Middle East and North Africa: Too little is known [J]. J Neurol Sci, 2017, 378: 220-224.
[133] CARNES-VENDRELL A, DEUS-YELA J, MOLINA-SEGUIN J, et al. Update on post-stroke depression: posing new challenges in patients with a minor stroke or transient ischaemic attack [J]. Rev Neurol, 2016, 62 (10): 460-467.
[134] KIM J S. Post-stroke Mood and Emotional Disturbances: Pharmacological Therapy Based on Mechanisms [J]. J Stroke, 2016, 18 (3): 244-255.
[135] HORDACRE B, COMACCHIO K, WILLIAMS L, et al. Repetitive transcranial magnetic stimulation for post-stroke depression: a randomised trial with neurophysiological insight [J]. J Neurol, 2021, 268 (4): 1474-1484.
[136] FREY J, NAJIB U, LILLY C, et al. Novel TMS for Stroke and Depression (NoTSAD): Accelerated Repetitive Transcranial Magnetic Stimulation as a Safe and Effective Treatment for Post-stroke Depression [J]. Front Neurol, 2020, 11: 788.
[137] DUAN X, YAO G, LIU Z, et al. Mechanisms of Transcranial Magnetic Stimulation Treating on Post-stroke Depression [J]. Front Hum Neurosci, 2018, 12: 215.
[138] DE LAU L M, BRETELER M M. Epidemiology of Parkinson's disease [J]. Lancet Neurol, 2006, 5 (6): 525-535.
[139] FAHN S. The history of dopamine and levodopa in the treatment of Parkinson's disease [J]. Mov Disord, 2008, 23 (Suppl 3): S497-508.
[140] KALBE E, CALABRESE P, KOHN N, et al. Screening for cognitive deficits in Parkinson's disease with the Parkinson neuropsychometric dementia assessment (PANDA) instrument [J]. Parkinsonism Relat Disord, 2008, 14 (2): 93-101.

[141] 陈升东，于苏文，赵建法，等．重复经颅磁刺激治疗帕金森病伴抑郁的疗效［J］．中国老年学杂志，2011，31（18）：3482-3484.

[142] SOYSAL A，SOBE I，ATAY T，et al. Effect of therapy on motor cortical excitability in Parkinson's disease［J］．Can J Neurol Sci，2008，35（2）：166-172.

[143] FREGNI F，ONO C R，SANTOS C M，et al. Effects of antidepressant treatment with rTMS and fluoxetine on brain perfusion in PD［J］．Neurology，2006，66（11）：1629-1637.

[144] MAAS A I，STOCCHETTI N，BULLOCK R. Moderate and severe traumatic brain injury in adults［J］．Lancet Neurol，2008，7（8）：728-741.

[145] PERVEZ M，KITAGAWA R S，CHANG T R. Definition of Traumatic Brain Injury，Neurosurgery，Trauma Orthopedics，Neuroimaging，Psychology，and Psychiatry in Mild Traumatic Brain Injury［J］．Neuroimaging Clin N Am，2018，28（1）：1-13.

[146] BOMBARDIER C H，FANN J R，TEMKIN N R，et al. Rates of major depressive disorder and clinical outcomes following traumatic brain injury［J］．JAMA，2010，303（19）：1938-1945.

[147] TSAI P Y，CHEN Y C，WANG J Y，et al. Effect of repetitive transcranial magnetic stimulation on depression and cognition in individuals with traumatic brain injury：a systematic review and meta-analysis［J］．Sci Rep，2021，11（1）：16940.

[148] 何成松，余茜，杨大鉴，等．低频重复经颅磁刺激对脑损伤后抑郁症患者的干预效应［J］．中国临床康复，2004（28）：6044-6045.

第九章
经颅磁刺激在焦虑障碍中的应用

第一节　焦虑障碍概述

焦虑是一种内心不安、预感到似乎将要发生某种不利情况，而又难以应付的不愉快情绪状态。适度的焦虑往往会有积极意义，它可以充分调动身体各脏器的功能，适度提高大脑反应速度和警觉性。焦虑障碍（anxiety disorder）是以焦虑综合征为主要临床表现的一组精神障碍，是常见的精神疾病，严重者可以导致社会功能损害，并导致多种并发症和共病，女性患病率高于男性[1]。焦虑障碍主要包括广泛性焦虑障碍（generalized anxiety disorder，GAD）、惊恐障碍（panic disorder，PD）、社交焦虑障碍（social anxiety disorder）、分离焦虑障碍（separation anxiety disorder）、躯体疾病所致焦虑障碍（施慎逊等主编的第2版《中国焦虑障碍防治指南》，2023）。强迫障碍以及创伤后应激障碍从焦虑障碍章节中被分离出来，成为独立的诊断实体。

2019年发表在*Lancet Psychiatry*杂志的中国心理健康调查显示，我国精神疾病的终生患病率为16.6%，其中焦虑障碍加权12个月患病率为5%、终生患病率为7.6%，焦虑障碍是患病率最高的一类精神障碍[2]。焦虑障碍的首次发病年龄从5～9岁范围内的儿童一直到55～59岁范围内的老年人，严重影响患者心身健康和生活质量，在全球疾病负担中占重要位置。65岁以下患者的12个月患病率约为1.7%，而65岁以上患者的12个月患病率约为3.4%。其中，GAD最为常见，终生患病率约5.7%。此外，焦虑障碍的共病率很高，有研究显示，51%的青少年焦虑障碍患者至少共病一种其他精神障碍[3]。抑郁症是其中最常见的共病，以GAD为例，约62%的GAD患者在其一生中至少有过一次严重的抑郁发作。焦虑障碍和抑郁症共病具有症状严重、易慢性化、自杀率高和治疗预后不佳等特点[4]。

药物治疗被认为是目前焦虑障碍的一线治疗方案，其中抗抑郁和抗焦虑药物是治疗焦虑障碍的首选药物。由于药物需要长期维持治疗，容易导致不良反应。许多焦虑障碍患者药物治疗后通常只减轻部分焦虑症状，仍不能达到临床痊愈。一项分析了50项包含所有类型焦虑障碍的药物治疗临床试验的研究发现，焦虑障碍对一线治疗的应答率约为67.7%，对二线治疗的应答率约为54.5%[5]。此外，长期抗抑郁药物治疗还会导致药物副作用和相互作用等问题，而长期使用苯二氮䓬类治疗也会引起依赖、跌伤等副作用。另外，药物停药后，焦虑障碍复发率较高。既往的一项荟萃分析报道焦虑障碍患者停药后的复发率为26%～45%[6]。近年来一项荟萃分析发现，与持续使用抗抑郁药相比，患者停药后增加复发的概率。抗抑郁药物维持治疗的复发率为16.4%，而安慰剂对照的复发率则高达36.4%[7]。心理治疗以及药物联合心理治疗也是目前的常规治疗方法，因个体差异、治疗方案或社会因素等原因，仍有40%的患者反映疗效不佳。

美国FDA已经批准rTMS应用于抑郁症的辅助治疗，但对于rTMS在焦虑障碍中的应用仍无确切定论。在本章中我们将结合已有的研究成果对rTMS在焦虑障碍中的应用进行总结。

第二节 焦虑障碍的脑机制研究

大脑皮质的各区域不是孤立地发挥作用，所有区域与其他脑叶、皮质结构以及较大回路系统相互作用。大脑的左、右半球在功能是不对称的。在大多数个体（包括将近 2/3 的左利手者），言语性信息在左半球处理，非言语性和视空间信息主要在右半球处理，海马回路与情绪、记忆相关。文献回溯发现，焦虑障碍除了情绪改变还会伴随着认知功能障碍，而认知功能与背外侧前额叶皮质（dorsolateral prefrontal cortex，DLPFC）有着密切的关联。

额叶包括神经精神功能（如执行功能、人格、智力、工作记忆、言语）的 5 个关键区域和运动功能，眶额部和额下部近中区域与社会行为，如自知力、判断力和情绪有关，眶额皮质对控制在环境状况的情绪反应方面发挥作用。这一区域的损伤可导致社会行为的严重瓦解，包括计划、判断和决策功能受损，且不能对创伤或焦虑情境作出自发性反应。背外侧前额叶脑区对集中注意力、工作记忆、逆行回忆和情绪调节非常关键。损害后可能引起智能缺陷，对时间和事件的频率丧失记忆、不能集中注意力，也不能转移注意力。

认知过程是对信息的加工过程，包括感知觉、注意、表象、学习记忆、思维和语言等心理过程。焦虑谱系疾病认知功能的缺损既有共性，也有与具体病症相关的个性。近来研究表明，焦虑障碍患者在视觉工作记忆任务中得分较低，左侧 DLPFC 和背侧前扣带回皮质（dorsal anterior cingulate cortex，dACC）对注意有自上而下（top-down）的控制作用。所谓自上而下的注意机制是使人们能够在完成重要任务过程中不被意外事件所中断，是人类注意功能的主要内容。而自下而上（bottom-up）注意机制是在执行任务过程中无意捕捉到意外信息的注意状态，这一注意机制使人们在执行任务过程中能够觉察周围环境的变化，以适应意外情况的发生。Silton 等[8]在 stroop 颜色词语任务中，通过 fMRI、事件相关电位（ERP）发现轻度抑郁时，左侧 DLPFC 是通过 DACC 对 stroop 任务的完成产生影响；重性抑郁症患者左侧 DLPFC 活动增加与 stroop 任务的完成情况相关：严重的焦虑表现为 DACC 的活动性增高，进而影响 stroop 任务的完成质量。这表明抑郁与焦虑对额叶 - 扣带回自上而下的注意控制回路有着不同的影响方式。Gole 等[9]发现有焦虑情绪倾向的个体对危险信息敏感，易受危险信息的干扰，且很难排除这一影响。反应抑制（response inhibition）是依据要求终止某一行为反应的能力，Hardin 等[10]发现面对能引起恐惧情绪的面孔时，焦虑患者的反应抑制能力增强，Pacheco-Unguetti 等[11]发现焦虑障碍患者对于执行抑制的资源投入降低，即使面对中性的无意义信号，他们也不易转移注意力。

GAD 患者的基底节与初级、高级感觉中枢及前额叶内侧皮质的联系与正常人有所不同，它们同额顶叶执行抑制回路的联系增强，同岛叶、扣带回路的联系减退，常表现出杏仁核内部的联系异常。额顶叶执行控制回路功能代偿性增加。PD 患者表现出执行功能、注意、记忆等认知功能的受损，包括视觉搜索、数字广度、词汇自由回忆、面孔回忆、执行功能、短时记忆、工作记忆、问题解决等能力。PD 和 OCD 患者在计划任务（planning task）过程中表现出额叶 - 纹状体区域的功能变化，如背外侧前额叶的活动增加，这种变化与边缘系统的活动增强有关，如 OCD 存在执行功能和视觉记忆的受损。

注意危险偏好（attentional threat bias，ATB）是维持和加重创伤后应激症状的基础，其成因部分源于自上而下的注意控制功能的降低。Qiu 等[12]通过静息态 MRI 研究发现，社交焦虑障碍（SAD）的双侧角回和内侧前额叶皮质的活动的一致性减退，反映了社交相关情绪状态和自我心理表征的受损；与中枢执行回路有关的右侧 DLPFC 和右下顶回的活动的一致性减退，反映了社交焦虑的认知控制缺损；而左侧枕中回的活动一致性增强，与对社交信号的高警觉和注意增强相关。中枢神经系统的生理改变，大脑皮质情绪加工处理的功能定位，情绪加工中皮质 - 皮质下回路的联系，以及情绪对人脑认知功能的影响等，既是焦虑障碍的病理生理学基础，也是 rTMS 在临床应用的重要参考，对 rTMS 刺激部位及刺激参数的设定有临床指导意义。

第三节　经颅磁刺激对认知、情绪和行为的作用

一、rTMS 对情绪的作用

大脑某些区域与情绪调节和情感障碍的发病机制有内在的联系，这些区域包括前额叶皮质的中部及背外侧、扣带回以及边缘系统（如杏仁核、海马、视丘下部、丘脑边缘和脑岛）。边缘系统 - 皮质 - 纹状体 - 苍白球 - 丘脑是情绪调节的重要神经环路，额叶是大脑发育最晚却是最高级的部分，它包括初级运动区、前运动区和前额叶，前额叶又分为 DLPFC、眶前额叶皮质和腹内侧前额叶皮质等，额叶在解剖位置上与前扣带回相邻，该部位和边缘系统有着大量的纤维连接，起源于前额叶的神经纤维投射至纹状体（壳核和尾状核）和丘脑，再返回前额叶皮质。

大量研究表明，左右侧 DLPFC 在情绪的加工过程中可能存在功能的不对称，左侧 DLPFC 参与正性情绪的产生和调节，右侧 DLPFC 参与负性情绪的产生和调节，与左半球相比，右侧脑区在情绪表达中发挥主导作用。杏仁核在负性情绪的产生以及厌恶联想学习中起着重要作用。前额叶 - 杏仁核自上而下（top-down）的连接与杏仁核 - 前额叶自下而上（bottom-up）的连接相互制约。Grimm 等[13]认为左侧 DLPFC 功能弱化、右侧 DLPFC 和杏仁核功能相对激活，导致与负性情绪加工有关的自下而上的连接功能增强，自上而下的连接功能相关的认知控制功能下降，导致正负性情绪加工功能失衡，这可能是抑郁症发生的生物学因素之一。

Dolcos 等[14]采用事件相关 fMRI（ER-fMRI）研究前额叶皮质与情绪评估、记忆的关系，被试者在完成对图片的情绪分类的同时进行 fMRI 扫描。任务结束后，考察被试者对图片的记忆。情绪的考察是将完成任务时的脑影像与基线对比，记忆是将成功记住图片时的任务中采集脑影像与未记住图片时的影像相比较。结果显示，左侧腹外侧前额叶皮质（ventrolateral prefrontal cortex，VLPFC）的活动与正性图片有关，而右侧 VLPFC 的活动与负性图片有关，背内侧前额叶皮质（dorsal medial prefrontal cortex，DMPFC）的活动与情绪唤醒有关，腹内侧前额叶皮质（ventromedial prefrontal cortex，VMPFC）的活动与正性图片有关；图片被成功记忆时，正性或负性图片引起的腹内侧前额叶皮质、背外侧前额叶皮质的活动与中性图片相比增加；相比于中性图片，负性和正性图片能使皮质的活动增强；对情绪、记忆的影响与前额叶认知策略、工作记忆的应用有关。

焦虑的形成机制为半球之间的不平衡性以及皮质边缘系统控制的缺陷。颞叶兴奋性研究显示，焦虑情绪可以通过影响皮质下行抑制，使颞叶抑制时间降低[15]。Marazziti 等[16]指出，对于强迫障碍和惊恐障碍，在一线药物（SSRI 类）疗效不佳时，可联用其他药物联合治疗，也可结合认知行为疗法（cognitive behavioral therapy，CBT）、rTMS、tDCS 等非药物治疗方法。焦虑患者可以表现出类似于躁狂患者的激越行为。Saba 等[17]采用 rTMS 对双相障碍躁狂发作的患者进行干预，发现高频 rTMS（10 Hz、80%MT、5 串、串间隔 15 s）作用于右侧背外侧前额叶，采用躁狂评估量表（mania assessment scale，MAS）及临床总体印象量表（clinical global impression scale，CGI）在治疗前及治疗的第 14 天对疗效进行评估，发现患者的躁狂症状显著减轻。

Van Honk 等[18]采用 1 Hz、130% MT 的 rTMS 刺激健康志愿者（共 8 例）右侧 DLPFC，刺激时间 20 min，随后完成情绪性 stroop 任务（emotional stroop task），采用能引起恐惧的图片包括戴有面纱的面孔图片及未戴面纱的面孔图片，结果显示，低频刺激降低了受试者对未戴面纱的恐惧面孔的注意警惕性，而对戴面纱的面孔的警惕性无影响，研究者认为这一结果与皮质情绪回路有关，认为低频 rTMS 刺激右侧 DLPFC，对半球间以左侧增高为兴奋性的不平衡产生影响，进而降低焦虑情绪，但同时又可引起与愤怒相关的情绪，表现为刺激作用后对愤怒面孔的注意增强。

二、rTMS 对时间估计的作用

时间估计是时间认知的一个部分，在认知和运动功能中显得十分重要。人脑预估时间间隔的神经途径尚不清楚。Koch 等[19]首先应用 rTMS

刺激右侧 DLPFC 考察时间认知功能。其后 Jones 等[20]用 rTMS 作用于右侧 DLPFC 及辅助运动区（supplementary motor area，SMA）时间间隔分别为短时（500 ms）和长时（2 s）间隔，将 rTMS 对时间估计的影响同 rTMS 对与时间估计完全不相关的腿部运动皮质的影响进行比较。rTMS 作用于右侧 DLPFC 与作用于腿部运动皮质相比，时间间隔被低估，rTMS 影响了右侧 DLPFC 对长时间隔的估计，而对于短时间隔没有观察到这一效应，并且右侧 DLPFC 在对实验程序的记忆方面也发挥了作用。Koch 等[21]认为对毫秒或秒级的时间进行估计可能有不同的神经基础，即独立的脑机制，他们用时间间隔再现任务（reproduction task）对这一假设进行了验证，分别给被试者呈现短时（400 ~ 600 ms）或长时（1600 ~ 2400 ms）间隔，在左、右侧小脑，右侧 DLPFC 接受 rTMS 抑制性刺激后，对呈现的时间间隔进行再认或再现。结果显示，抑制性 rTMS 作用于小脑半球仅影响短时间隔的再现，而长时间隔的再现是受到右侧 DLPFC 的影响。

三、rTMS 对记忆与再认的作用

记忆是人脑对过去经验的保持和提取，通过识记、保持、再认或回忆等方式，在头脑中积累和保存个体经验的心理过程。从信息加工理论看，记忆就是人脑对外界输入的信息进行编码、储存和提取的过程。按照不同的标准，记忆有多种分类方式：依据记忆内容的不同，可分为情景记忆、语义记忆、情绪记忆、形象记忆和运动记忆。依据时间的长短，可分为感觉记忆、短时记忆和长时记忆。短时记忆的容量又称记忆广度，是指信息一次呈现后，被试者能回忆的最大数量。典型的试验采用 3 ~ 12 位随机排列的数字表，主试者依次阅读，每读完 1 个序列，被试者跟着正确地重述，直到不能准确地复述为止，其记忆容量就是能跟着正确复述的那个最大位数，一般为 7 ± 2。功能影像学发现在完成数字广度测验时右侧 DLPFC 起着重要作用。在进一步的研究中，完成数字广度测验的同时，用 rTMS 作用于右侧 DLPFC，分为伪刺激与真刺激两组，要求被试者完成顺向或逆向回忆任务。研究发现，在 rTMS 的作用下，数字记忆广度受到显著影响，说明右侧背外侧前额叶在数字的顺向或逆向记忆广度任务中起着关键的中央执行功能[22]。

记忆加工水平学说认为，信息加工深度及识记时使用的加工策略是影响记忆效果的重要因素，Manenti 等[23]要求被试者学习面孔 - 姓名配对，并对随后随机呈现的面孔和姓名进行匹配。使用的面孔图片在熟悉程度上存在差异，被试者完成再认匹配的同时给予 rTMS 刺激，刺激点为右或左 DLPFC，根据是否应用记忆策略将被试者分为应用策略（strategy users，SU）组和未用策略（no-strategy users，NSU）组。对于不熟悉的面孔，SU 组 rTMS 作用于右侧 DLPFC，NSU 组 rTMS 作用于左侧 DLPFC。其研究结果发现，rTMS 会影响面孔 - 姓名的匹配。

再认是指经历过的事物再度出现，有熟悉之感并能被识别和确认的过程。再认的速度和准确性主要取决于对事物识记的巩固程度和精确程度。Turriziani 等[24]研究了 DLPFC 在再认执行控制过程中的作用，选取 100 例健康对照和 80 例轻度认知障碍患者，用 rTMS 抑制或激活左侧或右侧 DLPFC，再认图片包括：面孔、建筑物、单词。低频 rTMS 作用于右侧 DLPFC 提高了对照组和患者组的再认成绩；而高频 rTMS 作用于右侧 DLPFC，则使再认功能降低。

四、rTMS 对心理理论的作用

心理理论（theory of mind，TOM）简单地说就是能理解他人心理过程的能力，是一个多维度的结构，也是社会认知的关键部分，行为和 fMRI 研究指出，该能力与前额叶和颞顶叶的功能有关。心理理论可分为认知和情绪两个部分，Kalbe 等[25]让男性健康志愿者完成认知或情绪心理理论任务的同时，接受 1 Hz rTMS 刺激右侧 DLPFC，发现 rTMS 作用于右侧 DLPFC 对认知任务产生了影响，而对情绪任务没有影响；与情绪 TOM 的反应时相比，认知 TOM 的反应时增快，因此，可以认为右侧 DLPFC 对认知 TOM 具有重要作用，且认知 TOM 与情绪 TOM 是相对独立的。

错误信念任务（false belief task）是测量心理理论的一种研究方法，常在儿童中应用，在这个任务中，主试者向儿童描述一个故事情境（通常故事中主人公的信念与事实不相符），然后，主试者向儿童提问，看儿童是否能推断出主人公的真实信念。比如主试者给儿童讲下面这个故事：小明把一些巧克力放到了厨房的一个蓝色橱柜里（位置A），然后离开了厨房，小明的妈妈把巧克力移到了绿色的回柜里（位置B），然后离去，小明回到厨房想吃巧克力。讲完故事后主试者问儿童：小明会到哪里去找巧克力？通常3岁以下的儿童很难正确回答这个问题，他们会回答位置B（巧克力事实上在这个位置），而不会回答位置A（在小明的信念中认为巧克力在的位置），这说明3岁以下儿童的心理理论还不成熟。Costa等[26]选取11名健康志愿者，用错误信念和故事编造任务对他们的心理理论进行测量，研究左/右背外侧前额叶、颞顶交界区在心理理论中的作用。预先在伪刺激情况下。获得任务完成情况的基线，接着在接受1 Hz rTMS作用于左侧DLPFC、右侧DLPFC或颞交界区后，再次进行测量，测量指标包括任务完成的准确率和反应时。结果显示，rTMS作用于右DLPFC或颞顶交界区时对错误信念的反应有显著影响。rTMS作用于左/右侧DLPFC及右侧颞顶交界区对在故事编造中纳入他人观点的准确率产生影响，与伪刺激相比，准确率降低。

当随机产生一系列数字时，人们可以察觉到在自然数排列中相邻的数字被顺向和逆向回忆出来（如5-6，4-3）。这种随机数字构建中的顺序偏好来自对自然数顺序的过度学习，抑制过度学习带来的影响依赖额叶功能。Knoch等[27]分别用1 Hz或10 Hz的rTMS刺激左侧或右侧DLPFC，观察DLPFC在随机数字产生中的作用。研究对象是18名健康男性，rTMS作用于左侧DLPFC对数字顺序偏好的影响与刺激频率相关，与基线相比，接受1 Hz-rTMS后，偏好减少；接受10 Hz-rTMS后，与1 Hz-rTMS相比，偏好增强。而rTMS刺激右侧DLPFC均表现出偏好增强，与刺激频率无关。

五、rTMS对句子加工的作用

语言是以语音为载体、词为基本单位、语法为构建规则的符号系统。言语则是利用某种语言来表述自己的思想或与他人进行交际的过程。语言是个等级结构，语言的理解也是层层递进的：从语音知觉、词的辨认到短语、句子的理解。Manenti等[28]使用rTMS研究左、右侧DLPFC在句子理解中的作用，给予被试者图片及句子，要求被试者判断两者所描述的内容是否一致，句子使用的语法包括主动语态及被动语态，不正确的图片是与句子在词汇（基本结构）或语法结构上不相符的图片。在被试者完成任务的同时给予rTMS刺激左侧或右侧DLPFC，结果显示rTMS刺激左侧DLPFC，被试者的语义加工受到影响；rTMS作用于右侧DLPFC，被试者的语法加工受到影响。rTMS的作用与任务类型的双重分离，表明不同半球在句子加工中所动用的工作记忆资源是不同的。

六、rTMS对执行功能的作用

执行功能是一个复杂概念，很难给出一个准确的定义及范畴。一般认为，执行功能是一种高级认知功能，包括多种认知能力，如策略选择，建构、实施、调整，还包括计划和预判结局的能力（认知灵活性）、指导注意资源有效配置、自我监察管理、自我了解等。由于执行功能概念的复杂性，目前没有标准的执行功能测评工具。Vanderhasselt等[29]发现高频rTMS刺激右侧DLPFC可影响注意资源的分配，影响自上而下的注意过程。研究者使用新的stroop任务，需要被试者对任务进行策略选择，并对被动注意加以监控，被试者对非一致刺激的期待是该研究的操纵对象，因为在对信号不一致性抱有强烈的期待时，人们会从策略选择和构建的层面自上而下的应对不一致性的干扰。具体而言，就是词义对词语颜色命名的影响。研究采用双盲被试内平衡设计，20名右利手女性志愿者随机接受单次高频rTMS真刺激或伪刺激作用于右侧DLPFC，结果显示，只在高期待的情况下，真刺激后出现了与信号一致性不相关的反应时缩短，而伪刺激没有变化，志愿者的情绪在rTMS前后没有变化，表明研究结果未受到情绪的影响。

反应抑制是执行功能的另一个方面，可以用停止信号任务、任务转化测验（task-switching paradigm，TS）等进行研究，TS要求被试者在一次测验中依据两种不同的标准对任务做出不同的反应，右侧DLPFC与这一功能有关。Vanderhassel等[30]选取健康女性志愿者，用高频rTMS作用于右侧DLPFC，随后完成TS。在rTMS刺激后，有线索任务时的反应较无线索任务时的反应降低，伪刺激没有此效应，rTMS没有引起情绪变化，说明右侧DLPFC在对有线索时两种任务的转化起着重要作用。

七、rTMS 对精神运动速度的作用

rTMS 作用于 DLPFC 可以增加精神运动速度（psychomotor speed）。Backen 等[31]克服了以往研究未设立伪刺激对照组和精神运动速度与更高级的执行功能相混淆的缺陷，以 36 名右利手健康女性为被试者。采用高频 rTMS 作用于右或左侧 DLPFC，发现精神运动速度的改变仅出现在高频 rTMS 刺激右侧 DLPFC 后，这一结果支持右前额叶神经回路在视觉运动（visuomotor）行为和表现的作用，并认为精神运动速度加快不是情绪变化的随后效应。

八、rTMS 对新异刺激觉察的作用

对事物的变化或新异刺激的觉察与双侧顶叶、右侧 DLPFC 神经回路的功能有关。Turatto 等[32]发现，与 rTMS 作用于左侧 DLPFC 或伪刺激相比，rTMS 刺激右侧 DLPFC 可以影响对变化事物的认知，认为右侧 DLPFC 在对变化事物的认知具有非常重要的作用。

九、rTMS 对注意偏好的作用

高频 rTMS 作用于右侧 DLPFC 可以引起健康人对危险信号的注意偏向（attentional bias）。右侧 DLPFC 的兴奋性降低，而右侧杏仁核的兴奋性增高，处于高度焦虑状态的健康人也有对负性信号的注意偏向，皮质 - 皮质下回路的活动增强，类似于高频 rTMS 刺激右侧 DLPFC 时产生的注意偏向。Vanderhasselt 等[33]选取处于不同焦虑状态的健康人作为被试，结合高频 rTMS 对他们的注意偏向进行研究，研究者招募 28 名女性志愿者，采用伪刺激作为对照。结果显示，焦虑得分与高频 rTMS 引起的注意偏向强度呈正相关，提示高频 rTMS 可以干扰前额叶 - 杏仁核回路的功能。

第四节　经颅磁刺激对躯体焦虑障碍躯体症状的作用

焦虑障碍常伴随有多样的躯体症状，如自主神经功能的紊乱：耳鸣、疼痛，也会出现易激惹、物质使用障碍等情况，研究者们通过试验及临床研究就 rTMS 对这些症状的影响进行了探讨。

一、耳鸣

耳鸣的成因是过度兴奋和听觉中枢信息整合的异常。伴有焦虑和抑郁情绪时，耳鸣可为精神科的急症，采用非导航的 TBS 可快速、持久地对皮质兴奋性进行调节。Soekadar 等[34]对 1 例 54 岁的耳鸣患者进行了 3 个疗程的 cTBS 治疗，一个疗程为 1 周，定位于颞顶叶听觉相关皮质，TMS 刺激后耳鸣量表显示，耳鸣强度从 84 分降至 59 分，HAMD 分值从 44 分降至 23 分。低频 rTMS 作用于左颞叶皮质是治疗慢性耳鸣的一种方法，但是研究表明耳鸣不是单一脑区的病理改变，而是神经环路的功能异常，包括听觉皮质、非听觉皮质。神经影像学发现，右侧 DLPFC 的功能与耳鸣相关。Kreuzer 等[35]考察在左颞叶皮质 1 Hz 低频 rTMS 刺激前，用 1 Hz 低频 rTMS 刺激右侧 DLPFC 是否会增强对耳鸣的疗效，56 例被试者随机分为两组，接受左颞叶皮质 2000 次脉冲的低频 rTMS 治疗，或 1000 次脉冲低频刺激右侧 DLPFC 及 1000 次脉冲低频刺激左颞叶皮质的联合治疗，治疗评估量表为耳鸣量表（tinnitus questionnaire，TQ）、耳鸣致残量表（tinnitus handicap inventory，THI）及 BDI，结果显示两组低频 rTMS 治疗即刻的 TQ、THI、BDI 评分均有下降趋势，虽然差异不显著，但联合治疗组在测量指标中都表现出具有较强的疗效趋势。所以右侧 DLPFC 的低频 rTMS 是治疗慢性耳鸣的一种增效机制，但因该研究效应区间狭小及对照组也接受左颞叶的 rTMS 治疗等原因，其研究结果有待验证。

二、疼痛

抗抑郁治疗可以减轻慢性疼痛。与之相似，给予右侧 DLPFC 低频 rTMS 治疗，即可改善疼痛。Sampson 等[36]的研究选择持续 3 周以上药物疗效不明显的神经病理性疼痛患者。给予右侧 DLPFC 1 Hz rTMS（1600 脉冲 / 日）的治疗，持续 15 天。在治疗前、治疗中的每周末及治疗后每月（随访至第 3 个月）采用量表评估疼痛体验。治疗开始前的

疼痛量表得分为 7.3 分。3 例被试者接受低频 rTMS 治疗后，疼痛评分降低 50%；1 例被试者在随访至第 3 月时报告疼痛症状降低 50% 以上。被试者疼痛评分在治疗第 1 周就开始下降。本研究虽然没有对照组，但随访显示治疗效应在一定程度上可以排除安慰剂的作用。低频 rTMS 也可用于降低纤维肌痛患者的疼痛体验，Sampson 等 [37] 采用 1 Hz rTMS 刺激 4 例女性患者右侧 DLPFC，所有患者均报告疼痛缓解，2 例患者经治疗后获得临床痊愈。

Mhalla 等 [38] 采用 TMS 研究抗抑郁药物和抗癫痫药物对纤维肌病患者的运动皮质兴奋性（RMT、ICF 和 ICI）的影响，结果显示，患者双侧手部运动皮质的 RMT 显著增高，阈上 MEP 显著降低，皮质脊髓束整体兴奋性下降，但与临床症状无关。药物治疗可缓解焦虑、抑郁和疼痛评分，但对 RMT、ICF 和 ICI 并无显著影响。ICF 和 ICI 降低与晕厥、抑郁相关，与药物应用情况无关，这表明纤维肌病表现皮质内调节功能受损，与 GABA 能及谷氨酸能机制相关，部分结果与慢性疼痛症状相关。

rTMS 对纤维肌病具有持久的止痛效应，Mhalla 等 [39] 的随机双盲研究中，40 例被试者被随机分为真刺激组和伪刺激组，刺激点为左侧 M1 区，刺激参数为 10 Hz、80%MT，共 14 次 rTMS。具体方法是：前 5 天是诱导期，接着是每次间隔 1 周的 3 次维持期治疗，随后为每次间隔 2 周的 3 次维持期治疗，最后是每次间隔 1 个月的 3 次维持期治疗，测量每次治疗前 24 h 的疼痛情况及最后一次治疗 1 个月后的疼痛情况。其他指标包括生活质量、心境、焦虑和运动皮质的兴奋性。本试验仅有 30 例被试者完成了最终的研究（真刺激组 16 例，伪刺激组 14 例），结果显示从第 5 日开始至第 25 周末，真刺激组的疼痛明显减轻，其他量表的评分也明显好转，同时 rTMS 可提高 ICI 和 ICF，但不影响 RMT，伪刺激对运动皮质兴奋性无影响。

三、消化道症状

对内脏有害刺激的感受（visceral nociception）表现为内脏受到刺激时右侧 DLPFC 的活动增强，这种活动增强常伴随着焦虑情绪的产生。Aizawa 等 [40] 采用 30 mA 电流刺激直肠诱发受试者焦虑情绪和内脏诱发电位（viscerosensory evoked potential，VEP，并用 rTMS 研究脑 - 肠轴的关系。选取 11 名健康男性志愿者，分别用 0.1 Hz 低频 rTMS（LF-rTMS）、伪刺激或 10 Hz 高频 rTMS 刺激右侧 DLPFC，随后用伪电流刺激或 30 mA 电流刺激直肠，测量包括直肠恒压（rectal barostat）、VEP 及焦虑量表。结果显示低频 rTMS 明显降低了直肠 30 mA 电刺激所诱发的焦虑情绪，高频 rTMS 则提高了直肠 30 mA 电刺激所诱发的内脏恒压波动事件频率，但无论哪种刺激方式，均对 VEP 无显著影响。说明低频 rTMS 刺激右侧 DLPFC 可以用于缓解内脏刺激引起的焦虑情绪，而高频 rTMS 刺激右侧 DLPFC 则可能引起内脏活动频率的增加。本研究提示，低频 rTMS 刺激右侧 DLPFC 可能缓解内脏 - 脑的不良信息交互影响。

四、物质使用障碍

焦虑障碍患者常与物质使用障碍共病，如惊恐障碍患者的酒精成瘾，广场恐惧症患者的酒精或镇静药物滥用。Camprodon 等 [41] 对 6 例可卡因依赖者采取 2 次针对右侧或左侧 DLPFC 的 10 Hz rTMS 治疗。分别在治疗前、治疗后及磁刺激结束 4 h 后对渴求进行测量，高频 rTMS 刺激右侧 DLPFC 可以使渴求感显著降低，与基线相比降幅为 19%，4 h 后回到治疗前水平。

五、决策能力

焦虑障碍患者常伴有决策能力下降。Camus 等 [42] 指出 DLPFC 与决策有关，特别是价值计算时背外侧前额叶皮质具有重要作用。决策伴随风险，但是否为得到可能的收益而选择冒险行为存在着个体差异。例如，有的人即使仅承担极小的冒险也需要极大的回报来予以弥补，有的人则与之相反，而这种差异与右前额叶的活动有关。Knoch 等 [43] 采用低频 rTMS 作用于左侧或右侧 DLPFC，随后要求被试者完成博弈任务。当右侧 DLPFC 功能被干扰时，个体表现出更多的风险寻求行为，这说明在决策任务中左、右前额叶具有不同的功能，右侧 DLPFC 对于选项的权衡很重要。Fecteau 等 [44] 用 tDCS 研究易化右侧 DLPFC，抑制左侧 DLPFC 对危险寻求行为的影响。36 名健康志愿者，随机分为 3 组（左正极右负极、右正极左负极、伪刺激），随后完成危险决策任务（risk task），结果显示易化右侧 DLPFC，抑制左侧 DLPFC 的个体表现出更多的安全行为，并且不容易受选项给出可能收益的影响，说明两侧背外侧前额叶的交互作用在危险决策行为中非常重要。

六、负性情绪

焦虑障碍患者除了焦虑情绪外，有时还会体验到抑郁、激越、担忧等负性情绪。Grisaru 等[45]对 18 名健康志愿者采用单序列 500 次、10%MT 的 rTMS 刺激左侧或右侧 DLPFC 的研究，显示单次低频刺激既不引起抑郁、愉悦、激惹、焦虑等情绪改变，也没有使睡眠得以改善。但对于具有这些负性情绪体验的个体的研究，得出了一些有意义的结果。

1. 担忧

担忧是焦虑的一种体验，也是广泛性焦虑障碍的症状之一。担忧来自对危险信号的高度警觉和肌张力的增加，这可能与行为准备时的运动易化有关。本研究是在担忧状态下用 TMS 测量皮质脊髓束的兴奋性，分别在担忧状态、运动意向（motor imagery）状态及麻醉状态记录肌电图和肌力。TMS 作用于运动皮质，在担忧状态下比在麻醉状态下引出更强的皮质脊髓运动，而在担忧状态下，测量的目标肌肉最大自主收缩弱于运动意向状态。该研究说明，担忧与行为准备的关系不能被认知负荷所解释，行动准备与担忧的关系值得进一步研究。

2. 激越

焦虑患者可以表现出类似于躁狂患者的激越行为，用 rTMS 对双相障碍躁狂相的患者进行干预，发现 rTMS 具有增效作用。Saba 等[46]对 8 例躁狂患者进行开放性研究，高频 rTMS（5 串 15 s、10 Hz、80% MT）刺激右侧 DLPFC，用躁狂评估量表（MAS）及临床总体印象量表（CGI）在治疗前及治疗的第 14 天对疗效进行评估，发现患者的躁狂症状显著减轻。由于本研究是开放性研究，参与研究的患者同时在应用药物治疗，所以需要双盲、伪刺激对照研究来进一步验证这些结果。

3. 焦虑情绪

焦虑的形成机制为半球间的不平衡性及皮质 - 边缘系统控制的缺陷。颞叶兴奋性研究显示，焦虑情绪可以通过影响皮质下行抑制，使颞叶抑制时间降低。Marazziti 等[47]指出，对于强迫障碍及惊恐障碍，在一线药物（SSRI 类）疗效不佳时，可与其他药物联合治疗，也可加用认知行为疗法、rTMS 和 tDCS 等非药物治疗。rTMS 的抗焦虑作用在大部分临床前研究中已得到了证实，如 Watts 等[48]将 20 例 PSTD 患者随机分为接受 10 次右侧背外侧前额叶 1 Hz rTMS 真刺激或伪刺激组，治疗前、治疗后及 2 个月后随访时，请第三方评估者对疗效进行评估，评估内容包括 PTSD 症状、抑郁症状、焦虑症状和神经认知功能。结果显示，虽然 rTMS 的治疗效果在 2 个月后有一定减退，但真 rTMS 刺激组在评估量表得分及 PTSD 症状、抑郁症状上均有显著改善。但 Pigot 等[49]的双盲对照研究没有发现 rTMS 的治疗效应优于安慰剂。突触传递可以使作用于某一部位的 rTMS，间接作用于更远的脑区及皮质下区域。Zwanzger 等[50]认为 rTMS 作用于前额叶皮质对 PTSD 及惊恐障碍有效。Pallanti 等[51]对 1980 至 2009 年间的研究进行总结，认为右侧 DLPFC 的高频 rTMS 能降低 PTSD 和惊恐障碍的焦虑症状，但由于研究多是案例报告，很少有对照或双盲研究，所以结果缺乏一致性。

Schutter 等[52]采用对照研究考察 20 min 低频 rTMS 作用于右侧 DLPFC 对焦虑情绪的影响，测量指标为情绪和 EEG，EEG 显示，刺激后 25 ~ 35 min 及 55 ~ 65 min，左半球的 θ 波增加，并且在接受刺激后即刻、35 min、65 min 时，患者均报告焦虑降低。这一现象说明 rTMS 可以在左、右半球间影响神经振荡的传递。

总之，rTMS 通过不同频率的刺激对大脑皮质产生兴奋或抑制作用，可开辟临床应用的新领域。rTMS 治疗焦虑障碍的临床研究还需进一步完善：①疗程应足够，治疗焦虑障碍大多应 10 个序列、时间 2 周或以上；② rTMS 作用的神经机制仍需要进一步阐明；③尽管已开发了新型的深部经颅磁刺激设备，但是设备的抗焦虑效应还有待阐明，而且其与常规 rTMS 作用效果的差异也有待进一步研究；④ rTMS 治疗参数缺乏统一标准；⑤需要大样本双盲对照研究。

第五节　经颅磁刺激对广泛性焦虑障碍的作用

广泛性焦虑障碍（GAD）表现为广泛而持久的焦虑，属于《精神疾病诊断和统计手册》（第5版）（DSM-5）中的焦虑障碍范畴。GAD诊断的特征包括持续和过度焦虑，以及患者对难以控制的各个领域的过度担忧。GAD的症状还包括紧张或疲劳、注意力不集中、易怒、肌肉紧张和睡眠障碍等。症状必须持续至少6个月，并且在社会、职业或其他重要功能领域引起临床上显著的痛苦或损害，是一种高度普遍但知之甚少的慢性精神障碍。

既往将rTMS用于GAD的治疗研究较少，Bystritsky等[53]选取10例符合DSM-Ⅳ广泛性焦虑障碍诊断的被试者，年龄18～56岁，在fMRI导航下用rTMS进行治疗，并对治疗作用进行了追踪。首先，他们用fMRI定位出各个被试者前额叶皮质兴奋性的最高部位，在3周的时间内针对fMRI选定的区域做6组低频rTMS干预，用HAMA、临床总体印象改善量表（CGI-I）对疗效进行评估。rTMS治疗后，患者HAMA减分率≥50%，CGI-I对症状改善的评分为1或2（“极度改善”或“非常改善”），且6例患者最终的HAMA总分小于8分，达到临床治愈，说明在fMRI引导下的rTMS对GAD的治疗是有效的。

近年来，rTMS应用于GAD的治疗研究逐渐增多。Song等[54]招募符合DSM-5中广泛性焦虑障碍诊断标准的11例GAD患者和11名健康对照者，年龄在18～55岁。11例GAD患者接受右侧DLPFC的1 Hz rTMS治疗共计10天。采用汉密尔顿焦虑量表（HAMA）和汉密尔顿抑郁量表（HAMD）在基线、治疗后和1个月的随访中评估临床症状的严重程度。在这些患者和11名健康对照者的治疗前后进行了单脉冲TMS（针对右侧DLPFC）和脑电图（TMS-EEG）的联合配准，并使用自适应定向传递函数分析随时间变化的大脑网络连接。结果显示，低频rTMS治疗后GAD患者的HAMA和HAMD的评分显著下降，并且这一作用在1个月的随访中仍然存在。对健康对照组时变脑电图网络的分析显示，左侧额叶和颞中区的连接信息流出持续减弱。与健康对照组相比，GAD患者在基线时左侧额极和颞后极的连接信息流出减弱。经过10天的rTMS治疗后，网络模式显示左侧额叶和颞叶区域的连接信息流出减弱。rTMS针对GAD患者右侧DLPFC引起的随时间变化的EEG网络变化的特征是左侧额叶和颞叶区域的信息流出不足。针对右侧背外侧前额叶皮质的低频rTMS逆转了这些异常并改善了GAD的临床症状。

持续性爆发式刺激（cTBS）是一种比低频rTMS治疗时间更短的方案，Li等[55]将120例GAD患者随机分配到右侧背外侧前额叶皮质接受cTBS（$n = 41$）、1 Hz的rTMS（$n = 40$）或假cTBS组（$n = 39$）以及健康对照组（$n = 30$）。比较各组神经生理学数据并分析基线、治疗后和1个月随访时汉密尔顿焦虑量表评分和α振荡（频率和功率）的变化。治疗20次后，cTBS和1 Hz rTMS组患者的焦虑有所改善，α振荡的功率增加。然而，在1个月的随访中，与1 Hz rTMS组相比，cTBS组的反应者和缓解者更多，α振荡的功率也更高（事后分析：cTBS ＞ rTMS ＞健康对照）。在基线时，α振荡频率与汉密尔顿焦虑量表的心理症状评分呈负相关；治疗后，这种相关性仅显现于cTBS组。该实验结果说明，与低频rTMS相比，cTBS治疗GAD有更好的的疗效，这也为临床使用cTBS新型治疗方案提供了证据。其治疗效果可能是提高了α振荡频率，从而改善GAD的心理症状。

此前，rTMS治疗GAD仅限于单点干预。Wang等[56]研究GAD患者使用皮质-皮质配对联合刺激（ccPAS）提供的双侧部位额顶刺激的临床疗效。将50例GAD患者随机分配至1 Hz rTMS（10次）：右侧背外侧前额叶皮质单点刺激（DLPFC；每次1500次脉冲）；右侧后顶叶皮质的单点刺激（PPC；每次1500个脉冲）；在右侧DLPFC和右侧PPC上进行双靶点ccPAS（rds-ccPAS），每次1500个脉冲（rds-ccPAS-1500）；或在右侧DLPFC和右侧PPC上进行ccPAS，每次750个脉冲（rds-ccPAS-750）。两种rds-ccPAS治疗均使用100 ms的刺激间隔。结果显示，治疗后4组焦虑、抑郁和失眠的临床评分均降低。与rds-ccPAS-750和单站点组相比，rds-ccPAS-1500组的焦虑症状、抑郁症状和失眠均有更大的改善。在10天和1个月的随访中，rds-ccPAS-1500组的焦虑症状和失眠也表现出显著或趋势水平的改善。与单靶点刺激相比，更多的患者对 rds-ccPAS-1500 治疗有反应。反应率的组间差异持续到 3 个月的随访时间。额顶叶 rds-ccPAS 可能是 GAD 更好的治疗选择。

Zeng 等[57]的研究将 62 例 GAD 患者随机分为 2 组，超低频 TMS（infra-low-frequency transcranial magnetic stimulation，ILF-TMS，频率＜0.2 Hz）组 31 例，伪刺激组 31 例。所有参与者在基线、第 2 周、第 4 周和第 12 周进行评估。采用意向治疗法进行分析，结果发现，有效率高于伪刺激组，且在第 12 周有显著差异（有效率：80.6% *vs.* 54.8%，$P = 0.03$）。虽然真刺激组在第 12 周缓解率较高，但两组间差异无统计学意义（缓解率：71.0% *vs.* 48.4%，$P > 0.05$）。HAMD、CGI、神经认知测试评分组间差异无统计学意义。治疗组不良事件发生率与伪刺激组相似，差异无统计学意义。该结果提示，ILF-TMS 可能是改善 GAD 患者焦虑症状的一种有效、安全的辅助工具。

以上研究结果表明，rTMS 在广泛性焦虑障碍的治疗中具有很大的应用价值，其不同的具体方案如治疗剂量、刺激参数的设置，或许会带来更加有效的治疗效果。

（谭庆荣　王化宁）

参考文献

[1] BANGASSER D A，CUARENTA A. Sex differences in anxiety and depression：circuits and mechanisms. Nat Rev Neurosci，2021，22（11）：674-684. doi：10.1038/s41583-021-00513-0

[2] HUANG Y，WANG Y，WANG H，et al. Prevalence of mental disorders in China：a cross-sectional epidemiological study. Lancet Psychiatry，2019，6（3）：211-224.

[3] ESSAU C A. Comorbidity of anxiety disorders in adolescents. Depress Anxiety，2003，18（1）：1-6. doi：10.1002/da.10107

[4] ARAN P，LEWIS A，WATSON S，et al. Major depression and generalised anxiety disorder：An analysis of the effects of remission status and comorbidity on mother-infant emotional availability in the perinatal period. J Clin Psychol，2022，78（4）：570-589. doi：10.1002/jclp.23235

[5] HOGE E A，IVKOVIC A，FRICCHIONE G L. Generalized anxiety disorder：diagnosis and treatment. BMJ，2012，345：e7500. Published 2012 Nov 27. doi：10.1136/bmj.e7500

[6] DONOVAN M R，GLUE P，KOLLURI S，et al. Comparative efficacy of antidepressants in preventing relapse in anxiety disorders - a meta-analysis. J Affect Disord，2010，123（1-3）：9-16. doi：10.1016/j.jad.2009.06.021

[7] BATELAAN N M，BOSMAN R C，MUNTINGH A，et al. Risk of relapse after antidepressant discontinuation in anxiety disorders，obsessive-compulsive disorder，and post-traumatic stress disorder：systematic review and meta-analysis of relapse prevention trials［published correction appears in BMJ. 2017 Sep 25；358：j4461］. BMJ，2017，358：j3927. Published 2017 Sep 13. doi：10.1136/bmj.j3927

[8] SILTON R L，HELLER W，ENGELS A S，et al. Depression and anxious apprehension distinguish frontocingulate cortical activity during top-down attentional control. J Abnorm Psychol，2011，120（2）：272-285. doi：10.1037/a0023204

[9] GOLE M，KÖCHEL A，SCHÄFER A，et al. Threat engagement，disengagement，and sensitivity bias in worry-prone individuals as measured by an emotional go/no-go task. J Behav Ther Exp Psychiatry，2012，43（1）：532-539. doi：10.1016/j.jbtep.2011.07.002

[10] HARDIN M G，MANDELL D，MUELLER S C，et al. Inhibitory control in anxious and healthy adolescents is modulated by incentive and incidental affective stimuli. J Child Psychol Psychiatry，2009，50（12）：1550-1558. doi：10.1111/j.1469-7610.2009.02121.x

[11] PACHECO-UNGUETTI A P，ACOSTA A，MARQUÉS E，et al. Alterations of the attentional networks in patients with anxiety disorders. J Anxiety Disord，2011，25（7）：888-895. doi：10.1016/j.janxdis.2011.04.010

[12] QIU C，LIAO W，DING J，et al. Regional homogeneity changes in social anxiety disorder：a resting-state fMRI study. Psychiatry Res，2011，194（1）：47-53. doi：10.1016/j.pscychresns.2011.01.010

[13] GRIMM S，BECK J，SCHUEPBACH D，et al. Imbalance between left and right dorsolateral prefrontal cortex in major depression is linked to negative emotional judgment：an fMRI study in severe major depressive disorder. Biol Psychiatry，2008，63（4）：369-376. doi：10.1016/j.biopsych.2007.05.033

[14] DOLCOS F，LABAR K S，CABEZA R. Dissociable

effects of arousal and valence on prefrontal activity indexing emotional evaluation and subsequent memory：an event-related fMRI study. Neuroimage，2004，23（1）：64-74. doi：10.1016/j.neuroimage.2004.05.015

[15] WANG W，FU X，WANG Y. Temporalis exteroceptive suppression in generalized anxiety disorder and major depression. Psychiatry Res，2000，96（2）：149-155. doi：10.1016/s0165-1781（00）00194-3

[16] MARAZZITI D，CARLINI M，DELL'OSSO L. Treatment strategies of obsessive-compulsive disorder and panic disorder/agoraphobia. Curr Top Med Chem，2012，12（4）：238-253. doi：10.2174/1568026799078688

[17] SABA G，ROCAMORA J F，KALALOU K，et al. Repetitive transcranial magnetic stimulation as an add-on therapy in the treatment of mania：a case series of eight patients. Psychiatry Res. 2004，128（2）：199-202. doi：10.1016/j.psychres.2004.05.019

[18] VAN HONK J，SCHUTTER D J，D'ALFONSO A A，et al. 1 hz rTMS over the right prefrontal cortex reduces vigilant attention to unmasked but not to masked fearful faces. Biol Psychiatry，2002，52（4）：312-317. doi：10.1016/s0006-3223（02）01346-x

[19] KOCH G，OLIVERI M，TORRIERO S，et al. Underestimation of time perception after repetitive transcranial magnetic stimulation. Neurology，2003，60（11）：1844-1846. doi：10.1212/wnl.60.11.1844

[20] JONES C R，ROSENKRANZ K，ROTHWELL J C，et al. The right dorsolateral prefrontal cortex is essential in time reproduction：an investigation with repetitive transcranial magnetic stimulation. Exp Brain Res，2004，158（3）：366-372. doi：10.1007/s00221-004-1912-3

[21] KOCH G，OLIVERI M，TORRIERO S，et al，Caltagirone C. Repetitive TMS of cerebellum interferes with millisecond time processing. Exp Brain Res，2007，179（2）：291-299. doi：10.1007/s00221-006-0791-1

[22] ALEMAN A，VAN'T WOUT M. Repetitive transcranial magnetic stimulation over the right dorsolateral prefrontal cortex disrupts digit span task performance. Neuropsychobiology，2008，57（1-2）：44-48. doi：10.1159/000129666

[23] MANENTI R，COTELLI M，CALABRIA M，et al. The role of the dorsolateral prefrontal cortex in retrieval from long-term memory depends on strategies：a repetitive transcranial magnetic stimulation study. Neuroscience，166（2）：501-507. doi：10.1016/j.neuroscience.2009.12.037

[24] TURRIZIANI P，SMIRNI D，ZAPPALÀ G，et al. Enhancing memory performance with rTMS in healthy subjects and individuals with Mild Cognitive Impairment：the role of the right dorsolateral prefrontal cortex. Front Hum Neurosci. 2012；6：62. Published 2012 Apr 10. doi：10.3389/fnhum.2012.00062

[25] KALBE E，SCHLEGEL M，SACK A T，et al. Dissociating cognitive from affective theory of mind：a TMS study. Cortex，2010，46（6）：769-780. doi：10.1016/j.cortex.2009.07.010

[26] COSTA A，TORRIERO S，OLIVERI M，et al. Prefrontal and temporo-parietal involvement in taking others' perspective：TMS evidence. Behav Neurol，2008，19（1-2）：71-74. doi：10.1155/2008/694632

[27] KNOCH D，BRUGGER P，REGARD M. Suppressing versus releasing a habit：frequency-dependent effects of prefrontal transcranial magnetic stimulation. Cereb Cortex，2005，15（7）：885-887. doi：10.1093/cercor/bhh196

[28] MANENTI R，CAPPA S F，ROSSINI P M，et al. The role of the prefrontal cortex in sentence comprehension：an rTMS study. Cortex，2008，44（3）：337-344. doi：10.1016/j.cortex.2006.06.006

[29] VANDERHASSELT M A，DE RAEDT R，BAEKEN C，et al. The influence of rTMS over the right dorsolateral prefrontal cortex on top-down attentional processes. Brain Res，2007，1137（1）：111-116. doi：10.1016/j.brainres.2006.12.050

[30] VANDERHASSELT M A，DE RAEDT R，BAEKEN C，et al. The influence of rTMS over the right dorsolateral prefrontal cortex on intentional set switching. Exp Brain Res，2006，172（4）：561-565. doi：10.1007/s00221-006-0540-5

[31] BAEKEN C，SCHRIJVERS D L，SABBE B G，et al. Impact of one HF-rTMS session on fine motor function in right-handed healthy female subjects：a comparison of stimulation over the left versus the right dorsolateral prefrontal cortex. Neuropsychobiology，2012，65（2）：96-102. doi：10.1159/000329699

[32] TURATTO M，SANDRINI M，MINIUSSI C. The role of the right dorsolateral prefrontal cortex in visual change awareness. Neuroreport，2004，15（16）：2549-2552. doi：10.1097/00001756-200411150-00024

[33] VANDERHASSELT M A，BAEKEN C，HENDRICKS M，et al. The effects of high frequency rTMS on negative attentional bias are influenced by baseline state anxiety. Neuropsychologia，2011，49（7）：1824-1830. doi：10.1016/j.neuropsychologia.2011.03.006

[34] SOEKADAR S R，ARFELLER C，RILK A，et al. Theta burst stimulation in the treatment of incapacitating

tinnitus accompanied by severe depression. CNS Spectr, 2009, 14 (4): 208-211. doi: 10.1017/s1092852900020228

[35] KREUZER P M, LANDGREBE M, SCHECKLMANN M, et al. Can Temporal Repetitive Transcranial Magnetic Stimulation be Enhanced by Targeting Affective Components of Tinnitus with Frontal rTMS? A Randomized Controlled Pilot Trial. Front Syst Neurosci, 2011, 5: 88. Published 2011 Nov 4. doi: 10.3389/fnsys.2011.00088

[36] SAMPSON S M, KUNG S, MCALPINE D E, et al. The use of slow-frequency prefrontal repetitive transcranial magnetic stimulation in refractory neuropathic pain. J ECT, 2011, 27 (1): 33-37. doi: 10.1097/YCT.0b013e31820c6270

[37] SAMPSON S M, ROME J D, RUMMANS T A. Slow-frequency rTMS reduces fibromyalgia pain. Pain Med, 2006, 7 (2): 115-118. doi: 10.1111/j.1526-4637.2006.00106.x

[38] MHALLA A, DE ANDRADE D C, BAUDIC S, et al. Alteration of cortical excitability in patients with fibromyalgia. Pain, 2010, 149 (3): 495-500. doi: 10.1016/j.pain.2010.03.009

[39] MHALLA A, BAUDIC S, DE ANDRADE D C, et al. Long-term maintenance of the analgesic effects of transcranial magnetic stimulation in fibromyalgia. Pain, 2011, 152 (7): 1478-1485. doi: 10.1016/j.pain.2011.01.034

[40] AIZAWA Y, MORISHITA J, KANO M, et al. Effect of repetitive transcranial magnetic stimulation on rectal function and emotion in humans. J Gastroenterol, 2011, 46 (9): 1071-1080. doi: 10.1007/s00535-011-0423-9

[41] CAMPRODON J A, MARTÍNEZ-RAGA J, ALONSO-ALONSO M, et al. One session of high frequency repetitive transcranial magnetic stimulation (rTMS) to the right prefrontal cortex transiently reduces cocaine craving. Drug Alcohol Depend, 2007, 86 (1): 91-94. doi: 10.1016/j.drugalcdep.2006.06.002

[42] CAMUS M, HALELAMIEN N, PLASSMANN H, et al. Repetitive transcranial magnetic stimulation over the right dorsolateral prefrontal cortex decreases valuations during food choices. Eur J Neurosci, 2009, 30 (10): 1980-1988. doi: 10.1111/j.1460-9568.2009.06991.x

[43] KNOCH D, TREYER V, REGARD M, et al. Lateralized and frequency-dependent effects of prefrontal rTMS on regional cerebral blood flow. Neuroimage, 2006, 31 (2): 641-648. doi: 10.1016/j.neuroimage.2005.12.025

[44] FECTEAU S, KNOCH D, FREGNI F, et al. Diminishing risk-taking behavior by modulating activity in the prefrontal cortex: a direct current stimulation study. J Neurosci, 2007, 27 (46): 12500-12505. doi: 10.1523/JNEUROSCI.3283-07.2007

[45] GRISARU N, BRUNO R, PRIDMORE S. Effect on the emotions of healthy individuals of slow repetitive transcranial magnetic stimulation applied to the prefrontal cortex. J ECT, 2001, 17 (3): 184-189. doi: 10.1097/00124509-200109000-00007

[46] SABA G, ROCAMORA J F, KALALOU K, et al. Repetitive transcranial magnetic stimulation as an add-on therapy in the treatment of mania: a case series of eight patients. Psychiatry Res, 2004, 128 (2): 199-202. doi: 10.1016/j.psychres.2004.05.019

[47] MARAZZITI D, CARLINI M, DELL'OSSO L. Treatment strategies of obsessive-compulsive disorder and panic disorder/agoraphobia. Curr Top Med Chem, 2012, 12 (4): 238-253. doi: 10.2174/1568026799078688

[48] WATTS B V, LANDON B, GROFT A, et al. A sham controlled study of repetitive transcranial magnetic stimulation for posttraumatic stress disorder. Brain Stimul, 2012, 5 (1): 38-43. doi: 10.1016/j.brs.2011.02.002

[49] PIGOT M, LOO C, SACHDEV P. Repetitive transcranial magnetic stimulation as treatment for anxiety disorders. Expert Rev Neurother, 2008, 8 (10): 1449-1455. doi: 10.1586/14737175.8.10.1449

[50] ZWANZGER P, FALLGATTER A J, ZAVOROTNYY M, et al. Anxiolytic effects of transcranial magnetic stimulation--an alternative treatment option in anxiety disorders?. J Neural Transm (Vienna), 2009, 116 (6): 767-775. doi: 10.1007/s00702-008-0162-0

[51] PALLANTI S, BERNARDI S. Neurobiology of repeated transcranial magnetic stimulation in the treatment of anxiety: a critical review. Int Clin Psychopharmacol, 2009, 24 (4): 163-173. doi: 10.1097/YIC.0b013e32832c2639

[52] SCHUTTER D J, VAN HONK J, D'ALFONSO A A, et al. Effects of slow rTMS at the right dorsolateral prefrontal cortex on EEG asymmetry and mood. Neuroreport, 2001, 12 (3): 445-447. doi: 10.1097/00001756-200103050-00005

[53] BYSTRITSKY A, KAPLAN J T, FEUSNER J D, et al. A preliminary study of fMRI-guided rTMS in the treatment of generalized anxiety disorder. J Clin Psychiatry, 2008, 69 (7): 1092-1098. doi: 10.4088/jcp.v69n0708

[54] SONG P，TONG H，ZHANG L，et al. Repetitive Transcranial Magnetic Stimulation Modulates Frontal and Temporal Time-Varying EEG Network in Generalized Anxiety Disorder：A Pilot Study. Front Psychiatry，2022，12：779201. doi：10.3389/fpsyt.2021.779201

[55] LI X，ZHANG C，TAN J，et al. Clinical effects of continuous theta burst stimulation for generalized anxiety disorder and a mechanism involving α oscillations：a randomized controlled trial. J Psychiatry Neurosci，2022，47（2）：E123-E133. Published 2022 Mar 31. doi：10.1503/jpn.210134

[56] WANG L，ZHOU Q H，WANG K，et al. Frontoparietal paired associative stimulation versus single-site stimulation for generalized anxiety disorder：a pilot rTMS study［published correction appears in J Psychiatry Neurosci. 2022 Jul 26；47（4）：E283］. J Psychiatry Neurosci，2022，47（2）：E153-E161. doi：10.1503/jpn.210201

[57] ZENG S，TANG C，SU M，et al. Infralow-frequency transcranial magnetic stimulation as a therapy for generalized anxiety disorder：A randomized clinical trial. Compr Psychiatry，2022，117：152332. doi：10.1016/j.comppsych.2022.152332

第十章

经颅磁刺激在强迫障碍中的应用

强迫障碍（obsessive-compulsive disorder，OCD）是指一种以强迫症状为主要表现的精神障碍，其特点是有意识的自我强迫和反强迫并存，两者强烈冲突使患者感到焦虑和痛苦；患者体验到观念或冲动来源于自我，但违背自己的意愿，虽极力抵抗，却无法控制；患者也意识到强迫症状不符合现实，但无法摆脱[1]。病程迁延者常以仪式动作来减轻精神焦虑和痛苦，但社会功能受损或严重受损。DSM-Ⅳ将OCD规定为焦虑障碍中的一种亚型，其主要特征为强迫思维（即某种联想、观念、回忆或疑虑等顽固地反复出现，难以抑制）、强迫意向、强迫情绪和强迫动作等。2013年颁布的DSM-5把OCD划分为一个独立的疾病实体，表明OCD不同于其他焦虑障碍。

第一节　强迫障碍的流行病学

2019年我国多中心的精神障碍流行病学调查显示，强迫障碍的终生患病率为2.4%[2]。通常起病于青春期或成年早期，但也可能在儿童青少年起病。31%的强迫障碍患者首次发病于10～15岁，75%的患者在30岁之前发病。在成年OCD的病例中，男性和女性的比例是1∶1，即OCD的发病无性别差异；但是，患OCD的儿童中约70%是男性，这个差异似乎说明男性的发病年龄更早，也部分提示不同性别的病因和易感性存在差异。另外，双生子和家族性研究发现，与异卵双生子相比，同卵双生子OCD的同病率较高，这提示强迫障碍具有一定的遗传倾向。

传统的概念认为OCD是焦虑障碍的一种亚型[3]，但不包含在重性精神障碍的范围内，但大多数强迫障碍患者的社会功能会受到严重损害，有时甚至自知力可达到重性精神障碍的程度[4-5]。世界卫生组织已认为OCD是一种可以导致残疾的障碍。研究显示，强迫障碍患者在生理、心理、社会关系等方面的生活质量明显低于正常人，且大多数患者的学习工作能力受到明显影响[6-8]。

第二节　强迫障碍的病理生理学机制

强迫障碍的神经生化改变涉及5-羟色胺（5-HT）、多巴胺（DA）和谷氨酸等多个神经递质系统。目前，已有多个研究发现5-HT再摄取抑制剂（包括选择性的和非选择性的）可以缓解强迫思维和部分强迫意向，因此，人们认为5-HT系统失调可能是强迫障碍的发病机制之一，而且这一假说也被随后的神经生物学、药理学和遗传学研究所支持。但有研究显示，强迫障碍患者并不存在特异性的5-HT系统功能障碍，而且5-HT受体的各种亚型在强迫障碍发病中的具体作用目前尚不十分清楚。

多巴胺系统的失调也可能是强迫障碍的病理生理机制之一。研究证据来源于两个方面：首先，联合使用 SSRI 类药物和多巴胺抑制剂对强迫障碍具有较好的临床疗效；其次，与多巴胺系统相关的疾病，如基底神经节相关的疾病（抽动秽语综合征和小舞蹈症）都可伴有强迫思维和强迫行为等表现。但值得注意的是，鉴于 5-HT 和 DA 系统之间存在复杂的相互作用（如 5-HT_{2C} 受体拮抗剂就会引起多巴胺释放的增加），DA 系统在强迫障碍中的作用并不是很明确，仍需进一步研究和证实 [9]。

谷氨酸系统也被认为与强迫障碍有关。有研究发现强迫障碍患者脑脊液中的谷氨酸水平高于常人，而且谷氨酸代谢产物的多少与强迫症状的严重程度呈正相关。同时，利鲁唑（谷氨酸拮抗剂）、*D*-环丝氨酸（NMDA 受体部分激动剂）以及美金刚（NMDA 受体非竞争性抑制剂）等作用于谷氨酸受体的药物都可能在一定程度上缓解强迫症状。这些研究结果提示，谷氨酸神经递质系统在强迫障碍的发病中具有一定的作用。

除了上述神经生化改变，神经功能影像学研究显示，皮质 - 纹状体 - 丘脑 - 皮质（cortex-striatum-thalamus-cortex，CSTC）环路的功能和结构异常是导致 OCD 的重要发病机制 [10]，该环路涉及背外侧前额叶皮质（dorsolateral prefrontal cortex，DLPFC）、眶额皮质（orbital frontal cortex，OFC）、辅助运动区（supplementary motor area，SMA）、前扣带回皮质（anterior cingulate cortex，ACC）、内侧前额叶（medial prefrontal cortex，mPFC）、尾状核、壳核、苍白球、丘脑及基底神经节等多个脑区。该环路存在两个通路，一个是直接或正反馈通路，从皮质产生谷氨酸能神经元投射到基底神经节，减少苍白球内部的抑制作用，从而增加丘脑 - 皮质的驱动；另一个是间接或负反馈通路，通过三个抑制性突触和一个兴奋性突触从苍白球投射到丘脑，从而导致丘脑 - 皮质输出减少。反刍思维和重复行为的异常可能与 CSTC 环路的直接故障或直接和间接通路之间的不平衡有关 [11]。OCD 患者在静息状态下双侧楔前叶动态功能连接（dynamic functional connectivity，dFC）的模式具有一定独特性，即 OCD 患者双侧楔前叶 dFC 降低；降低的右侧楔前叶与左侧中央后回 dFC 值可能对 OCD 的识别有提示作用 [12]。

以下列举了 OCD 相关的四个重要脑环路 [13]。一是运动环路 / 感觉运动环路，连接了感觉运动和运动皮质，包括 SMA 和壳核。壳核投射到内侧苍白球、外侧和尾部黑质。内侧苍白球段依次投射到丘脑腹外侧核，最后投射回到感觉运动皮质。此环路的功能改变可能会干扰抑制“内部触发的侵入性和重复性运动和思维”。二是背外侧前额叶皮质环路，是从 DLPFC，包括背侧 ACC 连接到背外侧尾状核，该尾状核进一步连接到苍白球的背内侧部分和喙侧黑质。在功能上，DLPFC 与执行功能有关，包括认知和行为程序的调整。这一环路的缺陷可能与强迫性思维的过度关注有关 [14]。三是腹侧认知环路，是由前外侧 OFC 到腹内侧尾状核的投射形成的，后者反过来支配内侧苍白球的背内侧部分和吻内侧黑质。外侧 OFC 的损伤似乎干扰了在行为中进行适当转换的能力，并且可能与仪式化的行为有关。在这种情况下，外侧 OFC 的过度活动可能介导了 OCD 的形成。有人认为，OFC-ACC 环路直接通路的过度活跃“固定了强迫性思维”。四是情感性前扣带回环路，将腹内侧 PFC、内侧 OFC 和腹侧 ACC 与腹侧纹状体、伏隔核以及腹侧苍白球和黑质连接起来。它通过投射到丘脑并返回到 ACC 和腹内侧 PFC 来闭合环路，它似乎与处理情感和奖赏信息有关。OCD 的思维过度活跃与行为监测和行为反应的改变有关。

第三节　强迫障碍的治疗方法

目前针对强迫障碍的治疗主要有两种方法：心理行为治疗如认知行为疗法（cognitive behavioral therapy，CBT）和药物治疗。对轻度和中度的 OCD 患者，认知行为疗法对儿童青少年和成年人 OCD 均具有良好效果，可以作为首选治疗。当认知行为疗法对强迫症状没有明显缓解，则可加用药物治疗，这有可能产生更好的依从性以及较好的缓解率。对于严重的儿童青少年和成年强迫障碍患者，在治疗起始时需选择认知行为疗法和药物治疗联合方式进行干预。

认知行为疗法由许多内容组成，包括心理健康教育、认知调整以及家庭疗法等。目前已有研究支持单独使用认知行为疗法治疗强迫障碍的疗效。认为认知行为疗法常常需要坚持每周 1 次或每周 2 次的治疗。如果治疗频率和强度更高（如每天 1 次），并不能马上改善强迫症状，但在治疗结束后会产生更有意义的作用，所以对药物治疗不敏感的患者更有帮助。尽管认知行为疗法已经在强迫障碍的治疗中得到了验证，但是其有效性往往受限于患者的依从性、治疗者的技能水平以及随访困难等问题。

除了认知行为疗法外，一些药物对儿童青少年和成年强迫障碍患者也具有较好的疗效。药物与认知行为疗法联合治疗，对中、重度强迫障碍或对其中一种治疗方式收效甚微的患者具有更好的疗效。SSRI 类药物的疗效已经在强迫障碍的治疗中得到了验证，氟伏沙明、氟西汀、舍曲林、帕罗西汀已经被美国 FDA 批准用于治疗成年强迫障碍患者，氯丙咪嗪、氟伏沙明、氟西汀和舍曲林也被批准用于青少年和儿童强迫障碍。氯丙咪嗪是第一个被发现对强迫障碍有效的药物，研究显示对强迫障碍的疗效优于 SSRI 类药物，但是也有对照研究发现氟西汀和氟伏沙明与氯丙咪嗪之间效果没有差异。值得注意的是，氯丙咪嗪具有引发心血管综合征和性功能障碍的风险，而且存在抗胆碱、镇静、体重增加等不良反应，可能导致患者不能长期坚持治疗。相对于治疗其他精神障碍（如抑郁症和焦虑障碍），SSRI 类药物治疗 OCD 的目标治疗剂量高，且需要足量足疗程 [15]。一项荟萃分析显示，不同剂量的 SSRI 类药物治疗成年强迫障碍患者，高剂量组显现出更好的疗效。当然，除了关注这些药物的确切疗效外，SSRI 的不良反应也不容忽视，常见的不良反应包括恶心、食欲不振、腹泻、便秘、头痛、失眠等；值得注意的是，对儿童强迫障碍患者要注意其行为异常激活现象，包括兴奋、敌对、烦躁不安等现象，这些症状经常发生在剂量改变的 1 ~ 9 天后，同时，治疗青少年强迫障碍患者的早期过程中，还需要注意自杀的风险 [16]。

第四节　经颅磁刺激对强迫障碍脑区的作用

既往研究证实，低频重复经颅磁刺激（low frequency repetitive transcranial magnetic stimulation，LF-rTMS）（≤ 1 Hz）通常被认为对皮质有抑制作用，而高频重复经颅磁刺激（high frequency repetitive transcranial magnetic stimulation，HF-rTMS）（≥ 5 Hz）则会对皮质产生兴奋功能 [17]。

除此之外，近年兴起的深部经颅磁刺激（deep transcranial magnetic stimulation，dTMS）技术是基于 rTMS 改进而来的，其不仅能调节皮质兴奋性，还能调节更深层的神经回路活动。rTMS 使用 8 字形线圈，刺激范围为距头皮 1.5 ~ 2.5 cm，对许多与精神疾病相关的皮质下结构无法达到刺激作用，因此研究者研发了 dTMS，刺激深度达 6 cm 左右，可调节皮质下神经元活动。dTMS 一般采用 H 线圈，其在颅内产生的磁场效应更深且强度衰减更慢。目前的研究 [18] 显示了 dTMS 对 OCD 的有效性，包括既往对药物和认知行为疗法治疗无效的 OCD 患者。近年来，国内外学者围绕 TMS 对 OCD 的干预开展了广泛研究，除了上述刺激频率的不同，多数研究选择 TMS 的作用靶点也有不同。下面主要围绕 DLPFC、mPFC/ACC、OFC、SMA/ 辅助运动前区（pre-SMA）的刺激靶点进行介绍 [19]。

1．背外侧前额叶皮质

该靶点开展的研究较多。Seo 等 [20] 针对 27 例难治性 OCD 患者（真刺激组 14 例，伪刺激组 13 例）进行了一项随机对照试验，选择右侧 DLPFC 为治疗靶点，给予 1 Hz 连续刺激 3 周（5 天 / 周），每次持续 20 min，在干预 3 周后，与伪刺激组相比，真刺激组的耶鲁 - 布朗强迫量表（Yale-Brown obsessive-compulsive scale，Y-BOCS）分数有明显改善，同时汉密尔顿抑郁量表（Hamilton depression scale，HAMD）分数也明显下降。2016 年 Elbeh 等 [21] 开展一项双盲、随机、对照研究，比较 OCD 的 1 Hz rTMS 和 10 Hz rTMS 以及伪刺激组（每组均为15例）的疗效，刺激右侧DLPFC，干预2周，发现1 Hz的rTMS疗效优于10 Hz的rTMS和伪刺激组。Jahangard等[22]进行了一项随机交叉试验，10例难治性OCD患者随机分为20 Hz真刺激组和伪刺激组，以双侧DLPFC为靶点进行刺激，2周后真刺激组转为伪刺激组，伪刺激组转为真刺激组，分别再刺激2周。结果表明在2周后真刺激组的强迫症状严重程度明显下降，认知能力提高，但两组的执行功能差异无统计学意义，刺激4周后差异也无统计学意义。Haghighi等的另一项研究[23]在刺激部位、频率和试验方法上相同，但被试人数增加到21例患者且治疗时间增加至4周（5次/周）。结果显示，与伪刺激相比，真刺激条件下的患者自评和他评量表的症状严重程度均降低，Y-BOCS分数随rTMS刺激时间增加而显著降低，在第2周与伪刺激组比较有显著差异，4周后两组之间差异无统计学意义。这说明在HF-rTMS治疗下治疗时间对临床疗效的影响可能较低，也验证了HF-rTMS可能较LF-rTMS疗效时间短。由此可见，rTMS刺激DLPFC区域对OCD的临床疗效并不完全一致。这可能与被试样本的差异、样本量、刺激频率的高低、单双侧刺激部位的差异和治疗时间等因素有关。

2．内侧前额叶皮质/前扣带回皮质

一项开放性研究[24]对10例OCD患者选择内侧前额叶皮质（mPFC）为靶点，给予dTMS（1 Hz）10天的治疗。结果发现所有患者在治疗后Y-BOCS评分平均改善39%，1个月后进行随访显示这种下降趋势继续保持。Carmi等[25]对OCD患者开展为期5周的dTMS双盲对照研究，41例OCD患者随机分为20 Hz、1 Hz或伪刺激组，用H7线圈将靶点聚焦在mPFC和前扣带回皮质（ACC）。治疗后20 Hz组与1 Hz组在Y-BOCS评分上较伪刺激组明显改善，随后3个月的Y-BOCS评分保持稳定。表明dTMS治疗效果良好并可维持较长时间。Carmi等[26]随后在一项多中心双盲、假对照研究中检验了针对mPFC/ACC的dTMS的疗效。招募了100例患者，年龄在22～68岁，使用DSM-Ⅳ结构化临床访谈明确诊断，筛选符合Y-BOCS评分≥20者纳入研究，入组患者必须在随机分组前接受足量的SSRI治疗，至少2个月，或正在认知行为疗法的维持治疗中。最终，在11个中心的99例OCD患者被随机分为高频（20 Hz）治疗组或伪dTMS治疗组，持续治疗6周，结果表明，89%的治疗组和96%的伪刺激组完成了研究。接受高频dTMS治疗的患者Y-BOCS评分的降低幅度明显高于伪刺激组（分别降低6.0分和3.3分），缓解率分别为38.1%和11.1%。在1个月后的随访中，治疗组的应答率为45.2%，伪刺激组为17.8%。随访组间的这种差异保持不变。因此，对于mPFC/ACC高频dTMS可显著改善强迫症状，可作为药物和心理治疗应答效果不佳患者的一种治疗手段。Storch等的一项研究[27]采用dTMS治疗成年OCD患者（100例），结果显示，dTMS刺激mPFC/ACC 6周，治疗29次，对较重强迫症状的患者有更大的益处，而在严重程度较低的患者中，组间的差异不显著。目前dTMS的H7线圈已被美国FDA批准用于治疗OCD[28]。另外，dTMS的H7线圈刺激mPFC/ACC 2周后改善了强迫、焦虑和抑郁症状，且在执行Stroop任务时，左尾状核和邻近白质的激活显著降低，这可能是dTMS刺激mPFC/ACC改善OCD的机制之一。

3．眶额皮质

OCD的闯入性思维、冲动或冲动控制障碍与眶额皮质（OFC）有关，有研究在OFC靶点给予低频rTMS使大脑功能趋于正常化。OFC位于皮质下深处，rTMS缺乏刺激深度，所以之前的研究较少。基于fMRI的研究结果表明，在静息状态下，对眶额和额极区域的抑制性刺激最有可能显著改善强迫症状[29]。Nauczycie等[30]在一项双盲交叉研究评估了rTMS（1 Hz）刺激右侧OFC治疗OCD（15例）的疗效，7天后真刺激组和伪刺激组的症状均有改善，且真刺激组改善更显著，差异有统计学意义。正电子发射断层成像（positron emission tomography，PET）结果显示，rTMS刺激与双侧OFC代谢减少相关。这说明1 Hz的rTMS可能抑制了双侧OFC的过度激活。随后米丝等[31]将24例OCD患者随机分为真刺激组和伪刺激组干预6周（5天/周），发现低频（1 Hz）rTMS刺激左侧OFC联合药物治疗2周后，强迫症状明显改善，4周时疗效优于单纯药物治疗组，联合组的有效率明显高于单纯药物治疗组，说明rTMS刺激OFC治疗OCD具有潜在的优势，且起效快，安全性高。最新的一项随机双盲研究[32]采用dTMS模式刺激OCD患者（33例，真刺激18例，伪刺激15例）的OFC，共10次dTMS刺激，每天2次（共1200脉冲），治疗为期5天。结果显示治疗后、随访2周时，较治疗前的Y-BOCS、HAMA、HAMD、CGI评分均明显改善，对混杂变量控制后，仅有HAMA和CGI改善有统计学意义，该研究证实了dTMS刺激OFC耐受性良好，焦虑症状和疾病总体严重程度获得显著改善。Liu等[33]的研究纳入了28例难治性OCD患者，年龄18～60岁，以双盲方式对参与者给予右侧OFC每天2次的cTMS或伪cTMS治疗，每周5天，持续2周，使用Y-BOCS确定对治疗的临床疗效。治疗2周后，两组在Y-BOCS评分和其他次要结局指标（包括焦虑症状）方面的差异没有统计学意义。cTMS组的抑郁症状得到改善，但该作用在6周后消失。研究结果表明，使用cTMS是安全的，但治疗2周不足以达到治疗效果。

4．辅助运动区 / 辅助运动前区

辅助运动区（SMA）相比于DLPFC对基底节区域影响更大，在靶点的选择上可能会优于DLPFC。SMA比OFC刺激可能更加便利。所以以SMA为靶点的研究较多。Singh等[34]比较了SMA与左侧OFC作为rTMS刺激靶点的有效性，发现强迫症状的严重程度都显著降低，两个靶点的疗效差异无统计学意义。这说明SMA和左侧OFC在作为rTMS靶点均有效。Lee等[35]的一项研究评估了1 Hz rTMS治疗9例难治性OCD患者的疗效，以SMA为靶点持续4周（5天 / 周）的治疗。治疗第4周时Y-BOCS分数显著降低，CGI评分在治疗的第2周和第4周也出现显著变化。这些研究结果表明，对于药物治疗抵抗的OCD患者，1 Hz rTMS刺激SMA是一种有效安全的辅助治疗方法。有两项研究[36]的OCD患者分别进行3周或4周的治疗，治疗结束时两组在Y-BOCS评分的变化差异无统计学意义。研究者认为可能是治疗的持续时间不够。这两项研究结果表明，对于难治性强迫症患者来说，治疗时间与疗效没有明显的关系。1 Hz rTMS刺激SMA部位似乎是无效的，所以刺激这一靶点尚存在争议。Arumugham等[37]一项双盲随机假对照试验研究了低频rTMS在双侧辅助运动前区（pre-SMA）对药物治疗反应部分 / 不良的OCD患者的疗效。筛选40例服用稳定药物且对药物治疗反应不良的OCD受试者，随机分为2组（每组n=20），在双侧SMA接受rTMS或伪刺激。最终36例患者符合意向治疗分析条件。结果显示，rTMS治疗3周后，2组在Y-BOCS评分和其他次要结局指标（包括反应率、抑郁和焦虑症状）均无显著性差异。因此，对于药物治疗的应答不佳者，低频rTMS作用于运动前区可能没有积极意义。Singh等[38]的研究评估了真实临床世界rTMS干预OCD患者的辅助运动区（SMA）或眶额皮质（OFC）的有效性。对79例药物难治性OCD患者的记录进行回顾性分析，所有这些患者都接受了20次1 Hz rTMS作为常规治疗的一部分。在79例患者中，46例在双侧SMA接受rTMS，33例接受左侧OFC的rTMS刺激。以Y-BOCS评分分别降低25%和35%，将结果归为部分缓解和完全缓解。结果表明，从基线到治疗结束，平均Y-BOCS评分显著下降。45例患者（57%）符合部分缓解标准，其中32例患者（40.5%）达到完全缓解。rTMS刺激SMA或OFC的疗效无显著性差异，合并抑郁症和治疗前较高Y-BOCS评分是rTMS反应不佳的潜在预测因素。Harika-Germaneau等[39]将30例OCD患者随机分为dTMS真刺激组和伪刺激组，以SMA为靶点连续治疗6周。在第6周和第12周时进行评估，有效率定义为临床症状量表评分下降25%。结果发现两组疗效差异无统计学意义，两组的抑郁和焦虑症状改善相似。该研究是首次使用dTMS治疗难治性OCD患者的随机对照试验，研究显示使用dTMS刺激SMA是安全的，但不足以改善强迫症状。因此，需要进一步研究确定治疗OCD患者的时长，以及进行大样本随机对照试验加以验证。目前以SMA/pre-SMA为刺激靶点的TMS治疗越来越受到关注，其中以dTMS刺激SMA/pre-SMA靶点可提高疗效和安全性，是未来值得深入的研究方向。

2016年一项荟萃分析[40]纳入了15项随机对照研究试验（n=483），结果显示真刺激对强迫症状的改善优于伪刺激，各个试验使用了不同的刺激方案，但研究间的异质性较低。2017年的一项荟萃分析[41]总结了rTMS治疗OCD的短期疗效，纳入20项研究（791例），发现短期rTMS对OCD有较好的疗效，刺激SMA、左侧DLPFC、双侧DLPFC和右侧DLPFC的疗效均优于伪刺激，但并不包括OFC；而低频和高频均显示优于伪刺激，而两种刺激的疗效无显著差异；亚组分析显示，无耐药性、无MDD共病的OCD疗效更佳。

目前认为刺激部位、刺激频率和强度是影响

rTMS短期治疗OCD效果的潜在因素。2018年的一项荟萃分析[42]纳入了18项随机对照试验，总体看rTMS对强迫症状有中度效应（Hedge's g=0.79），相对于其他皮质靶点（DLPFC、OFC），SMA刺激使Y-BOCS得分降低最明显；亚组分析表明，低频rTMS比高频rTMS更有效；在12周随访时rTMS的有效性也比4周随访时更高。这篇荟萃分析认为，在SMA部位应用低频rTMS可能对OCD的治疗效果最好，并存在有益的长期疗效。2021年一项荟萃分析，共纳入26项研究（781例OCD患者）显示rTMS对强迫症状改善有中度效应（Hedge's g=0.64），双侧DLPFC获益最大，高频和低频rTMS的疗效相似，随访至治疗4周后，真刺激的效果仍优于伪刺激。2021年另一项系统性综述和网络荟萃分析[43]，纳入了22项随机对照研究，结果显示，低频rTMS刺激DLPFC和SMA部位效果优于DLPFC高频rTMS和伪刺激组，这可能因为OCD与前额皮质下回路的神经活动增加有关。因此，抑制DLPFC区域可以通过调节CSTC回路的过度激活来缓解OCD相关症状，例如侵入性思维、冲动。所有rTMS治疗策略都与伪刺激耐受性相似，无特殊的不良反应。一项多中心研究[44]显示，大多数OCD患者可以从dTMS干预中获益，通常在干预的20次后开始获益，如果延长至29次后，OCD的症状会持续改善，并且对治疗无反应的患者在延长治疗时也获得一定疗效。2023年一项网络荟萃分析[45]纳入了55项随机对照研究，共纳入2011例受试者，评价有药物抵抗的OCD患者对19种治疗方案的疗效，显示昂丹司琼、dTMS、CBT、阿立哌唑是最佳的四种治疗方案，敏感性分析显示，对药物抵抗OCD患者dTMS是最佳的治疗方案。

最近有许多TMS-脑电图（EEG）相结合的研究。一项研究[46]采用机器学习方法评估了定量脑电图（qEEG）对TMS刺激OCD患者右额叶的治疗反应的预测作用。50例OCD患者（35例有反应，15例无反应）接受了右额叶低频刺激，结果显示，在4个EEG波段中，有反应的患者与无反应的患者相比，所有电极的θ功率都更大。因此，在决定治疗OCD的策略前，qEEG可能有帮助。当然未来需要更大样本和前瞻性设计的研究证实这一预测作用。一项研究[47]采用dTMS治疗29例OCD患者，并在基线和治疗30次终点时测量qEEG，结果显示，dTMS干预后Y-BOCS评分减少35%，且θ、α和β节律显著降低。强迫症状程度降低与左中央区域β活动降低相关，推测OCD患者过快的脑电波振荡与SSRI类药物治疗无效有关，而dTMS引起了β振荡降低可能涉及了OCD治疗反应的有效机制。EEG除了作为评估使用外，目前还可以在其引导下进行rTMS治疗，即以个体αEEG固有频率设置的个性化rTMS治疗，也称为αEEG引导的经颅磁刺激（αTMS）。有研究表明，OCD患者脑电活动背景平均频率显著降低，主要是正电极位置，OCD患者额叶区的模态α频率和最大α频率降低，而左右额叶区的光谱边缘频率和光谱迁移率均较低。

一项随机双盲试验[48]评估了αTMS对双侧DLPFC的治疗效果，46例中度至重度（Y-BOCS评分≥16分）OCD患者，在接受以下药物治疗至少6周（氟西汀60～80 mg/d、氯米帕明75～300 mg/d、氟伏沙明100～300 mg/d、帕罗西汀60～80 mg/d、舍曲林50～200 mg/d）的情况下，药物治疗在试验期间维持不变。刺激参数为80%MT，每天持续20 min刺激，每分钟包括4 s刺激和56 s休息，每周5次，连续2周。αTMS组Y-BOCS和HAMA的减分率高于对照组，而HAMD评分组间无明显差异。

小结

综上所述，TMS是一种非侵入性脑刺激技术，虽然目前研究显示，rTMS治疗OCD的结果并不完全一致，但作为OCD的辅助治疗是可行的。自2015年以来，TMS治疗OCD的文献显著增加[49]，2020年4—6月有学者调查了国际上TMS治疗OCD患者的方案，收到来自10个国家的27份有效问卷，显示TMS最常见的靶点是SMA，通常为双侧刺激，但各中心的刺激技术方案不同[50]。一些学者认为刺激ACC会改善强迫的行动迟缓，另一方面，使用低频刺激OFC可以缓解强迫思维。因此，作为联合刺激有助于改善强迫症状。Lusicic等[51]的研究结果表明，TMS对OCD的有效治疗可以通过以下方式实现：①了解TMS调节依赖于功能性大脑连接的时间尺度和网络原理；②根据每位患者的症状和特定状态的脑连接功能障碍，通过刺激部位和刺激参数进行个性化的TMS治疗。

目前OCD的具体发病机制仍不完全清晰，

OCD 患者的脑区功能失调不尽相同，这就需要选择不同的神经调控技术、靶点、刺激参数等。最后，关于 TMS 的安全问题，TMS 导致癫痫发生风险小于 1%，如有癫痫发作，通常也是短暂、自限的。

（王　岚　鞠海燕　谭庆荣）

参考文献

[1] 赫尔斯．精神病学教科书［M］．张明园，肖泽萍，主译．北京：人民卫生出版社，2010：323-343.

[2] HUANG Y，WANG Y，WANG H，et al. Prevalence of mental disorders in China：a cross-sectional epidemiological study［published correction appears in Lancet Psychiatry. 2019 Apr；6（4）：e11］［J］. Lancet Psychiatry，2019，6（3）：211-224.

[3] HARDIN M G，MANDELL D，MUELLER S C，et al. Inhibitory control in anxious and healthy adolescents is modulated by incentive and incidental affective stimuli［J］. J Child Psychol Psychiatry，2009，50（12）：1550-1558.

[4] BYSTRITSKY A. Treatment-resistant anxiety disorders［J］. Mol Psychiatry，2006，11（9）：805-814.

[5] CASTANEDA A E，SUVISAARI J，MARTTUNEN M，et al. Cognitive functioning in a population-based sample of young adults with anxiety disorders［J］. Eur Psychiatry，2011，26（6）：346-353.

[6] GOLE M，KÖCHEL A，SCHÄFER A，et al. Threat engagement，disengagement，and sensitivity bias in worry-prone individuals as measured by an emotional go/no-go task［J］. J Behav Ther Exp Psychiatry，2012，43（1）：532-539.

[7] PACHECO-UNGUETTI A P，ACOSTA A，MARQUÉS E，et al. Alterations of the attentional networks in patients with anxiety disorders［J］. J Anxiety Disord，2011，25（7）：888-895.

[8] 孟昭兰．普通心理学［M］．北京：北京大学出版社，1994：192.

[9] 徐一峰．精神分裂症［M］．北京：人民卫生出版社，2012：223-224.

[10] SILTON R L，HELLER W，ENGELS A S，et al. Depression and anxious apprehension distinguish frontocingulate cortical activity during top-down attentional control［J］. J Abnorm Psychol，2011，120（2）：272-285.

[11] 刘肖肖，杨克硕，白岩，等．磁共振成像技术在强迫症重复经颅磁刺激效果评估中的价值研究进展［J］．磁共振成像，2021，12（10）：82-84.

[12] 丁振宁，李平，吕丹，等．静息状态下双侧楔前叶相关的动态功能连接与强迫症的关联研究［J］．中华精神科杂志，2022，55（2）：106-114.

[13] LUSICIC A，SCHRUERS K R，PALLANTI S，et al. Transcranial magnetic stimulation in the treatment of obsessive-compulsive disorder：current perspectives［J］. Neuropsychiatr Dis Treat，2018，14：1721-1736.

[14] CASTANEDA A E，TUULIO-HENRIKSSON A，MARTTUNEN M，et al. A review on cognitive impairments in depressive and anxiety disorders with a focus on young adults［J］. J Affect Disord，2008，106（1-2）：1-27.

[15] DEL CASALE A，SORICE S，PADOVANO A，et al. Psychopharmacological Treatment of Obsessive-Compulsive Disorder（OCD）［J］. Curr Neuropharmacol，2019，17（8）：710-736.

[16] KOTAPATI V P，KHAN A M，DAR S，et al. The Effectiveness of Selective Serotonin Reuptake Inhibitors for Treatment of Obsessive-Compulsive Disorder in Adolescents and Children：A Systematic Review and Meta-Analysis［J］. Front Psychiatry，2019，10：523.

[17] MACHADO S，PAES F，VELASQUES B，et al. Is rTMS an effective therapeutic strategy that can be used to treat anxiety disorders?［J］. Neuropharmacology，2012，62（1）：125-134.

[18] ROTH Y，BARNEA-YGAEL N，CARMI L，et al. Deep transcranial magnetic stimulation for obsessive-compulsive disorder is efficacious even in patients who failed multiple medications and CBT［J］. Psychiatry Res，2020，290：113179.

[19] 陈璐，杨婷婷，朱春燕．不同刺激部位经颅磁刺激治疗强迫症临床疗效［J］．中华行为医学与脑科学杂志，2020，29（4）：374-378.

[20] SEO H J，JUNG Y E，LIM H K，et al. Adjunctive Low-frequency Repetitive Transcranial Magnetic Stimulation over the Right Dorsolateral Prefrontal Cortex in Patients with Treatment-resistant Obsessive-compulsive Disorder：A Randomized Controlled Trial［J］. Clin Psychopharmacol Neurosci，2016，14（2）：153-160.

[21] ELBEH K A M，ELSEROGY Y M B，KHALIFA H E，et al. Repetitive transcranial magnetic stimulation in the treatment of obsessive-compulsive disorders：Double blind randomized clinical trial［J］. Psychiatry Res，2016，238：264-269.

[22] JAHANGARD L，HAGHIGHI M，SHYAYGANFARD M，et al. Repetitive Transcranial Magnetic Stimulation

Improved Symptoms of Obsessive-Compulsive Disorder, but Also Cognitive Performance: Results from a Randomized Clinical Trial with a Cross-Over Design and Sham Condition [J]. Neuropsychobiology, 2016, 73 (4): 224-232.

[23] HAGHIGHI M, SHAYGANFARD M, JAHANGARD L, et al. Repetitive Transcranial Magnetic Stimulation (rTMS) improves symptoms and reduces clinical illness in patients suffering from OCD-Results from a single-blind, randomized clinical trial with sham cross-over condition [J]. J Psychiatr Res, 2015, 68: 238-244.

[24] MODIRROUSTA M, SHAMS E, KATZ C, et al. The efficacy of deep repetitive transcranial magnetic stimulation over the medial prefrontal cortex in obsessive compulsive disorder: results from an open-label study [J]. Depress Anxiety, 2015, 32 (6): 445-450.

[25] CARMI L, ALYAGON U, BARNEA-YGAEL N, et al. Clinical and electrophysiological outcomes of deep TMS over the medial prefrontal and anterior cingulate cortices in OCD patients [J]. Brain Stimul, 2018, 11 (1): 158-165.

[26] CARMI L, TENDLER A, BYSTRITSKY A, et al. Efficacy and Safety of Deep Transcranial Magnetic Stimulation for Obsessive-Compulsive Disorder: A Prospective Multicenter Randomized Double-Blind Placebo-Controlled Trial [J]. Am J Psychiatry, 2019, 176 (11): 931-938.

[27] STORCH EA, TENDLER A, SCHNEIDER S C, et al. Moderators and predictors of response to deep transcranial magnetic stimulation for obsessive-compulsive disorder [J]. J Psychiatr Res, 2021, 136: 508-514.

[28] HARMELECH T, ROTH Y, TENDLER A. Deep TMS H7 Coil: Features, Applications & Future [J]. Expert Rev Med Devices, 2021, 18 (12): 1133-1144.

[29] COCCHI L, ZALESKY A, NOTT Z, et al, Fitzgerald PB, Breakspear M. Transcranial magnetic stimulation in obsessive-compulsive disorder: A focus on network mechanisms and state dependence [J]. Neuroimage Clin, 2018, 19: 661-674.

[30] NAUCZYCIEL C, LE JEUNE F, NAUDET F, et al. Repetitive transcranial magnetic stimulation over the orbitofrontal cortex for obsessive-compulsive disorder: a double-blind, crossover study [J]. Transl Psychiatry, 2014, 4 (9): e436.

[31] 米丝，杨祥云，周丹娜，等. 左眶额皮质低频重复经颅磁刺激治疗强迫症的初步研究 [J]. 中华精神科杂志，2018，51 (6)：373-377.

[32] DUTTA P, DHYANI M, GARG S, et al. Efficacy of intensive orbitofrontal continuous Theta Burst Stimulation (iOFcTBS) in Obsessive Compulsive Disorder: A Randomized Placebo Controlled Study [J]. Psychiatry Res, 2021, 298: 113784.

[33] LIU W, SHAO H, LIAO J, et al. Continuous Theta-Burst Stimulation Over the Right Orbitofrontal Cortex in Treatment-Resistant Obsessive-Compulsive Disorder Treatment: A Randomized Sham-Controlled Trial [J]. Int J Gen Med, 2021, 14: 3109-3118.

[34] SINGH S, KUMAR S, GUPTA A, et al. Effectiveness and Predictors of Response to 1-Hz Repetitive Transcranial Magnetic Stimulation in Patients With Obsessive-Compulsive Disorder [J]. J ECT, 2019, 35 (1): 61-66.

[35] LEE Y J, KOO B H, SEO W S, et al. Repetitive transcranial magnetic stimulation of the supplementary motor area in treatment-resistant obsessive-compulsive disorder: An open-label pilot study [J]. J Clin Neurosci, 2017, 44: 264-268.

[36] PELISSOLO A, HARIKA-GERMANEAU G, RACHID F, et al. Repetitive Transcranial Magnetic Stimulation to Supplementary Motor Area in Refractory Obsessive-Compulsive Disorder Treatment: a Sham-Controlled Trial [J]. Int J Neuropsychopharmacol, 2016, 19 (8): pyw025.

[37] ARUMUGHAM S S, VS S, HN M, et al. Augmentation Effect of Low-Frequency Repetitive Transcranial Magnetic Stimulation Over Presupplementary Motor Area in Obsessive-Compulsive Disorder: A Randomized Controlled Trial [J]. J ECT, 2018, 34 (4): 253-257.

[38] SINGH S, KUMAR S, GUPTA A, et al. Effectiveness and Predictors of Response to 1-Hz Repetitive Transcranial Magnetic Stimulation in Patients With Obsessive-Compulsive Disorder [J]. J ECT, 2019, 35 (1): 61-66.

[39] HARIKA-GERMANEAU G, RACHID F, CHATARD A, et al. Continuous theta burst stimulation over the supplementary motor area in refractory obsessive-compulsive disorder treatment: A randomized sham-controlled trial [J]. Brain Stimul, 2019, 12 (6): 1565-1571.

[40] TREVIZOL A P, SHIOZAWA P, COOK I A, et al. Transcranial Magnetic Stimulation for Obsessive-Compulsive Disorder: An Updated Systematic Review and Meta-analysis [J]. J ECT, 2016, 32 (4): 262-266.

[41] ZHOU D D，WANG W，WANG G M，et al. An updated meta-analysis：Short-term therapeutic effects of repeated transcranial magnetic stimulation in treating obsessive-compulsive disorder［J］. J Affect Disord，2017，215：187-196.

[42] REHN S，ESLICK G D，BRAKOULIAS V. A Meta-Analysis of the Effectiveness of Different Cortical Targets Used in Repetitive Transcranial Magnetic Stimulation（rTMS）for the Treatment of Obsessive-Compulsive Disorder（OCD）[J]. Psychiatr Q，2018，89（3）：645-665.

[43] LIANG K，LI H，BU X，et al. Efficacy and tolerability of repetitive transcranial magnetic stimulation for the treatment of obsessive-compulsive disorder in adults：a systematic review and network meta-analysis［J］. Transl Psychiatry，2021，11（1）：332.

[44] ROTH Y，TENDLER A，ARIKAN M K，et al. Real-world efficacy of deep TMS for obsessive-compulsive disorder：Post-marketing data collected from twenty-two clinical sites［J］. J Psychiatr Res，2021，137：667-672.

[45] SUHAS S，MALO P K，KUMAR V，et al. Treatment strategies for serotonin reuptake inhibitor-resistant obsessive-compulsive disorder：A network meta-analysis of randomised controlled trials［J］. World J Biol Psychiatry，2023，24（2）：162-177.

[46] METIN S Z，BALLI ALTUGLU T，METIN B，et al. Use of EEG for Predicting Treatment Response to Transcranial Magnetic Stimulation in Obsessive Compulsive Disorder［J］. Clin EEG Neurosci，2020，51（3）：139-145.

[47] ARIKAN M K，İLHAN R，ESMERAY T，et al. Deep Transcranial Magnetic Stimulation Effects on the Electrophysiological Parameters in Obsessive-Compulsive Disorder［J］. Clin EEG Neurosci，2022，53（6）：484-490.

[48] MA X，HUANG Y，LIAO L，et al. A randomized double-blinded sham-controlled trial of α electroencephalogram-guided transcranial magnetic stimulation for obsessive-compulsive disorder［J］. Chin Med J（Engl），2014，127（4）：601-606.

[49] MATSUDA Y，YAMAZAKI R，SHIGETA M，et al. Transcranial magnetic stimulation modalities for psychiatric disorders：Publication trends from 1985 to 2019［J］. Neuropsychopharmacol Rep，2021，41（4）：538-543.

[50] BRAKOULIAS V，NGUYEN PHD，LIN D，et al. An international survey of different transcranial magnetic stimulation（TMS）protocols for patients with obsessive-compulsive disorder（OCD）[J]. Psychiatry Res，2021，298：113765.

[51] LUSICIC A，SCHRUERS K R，PALLANTI S，et al. Transcranial magnetic stimulation in the treatment of obsessive-compulsive disorder：current perspectives [J]. Neuropsychiatr Dis Treat，2018，14：1721-1736.

第十一章
经颅磁刺激在创伤后应激障碍中的应用

第一节　创伤后应激障碍概述

一、定义

创伤后应激障碍（post-traumatic stress disorder，PTSD）又称延迟性心因性反应，是由于个体受到异乎寻常的威胁、灾难性精神创伤或长期的慢性创伤等，导致延迟发生或持续存在的一类精神障碍。这些创伤包括突发的严重事故（如严重的交通事件、火灾）、自然灾害（如地震、水灾）、被强暴、被绑架、目睹凶残事件等。临床表现包括侵入性症状群（如闪回、侵入性画面或痛苦记忆/反复梦魇），持续性回避（如回避与创伤性事件相似或有关的人物、场景或环境），警觉性改变（如面对威胁过度警觉、过度的惊跳反应、易激惹、注意力不集中及睡眠障碍），心境低落和歪曲性认知（如感觉与他人疏远/情感平淡、对重要活动的兴趣减少、对创伤性事件的原因或结果产生歪曲的认知，以及遗忘创伤事件的某些重要特征）。

二、PTSD 的流行病学

经历巨大精神创伤后，大多数幸存者能够恢复其正常生活，但某些幸存者却因为强烈的创伤反应而无法恢复到正常精神状态，甚至随时间推移精神创伤症状持续加重，这些个体很可能发展为 PTSD。据文献报告，全球超过 70% 的成年人经历过创伤事件，31% 的成年人经历过 4 次及以上的创伤事件 PTSD 的终生患病率随文化背景和创伤事件不同而存在差异，终生患病率在 1.3% ～ 12.2%，12 个月患病率为 0.2% ～ 3.8% 不等。在全球范围内，交通或生产事故和人身伤害是 PTSD 主要的病因（终生患病率为 36%），在社会弱势群体、年轻人、妇女、军人、警察、消防员以及灾难和大规模创伤的急救人员中，PTSD 的发生率较高[1]。PTSD 患者合并抑郁自杀风险远远高于普通人群，高达 19%。其原因在于 PTSD 患者不但具有 PTSD 的独特症状，还常伴有不同程度的焦虑和抑郁情绪、睡眠障碍、物质使用障碍等。某些患者的焦虑和抑郁症状的严重程度达到共病诊断抑郁症和焦虑障碍的标准。另外，由于 PTSD 患者警觉水平增高，大部分患者伴发严重的睡眠障碍。相关研究表明，约 60% 的 PTSD 患者至少共患国际睡眠障碍分类中的 1 种或 DSM-5 中的 3 种睡眠障碍，而长期的精神紧张和失眠会导致机体的生理负荷，使高血压、冠心病、糖尿病、消化性溃疡、肿瘤和其他心身疾病的发病风险增加。这些心身疾病与精神创伤交互作用，会进一步降低 PTSD 患者对精神创伤和社会生活压力的应对能力，增加患者的无助、无望感和自杀风险。

PTSD 患者常共病焦虑、抑郁等精神障碍。Kessler 等报道在 PTSD 患者中，男性多共病酒精依赖和滥用（51.9%）、抑郁障碍（major depressive disorder，MDD）（48.5%）、行为障碍（43.3%）和药物依赖和滥用（34.5%）。女性共病更常见合并 MDD（48.5%）、单纯恐惧症（29%）、社交恐惧症（28.4%）以及酒精依赖和滥用（27.9%）。PTSD 患者共病在诊断、治疗和预后方面均比单纯 PTSD 复杂得多，患者病程迁延，往往发展为复合性 PTSD，造成治疗困难，预后不佳。

不同的精神创伤事件对 PTSD 的发生率也有差异。例如，暴力事件相对于交通事故更具有危害性，所以，暴力事件导致PTSD的可能性会更大。Brimes等对8名空难幸存者研究发现，创伤后1周4名幸存者发生急性应激障碍，1个月后3名幸存者发生PTSD，且其中2名同时患有抑郁症；Goenjian等调查了1988年亚美尼亚斯巴达克地区地震后的582名受灾者，其中74%患有PTSD，22%患有抑郁症；另一项对参与海湾战争的3000名住院士兵的研究发现，13%的士兵患有PTSD。这些数据表明，不同的创伤事件导致的PTSD发生率并不相同。

三、PTSD的病理生理学机制

1．PTSD神经内分泌变化

急性应激导致的生理改变已经比较明确，例如交感神经兴奋性增高、副交感神经兴奋性降低以及促肾上腺皮质激素、皮质醇、儿茶酚胺类神经递质释放的变化等。这些异常改变会进一步引起自主神经系统（automatic nervous system，ANS）终末器官做出生理应激反应（如心率、血压、体温、呼吸和皮肤电传导变化），从而选择性地调节机体来应对创伤反应的影响。在创伤过程中，生理心理应激反应是自主调节的，而皮质醇的负反馈抑制在其中发挥着重要作用，它可使相关的神经通路及激素水平在应激后恢复至基线水平。

但是，在PTSD患者中，应激反应的自主调节功能及皮质醇的负反馈抑制功能发生了紊乱。研究发现，在伴有慢性PTSD症状的退伍军人中，其外周血浆儿茶酚胺类水平不能恢复正常，在数十年里持续性显著升高；与正常人相比，应激反应的基线水平也显著增高。1986年，Mason及其团队调查了经历战争的退伍军人的精神状况和尿液检测，发现PTSD患者尿液儿茶酚胺类含量持续增高。研究者还发现，相对于其他类型精神疾病患者，PTSD患者皮质醇水平明显下降。Yehuda和Bremner等人对这一现象进行了系列研究，他们的研究设置了合理的对照组，并严格规定了激素检测时间，以避免昼夜节律导致激素水平的差异。研究结果显示，PTSD患者皮质醇的水平下降明显，且皮质醇负反馈抑制增强。这些研究结果提示，PTSD患者存在明显的交感神经兴奋性异常及皮质醇调节功能障碍。

关于创伤后幸存者的纵向研究显示，皮质醇及其相关环路的改变是PTSD易感性的关键因素。一项对强奸受害者的研究发现，受害者血浆皮质醇水平下降、3-甲氧-4羟苯乙二醇（去甲肾上腺素代谢产物）上升与PTSD发生呈正相关。对车祸受害者的研究也发现，同一起车祸所致的PTSD患者与无PTSD存活者的皮质醇水平存在明显差异，具体表现在车祸后数小时，PTSD患者皮质醇水平明显低于无PTSD存活者。一项关于PTSD风险人群的平行研究显示，与非PTSD患者的子代相比，遭受严重生活事件后罹患PTSD患者的子代在面对应激时，出现皮质醇降低以及皮质醇负反馈抑制增强现象。鉴于PTSD患者的子代并没有相对更多的重大应激事件概率，研究者认为亲代患有PTSD也是子代患有该疾病的风险因素之一。Yehuda等研究了“9·11事件”所致孕妇PTSD患者子代的皮质醇水平，发现其皮质醇水平明显低于无PTSD症状的孕妇子代。这些神经内分泌研究表明，PTSD患者的子代具有疾病易感性，其皮质醇水平降低与PTSD风险呈正相关。皮质醇水平的紊乱可以更好地解释PTSD患者的临床症状：皮质醇的释放会促进交感神经系统对应激的抑制效应，那么抑制皮质醇释放就会导致交感神经应答的失效，从而减缓了惊恐记忆的形成（肾上腺素可促进惊恐记忆形成）。因此，皮质醇水平的下降可以导致对创伤的持续性记忆，并可以抑制交感神经系统对创伤应激反应的应答，从而促发闯入思维和过度警觉，以及PTSD回避症状的发生。

2．PTSD的脑机制

海马对应激的神经内分泌反应以及学习记忆的调节作用使之成为与PTSD发生相关的重要脑区之一。许多研究发现，PTSD患者存在海马体积的萎缩，但是这一现象很难界定是否为重大精神创伤事件引发的糖皮质激素的毒性效应，因为皮质醇水平在应激的急性期或慢性期并没有显著上升，而且皮质醇的水平变化与海马结构的改变无关。另外，海马萎缩也难以解释是否由创伤事件直接引起的，因为研究并没有发现海马体积在急性创伤后发生变化。因此，研究者认为，海马体积的细微变化可能是PTSD的易感性标志之一。但是PTSD患者海马体积萎缩将会使PTSD患者的康复更为困难，这是由于海马体积的萎缩会导致患者出现认知障碍如记忆力、注意力下降，而认知能力受损会阻碍PTSD症状和自我调节能力的改善。

除海马以外，杏仁核被认为是另一个与PTSD

发生相关的重要脑区。杏仁核作为恐惧记忆的关键环路之一，可调节儿茶酚胺类神经递质、促肾上腺皮质激素和皮质醇在该环路的释放。早在19世纪90年代，人们就发现杏仁核在大脑恐惧记忆形成的关键作用。近年来，人们通过功能性磁共振成像（functional magnetic resonance imaging，fMRI）研究发现，暴露于条件性恐惧事件时可见杏仁核功能激活，而对杏仁核的损害则可以阻止条件性恐惧记忆的形成；此外，fMRI研究发现，在应对恐惧刺激时，与对照组相比（包括没有遭受创伤的对照组以及经历创伤但无PTSD症状的对照组），PTSD患者杏仁核活性显著增加。

杏仁核异常激活假说能够解释创伤结束后PTSD患者持续存在生理和心理恐惧的现象，该现象的本质类似于巴甫洛夫条件恐惧的联想学习。就PTSD患者而言，该联想学习过程是机体在创伤事件后激活了恐惧记忆，当机体再次面对相似的创伤情景或信息时，这种记忆会持续放大，从而产生强烈的恐惧反应。关于这种条件性恐惧形成的神经生物学机制，已经在动物实验中得到了验证。简言之，条件性恐惧是创伤事件或其相关信息聚合后引起杏仁核外侧核突触可塑性发生变化。当机体再次暴露于相似的创伤事件时，外侧核区将会被激活，并将活化信息通过杏仁核内直接或间接通路传递给杏仁核，与下丘脑和脑干相联系，调控行为、自主神经系统以及激素等一系列相关应激的代偿反应，帮助机体应对和适应这种精神恐惧。

虽然海马和杏仁核在PTSD发生和缓解过程中起着重要作用，但是，目前还是很难界定它们在PTSD中的具体影响，比如惊恐应激反应所致杏仁核过度激活和海马体积萎缩是PTSD发生原因还是疾病后果，尚不十分清楚。

3．PTSD的恐惧记忆消退

恐惧记忆的消退对PTSD的症状缓解很关键，如果反复给予机体相似的创伤信息，则条件性恐惧反应可以逐渐减弱甚至消退，PTSD症状也可以随之得到缓解，这是一种暴露于虚拟事件的脱敏治疗。研究表明，恐惧记忆的消退与内侧前额叶皮质（medial prefrontal cortex，mPFC）及杏仁核有关。在啮齿类动物中，损伤mPFC和杏仁核可能会干扰记忆消退，如用药理学方法干预这两个部位就可以影响动物的记忆存储。人类大脑恐惧记忆的消退也与mPFC和杏仁核有关，而mPFC功能完好性与消退的难易程度有关。mPFC存在功能障碍时，则恐惧记忆难以消退。

在PTSD患者中，调节记忆消退的脑区如mPFC及杏仁核均存在功能异常。研究显示，PTSD患者面对恐惧提示类似刺激时（如创伤事件的名字、记录，或爆炸的声音），mPFC的活动功能会减弱。如果PTSD患者经受惊恐相关刺激时，杏仁核被过度激活且不能受到mPFC的抑制性调节，就会使杏仁核呈过度激活持续状态，进一步强化恐惧记忆。

值得注意的是，由于缺乏合适的条件恐惧模型，杏仁核与mPFC之间相互作用的机制并未完全明确，恐惧记忆消退的机制仍需更进一步的研究探索。Beynel等[2]的一项经颅磁刺激治疗研究显示，mPFC和杏仁核连接交互作用证据增强，但仍需大样本的试验进一步验证这一结论，并探讨其可能的影响机制。

4．PTSD的遗传和非遗传因素

暴露于不同创伤环境的双生子PTSD患病率的差异研究，是遗传因素对PTSD影响的最有力证据。通过这种方法验证，只有少数几个与PTSD相关的基因研究被确认。例如，有研究发现，在多巴胺转运基因非翻译区存在可变数目串联重复序列（variable number tandem repeat，VNTR）多态现象。

也有研究通过表观遗传学方法研究PTSD发生的可能遗传因素。例如，早期生活事件与PTSD及下丘脑-垂体-肾上腺轴（hypothalamic-pituitary-adrenal axis，HPA轴）的改变有关。动物研究显示，经历早期生活事件的幼鼠海马神经元糖皮质激素受体（glucocorticoid receptor，GR）的表达以及HPA轴均会发生不可逆的改变，而DNA甲基化在其中可能发挥着重要作用。由此，表观遗传学可以部分解释环境变化对PTSD患者HPA轴的影响，以及皮质醇、HPA轴的这些变化与创伤因素之间的关联，也可以解释亲代与子代在基因遗传方面的交叉风险。

四、治疗及预后

PTSD的治疗包括心理治疗、药物治疗和其他非药物治疗。心理治疗包括聚焦创伤的认知行为疗法（trauma-focused cognitive behavioral therapy，TF-CBT）和非聚焦创伤的认知行为疗法。其目的是帮助患者觉察并纠正歪曲的认知以及错误的认知过程，以减少自责、自卑感，降低负性情绪。针对创伤的认知行为疗法包括暴露疗法、虚拟现实暴露、眼动脱敏再加工和家庭式心理支持治疗。非针对创伤的认知行为疗法包括催眠疗法和心理动力治疗。目前用于 PTSD 治疗的药物主要有苯二氮䓬类药物（benzodiazepine，BDZ）、抗抑郁药物、抗焦虑药物、心境稳定剂、传统抗精神病药物和第二代抗精神病药物。目前公认的选择性 5- 羟色胺再摄取抑制剂（selective serotonin reuptake inhibitor，SSRI），如帕罗西汀、氟西汀、舍曲林等具有较好的疗效及安全性，还可以提高患者的生活质量，改善睡眠。其他非药物治疗包括生物反馈治疗、电针治疗、冥想 - 放松疗法、游戏疗法、艺术疗法、机器学习等。对于 PTSD 和抑郁症共病的患者，可采用重复经颅磁刺激（repetitive transcranial magnetic stimulation，rTMS）或深部经颅磁刺激（deep transcranial magnetic stimulation，dTMS）治疗，伴有抑郁情绪严重消极的自杀观念或行为患者，推荐使用无抽搐电休克治疗（modified electroconvulsive therapy，MECT）。

PTSD 具有迁延和反复发作的特点，临床上常与抑郁、焦虑等精神障碍，以及高血压、糖尿病、支气管哮喘等心身疾病共病。由于共病患者在诊断和治疗方面比单纯 PTSD 症状更为复杂，治疗往往比较困难，预后不佳，因此需要一些新的治疗方案来提高疗效，快速缓解创伤症状，恢复功能，改善预后。

第二节　重复经颅磁刺激治疗创伤后应激障碍的治疗原理

近年来，rTMS 作为 PTSD 的治疗方法受到关注，但对其治疗的具体机制和原理仍不清楚，现有研究借助脑电图（electroencephalogram，EEG）、fMRI 等方法研究其治疗机制。Vakili 等 [3] 采用 rTMS 治疗 MDD 共病 PTSD 的 21 例患者，给予 36 次 5 Hz 刺激，前后用 8 个头皮电极的 EEG 进行记录，计算不同部位电极 EEG 的相关性，结果发现，治疗改变了刺激部位与其紧邻的部位之间的连接性，而较长距离的连接则保持相对不变。这表明 rTMS 的治疗效应主要在局部并集中在刺激部位周围。Petrosino 等 [4] 同样使用 8 导联 EEG 系统记录 TMS 治疗前后个体的 α 频率（alpha peak frequency，IAF）。刺激参数为左侧 DLPFC，5 Hz，MT120%，每次 3000 ～ 4000 次脉冲，最多 40 次。测试 TMS 治疗是否改变了 IAF，并评估 IAF 是否能预测临床结局。结果发现，IAF 从基线到治疗后无明显变化，IAF 与临床症状的改变并无关联。这些研究数据证明了在 TMS 下 IAF 是稳定的。未来可作为脑刺激研究的特征标记。

rTMS 诱导了与精神疾病相关的神经网络改变，但仍需要更多的研究来验证疗效和潜在的作用机制。Etkin[5] 研究发现，在 PTSD 患者中，通过 EEG 观察连接性和特定前额叶部位与 TMS 刺激诱发反应相关。通过 fMRI 观察可以调控杏仁核活动的前额叶的一个脑区域，这种调节机制在 PTSD 患者中是看不到的，但在健康个体中破坏了其功能后会导致类似 PTSD 的行为变化。这些发现或许为 PTSD 的治疗提供新思路。Beynel 等 [2] 通过 fMRI 识别 mPFC 与杏仁核连接最强的节点，通过心理生理交互作用分析来界定该节点。当被试者观看涉及额 - 边缘系统网络的恐怖视频片段时，给予 5 Hz rTMS 治疗，结果显示，rTMS 组的 mPFC 和杏仁核活动均较伪刺激组显著增加，这为基于功能连接网络的靶向治疗神经网络失调提供了初步证据。Barredo 等 [6] 收集了 33 例 PTSD 患者接受 TMS 刺激背外侧前额叶皮质（dorsolateral prefrontal cortex，DLPFC）的试验数据，采用弥散成像研究先前观察临床有改善的功能神经成像预测指标的结构元素，并测试 TMS 是否可以降低自杀风险。结果显示，纹状体 - 丘脑白质结构是功能应答性的关键因素，发现 PTSD 患者丘脑前部放射的完整性与 TMS 治疗后内侧前额叶和膝下功能连接反应相关。此外，TMS 治疗后额叶皮质和额纹状体与自杀相关的局部解剖连接性降低，且与其他临床症状变化无关。Wu 等 [7] 采用单脉冲 TMS-EEG（spTMS-EEG）研究方法，纳入伊拉克、阿富汗的 80 例健康对照和 80 例患有 PTSD 的士兵，刺激关键的认知和情感网络位点，观察 spTMS 刺激后的时空动态变化，并采用诱发振荡的 TMS 诱发电位（TMS-evoked potential，TEP）与事件相关光谱扰动（event-related spectral perturbation，ERSP）来量化脑电反应。结果显示，刺激 DLPFC 后，可见 PTSD 组和健康对照组之间在早期（< 100 ms）和晚期（≥ 100 ms）TEP 和 ERSP 存在显著差异。这些变化可在中央执行网络、显著网络和默认模式网络的许多关键区域所见。这些结果首次揭示了 PTSD 患者在关键认知和情感的脑网络中偶有信息加工异常，这些生物标记对于理解 PTSD 的潜在机制至关重要，为未来 rTMS 的发展和对个体化治疗异常环路提供研究思路和方向。Amidfar 等 [8] 认为在认知控制网络（cognitive control network，CCN），特别是 DLPFC 应用 rTMS 和经颅直流电刺激（transcranial direct current stimulation，tDCS），直接通过影响参与情绪调节的认知控制过程来改善各种精神障碍的核心症状。

Herz 等 [9] 在 5 天内记录了被试者观看灾难电影，观察侵入性记忆及其伴随的情绪强度变化。在观看电影前用 fMRI 测量其功能连接，作为闯入相关的负面情绪强度的预测标记。结果显示，视觉网络和情绪处理区之间的互动，预测了闯入的情绪强度。为了检验早期视觉皮质活动与闯入情绪强度的因果关系，在观看电影后 1 天，通过简短提醒，重新激活被试者对电影的回忆，然后对早期视觉皮质进行 1 Hz 的 rTMS。结果显示，视觉皮质的抑制性刺激减少了后来闯入的情绪强度，而闯入频率和明确的视觉记忆却保持不变。研究结果表明，早期视觉区域构成了一个中心节点，影响了闯入性记忆的情绪强度。这为 rTMS 治疗 PTSD 的研究机制提供了一个思路。

Morris 等 [10] 收集 55 例 PTSD 共病 MDD 患者的 EEG 信息，以左侧或右侧 DLPFC 为目标，分别在 5 Hz TMS 和间歇性 θ 脉冲 TMS 治疗前后进行记录。评估 TMS 治疗后 EEG 脑电波特征（周期、频率、波幅、位相）和波形是否发生变化，与症状改善是否相关，能否预测临床疗效。结果显示，前额 β 波频率跨度的增加与 MDD 和 PTSD 的症状改善相一致，基线时额叶区较短的 β 波与 5 Hz 治疗，MDD 症状改善具有较好的相关性。根据该研究，EEG 波特征可预测 TMS 的疗效，并可作为疗效的生物学标记之一，也有助我们更好地理解 TMS 治疗 PTSD 的有效机制。

动物研究也在尝试揭示 rTMS 治疗 PTSD 的机制。Legrand 等 [11] 采用足底电击小鼠 PTSD 模型，在电击后 7 天开始连续 5 天采用 12 Hz 高强度的 rTMS 刺激腹内侧前额叶皮质（ventromedial prefrontal cortex，VMPFC），共计 3750 脉冲。在第 18 天时对小鼠进行物体识别任务测试，第 22 天时再次进行电击环境暴露。结果显示，rTMS 治疗后抵消了短期情景记忆的缺陷，在第 22 天时再次暴露于电击环境时小鼠的消退动力增强。该研究指出，rTMS 刺激 VMPFC 可逆转应激诱导的行为障碍，对促进恐惧记忆消退的作用至少可持续至疗后的 10 天。

分子生物学研究显示了 rTMS 治疗 PTSD 的相关传导通路。Liu 等 [12] 发现 rTMS 通过 PTEN/Akt 信号通路增强前扣带回皮质（anterior cingulate cortex，ACC）的谷氨酸能传递和突触可塑性以改善大鼠的 PTSD 症状。研究者采用单次延长应激（single prolonged stress，SPS）大鼠模型，SPS 诱导后观察 ACC 谷氨酸能传递和神经可塑性的变化，并探讨 rTMS 的保护作用及可能的有效机制。结果显示，高频 rTMS（15 Hz）治疗后 NMDAR 和 AMPAR 表达增加，减轻了前扣带回谷氨酸受体受损。同时，经 SPS 处理后，高频 rTMS 通过降低 PTEN 表达和增加 Akt 磷酸化来阻断 ACC 中受抑制的神经元磷酸酶和 10 号染色体上的紧张素同源物（PTEN）/Akt 信号通路，这在记忆和突触可塑性的调节中起着重要作用。在神经内分泌学研究方面，Jensen 等 [13] 认为 TMS 对 PTSD 症状的影响可能是通过增加脑源性神经营养因子水平来介导的。

第三节 经颅磁刺激在创伤后应激障碍中的治疗参数

初步研究证实，rTMS 可有效地减轻 PTSD 症状，但最佳的治疗参数仍不一致，治疗频率包括低频（1 Hz）和高频（5 Hz、10 Hz、20 Hz）。在 PTSD 共病 MDD 的治疗中，一般选择 5 Hz 参数进行治疗。Philip 等 [14] 的一项关于 5 Hz rTMS 治疗 PTSD 共病 MDD 的研究结果显示，rTMS 治疗后 MDD 和 PTSD 的症状均有明显临床意义的减轻。不过，5 Hz TMS 对这两种疾病不同症状的疗效，仍需大样本的数据。Philip 等 [15] 的另一项研究纳入了 10 例 PTSD 共病 MDD 的患者，同样采用 5 Hz 治疗频率，采用自评量表评估 rTMS 治疗前、每 5 次治疗后和治疗结束后的症状改善情况。结果显示，PTSD 和 MDD 的症状明显减轻，耐受性良好，没有严重的不良事件发生。Carpente 等 [16] 选择了 40 例 PTSD 共病 MDD 的患者，采用 5 Hz 刺激频率，120% MT，每次 3000 个脉冲。如果治疗第 15 次，改善程度不足 30%，则治疗总脉冲数增加至 4000。前 7 周每日 1 次，每周 5 次，后 3 周完成 5 次治疗。疗前疗后使用创伤后应激障碍量表（PTSD Checklist for DSM-5，PCL-5）、抑郁症状自评问卷（Inventory of Depressive Symptomatology-Self Report，IDS-SR）评估 PTSD 和抑郁症状。结果显示 rTMS 治疗后，PTSD 症状明显改善（PCL-5 基线评分 52.2 ± 13.1，治疗后 34.0 ± 21.6；$P < 0.001$），23 例患者（48.6%）符合预先定义的 PTSD 分类标准。MDD 症状也有明显改善（IDS-SR 评分基线 47.8 ± 11.9，治疗后评分 30.9 ± 18.9；$P < 0.001$）；15 例（42.9%）共病患者症状改善明显，12 例（34.3%）缓解。

目前关于高频或低频 TMS 治疗 PTSD 效果的结果并不完全一致。Belsher 等 [17] 在一项关于 rTMS 治疗 PTSD 的系统综述中，回顾了 13 项研究，共计 549 名被试者。评价高频或低频及伪刺激对 PTSD 及抑郁症状的影响。结果显示，TMS 在减少 PTSD 症状和抑郁症严重程度方面优于伪刺激。但是由于样本量小、治疗的异质性、结果不一致等原因，该研究也指出证据质量较低，仍需要进一步研究来验证这种治疗的证据信度。Thierrée 等 [18] 研究在 PTSD 患者中进行右 DLPFC 10Hz rTMS 治疗联合暴露疗法的疗效和安全性，38 例患者（65.8% 为女性）被随机分配到 110%MT、10 Hz rTMS 组或 70% MT、1 Hz rTMS 组，使用临床用创伤后应激障碍诊断量表（Clinician-Administered PTSD Scale，CAPS）评估 PTSD 的严重程度。经过 3 个月的治疗，10 Hz rTMS 组的 CAPS 平均得分下降了 51%（83.7 ± 14.4，41.8 ± 31.9），1 Hz rTMS 组下降了 36.9%（81.8 ± 15.6，51.6 ± 23.7），两组在症状改善方面无明显差异。也就是说，该研究发现 110% MT 高频和 70% MT 低频刺激，在临床改善或缓解率方面没有差异。Yan 等 [19] 对不同频率 rTMS 治疗 PTSD 的 18 项研究进行系统回顾和荟萃分析，结果显示，无论是高频还是低频 rTMS，都可以缓解 PTSD 症状。低频 rTMS 可以减少整体 PTSD 和抑郁症状，高频 rTMS 可以改善 PTSD 的核心症状和睡眠。Baek 等 [20] 的一项动物实验发现，高频 TMS 可增强创伤刺激组的恐惧记忆消退，提示 TMS 与暴露疗法联合治疗，有助于 PTSD 恐惧记忆的消退。Nam 等 [21] 在一项低频 rTMS 治疗 PTSD 患者的双盲、伪刺激对照研究中，将 18 例 PTSD 患者随机分配到 1 Hz 低频 rTMS 组或伪刺激组，进行为期 3 周的治疗。使用 CAPS 及其子量表在治疗前和第 2、4、8 周进行评估。结果显示，rTMS 组 CAPS 评分有明显改善，其中 CAPS 再体验得分和总分明显降低，CAPS 回避分数有降低的趋势，但是没有统计学差异。结果证实低频 TMS 是治疗 PTSD 的有效和可耐受的一种选择。Kan 等 [22] 发表的系统回顾和荟萃分析显示，rTMS 治疗后 PTSD 核心症状明显减少（Hedge's $g = -0.975$）。亚组分析显示 TMS 刺激右侧 DLPFC（高频 rTMS、间歇性爆发式刺激（iTBS），以及深部经颅磁刺激（dTMS）和抑制性 TMS 治疗（低频 rTMS）均能使 PTSD 症状减轻，且症状缓解可持续至 TMS 治疗后的 2 ～ 4 周。Kozel 等 [23] 纳入 44 例 18 ～ 50 岁患有 PTSD 的退伍军人，将其随机分配至 1 Hz 组和 10 Hz 组，刺激均为右侧 DLPFC，前 6 周每周治疗 5 次，后 3 周治疗减量，第 7 周 3 次，第 8 周 2 次，第 9 周治疗 1 次。治疗后 1 个月和 3 个月对被试者进行随访评估。结果显示，从基线到治疗结束，1 Hz 组和 10 Hz 组 PTSD 和 MDD 评分都有明显改善，两组之间无明显疗效差异[23]。Leong 等[24]招募了 31 例 PTSD 患者，进行为期 2 周的 TMS 刺激右侧 DLPFC 的随机伪刺激对照试验，采用 CAPS 量表进行评估，结果显示，与伪刺激组相比，1 Hz 组的 CAPS 评分明显改善，且这种改善与焦虑或抑郁症状的变化无关，而 10 Hz 组对抑郁症状有改善作用。rTMS 安全性研究显示，其中 1 例接受 1 Hz 治疗的患者出现短暂的自杀念头。Leong 认为，低频 rTMS 对治疗 PTSD 有一定疗效，而高频刺激对 PTSD 共病抑郁的患者的治疗效应值得进一步探讨。

从刺激部位看，多数研究以右侧 DLPFC 治疗为主。Kan 等[22]在系统回顾和荟萃分析中提到，右侧 DLPFC TMS 治疗可能对减轻 PTSD 患者的核心症状有积极作用。Boggio 等[25]研究 20 Hz rTMS 对右侧或左侧 DLPFC 治疗 PTSD 的疗效，30 例 PTSD 患者被随机分配以下的一种治疗：右侧 DLPFC 20 Hz rTMS 治疗、左侧 DLPFC 20 Hz rTMS 或伪刺激治疗。被试者在 2 周内进行 10 次治疗，在治疗前、治疗中及治疗后评估 PTSD 的核心症状、抑郁和焦虑的严重程度。此外，在治疗前后还进行一系列的神经心理学测试。结果显示，左右侧 DLPFC 的 20 Hz 治疗均能明显减轻 PTSD 症状，不过，与左侧 rTMS 相比，右侧治疗的效果更佳。不同刺激部位对某些症状均有一定优势，例如，左侧 rTMS 治疗后抑郁情绪明显改善，右侧刺激后焦虑症状明显减轻。在随后 3 个月的随访中，上述效果仍然持续，提示 rTMS 治疗 PTSD 症状改善具有一定长期作用。此外，神经心理学评估表明，20 Hz rTMS 不会导致认知功能损害，提示 rTMS 治疗 PTSD 具有一定安全性。这些结果支持 rTMS 对前额叶皮质的调节可缓解 PTSD 的核心症状，而高频 TMS 刺激右侧 DLPFC 可能是最佳治疗策略。

McGirr 等[26]在系统回顾和网状荟萃分析中总结了 10 项 RCT 数据，共有 421 名被试者，接受右侧 DLPFC 高频或低频 TMS 治疗，相对于伪刺激，低频刺激（SMD = 0.70；95%CI：0.22 ~ 1.18）和高频刺激（SMD = 0.71；95%CI：0.11 ~ 1.31）均改善了 PTSD 症状。dTMS 刺激内侧 PFC、间歇性 θ 脉冲刺激右侧 DLPFC 以及高频刺激左侧 DLPFC 与伪刺激效果无明显差异，右侧 DLPFC 的方案似乎优于伪刺激。Jensen 认为 rTMS 治疗 MDD 已经被认为是安全的。Jensen 等[13]研究也发现，TMS 诱导的右侧 DLPFC 可能更具有改善 PTSD 症状的潜力。此外，高频 rTMS 似乎比低频 rTMS 更有优势。不过也有不一致的研究结果。Chan 等[27]招募了医院门诊 31 例成年 PTSD 患者进行前瞻性双盲试验，随机分为 1 Hz 或 10 Hz 或伪刺激 3 组。连续进行 10 次 rTMS 治疗，每次 37.5 分钟，在右侧 DLPFC 给予 100% ~ 120% 运动阈值的治疗，观察 PTSD 的症状变化，并使用 CAPS、汉密尔顿抑郁量表（HAMD）和焦虑量表分别在基线、治疗后 1 周内和治疗后 3 个月进行评估。11 例受试者被随机分配到 1 Hz 组，10 例受试者被随机分配到 10 Hz 组，10 例受试者被随机分配到伪刺激组。在治疗结束时，与伪刺激组相比，只有 1 Hz 组的 CAPS（过去 1 周）评分有明显改善，但并没有显著改善抑郁和焦虑症状。该研究发现，低频 TMS 刺激右侧 DLPFC 10 次，似乎对 PTSD 症状有明显改善。Ahmadizadeh 等[28]随机选择 65 例与战争相关的患 PTSD 的退伍军人，接受双侧 rTMS（1200 个脉冲，20 Hz）、单侧 rTMS（2400 个脉冲，20 Hz）或伪刺激（DLPFC）。结果显示，治疗终点时双侧刺激组患者的 PTSD 症状显著减少，但双侧和单侧 rTMS 治疗组之间无显著差异。与伪刺激组相比，单侧 rTMS 治疗组从基线到终点的症状减轻程度更显著。该研究提示双侧和单侧 rTMS 治疗均有治疗效果，但双侧 rTMS 并不比单侧高频 rTMS 治疗显显示更多的优势。

除了 rTMS，TMS 还有其他不同的刺激模式，例如 dTMS 和 iTBS。上述刺激模式用于 PTSD 的治疗取得了一定疗效。Isserles 等[29]采用 dTMS 与创伤事件相关暴露联合治疗 30 例 PTSD 患者，采用 CAPS 评估 PTSD 症状，结果显示，患者的闯入症状明显减轻，且暴露创伤事件相关的心率变得正常。Philip 等[30]选择了 50 例 PTSD 的退伍军人接受 10 天 iTBS 治疗（1800 个脉冲 / 天），对照组给予伪刺激，随后两组均给予 10 次非盲式刺激治疗。结果显示，iTBS 组治疗后患者的社会和职业功能明显改善，且 iTBS 治疗的不良反应与标准的 TMS 治疗类似，整体耐受性良好。神经影像学结果显示，iTBS 疗效与默认模式网络内连接呈正相关，与交叉网络连接呈负相关。可见，新的刺激模式也值得在 PTSD 治疗中进行尝试，默认模式网络连结性在预测疗效方面发挥着重要作用。

第四节　疗效与安全性

回顾性研究发现，rTMS 治疗 PTSD 的某些症状总体是有效的，且不良事件发生率很低，是一种安全有效的治疗方法。随着研究的进展，rTMS 治疗 PTSD 的疗效得到了进一步肯定。Belsher 等[17]纳入 13 项 rTMS 研究共计 549 名被试者进行系统综述。比较了 rTMS 高频、低频组和伪刺激组治疗 PTSD 症状和抑郁严重程度变化，结果显示，rTMS 治疗组的 PTSD 症状和抑郁严重程度较伪刺激组明显减轻。与低频 rTMS 相比，高频 rTMS 对上述症状仅有轻微改善作用。但由于样本量小、治疗的异质性、结果不一致和不精确的汇集效应，循证质量被评为较低水平。Kozel 等[31]认为 rTMS 联合认知加工治疗（cognitive processing therapy，CPT）可以改善退伍军人 PTSD 的预后，且这种治疗方案具有长期疗效。该研究选择了年龄在 18 ～ 60 岁存在 PTSD 症状的退伍军人，被试者被随机分为真刺激组和伪刺激组，在每周 CPT 治疗前对右侧前额叶皮质进行 20 分钟 1 Hz 的 rTMS 治疗，为期约 12 周。结果显示，rTMS 组的改善率明显优于伪刺激组。Nursey 等[32]采用双侧 iTBS 治疗模式（每天 1 次，每周 5 天，为期 4 周），对 8 例罹患 PTSD 的澳大利亚国防军退伍军人进行治疗，在治疗前、治疗后和治疗结束 3 个月进行随访，采用 CAPS-5、汉密尔顿抑郁量表和认知功能量表对被试者进行评估。结果显示，被试者的 PTSD 和抑郁症状的严重程度减轻，工作记忆和处理速度明显改善，提示 iTBS 具有减少 PTSD 患者情绪症状和改善相关认知功能的潜力。Floria 等[33]的一项荟萃分析认为，TMS 通过局部神经调控对 PTSD 有积极改善作用，但各项研究的偏倚风险较高。有研究提示，在 EEG 引导下的 rTMS 可以提高疗效。Abbasi 等[34]希望通过一种新的方法来提高与战争相关 PTSD 患者对 TMS 的治疗反应，该方法包括通过 EEG 功率谱（FFT）分析，确定 α 波段的主导频率来确定每个患者 TMS 的治疗频率，以及在每个治疗过程中，达到该主导频率刺激多个前额皮质部位。PCL-5 自评在 33 分及以上的患者在 4 周内每天接受个体化 rTMS（personalized rTMS，PrTMS），每周 5 次。结果显示，2/3 的患者的 PCL-5 评分呈大幅下降，平均 23 分，被试的 PTSD 症状也有所减轻。值得注意的是，EEG 功率谱除了提供治疗的指导外，还产生了一个与治疗相关的神经电生理学非主观变化的指数，即 PrTMS 治疗有效被试者的 EEG 功率谱 α 峰的全宽半最大值（full width half maximum，FWHM）缩小。FWHM 相对于峰高变窄，量化了 α 峰值更集中、更明确的构象。该研究结果表明，EEG 指导下的 PrTMS，结合治疗多个皮质部位，会大大增强 rTMS 对退伍军人难治性 PTSD 的疗效。在 rTMS 疗效持续性的研究中，Kan 等[22]在系统回顾和荟萃分析中提示，真刺激治疗后，PTSD 核心症状明显减少，其症状减轻的效果可持续至 2 ～ 4 周。Petrosino 等[35]研究回顾了 iTBS 刺激后长达 1 年的自然结果，以检验暴露于 iTBS 与结局之间相关假设，主要观察指标为临床复发、严重不良事件（如自杀、精神病住院等）或需要 rTMS 再次治疗的情况。该研究纳入 46 名被试者，4 周治疗组较 2 周治疗组的平均复发时间明显延长，分别为 296 天和 182 天。表明减少复发时间，长程治疗优于短时间治疗。

PTSD 是一种与其他精神障碍共病率较高的疾病，常见的共病障碍有酒精滥用或物质成瘾、MDD、冲动控制障碍和社交恐惧等。既往研究提示，rTMS 对 PTSD 合并其他精神障碍的治疗也有一定疗效。Vaithianathan 等[36]对 8 例 PTSD 合并难治性抑郁症（treatment resistant depression，TRD）的退伍军人，采用双侧连续性 θ 爆发式刺激（bilateral sequential theta burst stimulation，bsTBS）治疗，结果显示，所有被试者对 bsTBS 的耐受性良好，抑郁缓解率和有效率分别为 25% 和 38%，PTSD 评分缓解率和有效率分别为 25% 和 25%，证实了 bsTBS 治疗 PTSD 共病 TRD 的初步可行性。Woodside 等[37]纳入 14 例进食障碍共病 PTSD 的被试者，在神经定位导航下给予 20 ～ 30 次的 rTMS 治疗，治疗靶点为背内侧前额叶皮质（dorsal medial prefrontal cortex，DMPFC）。治疗前后采用 PCL 和情绪调节困难量表（Difficulties in Emotional Regulation Scale，DERS）进行评定。结果显示，PCL 总分从治疗前的 54.29 分降至治疗后的 24.86 分，总体下降超过 50%。DERS 评分总体改善超过 35%。这些提示，rTMS 刺激 DMPFC 有助于某些进食障碍共病 PTSD 的治疗。Madore 等[38]纳入 521 例符合 PTSD 症状标准的患者，刺激左侧 DLPFC，120% 运动阈值，刺激频率 10 Hz，3000 脉冲，足量治疗 30 次。分别使用 9 项患者健康问卷（Patient Health Questionnaire-9，PHQ-9）和 PCL-5 量表评估 MDD 和 PTSD 症状。结果发现，在接受足剂量治疗的 340 名退伍军人中，MDD 治疗有效率和缓解率分别为 41.4% 和 20%。在共病 PTSD 的退伍军人中，65.3% 的患者在 TMS 治疗后，显示有临床意义的缓解；46.1% 的患者不再符合 PTSD 诊断标准。

rTMS 与其他方法联合治疗也是有效的治疗策略。Fryml 等[39]纳入 8 例成年患者，接受了完整的延迟暴露治疗（prolonged exposure，PE），随机分配接受 rTMS 治疗或伪刺激。治疗参数为 120% 的运动阈值，10 Hz 频率，持续时间 5 s，间隔时间 10 s，持续 30 min（6000 个脉冲），刺激靶点为右侧或左侧前额叶皮质。结果显示，被试者对 PE 联合 rTMS 治疗的耐受性良好，临床医生评估 PTSD 量表评分也显示总体改善趋势。Kozel 等[40]将 18 ～ 60 岁的 PTSD 退伍军人随机分为两组，在每周进行认知行为疗法治疗前，分别给予真刺激（rTMS + CBT）和伪刺激（Sham + CBT）治疗，共 12 ～ 15 次。在基线、第 5 次和第 9 次治疗后以及治疗后的 1 个月、3 个月、6 个月对被试者进行评估。TMS 线圈（真性或伪刺激）置于右侧 DLPFC（110% 的运动阈值，刺激频率 1 Hz，治疗时间 30 min，1800 脉冲 / 次）。有 60% 的被试者完成了治疗，其中大多数完成了为期 6 个月的随访评估。与治疗前比较，rTMS + CBT 组被试者的创伤症状均有明显改善。

此外，性别也可能是影响 rTMS 疗效的因素之一。Hanlon 等[41]的研究提出，女性患者对 rTMS 的有效率可能更高，她们似乎对 rTMS 的治疗效果特别敏感。这种现象可能有三种潜在的生物学解释：①女性的前额叶皮质特别是内侧前额叶皮质更接近头皮，从而使 TMS 诱发的感应电流更强；②较大的灰质密度和前额叶皮质的脑回；③高水平雌二醇促进皮质的兴奋性。基于现有文献和这三种潜在的生物学解释表明，TMS 治疗前可以尝试评估性别及其相关的生物学指标，如头皮到皮质的距离、灰质密度、雌二醇 / 孕酮水平等，作为调整 rTMS 治疗的影响因素，可能对治疗效果更有益。

rTMS 被证实是一种安全的治疗方法。Nursey 等[32]纳入 8 例患有 PTSD 的澳大利亚国防军退伍军人，在治疗前、治疗后和 3 个月的随访中，这些患者接受了 20 次双侧 iTBS 治疗（每天 1 次，每周 5 次，为期 4 周），并完成一系列心理健康和神经心理评估，包括 CAPS 和 HAMD，治疗总体耐受性良好。副作用包括刺激时出现轻到中度的头痛，使用小剂量止痛药后这些副作用均可得到缓解，没有严重副作用或其他不良事件的报道。rTMS 还有一项值得注意的副作用是诱发癫痫发作，在 Taylor 等[42]的一项调查中显示，在总共治疗 586 656 次的 25 526 例患者中，只报告了 18 次癫痫发作。癫痫发作的总发生率为 0.31/ 万次（0.71/1000 例）。使用 H 线圈治疗的癫痫发作率可能高一些，可能达到 5.56‰，显著高于 8 字形线圈的 0.14‰。rTMS 诱发癫痫发作的风险较低，但 H 线圈治疗似乎比 8 字形线圈治疗存在相对较高的风险。Garland 等的一项初步研究数据显示，尽管存在颈部酸痛和头痛等轻微不适症状，但在 rTMS 治疗期间和之后的总体耐受性和疼痛等级较低，因此，提示 rTMS 是一种可耐受的治疗方法[43]。

小结

PTSD 是一类复杂的精神障碍，在重大精神创伤和长期的慢性应激状态下，涉及多个神经环路以及神经内分泌功能异常。TMS 是一种很有前景的物理治疗方法，初步研究已证实对 PTSD 治疗的有效性和安全性。然而，对于治疗的具体参数仍有许多争议，最佳参数需要进行大规模的随机对照试验进行验证。新型 TMS 治疗模式如 iTMS、dTMS 的研究值得进行更广泛的治疗探索。

（王学义　于鲁璐）

参考文献

[1] SHALEV A, LIBERZON I, MARMAR C. Post-traumatic stress disorder [J]. N Engl J Med, 2017, 376 (25): 2459-2469.

[2] BEYNEL L, CAMPBELL E, NACLERIO M, et al. The effects of functionally guided, connectivity-based rTMS on amygdala activation [J]. Brain Sci, 2021, 11 (4).

[3] VAKILI A Z, PHILIP N S, CARPENTER L L, et al. Changes in EEG signal after 5-Hz dorsolateral prefrontal cortex (DLPFC) transcranial magnetic stimulation in patients with comorbid posttraumatic stress disorder and major depression [J]. Brain Stimulation, 2017, 10 (4): e28.

[4] PETROSINO N J, ZANDVAKILI A, CARPENTER L L, et al. Pilot testing of peak alpha frequency stability during repetitive transcranial magnetic stimulation [J]. Front Psychiatry, 2018, 9: 605.

[5] ETKIN A. A "circuits first" approach to mental illness [J]. Biological Psychiatry, 2018, 83 (9): S47

[6] BARREDO J, BERLOW Y, SWEARINGEN H, et al. A solid foundation: structure-function relationships and neuromodulation for posttraumatic stress disorder and suicide [J]. Biological Psychiatry, 2021, 89 (9): S38-S39.

[7] WU W, KELLER C, ETKIN A. TMS-EEG biomarkers for combat-related PTSD [J]. Neuropsychopharmacology, 2017, 43: S120.

[8] KIM Y-K J F I P. Frontiers in psychiatry: artificial intelligence, precision medicine, and other paradigm shifts [J]. Advances in Experimental Medicine and Biology, 2019 (1192): 1192.

[9] HERZ N, BAR-HAIM Y, TAVOR I, et al. Neuromodulation of visual cortex reduces the intensity of intrusive memories [J]. Cereb Cortex, 2022, 32 (2): 408-417.

[10] MORRIS A, TEMEREANCA IBANESCU S, ZANDVAKILI A, et al. P316. Mechanisms of transcranial magnetic stimulation for MDD and PTSD: novel transient EEG biomarkers [J]. Biological Psychiatry, 2022, 91 (9): S215.

[11] LEGRAND M, TROUBAT R, BRIZARD B, et al. Prefrontal cortex rTMS reverses behavioral impairments and differentially activates c-Fos in a mouse model of post-traumatic stress disorder [J]. Brain Stimul, 2019, 12 (1): 87-95.

[12] LIU G, FENG D, WANG J, et al. rTMS ameliorates PTSD symptoms in rats by enhancing glutamate transmission and synaptic plasticity in the ACC via the PTEN/Akt signalling pathway [J]. Mol Neurobiol, 2018, 55 (5): 3946-3958.

[13] JENSEN B S, ASHKANIAN M. Repetitive transcranial magnetic stimulation treatment for post-traumatic stress disorder [J]. Ugeskr Laeger, 2017, 179 (16): V09160670.

[14] PHILIP N S, CONELEA C A, YIP A G, et al. 5 Hz Repetitive Transcranial Magnetic Stimulation for Posttraumatic Stress Disorder Comorbid with Major Depressive Disorder [J], J Affect Disord, 2017, 81: S70-S71.

[15] PHILIP N S, RIDOUT S J, ALBRIGHT S E, et al. 5-Hz Transcranial Magnetic Stimulation for Comorbid Posttraumatic Stress Disorder and Major Depression [J]. J Trauma Stress, 2016, 29 (1): 93-6.

[16] CARPENTER L L, CONELEA C, TYRKA A R, et al. 5 Hz Repetitive transcranial magnetic stimulation for posttraumatic stress disorder comorbid with major depressive disorder [J]. J Affect Disord, 2018, 235: 414-420.

[17] BELSHER B E, BEECH E H, REDDY M K, et al. Advances in repetitive transcranial magnetic stimulation for posttraumatic stress disorder: A systematic review [J]. J Psychiatr Res, 2021, 138: 598-606.

[18] THIERRÉE S, RAULIN-BRIOT M, LEGRAND M, et al. Combining trauma script exposure with rTMS to reduce symptoms of post-traumatic stress disorder: randomized controlled trial [J]. Neuromodulation, 2022, 25 (4): 549-557.

[19] YAN T, XIE Q, ZHENG Z, et al. Different frequency repetitive transcranial magnetic stimulation (rTMS) for posttraumatic stress disorder (PTSD): a systematic review and meta-analysis [J]. J Psychiatr Res, 2017, 89: 125-135.

[20] BAEK K, CHAE J H, JEONG J. The effect of repetitive transcranial magnetic stimulation on fear extinction in rats [J]. Neuroscience, 2012, 200: 159-65.

[21] NAM D H, PAE C U, CHAE J H. Low-frequency, repetitive transcranial magnetic stimulation for the treatment of patients with posttraumatic stress disorder: a double-blind, sham-controlled study [J]. Clin Psychopharmacol Neurosci, 2013, 11 (2): 96-102.

[22] KAN R L D, ZHANG B B B, ZHANG J J Q, et al. Non-invasive brain stimulation for posttraumatic stress disorder: a systematic review and meta-analysis [J]. Transl Psychiatry, 2020, 10 (1): 168.

[23] KOZEL F A, VAN TREES K, LARSON V, et al. One

hertz versus ten hertz repetitive TMS treatment of PTSD：A randomized clinical trial [J]. Psychiatry Res，2019，273：153-162.

[24] LEONG K，CHAN P，ONG L，et al. A Randomized Sham-controlled Trial of 1-Hz and 10-Hz Repetitive Transcranial Magnetic Stimulation（rTMS）of the Right Dorsolateral Prefrontal Cortex in Civilian Post-traumatic Stress Disorder：Un essai randomisé contrôlé simulé de stimulation magnétique transcrânienne repetitive（SMTr）de 1 Hz et 10 Hz du cortex préfrontal dorsolatéral droit dans le trouble de stress post-traumatique chez des civils [J]. Can J Psychiatry，2020，65（11）：770-778.

[25] BOGGIO P S，ROCHA M，OLIVEIRA M O，et al. Noninvasive brain stimulation with high-frequency and low-intensity repetitive transcranial magnetic stimulation treatment for posttraumatic stress disorder [J]. J Clin Psychiatry，2010，71（8）：992-9.

[26] MCGIRR A，DEVOE D J，RAEDLER A，et al. Repetitive Transcranial Magnetic Stimulation for the Treatment of Post-traumatic Stress Disorder：A Systematic Review and Network Meta-analysis：La Stimulation Magnétique Transcrânienne Répétitive Pour le Traitement du Trouble de Stress Post-Traumatique：Une Revue Systématique et une Méta-Analyse en Réseau [J]. Can J Psychiatry，2021，66（9）：763-773.

[27] CHAN P，LEONG K，ONG L，et al. The Role of Fast or Slow Repetitive Transcranial Magnetic Stimulation in Civilian Post-Traumatic Stress Disorder：A Randomized，Sham-Controlled Trial [J]. Brain Stimulation，2019，12（4）：e132.

[28] AHMADIZADEH M J，REZAEI M. Unilateral right and bilateral dorsolateral prefrontal cortex transcranial magnetic stimulation in treatment post-traumatic stress disorder：A randomized controlled study [J]. Brain Res Bull，2018，140：334-340.

[29] ISSERLES M，SHALEV A Y，ROTH Y，et al. Effectiveness of deep transcranial magnetic stimulation combined with a brief exposure procedure in post-traumatic stress disorder--a pilot study [J]. Brain Stimul，2013，6（3）：377-83.

[30] PHILIP N S，BARREDO J，AIKEN E，et al. Theta-Burst Transcranial Magnetic Stimulation for Posttraumatic Stress Disorder [J]. Am J Psychiatry，2019，176（11）：939-948.

[31] KOZEL F A，MOTES M A，DIDEHBANI N，et al. Repetitive TMS to augment cognitive processing therapy in combat veterans of recent conflicts with PTSD：A randomized clinical trial [J]. J Affect Disord，2017，229：506-514.

[32] NURSEY J，SBISA A，KNIGHT H，et al. Exploring Theta Burst Stimulation for Post-traumatic Stress Disorder in Australian Veterans-A Pilot Study [J]. Mil Med，2020，185（9-10）：e1770-e1778.

[33] FLORIAN G，SINGIER A，AOUIZERATE B，et al. Neuromodulation Treatments of Pathological Anxiety in Anxiety Disorders，Stressor-Related Disorders，and Major Depressive Disorder：A Dimensional Systematic Review and Meta-Analysis [J]. Front Psychiatry，2022，13：910897.

[34] ABBASI S，LIU E，MAKALE M，et al. EEG Guided Personalized rTMS（PrTMS®）for Post Traumatic Stress Disorder（PTSD）[J]. Brain Stimulation，2021，14（6）：1645.

[35] PETROSINO N J，WOUT-FRANK M V，AIKEN E，et al. One-year clinical outcomes following theta burst stimulation for post-traumatic stress disorder [J]. Neuropsychopharmacology，2020，45（6）：940-946.

[36] VAITHIANATHAN T，BLAIR M，SOARES V，et al. Bilateral sequential theta burst stimulation in depressed veterans with service related posttraumatic stress disorder：a feasibility study [J]. BMC Psychiatry，2022，22（1）：81.

[37] WOODSIDE D B，COLTON P，LAM E，et al. Dorsomedial prefrontal cortex repetitive transcranial magnetic stimulation treatment of posttraumatic stress disorder in eating disorders：An open-label case series [J]. Int J Eat Disord，2017，50（10）：1231-1234.

[38] MADORE M R，KOZEL F A，WILLIAMS L M，et al. Prefrontal transcranial magnetic stimulation for depression in US military veterans - A naturalistic cohort study in the veterans health administration [J]. J Affect Disord，2022，297：671-678.

[39] FRYML L D，PELIC C G，ACIERNO R，et al. Exposure Therapy and Simultaneous Repetitive Transcranial Magnetic Stimulation：A Controlled Pilot Trial for the Treatment of Posttraumatic Stress Disorder [J]. J ECT，2019，35（1）：53-60.

[40] KOZEL F A，MOTES M A，DIDEHBANI N，et al. Repetitive TMS to augment cognitive processing therapy in combat veterans of recent conflicts with PTSD：A randomized clinical trial [J]. J Affect Disord，2018，229：506-514.

[41] HANLON C A，MCCALLEY D M. Sex/Gender as a Factor That Influences Transcranial Magnetic Stimulation Treatment Outcome：Three Potential Biological Explanations [J]. Front Psychiatry，2022，13：869070.

[42] TAYLOR J J，NEWBERGER N G，STERN A P，et al. Seizure risk with repetitive TMS：Survey results from over a half-million treatment sessions［J］. Brain Stimul，2021，14（4）：965-973.
[43] GARLAND J S，GBADE-ALABI O，TAYLOR J A，et al. A study of bilateral prefrontal repetitive transcranial magnetic stimulation（rTMS）to treat the symptoms of mild TBI（mTBI）and PTSD：preliminary tolerability and effectiveness［J］. Brain Stimulation，2020，13（6）：1848.

第十二章
经颅磁刺激在进食障碍中的应用

进食障碍（eating disorder，ED）[1] 主要是以进食行为异常，伴有对食物和体重、体型的过度关注为临床特征的一组综合征。进食障碍的概念以及类型随着诊断标准的变化也在不断发生改变。DSM-Ⅳ及ICD-10诊断中主要包括神经性厌食症（anorexia nervosa，AN）及神经性贪食症（bulimia nervosa，BN）两类。在DSM-5与ICD-11诊断分类中对进食障碍概念和诊断发生了改变。两者均将进食障碍归为喂食及进食障碍章节，并且分为神经性厌食症、神经性贪食症、暴食障碍等类型。流行病学调查显示，进食障碍患病率女性高于男性。从治疗角度看，目前各国进食障碍的治疗指南中，仍推荐以心理行为和药物联合治疗为主。临床指南也推荐将心理治疗作为进食障碍的一线治疗，但不同的进食障碍缓解率为30% ~ 60%，效果并不十分理想。除药物治疗外，对进食障碍相关的神经调控治疗也受到越来越多的关注[2]，包括深部脑刺激（deep brain stimulation，DBS）、重复经颅磁刺激（repetitive transcranial magnetic stimulation，rTMS）、经颅直流电刺激（transcranial direct current stimulation，tDCS）等物理治疗手段，这些方法对进食障碍患者可能有一定的帮助。

随着经颅磁刺激在精神科中的广泛应用，TMS在进食障碍中也得到了应用。本章将对TMS治疗不同类型的进食障碍患者进行讨论。

第一节　进食障碍的神经生物学机制

进食障碍的病因与发病机制目前仍不十分清楚，存在较为复杂的神经生物学、生理学、心理学、社会学基础[3]。进食障碍的患者往往存在较为突出的社会心理因素影响，如神经性厌食症的核心特征是恐惧体重增加，对体像歪曲的认知，从而故意采取限制饮食摄入、清除、过度运动等减肥行为；神经性贪食症的核心特点是既要控制体重的增加，又要缓解间断暴食行为造成的心理冲突，从而导致发作性不可控制的贪食，以及自我诱发呕吐等补偿行为的恶性循环；暴食障碍的主要心理特点则是压力大、情绪恶劣导致患者在短时间内摄入大量食物。有研究表明，摄食行为可以通过兴奋大脑的犒赏系统获得满足从而缓解压力。

虽然进食障碍的神经生物学基础尚不清晰，但研究发现，摄食行为与奖赏途径和调节感知食物能量需求的神经内分泌稳态有关[4]。首先，下丘脑在此发挥着重要的作用，早期经典实验证实通过刺激或损伤下丘脑外侧（摄食）和下丘脑腹内侧（饱食）可以影响食物的摄入模式。下丘脑外侧有可产生食欲素的神经元区域，食欲素及其受体可以调节摄食行为，而食欲素在下丘脑 - 垂体 - 肾上腺轴中也发挥着重要的作用。另外，下丘脑腹内侧存在着与瘦素相关的受体，受体通过与瘦素的结合，调节进食的减少。其次，奖赏途径在进食障碍中也是主要的生理机制，特别是中脑边缘通路和中脑皮质通路，多巴胺会兴奋上述通路的神经元，使机体产生欣快感，也存在强化动机、欲望和成瘾的作用，犒赏效应不仅可以提高认知能力，还会影响大脑中负责体验的皮质，它与即时的奖励有关。

既往关于神经性厌食症的脑网络研究发现，神经性厌食症涉及许多神经通路的功能障碍，与其中的扣带回、顶叶皮质、枕叶皮质、岛叶、背外侧前额叶、纹状体和腹内侧前额叶均有着密切的关系[5]。前扣带回参与注意力相关的神经回路，负责调节认知控制和情绪加工，正中扣带回可能与神经性厌食症患者的偏执、认知刻板、关注细节有关。神经性厌食症的患者存在快感的缺乏，与限制性进食一样都被认为是与奖赏机制有关。脑内的奖赏系统将饥饿和饱腹感信号与味觉、视觉、认知动机因素相关联，从而调控进食行为。岛叶是初级味觉皮质，岛叶不仅可以参与驱动进食，还能够接受饱腹感等感觉信号，在奖赏通路传递信息中起着重要作用，若减少味觉信号的传递，会导致进食对奖赏通路的刺激，进一步发生限制性进食行为和快感缺失，所以岛叶的神经调节异常可能参与神经性厌食症的机制。岛叶也参与个体对身体内部的自我审视，可能与神经性厌食症患者、体型的扭曲知觉有一定关联。此外，背外侧前额叶是控制大多数高级认知功能的关键脑区，有研究发现神经性厌食症患者的不良摄食行为与背外侧前额叶密切相关。也有理论研究支持神经性厌食症的发病机制与背侧纹状体内的5-羟色胺能和多巴胺能的不平衡有关。5-羟色胺的失调导致了厌食的症状，而多巴胺能下降会影响到奖赏通路，导致焦虑烦躁情绪，进一步加重厌食行为。

关于神经性贪食症和暴食障碍的发病机制，有研究认为可能与物质成瘾的机制类似，通过摄食行为让大脑奖赏系统获得满足，分泌更多的多巴胺而缓解压力。也有研究发现，神经性贪食症和暴食障碍患者的灰质体积减小，多个脑区功能也发生了改变，主要的机制与抑制控制、奖赏调控有关，导致饱足感受和食物奖赏的功能紊乱[6]。有报道认为，神经性贪食症的额上回、内侧和旁扣带回的灰质体积减小，可能与抑制控制受损相关。此外，神经性贪食症与大脑的奖赏机制也密切相关，反复的暴食者可能会发展成为奖赏依赖综合征，最终导致失控性贪食。研究发现，神经性贪食症和暴食障碍的患者也很容易合并物质滥用。

rTMS具有良好的耐受性和安全性，是临床上常用的神经调控疗法，研究已经证实，刺激特定皮质调节神经回路，可以改善精神疾病的症状和异常行为。rTMS针对不同进食障碍的神经环路靶点干预获得了初步结果[7]。

第二节　经颅磁刺激对神经性厌食症的作用

前额叶皮质是参与认知和执行功能的关键区域。神经性厌食症患者的前额叶灰质体积减少，可能与神经性厌食症过度认知控制和执行功能障碍有关，患者存在认知控制和决策以及行为控制障碍。

背外侧前额叶皮质是目前rTMS治疗进食障碍最常用的靶点。有研究者对49例进食障碍患者给予左侧DLPFC的rTMS刺激，治疗前后进行食物暴露任务来引发神经性厌食相关症状，与伪刺激组相比，真rTMS刺激组的患者在24小时症状较前减轻。Dalton等[8]对左侧背外侧前额叶皮质进行rTMS试验治疗，他们对34例持久性神经性厌食的女性患者进行了20次的真刺激和伪刺激rTMS治疗，在治疗前后分别随访4个月，评估患者对食物的选择情况，然后，请被试者在中性、高脂和低脂食物之间做出选择。最后研究者对高脂、低脂食物健康和美味程度进行评级，在基线时，与健康对照组相比，神经性厌食症患者表现对低脂食物的偏好，存在较高比例自控食物的选择。rTMS伪刺激组在治疗和时间上对食物选择没有显著变化，但真刺激组治疗后，与基线相比，治疗后对自我控制的食物选择有所减少，对不健康的美味食品选择较前增加。Dalton等[9]还做了一项18个月的长期随机对照的临床随访试验，纳入24名参与者，随机分成真刺激和伪刺激两组，评估体重指数（BMI）和进食失调症状等，后续在最初接受伪刺激的12名参与者中，有10人在随访期间的某个阶段接受真rTMS治疗，结果显示，在18个月的随访中，真刺激组有5名参与者BMI恢复正常，伪刺激组中只有1名参与者的BMI恢复，两组的进食障碍症状均有所改善，真刺激组的情绪也基本能够保持稳定，而伪刺激组的情绪也有“追赶效应”，因为在随访的某阶段患者也接受过真刺激治疗，结果表明，rTMS 对神经性厌食症患者的情绪改善是较为持久的，对 BMI 和进食障碍的症状改善仍需要时间，但与伪刺激组相比，真刺激组 BMI 的恢复率更高，真刺激组的刺激部位（DLPFC）的血流量也得到了调节。但也有研究发现，rTMS 刺激后杏仁核脑区的血流量减少，推测杏仁核较低的血流量可能与对食物的恐惧减少相关，导致后期体重有所增加。但目前仍需要更多的研究来支持和探讨 rTMS 治疗后神经性厌食症患者体重增加的潜在机制。

Muratore 等 [10] 在右侧 DLPFC 进行高频重复经颅磁刺激（HF-rTMS），观察住院的神经性厌食症患者在食物选择上的变化，也发现了类似的调节和改善作用，与对照组相比，HF-rTMS 组选择高脂肪食物的比例明显升高，表明在右侧 DLPFC 进行 HF-rTMS 治疗，能够改善患者在选择食物任务中减少了对脂肪的回避，这可能与调节限制性食物选择的神经回路有关。

DLPFC 也不一定是所有患者的最佳治疗靶点。有研究指出，对神经性厌食症合并抑郁发作的患者，采用 rTMS 刺激左侧 DLPFC，并没有改善患者的厌食症状。也有研究指出，rTMS 对背内侧前额叶皮质刺激后，神经性厌食症的核心症状得到了改善。Woodside 等 [11] 发表了一项 rTMS 治疗神经性厌食症共病重性抑郁障碍的研究，治疗靶点为背内侧前额叶皮质（dorsal medial prefrontal cortex，DMPFC），研究纳入了 19 例患者，6 周内进行 20 ～ 30 次的 rTMS 治疗，结合静息状态功能 MRI 前后检测进行分析，结果表明，患者的体重、体态和饮食的看法等厌食症的核心症状均较前有所改善，共病的焦虑及抑郁情绪也较前减轻，这些改善表明与大脑参与决策和调节情绪的区域相关。目前实验研究仍在寻找更加适合治疗进食障碍的刺激靶点，未来 TMS 将会成为治疗神经性厌食症的一种新的手段。

第三节　经颅磁刺激对神经性贪食症的作用

神经性贪食症可表现为正常或超高的体重。神经性贪食症的特点是反复出现暴饮暴食（即大量进食并失控）以及为阻止体重增加而采取一些代偿行为，常见的代偿行为是自我诱导催吐、不当使用泻药、禁食或过度运动。这些不良行为是对体重、体型或外表相关的负面自我评价所驱动的。

神经性贪食症的患者不受控制的暴食行为，可能形成食物成瘾。患者在预测可口的食物时，与左背外侧前额叶皮质（DLPFC）的活动增加有关，左侧 DLPFC 参与抑制和奖励控制。此外，左内侧眶额叶皮质、左前扣带回和杏仁核的活动与食物成瘾严重程度呈正相关。Sutoh 等人 [12] 对神经性贪食症或暴食障碍的患者，采用 rTMS 刺激左侧 DLPFC 使食物渴求显著减少，大脑的氧合作用下降。Kim 等人 [13] 也进行了左侧背外侧前额叶皮质的 rTMS 治疗，治疗后肥胖患者的体重较前减轻，BMI 降低，内脏脂肪也有所下降。rTMS 对进食障碍治疗究竟使大脑兴奋还是抑制，取决于区域的设置和操作，目前没有统一的标准或共识。

Van den Eynde 等 [14] 的研究中纳入了 33 例患者，为神经性贪食症（*n*=16）和其他未分类的进食障碍（*n*=17）患者，在左侧 DLPFC 进行 rTMS 高频（10 Hz）真 / 伪刺激，采用 Stroop 任务、食物渴求和唾液皮质醇浓度来评估 rTMS 的疗效，结果发现，rTMS 显著影响食物渴求和唾液皮质醇浓度，而与 Stroop 任务没有明显相关性，可能 Stroop 任务与在暴露高热量食物之前有关。Claudino 等人 [15] 纳入了神经性贪食症（*n*=14）和其他未分类的进食障碍（*n*=8）患者，同样在左侧 DLPFC 进行高频 rTMS 真伪刺激的对照研究，探索 rTMS 对食物渴求的影响，发现真刺激组的唾液皮质醇浓度明显低于伪刺激组，而真刺激组对食物的渴求也较伪刺激组明显减少。rTMS 对左侧 DLPFC 刺激后，可能会改变神经性贪食症患者下丘脑 - 垂体 - 肾上腺轴的活动。

决策和认识冲动控制是日常生活中核心的认知

功能之一，推测其受损后与神经性贪食症背后的神经机制相关，尤其是关键的脑区域，包括参与决策和抑制控制的 DLPFC。Guillaume 等 [16] 对神经性贪食症患者进行了为期 2 周的左侧 DLPFC 的高频 rTMS 刺激随机对照试验，共纳入 39 例参与者（rTMS 组 17 例，对照组 22 例），结果提示，rTMS 改善进食障碍患者的决策和认知抑制控制只是短暂的。

在 TMS 治疗神经性贪食症患者的试验中，疗效似乎并不如神经性厌食症患者显著。因研究结果存在争议、目前对神经性贪食症的研究较少，不同刺激靶点、使用的频率对靶点的兴奋或抑制都有可能成为治疗的关键影响因素，临床试验结果有待大样本的进一步验证。

第四节　经颅磁刺激对暴食障碍的作用

与神经性贪食症相比，暴食障碍的补偿行为更少，没有因暴食引起体重增加而采取诱发催吐、服泻药等行为代偿。暴食障碍患者在短期内大量进食，伴有失控感，通常患者都伴有肥胖或相关的代谢紊乱。暴食障碍患者经常会出现焦虑、抑郁情绪，严重者有物质滥用等问题。

Sciortino 等 [17] 曾发表 rTMS 治疗 2 名女性双相障碍共病暴食障碍患者的案例报道。对患者进行 3 周的左侧背外侧前额叶皮质间歇性爆发式刺激（iTBS）治疗，抑郁症状较前略有改善，暴食发作完全缓解。这是一个偶然发现，后期对患者随访 12 周，暴食障碍的症状完全缓解并保持稳定。其中 1 例患者体重较前减轻 4 公斤，另一例患者报告体重减轻 2 公斤，两例患者对暴食症状的改善都非常满意，且治疗的耐受性良好。

关于暴食障碍的神经生理机制尚不明确，需要更多研究评估 TMS 对暴食障碍治疗成功的案例。刺激有效，推测与“自下而上”的驱动力和“自上而下”饮食行为的认知控制平衡发生改变有关。自下而上的驱动力主要与腹内侧和边缘通路有关，而自上而下的调节似乎是由背外侧神经环路所介导的，如 DLPFC。DLPFC 活动减少可能导致暴饮暴食 / 清除行为，暴食障碍患者的 DLPFC 处于低代谢活动水平，DLPFC 在抑制食物渴求方面发挥了重要作用。研究者本想采用 iTBS 干预患者的抑郁症状，消除暴食症状只是一个偶然的发现。

Antunes 等 [18] 做了一项大脑皮质静息期与暴食障碍的研究，纳入 59 名女性，分成暴食障碍组（n=13）、肥胖组（n=20）、亚临床肥胖组（n=12）和健康对照组（n=14），采用 8 字形线圈诱导大脑皮质的兴奋性，通过 Go/No-go 任务并采用进食相关的工具评估患者皮质兴奋性。结果显示，暴食障碍组的大脑皮质静息期比其他三组长，表明其皮质内抑制上调，但需要大样本的进一步验证。

目前较少的相关研究中，rTMS 对暴食障碍患者的疗效仍存在争议。Walpoth 等 [19] 的随机对照研究，将受试者分成刺激左侧 DLPFC 的真刺激组和伪刺激组，发现两组每天平均暴食次数在基线和治疗结束时均有所下降，但真刺激组与伪刺激组相比并没有获得更大的益处。与此同时，Gay 等 [20] 也获得了类似的研究结果，他们纳入了 47 例患者，分为左侧 DLPFC 10 次高频（10 Hz）rTMS 治疗的真刺激组和伪刺激组，结果显示，进食障碍的决策和认知冲动控制能力有改善，但只是暂时的，在暴食次数、暴食发作时间、暴食特征并没有得到显著改善。目前认为暴食的临床表现是多维度认知功能受损所致，并且也受到许多因素的影响。rTMS 对进食障碍的认知改变不足以引起临床症状完全改善，对脑区的治疗靶点和发病机制仍需进一步研究探索。

有研究指出背内侧前额叶皮质（DMPFC）可能是一个较为有意义的研究靶点，DMPFC 在自我调控中起着重要的作用，包括控制冲动等。使用 rTMS 刺激 DMPFC 可能会调节大脑的部分执行功能，包括调节与暴食行为相关较强的纹状体，从而改善暴食症状。Dunlop 等 [21] 对 28 例暴食患者在背内侧前额叶皮质进行 rTMS 刺激，发现患者每周暴食行为和清除症状的发生率至少有 50% 的明显改善。

小结

TMS 对进食障碍治疗的安全性是肯定的，但对进食障碍的有效性仍处于初步探索阶段，且在治疗的刺激靶点、频率及所使用的线圈以及机制等方面仍需不断深入研究，在不同部位、刺激强度等还没有统一标准。在 TMS 诱导兴奋或抑制方面也存在着个体差异。关于神经性贪食症和暴食障碍的 TMS 神经调控研究较少，可能与既往临床试验获得阴性结果有关，这也是研究人员仍需进一步研究的方向。需要研究 TMS 机制的同时也需优化治疗效应，通过脑电图、磁共振、红外热成像技术等可预测结果。目前 TMS 虽然对进食障碍症状有了一些改善，但仍需要大样本研究和更多的实践来验证。

（程月红　于鲁璐）

参考文献

[1] TREASURE J，DUARTE T A，SCHMIDT U. Eating disorders [J]. Lancet，2020，395（10227）：899-911.

[2] JAUREGUI-LOBERA I，MARTINEZ-QUINONES J V. Neuromodulation in eating disorders and obesity：a promising way of treatment? [J]. Neuropsychiatr Dis Treat，2018，14：2817-35.

[3] CULBERT K M，RACINE S E，KLUMP K L. Research Review：What we have learned about the causes of eating disorders - a synthesis of sociocultural，psychological，and biological research [J]. J Child Psychol Psychiatry，2015，56（11）：1141-64.

[4] LEE D J，ELIAS G J B，LOZANO A M. Neuromodulation for the treatment of eating disorders and obesity [J]. Ther Adv Psychopharmacol，2018，8（2）：73-92.

[5] 王钰萍，陈珏，肖泽萍. 神经性贪食患者的冲动性特质综述 [J]. 临床精神医学杂志，2019，29（4）：3.

[6] SU T，GONG J，TANG G，et al. Structural and functional brain alterations in anorexia nervosa：A multimodal meta-analysis of neuroimaging studies [J]. Hum Brain Mapp，2021，42（15）：5154-69.

[7] GALLOP L，FLYNN M，CAMPBELL I C，et al. Neuromodulation and Eating Disorders [J]. Curr Psychiatry Rep，2022，24（1）：61-9.

[8] DALTON B，FOERDE K，BARTHOLDY S，et al. The effect of repetitive transcranial magnetic stimulation on food choice-related self-control in patients with severe，enduring anorexia nervosa [J]. Int J Eat Disord，2020，53（8）：1326-36.

[9] DALTON B，MALONEY E，RENNALLS S J，et al. A pilot study exploring the effect of repetitive transcranial magnetic stimulation（rTMS）treatment on cerebral blood flow and its relation to clinical outcomes in severe enduring anorexia nervosa [J]. Journal of Eating Disorders，2021，9（1）.

[10] MURATORE A F，BERSHAD M，STEINGLASS J E，et al. Use of high-frequency repetitive transcranial magnetic stimulation to probe the neural circuitry of food choice in anorexia nervosa：A proof-of-concept study [J]. Int J Eat Disord，2021，54（11）：2031-6.

[11] WOODSIDE D B，DUNLOP K，SATHI C，et al. A pilot trial of repetitive transcranial magnetic stimulation of the dorsomedial prefrontal cortex in anorexia nervosa：resting fMRI correlates of response [J]. Journal of Eating Disorders，2021，9（1）.

[12] SUTOH C，KOGA Y，KIMURA H，et al. Repetitive Transcranial Magnetic Stimulation Changes Cerebral Oxygenation on the Left Dorsolateral Prefrontal Cortex in Bulimia Nervosa：A Near-Infrared Spectroscopy Pilot Study [J]. Eur Eat Disord Rev，2016，24（1）：83-8.

[13] KIM S H，CHUNG J H，KIM T H，et al. The effects of repetitive transcranial magnetic stimulation on body weight and food consumption in obese adults：A randomized controlled study [J]. Brain Stimul，2019，12（6）：1556-64.

[14] VAN DEN EYNDE F，GUILLAUME S，BROADBENT H，et al. Repetitive transcranial magnetic stimulation in anorexia nervosa：a pilot study [J]. Eur Psychiatry，2013，28（2）：98-101.

[15] CLAUDINO A M，VAN DEN EYNDE F，STAHL D，et al. Repetitive transcranial magnetic stimulation reduces cortisol concentrations in bulimic disorders [J]. Psychol Med，2011，41（6）：1329-36.

[16] GUILLAUME S，GAY A，JAUSSENT I，et al. Improving decision-making and cognitive impulse control in bulimia nervosa by rTMS：An ancillary randomized controlled study [J]. Int J Eat Disord，2018，51（9）：1103-6.

[17] SCIORTINO D，SCHIENA G，CANTU F，et al. Case Report：Repeated Transcranial Magnetic Stimulation Improves Comorbid Binge Eating Disorder in Two Female Patients With Treatment-Resistant Bipolar Depression [J]. Front Psychiatry，2021，12：732066.

[18] ANTUNES L C，ELKFURY J L，PARIZOTTI C S，et al. Longer Cortical Silent Period Length Is Associated

to Binge Eating Disorder：An Exploratory Study［J］. Frontiers in Psychiatry，2020，11.

[19] WALPOTH M，HOERTNAGL C，MANGWETH-MATZEK B，et al. Repetitive transcranial magnetic stimulation in bulimia nervosa：preliminary results of a single-centre，randomised，double-blind，sham-controlled trial in female outpatients［J］. Psychother Psychosom，2008，77（1）：57-60.

[20] GAY A，JAUSSENT I，SIGAUD T，et al. A Lack of Clinical Effect of High-frequency rTMS to Dorsolateral Prefrontal Cortex on Bulimic Symptoms：A Randomised，Double-blind Trial［J］. Eur Eat Disord Rev，2016，24（6）：474-81.

[21] DUNLOP K，WOODSIDE B，LAM E，et al. Increases in frontostriatal connectivity are associated with response to dorsomedial repetitive transcranial magnetic stimulation in refractory binge/purge behaviors［J］. Neuroimage Clin，2015，8：611-8.

第十三章 经颅磁刺激在物质使用障碍中的应用

物质使用障碍（substance use disorder，SUD）是使用精神活性物质之后发生中毒和成瘾性精神障碍的统称，主要包含物质有害使用模式和物质依赖。精神活性物质是来自外界能够引起个体精神状态改变，同时会导致依赖的各类化学物质。根据不同药理特性可分为酒精、大麻、合成大麻素类、阿片类物质、镇静催眠或抗焦虑药物、可卡因、兴奋剂、合成卡西酮类、咖啡因、致幻剂、尼古丁、挥发性吸入剂、亚基二氧甲基苯丙胺或相关物质、分离性药物十四类物质。精神活性物质使用在全球范围已成为严重的公共卫生问题和社会问题，由此给社会造成健康影响和巨大的经济损失。

目前研究者认为，SUD 从本质上说是一种疾病[1]。它是一种以反复发作的强迫性失控使用成瘾物质为特征的慢性复发性脑病，是涉及生理、心理、行为的医学问题，患者由偶然性使用成瘾物质逐渐过渡到强迫性失控使用模式的过程。成瘾过程伴随着一系列神经系统和心理方面的适应性改变，同时这些改变反过来进一步强化成瘾者对物质的依赖性，但对物质滥用如何引起改变，以及这些改变如何诱发成瘾却存在不同的解释。本章就近年来有关 SUD 机制的神经生物学假说，以及 TMS 在 SUD 中的应用原理作简要阐述，有助于我们更深入的理解成瘾行为的可能内在机制，期望为成瘾行为的预防和矫正提供理论依据和指导。

第一节 物质使用障碍概述

物质使用障碍（SUD）是一种长期、慢性、高复发性的脑病，其特点是对某种物质的强烈渴求和无法控制的使用[2]。当一个人长期使用某种物质后，他们的身体和大脑会逐渐适应这种物质的存在，并出现渴求更多、戒不掉的物质，这种现象被称为物质依赖，而这种被依赖的物质，我们称之为成瘾物质。目前的观点认为，在物质依赖形成过程中涉及奖赏、高级认知及冲动控制等多个脑区，在成瘾物质的作用下这些脑区的神经可塑性发生改变，即具有成瘾性潜质的物质在脑部奖赏中枢内发挥作用，使得该部位的结构和功能发生神经适应性改变，并对海马、杏仁核等学习记忆相关脑区产生效应，从而对成瘾物质的奖赏效应（如欣快）产生记忆，使用者为了追求再次得到成瘾物质所带来的奖赏效应，而表现出强迫性失控使用成瘾物质和持续性渴求状态，这被认为是物质渴求发生的神经生物学基础。在此基础上，SUD 患者产生一种病态的习惯性行为，对成瘾物质线索的敏感性增加和冲动控制能力下降，从而不顾后果地寻觅成瘾物质。甚至在戒断若干年后，与成瘾有关的刺激都可能诱导成瘾者对成瘾物质的强烈渴求，导致复吸或复饮。这种长期戒断后仍然存在的复吸或复饮是物质使用障碍临床治疗的主要难题。现代影像学研究发现物质使用障碍患者大脑的结构和功能发生了长期持续改变[3]，这可能是物质使用障碍患者长期、甚至终生行为异常的主要原因，也使临床上物质使用障碍患者难以被治愈。

大量研究表明，物质使用障碍和学习记忆之间存在着密切联系，目前认为物质使用障碍是一种特殊的病理性学习记忆过程[4,5]。学习是指个体获得新知识或新技能的过程；记忆是将学习获取的新知识或新技能进行编码、储存、提取和再现的过程。在正常生理情况下，当个体受到某奖赏刺激时，能够对该刺激及其相关线索和周围环境进行学习、记忆，当再次遇到与该奖赏相关的线索，机体能够将这段记忆提取并通过相应的行为来获得奖赏。而SUD患者记忆相对更加强烈且持久。成瘾物质通过不同的作用最终导致纹状体内释放大量多巴胺（dopamine，DA）来增强学习记忆，因此该类成瘾物质能够塑造出虚假的学习信号，并且该类信号使大脑对自然事件所产生的神经化学反应更为强烈而持久。SUD患者大脑对成瘾物质正性体验的强化学习，会增加个体再次渴望摄取成瘾物质的可能性。上述效应会随使用成瘾物质次数增加而不断强化，这不仅会使成瘾物质正性体验的记忆得到强化，而且会掩盖或减弱大脑对环境中其他刺激的学习记忆，进而导致物质使用障碍患者对成瘾物质的注意增强，而对正常环境中的事件关注下降。

行为学实验表明，物质使用障碍患者的成瘾行为和学习记忆二者之间存在相同的脑区，学习记忆过程中起关键作用的脑区（如海马）参与成瘾物质的强化效应，而在物质使用障碍过程中起关键作用的中脑 - 边缘 - 多巴胺系统也参与学习记忆过程[6]。成瘾物质主要通过中脑 - 多巴胺系统产生强化作用，学习记忆过程主要发生于海马、杏仁核、前额叶皮质等脑区，但两个过程都在相应脑区出现细胞突触长时程增强（long-term potentiation，LTP）或长时程抑制（long-term depression，LTD）现象[7]；分子机制研究表明，学习记忆和物质使用障碍患者通过不同的信号通路最终大多汇聚于环磷酸腺苷反应元件结合蛋白（cAMP-response element binding protein，CREB），并通过CREB调控相应的靶基因改变细胞的可塑性。这些结果表明物质使用障碍与学习记忆可能存在相同的神经生物学基础，由共同的神经营养因子调节，并伴随谷氨酸能突触可塑性的改变，最终引发行为持久性改变[8]。学习记忆功能异常改变并长期保持，可能是产生物质使用障碍的重要原因。正因如此，需找到与成瘾相关的特异性神经生物改变，从而进行精准的干预治疗。

一、物质使用障碍异常学习记忆的神经生物学机制

（一）神经通路

目前认为，物质使用障碍患者的学习记忆是对正常生理情况下奖赏相关学习和记忆通路的病理性“劫持”。长期滥用的成瘾物质必然侵占参与动机和奖赏的神经环路，导致异常的学习记忆过程，因此成瘾物质相关的线索可以激发渴求、强迫性用药行为和不计后果的难以控制的使用成瘾物质[9]。奖赏相关学习和记忆通路存在于中枢神经系统奖赏环路中，其中纹状体包括伏隔核（nucleus accumbens，Nac）、海马（hippocampus，Hip）、杏仁核（amygdala，Amy）、前额叶皮质（prefrontal cortex，PFC）等，在学习记忆中起重要作用。纹状体主要参与奖赏相关的联合性学习，Hip与奖赏相关线索及环境的陈述性记忆和空间位置记忆有关，而Nac可调节情绪并由此改变记忆在海马中编码的强度，Amy在编码情绪、评估奖赏大小时起主要作用，PFC则与工作记忆和最终行动的执行关系密切。脑功能成像研究表明，脑内与学习记忆有关的脑区（如Hip、Amy、PFC）代谢活动明显增强，提示物质使用障碍是一种异常的记忆形式，学习记忆系统参与该成瘾行为的发生[10]。

脑内有多种神经通路参与了物质使用障碍有关的学习记忆过程，主要涉及以下三条通路：中脑 - 边缘系统通路、黑质 - 纹状体通路、中脑 - 皮质通路，其中中脑 - 边缘系统通路与摄食、性等本能活动的动机密切相关。中脑 - 黑质旁路（SNc）和腹侧被盖区（VTA）神经元胞体通过密集的轴突网络释放多巴胺，并投射到纹状体的背侧和腹侧，进而参与纹状体内的信息处理过程。纹状体内的神经元可以整合来自多方面的信息。主要含有D_1受体的纹状体的神经元投向苍白球内侧 / 黑质网状区（GPi/SNr）；而主要含有D_2受体的纹状体的神经元投向苍白球外侧（GPe），经下丘脑核间接投射到GPi，再与前部新皮质区域发生投射联系。研究表明，这些核团对成瘾物质奖赏至关重要，形成了与成瘾相关的神经环路。例如电刺激成瘾模型大鼠海马的谷氨酸丰富区，可引起动物对可卡因的强烈渴求，而刺激其他脑区如中间前脑束等则无此效应。成瘾物质通过参与突触可塑性形成并改变神经环路

的功能，导致物质使用障碍。神经可塑性变化的长期存在是成瘾形成的基础。当成瘾物质等所致的兴奋性刺激作用于该通路时，兴奋信号通过腹侧被盖区的神经纤维投射到伏隔核，伏隔核内多巴胺能神经元兴奋，使多巴胺释放增多，从而产生欣快等主观体验的奖赏效应。从物质使用障碍形成的整个过程来看，所有成瘾性物质最后均是作用于中脑 - 边缘系统的多巴胺通路而使奖赏效应产生并维持。现有的研究结果表明，成瘾过程主要涉及该通路中伏隔核和杏仁核参与的条件性动机学习、纹状体参与的习惯性学习以及海马参与的陈述性记忆。而物质相关线索也会使成瘾者的记忆相关脑区激活，并通过相关脑区多巴胺的快速释放，唤起成瘾个体的心理渴求和寻觅行为。

中脑 - 边缘系统中的皮质 - 腹侧纹状体通路介导了包括觅药行为在内的渴求行为的条件反射过程。该通路构成了杏仁核内刺激 - 奖赏联想过程与成瘾性药物强化效应的起始联结点。杏仁核被认为是中脑 - 边缘系统的功能联结点，但损毁基底侧杏仁核并不影响可卡因（或海洛因）的自我给药行为，只有在毒品相关强化物出现的觅药行为中或延迟给药时才会观察到损毁效应。因此，寻觅成瘾物质行为的生理学机制可能是不相同的。条件性强化物的出现会明显促发延迟性强化反应，基底侧杏仁核和伏隔核缺损都会导致冲动性行为增加。在实验动物中，更易选择小量、迅速的奖赏效应，而非强大、延迟的奖赏效应。当操作性条件反射的奖赏效应与强化物之间存在一定的时间延迟时，伏隔核在其中所起的作用更大。物质相关刺激物的条件性强化效应是由杏仁核和伏隔核之间的相互作用来调节的，这一过程对个体的戒断后复吸或复饮是至关重要的。边缘系统中的海马 - 杏仁核通路参与了成瘾性记忆以及情绪唤起等认知过程，从而对成瘾行为的产生与发展起着重要作用。

黑质 - 纹状体通路是中脑 - 纹状体通路的背侧组分，由黑质致密区的神经元发出的轴突经前脑内侧束、内囊投射于尾壳核；纹状体按照功能可以划分为腹侧和背侧两大亚区域。腹侧纹状体主要涉及情绪控制，而背侧纹状体则参与行为控制和习惯的学习过程。长久以来，一般认为成瘾物质具有强化效应主要是依赖于伏隔核和腹侧纹状体相关区域多巴胺传递的增强。成瘾物质效应还会通过巴甫洛夫条件反射原理使环境刺激产生类似于该类成瘾物质效应的动机强化。因此，探索脑部反射性学习与记忆系统的工作原理以及成瘾性物质对黑质 - 纹状体系统多巴胺传递的影响，有助于我们更好理解成瘾记忆的复杂过程。纹状体在相关刺激物的条件性强化过程中会起到非常重要的作用，并且纹状体的不同亚部位在成瘾过程当中所起的作用也不尽相同[11]。酒精依赖患者的影像学研究显示，酒精相关的条件性刺激会使纹状体的腹侧至背侧都产生活化[12]。可卡因依赖个体及其非吸毒同胞的纹状体左侧豆状核体积均明显大于正常对照者，有研究甚至认为增大的背侧纹状体（尾状核或豆状核）体积与吸毒倾向有关[13]，并可作为预测觅药行为渴望倾向的内表型。将背内侧纹状体内的 NMDA 受体阻滞或将细胞外信号调节激酶破坏会阻断实验动物的强化性反应。阻断背内侧纹状体内的多巴胺受体也会阻断实验动物可卡因的觅药行为，但是这种效应会随着时间的延长而逐渐弱化，背内侧纹状体内多巴胺受体阻滞也不会对可卡因强化过程中的学习和目标导向行为产生作用（图 13-1-1）。

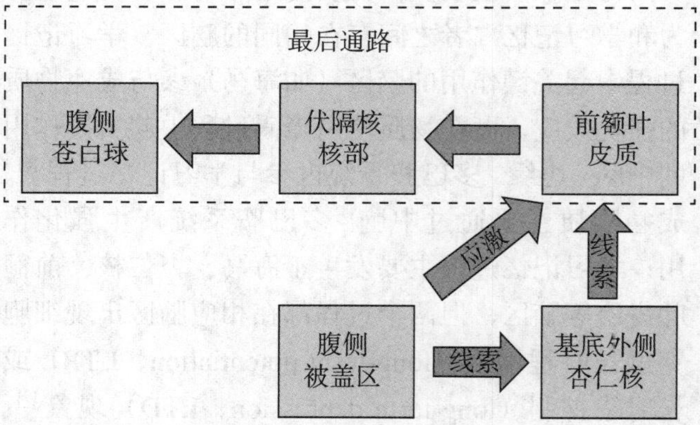

图13-1-1　介导觅药行为的神经环路

注：由前额叶皮质发出到伏隔核核部再到腹侧苍白球的投射是应激、线索以及物质等诱导觅药的最后通路。这些因素都会导致前额叶皮质多巴胺的释放增加。

中脑 - 皮质通路是起源于腹侧被盖区的另外一条多巴胺通路，神经纤维主要投射到前额叶、眶额叶、前扣带回等部位，该通路与意识察觉、情绪管理、结果预期和评判、决策、执行等大脑高级活动密切相关。在成瘾记忆的学习、保持和再现过程中，该通路中的结构发生损伤以及神经可塑性的改变，个体往往会选择即时的奖赏体验而放弃更加有利的延迟性奖赏，从而使物质使用障碍患者即使存在戒毒的主观意愿，却不能控制对成瘾物质的渴求从而再次发生使用成瘾物质的冲动性决策行为。当物质使用障碍患者的物质渴求被唤起时，其眶额叶皮质也会被激活，而当渴求消失时，其眶额叶皮质的功能活动下调。另有研究表明，杏仁核和前额叶皮层投射到腹侧被盖区的谷氨酸能神经纤维可能也参与了线索相关的成瘾性记忆过程[14,15]。

（二）神经递质

多巴胺（DA）、谷氨酸（Glu）等对于信息传递起到主要作用。参与编码奖赏性学习记忆的形成。神经可塑性变化参与学习记忆的形成过程，它依赖于各种受体的表达变化及其下游的细胞内信号转导分子如BDNF、ERK、Glu的变化（图13-1-2）。

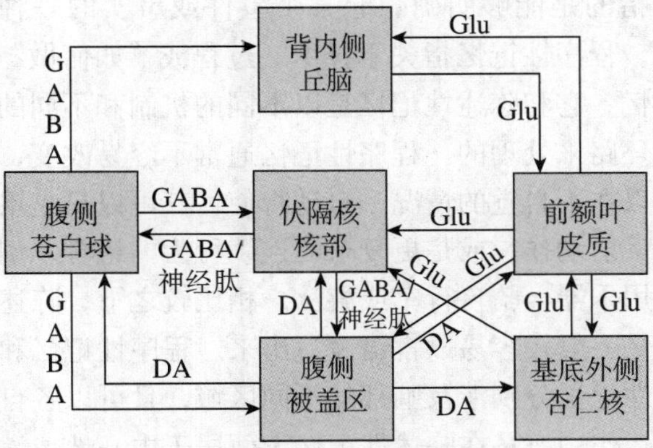

图13-1-2 脑部神经递质的信息传递过程

注：DA，多巴胺；Glu，谷氨酸；GABA，γ-氨基丁酸。

1．多巴胺

大多数成瘾类物质的共同特征是促使纹状体内DA释放增加。脑内DA受体分为D_1样（D_1/D_5）和D_2（D_2/D_3/D_4）样两个亚型。大量有关学习记忆的实验（如食物、脑刺激、条件性奖赏或位置偏爱）证实在奖赏相关的学习中D_1受体发挥着重要作用[16]。长期外周给予或Nac内注射D_1受体拮抗剂SCH23390可以阻断吗啡的条件性位置偏爱，相同方式给予D_2受体拮抗剂螺环哌啶酮（spiperone）却无此作用。SCH23390完全逆转可卡因线索介导的大鼠觅药行为的恢复，而D_2受体拮抗剂那法曲道（nafadotride）的作用并不显著。将D_1受体拮抗剂注入猴的前额叶可增加记忆的错误率和反应时间。D_1受体调控细胞水平的记忆机制与其偶联的信号通路有关。D_1受体和Gs/Golf偶联，通过激动AC-cAMP-PKA系统磷酸化不同的底物，如膜受体通道（L-型Ca^{2+}通道、Na^+通道、NMDA受体）、其他细胞内信号分子和转录因子，cAMP反应元件结合蛋白，参与多种生物的记忆形成和突触改变。神经兴奋剂的活性增加和刻板行为，被认为与腹侧和背侧纹状体的DA释放有关。阻断腹侧纹状体的DA释放可以降低成瘾药物的大部分作用，如抑制条件性位置偏爱的形成。腹侧纹状体的DA具有促进运动的短时作用，同时调节与纹状体环路有关的学习过程。DA能系统对非预期事件、奖赏及环境中的突显刺激作出反应，使我们建立起相应的经典条件反射和操作性条件反射，形成联合型学习记忆。背侧纹状体被认为和联合型学习有关，DA的减少阻碍学习的获得，而在纹状体内注射精神兴奋类药物可以增强依赖于纹状体的任务学习。纹状体内DA水平变化可能在学习中也起重要作用。例如纹状体内DA释放不仅可以强化先前建立起来的行为，还可以促进新的行为模式的学习过程。

目前认为，与物质使用障碍密切相关的强化学习可以用“预期错误”来解释。我们一般会对未知的奖赏抱有较大的希望，但当我们实际得到的奖赏与预期奖赏存在差异时就会出现预期性错误。当人或动物使用成瘾物质时，纹状体内突触间隙DA的水平增加，发出一种正性奖赏预期错误信号，对该行为进行学习、记忆加工[11]。同时与天然奖赏相比，物质奖赏引起的突触间隙DA浓度变化快、峰值高，使物质使用障碍患者更加倾向于物质奖赏反应。纹状体内分布有大量的多巴胺D_1和D_2受体，成瘾物质使多巴胺释放增加，受体激活且进一步诱导下游基因表达。D_1受体诱导的基因表达改变突触结构，影响特定神经环路功能，最终建立起稳固的成瘾行为。

2．谷氨酸

谷氨酸多存在与认知活动有关的区域，如Hip、Amy，并投射兴奋性纤维至VTA-NAc等中脑核团。谷氨酸及其受体在成瘾行为的神经可塑性中起重要作用。许多研究表明，Glu对于条件化学习记忆的形成非常重要。Kelley等研究发现，在条件化学习形成期，在大鼠伏隔核部、基底外侧杏仁核、内侧前额叶皮质注射NMDA拮抗剂AP-5，都会降低大鼠的条件化学习能力；相反，在条件化形成之后再给予上述处理，则不能影响其学习能力。说明谷氨酸系统参与了条件化学习的获得。谷氨酸可协助多巴胺在物质使用障碍患者中发挥作用。成瘾物质可引起脑内多巴胺释放，增强中枢谷氨酸的传递效能，导致强迫性寻觅成瘾物质行为。当暴露于成瘾物质相关线索时，前额叶皮质及杏仁核等脑区的神经元活动性增强，释放谷氨酸进入伏隔核内，引起强烈的物质渴求。有研究表明，抑制谷氨酸传递的化学物质能阻断物质使用障碍患者戒断时或当他们看到成瘾物质相关线索时所感受到的强烈渴求[17]，表明依赖于谷氨酸的中枢认知结构在由成瘾物质相关线索引发的渴求中起关键作用。

另外有研究表明，寻觅成瘾物质行为的复现也与Glu系统有密切关系[18]。NAc微注射AMPA受体激动剂可促进可卡因觅药行为的复现，微注射AMPA受体抑制剂可以抑制这种复现。在给予小鼠可卡因处理时，VTA中的谷氨酸能神经元释放出谷氨酸，激活AMPA受体，增加与突触后多巴胺神经元之间的信息传递。NMDA受体活化之后，通过Ca^{2+}/钙调蛋白依赖性蛋白激酶（CaMK）信号通路，最终引起谷氨酸能传递效能增强。在大鼠自身给药模型中，在伏隔核核部注射AP-5的同时再给予低剂量的多巴胺D_1受体拮抗剂，发现与单独注射任何一种拮抗剂相比，此时大鼠更难形成操作性条件反射，提示伏隔核的谷氨酸和多巴胺之间也有协同作用。

PFC和NAc的多巴胺能和Glu能神经末梢位置紧邻并支配同一突触后神经元，提示这两个递质系统有互相调节的作用。电生理的研究表明，DA通过PFC第Ⅴ层D_1受体增加谷氨酸NMDA受体的突触后电流，在纹状体的切片上也能观察到这个现象。NAc核内的NMDA受体整合从Hip、Amy、PFC来的信息，并与D_1受体共同参与和物质相关反应的学习。用全细胞电压钳记录技术在体外切片上观察到：使NAc的兴奋性传入纤维或NAc和VTA的DA细胞适当地去极化，可引发LTD。LTD有限制中脑DA神经元过度兴奋的作用，而D_2受体激动剂可阻断LTD。提示DA除作用于D_1受体、NMDA受体诱导LTP外，还能激动D_2受体，抑制Ca^{2+}内流，阻断LTD而易化LTP。以上说明DA通过D_1受体与Glu神经系统互相作用，从而产生具有成瘾特征性的改变。

二、物质使用障碍异常学习记忆的细胞及分子机制

（一）突触可塑性机制

突触可塑性是突触对所接受的信息做出的功能、结构适应性变化的应答反应，是正常记忆形成的结构基础。长期暴露于成瘾物质所产生的顽固性病理性记忆与突触可塑性变化密不可分。目前研究显示，物质使用障碍所引起的突触可塑性变化主要发生在VTA、NAc、Hip、PFC等脑区，长期暴露于成瘾物质会改变这些脑区神经突触联系的形态和功能，形成新的神经环路，从而产生物质使用障碍过程中特异性的行为[19]。

通常来说，记忆包括陈述性记忆和程序性记忆两大类。陈述性记忆是人类长时记忆形式的一种，它指的是能够明确想起某个事件或事实的一种记忆。程序性记忆指关于技术、过程或“如何做”的记忆。它和陈述性记忆是以不同的机制和不同的大脑环路来处理的。程序性记忆通常不容易改变，但可以在不自觉的情况下自动行使，其可以只是单纯的反射动作，或是更复杂的连续行为的组合，例如使用乐器、骑自行车或游泳。相比较之下，陈述性记忆一般较容易以言语表达出来。程序性记忆和陈述性记忆分别涉及脑部的不同区域，且可以各自独立运作。海马在陈述性记忆方面居于中心地位，在成瘾物质形成的关联性学习中也是非常关键的。海马传出的神经直接支配并激活奖赏中枢VTA和NAc区的DA能神经细胞，调节成瘾物质的强化和奖赏效应。电生理研究发现，反复暴露于吗啡的大鼠海马CA1区组织切片中观察到锥形神经细胞突触LTP显著增强，钙通道阻滞剂硝苯地平能部分拮抗LTP表达，而NMDA受体拮抗剂AP-5能够完全抑制LTP表达，这说明吗啡依赖的大鼠海马CA1区LTP的产生与NMDA受体及电压依赖性钙离子通道有关[20]。Spencer等研究发现用腺苷酸环化酶（AC）激活剂forskolin能引起皮质-纹状体反应持久性增强，AC抑制剂和PKA抑制剂能拮抗这种效应，提示突触前PKA活性增强对于纹状体LTP表达是必须的。NAc兴奋性突触传递能够诱导LTP和LTD变化，该过程中需要激活NMDA受体，但不需要DA受体激活。NMDA受体和D_1样受体激活都能引起背侧纹状体诱导出LTP，由此可见NAc和背侧纹状体的突触可塑性机制可能是不

同的。对于中脑DA区域（SNc和VTA）突触可塑性机制的研究还不是很多。有研究发现，尼古丁可诱导VTA区产生LTP，尼古丁通过激活奖赏中枢VTA区突触前膜乙酰胆碱受体，促使谷氨酸释放，诱导出NMDA受体依赖的LTP表达[21,22]。

（二）分子可塑性机制

尽管中脑腹侧被盖区至伏隔核的DA能投射是多种成瘾物质引起奖赏效应的共同通路，但参与物质心理依赖形成的脑区范围远远超过中脑DA系统。NAc为腹侧纹状体的主要成分，它与背侧纹状体参与皮质-基底神经节-丘脑神经环路。NAc壳部主要接受VTA的DA能投射，核部主要接受Hip和Amy的兴奋性Glu能传入纤维。可见NAc与脑内和学习记忆相关的重要结构如PFC、Hip、Amy等发生密切的DA、Glu、GABA能等纤维联系，并可能通过背侧纹状体间接诱导习惯性记忆的形成，调节强迫性行为。由以上可知，物质使用障碍能引起细胞结构和功能的改变，而这些变化会调节某些基因的表达和蛋白质的合成。研究表明，成瘾物质进入体内会导致Hip、PFC、VTA及NAc等学习记忆相关脑区的DA、Glu等神经递质释放的异常变化[23]，通过作用于相应的受体引发下游一系列分子事件，包括干扰细胞内信号转导通路，改变神经营养因子、转录因子、即刻早期基因的表达或某些细胞核功能等，并影响和改变神经细胞参与的神经环路，最终促使行为上产生稳定性变化。调节基因表达、突触可塑性能够促使神经细胞发生相对稳定的改变，阐明成瘾记忆长期性与顽固性的分子机制是治疗物质使用障碍的关键。

目前对于学习记忆研究较多的是cAMP反应元件结合蛋白（cAMP response element binding protein，CREB），它是与成瘾记忆密切相关的分子机制之一。大多数成瘾物质都可以通过直接或间接途径增加多巴胺的释放，然后作用于D1受体增加cAMP的释放并活化PKA，使CREB磷酸化激活，进而促使相应基因编码的蛋白质合成，产生长时程记忆。CREB在物质使用障碍与学习记忆相关基因表达过程中起枢纽作用，给予成瘾物质处理时，cAMP/PKA/CREB通路上调。此外，其他外部信号如CaM激酶、生长因子相关激酶等也可使CREB磷酸化，影响IEG的表达，即早基因（IEG）表达的蛋白产物（如Fos蛋白等）又可调节随后的靶基因的转录，引起成瘾物质的行为效应。慢性使用成瘾物质可导致CREB持续激活，其活性逐渐增强，并会维持较长时间，这表明CREB对于成瘾相关的学习记忆起到一定作用。但随着成瘾物质使用时间延长，机体对成瘾性物质逐渐产生耐受，奖赏环路被抑制，CREB活性降低；同时CREB的变化在停止成瘾物质使用后几天内便恢复正常，不能解释成瘾物质戒断后成瘾记忆长期存在的客观事实。物质使用障碍的顽固性记忆形成的病理机制可能是CREB只对成瘾早期的学习记忆起作用，只影响成瘾记忆启动而不是维持成瘾记忆长期存在的更加稳定的分子机制。

目前研究表明，ΔFosB与物质使用障碍引起的持久记忆及反复使用关系密切[24]。ΔFosB是转录因子Fos家族的主要成员，它是fosB基因发生替代性剪接的结果，是FosB蛋白的异构体。Fos家族蛋白与Jun家族蛋白构成二聚体，与活化因子蛋白1（activator protein-1，AP-1）位点结合形成复合物。AP-1复合物可以结合到许多基因调节区域的AP-1位点（保守序列，TGAC/CTCA）调节基因表达，尤其是调节编码谷氨酸受体亚单位的基因表达。ΔFosB虽然是成瘾物质反应中出现持续时间较长的适应性分子，但由于其可以被蛋白酶水解，所以ΔFosB本身不能成为导致成瘾行为长久改变的生物基础。而相关神经元结构改变已成为一种可能介导成瘾记忆巩固和储存的形式。很多成瘾物质能使特定的神经元形态发生改变。如ΔFosB增加了Cdk5的表达，Cdk5调节神经元的结构和生长，其抑制剂阻止可卡因在NAc引起的树突密度增多。长期使用苯丙胺可见NAc和PFC的轴突密度和棘突数目增加。慢性给予吗啡会使VTA与NAc的DA神经元发生形态学改变。相对于其他的行为而言，也许这种不断使用成瘾物质的行为强化与用药有关的突触模式储存了相关的信息而形成了成瘾记忆。动物实验发现，急性给予一些成瘾物质后，在NAc和背侧纹状体中一些Fos家族蛋白被迅速和一过性地诱导，半衰期不超过10～12 h。而慢性给予可卡因、苯丙胺、阿片、尼古丁或酒精可以诱导NAc和背侧纹状体神经细胞特异性表达ΔFosB和AP-1，这种诱导是依赖于NMDA受体的激活，用NMDA受体拮抗剂MK-801能抑制这种诱导效应。慢性成瘾物质诱导fosB基因表达的磷酸化形式的ΔFosB

是一种生化异构体，相对分子质量为 35 ~ 37 KD。其是一种相对稳定的蛋白，半衰期超过 1 周，在慢性成瘾物质刺激下表达逐渐增加，并且能够在停止使用成瘾物质后存在较长时间。诱导表达的 ΔFosB 能直接调节成瘾物质敏感化行为反应，同时在习惯记忆和强迫性行为的形成和维持中起着重要作用，这可能是通过增强特定脑区神经元的神经环路的传递效能来实现的。有研究表明，ΔFosB 可能通过 AMPA 受体亚单位 GluR2 实现对行为效应的调节作用。ΔFosB 诱导 NAc 脑区 CluR2 表达上调，含有 GluR2 亚单位的 AMPA 受体 Ca^{2+} 通透性下降，从而降低 NAc 神经细胞的传导性和电活动。这种降低效应使神经细胞对再次成瘾物质暴露引起的抑制更加敏感，增强了药物奖赏作用。尽管 ΔFosB 是目前成瘾与学习记忆领域内保持时间最长的分子，但在蛋白水解酶作用下，停药 6 ~ 8 周后也会恢复到正常水平，其时间长度仍然无法与成瘾行为及成瘾记忆的长期性相匹配。目前一些学者提出物质使用障碍的长时程记忆可能与染色体结构发生改变、转录后组蛋白修饰（包括乙酰化、磷酸化、甲基化）以及 DNA 的甲基化等因素有关，但还需要更多的证据来证实。

Ca^{2+}/ 钙调蛋白依赖性蛋白激酶Ⅱ（CaMK Ⅱ）主要在大脑皮层和海马中表达，在某些形式的学习记忆过程中（如空间学习）起关键作用，选择性地调制在学习记忆过程中起关键作用的基因能影响成瘾物质依赖的形成和耐受性。也有研究发现吗啡能够增加小鼠海马中 CaMK Ⅱ的表达，抑制或干扰这个激酶可损害动物的记忆能力。还有研究表明，NMDA 和 NO 都可调节在海马齿状回（dentate gyrus）上 CaMK Ⅱ的表达，NMDA 受体拮抗剂和 NOS 抑制剂可能就是通过间接调节海马中的 CaMK Ⅱ来发挥其抗成瘾效应的。一氧化氮（NO）作为逆行性信使分子参与 NMDA 受体介导的信息传递。敲除 NO 合成酶（NOS）基因的小鼠不能形成可卡因条件性位置偏爱，同时可减弱成瘾物质引起的行为敏感化效应，提示 NMDA-NO-cGMP 信号转导通路参与成瘾行为的学习记忆。L-NMDA(NOS 抑制剂）能阻断小鼠对吗啡的依赖。IP20 肽（PKA 选择性抑制剂）可阻断吗啡成瘾小鼠脑内 NOS 活性的升高，其可能机制是：吗啡与 μ 受体结合后激活 PKC，PKC 磷酸化 NMDA 受体，使大量 Ca^{2+} 内流与 CaM 结合，激活原生型的 NOS。另外，慢性给予吗啡使神经元中 AC/cAMP 信号系统上调 PKA，可直接磷酸化 NOS 分子。Ca^{2+} 和 cAMP 依赖的信号转导通路在细胞核内协同诱导 IEG 的表达。同时 Ca^{2+} 也可以激活促分裂原活化蛋白激酶磷酸化转录因子 EIk-1。如果引起 CREB ser-133 的磷酸化，磷酸化后的 CREB 与 CREB 结合蛋白结合，激活下游的靶基因进而实现对突触的修饰。转录因子 CREB 在长时程记忆的编码过程中起着关键性作用，可能是无脊椎动物到哺乳类动物记忆编码的共同分子机制。慢性给予阿片制剂、可卡因、酒精或尼古丁可改变 CREB 的转录水平。基因突变的 CREB 蛋白缺陷小鼠不仅学习记忆能力受损，而且减少了慢性吗啡给药小鼠的纳络酮催促戒断症状。

三、关联性学习与物质使用障碍

物质使用障碍患者从偶然性使用成瘾物质到习惯性使用，再到物质使用障碍的转变是一个平行而又渐进的过程，关联性学习在其中发挥重要作用。近年来，成瘾记忆在物质使用障碍中的作用受到越来越多的关注。Nestler[25] 发现学习和记忆与物质使用障碍的分子通路会聚在一起，二者受相同的神经生长因子的调节，并且二者之间有数个信号转导通路是共通的，如 cAMP/PKA/CREB 通路。此外二者均发生相似的神经元形态的适应性变化，都伴随谷氨酸能神经突触的可塑性变化等，例如原来作为记忆形成重要基础的谷氨酸能神经元突触后膜的 LTP 和 LTD 现象，发现这在物质使用障碍中也存在。可见学习和记忆在物质使用障碍中发挥着非常重要的作用。目前的理论认为，最初用药时，成瘾物质引起的欣快感作为正性强化物与环境线索相联系，通过经典条件反射，物质使用者将成瘾物质与环境线索建立起联系。同时，使用成瘾物质后的欣快感作为一种奖赏刺激激活脑奖赏系统，物质使用者对下一次用药产生渴求，进而对相关的环境线索产生一种趋近行为。通过奖赏刺激，觅药行为与环境刺激之间经过强化，形成操作性条件反射。此时，使用物质者已经不再是偶然性使用，而开始了主动觅摄成瘾物质行为。随着反复强化，觅药行为与环境线索之间的联系逐渐巩固，最终导致了习惯性行为，此时便形成了物质使用障碍。

（一）外显记忆

长时记忆根据有无意识可以划分为外显记忆和内隐记忆。前者是指当个体需要有意识或主动收集某些经验以完成当前任务时所表现出的记忆，而后者是指在不需要意识或有意回忆的情况下，个体的经验自动对当前任务产生影响而表现出来的记忆。成瘾记忆反映了个人生活史和周围环境情况之间的一致性，人们会记起过去由成瘾物质引起的欣快感并导致再次摄物，即外显记忆在物质使用障碍中的体现。但是这只能够解释人们为什么反复使用成瘾物质，却不能解释成瘾现象是如何发生的。一旦成瘾，即使成瘾物质不再引起欣快感，人们也会强迫性渴求成瘾物质，这是物质使用障碍的主要特征。与日常记忆所不同，成瘾记忆很难被遗忘，甚至持续终生。当人们摄取成瘾物质时，意识水平上会认识到这些行为会引起什么样的后果，也会将环境中的特定线索与药物奖赏相联系。人或动物看到这样的线索，会引发奖赏期望。病理性的外显记忆通过两种方式影响程序记忆或期望：一是成瘾物质引起的欣快感在意识水平上是尤为鲜活的，二是成瘾物质能够放大或者扭曲程序记忆，使得基于记忆的药物认知期望被过度放大。这样的记忆是危险的，人们因此在使用成瘾物质后会产生不精确的预期，从而影响其成瘾相关行为。

（二）内隐记忆

内隐记忆是物质使用障碍强迫性寻觅成瘾物质和渴求的心理基础。人类很容易学会服用成瘾物质，这个过程需要对成瘾物质相关暗示信号的特殊识别以及完成特定的较复杂的行为。暗示被视为在条件化环境中的分辨性刺激，并可以引起负性情绪状态。心理生理学的研究表明，负性情绪状态的刺激对于成瘾物质渴求有较高的效应。复吸时成瘾性行为的重现似乎是建立在对成瘾物质相关暗示敏感性的基础上。内隐记忆对物质使用障碍的影响主要表现为习惯化假说，成瘾状态的转变与刚开始的由意识控制的外显记忆到后来无意识的习惯化行为有关。

（三）关联性学习与成瘾和复发

大量研究表明有多种不同的学习记忆类型参与了物质使用障碍，其中之一就是关联性学习[26]。关联性学习是一种与特定事件相关的行为和认知过程。行为过程是指在某些条件下的学习，而认知过程是指预测性学习。在动物自身给药实验中发现，给予神经兴奋剂后动物所学的动作更易强化，即动物从给药相关的暗示中获得了行为的动机。另外有实验证明精神兴奋药物能帮助提高记忆，甚至促进学习与服药无关的特异性行为。接受训练的动物在进行逃避反应实验前系统给予精神兴奋药后，可以明显提高学习逃避反应的能力。

有证据表明，关联性学习在物质使用障碍的复吸机制中发挥着重要作用[27]。研究发现成瘾患者一旦处于与以前接受成瘾物质有关的环境中（人、地点或其他与成瘾物质有关的暗示信号）就会表现出强烈的寻觅成瘾物质行为。相反，在很多时候离开这个环境就能停止对成瘾物质的渴求。例如，在越南对海洛因成瘾的大部分美国士兵在离开越南回美国后而停止吸毒，因为他们遇到了与以前用药时截然不同的环境。当他们多年之后再次回到越南时，药物相关线索会使他们对药物再次产生强烈的渴求，而且还发现成瘾者对成瘾物质相关暗示信号表现出条件性情绪反应。成瘾物质相关性暗示引起大脑活动状态的改变也在生理上证实了关联性学习在复吸中的作用。通过探测早期基因产物 c-Fos 发现，成瘾物质相关暗示能够激活 PFC 和边缘区域增加 c-Fos 的表达。另外正电子发射断层成像研究发现，当诱导成瘾动物出现寻觅成瘾物质行为时，其中脑边缘多巴胺系统和海马区域血流量活动显著增强，在 Amy 和伏隔核也发现相似现象[28]。动物实验表明单纯用 θ 波电刺激含谷氨酸能纤维的海马腹侧下脚，就可引起可卡因复吸。高频 θ 波直接刺激复吸模型动物的内侧前脑束，也可诱发觅药行为。

海马是参与学习记忆重要的脑区，它在关联性学习和记忆过程中也发挥着重要作用。动物实验表明，θ 波电刺激海马谷氨酸丰富区域——海马腹侧下脚区（VSUB），会引起大鼠强烈按压杠杆以获得可卡因，但电刺激奖赏中枢 NAc 对大鼠行为无任何影响。电刺激诱发的长时间 NAc 多巴胺释放是觅药行为产生的必要条件，而伏隔核多巴胺释放增加又离不开腹侧被盖区谷氨酸的传递。进一步研究发现刺激海马 VSUB 区能够诱导 NAc 长期释放多巴胺（DA），增强起源于腹侧被盖区中脑边缘 DA 神经细胞放电。这提示海马有可能是引起物质使用障碍复吸的中枢，并非先前认为的 NAc。海马的记忆痕迹构建在成瘾记忆方面发挥着重要作用，陈述性记忆和空间性学习可能也不同程度地参与成瘾物质复吸。另外，杏仁核在动物成瘾过程中出现的复杂情感行为中发挥着关键作用。实验表明杏仁核内抑制蛋白激酶A的活性能损伤大鼠情感性学习行为，促进大鼠巴甫洛夫条件化行为的习得，也就是能够促进奖赏的关联性学习。

与复吸相关的另一个重要现象是成瘾物质的敏化，即重复暴露精神兴奋药物能够促使成瘾动物发生行为敏化，表现行为反应持续放大，这种敏化行为可以用来作为描述成瘾的某些特征的模型。动物敏化行为通常只发生在成瘾物质相关环境中，而根本不会发生在新环境中，即“背景环境依赖”的敏化，实验表明关联性学习在该过程中发挥着重要作用。例如大鼠从居住的笼子中被带到新的测试笼子里接受苯丙胺注射，在测试笼中对低剂量苯丙胺产生的敏感化反应比在其他环境中给予同等剂量要大得多。即使没有给予成瘾物质，动物放回到成瘾物质相关的环境中也经常表现出条件化反应，只有一部分重复先前在成瘾物质相关环境中的行为。背景依赖的敏化和条件化提示引起成瘾复发显示，脑内存储了特异模式的成瘾物质相关信息，否则，就不会出现对某种特殊成瘾物质的依赖性。对于关联性学习与成瘾物质敏化之间的确切关系目前还不十分清楚，一种解释是环境依赖性敏化是机体对以前使用成瘾物质的相关刺激的条件性行为反应，是发生急性成瘾物质增强的作用。

另外有实验表明，中脑DA能神经元很可能参与这一过程[11]。药物敏化的动物在接受应激或其他刺激后可能释放大量的多巴胺到纹状体，强化应激环境的影响，从而增加成瘾物质使用的可能性。精神兴奋剂不仅能增加机体的运动活性，而且能使该运动活性逐渐变得依赖于某些特殊环境。这种关系一旦建立，条件性运动反应就不再需要急性DA的释放，即发生药物敏化。不过，较大剂量的精神兴奋剂仍会易化已有的条件性行为。纹状体D_1受体的激活是获得伴随精神兴奋剂的条件反应的必要条件，但不是充分条件。因为直接向纹状体注射安非他明后，动物并不产生条件性反应，也不产生环境依赖性敏化。尽管目前尚不清楚敏化是如何与关联性学习的机制相互作用的，但有资料显示，中脑DA能神经元很可能参与这一相互作用。DA神经递质可能会为关联性学习设定一个阈值。具有高度行为反应的动物，在接受应激或精神兴奋性刺激后可能释放大量的DA到纹状体。所以，这些动物就更可能获得精神兴奋性药物的自我给药能力。物质使用障碍一旦建立，非关联敏化（non-associative sensitization）就会强化应激环境，从而增加成瘾物质使用的可能性。纹状体腹侧区多巴胺神经传递的非相关敏化，是刺激的动机特征得以增强学习和记忆的主要原因，这些机制被认为是物质使用障碍形成的重要神经生物学基础。

总之，物质使用障碍是一个复杂的生物、心理和社会学问题，也是脑科学面临的一大难题[25]。大量脑科学研究发现，物质使用障碍最根本的问题在于成瘾记忆。所以，对成瘾记忆机制的阐明，并从中找到捣毁成瘾记忆的治疗方法将为成瘾研究的最重要核心问题，经颅磁刺激治疗能否破坏成瘾记忆将是物理治疗研究的新理念。

（陆　林　时　杰　李　鹏　高玉军）

第二节　经颅磁刺激对物质使用障碍的作用与研究

一、概述

TMS是Barker等在1985年首创的一种无创性皮质刺激方法，由于其无痛、无损伤、操作简便、安全可靠等优点，很快得到临床应用。当给予大脑皮质TMS刺激时，可引起皮质局部或远处神经元的兴奋性发生改变，并通过影响神经递质的释放、相关基因的转录调控和突触可塑性来影响神经系统的功能。rTMS是在TMS基础上发展起来的一项新的神经生理技术，rTMS可以使皮质的兴奋性发生长期变化，因而具有很好的治疗作用。目前主要应用于抑郁症、强迫症、睡眠障碍、帕金森病、精神分裂症等多种神经精神疾病的研究和治疗。

rTMS 在神经精神领域发展迅速，具有良好的发展前景。2008 年 10 月美国 FDA 首次认证通过了 rTMS 治疗严重的难治性抑郁症，有效率大约 20%。新一代的无框架立体定位式 TMS 可以整合大脑磁共振的影像结果，极大地提高 TMS 刺激部位的准确性，并精确控制刺激大脑的深度从而准确地调节刺激强度。30 多年的临床应用表明，TMS 是一种低风险、高收益的技术，目前已成为检测清醒受试者皮质运动与抑制特性的常规方法，可用于成年人神经精神疾病的评估和治疗。

目前为止，可利用的治疗物质使用障碍的方法仍然有限，且长期治疗成功率很低。脑刺激技术是一种可用于检测慢性暴露于成瘾药物时大脑皮质兴奋性改变的工具，特别是与脑电图相结合的方法可测量局部刺激引起的皮质活性改变，使我们更好地了解慢性使用成瘾物质对大脑皮质兴奋性的影响以及渴求的病理生理学机制。此外，反复脑刺激可诱发神经适应性的改变使得参与强迫性觅药行为、渴求以及复吸或复饮的相关脑区活性恢复正常。下面我们将介绍脑刺激技术的基本机制，并阐述脑刺激在物质使用障碍领域应用的潜在价值。

二、经颅磁刺激在物质使用障碍中的研究

（一）TMS 作为物质使用障碍病理生理的研究工具

在过去，我们很难直接测量人类大脑皮质的兴奋性。TMS 是一种可以记录皮质兴奋局部变化的研究工具。研究人员通过使用 TMS 技术检测皮质兴奋性（cortical excitability，CE）和皮质抑制性（cortical inhibition，CI），为探究各种脑部疾病的病理生理机制提供了新见解。GABA 是一种抑制性神经递质，对中间神经元的活性起到抑制作用，CI 是指通过 GABA 中间神经元抑制其他神经元的活性。兴奋性神经递质一般是谷氨酸，它可以易化大脑皮质的兴奋性。抑制性和兴奋性神经递质的平衡对保持正常皮质兴奋性是至关重要的。皮质兴奋性的平衡发生变化与大脑功能障碍有关，可能会导致神经和精神疾病。在评估神经兴奋性和抑制性时，TMS 一般刺激运动皮质或者枕叶皮质，因为它们的活动可以通过肌电图和幻视活动记录下来。虽然运动皮质兴奋性的改变可能不会直接与奖赏环路的兴奋性相关，但研究显示，反复使用毒品可以诱发神经兴奋性的长时程改变，因此，利用 TMS 刺激范式可探究 DLPFC 的皮质抑制性，甚至作为一种诊断工具使用。近来，研究者已利用 TMS 技术检测了可卡因、尼古丁、苯丙胺类兴奋剂和酒精等成瘾物质对大脑皮质兴奋性的影响。结果显示，使用成瘾性药物的个体 CI 发生了变化，提示皮质抑制的异常可能反映了大脑中的 GABA 和谷氨酸系统的变化。下面重点概述 TMS 的抑制范式，以及最近的研究成果。

1．皮质兴奋性运动阈值

当一个足够强度的单脉冲刺激大脑皮质运动区时，皮质通路被激活，通过下行传导通路，相应的肌肉刺激区出现反应（即肌肉抽搐）。TMS 诱发的运动反应能够引起相应四肢靶肌肉的运动诱发电位（motor evoked potential，MEP）。MEP 的肌电活性可以被记录，并被广泛用于衡量皮质兴奋性。运动阈值（MT）是表示皮质兴奋性的一个指标，是指可以从靶肌肉上引出运动诱发电位所需要的最小磁脉冲强度。因此，MT 可以反映皮质兴奋性。此外，MT 可受药物影响，阻断电压依赖的钠离子门控通道或钙离子通道，但对 GABA 或谷氨酸递质的影响并不显著。因此 MT 强度一般用于反映离子通道的导电性及锥体神经元的膜兴奋性。

2．运动诱发电位的幅度

MEP 波幅反映了皮质脊髓束的完整性和皮质系统的兴奋性。诱发电位的募集曲线是指 MEP 波幅随着 TMS 强度的增加而增大，呈现为“S”形。低强度刺激时皮质活动通常只有一个波。高强度刺激时皮质活动更加复杂，由多个波组成，涉及大量神经递质（谷氨酸、GABA、DA）释放的影响。此外，药物引起募集曲线斜率增加可能与增加肾上腺素能递质的转运相关。钠离子和钙离子阻滞剂以及可增加 GABA 效应的物质可以降低募集曲线的斜率。此外，当 MT 没有发生可检测到的变化时，MEP 波幅也会发生变化。这些发现强调了 MT 和 MEP 波幅之间的生理差异。

3．皮质静息期的持续时间

皮质静息期（CSP）用来测量大脑皮质的抑制性。单脉冲刺激可以诱发运动反应，但同时也会产生一个靶肌肉抑制的时间。CSP 是指由 TMS 诱发正在进行的骨骼肌电活动的暂停。脊髓抑制虽然参与了 CSP，但 CSP 的后半部分是大脑皮质抑制引

起的。低强度刺激测量的 CSP 可能反映 $GABA_A$ 受体的激活，而高强度的刺激要通过 $GABA_B$ 受体发挥作用，可反映 $GABA_B$ 受体的激活。

4．短间隔皮质内抑制和皮质内易化

短间隔皮质内抑制和易化被广泛用于成对脉冲刺激的测量和反映大脑皮质神经元的活性。为了测量短间隔皮质内抑制，需要两个脉冲快速连续给予刺激：先给予一个阈下刺激，经过一个短的刺激间隔（2 ~ 5 ms），再给予一个阈上刺激。这样阈下刺激产生一个抑制性突触后电位，可以抑制由阈上刺激引起的 MEP 幅度，进而可以检测到短间隔皮质内抑制。研究者认为，产生短间隔皮质内抑制是由于皮质内抑制性神经元的激活影响了兴奋性中间神经元的激活。总体来看，短间隔皮质内抑制的发生机制与 $GABA_A$ 受体的神经递质活性以及运动皮质内神经递质对 $GABA_A$ 受体的调节有关。皮质内易化的检测与短间隔皮质内抑制的检测类似。不同的是刺激间的时间间隔较长，为 7 ~ 20 ms。当延长刺激间的时间间隔时，阈下刺激对阈上刺激有一个整体易化作用。GABA 和谷氨酸是参与调节皮质内易化水平的主要神经递质。因此，短间隔皮质内抑制和皮质内易化的测量，可以更好地理解运动皮质内 GABA 受体和谷氨酸的活动。

5．长间隔皮质内抑制和皮质内易化

测量长间隔皮质内抑制是通过使用含有两个阈上刺激的成对刺激模式进行的。刺激之间的时间间隔较长，为 50 ~ 200 ms。此过程会产生一个长时程的皮质内抑制，由 $GABA_B$ 受体介导的。这一过程与短间隔皮质内抑制不同，但与 CSP 相类似。长间隔皮质内易化也是使用两个阈上刺激的成对脉冲刺激模式，不同的是两个刺激的时间间隔，易化时刺激间隔为 10 ~ 40 ms，从而导致大脑皮质发生易化，这一过程可能是由谷氨酸介导的。

（二）脑刺激在物质使用障碍中的研究及皮质的兴奋性

最近的研究已使用上述的各种刺激模式，来评价个体暴露于成瘾物质后皮质兴奋性的改变。TMS 可以安全无创地检测皮质兴奋性，被证明是一个非常有潜力的研究工具，为阐明成瘾物质对大脑皮质神经电生理的影响提供了可靠的实验依据。

1．可卡因与大脑皮质的兴奋性

大量的研究证明慢性给予可卡因可改变中脑边缘多巴胺环路内谷氨酸和 GABA 的活性。Boutros 等 [30] 比较了 10 例可卡因依赖者（戒断 3 周后）与 10 名健康对照的皮质兴奋性。发现与正常对照组相比，可卡因依赖者左侧和右侧运动皮质静息态 MT 显著增加，提示长期使用可卡因降低了大脑皮质的兴奋性，增加了皮质抑制。Boutros 等 [31] 进行了一项类似的研究，采用三种不同的单脉冲 TMS 测量左、右运动区的静息态 MT、活动 MT 以及 CSP 的持续时间。发现可卡因依赖者大脑右半球的静息态 MT 显著增加，以及两侧大脑半球的活动 MT 均增加。亚组分析发现，与没有偏执症状的个体相比，有偏执症状的可卡因依赖者右侧大脑半球的 CSP 持续时间延长。可卡因依赖者的轴突兴奋性降低是长时程神经适应性改变。因此，皮质兴奋性下降是反复使用可卡因的一种代偿机制。

Sundaresan 等 [32] 采用单脉冲和成对脉冲 TMS 刺激左侧运动皮质的模式来研究可卡因成瘾戒断者的静息态 MT、长间隔皮质内抑制和易化现象。结果显示，戒断后的可卡因成瘾者静息态 MT 和长间隔皮质内易化（LICF）显著增加，而长间隔皮质内抑制（LICI）未见显著改变。同样，Gjini 等 [33] 采用爆发式 TMS（TBS）方法测量了 52 例可卡因成瘾戒断者运动皮质兴奋性，其结果与 Sundaresan 等的研究结论相一致，可卡因成瘾戒断者仅存在长间隔皮质内易化显著增加，长间隔皮质内抑制并未有明显异常。长间隔皮质内易化的增加反映了谷氨酸的兴奋性增加，但增高的静息态 MT 可能作为一种保护机制来对抗可卡因诱导的皮质过度兴奋和惊厥。

Kearney-Ramos 等 [34] 发现，cTBS 刺激可卡因使用者和酒精使用者的内侧前额叶皮质（mPFC）时，可降低纹状体对药物相关线索的脑功能活动；然而，cTBS 刺激 mPFC 脑区对渴求相关神经环路的影响并不一致，可能与个体前额叶 - 纹状体环路对线索的反应性相关，提示在开发面向成瘾群体的脑刺激治疗时的个体差异的重要性。Gjini 等 [35] 使用额叶系统行为量表（FrSBe）评估了可卡因戒断者的额叶功能；同时采用 TMS 和基于抑制性电生理测量的诱发电位，评估了运动阈值与额叶功能障碍的关联。发现较低静息运动阈值（即过度兴奋）与患者执行功能障碍评分显著相关。上述实验表明可卡因依赖者戒断后存在长时程皮质兴奋性下降，且与额叶功能相关。

2．尼古丁与大脑皮质的兴奋性

动物和人体的研究表明，慢性使用尼古丁可能会导致大脑活动和神经元兴奋性的改变。Lang 等[36]利用单脉冲和成对脉冲 TMS 刺激检测了 22 例长期吸烟者的大脑皮质兴奋性变化，检测指标包括 CSP、长间隔皮质内易化、活化 MEP 和短潜伏期传入抑制。发现长期吸烟者的 CSP 持续时间延长、短潜伏期传入抑制增加，而长间隔皮质内易化和活化 MEP 减弱。提示慢性使用尼古丁可增强大脑皮质的抑制。这可能是由于尼古丁直接影响胆碱能抑制环路，也可能是因为慢性使用尼古丁可以增加运动皮质内抑制和减少易化。因此，增强抑制环路可使我们更好地了解尼古丁成瘾相关行为的病理生理变化。Grundey 等[37]以初级运动皮质为模型，记录了吸烟者应用尼古丁贴片前后的皮质脊髓兴奋性和皮质内兴奋性。研究结果表明，戒断期的吸烟者表现出皮质脊髓兴奋性增加。摄入尼古丁后，吸烟者的皮质内兴奋性显著增加，而非吸烟者的抑制作用增强。因此，尼古丁可以改变吸烟者的皮质兴奋性，且急性使用尼古丁对两组的运动皮质兴奋性有着不同的影响。

3．兴奋剂与大脑皮质的兴奋性

长期使用兴奋剂与视觉皮质枕区的变化相关。Oliveri 和 Calvo[38]对 10 例重度兴奋剂使用者和 10 名健康对照的皮质兴奋性进行了初步研究。他们在枕叶皮质给予单脉冲 TMS 来测量出现幻视的阈值。幻视是由 TMS 刺激枕叶引起的光感觉。幻视的阈值是指引起幻视最低的 TMS 强度，是用来衡量皮质兴奋性的一个指标。研究发现，与正常人相比，兴奋剂使用者的幻视阈值降低，并与使用的频率呈负相关。此外，兴奋剂滥用者中出现幻觉的人幻视阈值更低。幻视阈值和幻觉之间的相关性为幻觉和局部视觉皮质内兴奋性之间的相关性提供了支持。

4．酒精与大脑皮质的兴奋性

既往研究显示，酒精可以提高 GABA 的功能并减弱谷氨酸的功能，从而诱发皮质兴奋性的变化。Ziemann 等[39]在 6 名健康志愿者中开展了第一个急性饮酒对运动皮质兴奋性影响的电生理研究。该研究使用了单脉冲和成对脉冲 TMS 来测量静息态 MT、激活态 MT、MEP 波幅、CSP 持续时间以及短间隔皮质内抑制和皮质内易化。受试者在饮酒前后分别进行 TMS 刺激和运动功能任务测试，TMS 刺激的靶点是左侧运动皮质手区。结果显示，饮酒前后 MT(静息态和激活态）和 MEP 波幅没有变化。然而，饮酒后显著增强了短间隔皮质内抑制和皮质内易化。此外，CSP 的持续时间明显延长。这些结果表明，急性酒精摄入诱导运动皮质的抑制。

Kähkönen 等[40]也探究了急性酒精摄入对健康受试者皮质兴奋性的影响。该研究采用 TMS 刺激左侧运动皮质，并使用脑电图（EEG）记录皮质活动（TMS-EEG 相结合技术）。发现酒精增加右额叶区和左顶叶区的 TMS 诱发电位，且影响最大的脑区是右前额叶区。研究者认为急性酒精摄入可能影响前额叶和运动皮质的功能连接。因此，该团队采用相同的研究方法再次探索了急性酒精摄入对 PFC 兴奋性的影响。发现酒精摄入后显著减少 PFC 脑区 TMS 的诱发反应，表明急性摄入酒精降低了 PFC 皮质的兴奋性[41]。同样，Loheswaran 等[42]发现急性饮酒会降低 DLPFC 的 N100 幅度，表明 $GABA_B$ 受体介导的神经传递减少。该研究结果表明了 N100 可能是酒精对抑制性神经传递影响的标志物。

最近 Conte 等[43]比较了急性酒精摄入和慢性酒精摄入对皮质兴奋性的影响。刺激脑区为运动皮质，刺激参数为 10 个 5 Hz rTMS 刺激。健康对照者饮酒前后分别接受 rTMS，而酒精依赖者只接受一次 rTMS。测量指标是 MEP 和 CSP 持续时间。健康对照组饮酒后，rTMS 诱导的 MEP 波幅和 CSP 持续时间增加，而且自第一个磁刺激开始，饮酒者的 CSP 持续时间即显著增加。酒精依赖者在 rTMS 后没有出现正常水平的 MEP 易化，也没有 CSP 持续时间的增加。因此，研究发现在正常人与酒精依赖者中，乙醇对皮质的诱导效应是不同的。不同的效应是由于急性乙醇摄入改变 GABA 的神经传递，慢性乙醇摄入对谷氨酸神经递质产生长期持久的影响。

Naim-Feil 等[44]采用 TMS-EEG 相结合的方法，检测了酒精依赖者的皮质兴奋性与抑制性变化。发现酒精依赖者双侧额叶皮质的皮质抑制发生了显著改变；而运动区的皮质抑制没有显著变化。Kaarre 等[45]探索了长期饮酒对大脑神经生理功能及大脑结构发育的影响。在这项研究中，共纳入了 27 名在青春期大量饮酒的年轻人和 25 名很少或不饮酒的对照组。结果提示，青春期长期饮酒即使不符合某种疾病的诊断标准，但对大脑的连接性和皮质兴奋性也存在显著影响。

Quoilin 等[46]采用 TMS 和磁共振成像（MRI）技术探索酒精使用障碍患者皮质抑制控制的神经基础。脑结构分析显示，较弱的预备性抑制与内侧前额叶皮质厚度减少相关，辅助运动区（SMA）/pre-SMA 的皮质厚度与行为抑制能力间呈负相关。表明不同的脑区参与了抑制控制的不同维度。

在物质使用障碍者中使用脑刺激以评估皮质兴奋和皮质抑制的研究发现，长期暴露于各种成瘾物质，可诱导多个脑区的皮质兴奋性改变。例如运动皮质、枕叶皮质和 PFC。可卡因与尼古丁依赖者的运动皮质兴奋性下降。慢性使用兴奋剂与视觉皮质的兴奋性增加有关。急性饮酒使运动皮质和 PFC 的兴奋性下降[42]。虽然这些研究对大脑皮质的兴奋性改变和成瘾行为之间的关系提供支持，但也存在一些局限性。首先，我们很难分清皮质兴奋性的改变是由慢性使用成瘾物质直接导致的，还是皮质本身就存在着缺陷，或者是两者均有参与。其次，多种物质滥用和（或）共病的情况也可能会加剧皮质兴奋性的变化。最后，既往研究大部分纳入的受试者较少，仅是对了解成瘾物质和皮质兴奋性改变之间的关系提供了初步认识，仍需要大样本的深入研究。

（三）脑刺激作为物质使用障碍的治疗手段

rTMS 可以改变刺激脑区以及与其相关联脑区皮质的兴奋性，持续时间超出了刺激期，因此，研究人员推测 rTMS 可以作为一种无创的物理治疗方法，用于物质使用障碍人群的治疗。rTMS 是重复给予皮质相同刺激强度的刺激脉冲序列，其诱导产生的效应取决于刺激脉冲的数量、强度和频率，一般频率为 1 ~ 50 Hz。研究显示，在刺激强度大于 MT 时，低频 rTMS（约 1 Hz）可诱导皮质兴奋性的暂时抑制。而高频 rTMS（≥ 5 Hz）可瞬时提高大脑皮质的兴奋性。

动物和人类的研究都发现，rTMS 可诱导神经递质变化。例如，动物研究表明，rTMS 刺激大鼠额叶增强中脑 - 边缘和中脑 - 纹状体通路的多巴胺释放。2001 年 Strafella 等[47]使用正电子发射断层成像（PET）技术评估了 rTMS 对人脑多巴胺的影响。研究发现，rTMS 刺激 PFC 可诱导尾状核多巴胺的释放。因此，rTMS 刺激 PFC 可能对动物及人类的中脑边缘和中脑纹状体通路多巴胺系统具有调节作用。

rTMS 对多巴胺神经递质和皮质兴奋性的影响表明，rTMS 可以作为一个工具，用于研究和治疗各种与多巴胺活性和皮质兴奋性改变相关的神经精神疾病，如抑郁症、强迫障碍、精神分裂症和物质成瘾。目前已有少量的动物研究评估了脑刺激对慢性使用毒品诱导的行为和神经化学改变的有效性。此外，已有一些人类研究评估了 rTMS 刺激 PFC 对尼古丁和可卡因依赖者渴求和使用量的影响。下面分别进行介绍。

1．动物实验中的脑刺激和成瘾

最近的动物研究评估了使用 TMS 或 TMS 类似方式刺激额叶皮质对物质成瘾的疗效。TMS 刺激可以提高中脑 - 边缘环路多巴胺的水平，改变长期使用毒品引起的神经适应性变化，可作为一种潜在的非药物治疗方法。在体的神经化学递质检测方法，如微透析技术，可以检测由慢性药物使用引起的神经递质和神经适应性改变。因此，采用微透析技术对整个成瘾过程的不同阶段以及不同脑区进行化学递质的检测，可以揭示脑刺激使得长期药物使用诱导的神经递质以及行为改变恢复正常的机制。下面的部分，我们总结了在动物实验中使用 TMS 或 TMS 类似方式的治疗对成瘾行为以及与奖赏通路相关脑区内多巴胺或谷氨酸神经递质改变的影响。

2002 年 Keck 等[48]使用脑内微透析技术，检测了 rTMS（20 Hz）刺激成年 Wistar 大鼠额叶脑区对中脑 - 边缘和中脑 - 纹状体内多巴胺释放的影响。研究发现刺激左侧额叶脑区显著增加中脑 - 边缘和中脑 - 纹状体内多巴胺的释放。具体来说，rTMS 增加背侧海马、NAc 壳区和背侧纹状体细胞外的多巴胺浓度。Zangen 和 Hyodo[49]也使用了脑微透析技术，检测了急性 rTMS 刺激雄性 SD 大鼠额叶或尾状核导致的神经化学物质的变化。实验对 rTMS 刺激前、刺激期间以及刺激后 NAc 微透析样品进行了检测。发现 rTMS 刺激以上两个脑区都可以增加 NAc 脑区细胞外多巴胺和谷氨酸的水平，当刺激尾状核时，细胞外多巴胺水平的增加最多。2004 年 Kanno 等[50]给予雄性 Wistar 大鼠额叶脑区急性 rTMS（25 Hz）刺激，以评估 rTMS 刺激强度对背侧纹状体和 PFC 细胞外多巴胺和 5-HT 的浓度的影响。结果发现，当急性 rTMS 刺激强度接近 110%MT 时，大鼠背侧纹状体胞外多巴胺浓度持续增加。上述研究提示，急性 rTMS 刺激额叶脑区对中脑 - 边缘和中脑 - 纹状体系统有调节作用，能够增强中脑 - 边缘和中脑 - 纹状体多巴胺的释放，为进一步开发新型非药物治疗（TMS）物质成瘾方面提供重要理论依据。

Erhardt 等[51]研究 rTMS 调节雄性 SD 大鼠戒断过程中多巴胺活动的潜力。该研究采用脑内微透析技术评估 rTMS（20 Hz）刺激左额叶皮质对吗啡戒断期间大鼠 NAc 内多巴胺释放的影响。发现 rTMS 可以增加大鼠 NAc 壳核内多巴胺的释放，且戒断组多巴胺的释放显著增高，表明慢性使用吗啡后的多巴胺能神经递质发生改变。鉴于 rTMS 可调节戒断期中脑 - 边缘 - 多巴胺系统的多巴胺释放，因此，我们推测 TMS 可用于减少戒断症状和改善成瘾行为。

Jovanovic 等（2008）[52]评估了给予重复颅内电刺激（ICES）对可卡因成瘾相关的神经适应性改变和行为影响。连续 10 天给予 PFC/ 外侧下丘脑高频电刺激（20 Hz 或 100 Hz）30 分钟，可以显著影响可卡因成瘾相关行为。反复刺激外侧下丘脑的前脑内侧束（认为可以广泛激活奖赏通路）可降低腹侧被盖区 GluR1 的水平，降低可卡因线索诱导的觅药行为，但对可卡因觅药动机并无影响。同样，反复刺激 PFC 不仅减少可卡因觅药，也降低可卡因的使用动机和心理依赖程度。可能是由于刺激 PFC 能够增加 NAc（核部和壳部）脑区的 GluR1 水平。

Batra 等（2017）[53]探索了间歇性伏隔核壳部深部脑刺激（DBS）对甲基苯丙胺摄入量的影响。DBS 电极放置于双侧伏隔核壳部（刺激组采用 200 μA 刺激电流，伪刺激组采用 0 μA 电流）。发现与伪刺激组相比，接受 DBS 真刺激的大鼠甲基苯丙胺的总摄入量减少。DBS 停止后甲基苯丙胺给药恢复到基线水平。与基线相比，DBS 组的甲基苯丙胺觅药行为减少，而伪刺激组无变化。提示在药物使用背景之外提供非连续 DBS 刺激是减少甲基苯丙胺摄入量和觅药行为的可行方法。

综上所述，rTMS 刺激额叶能够增加中脑边缘和中脑纹状体通路的多巴胺释放。并调控长期使用药物引起的神经适应性改变，减少觅药行为。这些研究为 rTMS 治疗成瘾疾病的有效干预方法提供了理论支持。然而需要指出的是，人类和动物之间的 rTMS 是有区别的。因为感应电场在人类和动物大脑中的分布是不同的，因此不可能直接比较动物 TMS 或 ICES 和人类 TMS 之间的差异。首先，大脑的大小和形状存在差异，不能直接将动物实验的刺激参数转化到人类研究中使用。其次，头皮的厚度以及形状对感应电场的分布非常重要，因此对刺激区域的影响也非常重要。此外，由于技术的局限性，如线圈的直径和刺激过程中线圈产热等因素，不能将动物实验中使用的线圈直接用于人类实验。然而，动物研究可以更好地控制条件来评价大脑刺激对成瘾行为和神经可塑性的影响。

2．rTMS 的人类研究

最近的研究已经开始评估 rTMS 对人类物质使用障碍者的行为影响。如前所述，反复物质暴露可诱发很多系统发生长期的神经适应性改变。这些神经适应性改变可能与中脑 - 边缘环路多巴胺的改变相关，并导致谷氨酸神经递质和皮质兴奋性的改变。rTMS 可以影响大脑皮质兴奋性和增强中脑 - 边缘系统多巴胺的释放，因此，使用 rTMS 可能会影响药物诱导的神经适应性变化。此外，rTMS 可以调控神经元的活动，因此，反复给予大脑特定脑区 rTMS 可以减少对物质的渴求、觅药行为以及减少成瘾物质使用，降低复吸或复饮行为。下面介绍最近在物质使用障碍人群中开展的一些研究。

（1）rTMS 与尼古丁

慢性尼古丁暴露导致奖赏通路多巴胺活性的改变，在戒断期多巴胺的水平降低。因此，研究人员推测 rTMS 诱导多巴胺能神经递质的改变，可能会降低对尼古丁的渴求和使用。Johann 等[54]在一个小样本研究中，探讨了 rTMS 刺激 DLPFC 对尼古丁依赖者渴求的调节作用，发现接受高频 rTMS 刺激组对尼古丁的渴求水平降低。Eichhammer 等[55]研究了 rTMS 对尼古丁使用量的影响，该研究要求所有受试者必须在 rTMS 刺激前 12 h 内戒烟，每位受试者在连续 4 天内随机接受 2 组真刺激与 2 组伪刺激。刺激频率为 20 Hz，刺激脑区为左侧 DLPFC，刺激强度为 90% MT。使用 VAS 来评价 rTMS 治疗前（基线）以及治疗后 30 min 的渴求程度。尼古丁使用量通过计算治疗后 6 h 内吸烟量来评估。研究结果显示，高频 rTMS 刺激左侧 DLPFC 减少香烟使用量，但对渴求没有影响。可能的原因是评价渴求的指标不够敏感以及样本量较小导致渴求结果无变化。

在前面研究的基础上，Amiaz 等 [56] 进一步探索了高频 rTMS 刺激左侧 DLPFC 对吸烟量和渴求的影响。与前面研究不同的是，该研究评估 rTMS 刺激对线索诱导渴求的影响。采用 10 Hz 的高频刺激，100%MT 连续治疗 10 天。VAS 用来评价 rTMS 治疗后，暴露于吸烟或者中性线索前后，受试者对尼古丁的渴求程度。在第 1 次和第 10 次治疗前，检测受试者尿液可替宁（一种尼古丁的代谢产物）水平，以及检测尼古丁使用量、渴求和依赖程度。结果显示高频 rTMS 刺激 DLPFC 可减少烟草的使用量和尼古丁依赖程度。此外，rTMS 能降低吸烟线索诱发的渴求。随着时间延长效果逐渐减弱，至停止治疗后 6 个月，烟草使用量的减少无显著性差异。

Dinur-Klein 等 [57] 在大样本尼古丁依赖人群中探索了深部经颅磁刺激（dTMS）对药物渴求的影响。刺激脑区为双侧 PFC 和岛叶，受试者共接受 13 次治疗。通过测量尿液样本中的可替宁水平以及自我报告评估治疗期间的烟草使用量，并使用问卷评估尼古丁依赖和渴求水平。研究发现，使用高频 dTMS 治疗可显著减少香烟消耗和尼古丁依赖，治疗结束时的戒烟率可达 44%，治疗后 6 个月戒烟率可达 33%。因此，该研究进一步表明双侧 PFC 和岛叶与尼古丁成瘾有关，在出现吸烟线索后给予这些脑区的高频 dTMS 可能是一种潜在的治疗尼古丁成瘾的有效策略。

以上研究表明，高频 rTMS 刺激 DLPFC 可以减轻尼古丁使用和渴求。然而，这些效果的持续时间相对较短，需要进一步研究以确定适当的刺激参数和脑区，来强化治疗的有效性。

（2）rTMS 与可卡因

Camprodon 等 [58] 在一个小样本中初步探索了 rTMS 对可卡因成瘾者渴求的影响，受试者一共接受 2 次高频 rTMS 刺激，90%MT，10 Hz，一次刺激左侧 DLPFC，一次刺激右侧 DLPFC，两次刺激间隔 1 周。分别在以下 3 个时间点使用 VAS 来评价渴求程度：rTMS 刺激前 10 min，刺激后即刻和刺激后 4 h。研究发现，单一的高频 rTMS 刺激右侧 DLPFC，而不是左侧 DLPFC，可以减少对可卡因的渴求。同时，Politi 等 [59] 研究了给予左侧 DLPFC 高频（15 Hz），100%MT，连续 10 天实施的刺激对可卡因渴求的影响。试验招募了 36 例完成脱毒治疗的可卡因依赖患者。每日对受试者进行与渴求相关症状的评分。研究发现高频 rTMS 刺激左侧 DLPFC 减少可卡因的渴求。需要指出的是，整个治疗过程中可卡因的渴求逐渐降低。因此，使用不同的模式和评估工具，均提示 rTMS 刺激 DLPFC 可能是对可卡因渴求和依赖有效的一项干预措施，然而，需要进一步的研究以得到最佳刺激模式和精确的脑区刺激。

Bolloni 等 [60] 发现双侧 PFC 的高频刺激（10 Hz）可以长期影响可卡因的摄入量。Sanna 等 [61] 的研究结果表明，iTBS 对可卡因消耗和渴求的影响几乎与 15 Hz 的 rTMS 治疗效应相当。两种治疗的脱落率低，副作用、安全性和耐受性相似。一项针对甲基苯丙胺的研究探索了 1 Hz rTMS 治疗对甲基苯丙胺成瘾者行为冲动性的影响。发现低频（1 Hz）rTMS 可以有效地减少成瘾人群的冲动行为，连续 10 d 的干预治疗，可以产生持续 1 个月的效应。

Zhao 等 [62] 在随机、单盲研究中，纳入 83 例甲基苯丙胺成瘾戒断者，随机分为三组：左侧 DLPFC（真刺激）iTBS，左侧 DLPFC（对照组）cTBS 和右侧 DLPFC（真刺激）cTBS，5 天完成 10 次刺激。研究表明，两种真刺激模式均可显著调节甲基苯丙胺依赖戒断者的渴求和情绪变化，同时可缩短治疗周期。

Chen 等 [63] 纳入 74 例甲基苯丙胺依赖者，将其随机分配四组，A 组：左侧 DLPFC 的 iTBS；B 组：左侧 VMPFC 的 cTBS；C 组：A 组和 B 组联合治疗方案；D 组：伪 θ 脉冲刺激；给予为期 2 周的治疗。研究表明，针对甲基苯丙胺依赖者，VMPFC 脑区的 cTBS 是最佳的治疗方法，具有良好的耐受性。此外，情绪和认知功能可能是甲基苯丙胺依赖患者的 rTMS 治疗反应的预测指标。

最近，Belgers 等 [64] 针对戒酒的酒精使用障碍（AUD）患者进行右侧 DLPFC 高频 rTMS 连续 10 天的刺激，观察 1 年内对酒精的渴求和使用量。结果发现，真刺激组患者对酒精的渴求和使用程度低于伪刺激组，并且这种差异在治疗后 3 个月最为显著；同时，在 1 年的随访中，rTMS 对渴求没有影响。因此，高频 rTMS 刺激戒酒的酒精使用障碍患者的右侧 DLPFC，在戒酒后前几个月内可以减少患者对酒精的渴求和使用。rTMS 可能是治疗 AUD 患者的有效手段，但尚需在大样本中进一步验证。

Feng 等[65]进行高频 TMS 对男性 AUD 患者急性戒断后注意线索反应的影响研究，连续 14 天给予 10 Hz 高频 rTMS 刺激，发现高频 rTMS 可以改善 AUD 患者对酒精相关线索的注意力偏差。

（3）rTMS 与成瘾

在这些研究中，刺激的部位是左侧前额叶背外侧皮质（DLPFC），并且也检测了 DLPFC 对物质使用及渴求的影响。Dinur-Klein 等[57]在一项为期 6 个月的开放性研究中发现，高频 dTMS 刺激双侧 DLPFC 耐受性良好，可作为 AUD 的附加治疗；另外，Kearney-Ramos 等[66]评估了 cTBS（110% MT，3600 个脉冲，Fp1 位置）引起的左侧 VMPFC 与 8 个感兴趣脑区（腹侧纹状体、左右尾状核、左右壳核、左右岛叶和前扣带回皮质）之间脑功能连接的变化。发现给予可卡因和酒精使用人群的 VMPFC 脑区 cTBS 刺激，可以减弱前额纹状体回路中对药物和酒精信号的神经反应，未来需要评估 cTBS 刺激 VMPFC 脑区对成瘾的疗效和持久性。Martin-Rodriguez 等[67]探索了大麻使用障碍（CUD）年轻人的皮质可塑性变化，采用 cTBS（600 个脉冲，80% MT）或 iTBS（每 10 s 重复 2 s 的 cTBS 序列，总共 190 s，600 个脉冲）两种模式。发现健康对照在 cTBS 刺激后存在显著的运动诱发电位（MEP）抑制，而在 CUD 的大麻使用者中没有观察到 MEP 抑制。而在 iTBS 诱导的皮质可塑性测量中发现大麻使用者和非使用者之间无显著差异；进一步揭示人体大麻使用障碍和大麻使用问题相关的皮质可塑性的适应不良。

总之，我们发现刺激 PFC 可以暂时减少物质的使用和渴求。目前提出几个机制来解释这一现象。第一，刺激 DLPFC 可诱发尾状核内多巴胺的释放。重复磁刺激可能会诱导多巴胺能系统的神经适应性改变。此外，戒断期多巴胺能的活性下降，在此期间如果给予药物会导致多巴胺水平的急剧增加。多巴胺活性的下降与渴求增加和复吸相关。因此，通过磁刺激短暂地增加多巴胺的释放，可能有助于降低戒断期渴求的水平。第二，磁刺激影响的脑区不仅仅局限于直接受刺激的脑区，它可以延伸到与刺激脑区神经网络相关的较远脑区，包括跨半球皮质和皮质下区域。由于脑刺激具有调节大脑皮质兴奋性的能力，因此，这些刺激能够改变奖赏脑区的神经适应性和突触可塑性。第三，研究表明 PFC 参与觅药行为，并在其中发挥重要的作用。DLPFC 在控制反应性抑制中起执行功能。此外，刺激 DLPFC，还可以降低 OFC 和 ACC（参与反应性抑制）的神经调节作用。因此，反复刺激 PFC 可能会增加抑制性控制从而降低觅药行为。通过不同的 TMS 范式来研究皮质兴奋性改变以及 rTMS 对渴求和成瘾物质用量的影响，为磁刺激在成瘾研究领域的进一步研究提供了支持。这些研究表明，在给予 DLPFC 高频 rTMS 后，可以减少尼古丁和可卡因依赖者的渴求和使用量。研究人员推测，这些研究结果可以扩展到其他的物质使用障碍领域。但是，需要注意的是，这些研究都是探索性的，样本量相对较小以及并没有将物质使用障碍患者彻底戒断。此外，对可卡因渴求的研究，不同研究的结论存在差异。磁刺激的靶脑区、刺激强度、频率和治疗时间等参数对戒毒脱瘾治疗和研究是非常重要的。

三、经颅磁刺激的安全性

TMS 和 rTMS 的安全问题都经过严格监控。单脉冲或低频刺激一般比较安全，对于敏感者偶尔会造成刺激部位的不适或短暂头痛。在成年人使用单脉冲 TMS 的安全性的研究中，没有发现短期或长期的后遗症。rTMS 的主要风险是诱导癫痫发作，但是非常罕见。诱发癫痫的概率低于 0.1%，诱发癫痫发作大多数是在患者服用一些药物使得癫痫发作阈值降低，但都是给予高频率和高强度刺激时发生的。使用三环类抗抑郁药和镇静药物已被证明具有诱发癫痫的风险。考虑到这些问题，服用三环类抗抑郁药或神经阻滞剂的患者，应当慎用 rTMS。此外，对于酒精依赖、可卡因及“冰毒”成瘾者也应谨慎使用高频和高强度的 rTMS。重复给予 rTMS 的长期影响尚不确定。目前治疗指南认为，rTMS 的整体安全性较好，并支持其进一步作为临床的治疗手段。

在大多数情况下，TMS 磁场对金属物体的影响几乎可以忽略。然而，为了确保最高的安全性，TMS 不应用于除口腔以外的头部、颈部或上肢带有金属、传导材料或内置物的患者，也不应被用于内置心脏起搏器、迷走神经刺激器或其他神经刺激器、除颤器或其他任何利用身体信号的医疗装置的患者。

妊娠期间谨慎使用 TMS。来自 2 个案例已有的信息显示，rTMS 对孕妇和婴儿均无影响，且 TMS 对两个孕妇的抑郁症均有阳性结果。既往的一些研究发现，极低频的磁场对妊娠没有影响。要全面评估 TMS 对妊娠女性的影响，还需要更多的证据。

总之，生物学、经验学和临床试验的证据均表明，TMS 的临床应用（包括作为偏头痛的急性治疗）是安全的。单脉冲 TMS 可能作为目前接受处方药治疗的偏头痛患者提供了一种安全的非药理学、非行为学的治疗手段。

四、展望

重复脑刺激可以调节皮质（如 PFC）的兴奋性，可以改变物质渴求相关环路神经元的活性。因此，重复脑刺激可能会降低物质渴求及改善相关的成瘾行为。

在今后的研究中，如 TMS 与神经影像技术结合，对于确定 TMS 对靶位内及远距离的互联神经网络的影响都是必须的。而且确定 TMS 在治疗物质渴求及复吸和复饮上的最适刺激参数也是必要的。另外，今后的研究也要探索治疗成瘾的药物与深部经颅磁刺激联合治疗可能获得的功效。最后，考虑近年来的研究发现，深部脑刺激与认知活化之间有重要的相互作用，由此认为认知行为疗法与脑刺激的联合治疗会得到良好的临床治疗效果。

综上所述，在人体与动物模型上的研究，支持将磁刺激作为一种对长期滥用物质相关的神经元异常兴奋性的研究工具，而且还可以作为一种减少物质使用障碍的有益治疗手段。

（陆　林　时　杰　李　鹏　杨勇锋）

参考文献

[1] LESHNER A I. Addiction is a brain disease, and it matters[J]. Science(New York, N.Y.), 1997, 278(5335): 45-47.

[2] 陆林，沈渔邨精神病学. 第6版［M］. 北京：人民卫生出版社，2018：636-678.

[3] DARNAI G, PERLAKI G, ZSIDÓ A N, et al. Internet addiction and functional brain networks: task-related fMRI study［J］. Scientific Reports, 2019, 9（1）: 15777.

[4] HYMAN S E, MALENKA R C, NESTLER E J. Neural mechanisms of addiction: the role of reward-related learning and memory［J］. Annual Review of Neuroscience, 2006, 29: 565-598.

[5] KUTLU M G, GOULD T J. Effects of drugs of abuse on hippocampal plasticity and hippocampus-dependent learning and memory: contributions to development and maintenance of addiction［J］. Learning & Memory (Cold Spring Harbor, N.Y.), 2016, 23（10）: 515-533.

[6] TORREGROSSA M M, CORLETT P R, TAYLOR J R. Aberrant learning and memory in addiction［J］. Neurobiology of Learning and Memory, 2011, 96（4）: 609-623.

[7] O'BRIEN C P. Progress in the science of addiction［J］. The American Journal of Psychiatry, 1997, 154（9）: 1195-1197.

[8] TURGEON S M, POLLACK A E, FINK J S. Enhanced CREB phosphorylation and changes in c-Fos and FRA expression in striatum accompany amphetamine sensitization［J］. Brain Research, 1997, 749（1）: 120-126.

[9] XUE Y-X, LUO Y-X, WU P, et al. A memory retrieval-extinction procedure to prevent drug craving and relapse［J］. Science (New York, N.Y.), 2012, 336（6078）: 241-245.

[10] MILL R D, WINFIELD E C, COLE M W, et al. Structural MRI and functional connectivity features predict current clinical status and persistence behavior in prescription opioid users［J］. NeuroImage. Clinical, 2021, 30: 102663.

[11] BERKE J D, HYMAN S E. Addiction, dopamine, and the molecular mechanisms of memory［J］. Neuron, 2000, 25（3）: 515-532.

[12] ZHAO Y, SKANDALI N, BETHLEHEM R A I, et al. Mesial Prefrontal Cortex and Alcohol Misuse: Dissociating Cross-sectional and Longitudinal Relationships in UK Biobank［J］. Biological Psychiatry, 2022, 92（11）: 907-916.

[13] CAI Z, WANG P, LIU B, et al. To explore the mechanism of tobacco addiction using structural and functional MRI: a preliminary study of the role of the cerebellum-striatum circuit［J］. Brain Imaging and Behavior, 2022, 16（2）: 834-842.

[14] KOOB G F, VOLKOW N D. Neurobiology of addiction: a neurocircuitry analysis［J］. The Lancet. Psychiatry, 2016, 3（8）: 760-773.

[15] VOLKOW N D, MICHAELIDES M, BALER R. The Neuroscience of Drug Reward and Addiction［J］. Physiological Reviews, 2019, 99（4）: 2115-2140.

[16] NESTLER E J. Common molecular and cellular substrates of addiction and memory [J]. Neurobiology of Learning and Memory, 2002, 78 (3): 637-647.

[17] CHEUNG G, BATAVELJIC D, VISSER J, et al. Physiological synaptic activity and recognition memory require astroglial glutamine [J]. Nature Communications, 2022, 13 (1): 753.

[18] NESTLER E J. Neurobiology. Total recall-the memory of addiction [J]. Science (New York, N.Y.), 2001, 292 (5525): 2266-2267.

[19] LUO Y, XUE Y, LIU J, et al. A novel UCS memory retrieval-extinction procedure to inhibit relapse to drug seeking [J]. Nature Communications, 2015, 6: 7675.

[20] POURMOTABBED A, MOTAMEDI F, FATHOLLAHI Y, et al. Involvement of NMDA receptors and voltage-dependent calcium channels on augmentation of long-term potentiation in hippocampal CA1 area of morphine dependent rats [J]. Brain Research, 1998, 804 (1): 125-134.

[21] XUE Y-X, DENG J-H, CHEN Y-Y, et al. Effect of Selective Inhibition of Reactivated Nicotine-Associated Memories With Propranolol on Nicotine Craving [J]. JAMA Psychiatry, 2017, 74 (3): 224-232.

[22] NGUYEN C, MONDOLONI S, LE BORGNE T, et al. Nicotine inhibits the VTA-to-amygdala dopamine pathway to promote anxiety[J]. Neuron, 2021, 109(16): 2604-2615.e9.

[23] ROSEN L G, SUN N, RUSHLOW W, et al. Molecular and neuronal plasticity mechanisms in the amygdala-prefrontal cortical circuit: implications for opiate addiction memory formation [J]. Frontiers in Neuroscience, 2015, 9: 399.

[24] MACNICOL B. The biology of addiction [J]. Canadian Journal of Anaesthesia = Journal Canadien D'anesthesie, 2017, 64 (2): 141-148.

[25] NESTLER E J. Molecular basis of long-term plasticity underlying addiction [J]. Nature Reviews. Neuroscience, 2001, 2 (2): 119-128.

[26] HYMAN S E, MALENKA R C, NESTLER E J. Neural mechanisms of addiction: the role of reward-related learning and memory [J]. Annual Review of Neuroscience, 2006, 29: 565-598.

[27] WRIGHT J W, HARDING J W. Contributions of matrix metalloproteinases to neural plasticity, habituation, associative learning and drug addiction [J]. Neural Plasticity, 2009, 2009: 579382.

[28] GIACOMUZZI S M, GOLASZEWSKI S, ERTL M, et.al. [Outlines of interdisciplinary addiction research given by the example of medical imaging with PET, SPECT and fMRI regarding effects of psychotropic substances] [J]. Neuropsychiatrie: Klinik, Diagnostik, Therapie Und Rehabilitation: Organ Der Gesellschaft Osterreichischer Nervenarzte Und Psychiater, 2010, 24(4): 224-233.

[29] 邓佳慧，王育梅，孙洪强，等. 解读 DSM-5 中睡眠-觉醒障碍和物质相关与成瘾障碍诊断标准的变化 [J]. 中国药物依赖性杂志，2014，23 (5)：337-340+365.

[30] BOUTROS N N, LISANBY S H, TOKUNO H, et al. Elevated motor threshold in drug-free, cocaine-dependent patients assessed with transcranial magnetic stimulation [J]. Biol Psychiatry, 2001, 49 (4): 369-373.

[31] BOUTROS N N, LISANBY S H, MCCLAIN-FURMANSKI D, et al. Cortical excitability in cocaine-dependent patients: a replication and extension of TMS findings [J]. J Psychiatr Res, 2005, 39 (3): 295-302.

[32] SUNDARESAN K, ZIEMANN U, STANLFY J, et al. Cortical inhibition and excitation in abstinent cocaine-dependent patients: a transcranial magnetic stimulation study [J]. Neuroreport, 2007, 18 (3): 289-292.

[33] GJINI K, ZIEMANN U, NAPIER T C, et al. Dysbalance of cortical inhibition and excitation in abstinent cocaine-dependent patients [J]. J Psychiatr Res, 2012, 46 (2): 248-255.

[34] KEARNEY-RAMOS T E, DOWDLE L T, MITHOEFER O J, et al. State-Dependent Effects of Ventromedial Prefrontal Cortex Continuous Thetaburst Stimulation on Cocaine Cue Reactivity in Chronic Cocaine Users [J]. Front Psychiatry, 2019, 10: 317.

[35] GJINI K, QAZI A, GREENWALD M K, et al. Relationships of behavioral measures of frontal lobe dysfunction with underlying electrophysiology in cocaine-dependent patients [J]. Am J Addict, 2014, 23 (3): 265-271.

[36] LANG N, HASAN A, SUESKE E, et al. Cortical hypoexcitability in chronic smokers? A transcranial magnetic stimulation study [J]. Neuropsychopharmacology, 2008, 33 (10): 2517-2523.

[37] GRUNDEY J, FREZNOSA S, KLINKER F, et al. Cortical excitability in smoking and not smoking individuals with and without nicotine [J]. Psychopharmacology (Berl), 2013, 229 (4): 653-664.

[38] OLIVERI M, CALVO G. Increased visual cortical excitability in ecstasy users: a transcranial magnetic

stimulation study [J]. J Neurol Neurosurg Psychiatry, 2003, 74 (8): 1136-1138.

[39] ZIEMANN U, LÖNNECKER S, PAULUS W. Inhibition of human motor cortex by ethanol. A transcranial magnetic stimulation study [J]. Brain, 1995, 118 (Pt 6): 1437-1446.

[40] KÄHKÖNEN S, KESÄNIEMI M, NIKOULINE V V, et al. Ethanol modulates cortical activity: direct evidence with combined TMS and EEG [J]. Neuroimage, 2001, 14 (2): 322-328.

[41] KÄHKÖNEN S, WILENIUS J, NIKULIN V V, et al. Alcohol reduces prefrontal cortical excitability in humans: a combined TMS and EEG study [J]. Neuropsychopharmacology, 2003, 28 (4): 747-754.

[42] LOHESWARAN G, BARR M S, ZOMORRODI R, et al. Alcohol Impairs N100 Response to Dorsolateral Prefrontal Cortex Stimulation [J]. Sci Rep, 2018, 8 (1): 3428.

[43] CONTE A, ATTILIA M L, GILIO F, et al. Acute and chronic effects of ethanol on cortical excitability [J]. Clin Neurophysiol, 2008, 119 (3): 667-674.

[44] NAIM-FEIL J, BRADSHAW J L, ROGASCH N C, et al. Cortical inhibition within motor and frontal regions in alcohol dependence post-detoxification: A pilot TMS-EEG study [J]. World J Biol Psychiatry, 2016, 17 (7): 547-556.

[45] KAARRE O, KALLIONIEMI E, KÖNÖNEN M, et al. Heavy alcohol use in adolescence is associated with altered cortical activity: a combined TMS-EEG study [J]. Addict Biol, 2018, 23 (1): 268-280.

[46] QUOILIN C, DRICOT L, GENON S, et al. Neural bases of inhibitory control: Combining transcranial magnetic stimulation and magnetic resonance imaging in alcohol-use disorder patients [J]. Neuroimage, 2021, 224: 117435.

[47] STRAFELLA A P, PAUS T, BARRETT J, et al. Repetitive transcranial magnetic stimulation of the human prefrontal cortex induces dopamine release in the caudate nucleus [J]. J Neurosci, 2001, 21 (15): RC157.

[48] KECK M E, WELT T, MÜLLER M B, et al. Repetitive transcranial magnetic stimulation increases the release of dopamine in the mesolimbic and mesostriatal system [J]. Neuropharmacology, 2002, 43 (1): 101-109.

[49] ZANGEN A, HYODO K. Transcranial magnetic stimulation induces increases in extracellular levels of dopamine and glutamate in the nucleus accumbens [J]. Neuroreport, 2002, 13 (18): 2401-2405.

[50] KANNO M, MATSUMOTO M, TOGASHI H, et al. Effects of acute repetitive transcranial magnetic stimulation on dopamine release in the rat dorsolateral striatum [J]. J Neurol Sci, 2004, 217 (1): 73-81.

[51] ERHARDT A, SILLABER I, WELT T, et al. Repetitive transcranial magnetic stimulation increases the release of dopamine in the nucleus accumbens shell of morphine-sensitized rats during abstinence [J]. Neuropsychopharmacology, 2004, 29 (11): 2074-2080.

[52] JOVANOVIC H, LUNDBERG J, KARLSSON P, et al. Sex differences in the serotonin 1A receptor and serotonin transporter binding in the human brain measured by PET [J]. Neuroimage, 2008, 39 (3): 1408-1419.

[53] BATRA V, TRAN T L, CAPUTO J, et al. Intermittent bilateral deep brain stimulation of the nucleus accumbens shell reduces intravenous methamphetamine intake and seeking in Wistar rats [J]. J Neurosurg, 2017, 126 (4): 1339-1350.

[54] JOHANN M, WIEGAND R, KHARRAZ A, et al. Transkranielle Magnetstimulation bei Nikotinabhängigkeit [Repetitiv Transcranial Magnetic Stimulation in Nicotine Dependence] [J]. Psychiatr Prax, 2003, 30 (Suppl 2): 129-131.

[55] EICHHAMMER P, JOHANN M, KHARRAZ A, et al. High-frequency repetitive transcranial magnetic stimulation decreases cigarette smoking [J]. J Clin Psychiatry, 2003, 64 (8): 951-953.

[56] AMIAZ R, LEVY D, VAINIGER D, et al. Repeated high-frequency transcranial magnetic stimulation over the dorsolateral prefrontal cortex reduces cigarette craving and consumption [J]. Addiction, 2009, 104 (4): 653-660.

[57] DINUR-KLEIN L, DANNON P, HADAR A, et al. Smoking cessation induced by deep repetitive transcranial magnetic stimulation of the prefrontal and insular cortices: a prospective, randomized controlled trial [J]. Biol Psychiatry, 2014, 76 (9): 742-749.

[58] CAMPRODON JA, MARTÍNEZ-RAGA J, ALONSO-ALONSO M, et al. One session of high frequency repetitive transcranial magnetic stimulation (rTMS) to the right prefrontal cortex transiently reduces cocaine craving [J]. Drug Alcohol Depend, 2007, 86 (1): 91-94.

[59] POLITI E, FAUCI E, SANTORO A, et al. Daily sessions of transcranial magnetic stimulation to the left prefrontal cortex gradually reduce cocaine craving [J]. Am J Addict, 2008, 17 (4): 345-346.

[60] BOLLONI C，PANELLA R，PEDETTI M，et al. Bilateral Transcranial Magnetic Stimulation of the Prefrontal Cortex Reduces Cocaine Intake：A Pilot Study [J]. Front Psychiatry，2016，7：133.

[61] SANNA A，FATTORE L，BADAS P，et al. Intermittent Theta Burst Stimulation of the Prefrontal Cortex in Cocaine Use Disorder：A Pilot Study [J]. Front Neurosci，2019，13：765.

[62] ZHAO D，LI Y，LIU T，et al. Twice-Daily Theta Burst Stimulation of the Dorsolateral Prefrontal Cortex Reduces Methamphetamine Craving：A Pilot Study [J]. Front Neurosci，2020，14：208.

[63] CHEN T，SU H，LI R，et al. The exploration of optimized protocol for repetitive transcranial magnetic stimulation in the treatment of methamphetamine use disorder：A randomized sham-controlled study [J]. EBioMedicine，2020，60：103027.

[64] BELGERS M，VAN EIJNDHOVEN P，MARKUS W，et al. rTMS Reduces Craving and Alcohol Use in Patients with Alcohol Use Disorder：Results of a Randomized，Sham-Controlled Clinical Trial [J]. J Clin Med，2022，11 (4)：951.

[65] FENG Z，WU Q，WU L，et al. Effect of High-Frequency Repetitive Transcranial Magnetic Stimulation on Visual Selective Attention in Male Patients With Alcohol Use Disorder After the Acute Withdrawal [J]. Front Psychiatry，2022，13：869014.

[66] KEARNEY-RAMOS T E，DOWDLE L T，LENCH D H，et al. Transdiagnostic Effects of Ventromedial Prefrontal Cortex Transcranial Magnetic Stimulation on Cue Reactivity [J]. Biol Psychiatry Cogn Neurosci Neuroimaging，2018，3 (7)：599-609.

[67] MARTIN-RODRIGUEZ J F，RUIZ-VEGUILLA M，ALVAREZ DE TOLEDO P，et al. Impaired motor cortical plasticity associated with cannabis use disorder in young adults [J]. Addict Biol，2021，26 (3)：e12912.

第十四章

经颅磁刺激在睡眠障碍中的应用

睡眠障碍是以睡眠质和量的异常以及睡眠中出现异常行为为特征的一组疾病，其发生率高达38%，因此，许多研究关注有效治疗睡眠障碍的方法[1]。认知行为疗法是目前应用较广泛的一线方案，疗效有些争议。苯二氮草类、抗抑郁药及抗精神病类药物疗效确切，但存在依赖性和不良反应，长期疗效也受到挑战。目前寻找新型、安全、有效的治疗手段已成为治疗睡眠障碍的研究趋势。

近40年来，经颅磁刺激（TMS）广泛应用于神经生理学、神经病理学、神经认知科学、精神病学和心理学等学科，不仅在基础科学领域有研究价值，而且具有临床诊断和治疗的广泛应用前景。TMS可以瞬时调节刺激兴奋性/可塑性和连接区域，逐渐成为治疗睡眠障碍的有效手段[2]。睡眠时大脑和运动系统都经历了复杂的变化，动物和人类的研究显示，这种变化随着睡眠阶段和皮质、丘脑、脑干结构的节律变化而有所不同，肌肉活动也随睡眠阶段的不同而发生变化。基于上述现象，运动诱发电位可用来探测睡眠时皮质运动神经元的连接性，各种TMS指标可作为潜在的工具用于睡眠障碍的诊断和鉴别诊断。与药物治疗和认知行为干预相比，rTMS可以改善睡眠质量、优化睡眠结构、保持治疗效果，同时rTMS为部分睡眠障碍的治疗提供了新的视角[3]。

第一节　经颅磁刺激对失眠的作用

失眠（insomnia）是以频繁而持续的入睡困难或睡眠维持困难并导致睡眠满意度不足为特征的睡眠障碍，常影响日间社会功能，是临床最常见的睡眠问题[4]。目前已知的药物和非药物治疗方法仍不能解决30%患者的失眠问题。TMS是一种新型物理治疗手段，应用操作简单、无创、安全性高，现已广泛应用于神经精神疾病的治疗且疗效较好。目前在rTMS应用最广泛的刺激模式中，高频（>1 Hz，通常≥5 Hz）主要发挥兴奋神经元的作用，而低频（≤1 Hz）发挥抑制神经元的作用。TMS作为失眠的一种辅助治疗手段，对失眠患者而言，是一种全新的治疗选择。

一、经颅磁刺激治疗失眠的机制

（一）经颅磁刺激对失眠患者脑区功能的作用

失眠被认为是具有异常脑网络连接的功能性疾病。TMS联合EEG是直接探测大脑不同区域的兴奋性和动态连通性的一种有效方法。Song等[5]结合这两种技术研究指出，针对右侧后顶叶皮质的低频rTMS对失眠具有显著的效果，持续至少1个月，并且可以逆转EEG网络的异常变化。EEG结果提示失眠患者的脑功能连接异常，而rTMS可以改变这种状态，促进机体自我修复进而达到治疗失眠的目的。目前失眠的神经影像研究结果不尽相同，但可以肯定的是，失眠患者存在脑结构和功能的异常，主要表现在高度觉醒、认知和情绪等相关脑区的变化，但这些脑区的异常与失眠的因果关系目前仍不清楚[6]。失眠患者抱怨睡眠不佳，可能的解释是岛叶[7]被异常激活。此外，上行网状激活系统以及唤醒系统对于睡眠有一定影响，这些系统在失眠患者中处于功能活跃状态，如腹侧前额叶皮质兴奋过度可以导致夜间易醒，出现睡眠中断。因此，提示 rTMS 治疗失眠的潜在机制是通过影响相关脑区的激活或抑制作用来实现的。

低频 rTMS 干预可以降低大脑皮质的兴奋性，同时在丘脑的脑室旁核和参与昼夜节律调节的脑区引起强烈的神经反应。磁场对昼夜节律的影响可能是干预治疗失眠的一种机制。失眠患者前额叶内侧皮质以及杏仁核，存在过度激活现象[6]。靳静娜等[8]的研究表明，1 Hz 低频 rTMS 刺激可以使前额叶、顶叶脑功能的网络平均度、整体效率显著降低，平均最短路径长度显著增加。低频 rTMS 可作用于额叶、顶叶等脑调节睡眠的周期功能，对大脑神经活动具有抑制作用。宋梓祥等[9]采用 10 Hz 刺激左侧 DLPFC 或 1 Hz 刺激右侧进行 rTMS 治疗，结果显示可调节前扣带回、丘脑、纹状体等脑区功能，并促进机体情绪恢复平衡，睡眠趋于稳定。广泛性焦虑障碍（generalized anxiety disorder，GAD）患者的背外侧前额叶皮质、腹外侧前额叶皮质、杏仁核及海马等部位存在过度激活现象[10]。李丽君等[10]对 GAD 患者进行早期 rTMS 治疗显著改善焦虑症状，高频（10 ~ 15 Hz）干预疗效更为显著。这些研究结果意味着伴有焦虑、抑郁情绪的失眠患者在接受 rTMS 治疗后可以缓解失眠症状，其机制可能是通过 rTMS 刺激睡眠相关脑区抑制或兴奋介导的。

（二）经颅磁刺激对失眠患者神经递质的作用

TMS 通过改变大脑中的神经递质水平来对不同精神疾病发挥着治疗作用[11]。rTMS 可以促进脑源性神经营养因子（brain-derived neurotrophic factor，BDNF）和 γ- 氨基丁酸（GABA）的合成及释放。BDNF 和 GABA 均参与睡眠调节，而 BDNF 可促进 GABA 能神经元的功能。GABA 对神经细胞的抑制作用主要是通过刺激 $GABA_A$ 受体（$GABA_AR$）实现的。$GABA_AR$ 是苯二氮䓬类失眠药物治疗的靶点[12]。有研究发现脑脊液中 GABA 含量增加，可延长猫的睡眠时间；在 NREM 期睡眠剥夺大鼠的脑中的 GABA 含量增加，被认为是动物缺乏睡眠的自身调控作用[13]。总之，临床研究和动物实验均证明 GABA 含量升高对改善失眠有益。

Bauer 等[14]的研究表明，低频 rTMS 刺激可以促进 GABA 的释放。GABA 是一种抑制性神经递质，通过抑制神经元的兴奋性，降低其传导速度，减弱脑干网状结构突触之间的联系，同时可以降低神经元异常放电的频率，使大脑的电活动恢复平衡状态。针对失眠而言，GABA 可以协调睡眠相关脑区的功能，加强对自主神经的控制，抑制脑干网状上行激活系统功能，延长 NREM 期，改善和提高客观睡眠质量。

既往证据[15]表明，rTMS 可以增加血清 BDNF 水平。Jiang 等[15]的荟萃分析显示，rTMS 对接受参与者的 BDNF 水平（健康组与患者组）、rTMS 刺激频率（低频与高频）、rTMS 的治疗持续时间和年龄均有影响。血清 BDNF 水平与 rTMS 的频率、持续治疗时间、年龄和健康状况有关联。目前的观点认为 rTMS 可以增加失眠患者的 BDNF 水平，进而促进 GABA 的释放。GABA 作为中枢神经系统抑制性神经递质，浓度升高可以减弱大脑皮质的兴奋性，引起人的困倦感，有助于入眠，从而改善睡眠质量。虽然目前对 rTMS 治疗失眠的机制并不十分清楚，但目前的研究在某种程度上支持 rTMS 治疗失眠患者的可行性。

二、经颅磁刺激对原发性失眠的作用

原发性失眠（primary insomnia）是睡眠质量差或睡眠时间减少，不包括躯体疾病以及精神疾病所致的失眠。由于生活压力大和生活节奏快，失眠率增加，成年人中偶有失眠成为普遍现象。慢性失眠困扰着全球 10% ~ 15% 的成年人[16]。这些患者社会功能受损，并患有一系列生理心理功能障碍。此外，失眠患者有发生心境障碍和心身疾病的风险。慢性失眠患者大脑中的觉醒系统失调，在结构和功能水平上都显示出与正常人大脑之间的显著差异[17]。

Jiang 等[18]运用 rTMS 治疗慢性原发性失眠患者 40 例，结果表明 rTMS 治疗可显著改善 3 期非快速眼动睡眠（non-rapid eye movement sleep，NREM）和快速眼动睡眠（rapid eye movement sleep，REM），尤其对改善下丘脑 - 垂体 - 肾上腺轴和下丘脑 - 垂体 - 甲状腺轴指数具有明显作用，复发率也是最低的。可见，rTMS 在改善睡眠结构方面比药物或心理治疗具一定优势。此外，rTMS 显著降低了机体的觉醒水平，并具有长期的治疗效果。何明利等[19]研究睡眠脑电图调制重复经颅磁刺激（sleeping electroencephalogram-modulated rTMS，SEM-rTMS）与常规重复经颅磁刺激对原发性失眠患者的疗效和安全性，SEM-rTMS组按照正常成人各期睡眠脑电图（EEG）率和波幅发放脉冲电流，频率为0.5～15 Hz，动态磁场强度为0.2～1.0 T，刺激部位为双额中区；常规rTMS组频率为1 Hz，磁场强度为0.2～1.0 T，刺激部位为双枕中区，两组每次连续刺激30分钟，每日1次，共10天。该研究结果显示两组的有效率分别为79.55%和45.24%，在观察期间均未发生明显的不良反应，说明rTMS治疗原发性失眠是安全有效的。

三、经颅磁刺激对继发性失眠的作用

继发性失眠（secondary insomnia）是在某种疾病的基础上发生和发展的，常作为一种疾病的伴随症状。Huang等[20]采用rTMS治疗18例广泛性焦虑障碍（general anxiety disorder，GAD）共病失眠的患者，结果表明以1 Hz和90%的静息运动阈值对右后顶叶皮质（P4电极部位）刺激，治疗10天可以显著改善患者的焦虑和失眠症状，14项汉密尔顿焦虑量表（Hamilton anxiety scale，HAMA）评分与匹兹堡睡眠质量指数（Pittsburgh sleep quality index，PSQI）评分的改善与治疗时间呈正相关。研究表明1 Hz rTMS刺激右顶叶对GAD合并失眠有效，且焦虑和失眠症状的改善程度呈正相关，说明rTMS是GAD合并失眠治疗的有效手段。Antczak等[21]对13例伴有失眠的双相障碍或单相抑郁症患者作为研究对象。rTMS治疗方案为10 Hz、110%～120%静息运动阈值，刺激左背外侧前额叶皮质（dorsolateral prefrontal cortex，DLPFC），总计3000个脉冲，间隔时间26 s，每天1次、共20次。结果表明，临床总体印象量表（clinical global impression scale，CGI）和汉密尔顿抑郁量表（Hamilton depression scale，HAMD）总分显著下降，阿森斯失眠量表（Athens insomnia scale，AIS）评分呈下降趋势。该项研究表明，rTMS对患者的抑郁情绪有调节作用，高频rTMS刺激左侧DLPFC对睡眠有改善作用。

有研究表明，额叶、顶叶、岛叶、海马、扣带回、杏仁核等脑区均参与调节人的睡眠周期，尤其是额叶与睡眠的调节密切相关[17]。目前大多数研究认为[18-21]，前额叶是rTMS治疗失眠的潜在靶区。1 Hz低频刺激双侧DLPFC或顶枕区域可有效治疗失眠，高频刺激疗效有待于进一步研究。

（王育梅　孙亚麒　苏　昱）

第二节　经颅磁刺激对阻塞性睡眠呼吸暂停低通气综合征的作用

阻塞性睡眠呼吸暂停低通气综合征（obstructive sleep apnea hypopnea syndrome，OSAHS）是一种常见的睡眠紊乱疾病，在睡眠过程中反复发生上气道阻塞或塌陷，导致患者睡眠结构紊乱，睡眠效率降低，认知功能损害，严重者发生低氧血症和高碳酸血症[22]。目前，OSAHS病因尚不明确。近年的研究显示，上气道扩张肌与OSAHS密切相关，这可能提示OSAHS的发病机制和合理治疗的关键[23]。颏舌肌作为最重要的上气道扩张肌，也成为研究的热点[24]。有神经生理研究对颏舌肌的肌电活动进行测试，结果发现，在上气道阻塞前，颏舌肌的肌电活动就已经开始减弱，肌张力也随之降低，同时咽壁出现松弛、塌陷，最终导致打鼾或OSAHS，特别是在睡眠过程中颏舌肌的张力下降显著[25]。

目前，治疗OSAHS的方法很多，包括持续气道正压通气（continuous positive airway pressure，CPAP）、下颌前移矫治器（mandible advanced device，MAD）、手术治疗、电刺激治疗和药物治疗等。CPAP每晚需戴面罩，存在携带不方便、有噪声、影响睡眠等，也可能导致气道压伤、腹胀、鼻黏膜损伤、CO_2潴留等不良反应，很多患者不能耐受[26]。有研究显示，MAD治疗对轻中度OSAHS有效，但是对重度OSAHS效果不明显，且矫治器治疗OSAHS的机制是机械扩张，使颏舌肌肌电的

活性降低，在治疗中发挥间接作用[27]。选择外科手术或植入式电刺激治疗，常并发出血和感染、术区疼痛、舌肌麻痹、咽腔瘢痕形成等并发症[28]。

TMS 不仅可影响皮质运动中枢，也可影响皮质脊髓束以至整个肌肉运动系统[29]。研究表明，对颏舌肌皮质区行 TMS 可使患者在睡眠或清醒时的上呼吸道扩张，以改善吸气相的气流动力学[30]。

一、阻塞性睡眠呼吸暂停低通气综合征颏舌肌的结构与功能

颏舌肌是上气道中最主要的扩张肌，主要负责舌的运动，其收缩可以牵拉舌体向前运动和向对侧偏移，从而扩张咽腔，维持上气道的开放。颏舌肌功能下降到不能抵抗上气道吸气负压时，可导致口咽气道塌陷引起睡眠呼吸暂停或低通气状态。另外，睡眠中支配上气道扩张肌的神经兴奋性传入降低，使上气道变窄，如果在睡眠中上气道扩张肌的张力异常降低，则会出现气道狭窄甚至完全塌陷[31]导致气道阻塞。颏舌肌属于中等疲劳的骨骼肌，与躯体骨骼肌相比，其特点是肌纤维含量较少，氧化肌纤维含量较多，血液供应丰富，收缩迅速，很容易发生疲劳和松弛。支配颏舌肌的神经是第Ⅻ对脑神经（舌下神经），主要的神经递质是 5-HT。

OSAHS 患者在清醒状态下，颏舌肌的最大收缩能力为 40%，而在正常人只有 12%，增加收缩力部分是对气道狭窄和气流受限的代偿反应[32]。在睡眠期间，尤其在 REM 期，颏舌肌的这种代偿机制明显被抑制[33]。有研究发现，OSAHS 患者中上气道扩张肌的肌电活动无论在睡眠状态，还是觉醒状态均较正常受试者明显增高，提示 OSAHS 患者存在神经肌肉的代偿性改变，以及上气道阻力和顺应性增加的代偿现象[34]。

上气道扩张肌的活动受到两方面的神经支配，一是中枢神经系统内呼吸性神经元时相性冲动的支配，二是脊髓的局部反射性紧张性神经冲动的支配。OSAHS 患者在睡眠和清醒状态下，其运动皮质通路常呈抑制状态，可能原因是慢性缺氧、CO_2 潴留，也可能与大脑皮质对反复嗜睡产生神经系统兴奋性调整有关[35]。

二、经颅磁刺激治疗阻塞性睡眠呼吸暂停低通气综合征的机制

TMS 通过高强度脉冲磁场作用于中枢神经系统（主要是大脑），通过感应电流调节神经细胞的动作电位，从而影响脑内代谢和神经电生理活动。根据其生物学效应，TMS 分为低频刺激（≤ 1 Hz）和高频刺激（＞ 1 Hz），低频刺激是降低皮质兴奋性，而高频刺激是提高皮质兴奋性[36]。这种神经调控效应主要与 TMS 可以调节 OSAHS 患者的大脑皮质兴奋性、刺激局部和远隔区域的脑血流、神经递质的分泌和代谢有关。

（一）调节大脑皮质兴奋性

OSAHS 会引起脑白质改变，造成患者认知功能损害。另外，还会造成海马区神经元缺失、排列紊乱。高频 rTMS 可以刺激皮质区域兴奋性增高，不仅对神经电生理活动产生影响，也会对靶肌肉运动诱发电位（motor evoked potential，MEP），皮质潜伏期缩短和 MEP 波幅增高。影像学研究显示，刺激区及远隔神经传导环路（包括扣带回、额中回、中央前回、顶下小叶和额下回及小脑后叶等脑区）的活性增高[37]。

（二）调节脑局部和远隔区域的脑血流

在夜间，OSAHS 患者的呼吸紊乱会影响其脑血管活动的储备，导致脑血流量下降，且 OSAHS 症状越重，脑血管储备的破坏性越显著。患者在低通气或呼吸暂停时，脑血流量减少，在气流恢复后逐渐恢复。研究证实，高频 TMS 不仅可以增加局部的脑血流量，同时可以通过神经网络对远隔区域的血流起到调控作用[38]。

（三）调节神经递质的分泌和代谢

NE 和 5-HT 都可以提供觉醒相关的兴奋性驱动，维持Ⅻ运动神经元的活性。REM 期的上气道肌张力下降与这两种神经递质输入减少有关[39]。5-HT 是一种血管活性物质，不仅存在于血清中，也存在于中枢神经系统，因为它不能通过血脑屏障，所以被认为脑内的 5-HT 是在脑内合成的[40]。

TMS 对颏舌肌神经传导的检测和调控主要是通过大脑运动皮质区完成的。具体位点在大脑皮质前外侧，头颅顶点前移 0 ～ 6 cm 和外移 6 ～ 10 cm 的位置[41]。

三、单脉冲 TMS 在上气道扩张肌神经电生理检测中的应用

通过 TMS 检测上气道括约肌的 MEP 和运动阈值（motor threshold，MT），不仅能定量评估颏舌肌功能，还可为定性分析肌肉收缩或神经传导诱导的颏舌肌功能障碍提供依据。

颏舌肌不仅受脑干呼吸中枢的控制，也受大脑皮质的影响，外周运动神经元整合了延髓和皮质的指令，两种形式的支配相互影响 [42]。目前推测，TMS 刺激 OSAHS 患者颏舌肌运动皮质区的反应增强，可能是中枢的代偿性反应，但具体机制尚不明确。

Sériès 等 [43] 首次将 TMS 技术应用于上气道扩张肌的研究，探讨了正常人颏舌肌和膈肌的中枢调控机制，观察到颏舌肌和膈肌的运动皮质区活动存在相关性，即膈肌对 TMS 反应始终与颏舌肌反应共存，且颏舌肌的反应始终先于膈肌的反应，证实了膈肌的皮质 - 脑干神经环路与颏舌肌的皮质 - 脑干舌下神经核环路存在相关性。

Sériès 等 [44] 在另一项研究中观察到，与正常人比较，OSAHS 患者在清醒状态下颏舌肌的 MEP 皮质潜伏期明显缩短，MEP 波幅明显增高，证实了 OSAHS 患者颏舌肌中枢调控的代偿性增强。该研究利用 TMS 对 13 例 OSAHS 患者和 8 例正常对照受试者进行大脑皮质检测。随机在受试者的呼气相、吸气相和舌前伸最大时给予颏舌肌皮质区 TMS（AL-TMS）和膈肌皮质区 TMS（Cz-TMS）刺激，以观察诱发的 MEP 及相应的 MT。TMS 分别在呼气 0.5 s 后（Exp）、呼气 0.5 s 后舌前伸（Exp+P）、吸气 1 s 后（Insp）、100 cm 水柱阻力下吸气 1 s 后（Insp+R）给予刺激，每次 TMS 包含 5 个连续脉冲刺激，连续 5 次中至少有 3 次诱发大于 50 μV 波幅的最低刺激强度为颏舌肌的 MT。该研究结果显示，无论 AL-TMS 还是 Cz-TMS，在 Exp+P、Insp、Insp+R 时相状态下，OSAHS 患者的颏舌肌 MT 均较健康受试者显著降低；与 Cz 区比较，AL-TMS 的 MEP 潜伏期显著缩短：舌前伸最大时，AL-TMS 和 CTMS 的颏舌肌 MT 均显著下降。该研究还发现，仅在 OSAHS 患者中，颏舌肌的 MEP 皮质潜伏期与睡眠呼吸暂停低通气指数（apnea-hypopnea index，AHI）呈负相关，即 OSAHS 越严重，颏舌肌对 TMS 的刺激反应越敏感，这就揭示了在清醒状态下防止气道塌陷的代偿机制。另外还发现，OSAHS 患者的颏舌肌 MT 在任何时相均较膈肌低，进一步证实在低氧环境下，颏舌肌的代偿活动较膈肌更显著。

四、经颅磁刺激对上气道扩张肌神经调控的作用

TMS 单脉冲刺激上气道扩张肌的反应已有不少研究，但是目前关于 TMS 对上气道动力学的相关研究刚刚起步，结论尚不明确。

Rousseau 等 [45] 研究了 rTMS 对清醒状态下的 OSAHS 患者颏舌肌的影响。研究选取 10 例中重度 OSAHS 男性患者（AHI ≥ 15 次 / 小时），在吸气初和呼气末随机接受膈神经磁刺激（phrenic nerve magnetic stimulation，PNMS）以及 PNMS 联合大脑颏舌肌皮质区的 rTMS（rTMS+PNMS）刺激。在 rTMS+PNMS 模式中，PNMS 和 TMS 同时施加相同的吸气流量或呼气流量，用 8 字形线圈置于颅顶前移 0 ～ 6 cm 和外移 6 ～ 10 cm 的颏舌肌运动皮质区，以连续 6 次刺激中至少 3 次诱发 50 ～ 100 μV 波幅的最低刺激强度为颏舌肌的 MT。TMS 刺激频率 25 Hz，刺激强度 130%MT，刺激时间 200 ms。结果显示，与 PNMS 比较，吸气相时，rTMS+PNMS 的最大吸气流量减少了 26%，最大吸气流量与最小吸气流量的差值增加 120%。TMS+PNMS 无论在吸气相还是呼气相，口咽峰值压力（cmH_2O）负值都明显增加，而腭咽峰值压力没有变化，其中呼气相的口咽峰值压力（cmH_2O）负值增加 29%。因此，高频 TMS 可以提高皮质延髓束和舌下运动神经元的兴奋性，连续刺激上呼吸道扩张肌的大脑皮质区，可改变颏舌肌 MT 和神经元细胞去极化反应，从而诱发上气道扩张肌的收缩，增加上气道横截面积，改善流量限制的最大吸气流量和吸气量。该研究不仅检测了受试者的上气道动力学，还对颏舌肌的肌电进行了研究。结果显示，rTMS+PNMS 使呼气相的颏舌肌 MEP 波幅显著增加，且波幅增加节律性呼气相时，与 TMS 作用于运动皮质的脉冲节律相吻合。从理论上讲，颏舌肌在吸气活动时收缩明显，为吸气时相的肌肉活动，在吸气相，rTMS 引起的颏舌肌 MEP 波幅易化应该较呼气相更明显。但这个研究结果恰恰相反，是因为 TMS 并不能选择刺激特定类型的肌肉，因

此在兴奋上气道扩张肌的同时，也兴奋了上气道收缩肌。在清醒状态下，由于OSAHS患者的颏舌肌神经肌肉代偿机制是吸气相增强，这个效应提高了颏舌肌的肌电基值，掩盖了TMS对扩张肌的兴奋效应。已有研究证实，TMS干预前的靶肌肉MEP基值会影响皮质神经元对TMS的反应程度，这种关系呈负相关，也就是说TMS干预前的皮质兴奋性越高，靶肌肉的神经细胞对TMS的反应越弱[46]。另一方面，上气道肌肉的激活顺序是达到有效咽部扩张的重要因素，而研究中TMS刺激节律并不能完全和肌肉的激活顺序相吻合。因此该研究认为，在清醒状态下的呼气相时，TMS可以使OSAHS患者颏舌肌兴奋，但并不能反映在睡眠状态下颏舌肌的兴奋性变化。

Rousseau等[47]在另一项研究中，给予9例在稳定的NREM期的OSAHS患者颏舌肌运动皮质区rTMS干预。在患者清醒状态和睡眠状态进行颏舌肌MT和MEP的评估。同时检测了3种不同TMS刺激模式，评估患者NREM期间最大吸气流量、吸气容积、吸气时间、脑电图频率变化和脉搏变异率。这3种TMS刺激模式分别为：①刺激频率5 Hz，刺激时间0.8 s；②刺激频率25 Hz，刺激时间0.2 s；③刺激频率25 Hz，刺激时间0.4 s。结果显示，OSAHS患者在NREM期间，颏舌肌的MT较清醒状态明显增加。3种TMS干预均未明显引起上气道动力学的改变，但也未诱发患者的觉醒。该研究认为，睡眠期间的TMS刺激不会影响患者睡眠质量，但与前述研究存在共同的缺陷，就是TMS对颏舌肌兴奋性的影响，可能和TMS刺激节律与肌肉的激活顺序有关，且由于同时引起上气道收缩肌和扩张肌的兴奋，所以对颏舌肌的兴奋作用也会受到干扰。

Melo-Silva等[48]研究10例中重度OSAHS患者（AHI ≥ 15次/小时），在NREM期间进行TMS干预。分别在清醒状态和睡眠状态下，检测患者颏舌肌的MT和MEP，并评估患者的最大吸气流量、吸气量、吸气时间、脑电图频率变化和脉搏变异率。结果显示，NREM期间，颏舌肌的MT明显增加。在每串TMS脉冲发放时，患者的最大吸气流量和吸气容积均有明显增加，但胸腹运动和吸气时程改变不明显。上述变化是在患者没有觉醒的情况下观察到的，并且在TMS干预中断后即消失。研究结果显示，颏舌肌的rTMS不会干扰OSAHS患者的睡眠周期，但可显著改善气流受限时的上气道动力学。该研究认为，睡眠期间连续的TMS脉冲作用于上呼吸道扩张肌的大脑皮质区，可以有效激活颏舌肌，但这种效应是短暂的。

Melo-Silva等[49]的另一项研究评估了TMS诱导的颏舌肌收缩在睡眠状态下对OSAHS患者呼吸周期的影响。分别在清醒和睡眠状态检查颏下肌的MT和MEP。NREM期给予TMS刺激，在吸气开始的非连续流量受限的呼吸周期中，TMS的刺激强度从睡眠期间的颏舌肌基值开始，逐渐增加到不引起觉醒的最大刺激。对患者的最大吸气流量、吸气量、脑电图频率的变化和脉搏率变异性进行评估。结果显示，在睡眠周期内，TMS刺激强度为颏舌肌阈值时，患者的肺通气指标没有变化。而在不引起觉醒的最大强度刺激后，患者的最大吸气流量和吸气容积均明显增加。在NREM睡眠状态下，颏舌肌的MT和MEP波幅均明显增加。而在觉醒状态下给予刺激，不管是阈值刺激还是最大强度刺激，所有指标都有明显变化。

（王育梅　孙亚麒　苏　昱）

第三节　经颅磁刺激对不宁腿综合征的作用

不宁腿综合征（restless leg syndrome，RLS）或称不安腿综合征。1672年，英国Thomas Willis首次描述了不安腿综合征，但直至1945年，它才作为一个临床实体病症由瑞典神经病学家Carl Ekbom命名，因此又称Willis-Ekbom综合征。该疾病是一种主要累及腿部的中枢性感觉运动性障碍。患者在夜间入睡前或安静时出现双侧小腿难以名状的不适感，如虫蠕感、刺痛感、肿胀感、麻木感，以及引发强烈的活动双腿、捶打或下床行走的意愿，以便缓解症状[50]。症状呈现一定的节律性。RLS 常伴失眠、睡眠片段化、白天困倦以及焦虑、抑郁症状，严重影响生活质量，近年来备受国内外学者的关注。目前 RLS 的神经环路变化仍然不清楚，运动神经环路非特异的高兴奋性可能与下肢不由自主地运动有关。研究显示，帕金森病患者 RLS 发生率较高[51]。功能影像学研究表明，RLS 可能与中枢神经系统多巴胺代谢有关[52]。

一、经颅磁刺激治疗不宁腿综合征的机制

目前治疗 RLS 的主要药物是多巴胺能药物，包括左旋多巴类药物和多巴胺受体激动剂，但左旋多巴半衰期短，长期使用不良反应较大，部分患者可能会出现异动症等；多巴胺受体激动剂半衰期长，可持续刺激多巴胺受体，增加内源性多巴胺，不易产生并发症，具有神经保护作用[53]。在治疗过程中，不同药物带来的获益与风险也应加以考虑。对于药物治疗无效的患者，可选用物理治疗，如 rTMS。由于 RLS 患者常伴焦虑、抑郁等症状。目前多项研究证实，rTMS 作为一种新型神经调控技术，通过调节大脑运动皮质的兴奋性、神经递质代谢，以改善 RLS 患者的运动功能[54]。RLS 既可以有效降低 RLS 患者的发作频率和严重程度，又能改善睡眠质量、焦虑和抑郁状态，且疗效可持续较长时间。

二、经颅磁刺激对不宁腿综合征的作用

2014 年，Altunrende 等[55]首次开展了一项应用高频 rTMS 刺激辅助运动区治疗 RLS 的双盲对照研究。在这项前瞻性研究中，患者被随机分配到真刺激组（11 例）和伪刺激组（8 例），其中 5 例伪刺激组患者在 1 个月后接受真刺激治疗。刺激参数为 5 Hz、110% RMT，共 1000 个脉冲，每 3 天进行一次干预，共 10 次。在第 5 次和第 10 次治疗后应用国际 RLS 评定量表（international RLS-rating scale，IRLS-RS）进行评估，真刺激组和伪刺激组的 IRLS 评分存在显著性差异。在接受伪刺激和真刺激的 5 例患者中，真刺激组的 IRLS-RS 评分在统计学上有显著性改善。这项研究结果支持 rTMS 可用于治疗 RLS。

2015 年，Lin 等[56]使用高频 rTMS 治疗 14 例原发性 RLS 患者，刺激频率 15 Hz、100%RMT，治疗靶点为双侧初级运动皮质腿部运动区（Leg-M1，L-M1），治疗 14 次，分别进行 IRLS-RS、PSQI、HAMA 和 HAMD 评分。结果显示，高频 TMS 可显著改善 RLS 患者的运动症状、睡眠质量和焦虑症状，且在治疗停止后 1 ～ 2 个月仍能维持疗效。结果表明，rTMS 可作为安全、有效治疗 RLS 的新选择方法。

Liu 等[57]将高频 rTMS 刺激 15 例特发性 RLS 患者的腿 - 初级运动皮质后，IRLS-RS 评分明显改善，感觉运动区和枕叶的静息态 fMRI 的低频波动值显著增加。有研究对 RLS 患者 M1 和感觉皮质区（somatosensory cortical area，S1）进行低频 rTMS，使用临床量表和 TMS 对 13 例右利手患者和 10 例年龄匹配的对照组比较，测量包括 RMT、MEP、皮质静息期（cortical silent period，CSP）和中央运动传导时间（central motor conduction time，CMCT）。rTMS 对 RLS 患者的左侧 M1、左侧 S1 和 M1 部位晚上随机进行单个刺激。M1 和 S1 刺激的患者基线 CSP 较对照组短。患者报告，在 rTMS 刺激 S1 部位后的夜晚，启动和维持睡眠方面均有主观改善。患者在 rTMS 刺激 S1 部位后出现 RMT 降低。

2016 年，美国神经病学学会（American Academy of Neurology，AAN）发布了成人不宁腿综合征的治疗指南[58]，指南主要涉及成人 RLS 的治疗方式，包括药物和非药物治疗，并针对各种具体的干预措施提供了循证建议，rTMS 为 C 级推荐。2021 年，中国睡眠研究会睡眠障碍专业委员会等采用 GRADE 推荐强度分级和证据质量分级制定的《中国不宁腿综合征的诊断与治疗指南（2021 版）》，在物理治疗中提出 TMS 可改善 RLS 患者症状、减少周期性腿动、改善夜间睡眠质量和缓解心境障碍，为 2C 级推荐[59]。

（王育梅　孙亚麒　苏　昱）

第四节　经颅磁刺激对发作性睡病的作用

发作性睡病（narcolepsy）是目前原发性中枢性嗜睡中最为常见的类型，好发于儿童与青少年[60]。发作性睡病于1880年首次被法国Gélineau医生定义，本病又称Gélineau综合征，全球患病率为0.02%～0.18%，属于罕见病。《睡眠障碍国际分类（第3版）》（international classification of sleep disorders，3rd Edition，ICSD-3）根据是否伴有猝倒发作和（或）脑脊液下丘脑分泌素（hypocretin，Hcrt）水平下降，将发作性睡病分为Ⅰ型发作性睡病（narcolepsy type 1，NT1）和Ⅱ型发作性睡病（narcolepsy type 2，NT2），其中NT1是经典的发作性睡病，占总患病率的75%～80%[61]。NT1又称为猝倒型发作性睡病，通常伴有脑脊液Hcrt水平下降。NT1的临床表现具有特征性，主要包括日间过度嗜睡（excessive daytime sleepiness，EDS）、猝倒发作、夜间睡眠障碍（如睡眠瘫痪、睡眠幻觉、睡眠中断、睡眠运动障碍等），可合并肥胖、运动、认知、精神、自主神经功能紊乱等症状[62]。NT2不伴有猝倒发作以及脑脊液Hcrt水平降低，其临床表现主要为过度嗜睡（EDS），通常夜间睡眠紊乱等症状也较NT1为轻。本病的病因迄今不明，病理生理学改变主要是睡眠周期的紊乱及睡眠结构的改变，REM睡眠提前出现，在睡眠开始即出现或在睡眠开始10分钟内出现。临床表现与REM睡眠调控障碍明显相关。

一、经颅磁刺激治疗发作性睡病的机制

如前所述，发作性睡病的特征是REM睡眠时间与控制受到影响。TMS可干预REM期的α波活性，这种现象被解释为皮质活性的上调[63]。高频rTMS刺激发作性睡病患者的左侧DLPFC，可能通过影响神经传递，改变神经活动节律，以及改善局部灌注和增强皮质兴奋性来调节发作性睡病的睡眠结构。

二、经颅磁刺激对发作性睡病的作用

2017年，Lai等[64]首次通过rTMS治疗1例14岁发作性睡病的青少年女孩，患者表现为日间EDS、瘫痪和入睡前幻觉。患者接受25个疗程的高频（10 Hz）rTMS，80%RMT，刺激左侧DLPFC。rTMS治疗后，EDS的症状和瘫痪症状明显改善。此外，ESS分数也显著降低。发作性睡病患者猝倒时单脉冲TMS研究发现，皮质静息阈值和皮质脊髓束的兴奋性与正常状态无差别，清醒状态下单脉冲TMS的研究发现，皮质静息阈值和活动阈值显著升高，而CSP和CMCT未受影响；pTMS研究发现，短间隔皮质内抑制（SICI）增加。因此，在发作性睡病中观察到的运动皮质内在环路的兴奋性变化，可能与下丘脑激素系统的缺陷有关。

Hungs等[65]研究3例发作性睡病的患者，高频TMS定位在运动皮质，使用2 s、20 Hz、110%MT的刺激，记录左右侧的第一骨间背侧肌的肌电活动。高频TMS对自发的肌电活动形成了干扰，导致了持续0.6～3.5 s的肌电活动减少，在TMS刺激脑半球的对侧手部较为显著，这种情况可以被抗猝倒药物所恢复，并且在正常人中未观察到此现象。研究者建议把TMS作为诊断发作性睡病的辅助方法。Overeem等[66]对2例伴猝倒发作性睡病患者和8例正常人使用1.5 s、20 Hz、110%MT的刺激，并未发现两者之间有差异。Vijayakumari等[67]进行TMS研究，发现患者平均RMT在疗前高于正常对照者，但在治疗后恢复正常。将来，TMS也许可以成为记录发作性睡病治疗效果的有效工具[67]。在对颅脑外伤导致的长期睡眠患者的TMS研究发现，与发作性睡病一样，这些患者也存在RMT和SICI的增加，提示皮质低兴奋性也反映了下丘脑激素和神经递质系统的缺陷，这为了解颅脑外伤后睡眠-觉醒障碍的病理生理机制和发展以及有效治疗策略提供了新线索[68]。

（崔立谦）

第五节 经颅磁刺激对睡眠磨牙症的作用

睡眠磨牙症（sleep bruxism，SB）又称夜磨牙症，是指在非生理功能状态下咀嚼肌产生不自主的收缩，使上下牙齿产生节律性、间断性的紧咬或磨牙，进而中断下颌正常生理休息位的现象，属于副功能运动。发生在睡眠时期的 SB 最为常见，发生率为 8% ~ 10%[69]，无性别差异，随年龄增长而下降。睡眠磨牙症可能与人格类型、个人适应能力、神经化学物质、睡眠的神经觉醒机制异常存在关联，但其病因仍不清楚。夜磨牙时的咬合力可达到 100 kg 水平，不仅可造成牙体组织的损害、咬合垂直距离降低，还会导致瓷修复体破碎甚至种植体断裂；SB 发生前，交感神经活动亢进，出现心率增快、呼吸加深，脑电活动增加等表现。有研究表明 SB 患者的收缩压显著高于正常人，导致心血管事件突发的风险增加[70]。目前治疗 SB 的主要方法有牙合板、认知行为疗法、生物反馈疗法及药物疗法等[71]。TMS 作为一种安全、有效、无痛的方式，可以对治疗 SB 进行探索。

一、经颅磁刺激治疗睡眠磨牙症的机制

SB 的病因复杂，该病患者中枢神经系统（central nervous system，CNS）、大脑皮质（cerebral cortex）颌骨运行区部分脑细胞异常兴奋，导致三叉神经（trigeminal nerve）功能紊乱。三叉神经支配咀嚼肌（masticatory muscle）发生强烈持续性非功能性收缩，做使牙齿发生嘎嘎响声的咀嚼运动，而三叉神经运动系统也非常复杂，皮质或皮质下结构异常、传入或传出神经的微损伤都可能导致其兴奋性异常。目前 SB 的神经电生理机制仍不十分明确。TMS 可能通过低频 rTMS 作用于 SB 患者咬肌的皮质映射区（Masseter-M1，Ma-M1），降低大脑皮质咬肌运动神经元兴奋性，从而减少磨牙活动的发生，改善 SB 症状[69]。

二、经颅磁刺激对睡眠磨牙症的作用

TMS 在 SB 中的应用非常局限，仅有 3 项相关研究，其中 2 项将 TMS 作为探索性手段，另一项为治疗性手段[72]。Zhou 等[73]针对 12 例睡眠磨牙症患者进行先导试验，使用 TMS 每天治疗 1 次，连续治疗 5 天，刺激频率 1 Hz，刺激时间 20 min，刺激强度 80% AMT，刺激靶区为咬肌皮质。咬肌活动通过夜间肌电图和夜间爆发强度评估；肌肉引起的酸痛活动，通过数字分级评分法（numerical rating scale，NRS）来评估。在基线、治疗期间、治疗 5 天后随访中分别进行评估。研究结果发现，在治疗期间和随访期间 NRS 评分显著降低，5 个疗程的 1 Hz rTMS 治疗 SB 是有效的。由于没有对照组和开放式设计，对这一结果仍需要持谨慎态度。

张红等[69]使用低频 rTMS 治疗 30 例 SB 患者，刺激参数 1 Hz，90%AMT，在左右咬肌运动皮质映射区每侧各 20 min，共 40 min，连续治疗 7 天，SB 检测垫上色素被磨掉的面积较治疗前显著减少，提示 rTMS 可显著减少患者夜间磨牙事件；患者对咬肌浅、深层及颞肌前份的评分均有显著降低，提示夜间磨牙事件的减少，缓解了咬肌浅、深层及颞肌前份等咀嚼肌的功能异常。结果显示，低频 rTMS 可以减少夜间磨牙事件的发生，对 SB 有一定治疗作用，并有临床推广的潜力。

rTMS 尚未在其他睡眠障碍（例如 NREM 期异态睡眠、REM 期睡眠行为障碍、颅脑外伤后的睡眠 - 觉醒障碍）中进行探讨[68,74,75]，未来的研究须进行更加详细的设计，如 rTMS 刺激参数、临床评估工具、刺激皮质区域靶向[72]。部分研究显示连续使用 rTMS 可能提高效果并延长持续时间[76-78]。这种无创性脑刺激技术作为 RLS 中的治疗工具，可能还需要进一步探索新型 TMS 模式或刺激参数，如 θ 爆发式刺激（theta burst stimulation，TBS）或 dTMS。TBS 是一种 rTMS 刺激方案，因为它使用低强度刺激，因此在 RLS 患者治疗中也可能具有多种优势，在健康受试者中均具有强大而持久的作用[79]。

（崔立谦）

第六节　经颅磁刺激对特殊群体失眠的作用

儿童、青少年、老年人和妊娠期女性因年龄或生理心理状态不同于正常成年人，失眠的表现和治疗也有其特殊之处。与成人不同的是，儿童及青少年失眠通常由家长报告，反映了家长对儿童青少年睡眠的主观认识，包括睡眠抗拒、入睡困难、频繁夜醒、早醒，以及不能单独入睡等，同时伴有过度困倦、注意力不集中、学习成绩差、多动、情绪行为问题等。不同年龄儿童及青少年失眠的症状表现不同，治疗选择也相应不同。老年人的失眠患病率居高不下，如果不及时治疗，失眠会增加各种疾病的患病率。由于老年人生理衰老，药物治疗不是老年人失眠的首选。妊娠期女性生理和心理上的变化会直接或间接对妊娠期睡眠产生影响，为避免母体和胎儿受到伤害，妊娠期失眠的治疗要特别谨慎。本节主要阐述 rTMS 治疗在特殊群体失眠中的应用。

一、经颅磁刺激对儿童及青少年失眠的作用

（一）儿童及青少年失眠概述

迄今为止，有关睡眠障碍的研究大多数集中在中老年人，其实儿童及青少年也会有同样的睡眠问题。小儿睡眠问题包括夜间易醒、睡眠相关呼吸障碍、昼夜节律障碍和睡眠相关运动障碍，其中最常见的是失眠。约 20% 的幼儿和青春期前儿童都有失眠症状，在青少年中，失眠的症状几乎无处不在[80]。这类人群失眠的表现有 3 种[81]：①就寝问题 / 入睡行为限制不足型：因家长对儿童的就寝行为缺乏明确的限制，儿童表现为拒绝就寝或拖延就寝时间等行为。这种类型在学龄前及年龄较大的儿童中多见。②夜醒 / 睡眠启动相关型：儿童入睡或夜醒后重新入睡时间较长，一般超过 20 min，而且只有依赖外界干预或在特定条件刺激满足的情况下才能入睡；常见于婴幼儿。③心理生理性失眠 / 原发性失眠：常见于大龄儿童及青少年。

睡眠缺乏对儿童及青少年的影响尤为有害。从婴儿期到青春期，睡眠对发育至关重要。儿童的大脑具有可塑性，睡眠对于神经发育的可塑性过程十分重要[82]。失眠会影响学习能力、情绪管理、人际关系和身心健康[83]。共病精神障碍、压力、创伤、电子设备屏幕过度使用和其他环境因素，已被证明是失眠症状的诱发因素[83]。失眠在共病精神障碍的人群中最高。在国外一个代表性的青少年样本中，被诊断为失眠的人 52.8% 共病有精神障碍[84]。一项 2019 年针对抑郁症 18 ～ 29 岁人群的研究发现，rTMS 治疗对睡眠没有显著影响[85]。2020 年一项对 17 例重性抑郁症的青少年（13 ～ 19 岁）进行 rTMS 治疗的研究，发现 rTMS 可以减少睡眠过多，但不能改善失眠症状[86]。因此，rTMS 治疗青少年失眠是否有效还需要进一步研究。失眠在孤独症谱系障碍（autism spectrum disorder，ASD）儿童中非常普遍，发生率约为 50% ～ 80%[87]。这里将深入讨论 rTMS 对孤独症谱系障碍失眠的应用。

（二）经颅磁刺激在孤独症谱系障碍儿童失眠中的应用

ASD 是一种以社会交往障碍、语言沟通障碍、兴趣范围狭窄和（或）行为刻板重复为主要特征的神经发育障碍[88]。据美国疾病预防控制中心（Centers for Disease Control and Prevention，CDC）2020 年报道，每 54 名儿童中就有 1 例 ASD 患者，且男孩的患病率是女孩的 4.3 倍[89]。根据世界卫生组织（World Health Organization，WHO）的最新估计，全世界平均每 160 名儿童中就有 1 例患有 ASD。睡眠问题是 ASD 患儿常见的症状或共病，且可能会对儿童生长发育、认知功能造成影响，如注意力不集中或易怒[90]。ASD 患儿的睡眠问题主要表现失眠、睡眠焦虑、入睡困难、日间睡眠、异态睡眠等。ASD 患儿的睡眠问题可能与神经功能紊乱、松果体体积偏小、脑内褪黑素水平低下、调节昼夜节律的基因突变有关[91,92]。

国外研究显示，ASD 患儿的前额叶区皮质可塑性及功能存在异常，前额叶皮质功能损伤可能与睡眠紊乱相关[93]。临床研究已证实 rTMS 安全且耐受性好，rTMS 刺激 ASD 患儿背外侧前额叶皮质，可增加脑内抑制性神经递质，进而改善睡眠症状[94]。在既往研究中，rTMS 可以有效改善慢性原发性失眠患者的睡眠质量，如降低睡眠潜伏期，增加总睡眠时间和 REM 潜伏期[18]，但是目前应用 rTMS 治

疗ASD伴发睡眠问题的临床疗效研究较少。田丽等[95]采用左侧高频（10 Hz）、右侧低频（1 Hz）rTMS刺激58例ASD患儿双侧背外侧前额叶皮质2周（10次），结果发现ASD症状（CARS评分）有明显改善，睡眠问题（CSHQ评分）也同步得到改善。其治疗机制可能为左侧高频刺激改善觉醒失调和自主神经系统紊乱，而右侧低频刺激升高血清BDNF和GABA浓度、降低运动诱发电位，从而改善睡眠。邱莉等[96]给予54例接受感觉统合、智能训练与针灸治疗的ASD患儿，经rTMS治疗后，研究组治疗总有效率为70.4%，对照组治疗总有效率为55.6%，研究组高于对照组，差异有统计学意义，表明rTMS可以有效改善ASD患儿睡眠障碍。吴文华等[97]将199例ASD患儿分为研究组（101例）及对照组（98例），共治疗16周，前4周对照组采用单纯睡眠行为教育疗法，研究组采用rTMS结合睡眠行为教育疗法；后12周两组患儿均采用睡眠行为教育疗法。在CSHQ总分、睡眠抵触、入睡延迟、睡眠焦虑、夜醒、异态睡眠方面，研究组较对照组改善显著，且差异有统计学意义。表明rTMS能减轻睡眠焦虑及抵触，改善入睡延迟，减少夜醒及睡眠不安，且rTMS不仅在治疗期有改善睡眠的作用，在治疗结束后还能进一步改善患儿睡眠症状并提高总体睡眠质量。

二、经颅磁刺激对老年人失眠中的作用

（一）老年人失眠概述

失眠是老年人中很常见的一种睡眠障碍，主要表现为入睡困难、易醒、早醒、夜梦多、晨起后持续疲劳。Foley等一项针对6800名老年失眠患者（65岁以上）的研究发现，93%的患者有一种或多种共病，常见的是抑郁症、慢性疼痛、癌症、慢性阻塞性肺病、心血管疾病等[98,99]。同样，失眠也会导致患上抑郁、焦虑等精神疾病的增加，研究显示失眠导致老年人的抑郁症状风险增加23%[100]。此外还有研究表明，失眠会增加心脏病、高血压、糖尿病、认知障碍等疾病的风险[101-104]。

（二）经颅磁刺激在老年人失眠中的临床应用

老年人的生理特点可能会导致药物消除的半衰期延长，潜在的不良反应发生风险增加，而镇静催眠类药物存在成瘾性、耐受性增加、跌倒风险及影响老年人的日间功能等问题，因此，老年人失眠应优先考虑使用非药物治疗[105]。rTMS近年因其无创、安全的特点而广泛应用于抑郁症等多种精神疾病的治疗[106]。

一项荟萃分析发现，rTMS刺激DLPFC对慢性失眠有明显获益，特别是在老年患者人群，而刺激其他部位疗效则不明显[107]。低频rTMS刺激DLPFC可以改善失眠患者的睡眠结构和睡眠质量，并降低复发率[108]。我国学者余正和等[109]探索rTMS联合药物治疗老年人失眠的临床疗效，将80例原发性失眠患者随机分为研究组（n=37）和对照组（n=38），研究组给予低频rTMS刺激右侧DLPFC，对照组给予伪刺激，两组均服用唑吡坦；治疗后两组PSQI评分均显著下降，但研究组PSQI评分显著低于对照组，表明rTMS治疗老年人失眠是有效的。

老年人睡眠障碍常伴随神经系统疾病。帕金森病（PD）是一种常见于中老年人，累及多系统的神经系统变性病，常合并嗅觉减退、情绪障碍、睡眠障碍、自主神经功能障碍等非运动症状[110]，其中，以抑郁及睡眠障碍为主的非运动症状严重影响患者生活质量。在PD早期，中缝核（5-HT）和蓝斑（NE）核团的变性破坏了REM及NREM的正常结构，影响到丘脑皮质觉醒及睡眠-觉醒周期，造成失眠、异态睡眠及幻觉等[111]。我国学者研究发现，高频rTMS（5 Hz）刺激PD患者双侧背外侧前额叶皮质可明显增加BDNF合成，进而提高脑内5-HT、NE等神经递质水平；治疗后HAMD评分明显降低，而PD睡眠量表评分显著升高，表明rTMS可改善早期PD患者抑郁及睡眠障碍[112]。也有小样本研究发现对伴有睡眠障碍的PD患者给予高频rTMS（5 Hz）刺激双侧顶叶可提高患者的睡眠深度[113]，其机制可能是由于睡眠障碍患者慢波睡眠减少，高频rTMS可引起突触的长时程增强，导致突触可塑性变化，从而诱导慢波睡眠，增加患者的睡眠深度[114]。因此，《中国帕金森病重复经颅磁刺激指南》指出高频rTMS可改善PD患者睡眠质量，为B级推荐，刺激靶点可选择DLPFC或顶叶等部位[115]。

三、经颅磁刺激在妊娠期女性失眠中的作用

（一）女性失眠概述

受生命周期和激素水平变化的影响，女性患失

眠、OSA、不宁腿综合征（RLS）等睡眠障碍，以及抑郁和焦虑情绪的风险增加 [116]。

睡眠质量的性别差异首先表现在青春期，雌激素和孕激素受体存在于许多睡眠/觉醒调节核中，青春期性激素及其相关变化会影响睡眠结构 [117]。在15～30岁的年轻男性和女性中，女性失眠的风险比男性高28%[118]。

与妊娠相关的生理和解剖结构变化会影响睡眠质量和持续时间。在妊娠早期，激素波动和相关生理变化如夜尿增多可能会影响睡眠。到妊娠中期结束时，子宫收缩的不适感、对分娩以及即将成为母亲的焦虑，是睡眠障碍的主要原因，主要表现为日间嗜睡、疲劳。OSAHS或RLS等睡眠障碍可能会在妊娠期间发生或恶化。OSAHS可由腹部变大、鼻塞和呼吸系统改变所致。妊娠相关的RLS是由缺铁和激素变化导致的继发性症状。夜间食管反流和睡眠相关腿部痉挛导致的睡眠障碍也很常见，并且随着妊娠的进展，这些症状的出现频率也会增加 [119]。雌激素和孕激素的分泌在妊娠期间呈指数级增加，这些激素通过影响睡眠的昼夜节律和稳态调节来影响睡眠结构 [120]。睡眠障碍可能对母体和胎儿的健康产生影响，导致先兆子痫、妊娠高血压、妊娠糖尿病、早产、低体重出生、死产等 [121]，因此产前睡眠障碍的早期识别和干预可以最大限度地减少母体和胎儿的不良结局 [122,123]。

睡眠障碍在老年妇女中很常见，影响40%～60%的围绝经期或绝经后妇女。31%～42%的女性在绝经期结束时会出现慢性失眠 [124]。其潜在机制可能与血管舒缩症状（如潮热、盗汗等）、激素变化、衰老相关变化以及抑郁症、焦虑症和SDB等共病的增加有关 [116]。

（二）经颅磁刺激在妊娠期失眠中的应用

妊娠期不同于正常时期，在这一阶段对于失眠的治疗要特别小心谨慎，以避免对母体和胎儿造成损害。大部分妊娠期妇女排斥药物使用，因其担心药物对胎儿造成影响。虽然心理治疗方法被广泛接受，但在治疗反应方面存在个体差异。rTMS作为一种应用操作简单、无创、安全的治疗手段，可考虑应用于妊娠期合并抑郁、焦虑、睡眠障碍等。多项关于rTMS对围产期抑郁症疗效及安全性的研究表明 [125-127]，rTMS可以显著降低HAMD评分，但没有详细分析睡眠这一项的评分；且rTMS对妊娠期女性最常见的副作用是短暂的轻微头痛，鲜有不良妊娠或胎儿结局，因此就风险-效益比而言，rTMS是值得选用的，可避免胎儿暴露于药物的严重副作用中。也有研究发现，rTMS在有效治疗妊娠期抑郁的同时，明显提高患者的睡眠质量 [128,129]。此外，国外研究表明，rTMS可独立改善重性抑郁症患者的睡眠 [130]。综上所述，rTMS治疗妊娠期失眠是有效、安全的，但需要更多的临床研究进一步验证其有效性及最佳的参数治疗。

（崔立谦）

参考文献

[1] XIE Z，CHEN F，LI W A，et al. A review of sleep disorders and melatonin. Neurol Res，2017，39（6）：559-565.

[2] LEFAUCHEUR J P，ALEMAN A，BAEKEN C，et al. Evidence-based guidelines on the therapeutic use of repetitive transcranial magnetic stimulation（rTMS）：An update（2014-2018）. Clin Neurophysiol，2020，131（2）：474-528.

[3] ALEMAN A. Use of repetitive transcranial magnetic stimulation for treatment in psychiatry. Clin Psychopharmacol Neurosci，2013，11（2）：53-9.

[4] CHEN Y，KARTSONAKI C，CLARKE R，et al. Characteristics and correlates of sleep duration，daytime napping，snoring and insomnia symptoms among 0.5 million Chinese men and women. Sleep Med，2018，44：67-75.

[5] SONG P，LIN H，LI S，et al. Repetitive transcranial magnetic stimulation（rTMS）modulates time-varying electroencephalography（EEG）network in primary insomnia patients：a TMS-EEG study. Sleep Med，2019，56：157-163.

[6] 方燕燕，赵莲萍，黄刚. 失眠障碍的神经影像学研究进展. 磁共振成像，2020，11（1）：62-65.

[7] LI G，ZHANG X，ZHANG J，et al. Magnetic resonance study on the brain structure and resting-state brain functional connectivity in primary insomnia patients. Medicine（Baltimore），2018，97（34）：e11944.

[8] 靳静娜，金芳，王欣，等. 低频重复经颅磁刺激刺激初级运动皮层对大脑功能连接影响的研究. 生物医学工程学杂志，2017，34（4）：493-499.

[9] 宋梓祥，曹鹏飞，戴立彬，等. 左右背外侧前额叶磁刺激对抑郁症患者时间知觉的影响. 中华行为医学与脑科

学杂志，2017，26（2）：123-127.
[10] 李丽君，胡卫疆，高雅坤，等.重复经颅磁刺激治疗广泛性焦虑障碍的疗效及不良反应的 meta 分析.中华行为医学与脑科学杂志，2016，25（7）：662-666.
[11] VALERO-CABRÉ A，AMENGUAL J L，STENGEL C，et al. Transcranial magnetic stimulation in basic and clinical neuroscience：A comprehensive review of fundamental principles and novel insights. Neurosci Biobehav Rev，2017，83：381-404.
[12] FENG J，ZHANG Q，ZHANG C，et al. The Effect of sequential bilateral low-frequency rTMS over dorsolateral prefrontal cortex on serum level of BDNF and GABA in patients with primary insomnia. Brain Behav，2019，9(2)：e01206.
[13] SCALISE A，PITTARO-CADORE I，SERAFINI A，et al. Transcranial magnetic stimulation in sleep fragmentation：a model to better understand sleep disorders. Sleep Med，2014，15（11）：1386-91.
[14] BAUER P R，KALITZIN S，ZIJLMANS M，et al. Cortical excitability as a potential clinical marker of epilepsy：a review of the clinical application of transcranial magnetic stimulation. Int J Neural Syst，2014，24（2）：1430001.
[15] JIANG B，HE D. Repetitive transcranial magnetic stimulation（rTMS）fails to increase serum brain-derived neurotrophic factor（BDNF）. Neurophysiol Clin，2019，49（4）：295-300.
[16] CHEUNG J M，BARTLETT D J，ARMOUR C L，et al. The insomnia patient perspective，a narrative review. Behav Sleep Med，2013，11（5）：369-89.
[17] VAN DER WERF Y D，ALTENA E，VAN DIJK K D，et al. Is disturbed intracortical excitability a stable trait of chronic insomnia? A study using transcranial magnetic stimulation before and after multimodal sleep therapy. Biol Psychiatry，2010，68（10）：950-5.
[18] JIANG C G，ZHANG T，YUE F G，et al. Efficacy of repetitive transcranial magnetic stimulation in the treatment of patients with chronic primary insomnia. Cell Biochem Biophys，2013，67（1）：169-73.
[19] 何明利，王新一，徐丙超，等.睡眠脑中波调制重复经颅磁刺激与常规重复经颅磁刺激治疗原发性失眠的疗效对比.中华物理医学与康复杂志，2009，31（11）：763-766.
[20] HUANG Z，LI Y，BIANCHI M T，et al. Repetitive transcranial magnetic stimulation of the right parietal cortex for comorbid generalized anxiety disorder and insomnia：A randomized，double-blind，sham-controlled pilot study. Brain Stimul，2018，11（5）：1103-1109.
[21] ANTCZAK J M，POLESZCZYK A，WICHNIAK A，et al. The influence of the repetitive transcranial magnetic stimulation on sleep quality in depression. Psychiatr Pol，2017，51（5）：845-857.
[22] CHEN L T，FAN X L，LI H J，et al. Aberrant brain functional connectome in patients with obstructive sleep apnea. Neuropsychiatr Dis Treat，2018，14：1059-1070.
[23] HENRIK STRAND MOXNESS M，WÜLKER F，HELGE SKALLERUD B，et al. Simulation of the upper airways in patients with obstructive sleep apnea and nasal obstruction：A novel finite element method. Laryngoscope Investig Otolaryngol，2018，3（2）：82-93.
[24] KWAN B，MCBAIN R A，LUU B L，et al. Influence of respiratory mechanics and drive on genioglossus movement under ultrasound imaging. PLoS One，2018，13（4）：e0195884.
[25] CORI J M，NICHOLAS C L，AVRAAM J，et al. The Effects of Experimental Sleep Fragmentation and Sleep Deprivation on the Response of the Genioglossus Muscle to Inspiratory Resistive Loads. J Clin Sleep Med，2018，14（5）：715-724.
[26] YANG S J，JIANG X T，ZHANG X B，et al. Does continuous positive airway pressure reduce aldosterone levels in patients with obstructive sleep apnea. Sleep Breath，2016，20（3）：921-8.
[27] BASYUNI S，BARABAS M，QUINNELL T. An update on mandibular advancement devices for the treatment of obstructive sleep apnoea hypopnoea syndrome. J Thorac Dis，2018，10（Suppl 1）：S48-S56.
[28] HUNTLEY C，KAFFENBERGER T，DOGHRAMJI K，et al. Upper Airway Stimulation for Treatment of Obstructive Sleep Apnea：An Evaluation and Comparison of Outcomes at Two Academic Centers. J Clin Sleep Med，2017，13（9）：1075-1079.
[29] CAVALERI R，SCHABRUN S M，CHIPCHASE L S. The number of stimuli required to reliably assess corticomotor excitability and primary motor cortical representations using transcranial magnetic stimulation（TMS）：a systematic review and meta-analysis. Syst Rev，2017，6（1）：48.
[30] VASANT D H，MICHOU E，MISTRY S，et al. High-frequency focal repetitive cerebellar stimulation induces prolonged increases in human pharyngeal motor cortex excitability. J Physiol，2015，593（22）：4963-77.
[31] BINAR M，KARAKOC O，AKCAM T，et al. Various

combinations of velopharyngeal and hypopharyngeal surgical procedures for treatment of obstructive sleep apnea：Single-stage，multilevel surgery. Am J Otolaryngol，2017，38（5）：571-575.

[32] DOTAN Y，PILLAR G，SCHWARTZ A R，et al. Asynchrony of lingual muscle recruitment during sleep in obstructive sleep apnea. J Appl Physiol（1985），2015，118（12）：1516-24.

[33] MCCARTER S J，ST LOUIS E K，SANDNESS D J，et al. Diagnostic REM sleep muscle activity thresholds in patients with idiopathic REM sleep behavior disorder with and without obstructive sleep apnea. Sleep Med，2017，33：23-29.

[34] MARTINOT J B，LE-DONG N N，CUTHBERT V，et al. Mandibular Movements As Accurate Reporters of Respiratory Effort during Sleep：Validation against Diaphragmatic Electromyography. Front Neurol，2017，8：353.

[35] SHAH J，RUSSELL J O，WATERS T，et al. Uvulopalatopharyngoplasty vs CN XII stimulation for treatment of obstructive sleep apnea：A single institution experience. Am J Otolaryngol，2018，39（3）：266-270.

[36] FILIPČIĆ I，ŠIMUNOVIĆ FILIPČIĆ I，GAJŠAK T，et al. Efficacy and safety of repetitive transcranial magnetic stimulation using an H1-coil or figure-8-coil in the treatment of unipolar major depressive disorder：A study protocol for a randomized controlled trial. Psychiatr Danub，2018，30（1）：41-46.

[37] JUNG N H，GLEICH B，GATTINGER N，et al. Quadri-Pulse Theta Burst Stimulation using Ultra-High Frequency Bursts - A New Protocol to Induce Changes in Cortico-Spinal Excitability in Human Motor Cortex. PLoS One，2016，11（12）：e0168410.

[38] SALINAS F S，FRANKLIN C，NARAYANA S，et al. Repetitive Transcranial Magnetic Stimulation Educes Frequency-Specific Causal Relationships in the Motor Network. Brain Stimul，2016，9（3）：406-414.

[39] KUBIN L. Sleep-wake control of the upper airway by noradrenergic neurons，with and without intermittent hypoxia. Prog Brain Res，2014，209：255-74.

[40] MURILLO-RODRÍGUEZ E，DI MARZO V，MACHADO S，et al. Role of N-Arachidonoyl-Serotonin（AA-5-HT）in Sleep-Wake Cycle Architecture，Sleep Homeostasis，and Neurotransmitters Regulation. Front Mol Neurosci，2017，10：152.

[41] BOREL J C，MELO-SILVA C A，GAKWAYA S，et al. Diaphragm and genioglossus corticomotor excitability in patients with obstructive sleep apnea and control subjects. J Sleep Res，2016，25（1）：23-30.

[42] SONG T，MENG B，CHEN B，et al. Detection of genioglossus myoelectric activity using ICA of multi-channel mandible sEMG. Technol Health Care，2015，23 Suppl 2：S495-500.

[43] WANG W，SIMILOWSKI T，SÉRIÈS F. Interaction between genioglossus and diaphragm responses to transcranial magnetic stimulation in awake humans. Exp Physiol，2007，92（4）：739-47.

[44] SÉRIÈS F，WANG W，SIMILOWSKI T. Corticomotor control of the genioglossus in awake OSAS patients：a transcranial magnetic stimulation study. Respir Res，2009，10（1）：74.

[45] ROUSSEAU E，GAKWAYA S，MELO-SILVA C A，et al. Mechanical effects of repetitive transcranial magnetic stimulation of upper airway muscles in awake obstructive sleep apnoea subjects. Exp Physiol，2015，100（5）：566-76.

[46] NOJIMA K，IRAMINA K. Relationship between rTMS effects and MEP features before rTMS. Neurosci Lett，2018，664：110-115.

[47] ROUSSEAU E，MELO-SILVA C A，GAKWAYA S，et al. Effects of repetitive transcranial magnetic stimulation of upper airway muscles during sleep in obstructive sleep apnea patients. J Appl Physiol（1985），2016，121（5）：1217-1225.

[48] MELO-SILVA C A，GAKWAYA S，ROUSSEAU E，et al. Consecutive transcranial magnetic stimulation twitches reduce flow limitation during sleep in apnoeic patients. Exp Physiol，2013，98（9）：1366-75.

[49] MELO-SILVA C A，BOREL J C，GAKWAYA S，et al. Acute upper airway muscle and inspiratory flow responses to transcranial magnetic stimulation during sleep in apnoeic patients. Exp Physiol，2013，98（4）：946-56.

[50] MANCONI M，GARCIA-BORREGUERO D，SCHORMAIR B，et al. Restless legs syndrome. Nat Rev Dis Primers，2021，7（1）：80.

[51] WSZOLEK Z K，BROWN L A. Prevalence and clinical characteristics of restless legs syndrome in Japanese patients with Parkinson&#x27；s disease. Mov Disord，2007，22（2）：284.

[52] BRINDANI F，VITETTA F，GEMIGNANI F. Restless legs syndrome：differential diagnosis and management with pramipexole. Clin Interv Aging，2009，4：305-13.

[53] MONTAGNA P，HORNYAK M，ULFBERG J，et al. Randomized trial of pramipexole for patients with restless

legs syndrome（RLS）and RLS-related impairment of mood. Sleep Med，2011，12（1）：34-40.

[54] ÈLAHI B，ELAHI B，CHEN R. Effect of transcranial magnetic stimulation on Parkinson motor function-systematic review of controlled clinical trials. Mov Disord，2009，24（3）：357-63.

[55] ALTUNRENDE B，YILDIZ S，CEVIK A，et al. Repetitive transcranial magnetic stimulation in restless legs syndrome：preliminary results. Neurol Sci，2014，35（7）：1083-8.

[56] LIN Y C，FENG Y，ZHAN S Q，et al. Repetitive Transcranial Magnetic Stimulation for the Treatment of Restless Legs Syndrome. Chin Med J（Engl），2015，128（13）：1728-31.

[57] LIU C，DAI Z，ZHANG R，et al. Mapping intrinsic functional brain changes and repetitive transcranial magnetic stimulation neuromodulation in idiopathic restless legs syndrome：a resting-state functional magnetic resonance imaging study. Sleep Med，2015，16（6）：785-91.

[58] WINKELMAN J W，ARMSTRONG M J，ALLEN R P，et al. Practice guideline summary：Treatment of restless legs syndrome in adults：Report of the Guideline Development，Dissemination，and Implementation Subcommittee of the American Academy of Neurology. Neurology，2016，87（24）：2585-2593.

[59] 中国医师协会神经内科医师分会睡眠学组，中华医学会神经病学分会睡眠障碍学组，中国睡眠研究会睡眠障碍专业委员会. 中国不宁腿综合征的诊断与治疗指南（2021版）. 中华医学杂志，2021，101（13）：908-925.

[60] WU H，ZHUANG J，STONE W S，et al. Symptoms and occurrences of narcolepsy：a retrospective study of 162 patients during a 10-year period in eastern China. Sleep Med，2014，15（6）：607-13.

[61] 王蒙蒙，赵忠新，吴惠涓. 发作性睡病临床表现与治疗研究进展. 中国临床药理学与治疗学，2021，26（5）：491-496.

[62] PARMAR A，MURRAY B J，NARANG I. Clinical Characteristics of Cataplectic Attacks in Type 1 Narcolepsy. Curr Neurol Neurosci Rep，2020，20（9）：38.

[63] PELLICCIARI M C，CORDONE S，MARZANO C，et al. Dorsolateral prefrontal transcranial magnetic stimulation in patients with major depression locally affects alpha power of REM sleep. Front Hum Neurosci，2013，7：433.

[64] LAI J B，HAN M M，XU Y，et al. Effective treatment of narcolepsy-like symptoms with high-frequency repetitive transcranial magnetic stimulation：A case report. Medicine（Baltimore），2017，96（46）：e8645.

[65] HUNGS M，MOTTAGHY F M，SPARING R，et al. RTMS induces brief events of muscle atonia in patients with narcolepsy. Sleep，2000，23（8）：1099-104.

[66] OVEREEM S，AFINK J，BAKKER M，et al. High frequency repetitive transcranial magnetic stimulation over the motor cortex：No diagnostic value for narcolepsy/cataplexy. J Neurol，2007，254（10）：1459-61.

[67] VIJAYAKUMARI A A，KHAN F R，VARMA R P，et al. Can transcranial magnetic stimulation be used to evaluate patients with narcolepsy. Neurol Sci，2013，34（8）：1411-20.

[68] NARDONE R，BERGMANN J，KUNZ A，et al. Cortical excitability changes in patients with sleep-wake disturbances after traumatic brain injury. J Neurotrauma，2011，28（7）：1165-71.

[69] 张红，骆小平，黄丽娟，等. 低频重复经颅磁刺激治疗夜磨牙症的初步研究. 口腔医学研究，2019，35（6）：591-594.

[70] NASHED A，LANFRANCHI P，ROMPRÉ P，et al. Sleep bruxism is associated with a rise in arterial blood pressure. Sleep，2012，35（4）：529-36.

[71] 牟明奎，张秋蓉，陆晓丽，等. 开张式双（牙合）垫与塑料（牙合）垫治疗磨牙症的对比研究. 临床口腔医学杂志，2012，28（3）：168-169.

[72] NARDONE R，SEBASTIANELLI L，VERSACE V，et al. Effects of repetitive transcranial magnetic stimulation in subjects with sleep disorders. Sleep Med，2020，71：113-121.

[73] ZHOU W N，FU H Y，DU Y F，et al. Short-term effects of repetitive transcranial magnetic stimulation on sleep bruxism - a pilot study. Int J Oral Sci，2016，8（1）：61-5.

[74] OLIVIERO A，DELLA MARCA G，TONALI P A，et al. Functional involvement of cerebral cortex in adult sleepwalking. J Neurol，2007，254（8）：1066-72.

[75] NARDONE R，GOLASZEWSKI S，HÖLLER Y，et al. Neurophysiological insights into the pathophysiology of REM sleep behavior disorders：a review. Neurosci Res，2013，76（3）：106-12.

[76] KHEDR E M，ROTHWELL J C，SHAWKY O A，et al. Effect of daily repetitive transcranial magnetic stimulation on motor performance in Parkinson&#x27；s disease. Mov Disord，2006，21（12）：2201-5.

[77] LOMAREV M P, KANCHANA S, BARA-JIMENEZ W, et al. Placebo-controlled study of rTMS for the treatment of Parkinson&#x27；s disease. Mov Disord，2006，21（3）：325-31.

[78] VALERO-CABRÉ A, PASCUAL-LEONE A, RUSHMORE R J. Cumulative sessions of repetitive transcranial magnetic stimulation（rTMS）build up facilitation to subsequent TMS-mediated behavioural disruptions. Eur J Neurosci，2008，27（3）：765-74.

[79] HUANG Y Z，EDWARDS M J，ROUNIS E，et al. Theta burst stimulation of the human motor cortex. Neuron，2005，45（2）：201-6.

[80] CALHOUN S L，FERNANDEZ-MENDOZA J，VGONTZAS A N，et al. Prevalence of insomnia symptoms in a general population sample of young children and preadolescents：gender effects. Sleep Med，2014，15（1）：91-5.

[81] NUNES M L，BRUNI O. Insomnia in childhood and adolescence：clinical aspects，diagnosis，and therapeutic approach. J Pediatr（Rio J），2015，91（6 Suppl 1）：S26-35.

[82] FRANK M G，ISSA N P，STRYKER M P. Sleep enhances plasticity in the developing visual cortex. Neuron，2001，30（1）：275-87.

[83] BROWN K M，MALOW B A. Pediatric Insomnia. Chest，2016，149（5）：1332-9.

[84] JOHNSON E O，ROTH T，SCHULTZ L，et al. Epidemiology of DSM-IV insomnia in adolescence：lifetime prevalence，chronicity，and an emergent gender difference. Pediatrics，2006，117（2）：e247-56.

[85] KAUR M，NAISMITH S L，LAGOPOULOS J，et al. Sleep-wake，cognitive and clinical correlates of treatment outcome with repetitive transcranial magnetic stimulation for young adults with depression. Psychiatry Res，2019，271：335-342.

[86] SONMEZ A I，KUCUKER M U，LEWIS C P，et al. Improvement in hypersomnia with high frequency repetitive transcranial magnetic stimulation in depressed adolescents：Preliminary evidence from an open-label study. Prog Neuropsychopharmacol Biol Psychiatry，2020，97：109763.

[87] RICHDALE A L，SCHRECK K A. Sleep problems in autism spectrum disorders：prevalence，nature，& possible biopsychosocial aetiologies. Sleep Med Rev，2009，13（6）：403-11.

[88] LANDRIGAN P J，FULLER R，ACOSTA N，et al. The Lancet Commission on pollution and health. Lancet，2018，391（10119）：462-512.

[89] MAENNER M J，SHAW K A，BAIO J，et al. Prevalence of Autism Spectrum Disorder Among Children Aged 8 Years - Autism and Developmental Disabilities Monitoring Network，11 Sites，United States，2016. MMWR Surveill Summ，2020，69（4）：1-12.

[90] CORTESE S，WANG F，ANGRIMAN M，et al. Sleep Disorders in Children and Adolescents with Autism Spectrum Disorder：Diagnosis，Epidemiology，and Management. CNS Drugs，2020，34（4）：415-423.

[91] SOUDERS M C，ZAVODNY S，ERIKSEN W，et al. Sleep in Children with Autism Spectrum Disorder. Curr Psychiatry Rep，2017，19（6）：34.

[92] ROBINSON-SHELTON A，MALOW B A. Sleep Disturbances in Neurodevelopmental Disorders. Curr Psychiatry Rep，2016，18（1）：6.

[93] HUTSLER J J，CASANOVA M F. Review：Cortical construction in autism spectrum disorder：columns，connectivity and the subplate. Neuropathol Appl Neurobiol，2016，42（2）：115-34.

[94] OBERMAN L M，ENTICOTT P G，CASANOVA M F，et al. Transcranial magnetic stimulation in autism spectrum disorder：Challenges，promise，and roadmap for future research. Autism Res，2016，9（2）：184-203.

[95] 田丽，王宸，宋晓蓉，等. 重复经颅磁刺激治疗孤独症谱系障碍儿童睡眠问题的疗效分析. 神经疾病与精神卫生，2022，22（1）：40-46.

[96] 邱莉，黄新芳，苏静，等. rTMS 对孤独症谱系障碍患儿睡眠障碍的影响. 中外医学研究，2020，18（25）：6-8.

[97] 吴文华，凡伟，成艳玲，等. 重复经颅磁刺激治疗孤独症谱系障碍患儿睡眠障碍的疗效观察. 中国康复医学杂志，2022，37（7）：928-932.

[98] FOLEY D J，MONJAN A，SIMONSICK E M，et al. Incidence and remission of insomnia among elderly adults：an epidemiologic study of 6，800 persons over three years. Sleep，1999，22 Suppl 2：S366-72.

[99] FOLEY D，ANCOLI-ISRAEL S，BRITZ P，et al. Sleep disturbances and chronic disease in older adults：results of the 2003 National Sleep Foundation Sleep in America Survey. J Psychosom Res，2004，56（5）：497-502.

[100] JAUSSENT I，BOUYER J，ANCELIN M L，et al. Insomnia and daytime sleepiness are risk factors for depressive symptoms in the elderly. Sleep，2011，34（8）：1103-10.

[101] SCHWARTZ S，MCDOWELL ANDERSON W，COLE S R，et al. Insomnia and heart disease：a review

of epidemiologic studies. J Psychosom Res，1999，47（4）：313-33.
[102] PALAGINI L，BRUNO R M，GEMIGNANI A，et al. Sleep loss and hypertension：a systematic review. Curr Pharm Des，2013，19（13）：2409-19.
[103] YAFFE K，FALVEY C M，HOANG T. Connections between sleep and cognition in older adults. Lancet Neurol，2014，13（10）：1017-28.
[104] GOTTLIEB D J，PUNJABI N M，NEWMAN A B，et al. Association of sleep time with diabetes mellitus and impaired glucose tolerance. Arch Intern Med，2005，165（8）：863-7.
[105] RIEMANN D，PERLIS M L. The treatments of chronic insomnia：a review of benzodiazepine receptor agonists and psychological and behavioral therapies. Sleep Med Rev，2009，13（3）：205-14.
[106] BERMAN R M，NARASIMHAN M，SANACORA G，et al. A randomized clinical trial of repetitive transcranial magnetic stimulation in the treatment of major depression. Biol Psychiatry，2000，47（4）：332-7.
[107] SUN N，HE Y，WANG Z，et al. The effect of repetitive transcranial magnetic stimulation for insomnia：a systematic review and meta-analysis. Sleep Med，2021，77：226-37.
[108] HERRERO BABILONI A，BELLEMARE A，BEETZ G，et al. The effects of non-invasive brain stimulation on sleep disturbances among different neurological and neuropsychiatric conditions：A systematic review. Sleep Med Rev，2021，55：101381.
[109] 余正和，王伟，王晟东，等．低频重复经颅磁刺激联合唑吡坦对老年失眠患者的疗效及安全性．中国老年学杂志，2018，38（16）：3949-3951.
[110] PRASUHN J，PISKOL L，VOLLSTEDT E J，et al. Non-motor symptoms and quality of life in subjects with mild parkinsonian signs. Acta Neurol Scand，2017，136（5）：495-500.
[111] CHAHINE L M，AMARA A W，VIDENOVIC A. A systematic review of the literature on disorders of sleep and wakefulness in Parkinson’s disease from 2005 to 2015. Sleep Med Rev，2017，35：33-50.
[112] 于雯雯，李振光，孙海荣，等．重复经颅磁刺激治疗早期帕金森病患者抑郁及睡眠障碍的临床研究．临床神经病学杂志，2017，30（5）：341-345.
[113] VAN DIJK K D，MØST E I，VAN SOMEREN E J，et al. Beneficial effect of transcranial magnetic stimulation on sleep in Parkinson’s disease. Mov Disord，2009，24（6）：878-84.
[114] CIVARDI C，COLLINI A，MONACO F，et al. Applications of transcranial magnetic stimulation in sleep medicine. Sleep Med Rev，2009，13（1）：35-46.
[115] 中国医师协会神经内科医师分会，中华医学会神经病学分会帕金森病及运动障碍学组．中国帕金森病重复经颅磁刺激治疗指南．中国神经精神疾病杂志，2021，47（10）：577-585.
[116] PENGO M F，WON C H，BOURJEILY G. Sleep in Women Across the Life Span. Chest，2018，154（1）：196-206.
[117] MONG J A，BAKER F C，MAHONEY M M，et al. Sleep，rhythms，and the endocrine brain：influence of sex and gonadal hormones. J Neurosci，2011，31（45）：16107-16.
[118] ZHANG B，WING Y K. Sex differences in insomnia：a meta-analysis. Sleep，2006，29（1）：85-93.
[119] HABR F，RAKER C，LIN C L，et al. Predictors of gastroesophageal reflux symptoms in pregnant women screened for sleep disordered breathing：a secondary analysis. Clin Res Hepatol Gastroenterol，2013，37（1）：93-9.
[120] DEURVEILHER S，RUSAK B，SEMBA K. Female reproductive hormones alter sleep architecture in ovariectomized rats. Sleep，2011，34（4）：519-30.
[121] LU Q，ZHANG X，WANG Y，et al. Sleep disturbances during pregnancy and adverse maternal and fetal outcomes：A systematic review and meta-analysis. Sleep Med Rev，2021，58：101436.
[122] TOFFOL E，LAHTI-PULKKINEN M，LAHTI J，et al. Maternal depressive symptoms during and after pregnancy are associated with poorer sleep quantity and quality and sleep disorders in 3.5-year-old offspring. Sleep Med，2019，56：201-210.
[123] COLLOP N A，HARMAN E M. Pulmonary problems in pregnancy. Compr Ther，1990，16（10）：17-23.
[124] CIANO C，KING T S，WRIGHT R R，et al. Longitudinal Study of Insomnia Symptoms Among Women During Perimenopause. J Obstet Gynecol Neonatal Nurs，2017，46（6）：804-813.
[125] PACHECO F，GUIOMAR R，BRUNONI A R，et al. Efficacy of non-invasive brain stimulation in decreasing depression symptoms during the peripartum period：A systematic review. J Psychiatr Res，2021，140：443-460.
[126] LIU C，PAN W，JIA L，et al. Efficacy and safety of repetitive transcranial magnetic stimulation for peripartum depression：A meta-analysis of randomized

controlled trials. Psychiatry Res，2020，294：113543.
[127] KIM D R，WANG E，MCGEEHAN B，et al. Randomized controlled trial of transcranial magnetic stimulation in pregnant women with major depressive disorder. Brain Stimul，2019，12（1）：96-102.
[128] 夏苗苗，黄文武，夏慧华 . 重复经颅磁刺激联合氟西汀对产后抑郁症患者睡眠质量及哺乳的影响 . 中国妇幼保健，2020，35（19）：3701-3703.
[129] 张义，张霆，佟钙玉，等 . 重复经颅磁刺激与抗抑郁药物联合治疗对产后抑郁患者认知功能及哺乳的影响 . 国际精神病学杂志，2018，45（2）：323-326.
[130] COLLINS A R，CHEUNG J，CROARKIN P E，et al. Effects of transcranial magnetic stimulation on sleep quality and mood in patients with major depressive disorder. J Clin Sleep Med，2022，18（5）：1297-1305.

第十五章

经颅磁刺激在特殊人群中的应用

经颅磁刺激（TMS）作为一种无创、安全的物理治疗方法，广泛用于各类神经精神疾病的治疗。妊娠期及哺乳期妇女、儿童青少年等由于特殊的心理生理特点，特别是涉及胚胎发育中的致畸敏感期（受孕后 3 ～ 8 周）、婴幼儿期及儿童青少年的生长发育期，使得这些特殊人群的治疗方法的选择非常有限。现将有关 TMS 治疗妊娠期妇女、儿童青少年特殊人群现状做一简要介绍。

第一节　经颅磁刺激对妊娠期抑郁焦虑的作用

现有数据表明 80% 以上的产妇都会出现不同程度的抑郁情绪，其中还有 10% 的妇女在孕期产生了抑郁症状 [1]，如果不及时干预，有些人会发展为重性抑郁症。研究资料显示，TMS 对产后抑郁症的临床效果反馈良好，对于妊娠期抑郁症来说，是否同样安全有效呢？

一、胎儿的影响

为了探求 TMS 对孕妇重性抑郁症及孕期激素水平的影响，宾夕法尼亚大学佩雷尔曼医学院的研究者，对 MDD 患者进行了 TMS 干预随机伪刺激对照研究 [2]，排除有早产史和已知的并发症（包括妊娠高血压、糖尿病或产前检查异常，已知的胎儿异常）及经颅磁刺激禁忌证的患者。汉密尔顿抑郁量表（HAMD-17）≥ 18 分且临床总体印象严重程度量表（CGI-S）≥ 3 分。从 139 名女性中筛选纳入 22 名 18 ～ 39 岁、孕龄在 14 ～ 34 周的女性患者，随机分为试验组和对照组。每组共 11 人完成试验，真 / 伪 TMS 刺激受试者的右侧背外侧前额叶皮质进行 20 次（每次 15 min，一周 5 次）治疗，真刺激组 1 Hz，100% 运动阈值（MT），900 个脉冲。伪刺激组模拟真刺激的噪声但无磁场输出。分别在治疗前、刺激 10 次时、刺激 20 次时及产后 6 周对患者进行抑郁症状的评估。并在 TMS 治疗前后进行雌二醇和孕酮的测量。研究结果显示，与伪刺激组相比，真刺激组的受试者抑郁症状明显减轻。18 名受试者治疗前后的超声数据显示，所有胎儿在整个治疗期间生长指数基本一致。尽管真刺激组有 3 名孕晚期早产（35.3 周，36.3 周以及 35.2 周），但两组在统计学上并无显著差异，因为这 3 名早产孕妇（PTB）中有 2 名治疗前就存在疾病或危险因素，与 TMS 无关。真刺激组和伪刺激组之间治疗前后雌二醇和孕酮水平无显著性差异。关于安全问题，头痛是最普遍的不良反应。但大都出现在治疗前 10 次。其他的副作用包括头晕、恶心、刺激部位疼痛、仰卧位低血压、颌骨疼痛和眼睛抽搐，在两组间无显著差异。右侧低频 TMS 能有效减轻孕妇的抑郁症状。

本研究表明，TMS 在妊娠期治疗是低风险的，但仍需要大规模的试验来提供更多关于 TMS 在这一人群中的有效性和安全性信息。该研究提示，TMS 也可以对患其他精神疾病的孕妇进行干预。

Eryılmaz 等 [3] 做了一项随访研究，rTMS 治疗组为 2008—2013 年在妊娠期间接受过 rTMS 治疗的妇女分娩的孩子，对照组为母亲在怀孕期间有抑郁症史，但是未得到治疗的孩子（$N = 26$）。研究评估了所有儿童的早期发育特征，并使用安卡拉发育筛查量表确定他们的发育水平。rTMS 治疗组报告了黄疸（$N = 2$）和热性惊厥（$N = 1$）的躯体状况，对照组也有黄疸（$N = 3$）和低出生体重（$N = 1$）情况。rTMS 治疗组中，母亲发现患儿语言发育延迟，与对照组相比，患病率没有任何统计学差异（OR = 0.38；95% 可信区间 0.0860 ～ 1.6580）。该研究结果表明，妊娠期间暴露于 rTMS 治疗与 18 ～ 62 月龄儿童的认知或运动发育不良结果无关。尽管在 rTMS 治疗组中，母亲们报告语言发展比预期的要差，但正如之前应用选择 5-HT 再摄取抑制剂治疗产前抑郁症的研究报告，这种语言延迟发育与对照组母亲的后代观察到的语言延迟相似。

多篇系统综述文章 [4-10] 提示 rTMS 在围产期抑郁症的治疗有效，耐受性良好，无显著不良反应。但对照研究数量较少，缺乏完整的数据库，报告的高偏倚风险需要谨慎解读。

二、操作指南

2021 版国际 TMS 安全指南 [11] 指出，磁场强度随距离变化迅速衰减，所以胎儿不太可能受到 TMS 影响。孕期抑郁症接受 TMS 治疗而胎儿不会出现不良反应。临床上孕妇接受 TMS 治疗时应避免直接刺激腰部。作为 TMS 操作者的孕妇至少远离线圈 0.7 m。

Pridmore 等人 [12] 曾检查妊娠期 TMS 治疗的胎儿风险证据，20 年间发现 10 份报告涉及 67 例新生儿，所有妊娠期间均采用过低频和高频刺激，并进行间歇性 θ 脉冲刺激，未发现母亲或婴儿经历的严重事件。Shah 等 [13] 研究了采用 TMS 治疗妊娠期抑郁症，在妊娠中期和晚期给予孕妇右背外侧前额叶皮质低频 TMS 刺激，可显著减轻抑郁症状。在一项研究中报告了 4 例未产妇（1 例为双胞胎妊娠）被诊断为 MDD 并接受 rTMS 治疗 [14]，所有患者均有效，抑郁和焦虑症状平均减轻 65%。rTMS 刺激频率因刺激的部位不同而异，但仍需要更大样本的不同 rTMS 参数进行双盲对照研究，甚至需要前瞻性研究（随访孕妇和后代）来评估在宫内胎儿暴露于 rTMS 的长期安全性。

三、安全性及不良反应

Taylor 等 [15] 研究报告了 rTMS 治疗抑郁症的安全性问题。癫痫发作、听力障碍或躁狂发作等不良反应并不常见。一项研究 [16]10 例妊娠中期或晚期女性抑郁症患者，接受了 20 次 1 Hz、100% MT、总脉冲数为 6000 次，刺激右侧背外侧前额叶皮质。结果显示 70%（7/10）的受试者有反应（HAMD-17 评分降低 > 50%）。未见妊娠母亲或胎儿有不良反应，10 例受试者中 4 例（40%）报告了轻度头痛。2020 年 Liu 等的荟萃分析显示 [17]，rTMS 治疗围产期抑郁症（peripartum depression，PPD）的疗效显著优于对照组，在不良反应方面，如头痛、口干等与对照组无统计学意义。在一项 rTMS 治疗围产期抑郁症的安全性、可接受性和有效性的系统评价研究 [18]，结果显示，无严重不良事件，副作用的发生率与在非围产期人群的发生率相当。其他副作用 [19] 如听力、头痛、局部疼痛、精神障碍等并发症和不良反应较小。意外惊厥和诱发轻躁狂的发生率较低。

四、可接受度

2010 年 Kim 等研究 [20] 评估了孕妇对 rTMS 的可接受性，并以资讯视频形式提高了参与者对 TMS 的认识。视频结束后，15.7% 的患者认为 TMS 可以作为接受治疗的选择。受试者对 TMS 的正确认识，可显著提高其接受度和依从性。在实践中，TMS 对孕妇及其胎儿的安全性评估注意两种状况：①孕妇作为患者应用；②孕妇为操作者 [21]。

五、个案研究

在 Burton 等在抑郁症的个案报告 [22] 中指出，孕妇定期进行 rTMS 联合药物治疗对重性抑郁发作效果较好，在妊娠期或产后对患者或其婴儿均无不良影响。部分产妇在 rTMS 治疗后出现仰卧位低血压、头晕（但无低血压）等 [23]。有研究报道电惊厥疗法会成功治疗既往对前额叶 rTMS 无反应的孕妇抑郁症 [24]。曾有人在妊娠早期 [25]、中期使用 rTMS 治疗 [26]，结果显示可有效地改善抑郁和焦虑症状，孕妇也顺利生产。

六、其他疾病

rTMS 治疗妊娠期双相抑郁发作 [27]、妊娠期静坐不能 [28]、妊娠期纤维肌痛综合征（FMS）[29]、妊娠晚期难治性癫痫发作 [30] 等均有一定效果，无严重的不良反应，但对头痛症状 [31] 无一致结论。

上述的文献研究大多表明 TMS 治疗妊娠期抑郁焦虑是低风险的，但在各项研究中缺乏对照研究，标准刺激参数尚未确定，所研究的模式参数存在显著的异质性，所以需要探索统一的治疗策略，在纵向随访 TMS 试验研究中招募更多的产前抑郁症患者，以期获得更多关于 TMS 在这一特殊人群中的有效和安全性信息，以提供更多的临床治疗选择。

第二节　经颅磁刺激对儿童青少年精神障碍的作用

儿童和青少年精神疾病的治疗选择通常很有限。在许多情况下，儿童青少年精神障碍的治疗效果不十分理想，特别是使用多种药物治疗，以至于患者反复住院且有不良反应 [32]。在这个心身发育特殊时期，rTMS 对儿童和青少年的研究，大多是病例报告和非盲试验。考虑到儿童青少年处于神经发育期，无论是安全性、伦理问题还是涉及研究方法，都需要引起高度关注 [33]。

以下对关于 rTMS 在儿童青少年精神障碍中应用的文献简要加以总结。

一、注意缺陷多动障碍

Weaver 及其同事报告了一项注意缺陷多动障碍（ADHD）使用双盲 rTMS 对照实验，该试验采用 100% MT、10 Hz 的 rTMS，受试者在 2 周内，每次接受 2000 脉冲，刺激右背外侧前额叶皮层（RDLPFC），总共 10 次以上治疗。这些患者年龄在 17 ~ 21 岁，被诊断为 ADHD。其中 7 人完成了研究，临床整体印象改善量表（CGI-I）[34] 和 ADHD-Ⅳ量表 [35] 评分得到改善 [36]，没有不良反应。Bloch 及其同事报告了 7 例男性和 6 例女性 ADHD 的成年受试者进行单次双盲、伪刺激对照研究。在这项研究中，受试者接受了一次高频 rTMS 刺激右侧前额叶皮质或一次伪 rTMS，接受真 rTMS 的受试者在治疗后 10 分钟注意力评分有所改善，而接受伪刺激治疗的患者却没有改善 [37]。鉴于 ADHD 的高患病率和公共卫生的负担，在该领域开展 TMS 对 ADHD 进行广泛研究和实践显得至关重要。

二、孤独症谱系障碍

Baruth 及其同事报告了低频 rTMS 治疗 25 例孤独症谱系障碍（ASD）受试者（9 ~ 26 岁）和 20 名年龄匹配的对照组神经电生理的作用。研究者使用 Kanizsa 虚幻图形检测早期（TMS 治疗前）的相对诱发（100 ms）功率以及低频 rTMS 刺激双侧 DLPFC 12 次的效果。在 rTMS 之后，患有 ASD 的受试者在接受相关和不相关刺激时表现不同程度的活动改善。临床评估包括异常行为检查量表（ABC）[38]，评估患者易怒、嗜睡、社交退缩、刻板、多动和不当言论等方面的症状。该项研究选择易激惹和多动量表作为测量结果。还使用了社会反应量表（SRS）[39] 评估患者的社会兴趣和互动状况，以及修订的重复行为量表（RBS）[40]，评估重复和受限行为模式。经过 12 次 rTMS 治疗后，受试者的重复和受限行为减少。受试者在 ABC 量表评分中的易怒情绪也有显著降低。社会意识或多动没有显著变化 [41]。该小组还报告了 3 周内进行 6 次低频 rTMS 治疗 13 例（9 ~ 27 岁）ASD 受试者的效果。在 rTMS 之后显著减少了重复仪式行为，但社交意识、易怒或多动无变化。

Enticott 等最近报告 1 例 20 岁的阿斯伯格女性患者，使用新型线圈技术进行深部经颅磁刺激（dTMS）治疗，它可以刺激深层皮质区域。研究小组假设内侧前额叶皮质（mPFC）是最佳治疗靶点。高功能 ASD 的影像学研究表明，患者部分内侧前额叶（mPFC）活动不足。该女性接受了 9 次 dTMS，其中包括 100% 静息运动阈值、5 Hz 的 rTMS 治疗，刺激 15 分钟，线圈放在双侧 mPFC 上方。患者耐受性较好，没有副作用，并完成了整个治疗过程。在基线、最后一次 dTMS 治疗和完成治疗后 1 个月，采用人际反应指数（IRI）[43]、孤独症谱系商和瑞特沃孤独症亚斯伯格诊断量表评估 [44]，发现所有量表得分都有所改善。家庭成员也发现她的社交功能显著改善 [45]。

三、情绪障碍

根据美国国立精神卫生研究所（NIMH）的数据，2017 年青少年重性抑郁症的患病率为 13.3%，而 12 ~ 17 岁的青少年被确定至少有一次重性抑郁发作，女性青少年的患病率（20.0%）明显高于男性青少年（6.8%）[46]。抑郁症的循证治疗对预防难治性抑郁症的发展至关重要。尽管青少年抑郁症的治疗取得了一定进展，如药物治疗和心理治疗，但据估计，仍有 30% ~ 40% 的青少年抑郁症没有足够的临床反应，其抑郁症好转率只有 50% 左右，且成年后复发的可能性仍较高[47,48]。FDA 提示，在青少年使用抗抑郁药早期会增加自杀观念和行为的风险，因此对 MDD 和其他精神障碍的儿童青少年选择药物治疗时要慎重并密切观察。

多项研究已证明，rTMS 在成人抑郁症中具有临床意义的疗效和安全性，但在低幼年龄仍处于探索阶段。D'Agati 等对 23 例青少年重性抑郁发作进行 rTMS 治疗[49-51]，其中 1 例是双相抑郁发作[51]，结果显示，大多数抑郁发作的青少年均有效且能耐受，没有严重的不良事件[32]。

2001 年，Walter 及其同事对 4 例青少年抑郁症进行治疗。第 1 例是 17 岁的青春期男性，90% MT、10 Hz rTMS，刺激左侧背外侧前额叶皮质（LDLPFC）接受 2 周的治疗，其临床症状明显改善，但在两次治疗期间出现紧张性头痛。第 2 例是 16 岁男性接受类似的 rTMS 治疗，抑郁情绪有所改善，没有报告任何副作用。第 3 例是 17 岁的男性为难治性 MDD、轻度精神发育迟滞，并伴有 ADHD，接受了类似的 rTMS 疗程，以 110% MT 作用于右侧 DLPFC，没有临床改善，同时也没有报告任何不良反应。第 4 例是 18 岁女性双相抑郁发作接受了 14 次 1 Hz 的 rTMS 治疗，以 110% MT 作用于右侧 DLPFC，同样也没有任何临床改善和不良反应[51]。

另一项研究描述了两例 MDD 的 16 岁少女进行 rTMS 治疗，她们参加了一项 110% MT、10 Hz 的 rTMS 双盲、假对照研究。这两位年轻女性都主动接受了 rTMS 治疗。一例受试者在 6 周内参加了 29 次 rTMS 治疗，抑郁症状有较好的改善，在 rTMS 治疗 4 个月后，她的残留症状和功能障碍几乎很少。另一例受试者在试验期间每周缺席一次 rTMS 治疗，且近两周因交通原因没有接受 rTMS 治疗。随后，她在开放试验的基础上，5 周内又进行了 20 次治疗。在 rTMS 治疗同时，服用了文拉法辛和哌甲酯（利他林）。该受试者虽然反应缓慢，但在 3 个月后仍保持症状的改善。这两例受试者没有报告不良反应，神经认知评估也没有显示对认知功能有任何负面影响[52]。

Bloch 及其同事描述了一项开放性的 rTMS 试验研究，该研究对 9 例难治性青少年抑郁症进行了 20 次 10 Hz 的 rTMS 治疗，80% MT 作用于左侧 DLPFC 20 分钟的刺激，为期 2 周治疗均有一定程度的改善。值得注意的是，这些研究对象具有高功能障碍，一些曾接受过电休克治疗（ECT），所有被试者都同时服用过精神药物。1 例受试者由于焦虑和情绪不稳定而提前停止治疗，1 例在治疗过程中出现轻躁狂发作，1 例在 rTMS 治疗后 3 周企图自杀，5 例受试者报告有轻度头痛。没有报告其他不良反应[54]。

Wall 及其同事报道了一项针对 8 例难治性青少年抑郁症患者进行辅助 rTMS 治疗的开放性试验。这些受试者维持稳定剂量的选择性 5-HT 再摄取抑制剂（SSRI），并接受 30 次 10 Hz、120% MT 的 rTMS 治疗，刺激左侧 DLPFC，每次 3000 次脉冲。1 例青少年因无法忍受 rTMS 治疗而退出。其他受试者都能耐受治疗。在 30 次治疗后和 6 个月的随访中，儿童抑郁症等级评定量表（CDRS）评分较基线显著提高。治疗前和治疗后的神经认知测试未发现认知功能下降。该研究虽然没有设对照组，但确实采用了耐受性良好的治疗参数[50]。

四、精神分裂症

Walter 及其同事描述了 3 例 18 岁的男性精神分裂症患者进行 rTMS 治疗，每天接受 10 次右侧前额叶皮质为靶点的 20 Hz rTMS 治疗。其中两例受试者的阳性和阴性症状评分有所改善。第 3 例受试者的幻觉、激越和整体功能有所改善。没有报告任何不良反应[51]。Fitzgerald 及其同事报道了 1 例 18 岁女性慢性精神分裂症（9 岁时发病）患者，接受包括氯氮平在内的各种药物治疗后幻听无改善。随后，她接受 10 次 1 Hz 的 rTMS 治疗，90% MT 刺激左侧颞顶叶皮质，基于幻听评定量表[55]和阳性和阴性综合症状量表评估[56]，患者的幻觉严重程度有所降低。6 个月后，尽管使用氯氮平维持治疗，但患者幻听症状又复发。随后，她再次接受具有相同参数的后续 rTMS 治疗，获得了暂时的临床改善。3 个月后，她接受了第 3 个疗程治疗[57]。还有研究者报告了 1 例 11 岁男孩，患有耐药性精神分裂症的案例[60]。该患者具有严重的损伤、攻击性，且与妄想和幻觉抗争 2 年。抗精神病药物治疗一直无效且有药物副作用。fMRI 扫描显示，听觉皮质活动增加并伴有幻听。该男孩随后接受了 10 次 1 Hz 的 rTMS 刺激左侧颞顶叶皮质治疗。基于幻听评定量表[58]，患者的幻听减少了 50%。为了巩固治疗，在 5 周内反复进行治疗。基于儿童总体评估量表[59]评估，患者的功能也得到了改善。在 rTMS 治疗期间没有不良反应[60]。

五、抽动秽语综合征

根据基底神经节和过度活跃的运动皮质假设，学者们探索了应用 rTMS 作为治疗抽动秽语综合征（TS）的想法。一项开放试验对 10 例患有 TS 的男性儿童（平均年龄 11.2±2.0 岁），进行了 1 Hz rTMS、100% MT 强度，以辅助运动区作为刺激靶点，共治疗 10 次，所有受试者都完成了临床试验，没有不良反应。多动症状、抑郁或焦虑情绪也没有恶化。耶鲁总体 Tourette 综合征严重程度量表（YGTSS）[62]和临床总体印象量表（CGI）[63]显示，肌肉抽搐症状在 12 周内得到改善。

小结

综上所述，TMS 是一种无创、安全有效的新型物理治疗方法。TMS 对妊娠期抑郁和儿童青少年的抑郁焦虑、失眠、心理行为障碍能有效地改善其临床症状，且无明显的不良反应。但以上结论还需要大规模的试验来进一步提供关于 TMS 在特殊人群中使用的有效性和安全性信息。在未来 rTMS 在特殊人群的研究中，应侧重于最佳刺激部位、治疗参数等进行早期干预[32]。

（余 明 辛 博 王 蒙）

参考文献

[1] BENNETT H A，EINARSON A，TADDIO A，et al. Prevalence of depression during pregnancy：systematic review.［J］. Obstetrics & Gynecology，2004，103（4）：698-709.

[2] KIM D R，WANG E，MCGEEHAN B，et al. Randomized controlled trial of transcranial magnetic stimulation in pregnant women with major depressive disorder［J］. Brain Stimulation，12（1）：96-102.

[3] GUL，ERYILMAZ，M D，et al. Follow-Up Study of Children Whose Mothers Were Treated With Transcranial Magnetic Stimulation During Pregnancy：Preliminary Results［J］. Neuromodulation Technology at the Neural Interface，2015，18（4）：255-260.

[4] PACHECO F，GUIOMAR R，BRUNONI A R，et al. Efficacy of non-invasive brain stimulation in decreasing depression symptoms during the peripartum period：A systematic review［J］. Journal of Psychiatric Research，2021，140：443-460.

[5] DEBORAH K，JESSICA S，GRACE E，et al. Neuromodulation and antenatal depression：a review.［J］. Neuropsychiatric Disease & Treatment，2015，11：975-982.

[6] LEE H J，KIM S M，KWON J Y. Repetitive transcranial magnetic stimulation treatment for peripartum depression：systematic review & meta-analysis［J］. BMC Pregnancy and Childbirth，2021，21（1）：118.

[7] MELO F R D，ARZENO F Y. Transcranial magnetic stimulation for treatment of major depression during pregnancy：a review［J］. Trends in Psychiatry & Psychotherapy，2016，38（4）：190.

[8] SAYAR G H，OZTEN E，TUFAN E，et al. Transcranial magnetic stimulation during pregnancy［J］. Archives of Women s Mental Health，2014，17（4）：311-315.

[9] HEBEL T，SCHECKLMANN M，LANGGUTH B. Transcranial magnetic stimulation in the treatment of depression during pregnancy：a review［J］. Archives of women' s mental health，2020，23（4）：469-478.

[10] KONSTANTINOU G N，VIGOD S N，MEHTA S，et al. "A systematic review of non-invasive neurostimulation for the treatment of depression during pregnancy"［J］. Journal of Affective Disorders，2020，272：259-268.

[11] ROSSI S，ANTAL A，BESTMANN S，et al. Safety and recommendations for TMS use in healthy subjects and patient populations，with updates on training，ethical and regulatory issues：Expert Guidelines［J］. Clinical Neurophysiology，2021，132（1）：269-306.

[12] PRIDMORE S，TURNIER-SHEA Y，RYBAK M，et al. Transcranial Magnetic Stimulation（TMS）during pregnancy：a fetal risk factor：［J］. Australasian Psychiatry，2021，29（2）：226-229.

[13] SHAH M R, JAMPA A, KAUR M, et al. Transcranial Magnetic Stimulation for Major Depressive Disorder in Pregnancy: A Literature Review. PMID: 31632880 [J]. Cureus, 2019, 11 (8): e5431.

[14] YGOR ARZENO FERRÃO, SILVA R D M F D. Repetitive transcranial magnetic stimulation for the treatment of major depression during pregnancy [J]. Rev Bras Psiquiatr, 2018, 40 (2): 227-228.

[15] TAYLOR R, GALVEZ V, LOO C. Transcranial magnetic stimulation (TMS) safety: A practical guide for psychiatrists [J]. Australasian Psychiatry, 2018, 26 (2): 1039856217748249.

[16] KIM D R, EPPERSON N, PARÉ, EMMANUELLE, et al. An open label pilot study of transcranial magnetic stimulation for pregnant women with major depressive disorder [J]. Journal of Women' s Health, 2011, 20 (2): 255-261.

[17] LIU C. Efficacy and safety of repetitive transcranial magnetic stimulation for peripartum depression: A meta-analysis of randomized controlled trials [J]. Psychiatry Research, 2020, 294 (9): 113543.

[18] COLE J, BRIGHT K, GAGNON L M, et al. A systematic review of the safety and effectiveness of repetitive transcranial magnetic stimulation in the treatment of peripartum depression [J]. Journal of Psychiatric Research, 2019, 115: 142-150.

[19] LOO C K, MCFARQUHAR T F, MITCHELL P B. A review of the safety of repetitive transcranial magnetic stimulation as a clinical treatment for depression [J]. The International Journal of Neuropsychopharmacology, 2008, 11 (1): 131-147.

[20] KIM D R, SOCKOL L, BARBER J P, et al. A survey of patient acceptability of repetitive transcranial magnetic stimulation (TMS) during pregnancy [J]. J Affect Disord, 2011, 129 (1-3): 385-390.

[21] YANAMADALA J, BORWANKAR R, MAKAROV S, et al. Estimates of peak electric fields induced by transcranial magnetic stimulation in pregnant women as patients or operators using an FEM full-body model [M] // MAKAROV S, HORNER M, NOETSCHER G. Brain and human body modeling: Computational human modeling at EMBC 2018. Cham (CH): Springer, 2019: 49-73.

[22] BURTON C, GILL S, CLARKE P, et al. Maintaining remission of depression with repetitive transcranial magnetic stimulation during pregnancy: a case report [J]. Archives of Women' s Mental Health, 2014, 17 (3): 247-250.

[23] KIM, D. R, WANG, et al. Prevention of supine hypotensive syndrome in pregnant women treated with transcranial magnetic stimulation [J]. Psychiatry Research, 2014, 218 (1-2): 247-248.

[24] GAHR M, BLACHA C, CONNEMANN B J, et al. Successful treatment of major depression with electroconvulsive therapy in a pregnant patient with previous non-response to prefrontal rTMS. [J]. Pharmacopsychiatry, 2012, 45 (2): 79-80.

[25] ZHANG D, HU Z. RTMS may be a good choice for pregnant women with depression [J]. Archives of Womens Mental Health, 2009, 12 (3): 189-190.

[26] NAHAS Z, BOHNING D E, MOLLOY M A, et al. Safety and feasibility of repetitive transcranial magnetic stimulation in the treatment of anxious depression in pregnancy: a case report [J]. J Clin Psychiatry, 1999, 60 (1): 50-52.

[27] XIONG W, LOPEZ R, CRISTANCHO P. Transcranial magnetic stimulation in the treatment of peripartum bipolar depression: a case report [J]. Revista Brasilra de Psiquiatria, 2018, 40 (3): 344-345.

[28] GUERRERO SOLANO J L, MOLINA PACHECO E. Low-Frequency rTMS Ameliorates Akathisia During Pregnancy [J]. J Neuropsychiatry Clin Neurosci, 2017, 29 (4): 409-410.

[29] GENTILE S, FUSCO M L. Managing fibromyalgia syndrome in pregnancy no bridges between USA and EU [J]. Archives of Women' s Mental Health, 2019, 22 (6): 711-721.

[30] DAMAR U, LEE KAYE H, SMITH N A, et al. Safety and Tolerability of Repetitive Transcranial Magnetic Stimulation During Pregnancy: A Case Report and Literature Review [J]. Journal of Clinical Neurophysiology, 2020, 37 (2): 164-169.

[31] SALDANHA I J, ROTH J L, CHEN K K, et al. Management of primary headaches in pregnancy [M]. Rockville (MD): Agency for Healthcare Research and Quality (US), 2020.

[32] CROARKIN P E, WALL C A, MCCLINTOCK S M, et al. The emerging role for repetitive transcranial magnetic stimulation in optimizing the treatment of adolescent depression [J]. J ECT, 2010, 26 (4): 323-329.

[33] DOUGLAS D' AGATI, YUVAL BLOCH, YECHIEL LEVKOVITZ, et al. rTMS for adolescents: Safety and efficacy considerations [J]. Psychiatry Research,2010,177 (3): 280-285.

[34] Guy W. ECDEU Assessment Manual for Psychopharmacology

[J]. US DHEW, 1976.
[35] ANASTOPOULOS A D, DUPAUL G J, POWER T J, et al. ADHD Rating Scale-Ⅳ [M]. New York: Guilford, 1998.
[36] WEAVER L, MACE W, AKHTAR U, et al. Safety and efficacy of rTMS in treatment of ADHD in adolescents and young persons [J]. Journal of ECT, 2008, 24: 105-106.
[37] BLOCH Y, HAREL EV, AVIRAM S, et al. Positive effects of repetitive transcranial magnetic stimulation on attention in ADHD Subjects: a randomized controlled pilot study. [J]. The world journal of biological psychiatry: the official journal of the World Federation of Societies of Biological Psychiatry, 2010, 11 (5/6): 755-758.
[38] AMAN M G, SINGH N N, STEWART A W, et al. Psychometric characteristics of the Aberrant Behavior Checklist [J]. American Journal of Mental Deficiency, 1985, 89 (5): 492-502.
[39] CONSTANTINO J N, DAVIS, S A, TODD R D, et al. Validation of a brief quantitative measure of autistic traits: Comparison of the social responsiveness scale with the autism diagnostic interview-revised [J]. Journal of Autism and Developmental Disorders, 2003, 33: 427-433.
[40] LAM K S L, AMAN M G. The Repetitive Behavior Scale-Revised: Independent Validation in Individuals with Autism Spectrum Disorders [J]. Journal of Autism and Developmental Disorders, 2007, 37 (5): 855-866.
[41] BARUTH J M, CASANOVA M F, EL-BAZ A, et al. Low-Frequency Repetitive Transcranial Magnetic Stimulation Modulates Evoked-Gamma Frequency Oscillations in Autism Spectrum Disorder [J]. Journal of Neurotherapy, 2010, 14 (3): 179-194.
[42] SOKHADZE E, BARUTH R, TASMAN R, et al. Low-Frequency Repetitive Transcranial Magnetic Stimulation (rTMS) Affects Event-Related Potential Measures of Novelty Processing in Autism [J]. Applied Psychophysiology & Biofeedback, 2010, 35 (2): 147-161.
[43] DAVIS M H. A Multidimensional Approach to Individual Differences in Empathy [J]. Journal of Personality & Social Psychology, 1980, 10 (85).
[44] RITVO R A, RITVO E R, GUTHRIE D, et al. A Scale to Assist the Diagnosis of Autism and Asperger's Disorder in Adults (RAADS): A Pilot Study [J]. Journal of Autism & Developmental Disorders, 2008, 38 (2): 213-223.
[45] ENTICOTT P G, KENNEDY H A, ZANGEN A, et al. Deep repetitive transcranial magnetic stimulation associated with improved social functioning in a young woman with an autism spectrum disorder [J]. The Journal of ECT, 2011, 27 (1): 41-43.
[46] National Institute of Mental Health. Major depression [EB/OL]. https: //www.nimh.nih.gov/health/statistics/major-depression.shtml.
[47] BRENT D A, BIRMAHER B. Adolescent depression [J]. N Engl J Med, 2002, 347: 667-671.
[48] DUNN V, GOODYER I M. Longitudinal investigation into childhood- and adolescence-onset depression: psychiatric outcome in early adulthood [J]. Br J Psychiatry, 2006, 188 (3): 216-222.
[49] D'AGATI D, BLOCH Y, LEVKOVITZ Y, et al. rTMS for adolescents: Safety and efficacy considerations [J]. Psychiatry Research, 2010, 177 (3): 280-285.
[50] WALL CA, CROARKIN PE, SIM LA, et al. Adjunctive use of repetitive transcranial magnetic stimulation in depressed adolescents [J]. Journal of Clinical Psychiatry,2011,72 (9): 1263-1269.
[51] WALTER G, TORMOS J M, ISRAEL J A, et al. Transcranial magnetic stimulation in young persons: A review of known cases [J]. Journal of Child and Adolescent Psychopharmacology, 2001, 11 (1): 69-75.
[52] LOO C, MCFARQUHAR T, WALTER G. Transcranial magnetic stimulation in adolescent depression [J]. Australasian Psychiatry, 2010, 14 (1): 81-85.
[53] POZNANSKI E O,GROSSMAN J A,BUCHSBAUM Y, et al. Preliminary studies of the reliability and validity of the children's depression rating scale [J]. Journal of the American Academy of Child and Adolescent Psychiatry, 1984, 23 (2): 191-197.
[54] BLOCH Y, GRISARU N, HAREL EV, et al. Repetitive transcranial magnetic stimulation in the treatment of depression in adolescents: an open-label study [J]. The journal of ECT, 2008, 24 (2): 156-159.
[55] DOANE J A, FALLOON I R, GOLDSTEIN M J, et al. Parenting affective style and the treatment of schizophrenia. Predicting course of illness and social functioning [J]. Archives of General Psychiatry, 1985, 42 (1): 34-42.
[56] KAY S R, FISZBEIN A Y, OPLER L A. The Positive and Negative Syndrome Scale (PANSS) for schizophrenia[J]. Schizophrenia Bulletin, 1987, 13(2):

261-276.

[57] FITZGERALD P B, BENITEZ J, DASKALAKIS J Z, et al. The treatment of recurring auditory hallucinations in schizophrenia with rTMS [J]. World J Biol Psychiatry, 2006, 7 (2): 119-122.

[58] HOFFMAN RE, HAWKINS KA, GUEORGUIEVA R, et al. Transcranial magnetic stimulation of left temporoparietal cortex and medication-resistant auditory hallucinations [J]. Archives of General Psychiatry,2003,60 (1): 49-56.

[59] SHAFFER D, GOULD M S, BRASIC J, et al. A children's global assessment scale (CGAS) [J]. Archives of General Psychiatry, 1983, 40 (11): 1228-1231.

[60] JARDRI R, LUCAS B, DELEVOYE-TURRELL Y, et al. An 11-year-old boy with drug-resistant schizophrenia treated with temporo-parietal rTMS [J]. Molecular Psychiatry, 2007, 12 (4): 320.

[61] CHAE J H, NAHAS Z, WASSERMANN E, et al. A pilot safety study of repetitive transcranial magnetic stimulation (rTMS) in Tourette's syndrome [J]. Cognitive and Behavioral Neurology, 2004, 17 (2): 109-117.

[62] LECKMAN J F, RIDDLE M A, HARDIN M T, et al. The Yale Global Tic Severity Scale: initial testing of a clinician-rated scale of tic severity [J]. Journal of the American Academy of Child & Adolescent Psychiatry, 1989, 28 (4): 566-573.

[63] KWON H J, LIM W S, LIM M H, et al. 1-Hz low frequency repetitive transcranial magnetic stimulation in children with Tourette's syndrome [J]. Neuroscience Letters, 2011, 492 (1): 1-4.

第十六章
经颅磁刺激技术应用前景与展望

经过几十年的发展，经颅磁刺激已成为神经精神疾病常用的诊疗技术，对提高我们对脑功能的认识和治疗神经精神疾病方面发挥了重要作用，目前已用于治疗多种神经精神疾病。随着越来越多的研究者投入这一领域获得多项重大研究成果，经颅磁刺激治疗神经精神疾病有着广阔的应用前景。进一步突破这个技术领域还存在诸多挑战，随着技术的发展和科技进步，我们在现有基础上摸索经颅磁刺激应用的未来发展方向：①进一步阐明其作用机制；②提高疗效、增加适应证、实现个体化治疗；③开展规范化培训、操作与认证。

第一节　阐明经颅磁刺激作用机制

目前关于经颅磁刺激的作用机制研究主要集中在神经生化、神经电生理和神经保护等方面，大量研究发现经颅磁刺激可以调节神经递质和神经营养因子的分泌、影响突触可塑性等而发挥治疗作用。但不同频率、不同脑区的刺激引起脑功能的时空动态变化仍需要进一步阐明，对不同疾病的经颅磁刺激脑图谱仍需要进一步探究。为了更好地认识经颅磁刺激发挥作用的神经机制，需要在疾病和治疗状态下识别稳定的生物标记物。因此，我们需要整合临床医学、神经生物学、解剖学、电生理学、分子生物学、影像学、基因组学、生物物理学、生物信息学、计算神经科学以及 AI 数字化技术等多学科共同努力，进一步深入阐明经颅磁刺激的作用机制。例如光遗传学能帮助人们更好地理解神经调控相关的细胞机制，有助于阐明目前刺激参数和行为效应之间的关系。同步脑电 - 核磁扫描、脑磁图结合计算神经科学建模等方法，更能全面地阐明经颅磁刺激后脑功能网络的时空动态变化特点。遗传学、生物信息学等方法能进一步推动经颅磁刺激疗效生物标记物的确定。

第二节　提高经颅磁刺激的疗效

一、探索新型干预靶点与方案

已有大量研究在传统重复经颅磁刺激的基础上探索了新型干预参数，如加速 rTMS 或 TBS（连续 3 周，每天 3 次）可用于难治性抑郁症的治疗。

双靶点间的成对刺激（如皮质 - 皮质间的成对关联刺激）通过调节长时程抑制和长时程增强引起突触可塑性变化，从而影响皮质 - 皮质间和皮质 - 皮质下网络，为神经精神疾病的治疗提供新的方案。

神经精神疾病的发生可能是皮质及深部多个脑区相互作用的共同结果，但目前常用的圆形线圈或 8 字形线圈主要刺激皮质区域，可能在一定程度上限制了其疗效的提高。因此，也有研究者致力于开发新型线圈，刺激新的靶点，改良传统线圈只刺激皮质区域的局限性。例如：双锥线圈比传统的8字型线圈穿透更深，如腿部运动区或内侧前额叶皮质，并可能有效地达到扣带回、脑岛等深部脑区。H线圈比8字形线圈更能诱导电场深入大脑，磁场衰减明显缓慢，感应电场深度更深，刺激面积和体积更大，可能有效刺激前额叶沟回褶皱神经元和沟壁神经元。美国食品药品监督管理局已批准深部经颅磁刺激用于治疗抑郁障碍、强迫障碍、尼古丁成瘾、抑郁合并焦虑等疾病。双锥线圈也通过了CE认证，正在进一步推广使用。

二、推广个体化精准干预技术

个体化的头颅形态存在差异性，治疗过程中患者头部的移动会导致治疗脱靶。经颅磁刺激治疗的疗效需要进行优化以解决疾病和个体差异。通过计算模型和图像导航，确定最佳刺激靶点，进一步发展个性化的靶向治疗，对提高治疗效果非常重要。神经影像学能够识别患者脑部结构和脑功能的特点（大脑结构相、静息态功能连接、任务态功能连接），选择出最佳刺激靶点，为患者提供相对精准的个体化定位。除了解剖学定位精准外，联合功能性脑检测技术，在功能层面实现更加个体化和精准化的rTMS也是未来的发展方向。斯坦福大学研究者开发了一种加速iTBS方案，成为斯坦福神经调控疗法（Stanford neuromodulation therapy，SNT），已被美国FDA批准用于治疗抑郁障碍。其原理是通过个体化靶向iTBS刺激左侧背外侧前额叶皮质与膝下前扣带回皮质功能负相关最强的区域，每天干预10次，连续干预5天，缓解率为90%。未来将有更多的研究者探索个体化经颅磁刺激方案以及对其他神经精神疾病的干预效果。

目前的刺激部位多局限于DLPFC，针对刺激DLPFC无效的患者，可以寻找其他脑区作为新的干预靶点以获得更好的治疗效果。由于个体化的rTMS治疗是一个较新的方法，仍需要大样本随机对照试验，探索个体化治疗方法和传统方法的疗效差异，进一步验证其安全性和有效性。神经生理学能够通过识别大脑细胞群电活动，为TMS治疗提供个体化刺激参数。同时使用神经影像学与神经电生理技术探测TMS对神经精神疾病的疗效，在未来的研究中，可以通过联合使用神经影像学和神经电生理学方法以实现最大程度的个体化和最大利益化。此外，个体化靶向机器人技术、大数据人工智能系统等有助于推动个体化精准刺激的规范化、智能化。

三、开发闭环经颅磁刺激技术

多项研究表明，经颅磁刺激发挥作用是状态依赖性的，需要具有最佳空间和时间精准度。由于脑内的神经活动过程是通过非常特定的、分布式的和动态的网络实现的，基于脑电、近红外成像引导下的闭环经颅磁刺激也成为未来研究的重点。闭环经颅磁刺激是指经颅磁刺激设备与脑电或近红外脑功能成像设备连接，实时采集大脑神经生理学信号变化情况，通过特定的人工智能计算法处理信号，解码各种大脑功能状态，给予合适参数的经颅磁刺激，形成闭环调控治疗。相比于传统rTMS，闭环rTMS基于人工智能算法和脑机接口技术，可以在最佳的时间和空间进行脑功能调控，并且在第一时间内选择最佳的刺激靶点，还可以根据脑功能变化优化刺激参数，例如刺激强度或时间等。为了发挥最精准最优的调控，通过多模式集成的方法实现闭环经颅磁刺激技术将有利于提高疗效。根据解码或动态结果确定个体化治疗参数，还需要更多的大样本随机对照研究加以探索。

四、整合不同神经调控技术

rTMS与经颅直流电刺激（tDCS）、经颅交流电刺激（tACS）或经颅随机噪声刺激（tRNS）的结合可能通过双重调节突触可塑性变化来增强疗效。目前已有研究采用了iTBS或cTBS和tACS的组合刺激，以增强TBS诱导的皮质可塑性调节，尚未报告联用会增加严重不良事件。现有证据表明，联用tDCS/tACS/tRNS和rTMS是安全的，未来仍需进一步开展不同神经调控技术合用对神经精神疾病的干预效果及机制研究。

五、扩大经颅磁刺激适用范围

2008年FDA批准重复经颅磁刺激用于治疗重性抑郁障碍，而后相继获批治疗偏头痛、强迫症和尼古丁成瘾等用途。2021年批准了可用于治疗焦虑与重性抑郁症共病，随着深部磁刺激线圈的广泛出现、多靶点刺激模式的开发、个体化精准刺激方案的探索，未来经颅磁刺激治疗适应证或范围也将进一步增加。

第三节 加强物理治疗专业技术人才培养及规范化培训

目前，经颅磁刺激技术已作为治疗神经精神疾病常用的物理方法。未来仍需大力促进不同学科之间的交叉合作，推动经颅磁刺激技术的规范化培训，促进技术人员对交叉知识的掌握和了解。建立完善的继续教育培训和资格考试制度，完善认证考核机制，更好地促进专业技术人才队伍的建设与发展。

综上所述，经颅磁刺激技术正处于蓬勃发展阶段，国家政府的大力支持、高水平科研机构的建立和专业人才队伍的积累，不仅使经颅磁刺激研究领域取得了一系列重要成果，而且显著提高了神经精神疾病的诊疗服务能力。在发展过程中，我们也需认清目前仍存在的诸多不足。各国脑计划的启动为神经调控技术研究及应用提供了良好的契机，深部线圈、多靶点刺激、闭环调控、脑机接口等数字化技术也将进一步提高经颅磁刺激治疗的有效性和安全性，并将推动神经科学和精神医学走向更加光明的未来。

（邓佳慧　蔡胜安）

中英文专业词汇对照

5- 羟色胺（5-hydroxytryptamine，5-HT）
α 频率（alpha peak frequency，IAF）
θ 爆发式刺激（theta burst stimulation，TBS）

B

背侧注意网络（dorsal attention network，DAN）
背内侧前额叶皮质（dorsal medial prefrontal cortex，DMPFC）
背外侧前额叶皮质（dorsolateral prefrontal cortex，DLPFC）
边缘网络（limbic network，LMB）

C

长时程抑制（long-term depression，LTD）
长时程增强（long-term potentiation，LTP）
成对脉冲经颅磁刺激（paired-pulse TMS，pTMS 或 ppTMS）
持续性植物状态（persistent vegetative state，PVS）
重复成对脉冲经颅磁刺激（repetitive pTMS，rpTMS）
重复经颅磁刺激（repetitive transcranial magnetic stimulation，rTMS）
抽动秽语综合征（Tourette syndrome，TS）
初级视觉皮质（primary visual cortex，V1）
初级运动皮质（primary motor cortex，M1）
创伤后应激障碍（post-traumatic stress disorder，PTSD）
创伤后应激障碍量表（PTSD Checklist for DSM-5，PCL-5）
磁电成对关联刺激（paired associative stimulation，PAS）
磁共振成像（magnetic resonance imaging，MRI）
磁休克疗法（magnetic seizure therapy，MST）
刺激间隔（inter stimulus interval，ISI）
错误信念任务（false belief task）

D

DN4 量表（Douleur Neuropathique 4 Questions）
大脑半球间成对刺激（paired bihemispheric stimulation，PBS）
大脑皮质（cerebral cortex）
大脑中动脉梗塞 / 再灌注（middle cerebral artery occlusion/reperfusion，MCAO）
单次延长应激（single prolonged stress，SPS）
单脉冲经颅磁刺激（single-pulse TMS，sTMS 或 spTMS）
导航经颅磁刺激（navigated transcranial magnetic stimulation，nTMS）
电休克疗法（electroconvulsive therapy，ECT）
多巴胺（dopamine，DA）

E

儿茶酚胺 3- 甲氧基 -4- 羟基苯二醇（catecholamines 3-methoxy-4-hydroxyphenylglycol，MHPG）
耳鸣（tinnitus）
耳鸣残障量表（tinnitus handicap inventory，THI）
耳鸣问卷（tinnitus questionnaire，TQ）

F

发育性语言障碍（developmental language disorder，DLD）
反应抑制（response inhibition）
伏隔核（nucleus accumbens，Nac）
辅助运动区（supplementary motor area，SMA）
复杂区域疼痛综合征（complex regional pain syndrome，CRPS）

腹侧注意网络（ventral attention network，VAN）

G

感兴趣区（region of interest，ROI）
个体化 rTMS（personalized rTMS，PrTMS）
工作记忆（working memory，WM）
功能性磁共振成像（functional magnetic resonance imaging，fMRI）
孤独症谱系障碍（autism spectrum disorder，ASD）
广泛性焦虑障碍（generalized anxiety disorder，GAD）
国际经颅磁刺激协会（International Society for Transcranial Stimulation，ISTS）
国际临床神经生理学联盟（International Federation of Clinical Neurophysiology，IFCN）
国际疼痛研究协会（International Association for the Study of Pain，IASP）

H

海马（hippocampus，Hip）
赫氏回（Heschl' s gyrus，HG）
赫兹（Hertz，Hz）
横贯性脊髓炎（transverse myelitis，TM）
幻听变化量表（Hallucination Change Scale，HCS）
幻听评定量表（Auditory Hallucination Rating Scale，AHRS）
活动调节的细胞骨架相关蛋白（activity-regulated cytoskeleton-associated protein，Arc）
活动运动阈值（active motor threshold，AMT）

J

机器人经颅磁刺激（Robotized transcranial magnetic stimulation，Robotized TMS）
吉兰-巴雷综合征（Guillain-Barré syndrome，GBS）
脊髓损伤（spinal cord injury，SCI）
加速经颅磁刺激（accelerated transcranial magnetic stimulation，aTMS）
间歇时间（inter-train interval，ITI）
间歇性爆发式刺激（intermittent TBS，iTBS）
简明精神病量表（Brief Psychotic Rating Scale，BPRS）
胶质细胞源性神经营养因子（glial cell line-derived neurotrophic factor，GDNF）
进食障碍（eating disorder，ED）
进行性肌阵挛性癫痫（progressive myoclonic epilepsy，PME）
经颅磁刺激（transcranial magnetic stimulation，TMS）
经颅直流电刺激（transcranial direct current stimulation，tDCS）
惊恐障碍（panic disorder，PD）
精神病性症状评定量表（Psychotic Symptom Rating Scale，PSYRATS）
精神分裂症（schizophrenia，SCZ）
静息运动阈值（resting motor threshold，RMT）
咀嚼肌（masticatory muscle）
聚焦创伤的认知行为疗法（trauma-focused cognitive behavioral therapy，TF-CBT）

K

可变数目串联重复序列（variable number tandem repeat，VNTR）
眶额皮质（orbital frontal cortex，OFC）

L

利兹神经病理性症状和体征评价（Leeds Assessment of Neuropathic Symptoms and Signs，LANNS）
连续性爆发式刺激（continuous TBS，cTBS）
临床用创伤后应激障碍诊断量表（Clinician-Administered PTSD Scale，CAPS）

M

模式化重复经颅磁刺激（patterned rTMS）
默认模式网络（default mode network，DMN）

N

Nottingham 健康概况（Nottingham health profile，NHP）
内侧前额叶皮质（medial prefrontal cortex，mPFC）
脑电图（electroencephalograhpy，EEG）
脑性瘫痪（cerebral palsy，CP）
脑源性神经营养因子（brain-derived neurotrophic factor，BDNF）
脑卒中后认知障碍（post-stroke cognitive impairment，PSCI）
颞顶联合区（temporo-parietal junction，TPJ）
颞顶叶皮质（temporoparietal cortex，TPC）

P

帕金森病（Parkinson disease，PD）

皮质间成对关联刺激（corticocortical paired associative stimulation，ccPAS）
皮质静息期（cortical silent period，CSP）
皮质兴奋性（cortical excitability，CE）
皮质抑制性（cortical inhibition，CI）

Q

前额叶皮质（prefrontal cortex，PFC）
前扣带回皮质（anterior cingulate cortex，ACC）
强迫障碍（obsessive-compulsive disorder，OCD）

R

认知加工治疗（cognitive processing therapy，CPT）
认知控制网络（cognitive control network，CCN）
认知行为疗法（cognitive behavioral therapy，CBT）
任务转化测验（task-switching paradigm，TS）

S

三叉神经（trigeminal nerve）
深部经颅磁刺激（deep transcranial magnetic stimulation，dTMS）
神经病理性疼痛（neuropathic pain）
神经生长因子（nerve growth factor，NGF）
神经性贪食症（bulimia nervosa，BN）
神经性厌食症（anorexia nervosa，AN）
实验刺激（test stimulus，TS）
事件相关光谱扰动（event-related spectral perturbation，ERSP）
视觉模拟量表（Visual Analogue Scale，VAS）
斯坦福加速智能神经调节疗法（stanford accelerated intelligent neuromodulation therapy，SAINT）
斯坦福神经调控疗法（Stanford neuromodulation therapy，SNT）
四脉冲刺激（quadripulse TMS，qTMS）或（quadripulse stimulation，QPS）

T

TMS 诱发电位（TMS-evoked potential，TEP）
特定性语言障碍（specific language disorder，SLD）
条件刺激（conditioning stimulus，CS）

W

微意识状态（minimally conscious state，MCS）
围产期抑郁症（peripartum depression，PPD）
无抽搐电休克治疗（modified electroconvulsive therapy，MECT）
物质使用障碍（substance use disorder，SUD）

X

下丘脑 - 垂体 - 肾上腺轴（hypothalamic-pituitary-adrenal axis，HPA 轴）
纤维肌痛综合征（fibromyalgia syndrome，FMS）
心理理论（theory of mind，TOM）
杏仁核（amygdala，Amy）
血管内皮生长因子（vascular endothelial growth factor，VEGF）

Y

延迟暴露治疗（prolonged exposure，PE）
言语性幻听（auditory verbal hallucination，AVH）
阳性和阴性精神症状评定量表（Positive and Negative Syndrome Scale，PANSS）
意识障碍（disorder of consciousness，DOC）
阴性症状（negative symptoms）
阴性症状量表（Scale for the Assessment of Negative Symptoms，SANS）
运动诱发电位（motor evoked potential，MEP）
运动阈值（motor threshold，MT）

Z

植入脉冲发生器（implanted pulse generator，IPG）
中枢神经系统（central nervous system，CNS）
中央执行网络（central executive network，CEN）
注意缺陷多动障碍（attention deficit hyperactivity disorder，ADHD）
注意危险偏好（attentional threat bias，ATB）
自主神经系统（automatic nervous system，ANS）

彩　图

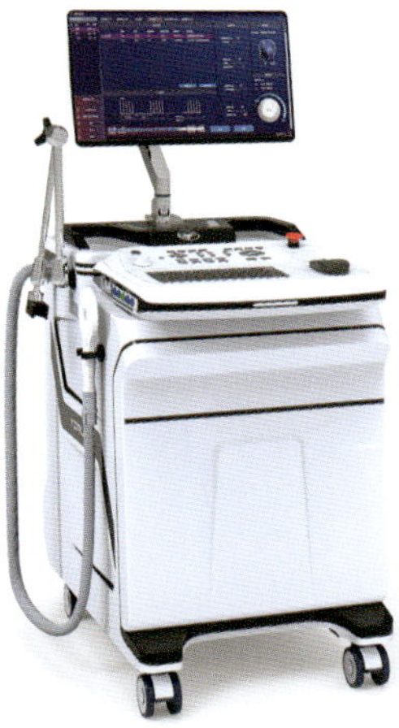

彩图1-1-1　中国公司生产的TMS设备，可达到磁休克的要求

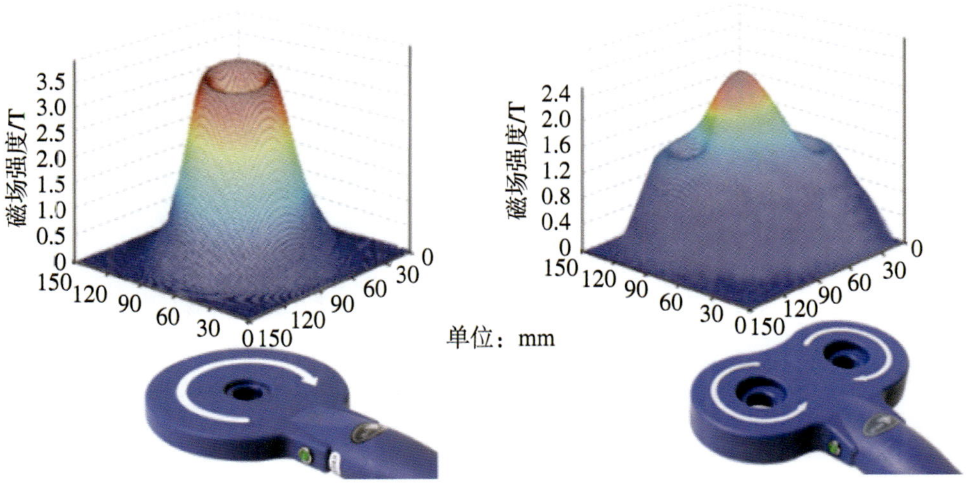

彩图1-2-3　常用圆形和8字形线圈的磁场强度矢量分布图
左图为圆形线圈，右图为8字形线圈

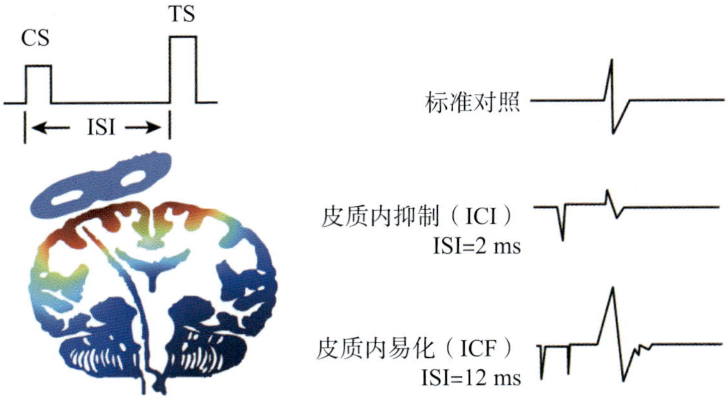

彩图1-3-1　单部位成对脉冲经颅磁刺激示意图

注：CS为条件刺激，TS为实验刺激，ISI为刺激间隔。

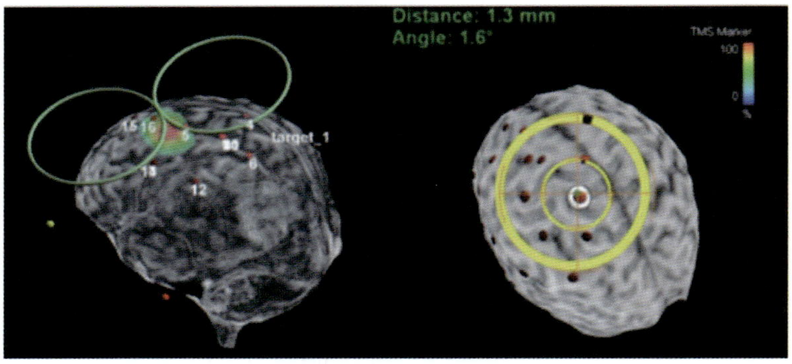

彩图1-4-3　光学导航系统软件中可看见刺激线圈与皮质的空间位置

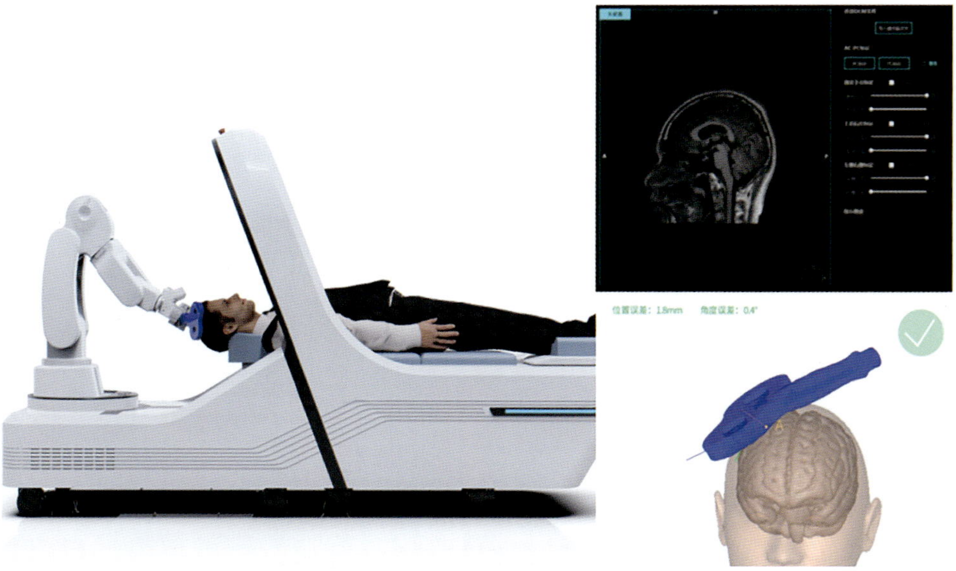

彩图1-4-4　基于机器视觉识别技术的TMS机器人系统应用场景图

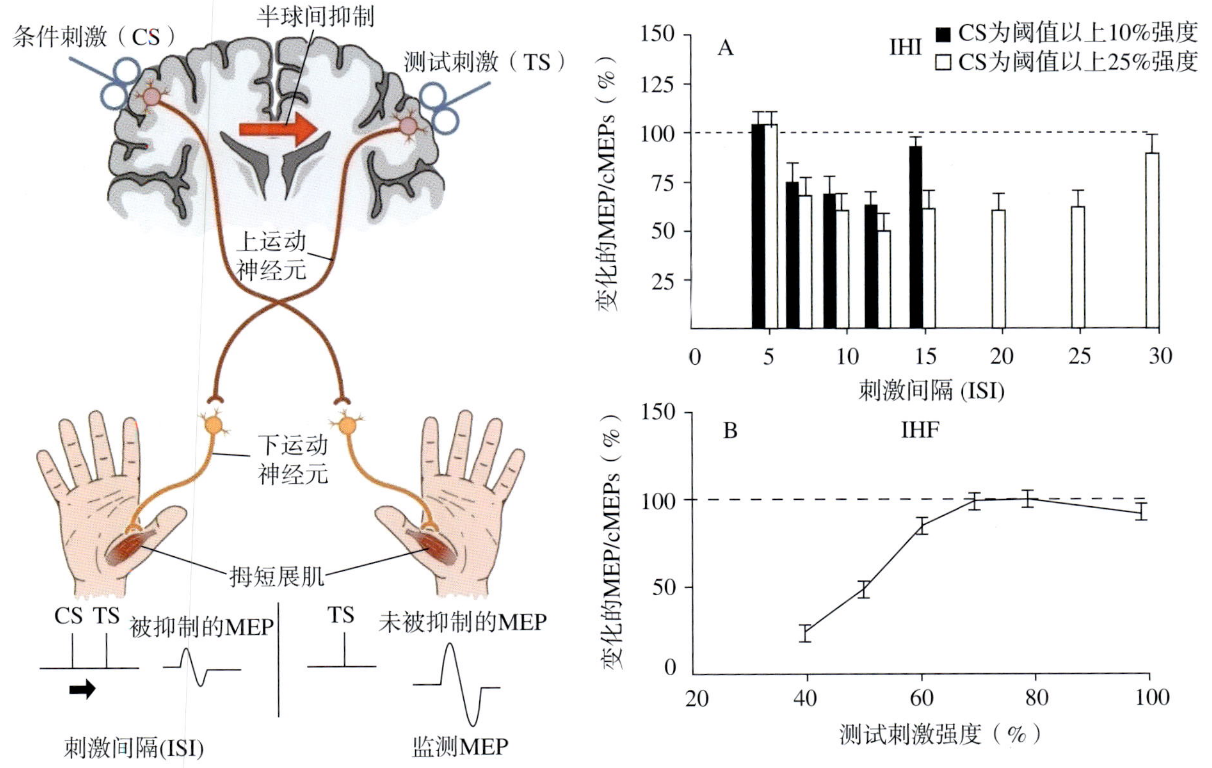

彩图3-1-9　半球间抑制和半球间易化测定示意

（修改自 Ferbert，1992[2]）

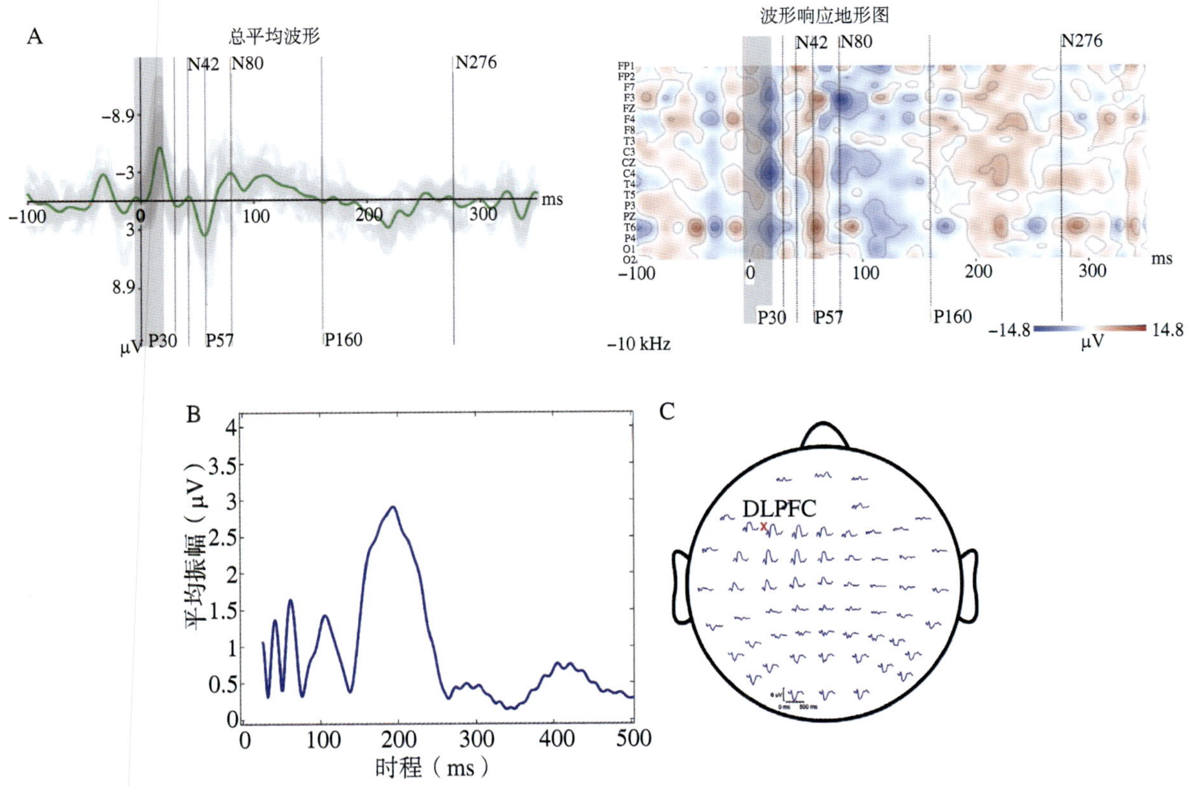

彩图3-2-3　TMS刺激M1和DLPFC时TEP的变异特点

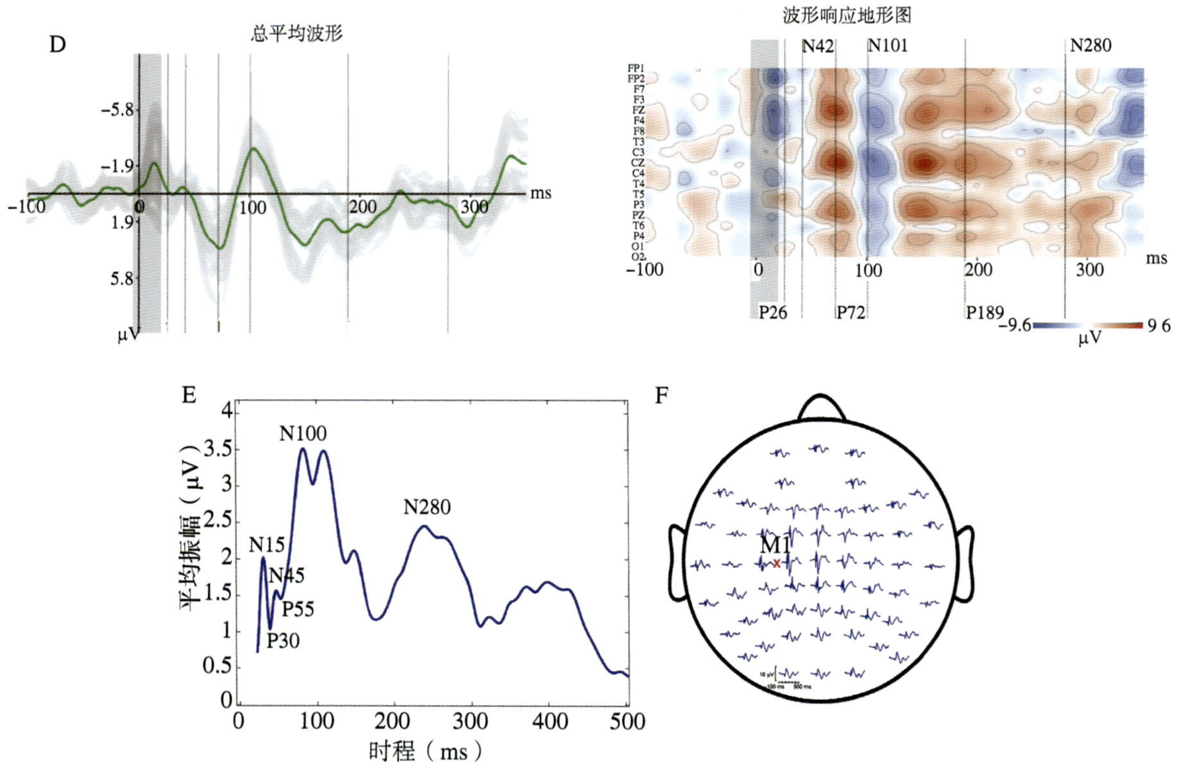

彩图3-2-3　TMS刺激M1和DLPFC时TEP的变异特点（续）

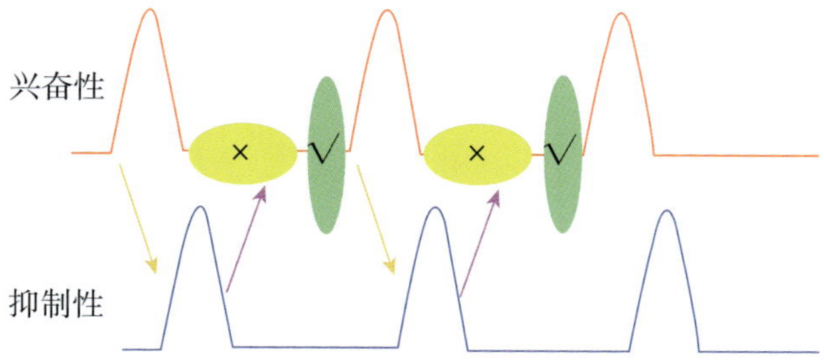

彩图3-2-5　兴奋性和抑制性相互作用对神经网络敏感性的影响

（修改自Makeig，2004[55]）

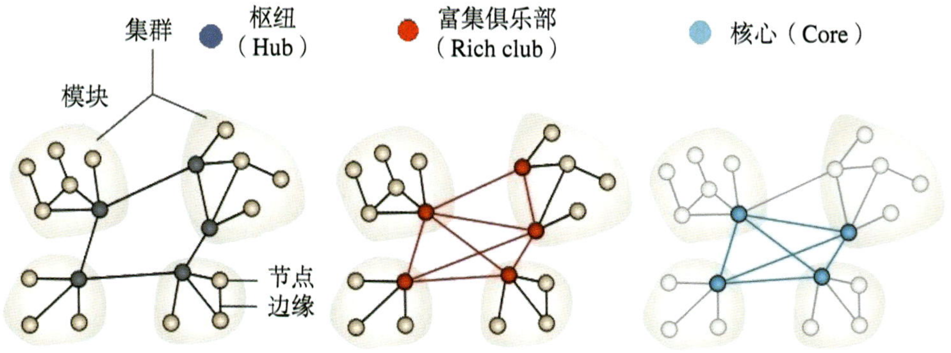

彩图3-2-10　模块、集群、核心与“富集俱乐部”示意

（修改自Bullmore，2012[61]）

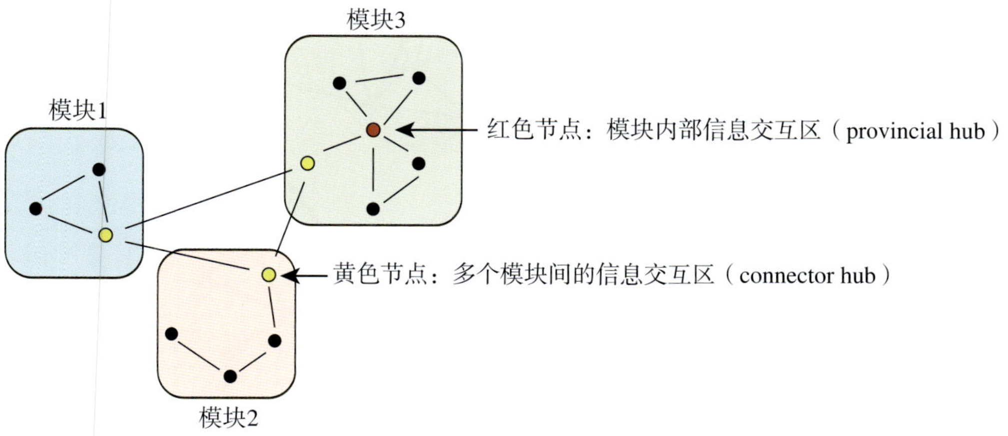

彩图3-2-11　区域核心节点和连接中枢点在脑网络中的连接模式
（修改自Bullmore，2012[61]）

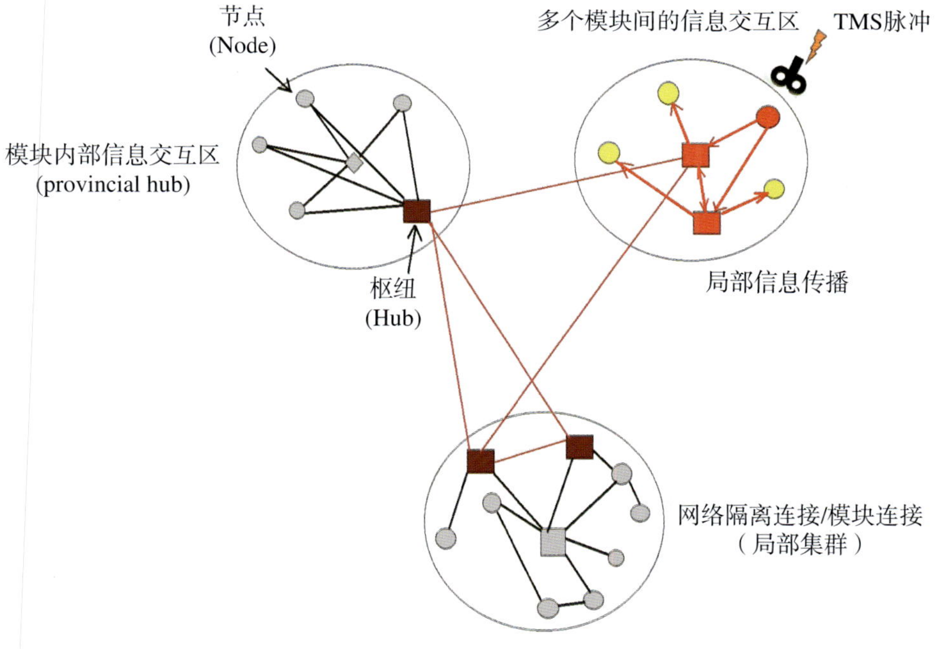

彩图3-2-13　静息状态下TMS-EEG测试的连接性
（修改自Bortoletto，2015[64]）

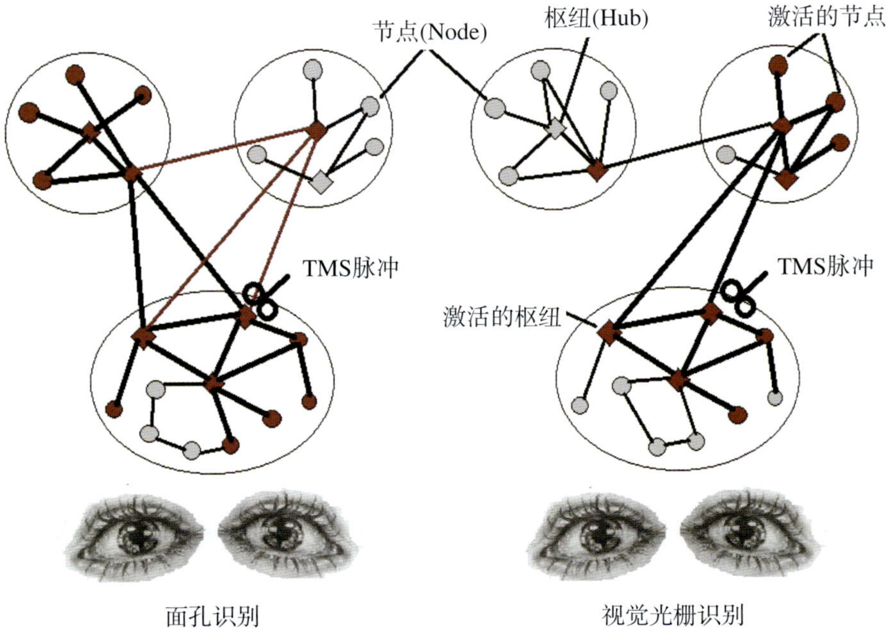

彩图3-2-14　基于任务下的TMS-EEG皮质网络连接
（修改自Morishima，2009[67]）

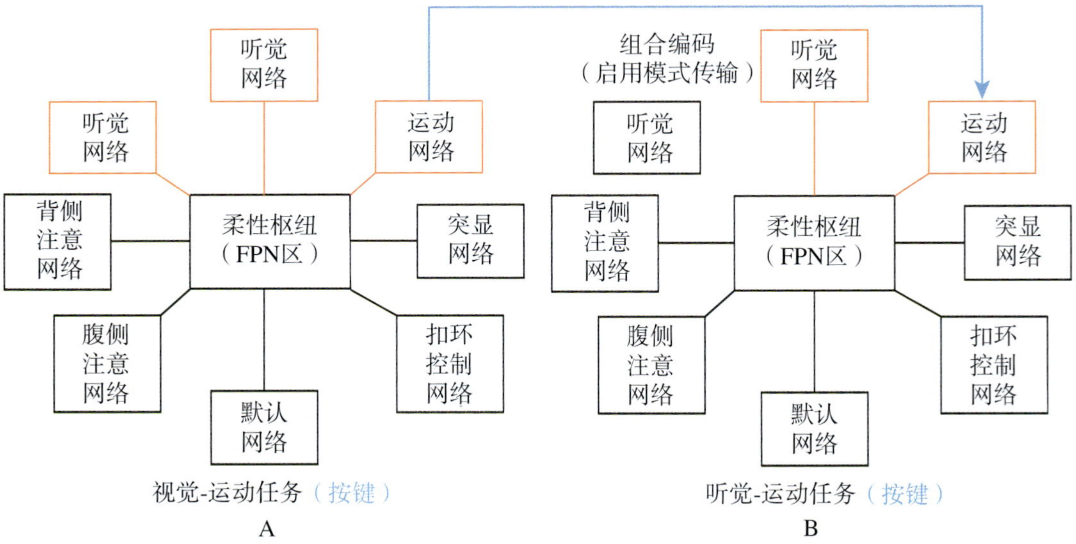

彩图3-2-15　任务控制的灵活的枢纽与额-顶叶控制网络的关系
（修改自Cole，2013[74]）

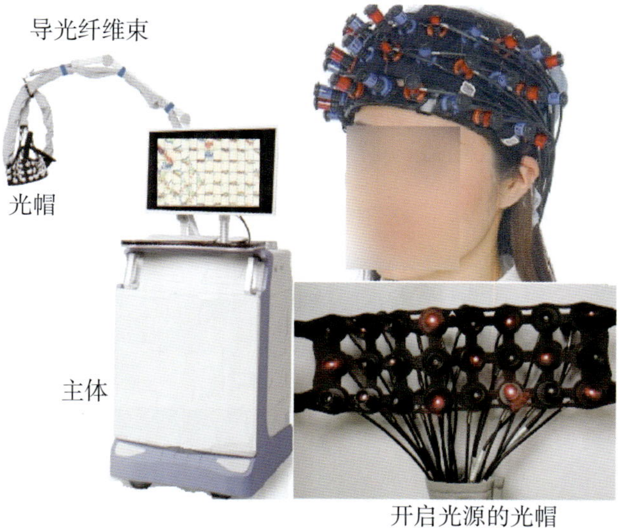

彩图3-3-4　近红外光谱成像仪构成及光帽阵列示意

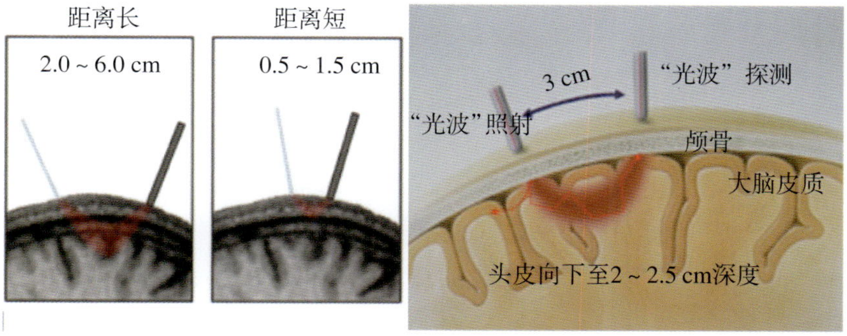

彩图3-3-7　发射器和探测器之间的距离对近红外光穿透深度的影响

注：近红外光在发射器-探测器距离较长的通道中传播的路径穿过皮质组织，而短通道中的光路径仅通过头皮和颅骨表面传播。

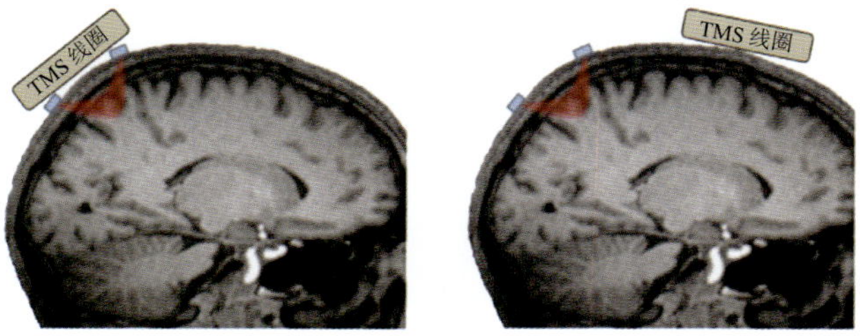

彩图3-3-9　TMS-fNIRS实验中的近端激活和远端激活

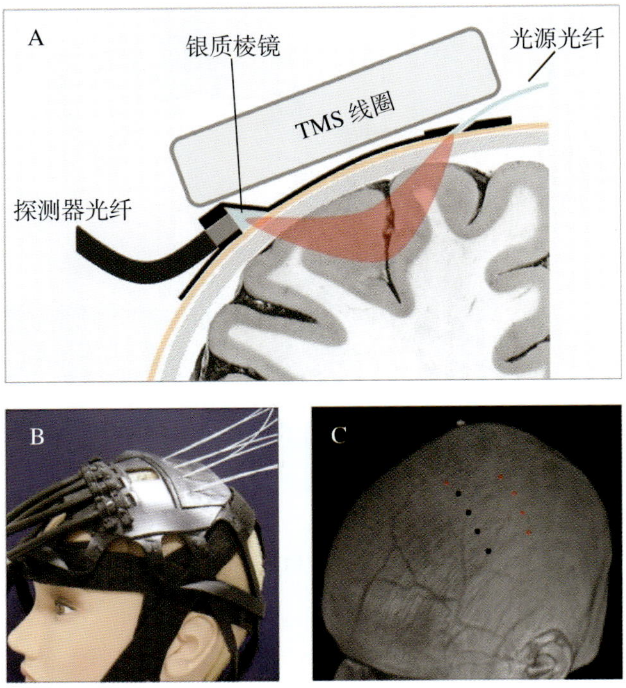

彩图3-3-10　用于TMS-EROS检测源-检测器通道阵列
（修改自Nathan，2013[132]）

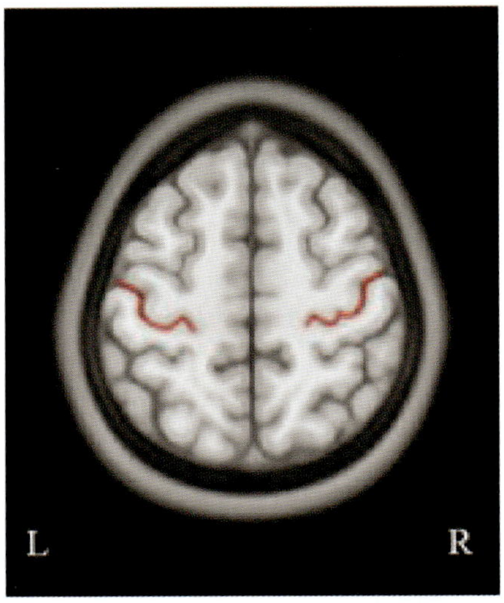

彩图4-1-3　手结（hand knob）位置示意图
注：红线表示中央沟，中部向后的突起，即手结的区域。